卫生高等职业教育规划教材

供临床医学类专业用

眼耳鼻喉口腔科学

第2版

主　编　马建民　王宁宇　江　泳

北京大学医学出版社

YANERBIHOU KOUQIANG KEXUE

图书在版编目（CIP）数据

眼耳鼻喉口腔科学 / 马建民，王宁宇，江泳主编．
—2 版．—北京：北京大学医学出版社，2016. 2（2023. 1 重印）

ISBN 978-7-5659-1195-8

Ⅰ．①眼…　Ⅱ．①马…　②王…　③江…　Ⅲ．①眼科学 - 耳鼻咽喉科学 - 口腔科学　Ⅳ．① R77 ② R76 ③ R78

中国版本图书馆 CIP 数据核字（2015）第 186272 号

眼耳鼻喉口腔科学（第 2 版）

主　　编：马建民　王宁宇　江　泳
出版发行：北京大学医学出版社
地　　址：（100191）北京市海淀区学院路 38 号　北京大学医学部院内
电　　话：发行部 010-82802230；图书邮购 010-82802495
网　　址：http://www.pumpress.com.cn
E-mail：booksale@bjmu.edu.cn
印　　刷：北京瑞达方舟印务有限公司
经　　销：新华书店
责任编辑：韩忠刚　　**责任校对：**金彤文　　**责任印制：**李　啸
开　　本：787 mm × 1092 mm　1/16　　**印张：**37.25　　**字数：**944 千字
版　　次：2000 年 1 月第 1 版　2016 年 2 月第 2 版　2023 年 1 月第 3 次印刷
书　　号：ISBN 978-7-5659-1195-8
定　　价：66.00 元

卫生高等职业教育规划教材修订说明

北京大学医学出版社于 1993 年和 2002 年两次组织北京大学医学部和 8 所开办医学专科教育院校的老师编写了临床医学专业专科教材（第 1 版和第 2 版），并于 2000 年组织编写了护理专业专科教材（第 1 版）。2007 年同时对这些教材进行了修订再版。因这两套教材内容精炼、实用性强，符合基层卫生工作人员的培养需求，受到了广大师生的好评，并被教育部中央广播电视大学选为指定教材。“十一五”期间，这两套教材中有 24 种被教育部评为**普通高等教育“十一五”国家级规划教材**，其中 3 种入选**普通高等教育精品教材**。

进入“十二五”以来，专科教育已归入职业教育范畴。为适应新时期我国卫生高等职业教育发展与改革的需要，在广泛调研、总结上版教材质量和使用情况的基础上，北京大学医学出版社启动了临床医学、护理专业高等职业教育规划教材的修订再版工作，并调整、新增了部分教材。本套教材有 22 种入选**“十二五”职业教育国家规划教材**，修订和编写特点如下：

1. 优化编写队伍 在全国范围内遴选作者，加大教学经验丰富的从事卫生高等职业教育工作的作者比例，力求使教材内容的选择具有全国代表性、贴近基层卫生工作人员培养需求，提高适用性；遴选知名专家担纲主编，对教材的科学性、先进性把关。

2. 完善教材体系 针对不同院校在专业基础课设置方面的差异，对部分专业基础课教材实行双轨制，如既有《人体解剖学》《组织学与胚胎学》，又有《人体解剖学与组织胚胎学》《正常人体结构》教材，便于广大院校灵活选用。

3. 锤炼教材特色 教材内容力求符合高等职业学校专业教学标准，基本理论、基本知识和基本技能并重，紧密结合国家临床执业助理医师、全国护士执业资格考试大纲，以“必需、够用”为度；以职业技能和岗位胜任力培养为根本，以学生为中心，使教材更适合于基层卫生工作人员的培养。

4. 创新编写体例 完善、优化“学习目标”；教材中加入“案例”“知识链接”，使内容与实践紧密结合；章后附思考题，引导学生自主学习。力求体现专业特色和职业教育特色。

5. 强化立体建设 为满足教学资源的多样化需求，实现教材立体化、数字化建设，大部分教材配套实用的学习指导和数字教学资源，实现教材的网络增值服务。

本套教材主要供三年制高等职业教育临床医学、护理类及相关专业用，于 2014 年陆续出版。希望广大师生多提宝贵意见，反馈使用信息，以逐步修改和完善教材内容，提高教材质量。

临床医学专业教材目录

说明：1．“十二五”：**“十二五”职业教育国家规划教材**（“十二五”含其辅导教材）。

2．“十一五”：普通高等教育“十一五”国家级规划教材。

3．“ * ”：普通高等教育精品教材。

4．辅导教材名称：《主教材名称＋学习指导》，如《内科学学习指导》。

序号	教材名称	版次	十二五	十一五	辅导教材	适用专业
1	医用基础化学	4		✓	✓	临床医学、护理类及相关专业
2	人体解剖学与组织胚胎学	2				临床医学类
3	人体解剖学	4	✓	✓	✓	临床医学、护理类及相关专业
4	组织学与胚胎学 *	4	✓	✓	✓	临床医学、护理类及相关专业
5	人体生理学	4	✓	✓	✓	临床医学、护理类及相关专业
6	医学生物化学	4			✓	临床医学、护理类及相关专业
7	病原生物与免疫学	1				临床医学类
8	医学免疫学与微生物学	5	✓	✓	✓	临床医学、护理类及相关专业
9	医学寄生虫学 *	4	✓	✓	✓	临床医学、护理类及相关专业
10	医学遗传学	3	✓	✓	✓	临床医学、护理类及相关专业
11	病理学与病理生理学	1				临床医学、护理类及相关专业
12	病理学	4	✓		✓	临床医学、护理类及相关专业
13	病理生理学	4	✓	✓	✓	临床医学、护理类及相关专业
14	药理学	4		✓	✓	临床医学、护理类及相关专业
15	诊断学基础	4	✓	✓	✓	临床医学类
16	内科学	4	✓	✓	✓	临床医学类
17	外科学	4		✓		临床医学类

续表

序号	教材名称	版次	十二五	十一五	辅导教材	适用专业
18	妇产科学	4	√	√	√	临床医学类
19	儿科学	4				临床医学类
20	传染病学	4	√	√	√	临床医学类
21	眼耳鼻喉口腔科学	2				临床医学类
22	眼科学	2	√			临床医学类
23	耳鼻咽喉头颈外科学	2	√			临床医学类
24	口腔科学	2	√			临床医学类
25	皮肤性病学	4				临床医学类
26	康复医学	2	√			临床医学类
27	急诊医学	2	√			临床医学类
28	中医学	3				临床医学类
29	医护心理学 *	3		√		临床医学、护理类
30	全科医学导论	1				临床医学类
31	预防医学	4		√	√	临床医学类

卫生高等职业教育规划教材编审委员会

序

近十余年来，随着国家教育改革步伐的加快，我国职业教育如雨后春笋般蓬勃发展，在总量上已与普通教育并驾齐驱，是我国教育体系构成的重要板块。卫生高等职业教育同样取得了可喜的成绩。开办卫生高等职业教育的院校与日俱增，但存在办学、培养不尽规范等问题。相应的教材建设也存在内容与职业标准对接不紧密、职教特色不鲜明、呈现形式单一、配套资源开发不足、不少是本科教材的压缩版或中职教材的加强版、不能很好地适应社会发展对技能型人才培养的要求等问题。

进入“十二五”以来，独立设置的高等职业学校（含高等专科学校）、成人教育学校、本科院校和有关高等教育机构举办的高等职业教育（专科）统称为高等职业教育，由教育部职业教育与成人教育司统筹管理。教育部发布了**《教育部关于“十二五”职业教育教材建设的若干意见》**等重要文件，陆续制定了各专业教学标准，对学制与学历、培养目标与规格、课程体系与核心课程等 10 个方面做出了具体要求。职业教育以培养具有良好职业道德、专业知识素养和职业能力的高素质技能型人才为根本，以学生为中心、以就业为导向。教学内容以“必需、够用”为度，教材须图文并茂，理论密切联系实际，强调实践实训。卫生高等职业教育有很强的特殊性，编好既涵盖卫生实践所要求具备的较完整知识体系又能体现职业教育特点的教材殊为不易。

北京大学医学出版社组织的临床医学、护理专业专科教材，是改革开放以来该专业我国第二套有较完整体系的教材，历经多年的教学应用、修订再版，得到了教育部和广大院校师生的认可与好评。斗转星移，转眼间距离 2008 年上一轮教材修订已 5 年，随着时代的发展，这两套教材中部分科目需要调整、教学内容需要修订。在大量细致调研工作的基础上，北京大学医学出版社审时度势，及时启动了这两套教材的修订再版工作，成立了教材编审委员会，组织活跃在卫生高等职业教育教学和实践一线的专家学者召开教材编写会议，认真学习教育部关于高等职业教育教材建设的精神，结合当前高等职业教育学生的特点，经过充分研讨，确定了教材的编写原则和编写思路，统一了教材的编写体例，强化了与教材配套的数字化教学资源建设，为使这两套教材成为优秀的立体化教材打下了坚实的基础。

相信经过本轮修订，在北京大学医学出版社的精心组织和全体专家学者对教材的精雕细琢下，这两套教材一定能满足新时期我国卫生高等职业教育人才培养的需求，在教材建设“百花齐放、百家争鸣”的局面中脱颖而出，真正成为好学、好教、好用的精品教材。

本轮教材修订工作得到了各参编院校的高度重视和大力支持，众多专家学者投入了极大的热情和精力，在主编带领下克服困难，以严肃、认真、负责的态度出色地完成了编写任务，谨在此一并致以衷心的感谢！诚恳地希望使用本套教材的广大师生能不吝提出建议与指正，使本套教材能与时俱进、日臻完善，为我国的卫生高等职业教育事业做出贡献。

感慨系之，欣为之序！

前言

进入“十二五”以来，专科教育已归入高等职业教育范畴。为适应新时期我国卫生高等职业教育发展与改革的需要，在广泛调研基础上，结合医学院校中高等职业教育的实际需要，北京大学医学出版社适时启动了《眼耳鼻喉口腔科学》一书的编写工作。在教材整体设计上，我们力求将所编写的教材内容符合卫生高等职业教育的教学特点，以“必需、够用、易教、易学”为编写尺度，以职业技能和岗位胜任力培养为编写原则，进行此教材的编写工作。

眼耳鼻喉口腔科学是临床医学的一个主要分支学科，是研究眼球、耳鼻咽喉以及口腔等器官及其相关附属结构的疾病发生、发展、转归、预防、诊断和治疗的医学科学，也是构建医学生完整医学知识体系的一个重要组成部分。

本教材主要读者是医学院校的在读高职学生，这些医学生大多数毕业后可能不从事眼耳鼻喉口腔科学的工作。为此，本教材的编写既要体现“全科医师”的眼耳鼻喉口腔科学教学特点，同时又要兼顾为日后可能从事眼耳鼻喉口腔科学工作的医学生打下一定的理论基础。因而在编写过程中，努力遵循“三基”（基本理论、基本知识、基本技能）、“三特”（特定对象、特定要求、特定限制）和“五性”（思想性、科学性、先进性、启发性、适用性）的精神和要求。力求在编写风格上做到规范化和标准化，以便使教材在体例上尽可能达到整体统一优化；力求在编写内容上既要充分概括眼耳鼻喉口腔科学的基本内容，又要反映当今眼耳鼻喉口腔科学的新进展和新内容，并要使教材内容重点突出，精华凝练；力求在教学实践中，做到可教授、可阅读、可考试，以便于教师的教学和学生的学习；力求在编写形式上，使教材内容与临床实践紧密结合，增强教材的实用性和趣味性。为此进一步优化完善了“学习目标”，加入了“案例”“知识链接”以及“思考题”等内容，以便更好地调动学生学习的积极性，引导学生自主学习。

本教材在编写过程中，得到全体编委及其所在单位和北京大学医学出版社的大力支持和通力合作，另外，参加本教材编写任务的编委都是常年在临床和教学一线工作，具有丰富实战经验的临床教师，他们以认真、负责的态度，经历了初稿审核、交叉审稿、定稿及统稿过程，完成本书编写任务。在此向所有为本教材编写做出贡献的同仁表示诚挚的感谢。

由于学识水平和编写时间所限，本书中缺点和错误在所难免，不足之处祈望读者批评和指正。

马建民　王宁宇　江泳

2015 年 12 月

目录

第一篇　眼科学

第二篇 耳鼻咽喉头颈外科学

第三篇 口腔科学

第一篇 眼科学

主　编　马建民

副主编　杨朝忠　张铁民

编　委　（按姓名汉语拼音排序）

方　严（安徽省眼科研究所）
李瑞凤（漳州卫生职业学院）
马建民（首都医科大学）
孙霞山（山西医科大学汾阳学院）
王海彬（承德医学院）
杨朝忠（菏泽医学专科学校）
杨传武（首都医科大学）
张铁民（承德医学院）
朱　丹（内蒙古医科大学）

第一章

绪 论

眼是重要的感觉器官，90% 的外界信息都是通过眼获得的。在人们与疾病作斗争中产生和发展了医学，在医学不断发展进步中产生和发展了眼科学（ophthalmology）。眼科学是研究视觉器官（包括眼球及其附属器、视神经及视路）疾病的发生、发展和转归以及预防、诊断和治疗的医学科学。眼作为视觉器官与全身其他系统关系密切，相互影响，眼部的症状可以是全身疾病的一种表现，同时眼部疾病又与全身状况密切相关。基于视觉器官的特点、功能的复杂性，以及疾病的检查、诊断方法的特殊性，眼科学早已成为临床医学中独立存在的一门学科。

在临床工作中，有些全身性疾病最初症状首先表现在眼部，如果缺乏相关的眼科学知识，往往造成误诊误治，甚至可以导致患者失明。眼科学是医学生构成完整医学知识体系中的一个重要组成部分。

眼科学在我国历史悠久。早在殷武丁时代，甲骨文卜辞中就有“目”的记载。公元前 3 世纪的《黄帝内经》记载了多种眼病及治疗方法。唐代出现了我国第一部眼科专著《龙树眼论》。现存的《秘传龙木总论》为宋代人所著，载有眼病 72 证，首次提出了五轮学说，并有金针拨障术等记载。

自宋朝眼科开始独立分科，并发明了眼镜。元代倪维德著《原机启微》将眼病按病因分类，使我国眼科有了系统的理论根据。明清时期的《审视瑶函》《目经大成》《本草纲目》等书籍内容更为丰富，对眼病的防治和眼病的用药都做了详尽的描述。

现代眼科学源于西方医学的发展。17 世纪认识了眼的屈光成像，1851 年德国的 Helmholtz 发明了检眼镜，是现代眼科学起点的标志。20 世纪以来，科学技术快速发展，眼科领域在新器械、新材料、新技术、新药品等方面也随之有了突飞猛进的进步，这些技术的发展和应用为眼科疾病的诊断和治疗提供了新的保障。

17 世纪以后，随着西方传教士在华的活动，西方眼科学开始传入中国。一些传教士在中国澳门、广州、厦门、宁波、上海、福州、北京开办眼科诊所。19 世纪下半叶到 20 世纪早期，我国开始建立医学院校。1921 年北京协和医学院首先建立独立的眼科。1924 年，李清茂教授翻译出版了《梅氏眼科学》，首次用中文介绍现代眼科学。随着眼科在全国各地发展，一些眼科医师为了促进眼科学的发展，开始成立眼科学会。1931 年和 1932 年分别成立了哈尔滨眼科研究会和北平眼科学会，周诚浒等在上海建立上海眼科学会等。正是在这些自发建立的分散的眼科学会活动基础上，1937 年成立了中华医学会眼科学会，中国眼科医师有了自己统一的全国性组织。

新中国成立以后，我国的眼科学获得了极大发展。1950 年全国眼科学会进行重组，并正式出版发行了《中华眼科杂志》。1955 年我国学者汤飞凡和张晓楼首次成功分离了沙眼衣原体，受到国际眼科界的高度评价。1965年，在武汉召开了第一届中华医学会眼科学术会议，至今已经成功举办了20届全国眼科会议，参会人数已达万人。

改革开放以来，随着我国综合实力的提高，我国眼科事业得到了飞速发展。目前，在全国已经建立了5000余家各级各类眼科机构。眼科医务人员大量增加，眼科医师从新中国成立初期的百余人增加至现在的3万余人。眼科的医疗服务和科研水平不断提高，已经建立了高质量的国家实验室，取得了高质量的科研成果，开展了大规模的白内障复明工程，使很多贫困患者得到免费治疗，基本上满足了我国防盲事业和公众防治眼病的需要。随着国内外眼科学术界的广泛交流，一些先进的理念、技术、设备被引进、吸收、消化和研发，使我国眼科总体科研水平和临床诊治能力有了很大提高，正在逐步走向成熟，走向兴盛，走向国际化。

迄今，我国仍然是全球盲和视觉损伤的高发地区，盲和中重度视觉损伤的发生还比较严重，我国眼科医师整体质量与国外先进国家还有较大差距，眼科医疗和科研水平还有待于进一步提高，我国眼科事业还是任重而道远。

（马建民）

第二章

眼的解剖和生理

学习目标

1. 掌握眼球各部分的解剖结构、房水生成及流出途径。
2. 熟悉视觉传导通路的构成。
3. 了解眼部的血液循环和神经支配情况。

第一节　眼　球

眼球（eye ball）近似球形，位于眼眶前部，借眶筋膜韧带与眶壁联系，周围有眶脂肪衬垫及结缔组织和眼肌等包绕，以维持其正常位置。眼球前面有上、下眼睑保护，后面受眶骨壁保护。成人眼球前后径约 24mm，垂直径约 23mm，水平径约 23.5mm。眼球向前平视时突出于外侧眶缘 12 ～ 14mm，两眼球突出度相差不超过 2mm。

眼球由眼球壁和眼内容物组成（图 1-2-1）。

一、眼球壁

眼球壁分为 3 层：外层为纤维膜，中层为葡萄膜，内层为视网膜。

（一）外层

纤维膜（fibrous tunic）由坚韧致密的纤维组织构成。前 1/6 为透明的角膜，后 5/6 为瓷白色不透明的巩膜。两者移行处称为角膜缘。

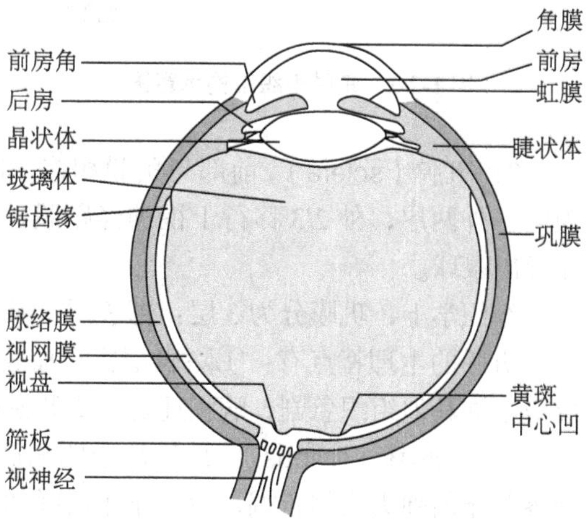

图 1-2-1　眼球水平切面示意图

1．角膜（cornea）　组织学上，角膜由外向内分为 5 层。

（1）上皮细胞层（epithelium）：35 ～ 100μm，由 5 ～ 6 层复层鳞状上皮细胞组成。此层对细菌有较强的抵抗力，再生能力强，损伤后 24 ～ 48h 即可愈合且不留瘢痕。

（2）前弹力层（Bowman’s membrane）：约 12μm，是一层透明薄膜，对机械损伤的抵抗力较强，对化学损伤的抵抗力较弱，损伤后不能再生。

（3）基质层（stroma）：约500μm，占角膜全厚的90%以上。有200 ~ 250层排列整齐的纤维薄板。板层间交错排列，与角膜表面平行，极有规则，具有相同的屈光指数。此层损伤后不能再生，有瘢痕组织代替。

（4）后弹力层（descemet's membrane）：10 ~ 12μm，为内皮细胞分泌的富有弹性的透明薄膜，对化学性物质如细菌毒素的抵抗力较强，损伤后迅速再生。后弹力层与基质层连接不紧密，在外伤和病理的状态下，可能发生后弹力层脱离。

（5）内皮细胞层（endothelium）：约5μm，为贴于后弹力层后面的一层六角形细胞，具有角膜-房水屏障作用。内皮细胞数量随年龄增加而减低，10岁时角膜内皮细胞密度为3000 ~ 4000个/mm^2，且损伤不能再生，其缺损区依靠邻近的内皮细胞扩展和移行来覆盖（图1-2-2）。

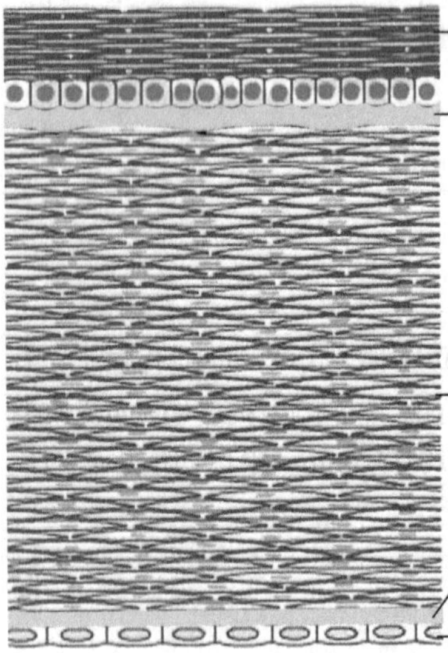

图1-2-2　角膜组织结构示意图

角膜的特点：①具有透明性，无角化层、无血管、无色素细胞。②角膜的屈光指数为1.337，其前表面的曲率半径为7.8mm，后表面为6.8mm具有相当于43 D的屈光力，为眼屈光介质最重要的部分。③中央角膜主要从房水中摄取葡萄糖，泪膜中获得氧；周边角膜其营养和所需氧主要来源于角膜缘血管网。④角膜感觉神经丰富，第V对脑神经在角膜内脱髓鞘，从前弹力层分支进入上皮细胞层，感觉灵敏。⑤角膜上皮层易通过脂溶性物质，基质层和内皮层易通过水溶性物质，所以能够通过正常角膜的眼药制剂必须既有水溶性又有脂溶性。

角膜表面还有一层泪膜（tear film）。泪膜是覆盖在眼球表面的一层液体，含有电解质、IgA、溶菌酶、乳铁蛋白等成分，具有湿润角结膜，提供氧和营养物质的作用。

2．巩膜（sclera）　前部与角膜相连，四周有眼外肌肌腱附着，后部与视神经交接处分为内、外两层，外2/3移行于视神经鞘膜，内1/3呈网眼状，称为巩膜筛板。视神经纤维由此穿出眼球。

组织学上，巩膜分为3层：即表层、基质层与棕黑板层。

巩膜的生理特点有：①除表层富有血管外，深层血管、神经极少，代谢缓慢，故炎症时反应不如其他组织急剧，病程迁延；②巩膜在视神经穿过的筛板处最薄弱，易受眼内压影响。

3．角膜缘（limbus）　是指从透明角膜到不透明巩膜之间的移行区，平均宽约1.0mm。前界起于前弹力层的止端，后缘止于后弹力层止端，即前房角的前界Schwalbe线。

角膜缘是内眼手术切口的标志部位，也是角膜干细胞所在之处。

（二）中层

由于中层颜色近似紫色葡萄故称葡萄膜（uvea），也因其富含色素和血管故又称色素膜和血管膜。葡萄膜具有遮光、供给眼球营养的功能，自前向后分为虹膜、睫状体和脉络膜三部分。

1．虹膜（iris） 位于晶状体前，周边与睫状体相连续。虹膜形如圆盘状，中央有一直径为 2.5 ~ 4mm 的圆孔，称为瞳孔（pupil）。虹膜有环行瞳孔括约肌和放射状瞳孔开大肌，分别受副交感神经和交感神经支配，调节瞳孔的大小。

虹膜的生理特点是：①根据外界光线的强弱，通过瞳孔反射通路使瞳孔扩大或缩小，从而调节进入眼内的光线，保证视网膜成像的清晰。②虹膜组织血管丰富且密布第Ⅴ对脑神经纤维网，在炎症时反应严重且伴有强烈的眼部疼痛。

2．睫状体（ciliary body） 前接虹膜根部，后与脉络膜相连，宽 6 ~ 6.5mm，矢状面为三角形，基底在前。睫状体前 1/3 肥厚，称为睫状冠，其内侧面纵行放射状突起称为睫状突，主要功能是产生房水；后 2/3 薄而平坦，称为睫状体扁平部（或睫状环）。睫状体至晶状体赤道部有晶状体悬韧带与之相联系。睫状体内有睫状肌，睫状肌与虹膜中的瞳孔括约肌、瞳孔开大肌统称为眼内肌。睫状肌含有三种平滑肌纤维，即纵行肌纤维、放射状肌纤维和环行肌纤维。

睫状突的无色素上皮细胞分泌形成房水，与眼内压及眼球内部组织营养代谢有关。睫状体的调节功能是：当睫状肌收缩时（主要是环行肌），悬韧带松弛，晶状体借助于本身的弹性变凸，屈光力增加，可看清近处的物体。睫状体富含感觉神经（三叉神经眼支）。

3．脉络膜（choroid） 前起于锯齿缘，和睫状体扁平部相连，后止于视盘周围。脉络膜和巩膜联系疏松，二者之间存有潜在性腔隙称为脉络膜上腔。

脉络膜组织结构由外向内主要为：①脉络膜上组织，构成脉络膜上腔；②血管层，包括大血管层、中血管层和毛细血管层；③玻璃膜（Bruch 膜）。

脉络膜血液供应来源于睫状后动脉，在脉络膜内大血管逐渐变为小血管和毛细血管。脉络膜的生理特点是：富含血管，供血量约占眼球总供血量的 65%，供应视网膜外层。含有丰富的色素，起到遮光和暗房的作用。

（三）内层

视网膜（retina）是一层透明的薄膜，前界为锯齿缘，后界止于视盘。视网膜由色素上皮层和神经上皮层组成。组织学上，视网膜细胞和组织由外向内可分为 10 层，依次为：视网膜色素上皮层、光感受器层（视锥细胞和视杆细胞）、外界膜、外核层、外丛状层、内核层、内丛状层、神经节细胞层、神经纤维层和内界膜（图 1-2-3）。

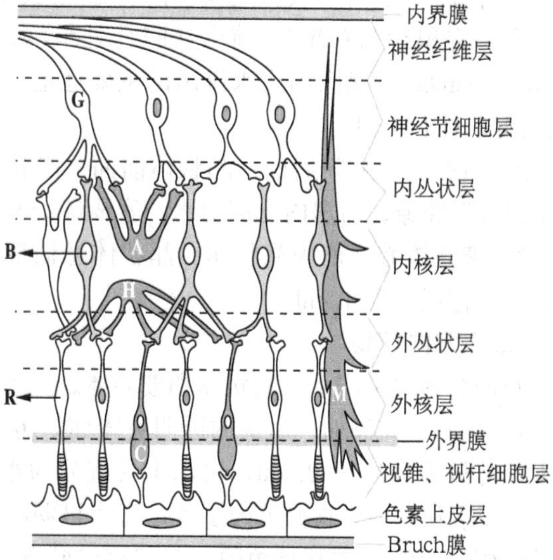

图 1-2-3 视网膜结构示意图

R：视杆细胞 C：视锥细胞 B：双极细胞 H：水平细胞 A：无长突细胞 G：神经节细胞 M：Müller 细胞

视网膜色素上皮层（retinal pigment epithelium，RPE）与脉络膜的玻璃膜紧密相连，由排列整齐的单层六角形柱状色素上皮细胞组成。

视网膜色素上皮具有多种生理作用：①支持光感受器细胞，贮存并传递视觉活动必需的物质，如维生素 A；②吞噬、消化光感受器外节脱落的盘膜及视网膜代谢产物；③细胞间的紧密连接作为血 - 视网膜外屏障（与脉络膜的 Bruch 膜共同组成视网膜 - 脉络膜屏障），维持视网膜内环境的稳定。

视网膜神经上皮层的主要作用是形成视觉神经冲动，以三级神经元传递，即光感受器细胞 - 双极细胞 - 神经节细胞。最外层为第一神经元，称为光感受器细胞，是接收、转变光刺激的神经上皮细胞。光感受器分为两种：一种是视锥细胞，主要集中在黄斑区，感强光（司明视觉）和色觉，有精细辨析力，形成中心视力；另一种是视杆细胞，分布在黄斑区以外的视网膜，感弱光（司暗视觉），形成周边视力，即视野，无色觉。当黄斑发生病变时，视锥细胞受损，视力明显下降；当周边视网膜病变时，视杆细胞受损，则发生夜盲。

光感受器细胞接受光刺激后，其中的视色素发生化学变化产生膜电位改变，并形成神经冲动，通过双极细胞传到神经节细胞，最后通过视神经沿视路终达大脑枕叶视觉中枢产生视觉。

视盘（optic disc）又称为视乳头或视神经乳头，位于眼球后极偏鼻侧，直径约 1.5mm，为视神经纤维汇集穿出眼球的部位。视盘呈淡红色，其中央呈漏斗状，称为视杯或生理凹陷。视盘无感光细胞，在正常视野中形成生理盲点。

黄斑（macula lutea）为视网膜后极部的椭圆形凹陷区，其直径为 1 ～ 3mm，是视网膜最薄处，只有视锥细胞集中于此，黄斑区没有血管，营养主要由脉络膜毛细血管层供应。该区中央有一凹陷称为中心凹，眼底镜检查可见中心凹反光点。黄斑区感知的视力为中心视力，黄斑区以外感知的视力为周边视力。

二、眼内容物

（一）眼内腔

眼内腔包括前房、后房和玻璃体腔。

1．前房　是由角膜、虹膜、瞳孔区晶状体、睫状体前部共同围成的腔隙。前房内充满房水，容积约为 0.2ml。前房在瞳孔处最深，前房最周边处为前房角。前房角（angle of anterior chamber）是眼内房水排出的主要通道，前为角膜缘，后为虹膜根部，两壁在睫状体前面相遇（图 1-2-4）。

2．后房　为虹膜后面、晶状体前面、晶状体赤道部、玻璃体前面和睫状体内面构成的不规则环形腔隙，后房内充满房水，容积约为 0.06ml。

3．玻璃体腔　前为晶状体、晶状体悬韧带和睫状体后面，后为视网膜前面，其内填充玻璃体，容积约为 4.5ml。

（二）眼内容物

眼内容物包括房水、晶状体和玻璃体。三者通常与角膜一起统称为眼的屈光介质。

1．房水　充满前、后房的透明液体称为房水（aqueous humor）。房水由睫状突上皮细胞产生，总量为 0.25 ～ 0.3ml。房水主要成分为水，含有少量无机盐、蛋白质、葡萄糖、维生素 C、尿素及一些生长调节因子等，房水呈弱碱性，相对密度较水略高。房水的主要功能是：①供给眼内组织，尤其是角膜、晶状体的营养和氧，并排出其新陈代谢产物；②维持眼压；③是屈光介质之一，其屈光指数为 1.3336。

房水形成与流出途径如下：睫状突的无色素上皮主动分泌产生房水，其所产生房水的循环途径是：房水→后房→瞳孔→前房→前房角→小梁网→巩膜静脉窦（Schlemm 管）→经集液管和房水静脉→进入巩膜表层的睫状前静脉，而归入全身血液循环（图 1-2-4）。

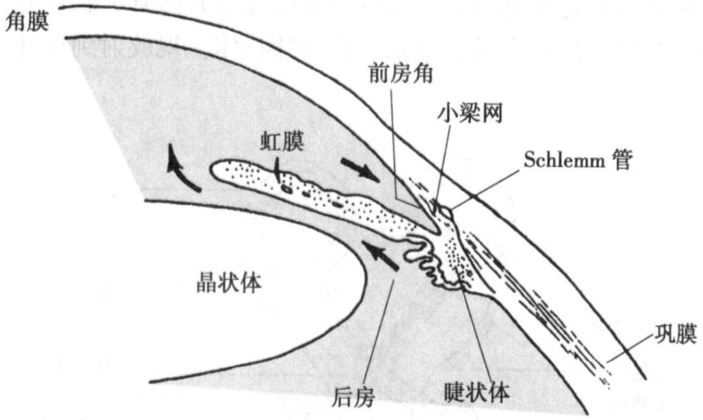

图 1-2-4 前房角的解剖与房水流出途径

2．晶状体（lens） 是一个双凸透镜状的弹性透明体，位于虹膜和瞳孔之后、玻璃体之前，借晶状体悬韧带与睫状体联系，是重要的屈光介质之一。晶状体分为前、后两面，前后两面交界处称为赤道。成人晶状体直径为 9 ～ 10mm，厚 4 ～ 5mm。

晶状体的组织结构如下：

（1）晶状体囊：是一层包绕晶状体的弹性透明薄膜。分为前囊与后囊，各部位囊膜厚度不一致，后囊较前囊薄，周边部比中央区厚。

（2）上皮细胞：位于前囊内面直到赤道部附近，为一单层细胞，能不断分裂增殖，在赤道部逐渐延长变成晶状体纤维。后囊膜下没有上皮细胞。

（3）晶状体纤维：是构成晶状体的主要成分。分为晶状体皮质与晶状体核。

（4）晶状体悬韧带：又称为睫状小带，由无弹性的坚韧纤维组成。从视网膜边缘、睫状体到达晶状体赤道部附近，将晶状体悬挂在生理位置上，同时协助睫状肌作用于晶状体而起到调节作用。

晶状体的生理功能主要有：①屈光成像和调节焦距的功能，其屈光力约为 19D。通过晶状体凸度变化而改变屈光力，使不同距离的物体都能在视网膜上形成清晰的图像；②可滤去部分紫外线。

3．玻璃体（vitreous） 主要成分是水（占 99%）和胶质，占眼球内容积的 4/5。前面有一凹面称为玻璃体凹，晶状体后面坐落其内，其他部分与视网膜和睫状体相贴，其间以视盘周围、黄斑中心凹和锯齿缘前 2mm 和后 4mm 处（玻璃体基底部）结合最紧密。在玻璃体中央可见密度较低的狭长漏斗状管，称为玻璃体管（Cloquet 管），在胚胎时有玻璃体动脉通过。

玻璃体的主要功能有：①透光作用，玻璃体无血管、无神经，主要成分是水，使玻璃体保持良好的透光性；②屈光作用，其屈光指数为 1.336，与房水相近；③玻璃体代谢极低，其营养来自脉络膜和房水，无再生能力，脱失后留下的空隙由房水填充。

第二节　视　路

视路（visual pathway）是视觉信息从视网膜光感受器开始到大脑枕叶视觉中枢的传导路径。临床上从视神经开始，经视交叉、视束、外侧膝状体、视放射到枕叶视中枢的神经传导通路（图 1-2-5）。

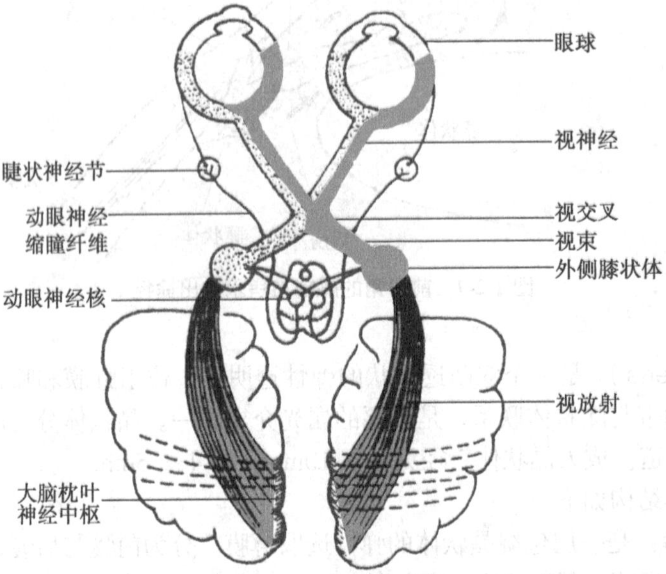

图 1-2-5　视路示意图

一、视神经

视神经（optic nerve）是中枢神经系统的一部分。从视盘起至视交叉前脚，这段神经称视神经，全长约 40mm。按其部位分为：眼内段、眶内段、管内段和颅内段 4 部分。

1. 眼内段　是从视盘开始，由 100 万～120 万个神经节细胞的轴突组成的神经纤维，成束穿过巩膜筛板出眼球，长约 1mm。可分为 4 部分：神经纤维层、筛板前层、筛板和筛板后区。筛板前神经纤维无髓鞘（直径 1.5mm），筛板以后有髓鞘包裹（直径 3.0mm）。眼内段视神经的血液供应来自视网膜动脉的分支和睫状后短动脉的分支。

2. 眶内段　长约 25mm，位于肌锥内，长于眼球后部至视神经孔的距离，以利于眼球转动。视神经表面由视神经鞘膜包裹，此鞘膜是三层脑膜的延续。鞘膜间隙与颅内同名间隙连通，有脑脊液填充。眶内段视神经血液供应主要来自眼动脉的分支和视网膜中央动脉的分支。

3. 管内段　即视神经通过颅骨视神经管的部分，长 4 ～ 9mm。鞘膜与骨膜紧密相连，以固定视神经。此段与眼动脉伴行并由其供血，神经纤维排列不变。

4. 颅内段　为视神经出视神经骨管后进入颅内到达视交叉前脚的部分，长约 10mm。由颈内动脉和眼动脉供血。

二、视交叉

视交叉（optic chiasm）是两侧视神经交汇处，呈长方形，为横径约 12mm、前后径

8mm、厚 4mm 的神经组织。此处的神经纤维分为两组，来自两眼视网膜的鼻侧纤维交叉至对侧，来自颞侧的神经纤维不交叉。黄斑部纤维占据视神经和视交叉中轴部的 80% ～ 90%，亦分成交叉纤维和不交叉纤维。

视交叉与周围组织的解剖关系：前上方为大脑前动脉及前交通动脉，两侧为颈内动脉，下方为垂体，后上方为第三脑室。这些部位的病变都可侵及视交叉而表现出特征性的视野损害。

三、视束

视束（optic tract）是视神经纤维经视交叉后位置重新排列的一段神经束。离开视交叉后，分为两束绕大脑脚至外侧膝状体。来自下半部视网膜的神经纤维（包括交叉和不交叉）位于视束外侧，来自上半部视网膜的神经纤维（包括交叉和不交叉）位于视束内侧，黄斑部神经纤维起初位于中央，以后移向视束的背外侧。

四、外侧膝状体

外侧膝状体（lateral geniculate body）位于大脑脚外侧，卵圆形，由视网膜神经节细胞发出的神经纤维约 70% 在此与外侧膝状体的节细胞形成突触，换神经元（视路的第四级神经元）后再入视放射。在外侧膝状体中，灰质和白质交替排列，白质将灰质细胞分为 6 层，由对侧视网膜而来的交叉纤维止于第 1、4、6 层，由同侧视网膜而来的不交叉纤维止于第 2、3、5 层。

五、视放射

视放射（optic radiation）是联系外侧膝状体和枕叶皮质的神经纤维结构。换神经元后的神经纤维通过内囊和豆状核的后下方呈扇形散开，分成背侧、外侧及腹侧三束，绕侧脑室角形成 Meyer 襻，到达枕叶。

六、视皮质

视皮质（visual cortex）位于大脑枕叶皮质相当于 Brodmann 分区的 17、18、19 区，及距状裂上、下唇和枕叶纹状区，是大脑皮质中最薄的区域。每侧与双眼同侧一半的视网膜相关联，如左侧视皮质与左眼颞侧和右眼鼻侧视网膜相关联。视网膜上部的神经纤维终止于距状裂上唇，下部的纤维终止于下唇，黄斑部纤维终止于枕叶纹状区后极部。交叉纤维在深内颗粒层，不交叉纤维在浅内颗粒层。

由于视觉纤维在视路各段排列不同，所以在神经系统某部位发生病变或损害时对视觉纤维的损害各异，表现为特定的视野异常。因此，检出这些视野缺损的特征性改变，对中枢神经系统病变的定位诊断具有重要意义。

第三节 眼附属器

一、眼睑

眼睑（eyelid）分为上下眼睑，游离缘为睑缘，上、下眼睑之间的裂隙为睑裂。眼睑外端联合处为外眦，内端联合处为内眦。睑缘分为前、后两唇，前唇钝圆，有排列整齐的睫毛。毛囊周围有皮脂腺（Zeis 腺）和变态汗腺（Moll 腺），排泄管开口于毛囊。后唇边缘锐利，紧贴于眼球前部。两唇间有一条灰色线是皮肤与黏膜交界处。在灰线与后唇之间，有排成一行的细孔，为睑板腺开口。近内眦部上、下睑缘各有一乳头状隆起，中央有一小孔称上、下泪小点，为泪小管开口。内眦与眼球之间有一弯形小凹，称为泪湖。泪湖颞侧为半月皱襞，鼻侧隆起物为泪阜。

（一）眼睑的组织结构（图 1-2-6）

1．皮肤层　皮肤菲薄，易滑动和形成皱襞。

2．皮下组织　为疏松结缔组织和少量脂肪，易引起水肿和皮下淤血。

3．肌肉层　有眼轮匝肌、提上睑肌和 Müller 肌。

（1）眼轮匝肌：肌纤维的走行是以睑裂为中心，环绕上、下眼睑，由面神经支配，司眼睑闭合。

（2）提上睑肌：起于视神经孔周围的总腱环，沿眶上壁向前至眶缘呈扇形散开，一部分止于睑板前面，另一部分穿过眼轮匝肌止于上睑皮肤下。由动眼神经支配，司上睑提起。

（3）Müller 肌：起源于提上睑肌深面的肌纤维中，向下走行于提上睑肌和结膜之间，止于睑板上缘。下睑的肌肉较小，起源于下直肌，附着于睑板下缘，该肌受交感神经支配，协助开睑，当交感神经兴奋时睑裂开大。

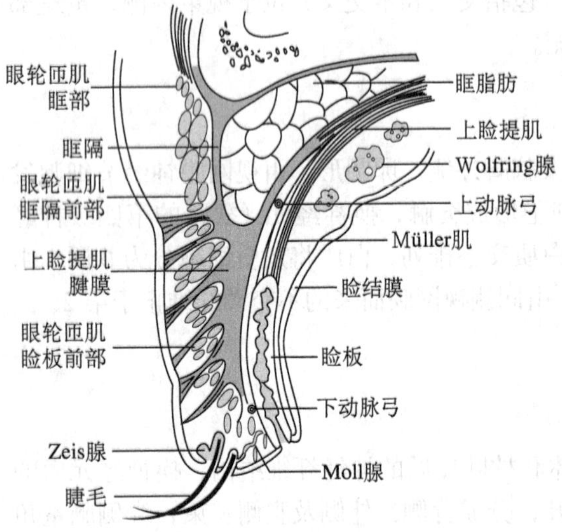

图 1-2-6　眼睑矢状切面示意图

4．睑板层　由致密结缔组织及弹力纤维构成的半月状结构。两端移行于内、外眦韧带上。睑板中含有与睑缘垂直、互相呈平行排列的睑板腺，开口于睑缘后唇，分泌油脂状物。

5．睑结膜　是紧贴睑板后面的黏膜。

（二）眼睑血管

眼睑的血液供应分别来自于颈外动脉的分支和颈内动脉的眼动脉支。眼睑浅部组织由动脉分支吻合形成的动脉网供应，深部组织由这些动脉形成的眼睑动脉弓供应。眼睑的浅层静脉汇入颈内和颈外静脉，深部静脉最终汇入海绵窦。深、浅静脉系统之间有吻合，在面静脉处相遇，成为整个眼睑静脉系统的汇合点。眼睑静脉无瓣膜，因此，眼睑炎症有可能蔓延到海绵窦及颅内而引起严重后果。

（三）眼睑的淋巴管

眼睑的淋巴分为内、外两组。内侧淋巴组引流汇入颌下淋巴结；外侧淋巴组引流汇入耳前淋巴结和腮腺淋巴结。

（四）眼睑的神经

眼睑的神经包括运动神经、感觉神经和交感神经三种。

1．运动神经

（1）面神经的分布（颞支和颧支）：支配眼轮匝肌，司眼睑闭合。

（2）动眼神经的分支（上支）：支配提上睑肌，司上睑的提升。

2．感觉神经　三叉神经为眼睑的主要感觉神经。

3．交感神经　交感神经来自颈交感神经的分支，主要支配 Müller 肌。

二、结膜

1．结膜的结构　结膜（conjunctiva）为一层薄而透明的黏膜组织，覆盖在眼睑后面和眼球前面，分睑结膜、球结膜和穹窿部结膜。由结膜形成的囊状间隙称为结膜囊，睑裂相当于其开口处。

（1）睑结膜：位于睑板内侧面，在距上睑缘后唇 2 ～ 3mm 处，有一与睑缘平行的浅沟为睑板下沟，常为细小异物存留之处。

（2）球结膜：覆盖于眼球前部的巩膜表面，止于角膜缘。在角膜缘处结膜上皮细胞移行为角膜上皮细胞。

（3）穹窿部结膜：为球结膜和睑结膜的移行部分，多皱襞，便于眼球转动。

2．结膜的分泌腺

（1）副泪腺：在睑板上缘者为 Wolfring 腺，在穹窿部结膜下者为 Krause 腺。

（2）杯状细胞：位于结膜上皮细胞层，以穹窿部结膜最多，分泌黏液。

3．结膜的血管　结膜的血液供应来自眼睑的动脉弓和睫状前动脉。

睑缘动脉弓穿通支穿过睑板分布于睑结膜、穹窿部结膜及距角膜缘 4mm 以外的球结膜，此血管充血称为结膜充血。睫状前动脉，由眼动脉的肌支发出，在角膜缘外 3 ～ 4mm 处一部分穿入巩膜，另一部分其末梢细支继续向前形成结膜前动脉，并在角膜缘周围形成深层血管网，此血管充血时，为睫状充血。

结膜的静脉与相应的动脉伴行，但远较动脉为多。来自睑结膜、穹窿部结膜和大部球结膜的静脉血液回流至眼睑的静脉。其他结膜静脉血液，回流到眼静脉。

4．结膜的神经　有感觉神经和交感神经两种。感觉神经来自三叉神经的第 1、2 分支。交感神经纤维来自眼动脉的交感神经丛，是从海绵窦交感神经丛起源。

三、泪器

泪器（lacrimal apparatus）由分泌泪液系统和导流泪液系统（泪道）组成。分泌泪液系统包括泪腺和副泪腺，导流泪液系统包括泪小点、泪小管、泪囊和鼻泪管（图 1-2-7）。

（一）泪腺和副泪腺

泪腺位于眼眶外上方的泪腺窝内，正常在眼部不可扪及。其排泄导管约 10 ～ 20 根，开口于外上穹窿部结膜处。在结膜上有副泪腺。

泪腺和副泪腺的血液供应来自眼动脉泪腺支。泪腺的神经为混合性神经，包括来自第Ⅴ对脑神经眼支的感觉纤维，起源于颈内

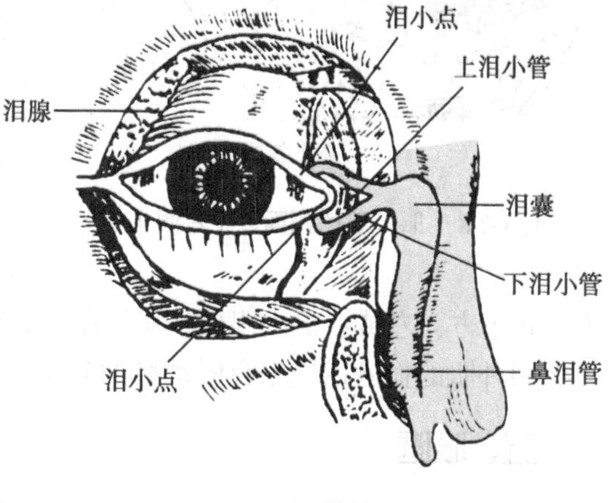

图 1-2-7　泪器剖示图

动脉丛的交感纤维以及来自脑桥泪腺核的分泌纤维，司泪液的分泌（副交感神经）。

（二）泪道

1．泪小点 为泪道的起始部，位于内眦部，上、下睑缘各一个，分别称为上泪小点和下泪小点。泪点开口面向泪湖。

2．泪小管 起始于泪小点，开始垂直于睑缘走行 1 ~ 2mm，然后再呈水平方向行向鼻侧，最后上、下泪小管汇合成泪总管，与泪囊相接。有时上、下泪小管不汇合而分别直接与泪囊连接。

3．泪囊 位于内眦韧带的后面，为一囊状结构，其顶端闭合成一盲端，下端与鼻泪管相接。正常泪囊长约 12mm，内径 4 ~ 7mm。

4．鼻泪管 上与泪囊相接，向下开口于下鼻道，其下端的 Hasner 瓣膜为胚胎期的残膜。

泪液自泪腺分泌，经排泄管进入结膜囊，向内眦汇集于泪湖，而后进入泪小点，通过泪道排至鼻腔，一部分泪液则在暴露部分蒸发，或溢出眼外。泪液除具有湿润眼球的作用外，还具有清洁和灭菌作用。当有异物刺激时，大量泪液分泌可冲洗和排除眼内微小异物。

在正常情况下，16h 内分泌泪液 0.5 ~ 0.6ml。在睡眠状态下，泪液的分泌基本停止，在疼痛和情绪激动时泪液则大量分泌。

四、眼外肌

眼外肌（extraocular muscles）是司眼球运动的横纹肌，每眼各有 6 条，包括直肌 4 条，即上直肌、下直肌、内直肌、外直肌；斜肌 2 条，即上斜肌和下斜肌（图 1-2-8）。

4 条直肌均起始于眶尖部视神经孔周围的总腱环。各肌的肌纤维自成一束，包围视神经分别向前展开，附着在眼球赤道前方，距角膜缘不同距离的巩膜上。内、下、外、上直肌分别附着于角膜缘后 5.5mm、6.5mm、6.9mm 和 7.7mm 处。

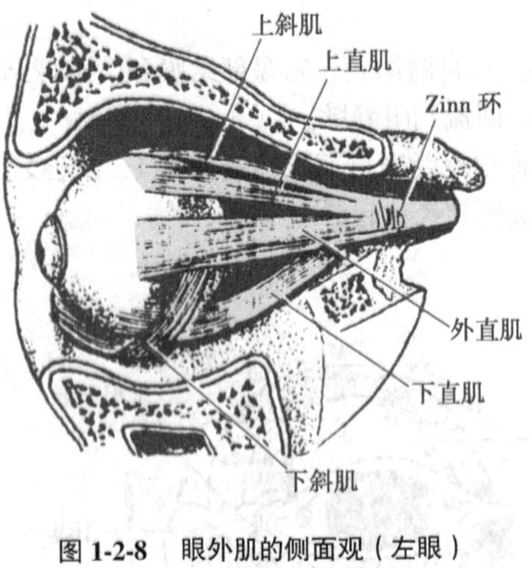

图 1-2-8 眼外肌的侧面观（左眼）

上斜肌起始于总腱环，沿眶上壁与眶内壁交角处前行，在接近眶内上缘处变为肌腱，穿过滑车的纤维环，然后转向后外方经过上直肌的下面，到眼球赤道部后方，附着于眼球后外上部。下斜肌起源于眶壁的内下侧，然后经下直肌与眶下壁之间，向外伸展至眼球赤道部后方，附着于眼球的后外侧。

眼球的每一个动作都是各肌协作共同完成的，两眼的运动也必须协调一致。

眼位：第一眼位又称原在位，是头正且两眼平视正前方时的眼位。第二眼位指眼球转动向正上方、正下方、左或右侧的眼位。第三眼位指眼球转向右上、右下、左上、左下的眼位。

眼外肌的血液供应来自眼动脉的分支。

五、眼眶

眼眶（orbit）由 7 块颅骨构成，包括额骨、筛骨、泪骨、上颌骨、蝶骨、颚骨和颧骨。

眼眶除外侧壁比较坚固外，其他三壁骨质均菲薄。眼眶上壁及前方与额窦相邻；下壁与上颌窦相邻；内侧壁与筛窦相邻，内侧后方与蝶窦相邻（图 1-2-9）。

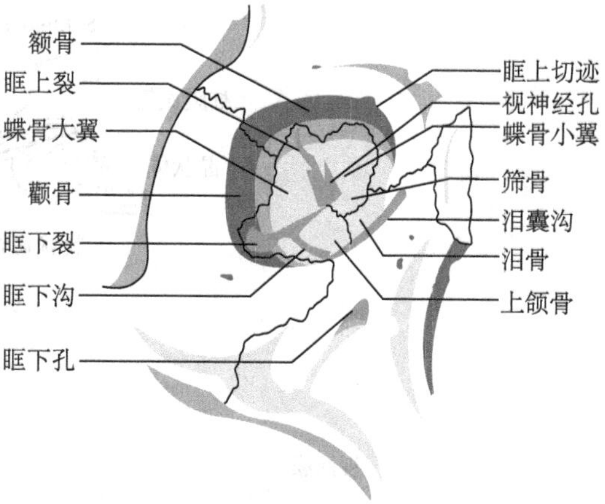

图 1-2-9　眼眶的前面观

临床上眼眶病变可能损害眼球和视神经，还可引起鼻窦和颅内病变。同样，各种鼻窦及颅内的病变也可波及眶内组织。

眼眶壁上有许多孔、裂、缝隙、窝，重要的有以下几处：

1．视神经孔　位于眶尖部，为视神经管之眶内开口。呈垂直椭圆形，视神经由此通过进入颅中窝，并有眼动脉自颅内经此管入眶。

2．眶上裂　位于视神经孔外侧，眶外壁与眶上壁分界处，与颅中窝相通。动眼神经、滑车神经、展神经、三叉神经第一支（眼神经）、眼静脉及交感神经纤维等由此裂通过。此处受损则出现眶上裂综合征。

3．眶下裂　在眶外壁与眶下壁之间，有眶下神经、三叉神经第二分支、眶下动脉及眶下静脉与翼腭静脉丛的吻合支等通过。

第四节　眼的血液供应

供应眼部的血管分为动脉血液系统和静脉血液系统，其中动脉血液系统的主要血管来源及分布见表 1-2-1 及图 1-2-10。

表 1-2-1　眼部动脉血液供应血管

颈内动脉 ⟶ 眼动脉，进入眼眶后的主要分支：
视网膜中央动脉（主要供应视网膜内 5 层）
睫状后短动脉（主要供应脉络膜和视网膜外层）
睫状后长动脉（主要供应虹膜、睫状体、前部脉络膜）
肌动脉支（供应眼外肌）⟶ 睫状前动脉 ⟶ 虹膜睫状体；⟶ 角膜缘血管网（供应角膜缘）；⟶ 结膜前动脉（供应前部球结膜）
泪腺动脉（主要供应泪腺和外直肌）⟶ 睑外侧动脉（参与眼睑动脉弓）
眶上动脉（主要供应上睑及眉部皮肤）
鼻背动脉（主要供应泪囊）⟶ 睑内侧动脉 ⟶ 睑动脉弓（供应眼睑）⟶ 结膜后动脉（供应睑结膜及后部球结膜）
颈外动脉主要分支：
面动脉 ⟶ 内眦动脉（主要供应内眦、泪囊与下睑内侧皮肤）
颞浅动脉（主要供应上、下睑外侧皮肤及眼轮匝肌）
眶下动脉（主要供应下睑内侧、泪囊及下斜肌）

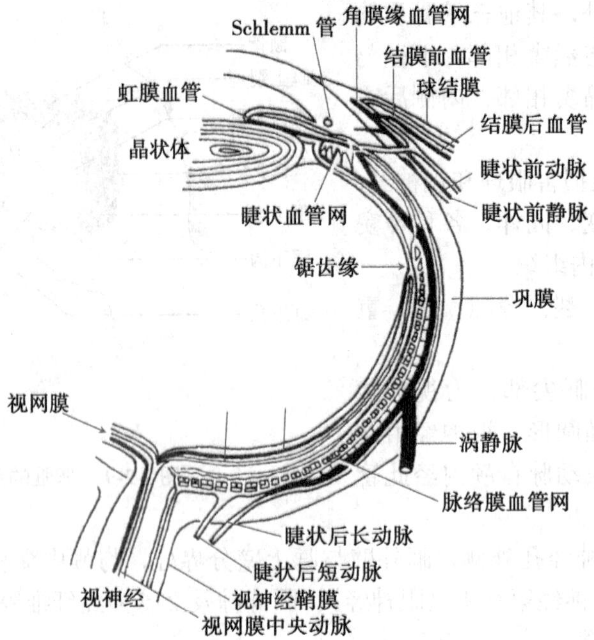

图 1-2-10　眼球的血管分布

眼球静脉回流血管主要有：

1．视网膜中央静脉（central retinal vein，CRA）与同名动脉伴行，经眼上静脉或直接回流到海绵窦。

2．涡静脉（vortex vein）位于眼球赤道部后方，共 4 ～ 6 条，汇集脉络膜及部分虹膜睫状体的血液，在直肌之间距角膜缘 14 ～ 25mm 处，斜穿出巩膜，经眼上、下静脉回流到海绵窦。

3．睫状前静脉（anterior ciliary vein）收集虹膜、睫状体的血液。上半部静脉血流入眼上静脉，下半部血流入眼下静脉，大部分经眶上裂注入海绵窦，一部分经眶下裂注入面静脉及翼腭静脉丛，进入颈外静脉。

第五节　眼的神经支配

眼部的神经支配丰富，共有 6 对脑神经与眼有关。第Ⅱ脑神经——视神经；第Ⅲ脑神经——动眼神经，支配眼内肌、提上睑肌和除外直肌、上斜肌以外的眼外肌；第Ⅳ脑神经——滑车神经，支配上斜肌；第Ⅴ脑神经——三叉神经，司眼部感觉；第Ⅵ脑神经——展神经，支配外直肌；第Ⅶ脑神经——面神经，支配眼轮匝肌。第Ⅲ和第Ⅴ脑神经与自主神经在眼眶内还形成特殊的神经结构。

1．睫状神经节（ciliary ganglion）位于视神经外侧，总腱环前 10mm 处。节前纤维由三个根组成：①长根为感觉根，由鼻睫状神经发出。②短根为运动根，由第Ⅲ脑神经发出，含副交感神经纤维。③交感根，由颈内动脉丛发出，支配眼血管的舒缩。节后纤维即睫状短神经。眼内手术施行球后麻醉，即阻断此神经节。

2．鼻睫状神经（nasociliary nerve）为第Ⅴ脑神经眼支的分支，司眼部感觉。在眶内又分出睫状节长根、睫状长神经、筛后神经和滑车下神经等。

睫状长神经（long ciliary nerve）在眼球后分 2 支，分别在视神经两侧穿过巩膜进入眼内，有交感神经纤维加入，行走于脉络膜上腔，司角膜感觉。其中交感神经纤维分布于睫状肌和瞳孔开大肌。

睫状短神经（short ciliary nerve）为混合纤维，共 6 ~ 10 支，在视神经周围及眼球后极穿入巩膜，行走于脉络膜上腔，前行到睫状体，组成神经丛。由此发出分支，司虹膜睫状体、角膜和巩膜的感觉，其副交感纤维分布于瞳孔括约肌及睫状肌，交感神经纤维至眼球内血管，司血管舒缩。

思考题

1．简述角膜的屈光特性以及其与屈光手术的原理。
2．简述睫状肌的调节功能以及其与近视形成的关系。
3．视网膜黄斑区有哪些解剖学特征？与其相关的功能有哪些？
4．简述房水循环的途径。
5．简述视神经各段的解剖学结构特征。
6．简述发生眶上裂综合征的解剖学基础。
7．睫状神经节的位置及手术中阻滞该神经节的目的是什么？

（朱　丹）

第三章

眼科检查法

学习目标

1. 掌握眼部检查的顺序及常见异常体征，掌握视力的检查方法。
2. 熟悉视功能检查常用的项目、意义及方法。
3. 了解眼科常用检查仪器的用途及使用方法。

第一节　视功能检查

视功能检查是眼科诸多检查中最基本最重要的检查，分为心理物理和视觉电生理检查两大类。常用的有视力、视野、色觉、暗适应、立体视觉、对比敏感度等。

一、视力检查

视力检查是最基本的视功能检查项目。视力即视锐度（visual acuity），主要反映视网膜黄斑中心凹的功能，又称中心视力。通常使用视力表检查视力。视力表的视标形态有多种，最常见的为“E”字形，另外还有Landolt带缺口的环形视标、英文字母或阿拉伯数字等；儿童还可使用简单图形视标。临床诊断及视残等级一般是以矫正视力为标准，即验光试镜后的视力，通常将1.0的视力作为正常视力。世界卫生组织的标准规定，较好眼的矫正视力低于0.3为低视力，低于0.05为盲。

（一）视力表的种类

国际标准视力表上1.0的视力为能辨识1′角视标的视力，无论远视力表还是近视力表，1.0视力的视标都是按照1′角的标准设计的。

我国通用的远视力表有两种：国际标准视力表和对数视力表。国际标准视力表是我国以往常用的视力表，采用小数表示法，但是它存在视标增进率不均，研究时难以比较结果的缺点。对数视力表是20世纪60年代后期我国缪天荣设计的，视标阶梯按倍数递增，视力计算按数字级递减，使相邻两行的视标大小之恒比为1.26倍，利于科研统计。但是它采用5分记录法，不易理解。

我国通用的近视力表有Jaeger近视力表和徐广第标准近视力表。Jaeger近视力表分为7个等级，从最小的视标J_1到最大的视标J_7，但此分级与标准远视力表难以对照。20世纪50年代徐广第参照国际标准远视力表的标准，研制了标准近视力表，使远、近视力表标准一致，便于临床应用。

（二）视力检查法

视力检查应包括远、近视力，可大致了解被检眼的屈光状态，例如在近视眼，近视力好于远视力；老视或调节功能障碍者远视力正常，近视力差。同时还应检查裸眼视力和矫正视力（戴镜视力）。在眼病诊断中，矫正视力比裸眼视力更有参考价值。

1．检查注意事项　检查视力须两眼分别进行，一般按照先右眼后左眼，先健眼后患眼的顺序检查。可用手掌或小板遮盖另眼，但不要压迫眼球。视力表须按标准亮度的光线照明。检查距离为5米。视力表的1.0行应与被检眼同高。

2．检查步骤

（1）远视力检查：检查者用杆指着视力表的视标，嘱受试者说出或用手势表示该视标的缺口方向，逐行检查，找出受试者的最佳辨认行。例如：能辨认出0.8行全部视标，同时辨认出0.9行半数以下视标时即为0.8^{+}，如能辨认出0.8行全部视标，同时辨认出0.9行半数以上视标即为0.9^{-}。如果在5m处连最大的视标（0.1行）也不能识别，则嘱患者逐步向视力表走近，直到识别视标为止。如在3m处才看清0.1行的视标，其实际视力$V=0.1\times3m/5m=0.06$。

（2）指数及光感的检查：如受试者走到视力表1m处，仍不能识别最大的视标，则检查指数。瞩受试者背光而坐，检查者伸出不同数目的手指，让受试者说明有几个手指，距离从1m开始，逐渐移近，直到能正确辨认为止，并记录该距离，如“指数/30cm”。如指数在5cm处仍不能识别，在受试眼前方摆动检查者的手，能识别者记为手动。如果眼前手动不能识别，则检查光感。检查光感需在暗室中进行，从5m处开始。用烛光或手电照射受试眼，另眼须用手掌捂紧不透光，测试能否感觉光亮，记录“光感”或“无光感”。并记录看到光亮的距离。对有光感者还要检查光源定位，嘱患者向前方注视不动，检查者在受试眼1m处，上、下、左、右、左上、左下、右上、右下变换光源位置，用“+”“-”表示光源定位的“阳性”“阴性”。

（3）矫正视力检查：如受试者视力低于1.0，须加针孔板检查，如视力有改善，则可能有屈光不正，并记录针孔视力。如患者有眼镜，应检查戴镜的矫正视力。

（4）近视力检查：在充足照明下，将近视力表放在距眼前30cm处逐行检查，并记录能看清的最小一行的视力。对屈光不正者，可以将近视力表移近或移远检查，以测得最佳视力为准，但要注意记录下检查距离，如J_1（20cm）。距离越近，视力越好，提示有近视；反之，距离越远视力越好则提示有远视或老视存在。远近视力表的结合使用，有助于诊断和鉴别诊断。

3．小儿视力检查　幼儿时期如视功能发育障碍，可能形成弱视，如不及时治疗将终身不能提高视力，所以婴幼儿的视力检查对早期发现疾病、及时治疗有重要意义。对于小于3岁，普通视力表检查无法合作的儿童检查视力需使用其他方法，耐心诱导和仔细观察。如：将手电灯光或色泽鲜亮的物体置于受检患儿的前方，观察其是否注视物体，并随之移动。此外，一眼失明的患儿，在遮盖患眼时会安静如常，在遮盖健眼时则表现出躁动不安，力图避开遮盖物。视觉诱发电位检查可以客观地记录闪光刺激对视皮质的诱发电位，进而推算出视力值，成为一种较客观的婴幼儿视力评估方法。对于2岁以上有一定表达能力的儿童还可以用图形视力表、点状视力检查仪、激光干涉条纹视力计等检查。

知识链接

视动性眼球震颤

视动性眼球震颤是目前检测婴幼儿视力的常用方法，通过视动性眼球震颤被诱发的情况评估婴幼儿视力。将黑白条栅测试鼓置于婴儿眼前，转动鼓时，婴儿双眼先是随着测试鼓顺向转动，随之骤然逆向转动，这种重复、交替的顺向及逆向性眼球运动称之为视动性眼球震颤。逐渐将测试鼓条栅变窄，直至被检婴儿不产生视动性眼球震颤为止。能产生视动性眼球震颤的最窄条纹即为该婴儿的评估视力。其缺点是难以维持婴幼儿一直固视目标，未能诱发出视动性眼球震颤，有假阴性的可能。

二、视野检查

视野（visual field）是指眼向正前方固视时所见的空间范围，它反映了周边视力。距注视点 30° 以内的范围称为中心视野，30° 以外的范围为周边视野。视野对人的工作和生活有很大影响，视野狭窄者不能驾车或者从事较大范围活动的工作。许多眼病及神经系统疾病可引起视野的特征性改变，所以视野检查在疾病诊断中有重要意义。世界卫生组织规定视野半径≤ 10° 者，即使中心视力正常也属于盲。

（一）视野检查的种类

视野检查分动态和静态视野检查。

1．动态视野检查　即传统的检查法，用不同大小的视标，从周边不同方位向中心移动，记录受试者刚能感受到视标出现或消失的点，这些光敏感度相同的点构成了某一视标检测的等视线，由几种不同视标检测的等视线绘成了类似等高线描绘的“视野岛”。动态视野的优点是检查速度快，适用于周边视野检查，缺点是小的、旁中心相对暗点发现率低。

2．静态视野检查　在视屏的各个设定点上，由弱至强增加视标亮度，患者刚能感受到的亮度即为该点的视网膜敏感度或阈值。电脑控制的自动视野计，使检查快捷、规范。

（二）常用的视野检查方法

近年来，视野检查方法进展很快，进入一个定量化、自动化、电脑化的阶段。临床上视野检查方法很多，主要有以下几种。

1．周边视野检查法

（1）对比检查法：此法以检查者的正常视野与受试者的视野作比较，大致确定受试者的视野是否正常。方法为检查者与受试者面对面而坐，距离约 lm。若检查右眼时，受试者遮左眼，右眼注视医生的左眼；而医生遮右眼，左眼注视受试者的右眼。医生将手指置于自己与受试者之间等距离处，分别从各方位向中央移动，嘱受试者发现手指出现时即告之，这样检查者就能以自己的正常视野比较受试者视野的大致情况。此法简便，不需仪器，但不精确，且无法记录供以后对比。

（2）弧形视野计：是简单的动态周边视野计。其金属底板为 180° 的弧形板．半径为 33cm。常用视标为 3.0 ～ 5.0mm，视标颜色有白、蓝、红、绿四种。正常白色视标的视野最大，蓝、红、绿色视野依次递减 10° 左右，绿色视野最小。一般开始用白色视标，沿金属板的内面在各不同子午线上由中心注视点向外移动到被检者看不到视标为止，或由外侧向中心移动视标，直至能看见视标为止，反复检查比较，以确定视野范围或缺损的边界。金属板每转 30° 检查一次，最后把所记录各点连接起来，就是该眼视野范围。因其移动视标的钮与记录的笔是同步运行的，操作相对简便，便于掌握。

2．中心视野检查法

（1）平面视野计：是简单的检查中心 30° 视野的动态视野计。视野屏为无反光的黑色正方绒布，边长 1m。屏面绘有弧线和经线。被检者坐于屏前 1m 处，被检眼与屏中心注视点等高。一般用 2 ~ 3mm 视标，沿经线移动视标，在各子午线上检查，最后将所查得暗点绘于中心视野图上。中心视野里有一生理盲点，相当于视盘在视野上的投影，呈椭圆形。出现除生理盲点外的其他任何暗点均为病理性暗点。

（2）Amsler 表：由 Amsler 首先提出，用于检查早期黄斑病变和测定中心、旁中心暗点。Amsler 表为 10cm 见方的黑底白线方格表，共 20×20 个方格。将此表置于被检者眼前 33cm 处，相当于检查 10° 范围的中心视野。在充足照明下，嘱被检者注视中央黑点，看不到黑点则注视表的中央，询问能否全部看到表的四角，小方格有无丢失，所有线条是否笔直并且连续，有否弯曲、中断等情况。方格有无变大、变小或扭曲，方格中是否有些区域变暗、模糊或颜色改变。如有，瞩被检者用铅笔在表上画出丢失或变形的区域。此法简单易行，方格表携带方便，可以迅速而准确地查出中心视野的改变。

3．定量视野检查法

（1）Goldmann 视野计：为半球形视屏投光式视野计。半球屏的半径为 30cm，背景光为 31.5asb，视标的大小及亮度都以对数梯度变化。视标面积是以 0.6 对数单位（4 倍）变换，共 6 种。视标亮度以 0.1 对数单位（1.25 倍）变换，共 20 个光阶。它的视标大小、亮度能精确控制，半球形背景照度均匀且能校正，明显增加了视野计检查的量化性、准确性、可重复性和敏感性。此视野计为以后各式视野计的发展提供了刺激光的标准。

（2）自动视野计：是一种由电脑控制的静态定量视野计。有针对青光眼、黄斑疾病、视神经疾病的特殊检查程序，根据不同疾病及受累的视野部位设计检查的部位、刺激位点数量、光标的分布排列等。可对视野缺损的程度做定量分析，自动监控受试者固视的情况，对多次随诊的视野进行统计学分析，提示视野缺损是改善还是恶化。Octopus、Humphery 视野计具有代表性。

自动视野计的检测分为阈上值检测、阈值检测及相对阈值检测。阈上值检测为定性检查，分别以正常、相对暗点或绝对暗点表示，检查时间短，主要用于眼病筛查。阈值检测是用不同刺激强度的视标在同一位置出现，被检者感觉到的最低刺激强度即为阈值，为最精确的定量视野检查。缺点是检查时间长，每只眼约需 15 分钟，被检者易疲劳。相对阈值检测介于前两者之间，避免了阈上值检测仅使用一种光度刺激的缺点，在中心高敏感区给予弱刺激，周边低敏感区给予稍强刺激。这种检查速度很快，每眼约 5 分钟，而且比较准确，是临床上最常用的检查方法。

（三）正常视野及病理性视野

1．正常视野范围　正常视野以颞侧最广、上方最窄。用直径 3mm 的白色视标检查周边视野的正常值为：上方 55°、下方 70°、鼻侧 60°、颞侧 90°。用蓝、红、绿视标检查的周边视野依次递减 10° 左右。视盘在视野上形成一椭圆形的视野缺损，为生理性的，故称生理盲点，其中心在注视点颞侧 15.5°，水平中线下 1.5°，垂直径约 7.5°，横径约 5.5°。

2. 病理性视野　是指在视野范围内，除生理盲点外的其他任何视野缺损。常见病理性视野的类型有：

(1) 生理盲点扩大：多见于视盘水肿、视神经乳头炎、青光眼、有髓神经纤维、高度近视等。

(2) 暗点：①中心暗点：中心注视点出现暗点，常见于黄斑病病变如黄斑变性、破孔、出血等，也可见于球后视神经炎、中心性脉络膜病变、家族性视神经萎缩等。②弓形暗点：多为视神经纤维束损伤，常见于青光眼、有髓神经纤维、缺血性视神经病变等。③环形暗点：见于视网膜色素变性、青光眼等。

(3) 向心性视野缩小：在各方向的视野改变程度几乎相等，类似于缩小的视野。常见于视网膜色素变性、青光眼晚期、周边部视网膜脉络膜炎等。严重的向心性视野缩小至仅残留中心 10° 范围视野，称管状视野。

(4) 扇形视野缺损：扇形尖端位于生理盲点，见于视网膜分支动脉阻塞或缺血性视盘病变；尖端位于中心注视点，见于视路疾患；呈象限盲者为视放射的前部损伤；鼻侧阶梯为青光眼的早期视野缺损。

(5) 偏盲：对脑部疾病定位诊断特别重要。①同侧偏盲：多为视交叉以后的病变所致。有部分性、完全性和象限性同侧偏盲。②颞侧偏盲：为视交叉病变所致。程度可不等，从轻度颞上方视野缺损到双颞侧全盲。③水平性偏盲：为视野的上半部或下半部缺损。单侧眼的水平性视野缺损为视交叉前部病变所致，如视网膜中央动脉的鼻上和颞上支阻塞或上方的缺血性视盘病变。双眼水平性偏盲见于距状裂的双侧上唇或下唇病变。

三、色觉检查

人类的三原色（红、绿、蓝）感觉由视锥细胞的光敏色素决定。色觉障碍按照其严重程度分为色盲和色弱。正常色觉者的三种光敏色素比例正常，称三色视。如果只有两种光敏色素正常者称双色视，表现为一种锥体视色素缺失导致色盲。红敏色素缺失者为红色盲，绿敏色素缺失者为绿色盲，蓝敏色素缺失者为蓝色盲。仅存一种光敏色素者为单色视，又称全色盲。色弱即异常三色视，是光敏色素以异常的数量进行比配造成。

常见的色觉障碍是一种性连锁隐性遗传的先天异常，属 X 连锁隐性遗传。最常见者为红绿色盲。色觉障碍也可发生于某些视神经、视网膜疾病，称为获得性色觉障碍。

色觉检查是升学、就业、服兵役前体检的常规项目，从事美术、化工、交通等行业必须要求色觉正常。色觉检查还作为青光眼、视神经病变等早期诊断的辅助指标，在白内障术前进行色觉检查有助于对术后视功能进行评估。色觉检查属主觉检查，我国应用最广泛的色觉检查方法是假同色图检查。

假同色图，也称色盲本。其优点是简便、价廉、易操作。在同一副色彩图中，既有相同亮度不同颜色的斑点组成的图形或数字，也有不同亮度相同颜色的斑点组成的图形或数字。正常人以颜色来辨认，色盲者只能以明暗来判断。检查须在充足的自然光线下进行，图表距眼 0.5m，应在 5s 内读出。能够正确认出，但表现出困难或辨认时间延长者为色弱。色盲本适用于大规模的临床普查，但它只能检查出色觉异常者，不能精确判定色觉异常的类型和程度，而且检查结果依赖于被检者有一定的认知和判断力。

四、暗适应检查

暗适应（dark adaption）检查反映光觉的敏锐度是否正常，主要用于检查视网膜视杆细胞的功能。当从强光下进入暗处时，起初一无所见，随后渐能看清暗处的物体。眼的这种对光敏感度逐渐增加、并达到最佳状态的过程称为暗适应。暗适应检查可对夜盲进行量化评价，帮助诊断视网膜色素变性、开角型青光眼、维生素 A 缺乏症等。

常用的暗适应检查方法有对比法和暗适应计检查。

1．对比法　是由被检者与暗适应正常的检查者同时进入暗室，分别记录在暗室内停留多长时间才能辨别周围的物体（如放在桌面上的夜光表等）。如果被检者的时间明显延长，即表示其暗适应能力差。

2．暗适应计检查法　常用的暗适应计为 Goldmann -Weekers 半球形暗适应计，通常先做 5 ～ 15 分钟的明适应后，再做 30 分钟的暗适应测定，画出暗适应曲线及阈值。

第二节　眼科一般检查

一、眼附属器检查

（一）眼睑

观察有无红肿、淤血、气肿、瘢痕或肿物；有无内翻或外翻；两侧睑裂是否对称，上睑提起及睑裂闭合是否正常。睫毛是否整齐、方向是否正常，有无变色、脱落，根部有无充血、鳞屑、脓痂或溃疡。

（二）泪器

注意泪点有无外翻或闭塞，泪囊区有无红肿压痛或瘘管，压挤泪囊有无分泌物自泪点溢出。有泪溢症者，可用荧光素钠试验或泪道冲洗法检查泪道有无阻塞。X 线碘油造影或超声检查可进一步了解泪道阻塞的部位及泪囊大小以便考虑手术问题。Schirmer 试验和泪膜破裂时间检查有助判定泪液分泌的量及其组成成分是否正常。

知识链接

Schirmer 试验

Schirmer 试验用于检测泪液的分泌量。用一条 5mm×35mm 的滤纸，将一端弯折 5mm，置于下睑内侧 1/3 结膜囊内，其余部分悬垂于皮肤表面，轻闭双眼，5 分钟后测量滤纸被泪水渗湿的长度。如果检查前使用了表面麻醉剂，则反映的是副泪腺功能，短于 5mm 为异常；如没有用表面麻醉剂，则评价的是泪腺功能，短于 10mm 为异常。有些还进一步检查行鼻腔刺激后的 Schirmer 试验值，用于鉴别 Sjögren 综合征与非 Sjögren 综合征。

（三）结膜

将眼睑向上、下翻转，检查睑结膜及穹窿部结膜的颜色，有无充血、水肿、乳头肥大、滤泡增生、瘢痕、睑球粘连，有无异物等。检查球结膜时，以拇指和示指将上、下眼睑分开，嘱患者上、下、左、右各方向转动眼球，观察有无充血，注意区分睫状充血与结膜充血（表 1-3-1），有无疱疹、出血、异物、色素沉着或新生物。

表 1-3-1　结膜充血与睫状充血的鉴别

	结膜充血	睫状充血
血管来源	结膜后动脉	睫状前动脉
充血部位	愈近穹窿部充血愈明显	愈近角膜缘充血愈明显
血管形态	呈树枝状或网状	绕角膜缘向四周呈放射状
颜色	鲜红	玫瑰红
血管移动性	推动球结膜时血管随之移动	血管不移动
血管走行方向	由穹窿部走向角膜缘	由角膜缘走向穹窿部
扩展的可能性	可侵犯伸入角膜形成角膜血管翳	停止于角膜缘
滴肾上腺素试验	充血消失	充血不消失，可能更清楚
临床意义	结膜炎	角膜或眼球深层组织炎症

（四）眼球位置及运动

注意两眼直视时，角膜位置是否位于睑裂中央，有无眼球震颤和斜视。眼球有无突出或内陷，可用简单的目测法估计或 Hertel 突眼计精确测量。国人眼球突出度正常平均值为 12～14mm，两眼差不超过 2mm。检查眼球运动时，嘱被检查者向左、右、上、下及右上、右下、左上、左下 8 个方向注视（图 1-3-1），以了解眼球向各方向转动有无障碍。

（五）眼眶

观察两侧眼眶是否对称，眶缘触诊有无缺损、压痛或肿物。

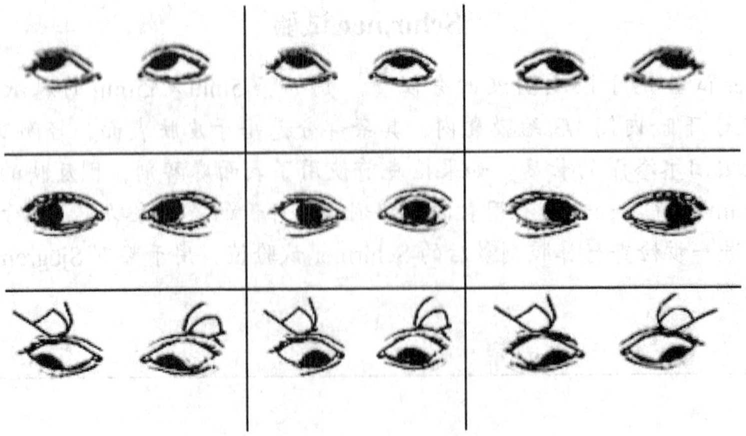

图 1-3-1　检查眼球运动的注视方向

二、眼前段检查

（一）角膜

注意角膜大小、弯曲度、透明度及表面是否光滑。有无异物、新生血管及浑浊（瘢痕或炎症），感觉是否灵敏，有无角膜后沉着物。检查角膜时还应注意有无圆锥角膜、球形角膜、扁平角膜、角膜膨隆、角膜葡萄肿等。

1．角膜荧光素染色　其作用是查明角膜上皮有无缺损及角膜浑浊是否为溃疡。可用消毒玻璃棒沾无菌的1% ～ 2% 荧光素钠液涂于下穹窿部结膜上，或者在下穹窿部结膜放置荧光素滤纸条，过 1 ～ 2min 观察，角膜上呈黄绿色染色的部位为上皮缺损的部位及其受累范围，表明角膜溃疡。

2．角膜弯曲度检查　最简单的方法是观察 Placido 圆盘在角膜上的映像有无扭曲。Placido 盘是一个 20cm 直径圆板，其表面有数个同心黑白色圆环，中央孔置一 6D 凸镜片。嘱受检者背光而坐，检查者持圆盘放在自己的一只眼前，与患者相对而坐，相距约 0.5m。检查者通过板中央圆孔，观察反映在患者角膜上的黑白同心圆影像。正常者角膜上的影像为规则而清晰的同心圆，呈椭圆形者表示有规则散光，扭曲者表示有不规则散光，从而推断角膜病变如角膜水肿、不平、异物或浑浊等。

如需精确测定角膜的曲率半径及屈光度，以便配戴眼镜、进行屈光手术或人工晶状体植入术，则须用角膜曲率计或角膜地形图检查。

3．角膜知觉检查　从消毒棉签顶端拉出或捻出一纤维丝，用其尖端从被检者外侧面移近并触及角膜表面。如果知觉正常，当触及角膜后，立刻出现反射性眨眼运动即瞬目反射。如不引起瞬目反射，或两眼所需触力有明显差别，则表明角膜知觉丧失或减退，多见于疱疹病毒所致的角膜炎或三叉神经受损者。

（二）巩膜

检查颜色是否正常，有无黄染、充血、结节及压痛。外伤后应注意巩膜有无破裂伤等。

（三）前房

1．前房深度　注意中央及周边前房深度，双眼前房深度是否对称。前房变浅可由急性闭角型青光眼、肿胀期老年性白内障、巩膜前粘连等引起。对明显浅前房者散瞳检查有诱发眼压升高的可能。检查前房深度的简单方法有手电筒法和 van Herick 法。

（1）手电筒法：让被检者注视正前方，将手电灯光在外眦处侧照向内眦，如鼻侧虹膜全被照亮，为深前房，如鼻侧虹膜仅被照亮 1mm 或更少，则为浅前房，有发生闭角性青光眼的潜在危险。

（2）van Herick 法：用于周边前房深度检查。将裂隙灯光带调到最亮、最窄，方向与裂隙灯视轴呈 60° 夹角，裂隙灯光通过最周边颞侧角膜缘照射在周边虹膜表面，在角膜上皮、角膜内皮和虹膜表面形成三条光带，估计角膜内皮到虹膜表面的距离（周边前房深度）与角膜厚度的比值，其值≤ 1/4 为浅房角。

2．房水　注意房水有无浑浊、积血、积脓。在眼内有炎症或外伤时，房水可能变浑。轻度浑浊肉眼不易觉察，须借助裂隙灯检查；重度则角膜透明度降低、角膜后沉着物附着，房水中出现纤维素性渗出或胶冻样渗出物，甚至积脓、积血等。

（四）虹膜

观察虹膜颜色、纹理，有无新生血管、色素脱失、萎缩、结节，有无与角膜或晶状体粘连，有无根部离断及缺损，有无震颤。炎症时，虹膜常因充血而颜色加深，结构也变得模糊不清，纹理消失。病史较长的糖尿病患者或有视网膜中央静脉阻塞的患眼上，常可在虹膜表面形成新生血管，外观呈鲜红色，称为虹膜红变。晶状体脱位者常发生虹膜震颤。

（五）瞳孔

两侧瞳孔是否等大、等圆，位置是否居中，边缘是否整齐。正常成人瞳孔在弥散自然光线下直径约为 2.5 ~ 4mm，幼儿及老者稍小。瞳孔形态异常见于先天性异常如先天性虹膜缺损或无虹膜、永存瞳孔膜和后天性异常如炎症性虹膜粘连、外伤所致“D”形或梨形瞳孔。瞳孔缩小多见于虹膜炎、角膜炎以及药物性瞳孔缩小如应用毛果芸香碱、毒扁豆碱、新斯的明、吗啡等。瞳孔散大多见于应用某些药物如阿托品、后马托品、肾上腺素或高眼压、眼挫伤等。检查瞳孔直接光反射和间接光反射对于视路及全身病的诊断都有重要意义。

（六）晶状体

观察晶状体有无浑浊及浑浊程度，晶状体形态及位置有无异常。裂隙灯显微镜检查可以准确地确定晶状体浑浊的部位和范围。必要时散瞳检查。

三、眼后段检查

（一）玻璃体

检查玻璃体有无浑浊、液化、浓缩、积血、变性、脱离及增殖性病变，有无异物、寄生虫等。高度近视眼的玻璃体常有液化、浑浊、后脱离、萎缩等变化，表现为玻璃体的流动度增大，有点片状、絮状、条状等不同形状的浑浊物，随着眼球的转动而翻滚不定。增生性玻璃体视网膜病变时，玻璃体可出现不同程度的膜状机化组织。

（二）眼底

检查眼底一般应从视盘开始，沿视网膜血管，按鼻上、颞上、颞下、鼻下象限，由后极部至周边的顺序依次检查，最后检查黄斑部。注意观察视盘大小、形状、颜色、边界和病理凹陷，有无视网膜水肿、出血、渗出、坏死、萎缩、脱离，视网膜血管有无硬化，黄斑有无水肿、出血、渗出、裂孔、脱离等。用直接检眼镜还可大致测量患眼的屈光状态。

知识链接

检眼镜

检眼镜（ophthalmoscope）是检查眼底的工具。常用的检眼镜有直接和间接两种。

1. 直接检眼镜　所见眼底为正像，放大约 16 倍。通常可不散瞳检查，若需详细检查则应散瞳。检查时先用透照法观察眼的屈光介质有无浑浊，再检查视盘及视网膜周边部，最后嘱患者注视检眼镜灯光，检查黄斑部。最后记录检查结果（图 1-3-2）。

2. 双目间接检眼镜　一般需散瞳检查。与直接检眼镜相比，放大倍数较小（3 ~ 4 倍），所见为倒像，但照度强，可见范围大，具有立体感，能比较全面地观察眼底，不易漏诊眼底病变。因其能在较远距离检查眼底，可在直视下进行视网膜裂孔封闭及外垫压等手术操作（图 1-3-3）。

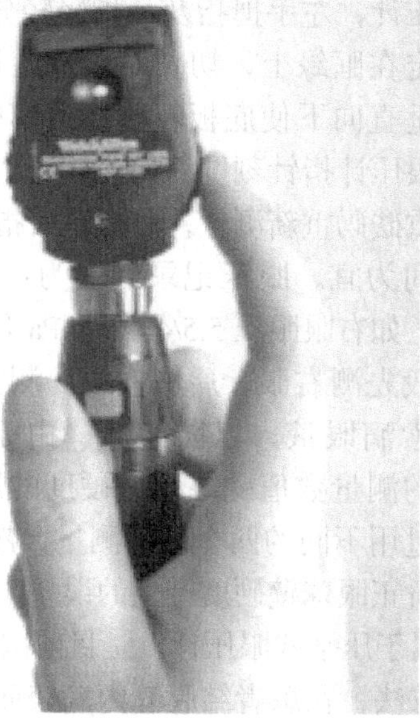

图 1-3-2 直接检眼镜

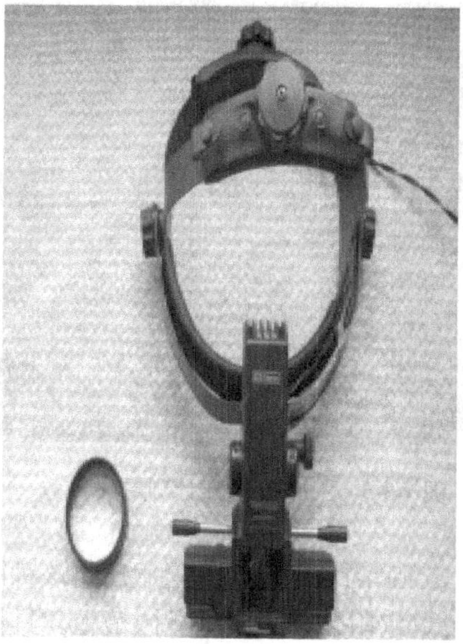

图 1-3-3 双目间接检眼镜

（杨传武）

第三节 眼科特殊检查

一、眼压检查

眼压测量（tonometry）包括指测法和眼压计测量法。

（一）指测法

指测法是一种简单易行的定性测量眼压的方法，它只能大致估计眼压的高低。检查时嘱患者两眼向下注视，检查者将两手示指尖放在被测者上睑皮肤面，通过两指交替按压眼球睫状体部，间接感触眼球的软硬程度（图 1-3-4）。采用此法需要有一定的临床经验，否则测量误差太大。记录方法，以 Tn 代表正常眼压，T +1 、T +2、T +3 分别表示眼压偏高、很高、极高；T -1 、T -2 、T -3 分别表示眼压偏低、很低、极低。

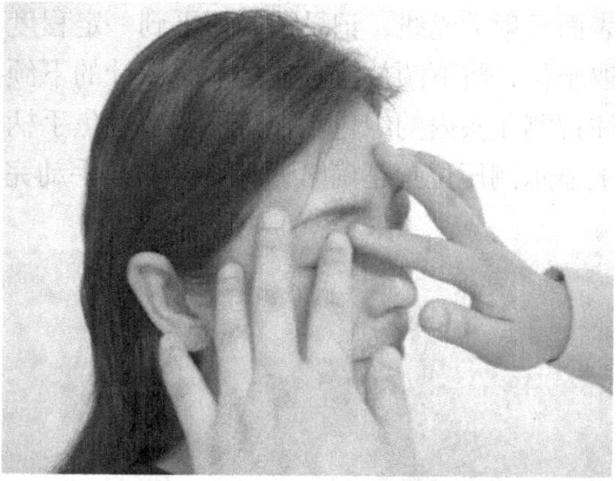

图 1-3-4 指测法测量眼压

（二）接触式眼压计测量法

1. Schiötz 眼压计测量眼压　该种眼压计是目前我国临床上最为广泛使用的眼压计，属于压陷式眼压计（图 1-3-5）。具体操作方法，让患者取低枕仰卧位，结膜囊内滴表面麻醉药 2 ～ 3 次。测量前眼压计先在标准试盘上测试，指针指在零刻度时方可使用，否则就需要矫正。用 75% 乙醇棉球消毒眼压计的底板，待干后方可使用。测眼压时嘱患者向正上方注视，使角膜位于水平正中位，检查者右手持

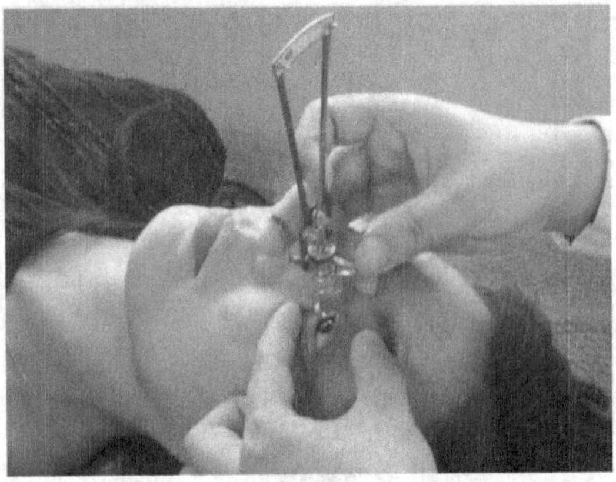

图 1-3-5 Schiötz 眼压计测量法

眼压计，左手拇指及示指轻轻分开上、下睑，固定在眶缘上，切勿对眼球施加压力，眼压计垂直向下使底板轻落在角膜中央，迅速读出眼压计指针刻度。如该数值小于 3，应更换较重砝码重新测量，使指针所指刻度在 3 ~ 7 之间为宜。眼压记录方法为：砝码 / 指针读数，如右眼眼压 5.5/4=2.75kPa（20.55mmHg）。一般先测右眼，后侧左眼。测完后，滴入抗生素滴眼液，以防感染。由于 Schiötz 眼压计的测量数值受眼球壁硬度的影响，这可以通过用不同的两个砝码测量，然后查表校正，来矫正眼球壁硬度产生的误差。

2．Goldmann 眼压计测量眼压　该种眼压计属于压平式眼压计，是目前国际上通用的标准眼压计，它附装在裂隙灯显微镜上。具体操作方法，在患者结膜囊内滴表面麻醉药 2 ~ 3 次，然后滴 0.25% ~ 0.5% 荧光素钠溶液。让患者取坐位，将下颌放置在裂隙灯显微镜的下颌托上，前额紧贴头架额带。测量前先将测压头进行消毒，然后将其置于眼压计测量杆末端的金属环内，将测压头侧面的 0 或 180 置于水平位。将测压头置于裂隙灯显微镜前方，嘱咐患者尽量睁大睑裂，调节裂隙灯显微镜操纵杆，使测压头轻轻接触角膜表面，缓慢转动测压旋钮，通过裂隙灯显微镜低倍目镜，在钴蓝光下观察角膜表面两个黄绿色半圆的对接情况，直到两个半圆的内界刚好相切，此时即为测压终点。从测压螺旋上读出测压终点所显示的刻度数，将数值乘 10，即为眼压的测量值，单位 mmHg。Goldmann 眼压计的测量数值不受眼球壁硬度的影响，但受角膜中央厚度的影响。

（三）非接触眼压计测量法

测压原理是利用可控的空气脉冲，将角膜压平到一定的面积，通过监测系统接受角膜表面反射的光线，记录角膜压平到一定程度的时间，将其换算为眼压值。操作方法，让患者取坐位，将下颌放置在非接触眼压计的下颌托上，前额紧贴头架额带，尽量睁大睑裂，向前注视测压头内的绿色注视灯。调节调焦手柄，将眼压计测压头对准待测角膜，待监视器屏幕上显示测压位置正确时，即可自动或手动完成测压操作（图 1-3-6）。测量值通过监视器屏幕显示，也可以通过打印机打印眼压测量结果。该法测量眼压的最大优点是可以避免交叉感染，并在测量时不需要滴局部麻醉药；缺点是当眼压过高时测量误差较大。

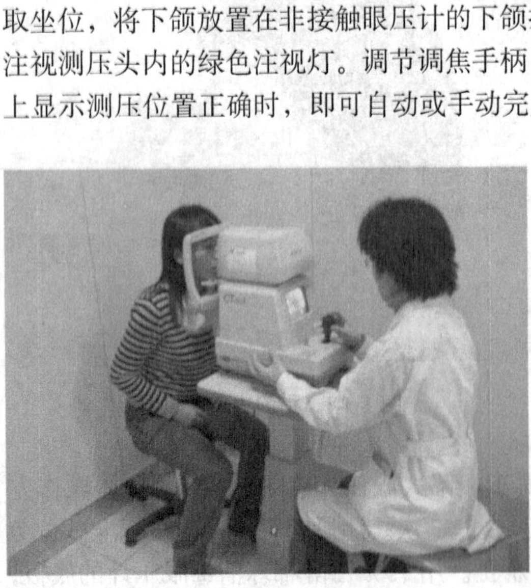

图 1-3-6 非接触眼压计测量法

二、裂隙灯显微镜检查

裂隙灯显微镜是 Gullstrand 在 1911 年发明的，其主要由光源系统和光学放大系统两部分组成。借助裂隙灯显微镜不仅能够清楚地观察眼的表浅病变，而且通过调节焦点和光源宽窄，能够以光学切面的方法观察眼前深部组织。通过附加前置镜、房角镜、三面镜等装置，可以检查前房角、玻璃体、视网膜等组织结构。如果配备前房深度计、压平眼压计、照相机等，可以进行前房深度测量、眼压测量及眼前段和眼后段图像的采集。因此，裂隙灯显微镜在眼科应用极为广泛，是一种常用的检查仪器。

裂隙灯显微镜的操作方法主要包括弥散光照明法、直接焦点照明法、角膜缘分光照明法、后部反光照明法、间接照明法和镜面反光照明法。根据病变的检查需要，将几种方法结合交替使用，可以详细观察眼部各组织结构的变化情况（图 1-3-7）。

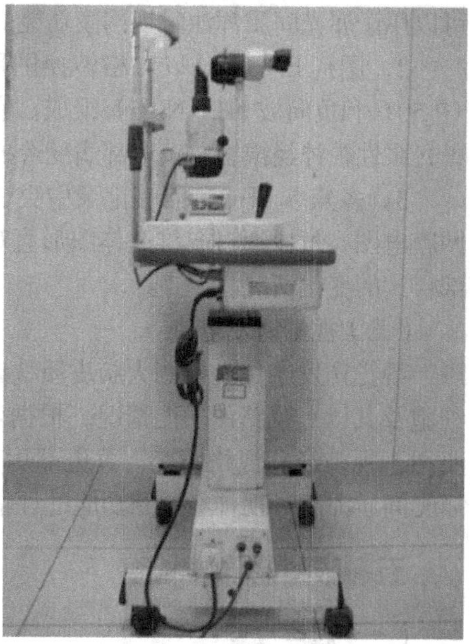

图 1-3-7　裂隙灯显微镜

三、眼底血管造影

眼底血管造影是将造影剂注射入人体，利用特定滤光片的眼底照相机拍摄眼底视网膜和脉络膜血液循环情况的检查方法。依据所用造影剂的不同，主要分为荧光素钠眼底造影（fundus fluorescence angiography，FFA）和吲哚青绿血管造影（indocyanine green angiography，ICGA）两种。前者是以荧光素钠为造影剂，侧重于观察视网膜的血液循环情况；后者以吲哚青绿作为造影剂，侧重于观察脉络膜的血液循环情况。

具体操作步骤：造影剂皮试阴性后，检查眼滴快速散瞳剂散大瞳孔，一般经肘前静脉将造影剂注入体内，经 7 ~ 12 秒后，染料即可循环至脉络膜和视网膜血管，经装有特殊滤光片组合的眼底照相机，连续拍摄眼底血管中造影剂循环情况并记录时间，可以得到眼底血管血液循环的动态图像。眼底血管的灌注情况、组织的着染情况及时间，有助于眼底疾病的诊断、分型和治疗效果的评估。

四、视觉电生理检查

视觉电生理检查是一种通过仪器检测视觉器官的生物电活动情况，来评估视觉功能的无损伤的客观检查方法，主要包括眼电图（electrooculogram，EOG）、视网膜电图（electroretinogram，ERG）、视觉诱发电位（visual evoked potential，VEP）。

（一）眼电图

眼电图记录的是产生于眼视网膜色素上皮的静息电位情况，其产生的基础依赖于光感受器细胞与色素上皮细胞之间的接触和离子交换。主要用于检测视网膜色素上皮、光感受器细胞及中毒性视网膜病变等。

（二）视网膜电图

视网膜电图记录的是在视网膜接受一定的光刺激或图形刺激时，所产生动作电位的改变情况，通过分析动作电位的振幅和时程，以了解视网膜的功能变化。根据刺激条件和检测范围不同，视网膜电位分为闪光 ERG、图形 ERG 和多焦 ERG。

1．闪光 ERG　是以闪光作为刺激因素所获得的视网膜电图。主要由一个负向 a 波和一个正向 b 波组成，叠加在 b 波上的一组小波称为振荡电位。主要用于视网膜遗传和变性疾病、视网膜中毒性病变、视网膜铁质沉着、视网膜循环障碍、视网膜脱离等疾病的检测，还可以用于屈光间质浑浊时视网膜功能的评估。

2．图形 ERG　是以方格转换图形刺激视网膜所获得的视网膜电图。主要由正向波 P1（P-50）和负向波 N1（N-95）组成。它的波形决定于视网膜内层的功能状态。临床主要用于青光眼性视神经损害、黄斑部病变等的检测。

3．多焦点 ERG　能够记录中央 30° 视野范围内 100 多个视网膜检测位点动作电位的视网膜电图，可以通过三维立体图形直观表示视网膜不同位点的电位改变。主要用于检测黄斑部疾病的变化情况。

（三）视觉诱发电位

视觉诱发电位是检测大脑皮质枕区对视觉刺激所产生的动作电位，反映了视网膜神经节细胞及其以上视路的功能情况。根据刺激形式不同，可分为闪光 VEP 和图形 VEP 两种。主要用于视神经、视路病变、黄斑部病变等检测，以及用于视功能的客观评估，如伪盲鉴别、屈光间质浑浊时视神经通路功能的评估。

五、眼科影像学检查

（一）超声检查

1956 年，两个美国眼科医师 Mundt 和 Hughes 首次将超声（ultrasonography）技术应用于眼科领域。随后超声因具有动态、无创、操作简便、价格低廉等优点得以广泛使用。

1．A 型超声　是一维的声波成像系统，回声是以垂直于基线的波峰来显示，波峰高度代表回声的强度。波峰之间的距离决定于声束到达一定界面和它的回声返回探头所需要的时间。通过了解接收回声介质的声速，可以将任何两个回声波峰之间的时间转换成距离。A 型超声的优点是测量精确，回声可以量化。主要用于眼部的生物测量和判断病变的性质。

2．B 型超声　是屏幕上的垂直维和水平维所产生的二维声切面，可以显示所探查组织的形态和位置。B 型超声通过换能器振动发射声束将探查组织进行“切片”，来显示被检测组织的切面。回声以显示器上的亮点显示，而不是用波峰来显示。回声强度以亮点的亮度来表示。B 型超声的优点是可以直观反映被检测组织的大小、位置以及与周围组织的关系。可用于检测眼球和眼眶组织的病变。

3．彩色超声多普勒成像（color Doppler imaging，CDI）　多普勒超声可以发射脉冲或连续超声波，通过检测多普勒频移来探测血流情况。多普勒频移是指由移动的反射源（回声源）引起的声波频率的改变。CDI 就是将彩色多普勒和传统 B 型超声成像结合起来的检测方法。可以用二维图像表示眼部和眶部影像的改变，同时可以在超声图中通过改变色彩来显示血流的多普勒测量效果，以红色表示朝向探头发生的频移（代表动脉），以蓝色表示背向探头的频移（代表静脉）。通过频谱分析可以对血流速度进行定量测定。主要用于研究眼部和眶部血管性病变和肿瘤的血流特征。

（二）电子计算机断层扫描

电子计算机断层扫描（computer tomography，CT）是指将电子计算机与 X 线技术相结合，来获取被检测组织器官多个断面的影像学检查技术。采用不同的扫描方式，可以获得水平切面、冠状切面、矢状切面等扫描图像，并且可以对图像进行三维重建。眼部 CT 扫描的层厚一般为 3mm，检查视神经的层厚为 1.5mm。怀疑眼部病变与血管改变有关时，可以应用造影剂进行强化扫描。CT 的优点在于图像清晰、解剖关系明确、病变显示好，病变的检出率和诊断率高。可用于检测眼眶、眶周围组织及某些眼球的病变，如视网膜母细胞瘤（图

1-3-8)，尤其适合于检测眼眶的骨质改变和眶内球内的金属异物存留等病变。

（三）磁共振成像

磁共振成像（magnetic resonance image，MRI）是一种利用射频原理进行的无创性显示人体内结构的影像学技术。MRI 成像参数多，除了人体的质子密度、组织弛豫时间（T1 和 T2 相），还能够通过采用不同的脉冲序列使不同的组织间形成对比，以及利用造影剂来增强被检测组织自身的对比度。可用于眼球、眼眶及眶周组织改变情况的检查（图 1-3-9）。MRI 在发现病变、确定病变性质、判断病变位置及其与周围组织关系上，其灵敏度优于 CT；由于骨质缺水，质子密度低，故可以消除骨质的干扰和伪影，特别适合检测视神经及与眼有关的颅脑经等病变。缺点在于不能够检测磁性异物，检查费用较高。

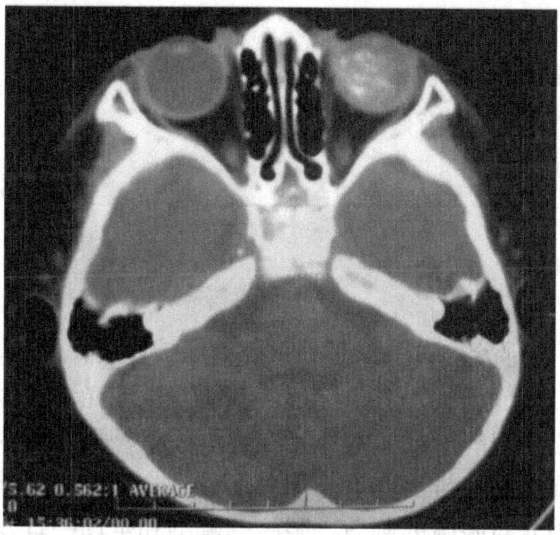

图 1-3-8　视网膜母细胞瘤 CT 扫描结果

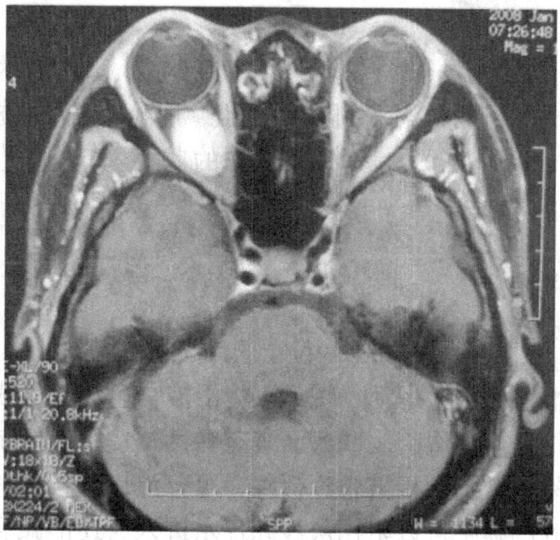

图 1-3-9　眶内海绵状血管瘤 MRI 扫描结果

思考题

1．简述视力和视野的概念及二者的异同。
2．眼前段和眼后段检查包括哪些内容？通常用什么仪器检查？
3．如何鉴别结膜充血和睫状充血？
4．简述常用的视功能检查项目及其临床意义。
5．眼部检查的新技术在临床方面有何应用？怎样正确地选择眼科的特殊检查？

（马建民）

第四章

眼睑疾病

学习目标

1．掌握睑腺炎、睑缘炎、倒睫的临床表现和治疗方法。
2．熟悉眼睑内翻、眼睑外翻的临床表现及治疗原则。
3．了解上睑下垂的临床表现和治疗原则。

第一节 概 述

眼睑（eyelids）位于眼球之前，分为上、下两部分，对眼球起着重要的保护作用；同时，上、下眼睑运动（瞬目）将泪液均匀涂于眼表，形成泪膜，对眼球起着湿润、生理光学和保护作用。眼睑皮肤薄而富有弹性；皮下组织疏松，组织液或血液易于在皮下积聚，炎症亦容易扩散。睑板富含睑板腺，可分泌皮脂，通过睑缘腺口排出并参与泪膜形成。睑缘有排列整齐的睫毛可以阻挡灰沙和汗水进入，还能减少强光对眼睛的刺激。眼睑的解剖和生理一旦发生异常或病变，便不能维持正常的生理功能。

眼睑具有丰富的血液供应，对炎症和外伤有较强的抵抗力和修复能力。眼睑外伤或手术时，不宜切除过多的眼睑组织，一般经过彻底清洗，精心修补缝合，辅以抗感染措施，多能获得较为理想的愈合，恢复正常功能。由于眼睑的静脉没有静脉瓣，与面部静脉相互沟通；因此，眼睑的化脓性感染容易通过静脉回流进入海绵窦。

常见的眼睑疾病主要有炎症、解剖位置异常和肿瘤等。

第二节 眼睑炎性病变

案例 1-4-1

患者梁某，男性，25岁，因右眼眼睑红疼2日就诊。眼科查体：双眼视力1.0，眼压13mmHg，右眼上睑中央区可扪及硬结，压痛（+），周围眼睑组织轻红肿，相应结膜面充血，双眼角膜清亮，kp（+），前房中深，双瞳孔等大等圆，对光反射存在，晶体透明，双眼底未见异常。

问题：

1．患者目前最可能的诊断是什么？

2．确诊后如何治疗？

一、睑腺炎

睑腺炎（hordeolum）也称麦粒肿，俗称“针眼”，是细菌侵入眼睑腺体引起的一种急性化脓性炎症。眼睑皮脂腺（Zeis 腺）或汗腺（Moll 腺）被感染时称为外睑腺炎（external hordeolum）；睑板腺（meibomian 腺）感染时称为内睑腺炎（internal hordeolum）。

【病因】

大多数睑腺炎由葡萄球菌经睑缘的腺体开口处侵入引起感染，最常见是金黄色葡萄球菌。

【临床表现】

患部有红、肿、热、痛等典型急性炎症表现。外睑腺炎表现为局部充血、水肿等，有胀痛或眨眼时疼痛，近睑缘处可摸到硬结，有触痛，严重者可出现上、下眼睑弥漫性红肿，可伴同侧耳前淋巴结肿大。若致病菌毒性较强，或患者抵抗力低下，则炎症反应剧烈，亦可发展成为眼睑脓肿、眼睑蜂窝组织炎或眼眶蜂窝组织炎。此时，球结膜高度水肿，甚至露在睑裂之外。可伴有体温升高、寒战、头痛等全身中毒症状。如不及时处理，有可能导致败血症或形成海绵窦血栓而危及生命。

内睑腺炎多表现为硬结、触痛等，睑结膜面局限性充血和肿胀；如不治疗，内睑腺炎硬结的中心可形成黄色脓点，可自行破溃，其脓液排净后可痊愈。

【诊断】

眼睑局部充血和水肿，有胀痛、触痛和硬结，脓肿可穿破皮肤面者为外睑腺炎。红、肿和硬结主要位于睑结膜面或脓肿穿破结膜面者为内睑腺炎。细菌培养和药物敏感试验可明确病因和协助治疗。

【鉴别诊断】

1．眼睑慢性肉芽肿常由外睑腺炎迁延而来，无明显疼痛，睫毛根部慢性充血、隆起、边界清楚。

2．睑板腺囊肿位于睑板内的无痛性结节，界限清楚，相应结膜面呈慢性充血，可透见囊肿。

【治疗】

在睑腺炎未化脓之前，每日 3 ～ 4 次热敷，每次 15 ～ 20 分钟，有助于炎症消散。不可挤压，否则可使感染扩散，引起眼睑蜂窝组织炎，甚至败血症或海绵窦血栓。此时应及早全身应用足量而敏感的抗生素类药物。睑腺炎一旦形成脓肿，应及时切开排脓。外睑腺炎的皮肤切口应与睑缘平行，内睑腺炎切口应与睑缘垂直，脓液排净后一般可治愈。

二、睑缘炎

睑缘炎（blepharitis）是指睑缘表面、睫毛毛囊及其腺组织慢性或亚急性炎症。临床分为三种类型：鳞屑性睑缘炎、溃疡性睑缘炎和眦部睑缘炎。

（一）鳞屑性睑缘炎

【病因】

鳞屑性睑缘炎的病因尚不十分明确。睑板腺分泌功能过盛，容易引起本病。屈光不正、视疲劳、营养不良、长期使用劣质化妆品等也可诱发本病。

【临床表现】

睑缘充血、肿胀，睫毛及睑缘表面附有上皮鳞屑（彩图 1-4-1），可伴有睑缘点状皮脂溢出，形成黄色蜡样物，干后结痂变硬。除去鳞屑和痂皮后暴露出充血的睑缘，无溃疡。睫毛易脱落，但可再生。症状较轻，时有干痒不适，迁延不愈者睑缘逐渐增厚变形，泪小点可外翻，发生泪溢。

【治疗】

1．消除病因及诱因如矫正屈光异常，治疗全身慢性疾病，生活要有规律，保持大便通畅，减少烟酒等刺激。

2．保持睑缘部洁净，可用 2% 碳酸氢钠溶液或生理盐水清洁局部，去除皮屑。

3．涂抗生素眼膏和糖皮质类固醇激素眼膏如四环素可的松眼膏等，每天 2 ～ 3 次。

4．伴有结膜炎者，应同时滴抗生素眼药水。

5．病情好转后不要马上停药，应继续用药 2 ～ 3 周，以防复发。

（二）溃疡性睑缘炎

【病因】

溃疡性睑缘炎是睫毛毛囊及其附属腺体的慢性或亚急性化脓性炎症，致病菌主要为葡萄球菌。多见于营养不良、贫血或有全身慢性病的儿童。

【临床表现】

主要症状有痛、痒和烧灼感。睑缘充血、糜烂，睫毛根部可见散在的小脓疱和痂皮覆盖，去除痂皮后有脓液渗出，见睑缘小溃疡。睫毛被脓液和皮脂分泌物粘在一起呈束状，可随痂皮的剥掉而脱落。毛囊被破坏后睫毛不能再生，形成局部秃睫。

炎症可使睑缘组织结构破坏，形成瘢痕，瘢痕收缩可导致睫毛乱生。倒向眼球的睫毛可刺激角膜产生疼痛、畏光、流泪等症状。

经久不愈且反复发作者，睑缘肥厚变形，可导致眼睑外翻、湿疹、溢泪等。

【治疗】

1．每天用生理盐水或 3% 硼酸溶液清洗睑缘部，除去脓痂及已经松落的睫毛，使毛囊中的脓液得以引流。睑缘有严重糜烂或溃疡时，应用 1% ～ 2% 硝酸银溶液涂布睑缘后用生理盐水冲洗，每日 1 次，数日可愈。

2．局部滴用抗生素眼液，涂抗生素眼膏。最好能进行细菌培养和药敏试验，选用敏感药物。病情好转后应持续用药 2 ～ 3 周，以防复发。

3．积极治疗全身性疾病，有助于该病防治。

（三）眦部睑缘炎

【病因】

眦部睑缘炎是一种主要侵犯眦部睑缘的慢性炎症，多由 Morax-Axenfeld 双杆菌感染引起。维生素 B_2 缺乏者好发本病。

【临床表现】

外眦部易于受累，初起为单眼，可发展到另一只眼。患者主觉刺痒、异物感、烧灼感、畏光、流泪等。外眦部睑缘和外眦部皮肤充血、肿胀、鳞屑和糜烂（彩图 1-4-2）。常伴有结膜炎症，表现为局部充血、肥厚、有黏性分泌物，分泌物可粘住睫毛。偶尔伴有点状角膜上皮炎。

【治疗】

1．注意个人清洁卫生，每日用无刺激的香波或肥皂清洁睑缘，然后热敷 3 ～ 5 分钟。

2．局部用磺胺类药物、庆大霉素、妥布霉素或新霉素滴眼液滴眼，每日 4 次，局部涂抗生素眼膏每日 2 ~ 3 次。

3．口服维生素 B_2 或复合维生素 B 可能有所帮助。

第三节 眼睑位置与功能异常

眼睑正常位置有助于其生理功能的实现。①眼睑与眼球表面紧密接触，形成一种毛细间隙，使泪液储存在这一间隙中，随着瞬目动作向内眦流动，同时润泽眼球表面。②上、下睑睫毛排列整齐，分别指向外前方，能阻挡灰尘、汗水等侵入眼内。③上、下泪小点贴靠在泪阜基底部，以保证泪液顺利进入泪道。④眼睑具有运动功能，睁眼时上睑遮盖角膜上方不超过 2mm，睑裂高度 7 ~ 10mm ；闭眼时眼球表面不外露。

一、眼睑内翻及倒睫

眼睑内翻（entropion）是指眼睑及睑缘部向眼球方向卷曲的一种位置异常。眼睑内翻达到一定程度时，睫毛受牵拉倒向眼球，刺激角膜，产生疼痛、畏光、流泪等症状，称为倒睫（trichiasis）。

【病因】

1．瘢痕性眼睑内翻　长期慢性沙眼，睑结膜及睑板部瘢痕形成并收缩，使眼睑向眼球方向卷曲，称为瘢痕性眼睑内翻。

2．痉挛性睑内翻　多发生于下眼睑，老年人多见。由于皮肤萎缩失去正常张力，皮下组织松弛使睑板下缘处的眼轮匝肌纤维向前上方滑动压迫睑板上缘，致使下睑上部向内翻卷（彩图 1-4-3）。

3．先天性睑内翻　多见于婴幼儿，大多数由于内眦赘皮、睑缘部轮匝肌过度发育或睑板发育不全所致。

【临床表现】

眼睑位置异常，睑缘和睫毛倒向角膜侧。因倒睫摩擦角膜，患者常有刺痛、异物感、畏光、流泪、眼睑痉挛等症状。检查可见角膜上皮糜烂、缺损，荧光素染色有着色。如继发感染，可发展成角膜溃疡。如迁延不愈致新生血管长入，使角膜的透明性下降。以上情况均可引起视力障碍。

【治疗】

1．及时治疗原发病　如积极治疗活动性沙眼、角膜炎等。

2．手术治疗　在炎症控制后睑内翻仍不能好转，可按不同原因选择相应的手术方案。瘢痕性内翻须手术切断瘢痕化的睑板。痉挛性睑内翻可手术切除松弛的皮肤及部分眼轮匝肌纤维。机械性睑内翻可试配义眼或行手术植入羟基磷灰石义眼台，以改善外观。

二、眼睑外翻

眼睑外翻（ectropion）是指睑缘向外翻转离开眼球，睑结膜常不同程度地暴露，多合并睑裂闭合不全。

【病因】

睑外翻可分为 3 类：

1．瘢痕性睑外翻（cicatricial ectropion）　眼睑皮肤面瘢痕性收缩所致（彩图 1-4-4）。常由眼睑外伤、烧伤、眼睑溃疡或睑部手术不当等造成。

2．麻痹性睑外翻（paralytic ectropion） 仅见于下睑。由于面神经麻痹使眼轮匝肌收缩功能丧失，加之下睑本身重量使之下坠而外翻。

3．老年性睑外翻（senile ectropion）仅见于下睑。由于老年人眼轮匝肌功能减弱，眼睑皮肤及外眦韧带较松弛，使睑缘不能紧贴眼球，终因下睑本身重量使之下坠而外翻。

【临床表现】

1．轻度 睑缘离开眼球程度较轻，由于睑外翻破坏了眼睑与眼球之间的毛细管作用，可导致溢泪的发生。

2．重度 睑缘明显外翻，部分或全部睑结膜暴露在外，睑结膜失去泪液的湿润，可导致结膜充血、干燥、肥厚甚至角化。下睑外翻可使泪小点离开泪湖，引起溢泪。更严重时，由于常合并眼睑闭合不全，使角膜失去保护，角膜干燥，上皮脱落，易发生暴露性角膜炎或溃疡，影响视力。

【治疗】

1．瘢痕性睑外翻 须手术治疗。游离植皮术或邻近皮瓣转移修复是最常用的方法，原则是增加眼睑前层的垂直长度，松解和消除瘢痕在眼睑垂直方向的牵引力。

2．麻痹性睑外翻 轻者涂眼膏及眼垫包扎，重者应行睑缘缝合术以保护角膜。睑外翻关键在于治疗面瘫，可用眼膏、牵拉眼睑以保护角膜和结膜，或做暂时性睑缘缝合术，以避免暴露性角膜炎的发生。

3．老年性睑外翻 严重者应手术矫正，以缩短睑缘为原则，可切除楔形全层睑板，拉紧缝合皮肤，以改善眼睑外翻。

三、上睑下垂

上睑下垂（ptosis）是指上睑的提上睑肌或Müller平滑肌功能不全或丧失，导致上睑部分或全部呈下垂状态，即向前方注视时，上睑缘遮盖上部角膜超过2mm，轻者可不遮盖瞳孔，重者部分或全部遮盖瞳孔。

【病因】

根据病因可分为先天性和后天性上睑下垂。

1．先天性上睑下垂 主要由动眼神经核或提上睑肌发育不良引起，可为常染色体显性或隐性遗传。

2．后天性上睑下垂 其原因有外伤性、神经源性、肌源性及机械性，常见于提上睑肌损伤、动眼神经麻痹、交感神经疾病、重症肌无力、眼睑炎症、占位性病变等。

【临床表现】

1．先天性上睑下垂 常为双侧，但两侧不一定对称，有时为单侧（彩图1-4-5），常伴有眼球上转运动障碍。若瞳孔被眼睑遮盖，患者为克服视力障碍通过额肌力量提高上睑位置，可在前额形成较深的皮肤皱纹，可有代偿性仰头视物，也可形成形觉剥夺性弱视。先天性上睑下垂常伴有小睑裂、内眦赘皮、眼球震颤等。

2．后天性上睑下垂 多有相关病史或伴有其他症状，如提上睑肌损伤可有外伤史；交感神经疾病可伴有Horner综合征；重症肌无力所致的上睑下垂具有晨轻暮重特点，注射新斯的明后症状明显减轻。

【治疗】

主要是防止视力减退和改善外貌，应针对病因治疗。

1．先天性上睑下垂　以手术治疗为主。轻度上睑下垂不影响视力发育者，可择期手术改善外观；影响视力发育者，尤其是单眼患儿，应尽早手术矫正以防治弱视的发生。

2．后天性上睑下垂　应积极进行病因治疗。一般可以给予改善微循环、营养神经类药物进行治疗，必要时也可进行理疗；系统治疗半年以上无效者可以考虑手术治疗。

知识链接

提上睑肌肌力的评估方法

上睑下垂确诊后，提上睑肌功能评估结果是决定手术方式的关键。具体方法是用拇指压住眉部以阻止额肌作用，令患者极度向上、向下注视时上睑睑缘位置的最大偏差值。正常人位置差值应大于 8mm，不足 4 mm 者为重度上睑下垂。

（杨朝忠）

第四节　眼睑肿瘤

案例 1-4-2

患者杜某，女，17岁。自述双眼上睑肿物3个月余。患者自述3个月前无明显诱因出现双眼上睑肿物，发病以来，双眼眼睑无红痛，眼分泌物不多。眼科查体：双眼视力1.0，双眼压15mmHg，双眼上眼睑局部微隆起，边界清晰，压痛（-），双眼结膜无明显充血，角膜清，前房深度可，瞳孔等圆，光反射存在，晶状体透明，双眼底未见异常。

问题：

1．根据患者的表现，目前可能的诊断是什么？

2．如何处置？

一、睑板腺囊肿

睑板腺囊肿（chalazion）又称霰粒肿，是常见的眼睑疾病，多发生于青少年及中壮年。

【病因】

由慢性结膜炎或睑缘炎导致睑板腺分泌物排出阻滞引起，也可能与皮脂腺和汗腺分泌功能旺盛或维生素 A 缺乏，造成腺上皮过度角化，阻塞排出管道有关。腺体的分泌物潴留在睑板内，并刺激管壁细胞增殖而引起的一种无菌性慢性肉芽肿性炎症。

【临床表现】

病程进展缓慢，多见于上睑。也可以上、下眼睑或双眼同时发生或反复发生。一般患者无自觉症状或仅有异物感或沉重感。在眼睑皮下可触及大小不等、边界清晰、与皮肤无粘连的无压痛性硬结；与病变相对应的睑结膜面充血呈暗紫红色。睑板腺囊肿破溃后可在睑结膜面形成息肉，患者有异物感，也可在睑皮肤面形成肉芽组织。当睑板腺囊肿继发细菌感染，其临床表现与内睑腺炎相似。

【治疗】

对体积较小且无症状的睑板腺囊肿可按摩，促进其自行吸收；较大者可以考虑行睑板腺囊肿刮除术。对于年龄较大患者，必要时行病理组织学检测，以排除睑板腺癌的可能。

二、睑板腺癌

睑板腺癌（meibomian gland carcinoma）是起源于睑板腺的恶性肿瘤，占我国眼睑恶性肿瘤的第二位，恶性程度高。

【临床表现】

患者多为老年女性，好发于上睑（彩图 1-4-6），多无自觉症状。早期可在睑板内扪到一境界清晰的小结节，质硬，与皮肤不粘连，颇似睑板腺囊肿，有时误认为睑板腺囊肿切除而复发。发展到睑板组织以外时，局部皮下可扪到分叶状硬块，相应皮肤处血管扩张，睑结膜充血，表面粗糙，可形成溃疡。肿瘤可以向眶内扩展，并发生转移。睑板腺癌通过淋巴管可以较早地向耳前淋巴结和颌下淋巴结转移。

【治疗】

应该早期行手术彻底切除肿瘤。由于睑板腺癌早期与睑板腺囊肿外观极其相似，因此对中老年人在行睑板腺囊肿切除后，应该将病变组织送病理检测，以避免误诊。如果肿物体积较大，不能彻底切除，术后可以辅以放射治疗。

三、眼睑基底细胞癌

基底细胞癌（basal cell carcinoma）是我国最常见的眼睑恶性肿瘤，占眼睑恶性上皮性肿瘤的 80% ~ 90%，多发于中老年人，其发生率随着年龄的增长而增加。

【临床表现】

好发部位为下眼睑和内眦部皮肤。病初眼睑出现一小丘疹样结节，表面覆以痂皮，除去痂皮后，则见浅在性小溃疡，逐渐扩大，形状如火山口，其特征为基底平而硬，边缘略隆起，且向内卷（彩图 1-4-7）。病变逐渐向周围组织侵蚀，可以引起广泛破坏。患者无明显疼痛感，肿瘤进展非常缓慢，很少累及局部淋巴结，发生全身性转移者更为少见。如果发生转移，最常见的转移部位是肺、骨、淋巴结、肝、脾和肾上腺。

【治疗】

应尽早施行手术彻底切除病灶。由于基底细胞癌具有向周围组织侵蚀的特性，为此手术时应该距临床所见肿瘤边界外 5mm 处做切口，并注意切除深度，术中最好行冰冻病理检测，以监测切缘是否存有肿瘤细胞。若肿瘤已扩散，可辅以化学药物治疗。

四、眼睑鳞状细胞癌

鳞状细胞癌（squamous cell carcinoma）恶性程度较高。多见于老年人，男性比女性多发。

【临床表现】

鳞状细胞癌下睑比上睑更常见，尤其好发于睑缘皮肤移行处。早期表现为局限性小硬结，表面粗糙，肿瘤进展缓慢，但也可较快地发展成菜花状或溃疡状，溃疡边缘高起。呈轻度外翻，易出血，无疼痛。晚期病变可向眼深部组织扩展，破坏眼球及眼眶组织。若侵及眶下神经时出现剧痛。早期即可通过淋巴系统侵及淋巴结和发生全身性转移。

【治疗】

应早期彻底切除肿瘤。根据肿瘤大小确定切除范围，术中最好行冰冻病理监测，若切缘有肿瘤细胞残存，应扩大切除范围。术后根据病变侵袭情况，辅以放射治疗和化学药物治疗。

思考题

1．睑腺炎分哪几种？主要的处理原则是什么？
2．睑缘位置异常分哪几种？它们的临床表现是什么？
3．如何鉴别诊断先天性上睑下垂与重症肌无力？
4．眼睑基底细胞癌如何治疗？
5．上睑下垂的手术指征是什么？

（马建民）

第五章

泪器疾病

学习目标

1. 掌握泪道狭窄及阻塞、慢性泪囊炎的临床表现、诊断依据和治疗方法。
2. 熟悉急性泪囊炎、新生儿泪囊炎的临床表现和治疗原则。
3. 了解泪腺混合瘤、泪腺囊样腺癌的临床表现及治疗原则。

第一节 概 述

泪器（lacrimal apparatus）是维护眼表健康的一个重要组成部分，分为泪液分泌系统和排出系统两部分。泪液分泌系统主要由泪腺和副泪腺（包括 Krause 腺、Wolfring 腺、Zeis 腺、Moll 腺等）组成，主司泪液的分泌，维持眼表解剖结构的完整和湿润。如果泪液分泌过多可造成流泪（tearing）。长期泪液分泌减少可造成干燥性角结膜炎。泪液排出系统包括泪小点、泪小管、泪总管、泪囊和鼻泪管，负责泪液的引流。泪液排出系统的病变，如泪道狭窄及阻塞，可以导致溢泪（epiphora）。

第二节 泪道狭窄及阻塞

泪道狭窄及阻塞是泪道排出系统常见的病变。泪道的炎症、外伤、异物、肿瘤等均可导致泪道不同程度的狭窄，甚至阻塞，临床主要表现为溢泪。

【病因】

1. 先天性异常　先天性无泪点、先天性泪小管闭锁、泪小管缺如等。
2. 炎症　泪小点炎症、泪小管炎症、泪囊炎、鼻泪管炎症等。
3. 外伤　泪小点的外伤、泪小管断裂伤、泪道异物等。
4. 肿瘤　泪道周围组织肿瘤的压迫以及泪道自身的肿瘤都可以导致其狭窄或阻塞。
5. 其他因素　如慢性过敏性鼻炎、鼻腔肿瘤等也是导致泪道引流障碍的因素。

【临床表现】

溢泪是泪道狭窄及阻塞的主要症状，溢泪可造成不适感，并带来美容上的缺陷，长期的泪液浸渍可引起慢性结膜炎、眼睑或面部的湿疹性皮炎。患者不断揩拭眼泪可致眼睑外翻，从而加重溢泪症状。泪道阻塞部位常用的判断方法有泪道冲洗、泪道造影、CT 扫描等。

【治疗】

针对病因进行治疗，解除导致泪道狭窄或阻塞的诱因。如泪小点狭窄者可行泪小点扩张术；泪道狭窄可行硅胶管扩张术；单纯鼻泪管阻塞者可行泪囊鼻腔吻合术。

第三节 泪囊炎

案例 1-5-1

患者夏某，男性，65岁，因右眼流泪1年就诊。患者自述1年前右眼无明确诱因出现流泪，曾经滴用妥布霉素滴眼液，流泪症状未见改善。眼科查体：双眼泪小点在位开放，右眼结膜充血，双眼角膜清亮，前房中深，双侧瞳孔等大等圆，对光反射存在，晶状体密度增加，双眼底未见异常。压迫右眼泪囊区，有少许脓性分泌物溢出。

问题：

1. 患者目前最可能的诊断是什么？
2. 为了明确诊断，需要做哪些检查？
3. 确诊后如何治疗？

泪囊炎（dacryocystitis）是因鼻泪管阻塞引起的一种泪囊炎症性眼病。根据发病缓急、发生年龄可以分为慢性泪囊炎、急性泪囊炎和新生儿泪囊炎等。

一、慢性泪囊炎

【病因】

慢性泪囊炎是一种常见眼病，主因鼻泪管阻塞，泪囊内分泌物滞留，并继发细菌感染所引起。常见致病菌为肺炎链球菌、葡萄球菌等。成人鼻泪管阻塞与沙眼、泪道外伤、鼻炎、鼻中隔偏曲、下鼻甲肥大等因素有关。

【临床表现】

女性较男性多见，多为单侧。主要症状为溢泪，常伴有鼻侧球结膜充血。泪囊区皮肤可因泪液长期浸渍而出现潮红、糜烂、慢性湿疹等。挤压泪囊区有脓性或黏液性分泌物从泪小点溢出。泪囊内分泌物长期引流不畅及潴留，可以导致泪囊体积明显增大。

泪道冲洗可以发现泪道不通，冲洗液自泪小点返流，且伴有脓性分泌物流出。也可以行泪道造影检查，不仅可以明确泪道阻塞部位，而且可以了解病变泪囊大小。

如果患者有慢性泪囊炎，务必彻底治疗后，才可以行内眼手术，以减少手术后眼内炎发生的概率。

【治疗】

1. 药物治疗和泪道冲洗一般仅能减轻症状。
2. 泪囊鼻腔吻合术是主要有效的治疗手段。
3. 不能耐受手术者可以试行泪道置管或泪道支架置入术。高龄患者可以摘除泪囊去除病灶。

知识链接

泪囊鼻腔吻合术

泪囊鼻腔吻合术是在泪囊内侧与相邻的鼻腔间建立一个新通道，代替原已闭塞的鼻泪管，是目前泪道再造手术中效果最好的一种手术。主要操作步骤如下：局部麻醉滑车下神经、筛前神经与眶下神经，用浸有1% 丁卡因与1 ∶ 1000 肾上腺素（或1% 麻黄素）的纱布条或长棉棒填塞中鼻道。沿泪囊区皮肤做弧形切口，暴露内眦韧带、前泪嵴骨膜和泪囊，沿前泪嵴鼻侧 0.5 ~ 1mm 处开切骨膜，骨膜分离器紧贴骨面剥离使泪囊连同骨膜一起离开泪囊窝。用力把泪囊窝下端内侧壁（后泪嵴）薄的骨板压破，伸入咬骨钳，制做骨窗，骨窗下界平鼻泪管上口，上界平内眦韧带，后界至颌泪缝，前界至泪前嵴前约 3mm。用线状刀在鼻黏膜和泪囊内侧壁做“I”形切开。吻合鼻黏膜和泪囊前唇 2 针，后唇可不做缝合。复位缝合内眦韧带，分层缝合皮下和皮肤切口，绷带加压包扎，术毕。

二、急性泪囊炎

【病因】

急性泪囊炎多为慢性泪囊炎急性发作，也可突然发生，由细菌感染引起，常见致病菌为金黄色葡萄球菌、溶血性链球菌等。

【临床表现】

泪囊区皮肤出现红、肿、热、痛，可波及眼睑及颜面部（彩图 1-5-1）。患眼充血、流泪，脓性分泌物增多。颌下及耳前淋巴结肿大，可有全身发热。泪囊区局部可形成脓肿，破溃后炎症可以减轻。有时形成泪囊瘘管长期不愈。机体免疫力低下或感染不能控制者，可并发眶蜂窝组织炎及眶部脓肿。

【治疗】

控制感染，缓解疼痛。早期局部热敷，超短波理疗，滴抗生素眼药水，全身应用抗生素。脓肿出现波动感时行切开引流。缓解期可行泪囊鼻腔吻合手术。急性炎症期禁忌泪道冲洗或泪道探通，以免感染扩散。

三、新生儿泪囊炎

【病因】

新生儿泪囊炎通常是由鼻泪管末端 Hasnar 瓣膜阻塞所引发的继发性感染。

【临床表现】

主要症状为溢泪，鼻侧球结膜充血。泪囊区皮肤可以潮红、糜烂、慢性湿疹等。挤压泪囊区有脓性或黏液性分泌物从泪小点溢出。少数患儿感染流感嗜血杆菌，如治疗不及时可以发展为急性泪囊炎或并发眶蜂窝组织炎。

【治疗】

大部分先天性 Hasnar 瓣膜性阻塞可在出生后 4 ~ 6 周自行开放。对于先天性泪囊炎患儿可行局部按摩和抗生素眼药水保守治疗。半岁后不能自愈者可行泪道探通术，多次探通无效者可行泪道置管术或泪囊鼻腔吻合术。

第四节　泪腺肿瘤

在泪腺肿瘤中，50% 为炎性假瘤，50% 为上皮来源的肿瘤。在上皮来源的肿瘤中 50% 属于良性（多形性腺瘤），50% 为恶性。在恶性泪腺肿瘤中，囊样腺癌占 20% ~ 25%。

一、泪腺混合瘤

泪腺混合瘤（lacrimal gland mixed tumor）又称多形性腺瘤（pleomorphic adenomas），为良性肿瘤。有完整包膜，瘤组织主要由上皮细胞和间质成分组成。

【临床表现】

本病发病缓慢，单侧受累多见。眼眶外上方可触及相对固定的实质性无压痛包块，质地较硬，或呈结节状。肿瘤体积较大，可以压迫眼球，引起眼球向内下方移位，可伴有眼球屈光能力的改变。如果病变泪腺累及提上睑肌，可以导致患者出现不同程度的上睑下垂。眼眶部影像学检测结果有助于该病的诊断。如果 CT 扫描发现泪囊区骨质发生侵蚀，提示泪腺混合瘤发生恶变的可能。

【治疗】

手术切除肿瘤。手术时尽可能保留肿瘤包膜完整，以减少手术后肿瘤复发和恶变的机会。

二、泪腺囊样腺癌

泪腺囊样腺癌（adenoid cystic carcinoma of lacrimal gland）是泪腺最常见的恶性肿瘤，容易向周围骨质、神经及软组织浸润生长，也可向远处组织转移，本病死亡率高，预后不良。

【临床表现】

好发于 30 ~ 40 岁女性。病程较短，有明显疼痛，眼球向前下方突出，眼球运动障碍，常有复视和视力障碍。X 线片或 CT 扫描显示肿瘤侵及范围较广泛，骨质破坏。

【治疗】

手术切除肿瘤。手术后辅以放射治疗。本病预后较差。

思考题

1. 新生儿泪囊炎的诊断标准是什么？
2. 如何鉴别泪腺混合瘤和泪腺囊样腺癌？

（杨朝忠）

第六章

结膜病

学习目标

1. 掌握细菌性结膜炎的检查、诊断及治疗方法。
2. 熟悉病毒性结膜炎的诊断方法及治疗方法。
3. 了解衣原体性结膜炎、结膜变性疾病、干眼的诊断及治疗方法。

第一节 概 述

结膜（conjunctiva）是由眼睑缘间部末端开始，覆盖于眼睑后和眼球前部的一层半透明的黏膜组织，富含神经和血管。结膜的大部分表面暴露于外界，当眼表的防御能力减弱或外界致病因素增强时，就会引起结膜组织炎症的发生，这种炎症统称为结膜炎（conjunctivitis）。结膜炎是眼科最常见的疾病，其次为结膜变性性疾病。

微生物感染是结膜炎最常见的原因，常见有细菌（如肺炎球菌、金黄色葡萄球菌、淋球菌等）、病毒（如腺病毒、单纯疱疹病毒等）和衣原体。偶见有真菌、立克次体及寄生虫感染。理化因素刺激，如风沙、紫外线、酸碱医用药品损伤等也可引起。部分结膜炎则由免疫性病变（过敏性）、全身疾病、邻近组织炎症蔓延引起。

1. 结膜炎症状有异物感、烧灼感、发痒、畏光、流泪等。

2. 结膜炎体征有结膜充血、分泌物、乳头增生、结膜水肿、滤泡和耳前淋巴结肿大等。

（1）结膜充血：指各种原因导致的结膜血管扩张，表现为结膜组织发红，是急性结膜炎最常见的体征。其特点是血管充血以穹窿部明显，向角膜缘方向充血减轻，表层血管可随结膜机械性移动而移动，局部点用0.1%肾上腺素后充血消失。

（2）分泌物：为各种急性结膜炎共有的体征，但各种结膜炎的分泌物有所不同，如细菌性结膜炎呈黏液性、脓性或浆液性；过敏性结膜炎呈黏稠丝状；病毒性结膜炎呈水样或浆液性；淋球菌性结膜炎为大量脓性分泌物。

（3）球结膜水肿：血管扩张时，渗出液进入到疏松的球结膜下组织，导致结膜水肿。水肿严重时，球结膜可突出于睑裂之外。

（4）乳头增生：多见于睑结膜，是结膜炎症的一种非特异性体征。乳头由增生肥大的上皮层隆凸形成，裂隙灯显微镜下见中心有扩张的毛细血管到达顶端，并呈轮辐样散开。

（5）滤泡形成：外观光滑呈黄白色圆形隆起的结膜改变，常分布于上睑结膜和下穹窿结膜，滤泡中央无血管，是由淋巴细胞反应引起。

（6）结膜下出血：严重的结膜炎可出现结膜下点状、片状出血，色鲜红，量多时色暗红。

（7）耳前淋巴结肿大：是病毒性结膜炎的一个重要体征。

3．结膜炎的检查及诊断要点

（1）临床检查：是最基本、最重要的诊断依据。临床症状和主要体征出现的部位不同，有助于结膜炎的鉴别诊断。如沙眼的滤泡常出现于上睑结膜。此外分泌物的多少及性质，耳前淋巴结是否肿大，都有助于诊断。

（2）病原学检查：结膜分泌物涂片和刮片，可确定有无细菌感染；必要时可做细菌和真菌培养；血清学检查，如检测患者血清中抗体的效价，有助于病毒性结膜炎的诊断。

（3）细胞学检查：不同类型结膜炎的细胞反应不相同。细菌性结膜炎涂片中，多形核白细胞占多数；病毒性结膜炎则是淋巴细胞占多数；衣原体结膜炎涂片是中性粒细胞和淋巴细胞各占一半；过敏性结膜炎标本中，可见嗜酸性粒细胞。

4．结膜炎的治疗原则　治疗针对病因，局部给药为主，必要时全身用药。急性期禁忌包扎患眼。

第二节　细菌性结膜炎

一、超急性细菌性结膜炎（hyperacute bacterial conjunctivitis）

【病因】

超急性细菌性结膜炎，由奈瑟菌属细菌（淋球菌或脑膜炎球菌）引起。成人淋球菌性结膜炎主要是通过生殖器 - 眼接触传播而感染，新生儿则通过患有淋菌性阴道炎的母体产道分泌物直接传染。

【临床表现】

潜伏期由 10 小时至 2 ～ 3 天不等，病情急剧发展，结膜充血水肿明显，大量脓性分泌物，可迅速累及角膜，可在几天内造成角膜穿孔，甚至引起感染全身播散，包括脑膜炎或败血症等进而危及生命（彩图 1-6-1）。

【诊断】

诊断需要根据临床表现、分泌物涂片或结膜刮片检查结果。

【治疗】

治疗应在诊断性标本收集后立即进行。

1．局部治疗　用生理盐水或 3% 硼酸溶液彻底冲洗结膜囊，冲洗时头偏向患侧避免冲洗液流入健眼。急性期每 1 ～ 2 小时频点抗生素滴眼剂，如 5000 ～ 10000U/ml 青霉素、15% 磺胺醋酰钠滴眼液、0.1% 利福平滴眼液、0.5% 氯霉素滴眼液等。抗生素眼膏每晚睡前涂眼。

2．全身治疗　全身及时使用足量的抗生素。新生儿淋球菌性结膜炎用青霉素 G 静脉滴注或肌内注射；或用头孢曲松钠静脉滴注，新生儿药物肌内注射时注意肌肉挛缩等并发症的发生。成人大剂量应用青霉素或头孢曲松钠，对青霉素过敏者可用大观霉素，伴有衣原体感染者加用四环素、红霉素、多西环素等药物。脑膜炎球菌性结膜炎可肌内注射或静脉点滴青霉素，青霉素过敏者可用氯霉素代替。

【预防】

患者须隔离。严格消毒患者和医生用过的器具。一眼患病应防止感染另一眼。医生检查患者时，应戴保护眼镜，并在检查后洗手，以预防交叉感染。

二、急性或亚急性细菌性结膜炎

案例 1-6-1

患者王某，男性，25岁，双眼红伴大量分泌物3天，加重1天。患者3天前游泳后出现双眼红，伴大量水样分泌物，曾自行用氧氟沙星滴眼液点眼，每天4次，症状无缓解，近1天右眼视力下降，伴有明显异物感。眼科查体：双眼结膜充血明显，可见散在小出血点，结膜囊见大量水样分泌物，未见假膜形成，球结膜少量乳头增生及滤泡形成，右眼角膜中央上皮点状缺损，基质透明，左眼角膜上皮完整，前房等正常。耳前淋巴结轻度压痛。患者发病前有轻微咳嗽、咳痰，不伴有发热。

问题：

1. 患者目前最可能的诊断是什么？
2. 如何治疗？

急性或亚急性细菌性结膜炎（acute or subacute conjunctivitis），又称为急性卡他性结膜炎，俗称“红眼病”。多见于春秋季节，可散发感染，也可在学校、工厂等集体生活场所流行，是一种常见的传染性眼病。

【病因】

常见的致病菌为肺炎双球菌、流感嗜血杆菌、koch-week’s 杆菌、金黄色葡萄球菌等。

【临床表现】

发病急，潜伏期 1 ～ 3 天。两眼同时或先后发病，3 ～ 4 天达高峰期。发病时自觉流泪、异物感、灼热感或刺痛等。眼部分泌物多，常使上、下睑睫毛粘在一起，尤以晨起时明显。眼睑肿胀，结膜充血，结膜囊内有脓性分泌物。可发生结膜下出血斑点或边缘性角膜浸润或溃疡。本病具有自限性，通常情况下需 10 ～ 14 天。

【治疗】

1．保持结膜囊清洁　在眼部分泌物较多时，可用生理盐水或 3% 硼酸溶液冲洗结膜囊。

2．局部治疗　选用抗生素滴眼剂点眼，睡前涂抗生素眼膏。最好根据细菌学检查结果选择用药。并发角膜炎时按角膜炎原则处理。禁忌热敷及包盖患眼。

【预防】

患者须隔离。严格消毒患者和医生用过的器具。一眼患病应防止感染另一眼。医生检查患者时，应戴保护眼镜，并在检查后洗手，以预防交叉感染。新生儿出生后应常规以硝酸银滴眼剂点眼 1 次或涂 0.5% 四环素眼膏。

三、慢性结膜炎

慢性结膜炎（chronic conjunctivitis）为各种原因引起的结膜慢性炎症，发病无季节性。

【病因】

可由急性结膜炎治疗不当演变而来；也可为 Morax-Axenfeld 双杆菌、链球菌或其他毒力不强的细菌感染所致，一开始就呈慢性过程。还可由不良环境刺激，如粉尘和化学烟雾、眼部长期应用有刺激性的药物、屈光不正、烟酒过度、睡眠不足等引起。可继发于其他眼病，如倒睫、睑缘炎、泪道炎症、眼干燥症、睑板腺分泌旺盛等。金黄色葡萄球菌和 Morax-Axenfeld 双杆菌是本病最常见的两种病原体。

【临床表现】

进展缓慢，持续时间长，多为双侧性。患者自觉眼痒、烧灼感、干涩感和视疲劳。结膜轻度充血，可有睑结膜肥厚、粗糙及乳头增生，分泌物为黏液性或白色泡沫样。可伴有眦部结膜炎或溃疡性睑缘炎。

【诊断】

根据临床表现、分泌物涂片或结膜刮片可以诊断，对于炎症严重，治疗无效的患者还需做细菌培养、药物敏感试验等明确病因和指导治疗。

【治疗】

首先要查找致病原因，而后针对不同的致病因素进行恰当治疗。细菌感染者给予适当抗生素滴眼液及眼膏，或根据细菌培养和药敏试验调整用药。非细菌感染者，应查找并去除病因，局部应用 0.25% ～ 0.5% 硫酸锌滴眼液点眼。

第三节 病毒性结膜炎

病毒性结膜炎（viral conjunctivitis）是一种常见的结膜炎，可由多种病毒引起，通常有自限性。临床常见的有流行性角结膜炎和流行性出血性结膜炎。

一、流行性角结膜炎

流行性角结膜炎（epidemic keratoconjunctivitis）是一种传染性强的接触性传染病。

【病因】

由腺病毒 8、19、29 和 37 型引起。潜伏期 5 ～ 7 天。

【临床表现】

起病急，症状重，一般双眼发病。主要症状有充血、疼痛、畏光和水样分泌物。在急性期表现出眼睑水肿，结膜充血水肿，滤泡增生，结膜下出血，伴耳前淋巴结肿大和压痛。发病数天后，角膜可出现弥散的斑点状上皮浸润灶，2 周后发展为上皮下浸润，主要散布于中央角膜，角膜敏感性正常。上皮下浸润是由迟发性过敏反应引起。结膜炎症最长持续 3 ～ 4 周，原发症状消退后，角膜浑浊数月后可消失。极个别情况下，浸润最终形成瘢痕，造成永久性视力损害。儿童发病可伴发热、咽痛和中耳炎等（彩图 1-6-2）。

【诊断】

典型特征为急性滤泡性结膜炎或炎症晚期角膜上皮下浸润，结膜刮片可见大量单核细胞。

【治疗】

局部冷敷和使用血管收缩剂，可减轻症状。急性期可使用抗病毒药物，以抑制病毒复制，如阿昔洛韦、更昔洛韦、干扰素等滴眼液。若合并有细菌感染时加用抗生素滴眼液。如果出现严重的膜（真膜或伪膜）、上皮或上皮下角膜炎时，可考虑使用糖皮质激素滴眼液，但应掌握使用时间和频度。

二、流行性出血性结膜炎

流行性出血性结膜炎（epidemic hemorrhagic conjunctivitis）是一种暴发流行的自限性眼部传染病。

【病因】

多由70型肠道病毒引起。潜伏期短，多在24小时内发病。

【临床表现】

常见症状有异物感、疼痛、畏光、流泪等。查体可见眼睑水肿、结膜充血、球结膜水肿、滤泡增生，或伴有角膜上皮损害和耳前淋巴结肿大。球结膜下出血呈片状或点状，从上方球结膜开始向下方球结膜蔓延。部分患者有发热、不适及肌肉疼痛等全身症状。

【诊断】

急性滤泡性结膜炎的症状，伴有显著的结膜下出血、耳前淋巴结肿大等。

【治疗和预防】

有自限性，治疗同流行性角结膜炎。加强个人卫生和医院管理，防止传播。

第四节　衣原体性结膜炎

衣原体目分为二属，属Ⅰ为沙眼衣原体，可引起沙眼、包涵体性结膜炎和淋巴肉芽肿；属Ⅱ为鹦鹉热衣原体，可引起鹦鹉热。本节只讨论沙眼。

沙眼（trachoma）是由沙眼衣原体引起的一种慢性传染性结角膜炎。可发生于任何人群，主要见于卫生状况差的地区。在许多发展中国家仍是主要的致盲性眼病之一。20世纪50年代以前该病曾在我国广泛流行，70年代以后，发病率大大降低。沙眼衣原体由我国汤飞凡、张晓楼等于1955年用鸡胚培养法在世界上首次分离出来。

【病因】

由A、B、C或Ba抗原型沙眼衣原体感染所致。通过直接接触或污染物间接传播。

【临床表现】

一般起病缓慢，多为双眼发病，但轻重程度可有不同。潜伏期5～14天。成人初发时呈急性或亚急性结膜炎表现，早期即出现并发症。婴幼儿患病后，症状隐匿，可自行缓解，不留后遗症。

急性期表现为畏光、流泪、异物感及黏液脓性分泌物，伴耳前淋巴结肿大。眼睑红肿，结膜充血，乳头增生，上、下穹隆部结膜布满滤泡。角膜上皮灰白色点状浸润（彩图1-6-3）。

慢性期患者不适感减轻，仅眼痒、异物感和烧灼感。检查时可见睑结膜污秽肥厚，乳头、滤泡增生，病变以上睑结膜和上穹隆部结膜最为显著。沙眼早期即可出现角膜血管翳，常发生于角膜上方1/3，但可向瞳孔区发展成垂帘状，影响视力。在病变进展中，结膜病变逐渐变成白色平滑的瘢痕。角膜缘滤泡发生瘢痕化改变，称为Herbert小凹。沙眼性角膜血管翳及睑结膜瘢痕为沙眼的特有体征。

【后遗症和并发症】

1．睑内翻及倒睫　是沙眼常见的并发症。因睑板肥厚变形，睑结膜瘢痕收缩使睑缘内翻，形成睑内翻；或因睫毛根部附近瘢痕，改变睫毛方向，形成倒睫。

2．上睑下垂　上睑因细胞浸润和组织增生，重量增加，mûller肌作用亦减弱，呈下垂状态。

3．实质性角结膜干燥症　结膜瘢痕可破坏结膜的杯状细胞和副泪腺，泪腺排出口也因之堵塞，使泪液减少，角结膜干燥浑浊，眼表上皮逐渐角化。

4．慢性泪囊炎　因病变累及泪道黏膜，使鼻泪管狭窄或阻塞所致。

5．睑球粘连　结膜穹隆部因瘢痕收缩而变浅或完全消失，严重者眼球运动受限。

6．角膜浑浊　严重的角膜血管翳、睑内翻、倒睫、沙眼性角膜溃疡及角膜干燥角化，均可导致角膜浑浊。

【诊断】

典型的沙眼可根据睑结膜的乳头、滤泡、角膜血管翳和结膜瘢痕的出现做出诊断。但由于睑结膜的乳头和滤泡并非沙眼的特有病变，故早期诊断较困难。WHO 要求诊断沙眼时至少符合下述标准中的 2 条：①上睑结膜 5 个以上滤泡；②典型的睑结膜瘢痕；③角膜缘滤泡或 Herbert 小凹；④广泛的角膜血管翳。

实验室检查：①沙眼细胞学的典型特点是可检出淋巴细胞、浆细胞和多形核白细胞；②结膜刮片染色检查可显示沙眼包涵体；③荧光抗体染色、酶联免疫测定、PCR（聚合酶链反应）等方法都有高敏感性和高特异性。

【分期】

我国 1979 年在全国第二届眼科学术会议上制定以下的分期法：

1．Ⅰ期（进行活动期）　上睑结膜乳头与滤泡并存，上穹隆部结膜模糊不清，有角膜血管翳。

2．Ⅱ期（退行期）　上睑结膜自瘢痕开始出现至大部分变为瘢痕，仅留少部分活动性病变。

3．Ⅲ期（完全瘢痕期）　上睑结膜活动性病变完全消失，以瘢痕代替，无传染性。

【鉴别诊断】

1．慢性滤泡性结膜炎　常见于儿童及青少年，皆为双侧。下穹隆及下睑结膜见大小均匀、排列整齐的滤泡，无融合倾向。结膜充血，但不肥厚，有分泌物，数年后不留瘢痕而自愈，无角膜血管翳。无结膜充血及分泌物等炎症表现者称为结膜滤泡症。一般不需要治疗。

2．春季结膜炎　多见于青少年，有季节性发病或加重病史。自觉眼部奇痒，有丝状分泌物，夜间症状加重，可有家族过敏史。睑结膜乳头大而扁平，形如卵石（彩图 1-6-4），上穹隆部无病变，也无角膜血管翳。结膜刮片中可见大量嗜酸性粒细胞。

3．巨乳头性结膜炎　本病的结膜乳头可与沙眼性滤泡相混淆，但有明确的角膜接触镜配戴史。

【治疗】

包括全身和眼局部药物治疗，以及并发症的治疗。

1．局部用 0.1% 利福平、10% ～ 30% 磺胺醋酰钠滴眼液等点眼。夜间使用四环素类、红霉素类眼膏，疗程最少 10 ～ 12 周。

2．急性期或严重的沙眼应全身应用抗生素治疗，一般疗程 3 ～ 4 周。可选用红霉素、多西霉素或四环素。孕妇、哺乳期妇女、7 岁以下儿童忌用四环素。

3．并发症的治疗　主要是针对沙眼的后遗症及并发症进行手术治疗。

第五节 过敏性结膜炎

过敏性结膜炎（allergic conjunctivitis）是由于眼部组织对过敏原产生超敏反应所引起的炎症。有速发型和迟发型两种。

【病因】

速发型：致敏原有花粉、角膜接触镜及其清洗液等。迟发型：一般由阿托品、新霉素、广谱抗生素及缩瞳剂等药物引起。

【临床表现】

急性起病，多为局部应用药物过敏引起，眼部奇痒，有异物感。眼睑红肿或呈湿疹样改变。结膜充血、水肿，睑结膜乳头、滤泡增生。部分患者可伴全身过敏表现。

【治疗】

查找过敏原，避免再次接触。局部点用糖皮质激素眼药（如 0.1% 地塞米松）、血管收缩剂（0.1% 肾上腺素或 1% 麻黄碱）、抗组胺药滴眼液及细胞膜稳定剂。严重者可加用全身抗过敏药。

第六节 干 眼

干眼（dry eye syndrome）是由于泪液的量或质或流体动力学异常引起的泪膜不稳定和（或）眼表损害，从而导致眼部不适症状及视功能障碍的一类疾病。

【病因及分类】任何疾病导致泪腺功能单位中任一环节的损害均可导致泪膜完整性和正常功能的破坏。因此干眼是所有发生泪膜 - 眼表异常的多种疾病的总称。

1．按病因分为 ①水液缺乏型；②蒸发过强型（脂质缺乏型）；③黏蛋白缺乏型；④泪液动力学异常型；⑤混合型。

2．按严重程度分为 ①轻度；②中度；③重度。

干眼的分类并不是相互完全独立，而是常常交叉，同时存在，很少单独出现。

【临床表现】

常见的症状有干涩感、异物感、烧灼感、痒感、畏光、眼红、视物模糊、视力波动、视疲劳、难以名状的不适、不能耐受有烟尘的环境等。体征包括结膜血管扩张，结膜失去正常光泽、水肿，角膜上皮点状脱落等。早期可轻度影响视力，严重可导致角膜溃疡穿孔。

【诊断】

目前干眼症的诊断尚无国际统一标准。我国《干眼临床诊疗专家共识（2013 年）》中干眼的诊断标准：①有干燥感、异物感、烧灼感、疲劳感、不适感、视力波动等主观症状之一和泪膜破裂时间 ≤ 5s 或泪液分泌试验（无表面麻醉） ≤ 5mm/5min 可诊断干眼；②有干燥感、异物感、烧灼感、疲劳感、不适感、视力波动等主观症状之一和 5s< 泪膜破裂时间 ≤ 10s 或 5mm/5min< 泪液分泌试验（无表面麻醉） ≤ 10mm/5min 时，同时有角结膜荧光素染色阳性可诊断干眼。在诊断时应注意与视频终端综合征进行鉴别。

【治疗】

干眼的治疗目的为缓解眼不适症状和保护患者的视功能。

1．去除病因，治疗原发病 寻找病因，治疗全身疾病，积极改善工作和生活环境，及时停用可引起干眼的药物或眼部化妆品。

2．非药物治疗　普及干眼知识、戴湿房镜或硅胶眼罩或软性角膜接触镜、泪道栓塞、眼睑清洁、热敷及睑板腺按摩等物理疗法。对患者进行心理干预等。

3．药物治疗　人工泪液、润滑眼膏、糖皮质激素、非甾体类抗炎药及免疫抑制剂如环孢素 A 等。

4．手术治疗　主要包括睑缘缝合术、颌下腺及唇腺移植术等。

知识链接

视频终端综合征

视频终端综合征是由于长时间使用电脑、文字处理机、电视游戏机等终端屏幕，影响眼和身心健康所产生的一组疾病，也称 VDT 症候群，包括眼部、全身及精神症状。眼部症状主要表现有睑瞬目不全、瞬目减少，泪液过度蒸发，泪膜破裂时间缩短，出现干眼症状。

治疗措施以预防为主。

1. 保持正确的操作姿势，屏幕到眼的距离为 40 ~ 70cm，视线稍向下形成一定的角度。使用 1 ~ 2h 电脑后，休息 10 ~ 15min。眺望远方，休息眼睛，适当活动身体。

2. 屈光不正患者，应配戴合适度数的眼镜。

3. 出现干眼症状，可使用人工泪液。

第七节　变性性结膜病

一、翼状胬肉

翼状胬肉（pterygium）是一种慢性炎症性病变，为睑裂区肥厚的球结膜及结膜下的纤维血管组织，呈三角形向角膜侵入，形态似翼状而得名。

【病因】

具体病因不明。可能与环境因素有关，如紫外线照射、气候干燥、接触风尘等。多见于近地球赤道和户外工作的人群，如渔民、农民、地质工作者等。多在睑裂斑的基础上发展而成。遗传对本病也有一定影响。

【临床表现】

多双眼发病。常发生于睑裂部鼻侧球结膜上。多无自觉症状，或仅有轻度不适。翼状胬肉伸展至角膜时，可因牵拉而引起逆规性散光。遮盖瞳孔区时，可影响视力。胬肉呈三角形，尖端伸向角膜。尖端为头部，角膜缘处为颈部，球结膜上为体部。进行期，表现为充血、肥厚，头部前端角膜灰白色浸润。静止期，胬肉薄而不充血，颈部和体部血管纤细。

【诊断及鉴别诊断】

检查见睑裂区呈翼状的纤维血管组织侵入角膜即可诊断。但应与假性胬肉及睑裂斑相鉴别。

1．假性胬肉　是因炎症或损伤而导致的球结膜与角膜间的粘连，可发生于角膜缘任何部位，没有翼状胬肉的特殊形态。

2．睑裂斑　多位于鼻侧睑裂部的球结膜上，为三角形、黄白色、微隆起的斑块，其基底朝向角膜。

【治疗】

小而静止的胬肉不需治疗。如胬肉发展至瞳孔区影响视力或影响美观有手术要求者，可手术切除，但有一定的复发率。

二、结膜结石

结膜结石（conjunctival concretion）常见于慢性结膜炎患者或老年人，是在睑结膜表面出现的黄白色凝结物。结石由脱落的上皮细胞和变性的白细胞凝固而成。患者一般无自觉症状，无需治疗。如结石突出于结膜表面引起异物感，导致角膜擦伤，可在表面麻醉下剔除。

思考题

1．结膜炎的基本体征有哪些？
2．急性细菌性结膜炎的诊断和防治措施是什么？
3．沙眼的分期及各期的临床表现分别是什么？
4．干眼的病因分类和治疗方法都有哪些？

（张铁民）

第七章

角膜病

学习目标

1. 掌握细菌性角膜炎和病毒性角膜炎的检查、诊断及治疗方法。
2. 熟悉真菌性角膜炎的诊断方法及处理原则。
3. 了解圆锥角膜、角膜老年环和角膜皮样瘤的临床表现。

第一节 概 述

角膜作为眼纤维膜的一部分和重要的屈光间质，发挥着重要的生理作用。角膜具有无血管、质地透明、含水量相对恒定及含有丰富的感觉神经末梢等特点。

角膜病是我国主要的致盲性眼病之一。角膜病包括炎症、外伤、变性、营养不良和先天异常等。角膜病多具有刺激症状明显、病程长、易致角膜永久性浑浊等特点。

在角膜病中感染性角膜炎最常见。下面简述角膜炎的共同特点和发生规律。

【病因】

1. 感染源性　外源性感染是引起角膜炎的常见原因。病原体包括细菌、真菌、病毒、衣原体、棘阿米巴等。

2. 内源性　某些自身免疫性疾病可累及角膜。如类风湿关节炎可发生角膜变态反应性炎症，维生素 A 缺乏可引起角膜软化。

3. 局部蔓延　结膜、巩膜、虹膜睫状体等邻近组织的炎症可蔓延至角膜。

【病理过程】

角膜炎的病因虽不相同，但有共同的病理变化过程。致病因子侵袭角膜引起角膜缘血管充血扩张，炎症细胞及炎性渗出侵入病变区，出现眼痛、畏光、流泪和眼睑痉挛等眼部刺激症状。角膜形成灰白色浸润灶，称为角膜浸润。此时若经及时治疗，炎症浸润可以完全吸收，角膜恢复透明。若病情进一步发展，浸润区组织发生变性、坏死、脱落，形成角膜溃疡（cornea ulcer）。此时如果病情得到控制，炎症吸收，溃疡基底部清洁平滑，上皮细胞再生修复溃疡面，溃疡缺损由结缔组织充填而形成瘢痕。若形成的角膜瘢痕性浑浊呈云雾状，肉眼不易观察到，通过浑浊的角膜能够看清虹膜纹理者，称角膜云翳（cornea nebula）。浑浊呈灰白色，仍能透见虹膜纹理者，称角膜斑翳（cornea macula）。浑浊呈瓷白色，不能透见虹膜者，称角膜白斑（cornea leucoma）。

发生溃疡后，病变可继续向深部发展，破坏角膜基质层，暴露出较坚韧的后弹力层，在眼内压的作用下后弹力层膨出（descemetocele），若后弹力层被破坏，则发生角膜穿孔和虹膜脱出；若角膜穿孔不能愈合，房水不断流出，则形成角膜瘘（cornea fistula）。角膜穿孔和角膜瘘可使眼内组织继发感染而致全眼球炎，最终因眼球萎缩导致失明。在穿孔修复过程中角膜和虹膜组织使穿孔愈合，则形成粘连性角膜白斑（adherent leucoma）。若粘连性角膜白斑面积较大，虹膜又与其广泛粘连堵塞房角，使房水流出受阻，可导致继发性青光眼。在高眼压的作用下，混杂有虹膜组织的角膜瘢痕呈紫黑色隆起，称为角膜葡萄肿（cornea staphyloma）。

严重的角膜炎，可引起虹膜睫状体炎。免疫反应性角膜炎常发生在角膜基质层，一般不引起角膜溃疡。

【临床表现】

1．角膜刺激症状　角膜含有丰富的感觉神经末梢，角膜炎最明显的症状是眼痛，伴有畏光、流泪、眼睑痉挛等。

2．睫状充血　围绕角膜的睫状前血管充血所致，呈紫红色，愈近角膜缘愈明显。

3．角膜浑浊　角膜浸润、角膜水肿、角膜溃疡及角膜瘢痕等均可造成角膜浑浊。若病变累及瞳孔区，导致视力下降。

4．角膜新生血管　角膜新生血管有浅层和深层两种。浅层为树枝状，色鲜红；深层为毛刷状，色暗红，位于角膜基质内。新生血管可促进组织修复，同时也影响了角膜的透明性。

5．严重角膜炎可并发虹膜睫状体炎。

眼刺激症状、睫状充血、角膜浸润或溃疡是角膜炎的基本临床表现。

【诊断】

1．临床诊断　主要根据典型临床表现及形态特征。首先应确定病变是感染性或非感染性。因此，详细询问病史尤为重要。

2．实验室诊断　溃疡组织刮片行 Gram 和 Giemsa 染色可在早期行病因学诊断，并可同时进行细菌、真菌、棘阿米巴培养和药敏试验。如病变进展较深或经药物治疗后刮片结果阳性率低则需反复多次取材，必要时需取病变区组织活检以明确病因。角膜共聚焦显微镜还可以对感染性角膜炎如真菌或棘阿米巴角膜炎等进行早期诊断。对免疫性角膜炎者则需要进行相应的免疫学检查。

【治疗】

去除病因、促进溃疡愈合、减少瘢痕形成是角膜炎的治疗原则。对细菌性角膜炎，选用敏感抗生素，可以局部或联合全身用药。真菌性角膜炎仍缺乏高效、低毒、广谱的理想药物。病毒性角膜炎可选用阿昔洛韦、更昔洛韦、高浓度干扰素等或联合用药。

糖皮质激素的使用要严格掌握适应证。细菌性角膜溃疡愈合后，应用糖皮质激素可以抑制炎症反应，减少瘢痕形成；真菌性角膜炎禁用糖皮质激素，因为可致病情恶化；单疱病毒性角膜炎应根据病变类型，掌握糖皮质激素用药时机；变态反应性角膜炎应用糖皮质激素可取得良好的治疗效果。对药物难以控制的重症感染者，角膜溃疡穿孔或即将穿孔者，应选择治疗性角膜移植术。

第二节 细菌性角膜炎

案例 1-7-1

患者李某，女性，50岁，农民，右眼视物模糊伴疼痛7天，加重3天。患者7天前砍柴时，不慎被树枝划伤右眼，感视物模糊伴有眼痛不适、异物感，自行包眼，未及时诊治，3天后自觉眼痛明显，伴有发热头痛，曾在当地卫生院就诊，予氯霉素滴眼液滴眼，口服四环素等，症状无缓解。眼科查体：右眼视力0.1，左眼1.5，右眼结膜混合性充血、轻度水肿，角膜水肿雾浊，中央有一约1mm×1.5mm大小圆形灰白色溃疡灶，后弹力层前膨隆，前房下方白色积脓约1mm，隐约见瞳孔缘，其他眼内结构窥不清。左眼未见异常。

问题：

1. 患者目前最可能的诊断是什么？需要做哪些检查？
2. 需要与哪些疾病进行鉴别诊断？
3. 如何治疗？

细菌性角膜炎（bacterial keratitis）病情多较严重，即使治愈后也会留有角膜瘢痕、角膜新生血管，严重者导致角膜葡萄肿或眼球萎缩。

【病因】

多发生在角膜外伤或角膜接触镜戴用后。常见的致病菌有表皮葡萄球菌、绿脓杆菌、链球菌、肺炎双球菌、金黄色葡萄球菌和肠道杆菌等。泪囊炎分泌物中的细菌、结膜囊中的条件致病菌等也可引起角膜感染。

【临床表现】

起病急，发展快。表现为眼痛、畏光、流泪、眼睑痉挛等。睫状充血或混合充血，严重者伴球结膜水肿。病变早期可见角膜灰白或灰黄色浸润灶，邻近组织水肿。浸润灶迅速扩大、坏死、脱落，形成溃疡。可伴有不同程度的前房积脓。

革兰阳性球菌感染者，多表现为圆形或椭圆形局灶性病变（彩图 1-7-1）。肺炎球菌感染者，多呈中央较深，带有匍行性边缘的溃疡，后弹力层可见放射状皱褶，常伴有前房积脓。革兰阴性细菌所引起的角膜炎，典型表现为迅速发展的角膜溶解、坏死、穿孔，特别是绿脓杆菌感染，如不及时控制，数日内可发生整个角膜坏死穿孔，眼球内容脱出或全眼球炎。

【诊断】

根据起病急、进展快、眼部症状较重和较为典型的角膜病损，一般可以做出诊断，细菌培养联合药敏试验有助于明确致病菌及指导用药。

【治疗】

急性期抗生素滴眼液高频率点眼，严重者每 5 分钟点眼一次，持续 30 分钟，然后改为 15 ~ 30 分钟点眼一次，必要时可结膜下注射抗生素使角膜基质迅速达到并维持抗生素的有效治疗浓度。病情稳定后，逐渐减少滴眼次数，睡前抗生素眼膏涂眼。有条件者要在用药前做细菌学检查及药物敏感性试验，根据检查结果，及时调整使用有效抗生素。常用抗生素及用量见表 1-7-1。

表 1-7-1　细菌性角膜溃疡的抗生素治疗

病原菌	抗生素	滴眼液浓度	结膜下注射剂量	静脉滴注剂量
革兰阳性球菌	头孢唑啉	50mg/ml	100mg/0.5ml	1g/6h
	万古霉素	50mg/ml	25 mg/0.5ml	
	克林霉素		40mg/0.5ml	3g/d
	青霉素	100000U/ml	500000U/0.5ml	2 百万 ~ 6 百万 U/4h
革兰阴性球菌	头孢曲松	50mg/ml	100 mg/0.5ml	1 ~ 2g/d
	头孢他啶	50mg/ml	100 ~ 150 mg	1g/8h
革兰阴性杆菌	妥布霉素	9 ~ 14 mg/ml	20 mg/0.5ml	
	头孢他啶	50 mg/ml	100 mg/0.5ml	1g/8h
	喹喏酮类	3 mg/ml		
	氯霉素	5mg/ml	100mg/0.5ml	1g/8h
	庆大霉素	14mg/ml	20mg/ml	3 ~ 7mg/（kg · d）
	多黏菌素 B	1 ~ 2mg/ml		
多种微生物	头孢唑啉 + 妥布霉素	见上	见上	
	头孢唑啉 + 喹喏酮类	见上	见上	
分枝杆菌	阿米卡星	20 mg/ml	20 mg/0.5ml	5mg/（kg · d）

局部可使用胶原酶抑制剂（依地酸二钠、半胱氨酸等），大量口服维生素 C、维生素 B 等药物。病情不能控制可能角膜穿孔者，可考虑治疗性角膜移植术。同时需注意预防院内交叉感染。

第三节　真菌性角膜溃疡

真菌性角膜溃疡（fungal keratitis）是由真菌引起的致盲率很高的感染性角膜病变。

【病因】

常发生在植物性角膜损伤后（如树枝、农作物叶片和稻谷），也可发生在角膜手术后。另外，真菌性角膜炎的发病与全身或眼局部大量使用广谱抗生素、糖皮质激素或免疫抑制剂有关。主要致病菌为镰刀菌属、弯孢菌属、曲霉菌属、念珠菌属、酵母菌属等。

【临床表现】

起病缓慢，病程长。早期有异物感，眼痛、畏光、流泪等刺激症状，呈亚急性过程。角膜病灶呈灰白色、微隆起、表面粗糙，可刮除。因角膜胶原溶解，可在病灶周围出现免疫环，部分病例可见“伪足”或“卫星灶”。常伴有严重的虹膜睫状体炎反应，出现灰白色的黏稠前房积脓。真菌侵入眼内导致真菌性眼内炎（彩图 1-7-2）。

【诊断】

根据病史、角膜病灶特征，可做出初步诊断。确诊需实验室检查，方法有角膜刮片染色、真菌培养、角膜组织活检及共聚焦显微镜检查。

【治疗】

1．药物治疗　局部应用0.25%两性霉素B、那他霉素、0.5%咪康唑滴眼液或1%氟胞嘧啶滴眼液或眼膏，每1～2小时滴眼一次，病情严重者咪康唑5～10mg球结膜下注射，每日或隔日一次。酮康唑每日200～400mg口服。咪康唑10～30mg/（kg·d）分三次静脉滴入。每次用量一般不超过60mg。到目前为止，用来治疗真菌性角膜炎的药物尚不理想。伴有虹膜睫状体炎者，使用1%阿托品滴眼液或眼膏散瞳，本病禁用糖皮质激素。

2．手术治疗　对药物治疗无效病例，需行角膜移植治疗。

第四节　单纯疱疹病毒性角膜炎

单纯疱疹病毒性角膜炎（herpes simplex keratitis，HSK），简称单疱性角膜炎，是一种严重的致盲性眼病，其发病有明显上升的趋势，其发病率和致盲率均占角膜病的首位。

【病因】

大多数病例均由单纯疱疹病毒Ⅰ型感染所致。分为原发感染和复发感染。前者常见于幼儿，发生头、面部皮肤及黏膜组织的感染，病毒经感觉神经末梢到达神经元的细胞核，以潜伏状态存在。当机体在特殊状态下，如感冒、发热、疲劳、使用糖皮质激素或免疫抑制剂后，潜伏病毒再活化，沿着感觉神经轴突逆行到神经末梢或角膜上皮细胞，引起感染者，称复发感染。

【临床表现】

1．原发感染　常见于幼儿，有发热及耳前淋巴结肿痛。角膜呈现点状或树枝状病变，荧光素钠染色阳性，称为点状或树枝状角膜炎，还可表现为急性滤泡性结膜炎、假膜性结膜炎、眼睑皮肤疱疹等（彩图1-7-3）。

2．复发感染主要见于成年人，有三种类型。

（1）上皮型角膜炎：患者角膜知觉减退，初起角膜上皮出现针尖样灰白色小疱，排列成串或聚集成簇，称为角膜疱疹。破溃融合形成树枝状角膜缺损（彩图1-7-3），常位于角膜中央，病变区角膜知觉减退。病变可继续扩展、融合、加深，形成地图状角膜溃疡，常伴有虹膜睫状体炎。大多数患者经治疗后，溃疡可在2～4周内愈合，但实质水肿、角膜炎症浸润可长达数月，最后留下角膜云翳。

（2）神经营养性角膜病变：多发生于病毒感染的恢复期或静止期，病灶局限于角膜的上皮面及其基质浅层，呈圆形或椭圆形，多位于睑裂区。原因是基底膜损伤、神经营养障碍和泪膜不稳定等因素致无菌性溃疡难以愈合，可发生角膜穿孔。

（3）基质型角膜炎：分为免疫性基质型角膜炎和坏死性基质型角膜炎两类。

免疫性基质型角膜炎的最典型类型是盘状角膜炎（disciform keratitis），常见于以往有过炎症的复发病例或局部免疫反应所致。充血、刺激症状轻微，角膜中央区基质呈现灰白色盘状水肿，角膜上皮完整，常伴有虹膜睫状体炎。反复发作可以导致角膜瘢痕形成或角膜变薄和新生血管化。

坏死性基质型角膜炎表现为角膜基质内单个或多个黄白色坏死浸润灶、基质溶解坏死以及上皮广泛性缺损，甚至合并灰白色脓肿、角膜后沉积物和虹膜睫状体炎，出现新生血管，部分病例可能迅速变薄穿孔。

（4）角膜内皮炎：可分为盘状、弥漫性和线状 3 种类型，表现为角膜的基质水肿，透明性下降、水肿区内皮面沉积物和虹膜睫状体炎。严重者可能导致角膜内皮功能失代偿，出现大泡性角膜病变。

【治疗】

治疗原则是抑制病毒复制，减轻炎症反应。选用阿昔洛韦、安西他滨、更昔洛韦等滴眼液或眼膏，也可干扰素与其他口服抗病毒药物联合应用。上皮型角膜溃疡禁用糖皮质激素，否则可导致感染扩散。对基质型角膜炎，糖皮质激素与抗病毒药物可同时应用。有虹膜睫状体炎时，要及时使用阿托品散瞳。

第五节 角膜老年环

角膜老年环（corneal arcus senilis）是角膜周边部基质内的类脂质沉着。病理组织学上，类脂质主要沉积于靠近前、后弹力层的部位。常见于老年人，双眼发病，初期发生多在角膜上下方，逐渐发展成为环形，宽约 1mm，与角膜缘之间有透明角膜带相隔。老年环通常是一种有遗传倾向的退行性改变，但有时也可能是高脂蛋白血症或血清胆固醇增高的眼部表现。本病无特殊治疗。

第六节 圆锥角膜

圆锥角膜（keratoconus）是一种角膜局限性圆锥样突起伴突起区角膜基质变薄的先天性发育异常。可伴有其他先天性疾病如先天性白内障、Marfan 综合征等。

【临床表现】

多青春期发病，累及双眼，表现为视力进行性下降。典型体征为角膜中央或旁中央锥形扩张，角膜基质变薄区在圆锥顶端最明显。病变后期可因突起严重导致不规则散光和高度近视，视力严重下降。半数病例在圆锥底部可见泪液浸渍铁质沉着形成的褐色 Fleischer 环，角膜深基质层可见垂直的 Vogt 条纹，眼球下转时可见锥体压迫下睑缘形成角状皱褶，即 Munson 征。急性期后弹力层可破裂形成角膜水肿，而在水肿消退后，角膜中央局灶可遗留浑浊和后弹力层瘢痕。

【诊断】

早期圆锥角膜难于诊断，简单检查方法有 Placido 盘等，最有效的诊断方法是角膜地形图检查显示角膜中央地形畸变。晚期角膜圆锥明显时则易于诊断。

【治疗】

早期可戴框架镜提高视力，出现角膜表面不规则散光时需要佩戴硬性角膜接触镜，但这些方法均不能阻止病情发展，当病变发展至视力难以矫正者可行角膜移植，包括穿透性角膜移植或深板层角膜移植。急性期患者宜延期手术。

第七节 角膜皮样瘤

角膜皮样瘤（corneal dermoid）是一种先天性发育异常，由纤维组织和脂肪组织组成，来自胚胎性皮肤，属典型的迷芽瘤。

【临床表现】

肿物在出生时就存在，随年龄增长和眼球发育逐渐增大。多位于颞下方角巩膜缘。外观色如皮肤，边界清楚，可有毛发，较大者常可造成角膜散光，视力下降（彩图 1-7-4）。

【治疗】

以手术切除为主。对于瘤体较大，累及角膜范围较广泛者，肿物切除联合板层角巩膜移植是理想的手术方式。

知识链接

角膜移植

角膜移植就是用正常的眼角膜替换患者病变的角膜，使患眼复明或控制角膜病变，达到增进视力或治疗某些角膜疾患的一种治疗方法。分为以下几类：

1. 穿透性角膜移植术　是以全层透明角膜代替全层浑浊及病变角膜的方法。按其手术目的可分为光学性、治疗性、成形性、美容性等方面。光学性角膜移植术常见的适应证为圆锥角膜、各种原因所致的角膜瘢痕、各种角膜营养不良、各种原因所致的角膜内皮细胞功能衰竭。治疗性角膜移植术的主要适应证为感染性角膜疾病、眼化学伤等。

2. 板层角膜移植术　是一种部分厚度的角膜移植。手术时仅切除角膜前面的病变组织，再移植以部分厚度的透明角膜供体，修补切除区域。适应证为中浅层角膜浑浊、角膜营养不良性浑浊、圆锥角膜、角膜中浅层感染、角膜肿瘤等。

3. 角膜内皮移植　保留患者健康角膜组织，仅以健康的角膜内皮供体植片替代病变角膜内皮组织以恢复其功能，适用于角膜内皮营养不良、角膜内皮失代偿等严重的角膜内皮病变。

4. 人工角膜移植术　是用透明的医用高分子材料制成的特殊光学装置，通过手术将它植入角膜组织中，以取代部分角膜瘢痕组织，而重新恢复视力的一种手术方法。适用于患各种严重角膜疾患后的双目失明，特别是严重的化学烧伤引起的全部角膜白斑和多次角膜移植术失败，无法再做其他手术者。

思考题

1．角膜炎的病理变化过程有哪些？

2．细菌性角膜炎的临床表现和治疗原则是什么？

3．真菌性角膜炎的诊断依据和治疗原则有哪些？

（张铁民）

第八章

巩膜炎症

学习目标

1. 掌握巩膜外层炎的临床表现、诊断标准和治疗方法。
2. 熟悉巩膜炎的临床表现及治疗原则。
3. 了解引起巩膜炎的致病原因。

第一节 概 述

巩膜构成眼球外层纤维壳的后部5/6，主要由胶原纤维和弹力纤维致密交织组成，具有保护眼内组织、维持眼内压、保持眼球形状、抵御外来致病因素的功能。巩膜本身的病变可直接侵及眼内其他组织；同样，眼内外的许多疾病也可使巩膜受累。巩膜组织可以发生多种病变，其中以巩膜炎最常见。巩膜炎至今仍然是一种尚未被彻底认识的疾病。巩膜炎的病因和发病机制复杂，免疫功能紊乱引起的巩膜血管和组织损伤是巩膜炎发病的中心环节。巩膜炎的病理改变可以是肉芽肿性增生反应伴胶原纤维变性、坏死和非肉芽肿性炎症伴慢性炎性细胞浸润等血管炎改变。

知识链接

巩膜炎致病因素

1. 感染性因素：①外源性感染：细菌、真菌、病毒等通过结膜感染灶、外伤、手术创面、异物等直接引起；②内源性感染：常见于化脓性转移性（化脓菌）以及非化脓性肉芽肿性（结核、梅毒、棘阿米巴等）微生物引起。

2. 全身系统性疾病的眼部表现：①结缔组织疾病：如类风湿性关节炎、系统性红斑狼疮、强直性脊柱炎、Reiter综合征等；②血管性疾病：如结节性多动脉炎、变态反应性肉芽肿性血管炎、Wegener肉芽肿、Behcet病等；③其他：如特应性疾病、酒渣鼻、痛风等。

传统的巩膜炎分类法主要根据炎症侵犯巩膜组织的部位和初诊时临床表现进行分类（表1-8-1）。另一种分类法为病因分类法，旨在探明巩膜炎症与全身性疾病之间的关系，以帮助对全身性疾病的诊断和治疗，将巩膜炎分为感染性巩膜炎和非感染性巩膜炎两大类。由于对巩膜炎缺乏多中心和大样本的研究，目前还未能明确巩膜炎的患病率等流行病学情况。

表 1-8-1　巩膜炎临床分类法

巩膜外层炎
单纯性巩膜外层炎
结节性巩膜外层炎
巩膜炎
前巩膜炎
弥漫性前巩膜炎
结节性前巩膜炎
坏死性前巩膜炎
炎性
非炎性（穿孔性巩膜软化症）
后巩膜炎

第二节　巩膜外层炎

案例 1-8-1

患者高某，女性，30岁，职员，右眼红疼3天。患者自述3天前右眼无明显诱因出现红疼，视力无减退，眼分泌物不多，自行用红霉素眼药膏，效果差。眼科查体：双眼视力1.0，眼压14mmHg，右眼颞上区域球结膜充血水肿，相应巩膜表面可见一结节，压痛（+），双眼角膜清亮，KP（-），虹膜纹理清晰，瞳孔等大等圆，对光反射存在，眼底未见异常。

问题：

1．患者目前最可能的诊断是什么？需要做哪些检查？

2．需要与哪些疾病进行鉴别诊断？

3．如何治疗？

巩膜外层炎（episcleritis）是巩膜外层组织的非特异性炎症，具有良性和周期发作的病程。成年男女均可发病，女性居多，多为单眼发病。临床上分为单纯性及结节性两型。

【临床表现】

1．单纯性巩膜外层炎　又称周期性巩膜外层炎。多发于女性月经期。其特点是周期性复发，发作突然，时间短暂，数天即愈。患者自觉疼痛和灼热感，有时伴眼睑水肿及周期性偏头痛。检查见巩膜外层和球结膜弥漫性充血水肿，色暗红。

2．结节性巩膜外层炎 突发眼红、眼痛、疼痛以夜间为甚，但也有不明显者。有时伴畏光流泪，视力影响不大。其特征为角膜缘外表层巩膜组织水肿浸润，形成暗红色局限性结节样隆起，结节多为单发，也可表现为多个结节，直径 2 ~ 3mm，其周围结膜充血、水肿，较为局限。本病预后良好，但易复发。

【诊断与鉴别诊断】

巩膜外层炎所属两型，根据病史、体征及裂隙灯显微镜检查可明确诊断。其应与结膜炎和巩膜炎相鉴别。结膜血管可推动，巩膜表层充血的血管不能被推动，这是与结膜炎鉴别的要点。与巩膜炎鉴别的要点在于，滴 0.1% 肾上腺素后，巩膜外层炎的充血一过性消失，而巩膜炎的紫红色充血不消失。

【治疗】

针对病因进行治疗，预防复发。眼局部滴用糖皮质激素滴眼液，口服非甾体类消炎药，眼局部热敷。对瞳孔缩小或疼痛者，可用睫状肌麻痹剂。

第三节 巩 膜 炎

巩膜炎（scleritis）为深层巩膜组织的炎症，其病情和预后远比浅层巩膜炎严重，对眼球结构和功能有一定潜在的破坏性。好发于 40 ~ 60 岁，女性居多，半数以上为双眼先后或同时发病。病程长，易复发，疗效差。病因复杂，尚有至今病因不明者。

对巩膜炎患者应做系统性检查，特别要注意关节、皮肤、心血管、呼吸系统的情况，实验室检查，如血清学分析、血沉及胸部 X 线检查等，有助于病因学诊断。

【临床表现】

巩膜炎可以在不同时间发生在同一眼或不同眼，也可同时发生于双眼，病程迁延多年不愈。主要症状是疼痛，多在夜间、情绪不稳或睡眠不足时发作。疼痛可能是由于巩膜水肿，炎性浸润或坏死引起巩膜内感觉神经纤维肿胀或损伤所致。坏死性巩膜炎的疼痛最严重，常因此不能入眠，体重明显下降。疼痛是活动性巩膜炎的判断指标之一，随着炎症的控制而减轻直至消失。穿孔性巩膜软化患者，病灶周围组织无炎症，疼痛少见。

巩膜炎最早出现的体征是眼球充血，色泽偏暗红，局限于一处，大多在睑裂鼻上象限，也可累及全部巩膜。随着炎症的进展，巩膜纤维损害，炎症水肿消退后，呈半透明，露出其下方的脉络膜颜色，检查见巩膜呈蓝灰色。

其他症状包括轻度畏光、流泪，若炎症继续发展，发生瞳孔括约肌及睫状肌痉挛，导致瞳孔缩小或暂时性近视。

随着病情发展，尤其在后巩膜炎可能会出现视力下降，主要原因是继发角膜炎、葡萄膜炎、青光眼、白内障、渗出性视网膜脱离、黄斑水肿所致。

【诊断及鉴别诊断】

对巩膜炎患者应做系统性检查，特别要注意关节、皮肤、心血管、呼吸系统的情况，实验室检查，有助于病因学诊断。根据眼部临床表现及特点，可对巩膜炎的各个类型做出鉴别诊断。

【治疗】

巩膜炎常作为结缔组织疾病的眼部表现，应尽早发现和及时治疗。

1．病因治疗　如有感染存在，可应用抗生素。

2．抗炎治疗　局部应用糖皮质激素滴眼液合并非甾体抗炎滴眼液。选用非甾体抗炎药口服，如吲哚美辛或羟基保太松等。对病情严重者或出现巩膜无血管区，则应局部和全身应用足量糖皮质激素。禁用结膜下注射，以防巩膜穿孔。若无效可慎用免疫抑制剂治疗，应注意毒副作用。

3．手术治疗　对坏死、穿孔的巩膜部位可行异体巩膜移植术。对并发葡萄膜炎、角膜炎、白内障和继发性青光眼等可采用相应的治疗措施。

思考题

1．巩膜炎临床上如何分类?

2．巩膜外层炎的临床表现是什么？如何治疗?

（方　严）

第九章

葡萄膜疾病

学习目标

1．掌握葡萄膜炎的分类、临床表现、诊断标准和治疗方法。
2．熟悉 Vogt- 小柳原田综合征和 Behcet 病的临床表现、诊断标准。
3．了解脉络膜黑色素瘤的临床表现、诊断及鉴别诊断。

第一节 概 述

葡萄膜又称血管膜、色素膜，富含黑色素和血管，由虹膜、睫状体和脉络膜组成。三者相互连接，在血液供应上也密切相关，故病变时常相互影响。葡萄膜富含黑色素相关抗原，视网膜及晶状体也含有多种可致葡萄膜炎的抗原，葡萄膜血流丰富且缓慢，这些特点使其易于受到自身免疫、感染、代谢、血源性、肿瘤等因素的影响。

葡萄膜疾病以炎症最常见，也可发生肿瘤、先天性异常和退行性变等。

【分类】

目前虽有多种分类方法，但尚无较为满意的方法。有按病因分为感染性和非感染性者，也有按临床和病理分为肉芽肿性和非肉芽肿性者。常用的方法为按解剖部位分类：①前葡萄膜炎；②中间葡萄膜炎；③后葡萄膜炎；④全葡萄膜炎。

【病因】

病因繁多，可分为感染性和非感染性两大类。

1．感染性　细菌、病毒、真菌、立克次体、寄生虫等病原体感染所致，又可分为内源性（通过血流入眼内所致）和外源性（外伤或手术所致）。

2．非感染性　亦分为内源性（主要由于自身因素如对变性组织、坏死肿瘤组织的免疫反应所致）和外源性（主要由于外来致病因素引起）。

葡萄膜炎往往非单一病因所致，不少患者很难查出明确病因。葡萄膜小血管丰富，血流缓慢，通透性强，是眼部免疫性疾病最易发生的部位，几乎所有类型的免疫反应都可参与其发病过程。

第二节 葡萄膜炎

案例 1-9-1

患者李某，男，37岁。自述左眼红疼3天，伴视物不清。患者自述3天前左眼无明显诱因出现红疼，伴左眼视力下降，在家自行应用妥布霉素滴眼液点眼，未见好转。眼科检查：右眼视力1.0，左眼视力0.3，左眼眼睑无红肿，左眼睫状充血，角膜清亮，KP（+），前房深度可，房水闪辉（+），瞳孔约1.5mm，对光反射存在，虹膜纹理不清，10：00-11：00点位虹膜有后粘连，晶状体前少许色素颗粒附着，眼底未见明显异常；右眼正常。

问题：

1．目前最可能的诊断是什么？

2．确诊后如何治疗？

一、前葡萄膜炎

前葡萄膜炎（anterior uveitis）是葡萄膜炎中最常见的类型，包括虹膜炎、虹膜睫状体炎和睫状体炎 3 种类型。

【临床表现】

1．症状

（1）疼痛：急性期明显，眼球受压时为著。常伴有畏光流泪。

（2）视力减退：是由房水浑浊、角膜后沉着物、角膜内皮水肿等引起的屈光间质不清所导致；睫状肌痉挛可引起暂时性近视；发生黄斑水肿，继发性青光眼及并发性白内障可使视力进一步下降。

2．体征

（1）充血：睫状充血或混合充血。

（2）房水浑浊：由于虹膜睫状体血管通透性增加，大量炎症细胞和纤维素渗入房水，使之变浑。裂隙灯显微镜检查可见房水出现闪辉现象，称为 Tyndall 现象。严重者可形成前房积脓。

（3）角膜后沉着物（keratic precipitate，KP）：KP 是由于炎症细胞和纤维素随房水对流，并受虹膜与角膜间温差影响，在角膜下部沉着形成基底向下的扇形分布。中小 KP 主要由多核中性粒细胞、淋巴细胞组成，多见于非肉芽肿性炎症；羊脂状 KP 是由巨噬细胞和类上皮细胞相互融合形成，多见于肉芽肿性和慢性炎症。

（4）虹膜改变：虹膜充血色暗，纹理不清，有时出现虹膜结节。

（5）瞳孔改变：由于虹膜组织肿胀和炎症产物的刺激，瞳孔变小，对光反应迟钝。虹膜后粘连使瞳孔变形。散瞳后，瞳孔呈梅花状或不规则形。若后粘连广泛，瞳孔缘全部与晶状体前囊粘连，前后房水流通受阻，称瞳孔闭锁。若大量纤维素性渗出物成膜状覆盖于瞳孔区，则称为瞳孔膜闭。

（6）玻璃体浑浊：炎症渗出物进入玻璃体前部，可见尘埃状浑浊。

（7）病情严重可以引起一些并发症。

知识链接

前葡萄膜炎的主要并发症

1. 继发性青光眼 前葡萄膜炎时，可因炎症细胞纤维蛋白性渗出及组织碎片阻塞小梁网，虹膜周边前粘连或小梁网炎症，瞳孔闭锁或膜闭，都可以使房水引流受阻，眼压升高，引起继发性青光眼。

2. 并发性白内障 炎症反复发作，造成房水改变，影响晶状体代谢从而引起白内障，多为后囊下型浑浊。此外，在炎症时，由于长期滴用糖皮质激素滴眼液，也可引起晶状体后囊下浑浊。

3. 低眼压及眼球萎缩 炎症反复发作或慢性化，可致睫状体脱离或萎缩，房水分泌减少，引起眼压下降，严重者可致眼球萎缩。

【辅助检查】

实验室检查包括血常规、血沉、HLA-B27 抗原分型等，对怀疑病原体感染所致者，应进行相应的病原学检查，类风湿因子检查对虹膜睫状体炎诊断一般无临床价值。

【诊断与鉴别诊断】

根据睫状充血、KP、房水浑浊、虹膜纹理不清、虹膜后粘连等即可诊断，如果没有新的炎性改变及充血，仅有虹膜后粘连及晶状体前囊色素沉着时表示曾患过虹膜睫状体炎，诊断为陈旧性前葡萄膜炎。由于多种全身性疾病都可引起或伴发此种炎症，确定病因和伴随的疾病对治疗及判断本病预后有重要价值。本病应与急性结膜炎、急性闭角型青光眼及眼内肿瘤进行鉴别。

【治疗】

在病因治疗的基础上，立即扩瞳以防止虹膜后粘连，迅速抗炎以防止眼组织破坏和并发症的发生。

1．病因治疗 积极寻找病因，给予相应治疗。

2．睫状肌麻痹剂 是治疗虹膜睫状炎的关键药物，一旦发病立即给药。其目的在于：

（1）预防和拉开虹膜后粘连，避免并发症。

（2）解除瞳孔括约肌和睫状肌痉挛，以减轻充血、水肿及疼痛，促进炎症消退。常用制剂有阿托品（0.5% ~ 2.0%）、山良菪碱（0.25% ~ 0.5%）（用于对阿托品过敏者）、后马托品（1% ~ 4%）、托吡卡胺（1.0% ~ 2.0%）、复方托吡卡胺及去氧肾上腺素（2.0% ~ 10.0%）等。用阿托品液点眼时，应压迫泪囊 5 ~ 10 分钟，以免药液经泪道进入鼻腔而吸收中毒。小儿可用 1% 阿托品眼膏涂眼，2 ~ 3 次 / 日，待瞳孔散大后改为 1 ~ 2 次 / 日。新鲜的虹膜后粘连不易拉开时，可在粘连处结膜下注射散瞳合剂（1% 阿托品、1% 可卡因、0.1% 肾上腺素等量混合）0.1 ~ 0.2ml。对炎症恢复期可给予 0.5% ~ 1% 的托吡卡胺滴眼液点眼，每日 1 次。

3．糖皮质激素 及早应用糖皮质激素，以减轻炎症反应。一般采用局部给药，常用制剂有醋酸氢化可的松（0.2%、2.5%）、醋酸地塞米松（0.1%）、醋酸泼尼松龙（0.12% ~ 1%）和地塞米松磷酸盐（0.1%）悬液或溶液。可视病情轻重决定滴眼次数。对病情严重，局部用药不能控制者，可增加全身给药，用量必须因人因病情而异。一般用 5% 葡萄糖 250ml 内加入地塞米松 10mg，每日早晨 7 ~ 8 时静脉滴注，亦可用泼尼松片（30 ~ 60mg）早 7 ~ 8 点 1 次顿服。待病情好转后，要逐步减量。全身用药时应注意药物的副作用。在用糖皮质激素时，视具体情况可同时配合抗生素使用，并应经常检查血压、血糖、血钾、体重、眼压等。

4．非甾体消炎药　本剂主要通过阻断前列腺素、白三烯等花生四烯酸代谢产物而发挥抗炎作用。常用制剂为吲哚美辛，双氯芬酸钠等滴眼液点眼治疗，每日 3 ~ 8 次，必要时口服。

5．免疫疗法　有学者认为葡萄膜炎是一种自身免疫性疾病，表现为过强的免疫反应。对皮质激素类药物治疗无效而病情严重迁延不愈者可采用免疫抑制剂治疗。常用药有环磷酰胺、苯丁酸氮芥、左旋咪唑、硫唑嘌呤、秋水仙碱等。对于炎症晚期无治疗希望者不宜应用。

6．并发症治疗　见有关章节。

二、中间葡萄膜炎

中间葡萄膜炎（intermediate uveitis）是累及睫状体平坦部、玻璃体基底部、周边脉络膜和视网膜的炎症性和增生性疾病。多发于 40 岁以下青壮年，常累及双眼，发病隐匿、部位隐蔽，病程较缓。

【临床表现】

1．症状　轻者可无任何症状或自觉眼前有黑影飘动，重者可出现雾视、暂时性近视，如出现黄斑囊样水肿、并发性白内障等，则视力下降明显。部分患者有红眼、眼痛等表现。

2．体征　周边部玻璃体、睫状体平坦部、周边脉络膜视网膜等受累，也可伴发眼前节和后节受累的其他体征。

（1）眼前节炎症改变轻微，但部分患者可出现前葡萄膜炎的体征。

（2）本病特征性改变是玻璃体雪球状浑浊，表现为下方睫状体平坦部可见大量渗出物形成的雪堤（snow-bank）样改变，呈白色或黄白色。雪堤样改变可累及鼻侧和颞侧，甚至所有象限。玻璃体可呈絮状或尘埃状浑浊，以晶状体后间隙和下方玻璃体基底部最为明显。

（3）常发生下方周边部视网膜脉络膜炎、视网膜血管炎等。

3．并发症　常见黄斑囊样水肿、并发性白内障、视网膜血管炎，视网膜新生血管、玻璃体积血、增生性玻璃体视网膜病变、视盘水肿和视神经萎缩等。

【诊断与鉴别诊断】

根据典型的玻璃体及周边部视网膜血管炎等改变可做出诊断。三面镜和双目间接检眼镜是诊断此病的主要检查方法。超声生物显微镜检查（UBM）有助于诊断。应注意与其他伴有玻璃体炎性细胞和浑浊的疾病相鉴别。

【治疗】

应用糖皮质激素等药物进行治疗。合并有前葡萄膜炎时，应使用睫状肌麻痹剂。病情严重者，可选用免疫抑制剂治疗。出现视网膜新生血管，可行激光光凝。

三、后葡萄膜炎

后葡萄膜炎（posterior uveitis），是后部脉络膜、玻璃体、视网膜炎性病变的总称，包括脉络膜炎、视网膜炎、脉络膜视网膜炎和视网膜血管炎。

【临床表现】

1．症状　取决于炎症的类型、受累部位及严重程度。位于赤道部附近的局灶性后葡萄膜炎，可能仅有眼前黑影飘动。累及黄斑区的弥漫性脉络膜视网膜炎，除黑影飘动及闪光感外，还有视物变形、暗点和明显的视力减退。

2．体征　常见的有：

（1）玻璃体浑浊：后部玻璃体呈尘埃状或絮状浑浊，严重时看不清眼底。

（2）眼底改变：①急性期：眼底呈局灶性或播散性黄白色渗出灶，大小不一，境界不清。病灶处视网膜水肿、小出血斑。弥漫性脉络膜炎可见视网膜广泛水肿、视网膜血管充盈和玻璃体内大量的炎性渗出物，可引起渗出性视网膜脱离。FFA 可见脉络膜视网膜渗漏。②瘢痕期：渗出病灶经数周至数月吸收，视网膜出现色素沉着和脱色素区。未吸收的病灶境界清楚，呈灰白色及色素斑点，形成陈旧性病灶。有的呈晚霞样眼底，有的大病灶因脉络膜毛细血管层遭破坏暴露粗大的脉络膜血管及白色的巩膜。

3．并发症　黄斑部视网膜前膜、黄斑水肿、视盘水肿、视神经炎、视网膜血管炎、视网膜下新生血管、视网膜脱离、视神经萎缩、眼球萎缩等。

【诊断与鉴别诊断】

根据典型的临床表现，可做出诊断。FFA 对判断视网膜、视网膜血管及视网膜色素上皮病变有很大帮助，ICG 有助于了解脉络膜及血管受累程度，OCT 检查对病变累及黄斑部的改变有价值。

后葡萄膜炎需与其他眼病相鉴别。如交感性眼炎、Coats 病以及一些特殊类型葡萄膜炎相鉴别。

【治疗】

因感染因素所致者，给予相应的抗感染治疗。因免疫因素导致的炎症，根据具体病情眼局部和 / 或全身使用糖皮质激素治疗。对糖皮质激素仍不能控制的严重、顽固的后葡萄膜炎，可谨慎选用免疫抑制剂治疗或二者联合应用。在治疗过程中须注意免疫抑制剂的毒副作用。

第三节　几种特殊类型葡萄膜炎

一、Vogt- 小柳原田综合征

Vogt- 小柳原田综合征（Vogt-Koyanagi-Harada syndrome，VKH 综合征）是累及全身多器官如双眼、耳、皮肤和脑膜的综合征。本病曾称为特发性葡萄膜大脑炎，是国内常见的葡萄膜炎类型之一。容易反复发作，病程长。好发于 30 ～ 40 岁的青壮年。

【病因】

由自身免疫反应异常所致，与 HLA-DR4、HLA-DRw53 相关。

【临床表现】

常有头痛、耳鸣及感冒样的前驱症状，5 ～ 6 天后发病，多两眼视力急剧下降，眼底后极部视网膜水肿，浆液性视网膜脱离，视盘充血水肿、玻璃体浑浊以及前葡萄膜炎。Vogt-小柳-原田综合征如以前葡萄膜炎为主，极易引起虹膜广泛后粘连、瞳孔闭锁、瞳孔膜闭、继发性青光眼和并发性白内障等。Vogt-小柳-原田综合征如以后葡萄膜炎为主，眼底表现酷似交感性眼炎，也可出现相当于病理 Dalen-Fuchs 结节的黄白色点状病灶。较易引起浆液性视网膜脱离。病情稳定后，视网膜脱离平复，脉络膜及视网膜色素上皮素崩溃脱失，眼底呈晚霞状为本病的特征。

在病程的不同时期，还可出现头痛、重听、耳鸣、脱发、白癜风等改变。

【诊断】

根据典型病史、特征性临床表现及 FFA 检查结果，可以做出诊断。FFA 检查早期出现多发性细小的荧光渗漏点，以后扩大融合，这对本病诊断具有一定价值。

【治疗】

主要给予糖皮质激素治疗；对糖皮质激素不能控制者，可以考虑应用免疫抑制剂或二者联合应用。

二、Behcet 病

Behcet 病（Behcet's disease）是一种以复发性葡萄膜炎、口腔溃疡、多形性皮肤损害和生殖器溃疡为特征的多系统受累的疾病，也是国内常见的葡萄膜炎类型之一。

【病因】

可能与细菌、单纯疱疹病毒感染有关，主要通过诱发自身免疫应答致病。

【临床表现】

1．眼部损害　表现为反复发作的全葡萄膜炎，呈非肉芽肿性，约 25% 的患者出现前房积脓。典型眼底改变为视网膜炎、视网膜血管炎，以及后期出现的视网膜血管闭塞。常见的并发症为并发性白内障、继发性青光眼、增生性玻璃体视网膜病变和视神经萎缩等。

2．口腔溃疡　反复发作，疼痛明显。

3．皮肤损害　呈多形性改变，主要为结节性红斑、痤疮性皮疹、溃疡性皮炎等。针刺处出现结节和疱疹（皮肤过敏反应试验阳性）是此病特征性改变。

4．生殖器溃疡　为疼痛性，溃疡较深，遗留瘢痕。

5．其他　关节红肿疼痛、血栓性静脉炎、神经系统损害、消化道溃疡、附睾炎等。

【诊断】

国际 Behcet 病研究组制定的诊断标准是：

1．复发性口腔溃疡（1 年内至少复发 3 次）。

2．下列 4 项出现两项即可确诊：①复发性生殖器溃疡或生殖器瘢痕；②眼部损害（前葡萄膜炎，后葡萄膜炎、玻璃体内细胞或视网膜血管炎）；③皮肤损害（结节性红斑、假毛囊炎、脓丘疹或发育期后的痤疮样结节）；④皮肤过敏反应试验阳性。

【治疗】

全身主要应用糖皮质激素、免疫抑制剂进行治疗；眼部进行对症治疗。

第四节 葡萄膜肿瘤

一、脉络膜黑色素瘤

脉络膜黑色素瘤（malignant melanoma of the choroid）是起源于脉络膜组织内色素细胞和痣细胞的恶性肿瘤，也是成人最常见的眼内恶性肿瘤，多发生于50岁左右人群，常单眼发病。

【临床表现】

肿瘤早期多位于眼球后极部，一般无自觉症状，多在眼底检查时偶尔发现。如累及黄斑部，可有视物变形或视力减退。根据肿瘤生长情况，表现为局限性和弥漫性两种，前者多见。局限性者表现为凸向玻璃体腔的球形肿物，一旦玻璃膜被破坏，肿瘤在视网膜下迅速扩大，形成蕈状，周围常有渗出性视网膜脱离；弥漫性者沿脉络膜水平发展，呈普遍性增厚而隆起不明显，易被漏诊或误诊，并易发生眼外及全身性转移，可转移至巩膜外、视神经、肝、肺、肾和脑等组织，预后差。肿瘤继续增大，可引起继发性青光眼。在肿瘤生长中，可因肿瘤高度坏死而引起眼内炎或全眼球炎，此又称为伪装综合征（masquerade syndrome）。

【诊断】

早期诊断有时较困难，必须详细追问病史、家族史，进行详细的全身及眼部检查，并需与脉络膜血管瘤、脉络膜脱离、脉络膜黑色素细胞瘤、湿性黄斑变性、脉络膜出血、脉络膜转移癌等鉴别。

【治疗】

小的肿瘤可随访观察、激光光疗或局部切除。眼球摘除仍是治疗体积较大脉络膜黑色素瘤主要的技术手段。

二、脉络膜血管瘤

脉络膜血管瘤（choroidal hemangioma）为先天性血管发育畸形。多发生于青年男性。病变常从视盘及黄斑附近开始，可表现为孤立性淡红色的圆形或近似球形隆起，也可表现为弥漫性边界不清的扁平增厚。易发生渗出性视网膜脱离，导致视力减退，或因继发顽固性青光眼而失明。超声和FFA检查有助于诊断。可采用激光或巩膜外冷冻治疗。

第五节 葡萄膜先天异常

一、永存瞳孔膜

永存瞳孔膜（persistent pupillary membrane）有丝状和膜状两种。为胚胎时期晶状体表面的血管膜吸收不全的残迹。表现为丝状或膜状物一端始于虹膜小环，另一端附着在对侧的虹膜小环或附着于晶状体前囊。较厚的永存瞳孔膜影响视力时，可行激光或手术治疗。

二、脉络膜缺损

典型的脉络膜缺损（coloboma of the choroid）表现为在缺损区无脉络膜，通过菲薄的视网膜可透见白色巩膜，边缘多整齐，有色素沉着，常伴有其他发育异常，如小眼球、虹膜异常、晶状体缺如、视神经异常等。本病无特殊治疗，并发视网膜脱离时可行手术治疗。

思考题

1．前葡萄膜炎的临床表现和治疗原则是什么？

2．治疗葡萄膜炎时，给患者用睫状肌麻痹剂的目的是什么？常用的睫状肌麻痹剂有哪些？

3．如何诊断脉络膜黑色素瘤？

（方 严）

第十章

青 光 眼

学习目标

1. 掌握原发性急性闭角型青光眼、慢性闭角型青光眼、原发性开角型青光眼的临床表现、诊断标准和治疗方法。
2. 熟悉正常眼压性青光眼和继发性青光眼的分类、临床表现和治疗原则。
3. 了解先天性青光眼和高眼压症的临床表现及治疗原则。

第一节 概 述

青光眼（glaucoma）是一类以视野缺损和视神经萎缩为共同特征的疾病，病理性眼压增高是其主要的危险因素。青光眼视野缺损和视神经萎缩的发生和发展与眼压升高的程度、持续时间的长短和视神经自身对眼压损害的耐受性有关。青光眼导致的视神经损害一般是不可逆的，为此，青光眼患者如果不能得到及时合理的诊治，往往会导致患者视功能明显受损，甚至失明。青光眼具有一定的遗传易感性。在患者直系亲属中，10% ~ 15% 的个体可能会发生青光眼。

眼球内容物对眼球壁的压力称眼压。房水生成率和房水排出率是维持生理性眼压的重要因素，正常情况下两者保持着动态平衡，一旦平衡失调将引起眼压变化。正常眼压介于1.33 ~ 2.79kPa（10 ~ 21mmHg）之间，24 小时眼压差 ≤ 1.064kPa（8mmHg），双眼眼压差 ≤ 0.665kPa（5mmHg）。若眼压变化超过上述范围，则认为眼压处于病理状态。

青光眼是一组多因素导致的致盲眼病。病理性眼压增高是发生青光眼主要的危险因素，另外，种族、年龄、近视眼、家族史、视神经血供不足等因素也可能是发生青光眼的危险因素。

根据前房角形态结构、病因机制以及发病年龄这三个主要因素，一般将青光眼分为原发性、继发性和先天性三大类：

1．原发性青光眼

（1）闭角型青光眼

1）急性闭角型青光眼

2）慢性闭角型青光眼

（2）开角型青光眼

1）原发性开角型青光眼
2）正常眼压性青光眼
2．继发性青光眼
3．先天性青光眼
（1）婴幼儿型青光眼
（2）青少年型青光眼
（3）先天性青光眼伴有其他先天异常

第二节 原发性青光眼

原发性青光眼（primary glaucoma）是指发病机制尚未完全阐明的一类青光眼。临床上主要根据眼压升高时前房角的状态——关闭或开放，将其又分为闭角型青光眼和开角型青光眼。在我国原发性闭角型青光眼是在所有青光眼类型中最常见的一种，发病年龄多在50岁以上，女性发病率高于男性，双眼先后或同时发病。

一、急性闭角型青光眼

案例 1-10-1

患者花某，女，67岁。自述右眼眼红眼痛1天，伴有视物模糊，恶心，头疼。患者自述1天前，与他人生气后，右眼出现眼红眼痛、视力下降，伴有右侧头疼、恶心，无呕吐。眼科查体：右眼视力0.1，左眼视力0.8，右眼眼压45mmHg，左眼眼压17mmHg，右眼混合充血，角膜水肿雾浊，色素性KP（+），前房浅，周边前房约1/5CT，瞳孔约7mm，对光反射消失，晶状体轻微浑浊，眼底隐约可见。左眼前房浅，晶状体轻微浑浊，眼底未见异常。

问题：
1．目前最可能的诊断是什么？需要做哪些检查？
2．需要与哪些疾病进行鉴别诊断？
3．如何治疗？

急性闭角型青光眼（acute angle-closure glaucoma）是因前房角的急性闭塞导致房水排出障碍，引起眼压急剧升高，并伴有相应症状和眼前节组织改变为特征的眼部疾病。

【病因】

本病病因尚未完全阐明。目前一般认为眼球局部解剖结构变异是其发生的主要因素。这些变异包括眼轴较短、角膜较小、前房浅、房角狭窄、晶状体较厚，且位置相对靠前。随着年龄的增加，晶状体逐渐增厚，晶状体虹膜隔向前移位，使晶状体与虹膜更为紧贴，以致后房水流经晶状体与虹膜间隙时所受的阻力加大，导致后房压力高于前房，因此周边部虹膜被推挤向前移位，在房角入口处与小梁面相贴，房角发生关闭，房水排出受阻，眼压急剧升高，引起急性发作。这就是公认的急性闭角型青光眼发病的瞳孔阻滞机制（图1-10-1）。另外，近年来研究显示周边虹膜异常肥厚堆积和睫状体前位，也在房角关闭过程中发挥着重要作用。

除上述解剖因素外，情绪激动、精神创伤、过度劳累、气候变化等常为本病发生的诱因，神经体液调节失常也与本病有关。

【临床表现及分期】

根据急性闭角型青光眼所处病程的临床症状和体征不同，一般将其分为六个临床阶段，即临床前期、先兆期、急性发作期、间歇期、慢性期和绝对期。

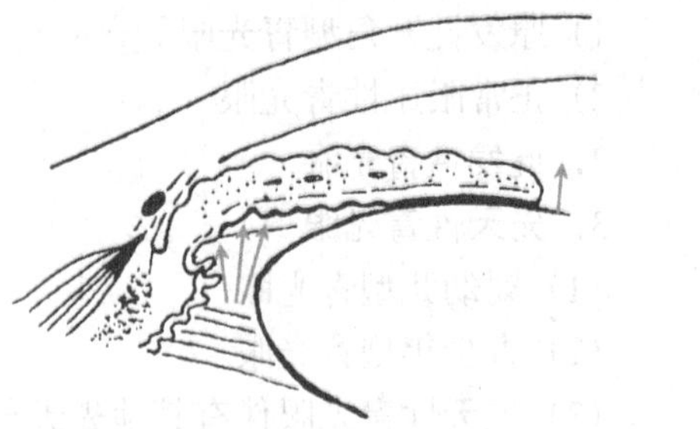

图 1-10-1　闭角型青光眼瞳孔阻滞机制发生示意图

1．临床前期　急性闭角型青光眼是一种双侧性眼病，如一眼曾有急性发作史，另一眼虽无发作史，但具有急性闭角型青光眼发生的解剖学基础，如前房浅和房角狭窄者；或经激发试验阳性者均属于临床前期。一般此期患者无自觉症状。

2．先兆期　表现为一过性或反复性的小发作。患者可有轻度眼部胀痛，鼻根部酸痛，突感雾视、虹视（灯光周围可见彩虹样环）等症状，即刻检查可见睫状充血，前房稍变浅，房角大部分关闭，瞳孔略散大，眼压增高。此期患者的症状和体征均较轻微，稍事休息后可以自行缓解或消失。一般不留永久性的组织损害。

3．急性发作期　起病急，患者视力急剧下降，常伴有剧烈眼痛及同侧头痛，有时出现恶心、呕吐等全身症状。检查可见眼压急剧升高，眼球混合充血，角膜水肿，上皮可出现水泡，角膜后色素性 KP 沉着，前房极浅，周边部前房几近消失，由于高眼压造成血房水屏障破坏，引起房水浑浊，甚至出现絮状沉淀，瞳孔括约肌麻痹，导致瞳孔散大，对光反射迟钝或消失。房角镜检查可见房角完全关闭。用甘油消除角膜水肿后，观察眼底可见视网膜静脉搏动、视网膜出血。若不及时治疗易导致失明。

闭角型青光眼急性发作期后，常留有永久性的损害，如较长时间高眼压，可使虹膜血管闭锁，导致虹膜发生色素脱失和节段性萎缩，晶状体前囊下出现点片状浑浊，称为青光斑。这些体征出现，提示曾经有青光眼急性发作的病史。

4．间歇期　又称缓解期，指小发作后临床表现自行缓解，房角重新开放或大部分开放，小梁网功能损害不太严重，不用药物或仅用缩瞳剂眼压就不再升高。从理论上而言，急性大发作经过积极治疗后，也可进入间歇期；但实际上，由于急性发作导致房角广泛粘连的形成，这种可能性很小。

5．慢性期　急性大发作或反复小发作后，造成小梁网功能严重受损，导致眼压中度升高，视盘逐渐出现病理性凹陷，并伴有相应的视野缺损。

6．绝对期　眼压持久升高，造成眼球组织结构，尤其是视神经的严重破坏，最终导致视力永久性丧失。此期可反复性出现角膜大泡或上皮剥脱，有时可见角膜带状浑浊及巩膜葡萄肿的发生。

以上不是每个患者都必经的过程，有些患者无先兆期，有的患者在急性发作期未经有效治疗而直接进入绝对期，或间歇期后又出现急性发作期。

【诊断】

1．对于持续时间短的先兆期小发作，多数根据一过性发作的典型病史，眼前节解剖具有特征性的浅前房、窄房角等改变，一般可以做出诊断；必要时可加做青光眼激发试验以明确诊断。

知识链接

青光眼激发试验

1. 暗室试验 Seidel 于 1928 年首先介绍此方法。其作用机制是在暗室中瞳孔散大，虹膜根部阻塞了前房角而导致眼压升高。方法是先让患者在明室内测眼压，然后令其在暗室停留 1 ~ 2 小时后于弱光下再测眼压。如眼压上升≥ 1.064kPa（8mmHg），或眼压达到 3.99kPa（30mmHg）即为阳性。弱光下查房角，可见阳性患者房角进一步变窄或关闭。暗室试验时患者不可入睡，因睡眠时瞳孔缩小可影响试验结果。

2. 俯卧试验 作用机制是俯卧位时由于重力关系致虹膜晶状体隔向前移位，引起房角关闭。方法是先测量眼压，然后在明室内俯卧于检查床上，1 小时后再测眼压，眼压上升 1.064kPa（8mmHg）时为阳性，即刻检查房角，可发现前房角是关闭的。

3. 暗室加俯卧试验 为提高激发试验的阳性率而将上述两种试验联合使用，方法与俯卧试验相同，只是在暗室内进行。

2．闭角型青光眼急性发作期的诊断并不困难，主要依据以下几点就可以明确诊断：

（1）剧烈的眼痛、头痛、视力锐减。

（2）眼压突然升高。

（3）眼球混合性充血，角膜水肿、角膜后壁细小色素性沉着物。

（4）前房浅、周边部前房几近消失，前房角关闭。

（5）瞳孔呈中度或极度散大，呈椭圆形。

（6）虹膜出现节段性萎缩，有时可见青光眼斑。

【鉴别诊断】

1．本病应该与急性结膜炎，尤其是虹膜睫状体炎相鉴别（表 1-10-1）。因后者与急性闭角型青光眼的治疗原则完全相反，若出现误诊误治，可造成严重后果。

表 1-10-1 急性闭角型青光眼（发作期）与急性虹膜睫状体炎、急性结膜炎的鉴别诊断

	急性闭角型青光眼（发作期）	急性虹膜睫状体炎	急性结膜炎
症状	剧烈眼痛	眼痛、畏光、流泪	异物感、结膜囊分泌物增加
眼压	升高	正常	正常
视力	急剧下降	不同程度减退	正常
充血	混合充血	睫状充血	结膜充血
角膜	雾浊、上皮水泡、KP（+）	KP（+）	正常
前房	深度浅、房角窄、房水轻度浑浊	房水浑浊	房水正常
瞳孔	散大，多呈垂直椭圆形	缩小	正常
全身症状	常伴头痛、恶心、呕吐	可有轻度头痛	无

2．由于急性闭角型青光眼发作期患者常伴有恶心、呕吐、剧烈头痛等全身症状，这些症状有时可以掩盖眼痛及视力下降等眼部表现，可能会被诊断为颅内疾患和急性胃肠炎，造成误诊误治。

【治疗】

急性闭角型青光眼是眼科常见的一种致盲性眼病，发病急速，病情凶险，故应该紧急处理。治疗原则是先用药物治疗迅速降低眼压，眼压下降后及时选择适当的手术治疗；若药物治疗不能使眼压降至正常，应尽早采用手术方法进行降压处理。

1．缩瞳剂　以 1% ~ 2% 毛果芸香碱滴眼液最为常用。该药滴眼 10 分钟后出现缩瞳，30 分钟达高峰。开始时每 3 ~ 5 分钟滴眼一次，待眼压降低或瞳孔缩小后每 1 ~ 2 小时滴眼一次，或每天 4 次。由于毛果芸香碱可引起眉弓疼痛，视物发暗，近视加深等眼部症状，有时甚至可以引起头痛、出汗、胃肠道反应等全身症状，故当频点高浓度该药物时，应该在点药后，用棉球压迫泪囊部，以避免药物通过鼻腔黏膜吸收而引起的毒副作用。

2．β 肾上腺素能受体阻滞剂　常用药物有 0.25% ~ 0.5% 噻吗心胺（timolol）、0.25% ~ 0.5% 贝他根（levobunolol）和 0.25% ~ 0.5% 贝特舒（betaxolol）等滴眼液，每天 1 ~ 2 次。该类药物禁用于伴有心脏传导阻滞、支气管哮喘的患者。

3．a 肾上腺素能受体激动剂　临床上常用的肾上腺素能受体激动剂是以 0.2% 酒石酸溴莫尼定滴眼液为代表。每天 1 ~ 2 次。该药优点在于副作用较少，且对心肺功能无明显影响。

4．前列腺素衍生物　临床以 0.005% 拉坦前列腺素最为常用。每天傍晚点滴 1 次即可。注意毛果芸香碱可以减少葡萄膜巩膜通道房水外流，与前列腺素衍生物滴眼液之间存在一定的拮抗作用。

5．碳酸酐酶抑制剂　分为全身和局部两种剂型。前者以乙酰唑胺为代表，服药后 60 ~ 90 分钟眼压开始下降，首次剂量为 500mg，以后每次 250mg，每天 2 ~ 3 次；后者以 2% 布林佐胺滴眼液为代表，每天滴眼 2 次。由于碳酸酐酶抑制剂副作用较多。如手足发麻，食欲减退，若长期服用可导致低血钾、尿路结石、白细胞减少等发生，故全身制剂多作为短期辅助性用药。

6．高渗剂　此类药物多作为紧急降压措施而采用。使用期间要注意电解质紊乱。

（1）甘露醇：剂量为每次 1 ~ 2g/kg 体重，静脉快速滴注，每分钟 10ml，迅速在血液中达到有效浓度。滴注后 10 分钟左右起效，1 ~ 2 小时降压效果最好，必要时 4 ~ 6 小时可重复使用。20% 甘露醇在静脉滴注时，因增加了循环血量，加重心脏负荷，故对慢性心功能不全的患者慎用。

（2）甘油：常用 50% 生理盐水甘油溶液，口服剂量 2 ~ 3ml /kg 体重，用药后 10 分钟开始降压，维持 4 ~ 6 小时。糖尿病患者禁用。

（3）50% 葡萄糖溶液：高渗葡萄糖溶液也有脱水降眼压作用，但葡萄糖可进入组织中被代谢利用，所以作用时间短，可暂时降低眼压。

7．辅助性药物　前房反应较重者，可以局部滴用糖皮质激素类药物；全身症状较重者，如患者睡眠不佳可给予镇静剂，疼痛剧烈给予镇痛剂，出现便秘者给予缓泻剂等。

知识链接

常用降眼压药物的作用机制简介

1. 缩瞳剂　通过收缩瞳孔，增加虹膜张力，解除虹膜根部对小梁网的堵塞，重新开放已闭塞的前房角，减少房水外流阻力，实现降低眼压的目的。

2. β肾上腺素能受体阻滞剂　该类药物通过减少房水生成，达到降低眼压的目的。

3. α肾上腺素能受体激动剂　通过选择性兴奋a_2受体，减少房水生成和促进房水经葡萄膜巩膜通道外流，实现降低眼压的目的。

4. 前列腺素衍生物　通过增加房水经葡萄膜巩膜通道外流，达到降低眼压的目的。

5. 碳酸酐酶抑制剂　通过抑制房水生成，来降低眼压，分为全身和局部两种剂型。

6. 高渗剂　通过提高血液渗透压，使眼球脱水而迅速降低眼压，多作为紧急降压措施而采用。

8．手术治疗　抗青光眼手术根据其作用机制分为：解除瞳孔阻滞性手术、解除小梁网阻滞性手术、改变虹膜构型增宽房角手术、建立房水外引流通道性手术、房水引流装置植入术、减少房水生成性手术、破坏性手术等七大类。根据急性闭角型青光眼的临床分期不同，采用不同的手术方式进行治疗。目前常见的用于治疗急性闭角型青光眼的手术种类主要有解除瞳孔阻滞性手术和建立房水外引流通道性手术。

知识链接

常见抗青光眼手术简介

1. 解除瞳孔阻滞性手术　基本原理是通过切开或切除周边虹膜，沟通前房与后房，前房与后房之间的压力差消失，前后房之间的压力达到平衡，使瞳孔阻滞得以解除，狭窄或关闭的前房角得以开放，这样房水就可以沿着正常本有的外引流途径流出眼外，从而起到降低眼压的作用。常用的手术方式有激光虹膜周边切开术和周边虹膜切除术。这类手术主要用于房角无广泛粘连、小梁网功能基本正常的早期原发性闭角型青光眼和继发性闭角型青光眼的治疗。

2. 建立房水外引流通道性手术　基本原理是切除一部分包括小梁网和Schlemm管在内的角膜缘组织，人为形成一条沟通眼内外的滤过道，使房水可以借助此滤过道流出眼外，到达球结膜下间隙，形成滤过泡，从而使眼内房水的引流量增加，达到降低眼压的目的。此类手术主要包括小梁切除术、非穿透性小梁切除术、巩膜咬切术等术式。该类手术主要适用于前房角广泛粘连的闭角型青光眼、原发性开角型青光眼以及一些继发性青光眼的治疗。

二、慢性闭角型青光眼

慢性闭角型青光眼（chronic angle-closure glaucoma）是由于周边虹膜与小梁网逐渐发生粘连，小梁网功能逐步受损，房水外流受阻，眼压缓慢升高，最终导致视神经损害和视野缺损为代表的一种青光眼类型。本病以病程缓慢，无急性发作为特点。

【病因】

慢性闭角型青光眼也存在浅前房、窄房角等解剖结构的变异，但其程度较急性闭角型青光眼为轻。房角狭窄是导致周边虹膜逐步与小梁网发生粘连的一个基本条件。研究揭示以虹膜膨隆为特点的瞳孔阻滞机制（不如急性闭角型青光眼的明显）和以周边虹膜堆积为特征的非瞳孔阻滞机制都参与了本病的病理过程。

【临床表现】

慢性闭角型青光眼多见于50岁左右的老年人，以男性为多。由于房角粘连和眼压升高是一个逐渐发展的过程，故患者一般没有眼压急剧升高所伴随的相应症状群，眼前节组织也没有明显异常。一些患者可有视物模糊、虹视及眼微胀等发作史，经休息后症状消失；也有一些患者无任何症状，只是在无意中发现视力下降。本病眼压多为中等度升高，很少超过6.65kPa（50mmHg）。视盘在持续高眼压的作用下，渐渐萎缩，形成凹陷，视野也随之发生进行性损害。本病的慢性进程与开角型青光眼病程类似，但其视神经损害的发展速度较开角型青光眼为快。

【诊断】

1．眼压常在5.32 kPa（40 mmHg）左右，很少超过6.65kPa（50mmHg）。

2．中央前房深度略浅或接近正常，虹膜膨隆现象不明显。

3．房角中等度狭窄，有不同程度的虹膜周边前粘连。

4．如双眼非同时发病，对侧的“健眼”尽管眼压、眼底、视野均正常，但可见房角狭窄或局限性周边虹膜前粘连。

5．具有典型的青光眼性视盘凹陷性视神经萎缩和相应的视野缺损。

【鉴别诊断】

慢性闭角型青光眼主要应与开角型青光眼相鉴别。后者虽然也眼压升高，视盘凹陷加深，视神经萎缩，以及视野缺损，但其具有前房深度不浅，高眼压状态下房角保持开放的特点。

【治疗】

对房角粘连范围不大的早期病例可以采用缩瞳剂治疗，也可以采用周边虹膜切除术或激光房角成形术治疗。若房角已发生广泛粘连，则应该行滤过性手术。

三、原发性开角型青光眼

原发性开角型青光眼（primary open angle glaucoma，POAG）在我国发病率低于闭角型青光眼，常见于中青年。特点是房角开放，眼压升高，病程进展缓慢。由于症状隐蔽，患者不易察觉，往往就诊时视功能已明显损害，故危害较大。

【病因】

本病确切病因目前尚不完全清楚。组织学检查提示小梁网胶原纤维和弹性纤维变性，内皮细胞脱落或增生，小梁网增厚，网眼变窄或闭塞，小梁网内及Schlemm管内壁下有细胞外基质沉积，Schlemm 管壁内皮细胞的空泡减少等病理改变可能与本病发生有关。

【临床表现】

1．症状 开角型青光眼早期多无明显的自觉症状，部分病例在病情进展到一定程度时，可以出现轻微头痛、眼胀、视力疲劳等症状。

2．体征

（1）眼压：早期眼压不稳定，仅部分时间眼压升高，故测量 24 小时眼压曲线有助于诊断。随着疾病的发展，眼压逐渐升高，保持在高眼压状态。

（2）眼前节：前房深度正常，虹膜平坦，房角开放，在双眼视神经损害程度不一致的患者可以发现相对性传入性瞳孔障碍。

（3）眼底：视盘生理凹陷扩大是最为重要的体征（彩图 1-10-2）。①视盘早期正常，随着病情进展生理凹陷逐渐加深和扩大，甚至达到视盘边缘；②视盘上下方可局限性变窄或出现切迹；③双眼凹陷不对称，C/D 值（杯 / 盘比，即视杯直径与视盘直径的比值）之差大于 0.2 有诊断价值；④视网膜神经纤维层缺损，可借助无赤光检眼镜或视网膜神经纤维分析系统进行观察。

（4）视野缺损：是诊断青光眼和评估病情的主要指标。典型的早期视野缺损，表现为孤立的旁中心暗点和鼻侧阶梯；随着病情进展，可出现弓形暗点、扇形暗点及环形暗点；晚期仅残存管状视野或颞侧视岛，最后残存视野消失（图 1-10-3）。

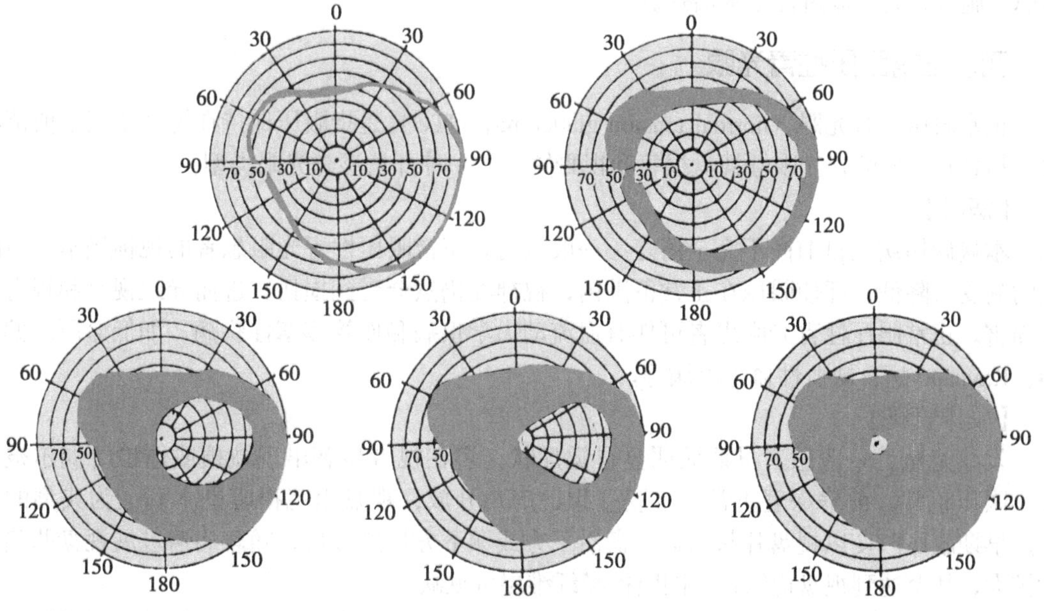

图 1-10-3 原发性开角型青光眼视野缺失示意图

【诊断】

如果已具备了眼压升高、典型的视野和眼底变化就可明确诊断。但此时病程已进入中晚期，患者视功能已遭受严重损害，所以本病的关键在于早期诊断。早期诊断的主要指标有：

1．眼压升高 早期眼压不稳定，24 小时波动较大，因此测量 24 小时眼压曲线有助于发现眼压的波动范围和确定诊断。按全国青光眼协作组统一规定，每日 5 时、7 时、10 时、14 时、18 时、22 时测量眼压 6 次，描绘出 24 小时眼压变化的曲线。若眼压波动范围 ≥ 1.06kPa

（8mmHg）或双眼压差≥ 0.67kPa（5mmHg）为病理性眼压。在高度近视眼等巩膜硬度偏低的患者，一般眼压计的测量值比实际值偏低，此时最好采用压平式眼压计或测量校正眼压，以便了解患者的真实眼压。

2．眼底改变　视盘凹陷进行性加深扩大，盘沿宽窄不一，尤其是上、下方盘沿变窄或切迹，视网膜神经纤维层缺损等都属于青光眼特征性视神经损害。另外，双眼凹陷不对称，C/D 值＞ 0.2，也具有诊断价值。

3．视野缺损　可重复性旁中心暗点或鼻侧阶梯。常系早期青光眼的视野改变。另外，采用计算机自动视野计做光阈值定量检查，可发现较早期青光眼视野改变，如弥散性或局限性光阈值增高，阈值波动增大等变化。

总之，对开角型青光眼的早期诊断应综合各项检查结果进行判断，追踪观察，以便得出正确结论。

【治疗】

治疗原则是先用药物降低眼压，若药物降眼压不满意，则采用激光、手术治疗。

药物治疗在于通过减少房水生成和增加房水流出，达到降低眼压的目的。一般可局部滴用降眼压药物，如无禁忌证，可先选择 β 肾上腺素能受体阻滞剂，如 0.25% ～ 0.5% 噻吗心胺（timolol），0.25% ～ 0.5% 贝他根等，一种药物效果不满意，可以更换另一种或再加滴另一类药物。如果眼压仍不能降至正常，可尝试采用激光治疗；若病情仍然进一步发展，则需考虑实施抗青光眼滤过性手术治疗。

四、正常眼压性青光眼

正常眼压性青光眼（normal tension glaucoma，NTG）是指眼压保持在统计学正常值范围内，却具有典型的青光眼性视盘损害和视野缺损的一种开角型青光眼类型。

【病因】

本病确切病因目前尚不完全清楚。一般认为，正常眼压性青光眼患者的视神经本身对眼压的耐受力降低，即使眼压在正常范围内，视神经仍然会受到损伤，进而导致视盘和视野出现损害。正常眼压性青光眼患者可伴有血流动力学疾病和血管痉挛性疾病，如低血压、偏头痛、Raynaud 病、缺血性血管疾病等。

【临床表现】

发病隐蔽，一般患者早期无明显自觉症状。多在视野显著出现缺损或体检时偶尔被发现。眼压正常，前房深度正常，虹膜平坦，房角开放，视盘出现损害是本病最为典型的体征。早期眼底改变以视盘片状出血、盘沿下方或颞下方切迹多见，随着病情进展视盘凹陷逐渐扩大，甚至达到视盘边缘；视网膜神经纤维层可见缺损。

一般认为正常眼压性青光眼与原发性开角型青光眼的视野缺损类似；但前者视野缺损更靠近固视点。

【诊断及鉴别诊断】

眼压正常，房角开放，具有原发性开角型青光眼类似的视盘改变，视网膜神经纤维层损害和视野缺损，且排除造成视神经损害、视野缺损等其他因素后即可确立诊断。

本病应该与原发性开角型青光眼、缺血性视神经病变、先天性视神经异常以及颅内占位性病变引起的视神经萎缩相鉴别。

【治疗】

由于正常眼压性青光眼的病因和发病机制尚不清楚，至今还没有一种有效的治疗方案。目前正常眼压性青光眼的治疗包括视神经保护性药物的应用和采用降眼压药物或手术进一步降低眼压。

第三节　继发性青光眼

继发性青光眼（secondary glaucoma）是因眼部疾病或某些全身疾病所导致的一组特殊类型的青光眼。该病多单眼发病，一般无家族史。

1．青光眼睫状体炎综合征　病因不明。典型病例呈急性发作性眼压升高，可伴有眼胀、眼痛、雾视、虹视等症状，角膜后出现羊脂状沉着物，前房正常，房水无明显浑浊，虹膜无后粘连。一般数天内可以自行缓解，但易复发。发病时，可以应用降眼压药物和糖皮质激素治疗，以缩短病程和减轻高眼压对视神经的损伤。

2．虹膜睫状体炎所致继发性青光眼　虹膜睫状体炎未能有效控制，形成广泛的周边虹膜前粘连、瞳孔闭锁或瞳孔膜闭，造成房水流出障碍，导致眼压升高，发生青光眼。一般多需要行滤过性手术治疗。

3．眼外伤所致青光眼　眼球钝挫伤可以导致眼内出血、房角损伤或晶状体位置异常等眼内组织结构的改变，造成房水流出障碍、眼压升高所导致的一类青光眼。临床常见的有房角后退性青光眼、溶血性青光眼、血影细胞性青光眼等。首先根据发病具体机制进行病因治疗，同时应用抗青光眼药物控制眼压，必要时行抗青光眼手术治疗。

4．睫状环阻滞性青光眼　是内眼手术后，如抗青光眼手术、人工晶状体植入术等，发生的一种少见严重的继发性青光眼，其中尤以伴有房角粘连的闭角型青光眼术后多见。多发生在术后数天内，也可术后数月，甚至术后更长时间。临床上主要表现为眼部充血、疼痛、眼压升高，前房变浅，前房角进一步变窄或关闭等。确诊后首先采用药物治疗，1% 阿托品眼药滴眼，以解除睫状环阻塞，促使前房重新形成而降低眼压；使用碳酸酐酶抑制剂，减少房水形成和房水在玻璃体腔内积蓄；使用高渗剂，使玻璃体脱水浓缩；全身应用糖皮质激素，减轻睫状体水肿和炎症，防止房角和虹膜粘连的发生。经药物保守治疗无效者，应采用手术治疗。常用术式有前部玻璃体切除联合前房成形术、经睫状体平坦部抽吸玻璃体水囊联合前房成形术或晶状体摘除联合前部玻璃体切除及前房成形术。

5．新生血管性青光眼　由某些疾病，如糖尿病、视网膜中央静脉阻塞、颈动脉内膜疾患等，可以造成视网膜广泛性缺血，继而虹膜新生血管生成和前房角关闭，房水外流受阻，眼压升高，所导致的一种难治性青光眼。本病重在预防，如发现视网膜有缺血现象时，可以考虑行视网膜光凝术，以预防虹膜新生血管的形成；本病若已发生，治疗比较棘手，一般的常规治疗效果较差。近年来青光眼引流阈植入术给本病的治疗带来了新的希望。如上述方法失败，可以考虑行冷冻术或光凝术破坏睫状体，减少房水生成，降低眼压。

6．糖皮质激素性青光眼　是因长期滴用或全身应用糖皮质激素所导致的一种药源性青光眼。个体之间对糖皮质激素的敏感性存在差异。糖皮质激素所致眼压升高程度与滴药浓度、频度以及持续用药时间有关。临床表现与原发性开角型青光眼类似。糖皮质激素类药物的应用史是确诊这种青光眼的关键指标。多数患者在停用糖皮质激素后眼压可以逐渐恢复正常，对于少数眼压仍持续升高的患者，可以参照开角型青光眼的处理原则进行治疗。

7. 色素性青光眼　是由虹膜向后凹陷，与晶状体悬韧带接触产生摩擦，虹膜色素颗粒脱落，沉积于小梁网，造成房水流出障碍，眼压升高，导致的一种青光眼。本病多发生于25 ~ 40岁男性，具有一定的遗传性。临床典型表现为眼压升高，角膜后可见呈垂直纺锤样分布的色素性KP，前房深，房角宽，虹膜出现放射状裂隙透光区。可滴用1%毛果芸香碱，减轻虹膜与晶状体悬韧带摩擦，减少色素颗粒脱落，同时促进房水外流，清除小梁网色素颗粒，降低眼压；也可滴用0.25% ~ 0.5%噻吗心胺眼药等抑制房水生成剂降低眼压；药物控制眼压不良者，可以考虑行青光眼滤过性手术治疗。

第四节　先天性青光眼

先天性青光眼（congenital glaucoma）系胎儿发育过程中，前房角发育异常，小梁网-Schlemm管系统不能够正常发挥房水引流功能，导致眼压升高所致的一类青光眼。根据发病年龄以及是否合并其他眼部或全身异常等情况，临床上将其分为3种类型：①婴幼儿型青光眼；②青少年型青光眼；③先天性青光眼伴有其他先天异常。

一、婴幼儿型青光眼

婴幼儿型青光眼见于新生儿或婴幼儿时期。以男性患儿多见，80%患儿在1岁内被确诊，70%为双眼发病。本病多属于常染色体隐性遗传性疾病。

【临床表现】

早期症状有畏光、流泪、眼睑痉挛。在高眼压的作用下，眼球壁代偿性扩张。角膜直径可达12mm以上，角膜出现水肿浑浊及后弹力层断裂。巩膜变薄，由瓷白色转变为浅蓝色，前房加深，瞳孔扩大，对光反射迟钝或消失，视盘生理凹陷扩大最终导致失明。

【治疗】

手术是治疗的主要措施。约80%的患儿，可望通过房角切开术或小梁切开术控制眼压。晚期病例，可选择小梁切除术。眼压控制后需要矫正可能合并存在的近视性屈光不正，以防治弱视。

二、青少年型青光眼

青少年型青光眼一般指6岁以后，30岁以前发病的先天性青光眼。本病与遗传有关，部分常染色体显性遗传病例的致病基因定位于染色体1q21-31。由于3岁以后，眼球壁组织的弹性减弱，眼压增高一般不会导致眼球壁代偿性扩张，为此，患者通常无畏光、流泪、角膜增大等症状和体征。除眼压波动较大外，本病与原发性开角型青光眼的临床表现基本类似。两者的诊断和治疗原则也基本相同。

三、先天性青光眼伴有其他先天异常

这一类青光眼同时伴有眼部或全身其他器官的发育异常，多以综合征的形式表现出来，如无虹膜性青光眼，伴有颜面部血管瘤和脉络膜血管瘤的青光眼（Sturge-Weber综合征），伴有晶状体形态或位置、骨骼以及心脏异常的青光眼（Marfan综合征、Marchesani综合征）等。本病以手术治疗为主，但预后不良。

第五节 高眼压症

高眼压症是指眼压高于正常统计学眼压值的上限，前房深度正常，房角开放，且长期随访未见有视盘损害和视野缺损的一种状态。

【病因及发病机制】

具体发生机制尚不清楚。统计学资料显示在 40 岁以上人群中，约有 7% 的个体眼压超过 21mmHg，大多数高压眼症经长期随访观察，并不出现视盘和视野损害，仅有约 10% 的个体可能发展为开角型青光眼。患者的年龄、视盘形态异常、眼压升高程度、青光眼家族史、心血管疾病以及视网膜中央静脉阻塞等是高眼压症演变为青光眼的危险因素。

【诊断】

临床上根据眼压测量值高，前房深度正常，房角开放，眼底视盘无损害，以及视野未见可检出性缺损等结果，可以初步做出一个倾向性诊断。但注意高眼压症的确诊是一个排除青光眼诊断的漫长过程。

【鉴别诊断】

高眼压症应与尚未出现视盘损害和视野缺损的早期原发性开角型青光眼相鉴别。在高眼压症人群中，可能少数个体本身就是可疑青光眼或早期原发性开角型青光眼患者，只有定期随访才有助于鉴别诊断。

【治疗】

高眼压症是复杂的临床现象，对高眼压症是否进行治疗目前意见尚不一致。一般认为对那些伴有可能发展为开角型青光眼危险因素的高眼压症患者可以给予降眼压药物进行治疗。由于高眼压毕竟是青光眼发病的重要危险因素，为此，对所有高眼压症患者都应该定期随访。

第六节 青光眼的随访与预防

【随访】

青光眼是一组严重危害人类健康的不可逆性致盲眼病，对于绝大多数青光眼而言，目前的治疗措施仅能减慢和延缓其病变的发展进程，而不能达到根治目的；另外，有些青光眼的症状隐蔽，在漫长的病变过程中逐步导致视神经严重受损，而患者却不易察觉。为此，一旦确诊青光眼，除给予积极治疗外，还应该制订完善的随诊计划，以便及时调整治疗方案。具体随诊内容包括：①眼压测量：可以判断疗效，同时可以根据眼压测量结果，及时调整用药及其他治疗方案。②视力和视野检查：可以衡量青光眼的病情。尤其就视野而言，在衡量视神经受损程度上具有重要作用。如果眼压控制正常，可以每隔 6 ～ 12 个月复查视野一次；如果眼压控制不良，应每 3 ～ 6 个月复查一次。③视盘检查：是判断青光眼治疗情况的重要指征。④眼前节检查：主要复查前房深度、前房角宽窄的变化及粘连程度、虹膜周边切口是否通畅、滤过泡形成情况、晶状体改变等内容。

【预防】

由于原发性青光眼的病因和发病机制迄今未完全清楚，它的发生可能与遗传因素有关；所以，从严格意义而言，青光眼不能够预防。但是，如果采取切实有效的措施，使青光眼患者能够得以早期诊断和合理治疗，就可能达到保护视功能的目的。从这个角度而言，青光眼又是可以预防的，预防的主要目的在于减少青光眼盲的发生。主要措施包括：①进行广泛宣传，普及和提高人们对青光眼的认知程度；②建立适当的保健制度。如建议40岁以上的人群测量眼压和检查眼底，对青光眼高危人群定期随访；③对青光眼患者应该详细介绍青光眼的知识，使他们树立战胜疾病的信心，积极配合治疗，提高自我保健能力，以便长期保存有用的视功能；④建立防治青光眼的队伍和机构，开展青光眼的筛查和诊疗工作，开展青光眼的流行病学研究，培养青光眼专业人才。

思考题

1．如何诊断和治疗慢性闭角型青光眼？
2．原发性开角型青光眼的临床特征和治疗原则是什么？
3．哪些疾病可以引起新生血管性青光眼？
4．青光眼的随诊内容主要包括哪几项？

（马建民）

第十一章

晶状体病

学习目标

1. 掌握年龄相关性白内障的分期、临床表现及治疗方法。
2. 熟悉先天性白内障、外伤性白内障、后发性白内障的临床表现及治疗方法。
3. 了解其他类型白内障的临床表现及治疗方法，晶状体异位及脱位的临床表现。

第一节 概 述

晶状体为双凸面、有弹性、无血管的透明组织，营养主要来自于房水，是眼屈光介质的重要部分，相当于约19D的凸透镜。晶状体的主要病变有两类：一是因为透明性改变而形成的白内障，二是因晶状体位置的改变而产生的晶状体异位和脱位。

第二节 白 内 障

晶状体浑浊称为白内障（cataract）。白内障可按不同方法进行分类。按病因可分为：年龄相关性、外伤性、并发性、代谢性、中毒性、辐射性、发育性和后发性等白内障。按发病时间分为：先天性和后天获得性白内障等。按晶状体浑浊形态分为：点状白内障、花冠状白内障和绕核性白内障等。按晶状体浑浊部位分为：皮质性、核性和囊膜下白内障等。按晶状体浑浊程度分为：未成熟期、成熟期和过熟期。

白内障引起的症状有：①视力下降：它与晶状体浑浊程度和部位有关。晶状体周边部的轻度浑浊可以不影响视力，而在中央部的浑浊，如核性白内障或晶状体后囊下性白内障，即使范围很小、程度很轻，也可以严重影响视力。特别是在强光下，瞳孔缩小后进入眼内光线减少，视力反而不如在弱光下好。当晶状体浑浊到一定程度，引起视力障碍，影响患者的生活才具有临床意义。②对比敏感度下降：在高空间频率的对比敏感度下降尤为明显。③屈光改变：核性白内障时晶状体核屈光指数增加，晶状体屈光力增强，产生核性近视。如果晶状体内部浑浊程度不一，还可能产生晶状体源性散光。④单眼复视或多视：由于晶状体纤维肿胀和断裂，使晶状体内各部分的屈光力不一致，产生类似棱镜的作用而引起单眼复视或多视。⑤畏光或眩光：进入眼内的光线因为晶状体浑浊而产生散射，干扰了视网膜成像，患者会出现畏光或眩光。⑥色觉改变：晶状体核颜色改变可使患者产生色觉改变，另外混浊晶状体对光谱中蓝光端的光线吸收增强，使患者对这些光的色觉敏感度下降，引起色觉的改变。⑦视野缺损：浑浊的晶状体可使患者产生不同程度的视野缺损。

一、年龄相关性白内障

案例 1-11-1

患者李某，男，65岁。主诉：双眼视力逐渐下降2年，加重3个月。现病史：患者自述2年前，双眼视力无明显诱因逐渐下降，视物模糊。不伴有眼红、眼疼、头痛等症状，近3个月视力明显下降，严重影响患者的生活而就诊。全身检查未见明确阳性体征。眼科查体：视力右眼 0.1 左眼 0.12，双眼眼压 15mmHg，双眼结膜无充血，角膜透明，前房中等深度，瞳孔圆，直径约3mm，光反射灵敏，散瞳查晶状体皮质及核性浑浊，间接检眼镜下检查眼底：视盘模糊，黄斑等精细结构看不清。矫正视力：双眼不增视。眼B超：双眼玻璃体轻度浑浊。

问题：

1．该患者初步诊断为什么疾病？

2．如何治疗？

年龄相关性白内障（age-related cataract）又称为老年性白内障（senile cataract），多见于中老年人，随着年龄增长，患病率明显增高。其病因可能与环境、营养、代谢和遗传等多种因素对晶状体长期综合作用有关。年龄相关性白内障可分为皮质性、核性和后囊下性三种类型。

【临床表现】

多为双眼同时或先后发病，呈渐进性、无痛性视力减退。

1．皮质性白内障（cortical cataract）最为常见。按发展过程分为 4 期。

（1）初发期：晶状体皮质出现空泡、水裂和板层分离。晶状体前后皮质周边部出现放射状楔形浑浊，其基底位于赤道部，尖端指向瞳孔中心。此时晶状体的瞳孔区尚未累及，一般不影响视力。此期晶状体浑浊发展缓慢，可持续数年（彩图 1-11-1）。

（2）膨胀期（或称未熟期）：晶状体浑浊继续加重，因渗透压的改变，晶状体皮质因吸收水分而膨胀，增大的晶状体将虹膜向前推移，前房变浅，可诱发急性闭角型青光眼，散瞳检查时要注意眼压的变化。裂隙灯显微镜检查可见晶状体呈不均匀的灰白色浑浊，有水泡、水裂和透明皮质。斜照法检查时，在投照侧瞳孔内出现新月形投影，称虹膜投影（彩图 1-11-2），为此期特点。视力明显减退，眼底窥不清。

（3）成熟期：晶状体膨胀消退，体积恢复正常，前房深度恢复正常。晶状体完全浑浊（彩图 1-11-3 ）。视力降至眼前手动或光感，但光定位和色觉正常。

（4）过熟期：成熟期持续时间过长。一般经过数年，晶状体内水分继续丢失，体积变小，囊膜皱缩晶状体皮质分解液化，呈乳糜状，棕黄色硬核沉于下方，上方前房加深，虹膜震颤，称为 Morgagnian 白内障（莫干白内障）。核可随体位变化而移动，核下沉后视力可有所提高（彩图 1-11-4）。此期液化的皮质外渗可引起晶状体蛋白过敏性葡萄膜炎和晶状体溶解性青光眼。过熟期白内障的晶状体悬韧带常发生退行性变，容易发生晶状体脱位。

2．核性白内障（nuclear cataract） 较皮质性白内障少见，发病较早，进展缓慢。浑浊开始于胎儿核或成人核，前者较多见，逐渐发展到成人核完全浑浊。初期晶状体核呈黄色，逐渐变为棕黄色或棕黑色，散瞳后检查晶状体中央呈盘状浑浊（彩图 1-11-5）。早期视力不受影响，随着晶状体核密度增加，屈光力增强，可发生近视，后期视力极度减退，眼底看不清。

3．后囊下性白内障（subcapsular cataract） 后囊膜下浅层皮质出现棕黄色浑浊，其中有小空泡和结晶样颗粒，外观似锅巴状（彩图 1-11-6）。由于浑浊位于视轴，所以早期即出现视力障碍。后期可合并晶状体皮质和核浑浊。

【诊断】

应散瞳后使用检眼镜或裂隙灯显微镜检查，根据视力和晶状体浑浊情况一般可做出诊断，如视力与晶状体浑浊程度不相符合，应排除导致视力下降的其他疾病。

【治疗】

1．药物治疗　目前尚无有效的治疗药物。

2．手术治疗

（1）手术适应证：由于眼显微手术技术及设备的进步，以及人工晶体等材料学的发展，因白内障引起的视力下降，其矫正视力低于 0.3 时，通常可作为白内障手术的视力标准。特殊情况下，手术所掌握的视力标准可以适当放宽。当白内障继发性青光眼，或因白内障影响其他眼底病诊治，瞳孔变白影响外观时，也可手术治疗。

（2）术前检查

全身：①血压：应控制在正常或接近正常范围。②血糖：对于糖尿病患者空腹血糖最好控制在 8.3mmol/L 以下；③胸透、心电图和肝功能等检查，除外严重的心、肺和肝疾病；④血、尿常规及出、凝血时间检查。

眼部：①视功能检查：包括远、近视力及矫正视力、光定位和红绿色觉。②裂隙灯显微镜检查包括角膜情况，有无虹膜炎症，晶状体浑浊情况及晶状体核硬度分级。临床上常用的是 Emery 核硬度分级标准，根据晶状体核的颜色将核硬度分为 5 级：Ⅰ级：晶状体透明，无核，软性。Ⅱ级：晶状体核呈黄白色或黄色，核软。Ⅲ级：晶状体核呈深黄色，中等硬度核。Ⅳ级：晶状体核呈棕色或琥珀色，硬核。Ⅴ级：晶状体核呈棕褐色或黑色，极硬核。③了解眼后段情况判断预后。④测量眼压。⑤测量角膜曲率和眼轴长度，以计算人工晶体度数。⑥如病情需要，应行角膜内皮镜、眼电生理检查。

3．手术方法

（1）白内障囊内摘除术（intracapsular cataract extraction，ICCE）：将包括囊膜在内的晶状体完整摘除。操作较简单，但发生玻璃体脱出和视网膜脱离等并发症的机会多，除晶状体脱位外目前很少使用。

（2）白内障囊外摘除术（extracapsular cataract extraction，ECCE）：摘除晶状体核及皮质，保留晶状体后囊膜。减少了术中及术后并发症，并为后房型人工晶体植入准备了条件。但因手术切口大、术后角膜散光等因素的影响，术后视力恢复慢。

（3）白内障超声乳化术（phacoemulsification）：该术式属于白内障囊外摘除术的一种特殊手术方式。该手术采用小的角巩膜切口或透明角膜切口，应用超声乳化仪将晶状体核粉碎成乳糜状后吸出，保留晶状体后囊膜。该术式具有手术切口小，愈合快，术后角膜散光小，手术用时短，反应轻，视力恢复迅速等优点。

4．白内障术后的视力矫正　白内障摘除后的无晶体眼呈高度远视状态，一般达＋8D～＋12D，为矫正视力可植入人工晶体或术后配戴框架眼镜及角膜接触镜。

(1) 人工晶体：人工晶体植入为无晶体眼屈光矫正的首选方法。后房型人工晶体仅使物像放大1%～2%，术后可迅速恢复视力、双眼单视和立体视觉，无环形暗点，周边视野正常。目前非球面、多焦点和可调节的人工晶体已广泛应用到临床，通常情况下白内障超声乳化术要一期植入人工晶体。

(2) 框架眼镜：多是以往采用的视力矫正方法。采用高度正球面镜片。此法经济、方便，但镜片可使物像放大20%～35%，如果单眼配戴，双眼物像不等，不能融合而发生复视，故不能用于单眼白内障术后。戴用后可产生环形暗区，视野缩小及球面像差等。

(3) 角膜接触镜：物像放大7%～12%，无环形暗区，周边视野正常。可用于单眼白内障术后，但摘戴不便，且有继发角膜、结膜病变的隐患。

知识链接

白内障超声乳化联合人工晶体植入术

目前该术式已成为白内障的首选术式。具体操作步骤：①表面麻醉下，开睑器开睑。②主切口位于角膜缘内1mm或角巩膜切口进入前房，切口宽度依据超声乳化设备而定。③角膜缘内1mm，以15°穿刺刀做辅助切口。④前房内注入粘弹剂，晶状体前囊膜行连续环形撕囊。⑤行水分离将晶状体囊膜与晶状体核分离，行水分层，将晶状体核及皮质进行分离，以便超声乳化的顺利进行。⑥超声乳化头自角膜或角巩膜切口进入前房，对晶状体进行超声乳化，手术技巧包括表面蚀刻、原位碎核、刻槽分块清除、拦截劈核、乳化-劈裂等，将晶状体核粉碎吸除。⑦换灌吸手柄，吸出晶状体皮质，并对晶状体后囊膜进行抛光。⑧前房及晶状体囊袋内再次注入粘弹剂，植入后房型人工晶体。如植入折叠型人工晶体，则无需扩大切口，如植入硬性人工晶状体，则需扩大手术切口。⑨吸出前房内粘弹剂。⑩检查角膜或角巩膜切口，是否渗漏。如渗漏，则应进行缝合。

二、先天性白内障

先天性白内障（congenital cataract）是儿童常见眼病，为出生时或出生后1年内发生的晶状体浑浊。可为家族性或散发性，其病因有内源性和外源性两种。内源性病因主要与遗传因素有关；外源性病因是指母体或胎儿的全身性疾病对晶状体造成的损害，如母亲在妊娠前3个月宫内病毒感染（风疹、麻疹、水痘、腮腺炎等）或受到药物和放射线损伤或代谢性疾病（甲状腺功能低下、营养不良、维生素缺乏等），均可引起先天性白内障。

【临床表现】

多为双侧、静止性。根据晶状体浑浊部位、形态和程度分为多种类型，常见的有前、后极白内障、花冠状白内障、绕核性白内障、核性白内障、点状白内障、全白内障和膜状白内障等（图1-11-7）。

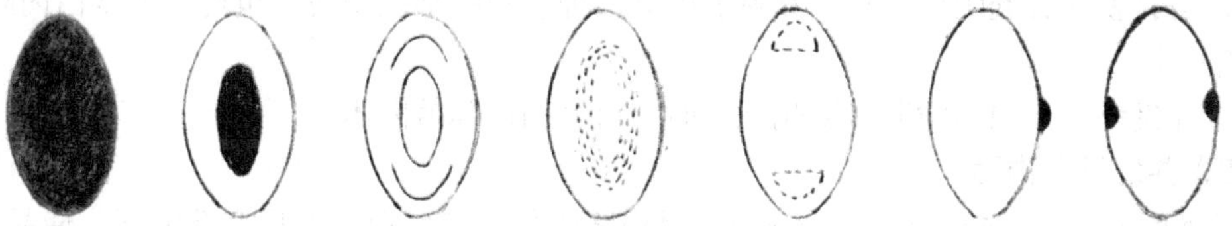

图 1-11-7　各种类型的先天性白内障

此外，先天性白内障常合并斜视、眼球震颤、先天性小眼球等。

【治疗】

对视力影响不大者，如前极、冠状和点状白内障，一般不需手术，可定期观察。明显影响视力者，如绕核性白内障、后极性白内障、全白内障，可选择手术治疗，手术越早获得良好视力的机会越大。白内障术后需进行屈光矫正和视力训练，防治弱视，并促进融合功能的发育。

由于显微手术技术和人工晶体质量的提高，先天性白内障术后植入人工晶体已被广泛接受，一般最小年龄掌握在 2 岁。

三、其他类型的白内障

（一）外伤性白内障

眼球穿通伤、钝挫伤、爆炸伤等引起的晶状体浑浊称为外伤性白内障（traumatic cataract）。多为单眼，由于外伤的性质和程度不同，表现为晶状体局限性或完全性浑浊，往往伴有眼部其他损伤或并发症。

【治疗】

影响视力不大的晶状体局限性浑浊，先随访观察。明显影响视力者，应行白内障摘除术。白内障摘除术应尽可能一期植入人工晶体。有继发性青光眼等并发症者，治疗时要统筹全面考虑治疗方案。

（二）糖尿病性白内障

糖尿病性白内障（diabetic cataract）是糖尿病的并发症之一，主要是因为晶状体内葡萄糖增高，己糖激酶作用饱和，葡萄糖转化为 6- 磷酸葡萄糖受阻，醛糖还原酶的作用活化，葡萄糖转化为山梨醇，山梨醇不能透过晶状体囊膜，因此在晶状体内蓄积，渗透压增加，水分增加，纤维水肿，透光度严重下降，而产生白内障。

多为双眼发病，发展迅速。开始时在前后囊下出现典型的白点状或雪片状浑浊，迅速扩展为完全性白内障，常伴有屈光变化。

【治疗】积极治疗糖尿病。发病早期严格控制血糖，晶状体浑浊可能部分消退。当白内障明显影响视力或影响检查眼底时，可在血糖得到控制的情况下，行白内障摘除联合人工晶体植入术。手术后尽早并定期行眼底检查，及时治疗眼底病变。

（三）低血钙性白内障

低血钙性白内障（hypocalcemic cataract），又称手足搐搦性白内障（tetanic cataract）。多见于甲状腺切除时误切了甲状旁腺，先天性甲状旁腺功能不足或营养障碍使血钙过低。低钙增加了晶状体囊膜的渗透性，影响了晶状体代谢，导致了晶状体浑浊。

患者有手足搐搦、骨质软化和白内障三项典型改变。晶状体前后皮质内有辐射状或条纹状浑浊，与囊膜间有透明带隔开。囊膜下可见多种色彩的结晶微粒，也可形成全白内障。

【治疗】

治疗原发病。当白内障明显影响视力时，可行白内障摘除术。

（四）并发性白内障

并发性白内障（complicated cataract）是由于眼部炎症、退行性病变等因素，使晶状体营养或代谢发生障碍而引起的白内障。常见于葡萄膜炎、视网膜脱离、视网膜色素变性、青光眼、眼内肿瘤、低眼压和高度近视等。

患者有原发病的改变，多为单眼，也有双眼者。典型的并发性白内障于晶状体后极部囊膜及囊膜下皮质出现颗粒状灰黄色浑浊，并有较多空泡形成，以后逐渐向晶状体核及周边部扩展，终致晶状体完全浑浊。

【治疗】

治疗原发病。原发病已经控制并基本稳定后，根据病情可行白内障手术。应慎重考虑是否植入人工晶体。

（五）药物及中毒性白内障

长期应用或接触对晶状体有毒性作用的药物或化学物品可导致晶状体浑浊，称为药物及中毒性白内障。常见的药物有糖皮质激素、氯丙嗪、缩瞳剂等，化学物品有三硝基甲苯、二硝基酚、萘和汞等。其中以三硝基甲苯中毒者较为多见。

患者有药物或化学物品的接触史。三硝基甲苯中毒者的眼部表现为晶状体周边部多数尖端指向中心的楔形浑浊，其相互连接构成环形，重者浑浊致密、兰花瓣状或盘状，或发展为全白内障。

【治疗】

如长期接触可能致白内障的药物和化学物品时，应定期检查晶状体。若发现晶状体浑浊，应停用药物，脱离与化学物品的接触。当白内障已影响工作和生活时，可行白内障摘除联合人工晶体植入术。

（六）辐射性白内障

因放射线所致的晶状体浑浊称为辐射性白内障。常见有①红外线：初期后皮质有空泡、点线状浑浊，以后呈盘状及完全浑浊。②电离辐射：初期后囊膜下有空泡和灰白色颗粒状浑浊，发展为环状浑浊。前囊膜下有点线状和羽毛状浑浊，从前极向外放射。后期可有盘状、膜形及完全浑浊。③微波：类似于红外线损伤。

【治疗】

接触放射线时应配戴防护眼镜。白内障明显影响工作生活时可手术摘除并植入人工晶体。

（七）后发性白内障

后发性白内障（after-cataract）是指白内障囊外摘除术后残留的晶状体上皮细胞的增生或外伤性白内障晶状体皮质吸收后形成的晶状体后囊浑浊。

白内障囊外摘除术后后发性白内障发生率可高达 50%。儿童期白内障术后几乎均发生后发性白内障。表现为晶状体后囊膜出现厚薄不均的机化组织和 Elschnig 珠样小体，常伴有虹膜后粘连及不同程度的视力减退。

【治疗】

当后发性白内障影响视力时，可用 Nd：YAG 激光将瞳孔区的后囊膜切开。如无条件施行激光治疗，或浑浊的囊膜过厚时，可手术治疗。

第三节　晶状体位置异常

正常情况下，晶状体由晶状体悬韧带悬挂于睫状体上，晶状体的前后轴与视轴几乎一致。由于先天性悬韧带发育不全，眼外伤以及一些眼内病变导致晶状体悬韧带部分或全部破裂，致使晶状体的位置异常。若出生时晶状体就不在正常位置，称为晶状体异位。若出生后由于先天因素、外伤或一些疾病使晶状体位置改变，称为晶状体脱位。临床上以晶状体脱位较为常见，故重点叙述。

【临床表现】

依据晶状体悬韧带全部断裂还是部分断裂，将晶状体脱位分为全脱位和部分脱位。

1．晶状体全脱位　晶状体悬韧带全部断裂，晶状体可脱位至前房内、玻璃体腔、嵌于瞳孔区或脱出于眼球外等部位。

2．晶状体半脱位　瞳孔区可见部分晶状体，散大瞳孔后可见部分晶状体赤道部，该区悬韧带断裂。如 Marfan 综合征、Marchesani 综合征和同型胱氨酸尿症等遗传性疾病。

【诊断】

根据病史、症状和裂隙灯显微镜下检查结果，必要时行散瞳检查，可以做出较明确的诊断。

【治疗】

根据晶状体脱位程度进行治疗。晶状体全脱位，如脱入前房内和嵌于瞳孔区应立即手术摘除晶状体。脱入玻璃体腔者，如无症状可以随诊观察。如果发生晶状体过敏性葡萄膜炎、继发性青光眼或视网膜脱离等并发症时需将晶状体取出。因外伤眼球破裂，晶状体脱位于结膜下时，应手术取出晶状体并缝合角巩膜伤口。晶状体半脱位时，如果晶状体透明，且无明显症状和并发症时，可观察或配戴眼镜矫正屈光不正。如半脱位明显，有发生全脱位危险或所引起的屈光不正不能用镜片矫正时，应考虑手术治疗。

思考题

1．简述白内障的定义及分类。

2．年龄相关性白内障的分期和临床表现是什么？

3．简述白内障超声乳化吸除联合人工晶体植入术的手术适应证及术前检查有哪些？

（王海彬）

第十二章

玻璃体、视网膜及视神经疾病

学习目标

1. 掌握飞蚊症、中心性浆液性脉络膜视网膜病变、年龄相关性黄斑变性、视网膜血管阻塞、糖尿病性视网膜病变、视神经炎的临床表现、诊断标准和治疗方案。
2. 熟悉玻璃体浑浊、视网膜脱离、原发性视网膜色素变性、前部缺血性视神经病变的临床表现和治疗原则。
3. 了解玻璃体炎症、视网膜母细胞瘤、视盘水肿的临床表现和治疗原则。

第一节 概 述

玻璃体是透明的凝胶体，由胶原和透明质酸组成。玻璃体的容积约 4ml，占据眼球内大部分空间。玻璃体是屈光间质的一部分，对视网膜具有支撑、缓冲和抗震作用。由于玻璃体自身结构的特殊性，以及玻璃体无血管组织，故玻璃体发生病变，一般恢复时间较长，恢复较为缓慢。

视网膜是眼球壁的内层，内邻玻璃体，外邻脉络膜。起于锯齿缘，止于视盘。由神经感觉层和色素上皮层构成。视神经是由 100 万～120 万个视网膜神经节细胞的轴突所组成。视网膜和视神经的结构精细复杂，主要负责外界信息的接收、处理及传导，在视觉形成过程中发挥重要作用。许多因素都可以导致视网膜和视神经发生病变，一旦视网膜视神经发生病变，都可以对视功能造成严重损害，且有些损害具有不可逆性，故应该高度重视视网膜视神经病变的诊治。

第二节 玻璃体疾病

案例 1-12-1

患者腾某，女，27岁。自述左眼前小黑影飘动1个月。患者自述1个月前，左眼前无明显诱因出现小黑影飘动，尤其以看白墙时明显，黑影随着眼球运动而运动。眼科查体：双眼视力0.8，矫正视力1.0，右眼眼压15mmHg，左眼眼压14mmHg，双眼结膜无充血，角膜清晰，KP（-），前房深度可，周边前房约1/3CT，瞳孔直径约3mm，对光反射灵敏，晶状体清晰，玻璃体未见明显浑浊物，双眼视盘界清，视网膜平伏，黄斑中心凹光反射可见。

问题：

1．目前最可能的诊断是什么？

2．如何治疗？

一、飞蚊症

飞蚊症（muscae volitantes，或 floaters）是一种常见的眼科疾病，指眼前有小点状、细丝状或网状黑影浮动，特别是在明亮或白色背景的衬托下更为明显。单眼或双眼均可发生。患者一般可以详细描述出黑影的形态和数目，一般不影响视力，仅在黑影面积大且位于视野中央时才可能妨碍视力。对于飞蚊症一般密切观察即可，无须特殊治疗。

二、玻璃体浑浊

正常玻璃体是透明的，当玻璃体腔内出现异常非透明性物体时，玻璃体透明性下降，称为玻璃体浑浊。玻璃体浑浊的原因很多，常见的有玻璃体变性、玻璃体炎症和玻璃体积血等。患者常出现眼前黑影飘动，严重者出现视物模糊、视力下降等症状。明确病因后，一般可以给予促进玻璃体浑浊吸收的药物进行治疗。

三、玻璃体变性

玻璃体变性（vitreous degeneration）主要表现在玻璃体凝胶主体出现液化和浓缩，是黏多糖解聚的结果。玻璃体液化和浓缩一般是同时进行的，在浓缩的部位玻璃体密度增高，胶原细纤维聚合成纤维束，在液化的部位玻璃体结构解体，呈液体充填的光学腔隙。玻璃体变性的原因很多，常见于老年人、高度近视眼、玻璃体积血、眼外伤以及视网膜激光、冷凝或电凝等手术后。

1．老年性玻璃体变性　随着年龄增长，胶样玻璃体逐渐减少，液化玻璃体逐渐增加，小的玻璃体液化腔可逐渐扩大融合而形成大腔。液化腔的腔壁可破裂，致使液化玻璃体进入玻璃体后界膜与视网膜前界膜之间潜在腔隙内，造成玻璃体后脱离。玻璃体后脱离时，患者可感觉眼前有闪光感及飞蚊症。检眼镜下可见一环形致密的灰白膜样浑浊圈，多位于视盘下方，玻璃体活动度大；玻璃体后脱离时可并发视网膜裂孔和视网膜脱离。老年性玻璃体变性无需特殊治疗，出现并发症时则需及早治疗。

2．高度近视眼玻璃体变性 多发生在轴性近视眼，与近视度数和眼轴长度有关，近视度数越大，眼轴越长，发生玻璃体变性越多。高度近视眼玻璃体变性的临床表现与老年性玻璃体变性相似。由于高度近视眼的视网膜周边常有变性区，玻璃体发生后脱离时易撕破视网膜而发生视网膜裂孔和视网膜脱离。积极治疗原发病，预防为主。

四、玻璃体炎症

玻璃体没有血管，是各种微生物最好的培养基，细菌等病原微生物进入玻璃体可导致眼内炎发生。另外，各种类型的葡萄膜炎都会引起玻璃体炎症（vitreous inflammation）。检查可见玻璃体内出现白细胞和炎性渗出物，严重时呈灰黄色致密浑浊。治疗时应针对病因采取积极治疗措施控制炎症，必要时做玻璃体切割手术。

五、玻璃体积血

玻璃体本身没有血管，不发生出血。但在某些疾病时，玻璃体腔可出现新生血管，视网膜、葡萄膜也可形成新生血管，新生血管破裂，血液流入并集聚于玻璃体腔内，称为玻璃体积血（vitreous hemorrhage）。玻璃体积血不仅使屈光间质浑浊，影响视力，且能对眼部组织产生严重破坏作用。玻璃体积血的原因很多，通常来自视网膜和葡萄膜破损的血管和新生血管，眼外伤和内眼手术，视网膜血管病变如糖尿病性视网膜病变、视网膜血管炎等，其他视网膜疾病如老年性黄斑变性、视网膜裂孔形成、视网膜血管瘤等。根据积血程度的不同，临床表现也不同。少量玻璃体积血时，患者主诉有飞蚊症，检查可见玻璃体内血性浮游物；大量玻璃体积血会严重影响视力，甚至仅存光感，检查时眼底无红光反射，完全不能窥入。超声检查有较大的诊断价值。临床上应用止血药、尿激酶等药物促进玻璃体积血的吸收。少量玻璃体积血无需治疗可自行吸收，大量反复发生的玻璃体积血经 3 ～ 6 个月治疗未吸收可行玻璃体切割手术。对于有玻璃体机化条索形成或视网膜脱离的患者需尽早手术。

第三节 视网膜疾病

案例 1-12-2

患者刘某，男，47岁。自述左眼前黑影7天，伴有视物变形。患者自述最近2个月，因工作压力较大，夜间入眠欠佳。1周前左眼无明确诱因出现眼前黑影，并出现看直线成曲线的感觉。眼科检查：右眼视力1.0，左眼视力0.5，双眼眼压12mmHg，双眼结膜无充血，角膜清晰，KP（-），前房深度可，周边前房约1/3CT，瞳孔直径约3mm，对光反射灵敏，晶状体清晰，玻璃体未见明显浑浊物，双眼视盘界清，左眼黄斑区轻微水肿，有少许黄白色点状渗出，中心凹光反射消失。

问题：

1．目前最可能的诊断是什么？

2．需要做哪些检查进一步明确诊断？

3．确诊后如何治疗？

一、视网膜黄斑病变

1．中心性浆液性脉络膜视网膜病变

中心性浆液性脉络膜视网膜病变（central serous chorio-retinopathy，CSR）是一种局限性的视网膜神经上皮盘状浆液性脱离，病变常位于黄斑部。好发于 25 ~ 50 岁男性，女性较少，可单眼也可双眼发病。易复发，但有自限倾向。

【病因】

目前公认的病因是视网膜色素上皮的屏障功能受损所致。正常情况下，视网膜色素上皮细胞之间的封闭小带是视网膜和脉络膜之间的屏障，由于某些不明的诱因，使封闭小带受损，脉络膜毛细血管网的渗漏液经过受损区进入视网膜神经上皮下积存，造成神经上皮层的盘状脱离。渗漏点可以在黄斑区，亦可发生在黄斑区周围，但渗液多半积存于黄斑区。

【临床表现】

常表现为健康成年人突然发生的程度不等的视物模糊，视物变形、变小或有色觉改变。眼底检查轻者仅见黄斑区视网膜呈闪烁不定的反光，中心凹光反射略弥散，重者可见黄斑区视网膜有约 1 ~ 3PD 大小圆形隆起的盘状脱离，其边缘有反光晕，数周后视网膜有玻璃膜疣样改变和黄白色点状渗出。

视野检查存在相对或绝对中心暗点，Amsler 方格表检查常有变形或暗点，OCT 检查黄斑区视网膜有脱离。FFA 检查该病有特征性改变，初发病例静脉期可见黄斑部一个或多个强荧光渗漏点，随着造影过程的进展，荧光点迅速扩大，呈墨渍样渗漏；还有的病例渗漏呈上升状并逐渐扩大，像烟囱冒出的炊烟；造影晚期荧光素积存在神经上皮脱离腔中，可勾画出神经上皮脱离的范围（彩图 1-12-1）。

【诊断依据】

根据本病典型的症状、眼底表现和眼底荧光血管造影、OCT 改变可以做出诊断。

【治疗】

由于本病确切发病原因不明，因而目前尚无针对性的有效治疗药物。

本病禁用糖皮质激素。对病变数月不能自愈或复发者，中心凹外的渗漏点，在激光治疗相对安全的情况下，可采用激光光凝治疗。激光治疗不能防止复发，但可以缩短病程。本病为自限性疾病，大多数患者可以自愈；但有一部分患者病程迁延反复，对视力影响较大。

2．年龄相关性黄斑变性

年龄相关性黄斑变性（age-related macular degeneration，AMD），也称为老年性黄斑变性。发病年龄一般在 50 岁以后，年龄越大，发病率越高。随着我国人口趋于老龄化，该病已经成为老年人重要的致盲眼病之一。临床分为萎缩型和渗出型两类。

【病因】

年龄相关性黄斑变性的病因不明，可能与视网膜色素上皮的代谢功能衰退有很大关系，比如其对光感受器外节盘膜的吞噬和消化功能随年龄增加而下降。

【临床表现】

（1）萎缩型 AMD（又称干性或非渗出性 AMD）：主要为脉络膜毛细血管萎缩，玻璃膜增厚和视网膜色素上皮萎缩等原因引起黄斑区的萎缩变性。其临床标志是 Bruch 膜疣和视网膜色素上皮异常。玻璃膜疣是视网膜色素上皮基底膜和 Bruch 膜之间的视网膜下色素上皮的沉积物，呈淡黄色、圆点状，弥漫性分布；大玻璃膜疣是进行性发展的 AMD 和视力丧失的危险因素。视网膜色素上皮异常，包括非地图状萎缩、局灶性色素增生和地图状萎缩，也是萎缩性 AMD 的常见眼底改变。患者早期中心视力缓慢下降，视物模糊或变形，晚期中心视力严重下降，有绝对性中心暗点。荧光血管造影典型表现为片状高荧光和片状低荧光，无荧光素渗漏。

（2）渗出型 AMD（又称为湿性或盘状 AMD）：是由于 Bruch 膜的破坏使异常生长的脉络膜新生血管通过 Bruch 膜的缺损长入视网膜下间隙，在视网膜色素上皮下形成新生血管膜，从而引起视网膜下或视网膜色素上皮下渗漏、出血或瘢痕。患者中心视力急剧减退，有绝对性中心暗点。检查见黄斑部视网膜下新生血管膜表现为不规则的圆形、灰白色或黄白色病灶。出血位于视网膜色素上皮下，呈现为灰黑色隆起样病变，出血量大时，出血可穿破视网膜的内界膜进入玻璃体。FFA 检查早期表现为边界清晰，呈颗粒状、车轮状、斑片状的新生血管，新生血管渗漏荧光素，使病变边界变得不清楚，出血区表现为遮蔽荧光。

【诊断依据】

干性 AMD 的早期，双眼视力正常，眼底仅有散在的玻璃膜疣。Amsler 表是最简便易行的检查方法。色觉、闪光 ERG 及 EOG 有助于早期诊断。

渗出型 AMD 的诊断根据年龄、黄斑部有视网膜下新生血管，由此引起的浆液性或出血性的色素上皮脱离。

【治疗】

萎缩型 AMD 和渗出型 AMD 目前均尚无有效的药物治疗。如果新生血管位于中心凹 500μm 以外可以用激光光凝。近年来临床上使用的抗新生血管生长因子抑制剂玻璃体腔注射、光动力学疗法等，对渗出型 AMD 的治疗取得一定的效果。

二、视网膜血管阻塞性疾病

1．视网膜中央动脉阻塞（central retinal artery occlusion，CRAO）

视网膜中央动脉及其分支是终末动脉，供应视网膜内五层，一旦发生阻塞引起被供应区视网膜急性缺血缺氧、坏死、变性，对视力造成严重损害，是眼科导致盲目的危急病症。多发生在老年人，单眼发病多见。

【病因】

主要为血管栓塞、血管痉挛、血管壁的改变和血栓的形成，栓子常位于筛板和动脉分叉处。可为单因素致病，也可以是以上多因素致病，常既有血管病变的基础，也合并有栓塞或其他诱因。

【临床表现】

临床症状表现为骤然的视力急剧下降或突然丧失，部分患者发病前有过阵发性黑矇。检查见瞳孔散大，直接对光反射消失或极度迟缓。视盘色淡，后极部视网膜水肿、苍白、浑浊，透过菲薄的黄斑区视网膜可见脉络膜血管呈现红色，称为黄斑区“樱桃红点”。动脉明显变细，血流停滞呈节段状，指压眼球引不出动脉搏动；静脉也变细（彩图 1-12-2）。如有睫状视网膜动脉供应，可见视网膜呈一舌形橘红色区，可保留部分视力。

【治疗】

治疗及时与否与治疗效果密切相关。治疗措施包括降低眼压，使动脉灌注阻力减小；吸氧缓解视网膜缺氧状态并可使血管扩张，同时使用血管扩张剂；对怀疑有血栓形成者可使用纤溶制剂；晚期出现新生血管可行视网膜光凝。

2．视网膜中央静脉阻塞（central retinal vein occlusion，CRVO） 视网膜中央静脉阻塞较动脉阻塞发病率高，是比较常见的眼底血管病。

【病因】

本病是由于视网膜中央静脉的主干或其属支阻塞，静脉血回流受阻而淤滞，管壁因缺氧使渗透性增加，引起广泛的出血、水肿和渗出，导致视网膜结构和功能严重损害，从而影响视功能。分为非缺血型和缺血型。

【临床表现】

非缺血型自觉症状轻，视力正常或轻度减退。眼底视盘边界轻度模糊充血，静脉轻度迂曲怒张，少量或中等量火焰状和点状出血，偶见棉絮斑，视网膜有轻度水肿。荧光血管造影视网膜循环时间正常或稍有延长，静脉管壁轻度荧光素渗漏，黄斑正常或轻度渗漏。

缺血型其视力多有明显减退。眼底视盘高度充血水肿，后极部视网膜水肿，黄斑囊样水肿，静脉显著扩张迂曲，颜色暗紫，呈腊肠状，动脉变细。整个视网膜布满浅层火焰状或线状出血（彩图 1-12-3），严重者形成视网膜前出血或玻璃体积血。荧光血管造影视网膜循环时间延长，大量微血管瘤，静脉壁荧光素渗漏严重，黄斑荧光素集聚，可呈花瓣样外观，视网膜大片无灌注区。晚期可出现虹膜新生血管。黄斑水肿和新生血管是造成视力损害的主要原因。

【治疗】

本病治疗比较困难。首先须做细致地全身检查，治疗相关的全身疾病，如高血压、高血脂和糖尿病等。非缺血型 CRVO 无需特殊治疗。缺血型 CRVO 的视网膜无灌注区可用激光光凝防止新生血管及新生血管性青光眼，黄斑水肿可以行格栅样光凝，但视力改善不明显。

三、视网膜脱离

视网膜脱离（retinal detachment，RD）是视网膜的神经上皮层和色素上皮层之间的分离。两层之间存在潜在间隙，分离后间隙内所潴留的液体为视网膜下液。按照病因可分为孔源性视网膜脱离、牵拉性视网膜脱离及渗出性视网膜脱离三类。牵拉性视网膜脱离是由于增殖膜牵拉引起的视网膜脱离，多见于增殖性糖尿病性视网膜病变、眼球穿通伤等。渗出性视网膜脱离见于原田病、葡萄膜炎、恶性高血压等。本节重点介绍孔源性视网膜脱离。

【病因】

孔源性视网膜脱离，是发生在视网膜裂孔形成的基础上，液化的玻璃体经裂孔进入视网膜神经上皮层和色素上皮层之间而形成的视网膜脱离，是一种较常见的眼底病变。好发于老年人、高度近视眼和眼外伤后。裂孔分为马蹄孔、有盖撕裂孔、视网膜萎缩孔、锯齿缘截离和巨大裂孔。裂孔可发生在视网膜任何部位，多出现在周边部。

【临床表现】

可有飞蚊、闪光感等前驱症状，而后出现与视网膜脱离范围相一致的视野缺损，脱离范围累及黄斑出现明显的视力下降。检查可见视网膜呈青灰色隆起，视网膜血管爬行其间（彩图 1-12-4），玻璃体可见后脱离及棕色颗粒。眼压一般偏低。散瞳后可用间接检眼镜或三面镜检查裂孔。屈光间质不清眼底检查困难的病例应做 B 超检查。

【诊断依据】

根据典型的症状和眼底检查可以确诊，必要时辅以 B 超检查。

【治疗】

须尽早手术治疗。术前仔细检查视网膜裂孔的数目、形态、大小和变性情况，根据眼底的不同情况选择巩膜外垫压术、环扎术或玻璃体切割联合气体或硅油充填术使视网膜复位。

四、视网膜静脉周围炎

视网膜静脉周围炎（retinal periphlebitis），又称 Eales 病或青年复发性玻璃体积血。其特点是视网膜周边部血管闭塞，静脉出现白鞘，导致反复的玻璃体积血。好发于青年男性，多为双眼先后发病。

【病因】

病因不详。以往认为可能与结核有关，也有认为与局部炎症病灶有关，如中耳炎、口腔脓毒病灶、鼻窦炎或身体其他部位的感染灶有关，但大多患者病因不明。

【临床表现】

由于病变位于视网膜周边部，所以早期患者无明显自觉症状。多数患者在玻璃体积血后出现飞蚊症或视力明显下降，常在散瞳后发现视网膜周边部血管病变。小静脉呈现不同程度的扩张、管径不规则和迂曲，小静脉外伴有白鞘，血管周围有火焰状和不规则出血，可有新生血管生成或机化纤维条索产生。FFA 检查可见病变血管壁渗漏，组织染色，毛细血管扩张或微血管瘤形成，晚期病例在视网膜周边部有无灌注区和动静脉短路以及新生血管形成（彩图 1-12-5）。

【诊断依据】

依据患者年龄，双眼先后发病，一眼玻璃体积血，另一眼可见视网膜周边小静脉迂曲扩张、管径不均匀、血管旁白鞘伴随、血管周围出血和渗出等表现可做出诊断。对主诉飞蚊症的患者应详细检查视网膜周边部。

【治疗】

首先针对病因治疗，对有活动性结核病灶者，给予规范的抗结核治疗。同时可以给予一般的支持疗法，如钙剂、碘剂、维生素等。对确定的无灌注区及新生血管给予激光光凝，光凝后仍可发生玻璃体再出血。对大量玻璃体积血的患者应卧床休息，取半卧位，使用止血药物，必要时采用玻璃体切割手术治疗。

五、原发性视网膜色素变性

原发性视网膜色素变性（retinitis pigmentosa，RP）是感光细胞 - 色素上皮复合体原发性异常的一组遗传性营养不良性退行病变。以夜盲、视野缩小、视网膜骨细胞样色素沉着和 ERG 显著异常（振幅降低及潜伏期延长），甚至无波形为特点。多为双眼发病，男性多于女性。

【病因】

确切病因不清楚，本病为遗传性疾病，遗传方式为常染色体显性、常染色体隐性或伴 X 性连锁隐性遗传。

【临床表现】

进行性夜盲是患者最早期的症状，视野逐渐缩小，中心视力可长期维持。眼底检查早期可见视盘呈蜡黄色，动脉细，视网膜变薄，色泽晦暗，一般呈青灰色。赤道部和周边部出现骨细胞样色素沉着为其主要特征（彩图 1-12-6）。常有晶状体后囊下浑浊，玻璃体轻度浑浊或后脱离。视盘颜色蜡黄、视网膜血管狭窄及骨细胞样色素散布，称为视网膜色素变性的典型三联症。视野改变早期为环形暗点，逐渐向中心和周边扩展，晚期出现管状视野。早期色觉正常，晚期出现红绿色盲或全色盲。FFA 检查可见视网膜后极部大片透见荧光和荧光渗漏，色素沉着处为遮蔽荧光。

【治疗】

目前尚无特效疗法。低视力者可试戴助视器。

六、几种常见全身病导致的视网膜病变

1．糖尿病性视网膜病变　糖尿病是严重影响人类健康的全身病，累及全身的小血管和微血管，造成全身多脏器的损害。糖尿病性视网膜病变（diabetic retinopathy，DR）是由于视网膜微循环异常造成的严重并发症，是糖尿病患者失明的主要原因。

【病因】

其发病机制目前尚不明了。主要源于视网膜微血管系统的损害，引起毛细血管壁的基底膜增厚、周细胞丧失、内皮细胞的屏障功能丧失，毛细血管闭塞，从而造成广泛的视网膜缺血，视网膜水肿，新生血管的形成。最终玻璃体积血、机化，形成牵拉性视网膜脱离导致视力下降或丧失。

【临床表现】

根据病程进展的不同，早期可无自觉症状，或有闪光感和不同程度的视力下降，晚期可至失明。

1．非增殖性糖尿病性视网膜病变　①微血管瘤：是本病视网膜最早可见的改变，为边界清楚的红色斑点，位于视网膜内核层，多在黄斑附近出现。②出血斑：可见于视网膜各层，深层者可呈点状或圆形出血，亦可见于浅层的条形或火焰状出血。③硬性渗出：为黄白色边界清楚的蜡样斑点，位于视网膜外丛状层，多见于黄斑部，可单个出现或多个融合在一起，围绕微血管瘤形成硬渗环。④棉絮斑：为边界不清、大小不等的灰白色斑，位于神经纤维层，是由于末梢供养小动脉闭塞，神经轴浆流阻滞造成细胞内水肿，棉絮斑是视网膜病变迅速进展的征兆。⑤视网膜血管改变：包括动脉变细、闭塞，静脉管径不匀、呈串珠状扩张，毛细血管闭塞。视网膜内微血管的异常（intraretinal microvascular abnormalities，IRMA）是指视网膜毛细血管床不规则节段状扩张以及开始生长的视网膜内新生血管，IRMA 是视网膜严重缺血的征象。

2．增殖性糖尿病性视网膜病变　最重要的标志是新生血管，是由于血管病变加剧，视网膜组织缺血缺氧，导致新生血管生长因子增加，血管壁萌发新生血管。新生血管呈扇贝状或花瓣状，沿血管弓生长。发生于视盘表面及其附近 1PD 范围的新生血管称为视盘新生血管，除此以外视网膜出现的新生血管称为视网膜新生血管。由于缺乏正常的血管壁结构，新生血管渗漏造成视网膜水肿，也易于破裂出血。新生血管位于视网膜表面，可长入玻璃体，其周围纤维组织增殖，形成新生血管膜，新生血管膜收缩引发牵拉性视网膜脱离。

【治疗】

治疗本病关键在于控制糖尿病。对于单纯期患者进行糖尿病和眼病健康知识普及并做定期眼部检查。对于广泛的视网膜缺血、增殖前期病变应采取局部视网膜光凝和全视网膜光凝治疗。黄斑水肿可采用格栅样光凝。玻璃体积血 3 个月不吸收或发现牵拉性视网膜脱离应及时行玻璃体切割术。

知识链接

糖尿病性视网膜病变的国际临床分级标准（2002年）

病变严重程度	散瞳下检眼镜可观察的眼底改变
1期无明显视网膜病变	无异常
2期轻度NPDR	仅有微动脉瘤
3期中度NPDR	比仅有微动脉瘤重，但比重度者轻
4期重度NPDR	有以下任一改变，但无增殖性病变
	a. 4个象限每个都有20个以上的视网膜内出血点
	b. 2个以上象限有确定的静脉串珠状改变
	c. 1个以上象限有明显的IRMA（视网膜内微循环异常）
5期PDR	有以下一种或多种改变：新生血管、玻璃体积血、视网膜前出血

糖尿病性黄斑水肿分级

无明显糖尿病性黄斑水肿后极部无明显视网膜增厚或硬性渗出

轻度糖尿病性黄斑水肿后极部存在部分视网膜增厚或硬性渗出，但远离黄斑中心

中度糖尿病性黄斑水肿视网膜增厚或硬性渗出接近黄斑但未涉及黄斑中心

重度糖尿病性黄斑水肿视网膜增厚或硬性渗出涉及黄斑中心

NPDR：非增殖性糖尿病视网膜病变，PDR：增殖性糖尿病视网膜病变

2．高血压性视网膜病变（hypertensive retinopathy，HRP） 原发性高血压又称高血压病，可分为缓进性（良性）和急进性（恶性）两型，二者眼底改变也不尽相同，眼底改变可反映高血压病的病程及其与全身重要器官病变的关系。

（1）缓进性高血压性视网膜病变：早期视网膜动脉呈功能性血管痉挛，表现为动脉管径粗细不均，管壁反光增强，随病程进展，可呈铜丝状或银丝状，静脉迂曲扩张，动静脉管径之比由正常的2∶3变为1∶2或1∶3，由于动脉血管硬化，而且动静脉交叉处有共同鞘膜，在动静脉交叉处，可见交叉压迫现象，硬化的动脉可将其下面的静脉压陷、推移，动脉两侧静脉变细、变尖，称为耿氏交叉征（Gunn crossing sign）。进一步发展可出现视网膜水肿、出血及硬性渗出。本型高血压性视网膜病变可分为4期。

（2）急进性高血压视网膜病变：最主要的改变为视盘水肿和视网膜水肿，称为高血压性视神经视网膜病变。同时可见视网膜火焰状出血、棉绒斑，硬性渗出及脉络膜梗死灶（Elschning斑）。高血压还可因心力衰竭而表现为眼睑水肿，或因脑出血或梗死而发生瞳孔、视野、眼球运动障碍等相应的神经眼科体征。

3．动脉硬化性视网膜病变（arteriosclerotic retinopathy） 通常包括老年退化性动脉硬化、动脉粥样硬化、动脉中层硬化和小动脉硬化4种。人眼视网膜动脉主要由视盘内的主干以及紧邻视盘旁的大血管分支和小血管组成，故动脉粥样硬化很少累及视网膜动脉，偶尔可发生在视网膜中央动脉进入视神经后至筛板之间的一段，这是引起视网膜中央动脉阻塞的原因

之一；小动脉硬化是对血压缓慢而持续升高的一种反应性改变，常与高血压并存。当眼底有视网膜动脉硬化表现时提示全身血管有改变，但二者病变严重程度可不一致。主要表现为：①视网膜动脉弥漫性变细，颜色变淡，反光增强，血管走行变直；②动静脉交叉压迫征；③视网膜可见出血和渗出。

知识链接

原发性高血压视网膜病变 Wegener-Keith 法分期

分期	名称	主要表现
Ⅰ期	动脉痉挛期	主要为血管收缩、变窄。动脉痉挛时粗细不均匀，管壁透明度下降，见不到其下静脉血柱，反光略强
Ⅱ期	动脉硬化期	主要为动脉硬化。动脉变细，动静脉比例变化 1∶2 或 1∶3。动脉反光增强，呈铜丝或银丝状。出现一级、二级甚至三级动静脉交叉压迫症
Ⅲ期	视网膜病变期	主要为渗出。Ⅱ期基础上视网膜出现棉绒斑及片状出血等
Ⅳ期	视盘水肿期	除Ⅲ期表现外，还出现视盘水肿

七、视网膜母细胞瘤

视网膜母细胞瘤（retinoblastoma，RB）是在视网膜发育过程中，由原始神经外胚层组织未发育成熟的视网膜母细胞形成的原发性眼内恶性肿瘤，是婴幼儿最常见的眼内恶性肿瘤，对视力和生命有严重威胁。好发于 3 岁以下的婴幼儿，可单眼或双眼发病，大约 5% 的患儿有家族遗传史，其余为散发病例。

【临床表现】

肿瘤发生的高峰期是出生后数月，大多于 3 岁前。成年人发病罕见。

对于发生在幼儿的视网膜母细胞瘤而言，最常见的临床症状为白瞳症，即瞳孔区出现白色反光，其次为斜视。对于年龄较大的视网膜母细胞瘤患者而言，视力下降、视物模糊是其最早的临床症状。

近年根据视网膜母细胞瘤的自然病程及其治疗方式的进展，对其进行了新的国际分期：

A 期　远离黄斑中心凹和视盘的视网膜内小肿瘤。所有瘤体最大直径＜ 3mm；所有瘤体距离黄斑中心凹＞ 3mm，距离视盘＞ 1.5mm。

B 期　在 A 期基础上无大小及位置限制的视网膜内肿瘤；肿瘤无玻璃体或视网膜下种植。

C 期　伴轻微视网膜下或玻璃体腔种植的瘤体。一个或多个散在瘤体，局限性视网膜下种植距离瘤体边缘 3mm 以内，或邻近单个瘤体局限性微小玻璃体种植，视网膜下液超出瘤体边缘 3mm。

D 期　伴明显玻璃体腔或视网膜下种植的弥漫性病变。一个或多个大块、弥漫性分布瘤体，片状视网膜下种植，弥漫性玻璃体腔种植，大量视网膜下液造成全视网膜脱离。

E期　瘤体广泛生长，眼球结构破坏，功能丧失。具体表现包括：肿瘤接触到晶状体；新生血管性青光眼；肿瘤前部到达前部玻璃体表面，累及睫状体或眼前节；大量眼球内出血；肿瘤坏死，伴无菌性眼眶蜂窝织炎；眼球萎缩；影像学表现可疑视神经和（或）眼球壁受累。

【诊断】

绝大多数视网膜母细胞瘤根据典型症状、体征，以及B超检查、CT扫描可以明确诊断，但极少数病例最终确诊需要病理组织学检查。

【鉴别诊断】

本病需要与其他引起"白瞳症"疾病相鉴别，如Coats病、转移性眼内炎、早产儿视网膜病变、原始玻璃体增殖症等疾病。

【治疗】

根据肿瘤的大小、位置与发展程度，采用不同的疗法。早期小肿瘤采用激光和冷冻治疗，中等大小的肿瘤可采用放射敷贴器放疗，大的肿瘤以挽救生命为目的，可行眼球摘除术。根据肿瘤侵及范围决定是否给予全身化学治疗。对于难治性的视网膜母细胞瘤可以考虑局部放射治疗。

第四节　视神经疾病

一、视盘水肿

视盘水肿（papilledema）不是一个单独的疾病，而是多种全身和眼部疾病的共同眼底表现，因此在确定视盘水肿后应该寻找确切的病因。视盘水肿是一种非炎性的视盘充血水肿，多双眼发病。

【病因】

多种因素可以诱发本病。颅内压增高是最常见的病因，也可见于视神经本身的病变如视神经炎，视网膜病变如视网膜脉络膜炎，眼眶内占位性病变压迫视神经，代谢性疾病如糖尿病等。

【临床表现】

早期视力正常或有一过性视物模糊，同时累及双眼，改变姿势或弯腰后快速站起时加重。眼底可见双侧视盘边界不清，隆起可超过3屈光度，神经纤维层浑浊使视盘周围血管模糊，视盘及其周围视网膜可见少量火焰状出血和软性渗出，毛细血管扩张，静脉迂曲增粗（彩图1-12-7）。视野改变早期表现为生理盲点扩大，水肿累及黄斑可出现中心暗点。

【诊断依据】

根据典型眼底改变和视野缺损不难诊断，重要的是寻找视盘水肿的确切病因，影像学检查在进一步的诊断中十分重要。

【治疗】

针对原发疾病进行治疗。

二、视神经炎

案例 1-12-3

患者刘某，男，25岁。右眼视物不清1天。患者自述最近1周，有上呼吸道感染史。眼科检查：右眼视力0.1，左眼视力1.0，双眼眼压13mmHg，双眼结膜无充血，角膜清晰，KP（-），前房深度可，周边前房约1/3CT，瞳孔直径约4mm，右眼对光反射略迟钝，RADP征（+），晶状体清晰，玻璃体未见明显浑浊物，双眼视盘界清，A/V=2∶3，黄斑区中心凹反光可见。眼球运动正常。

问题：

1. 目前最可能的诊断是什么？
2. 需要做哪些检查进一步明确诊断？
3. 确诊后如何治疗？

视神经炎（optic neuritis）是视神经的炎症或脱髓鞘疾病引起的视神经病变，发生在视神经球内段者称为视神经视盘炎，发生在球后段则称为球后视神经炎。多见于青壮年和儿童。

【病因】

视神经炎常为脱髓鞘疾病如多发性硬化的首发症状；还可由局部炎症如脉络膜视网膜炎、鼻腔鼻窦和眼眶的炎症扩散而来；还有为数不少的患者找不到确切的原因，可能与全身自体免疫病有关。

【临床表现】

症状表现为视力突然急剧下降，伴有眼球的压痛和眼球转动时疼痛。临床检查发现视力显著降低，可仅有光感甚至失明。瞳孔散大，直接对光反射迟钝或消失，间接对光反射存在。视神经视盘炎出现视盘充血水肿、边界模糊，轻度隆起，一般小于 3 屈光度，表面有小出血，静脉轻度扩张（彩图 1-12-8）。累及黄斑时，表现为黄斑区星芒状渗出。球后视神经炎眼底无明显改变。反复发作可导致视神经萎缩。视野可见中心暗点、旁中心暗点或向心性缩小。VEP 潜伏期延长，振幅降低。

【治疗】

首先要针对病因治疗，使用糖皮质激素、神经营养药物及血管扩张剂。

三、前部缺血性视神经病变

前部缺血性视神经病变（anterior ischemic optic neuropathy，AION）是供应视盘的睫状后短动脉分支阻塞，引起视盘局部急性缺血缺氧，组织水肿。以骤发性视力下降，象限性视野缺损为特征。多发生于中老年人，常伴有高血压、糖尿病、颞动脉炎等。单眼多见，双眼少见，可先后发病。

【病因】

视盘局部血管病变、血液黏稠度增加以及眼部低灌注压等均是本病可能的诱发因素。

【临床表现】

发病前多有一过性视物模糊，发病时出现无痛性不同程度视力下降。眼底视盘边界模糊，色略淡，隆起小于 3 屈光度，视盘表面及周边视网膜见线状或火焰状出血，动脉细，静脉扩张。视野出现特征性的与生理盲点相连的象限性缺损，多见于下方。

【诊断】

根据视力下降，视盘轻度水肿和典型的视野缺损可做出诊断。应与视神经炎、Foster-Kennedy 综合征、低眼压性青光眼等疾病进行鉴别诊断。

【治疗】

首先针对病因进行治疗，使用糖皮质激素改善视神经的水肿，同时给予血管扩张剂和神经营养药物，降低眼内压相对提高眼内灌注压。

四、视神经萎缩

视神经萎缩（optic nerve atrophy）是指任何疾病引起的视网膜神经节细胞轴突变性，造成视盘颜色变淡或苍白。

【病因】

病因包括血管性病变、视网膜神经节细胞变性、继发于视盘本身的病变或颅内高压、眼压增高、中毒及外伤等。

【临床表现】

临床上分为原发性和继发性。原发性视神经萎缩为筛板后的视神经、视交叉、视束和外侧膝状体的视路损害，其萎缩过程为下行的；眼底表现为视盘色淡或苍白，边界清楚，筛板清晰可见，视网膜血管正常。继发性视神经萎缩的原发病变在视盘、视网膜或脉络膜，其萎缩过程是上行的；眼底可见视盘色灰白、晦暗，边界不清，生理凹陷消失，动脉细，静脉正常，血管有白鞘。视野、视觉电生理、影像学检查对诊断都有帮助。

【治疗】

关键在于积极治疗原发病，及早去除病因，争取保留有用视力。

思考题

1．玻璃体积血的原因及治疗原则是什么？
2．视网膜中央动脉阻塞有哪些临床表现？如何治疗？
3．如何诊断和治疗糖尿病性视网膜病变？
4．如何诊断和治疗视神经炎？
5．简述导致前部缺血性视神经病变发生的可能原因。

（朱　丹）

第十三章

眼眶病

学习目标

1. 掌握眶蜂窝组织炎、甲状腺相关眼病的临床表现、诊断依据和治疗方案。
2. 熟悉特发性眼眶炎性假瘤、横纹肌肉瘤的临床表现和治疗原则。
3. 了解皮样囊肿、表皮样囊肿、海绵状血管瘤和眶内转移癌的临床表现和治疗原则。

第一节　眼眶病概述

眼眶病相对眼球本身疾病而言，发病率较低。眼眶病就其病变性质而言，不仅包括良性病变，而且也包括恶性病变；就其破坏程度而言，不仅可以导致患者视功能及容貌外观受损，严重时还可以危及患者的生命，其中后者是与眼科其他常见疾病最为显著的区别点所在。

因为眼眶病累及范围非常广泛，几乎可以累及眶内所有组织结构，病种繁多、病情变化多端。眼眶病专业不仅涉及眼科学，还涉及肿瘤学、医学影像学、病理组织学等多个学科，属于一种交叉性学科，这就要求我们这个学科的医师不仅要掌握专科理论知识，同时也应具备其他相关学科的知识，形成一个较为完善的理论知识体系。正确的诊断是正确治疗的先决条件，眼眶病的预后与其早期诊治密切相关。

【诊断】

眼眶疾病涉及范围广泛，因此需要详细询问病史，进行全面的检查，综合分析，才能得出正确结论。

1．病史和一般情况

（1）发病年龄：许多眼眶病与年龄相关，如毛细血管瘤、视神经胶质瘤、横纹肌肉瘤等多见于儿童，中年人多患海绵状血管瘤。

（2）进展速度：急性起病多见于眼眶蜂窝组织炎、眶内出血、炎性假瘤、横纹肌肉瘤等。进展缓慢多为良性肿瘤，如海绵状血管瘤、皮样囊肿等。

（3）其他情况：许多眼眶肿瘤与性别关系密切，如甲状腺相关眼病多见于女性。

2．眼部检查

（1）眼睑异常：多种眼眶病可导致眼睑的变化，主要包括眼睑肿胀、眼睑畸形、上睑下垂等。

（2）眼球位置异常：主要包括眼球突出和眼球凹陷。我国正常人的眼球突出度为12 ~ 14mm，两眼相差一般不超过 2mm。眼球突出是眼眶病最常见的体征之一，其改变的程度、速度、方向等可以在一定程度反映眼眶疾病的性质。眶脂肪萎缩、眶壁骨折可以导致眼球凹陷。

（3）眼球运动异常：眼眶内占位性病变、眼外肌及支配眼外肌的神经发生病变，都可以导致眼球运动障碍。

（4）眼球本身异常：严重眼眶病可以导致眼球本身结构发生病变，如暴露性角膜炎、视盘水肿、视神经萎缩等，严重者可以导致眼球萎缩的发生。

（5）触诊检查：位于眼眶前部的肿瘤可扪及肿块，应注意病变的位置、范围、质地、边界、活动度、有无压痛、搏动，皮肤温度，以帮助分析判断。

3．医学影像学检查　影像学检查在确诊眼眶疾病中具有关键作用，主要包括超声检查、X 线检查、CT 及 MRI 检查等。它不仅可以确定眶内病变的有无，而且可以确定眶内病变的位置、大小及其与周围组织的关系，有时也可对一些眼眶疾病性质的判断提供参考信息。

4．病理组织学检查　眼眶病最终确诊需要病理组织学检测结果，病理组织学检测是确诊眼眶病的金标准。

【分类】

眼眶及其内容物结构复杂，病变涉及面较广。因此，根据病变的性质和来源，眼眶病变主要包括：

1．肿瘤　眶内各种结构都可以发生肿瘤。血管系统来源的有海绵状血管瘤、毛细血管瘤等。神经系统的肿瘤有神经鞘瘤、神经纤维瘤、神经胶质瘤、脑膜瘤等。泪腺系统的有泪腺混合瘤、囊样腺癌等。全身性疾病也可以在眼眶部表现，如急性粒细胞性白血病时，有时表现为眶缘部质地较硬的肿物，称为绿色瘤，其他的还有转移性癌等。

2．炎症性病变　分感染性炎症和非感染性炎症，如眼眶蜂窝组织炎和眼眶炎性假瘤。

3．先天发育异常　如皮样囊肿、表皮样囊肿、眶骨纤维异常增殖症等。

4．外伤　常见的有眶壁骨折、眶内血肿和眶内异物等。

第二节　眼眶炎症

眼眶炎症可分为特异性与非特异性炎症。特异性炎症是指由具体病原体所引起的炎症，如眼眶的细菌、真菌、寄生虫引起的炎症；非特异性炎症是指病因不明的眼眶炎性改变或其综合征，如特发性眼眶炎性假瘤、良性淋巴上皮病变等。本节根据眼眶炎症的发病率、病变严重程度及危害，仅述及眼眶蜂窝组织炎和特发性眼眶炎性假瘤。

案例 1-13-1

患者高某，男，37岁。自述左眼睑红肿2天。患者自述2天前左眼睑无明显诱因出现红肿不适，在家自行应用红霉素眼药膏，未见好转，无发热。眼科检查：右眼视力0.5，左眼视力0.8，左眼眼睑红肿，触痛（+），左眼上睑下垂，结膜充血水肿，角膜清晰，KP（-），前房深度可，周边前房约1/3CT，瞳孔直径约3mm，对光反射灵敏，晶状体清晰，眼底未见异常；右眼正常。

问题：

1．目前最可能的诊断是什么？

2．需要做哪些检查进一步明确诊断？

3．确诊后如何治疗？

一、眼眶蜂窝组织炎

眼眶蜂窝组织炎（orbital cellulitis）是一种特异的眶部软组织感染性病变，发病急剧，病情凶险，严重者可以导致视力丧失，甚至危及患者生命。儿童和成人都可以发病。

【病因】

感染源为致病微生物，如细菌、真菌等。这些致病微生物可来自眼眶毗邻结构的感染性病灶，以鼻旁窦最为常见；也可由急性传染病、菌血症、败血症等引起。

【临床表现】

眼眶蜂窝组织炎根据病变累及部位和病变程度可以分成以下 4 种类型，即眶隔前蜂窝组织炎、眶隔后蜂窝组织炎、眼眶内脓肿、眶骨膜下脓肿。

眼眶蜂窝组织炎可表现为突发性眼部疼痛不适，眼睑红肿，上睑下垂，如果眼睑内脓肿形成，可以触及波动感（彩图 1-13-1）；可以表现为眼球突出，眼球运动障碍，眼球突出明显者可以导致眼睑闭合不全及暴露性角膜炎的发生；结膜充血水肿、严重者充血水肿的结膜可以突出于睑裂之外，表面可有脓性分泌物附着；一旦炎症波及眼球壁和视神经，可以引起视网膜脉络膜炎和视神经炎，视力可有不同程度减退，严重者可以导致视力丧失。有些患者可因炎症导致眶内压力增高，引起视网膜中央动脉阻塞，甚至可以导致眶上裂综合征或眶尖综合征的发生。

全身可出现发热、恶心、呕吐、头痛，甚至出现谵妄、惊厥、昏迷等中毒症状。病情凶险者，眶内感染可波及海绵窦，海绵窦化脓性病灶可导致感染颅内扩散，也可引发败血症，危及患者生命。

【诊断】

根据眼眶部出现的红肿热痛等感染表现，以及可能伴随的全身中毒症状，结合眼眶部影像学检查和外周血白细胞计数升高等即可明确诊断。

【治疗】

一旦确诊即应全身应用足量广谱抗生素控制感染；同时取炎症区域内的分泌物行微生物培养及药敏试验，根据培养结果及时调整抗生素的种类。如果眶部组织已经形成脓肿，可以切开引流。对于眼球突出明显，有发生暴露性角膜炎者，涂抗生素眼药膏，必要时行暂时性睑缘缝合术。对于炎症导致眶内压明显升高者，可以行眶减压手术，以降低视力损害的风险。积极寻找原发病灶，并请相关科室人员共同处理。

知识链接

眼眶蜂窝组织炎 CT 和 MRI 影像学改变

影像学改变检测在诊断眼眶蜂窝组织炎中具有重要价值。CT 扫描可因眶内蜂窝组织炎的病程不同而表现不同。早期受累的眶内脂肪表现为斑点状、条纹状高密度影；随着病情发展，眶内密度弥散性增高，正常结构界面消失；脓肿形成后，CT 平扫表现为低密度，增强 CT 可以显示强化的脓肿壁，但脓腔无强化。

MRI 扫描可以清晰显示眶内炎症的位置、炎症过程以及感染源的部位。局限性眶蜂窝组织炎多发生于眶内侧壁与鼻窦相邻处，病变表现为软组织影，呈长或等 T1、长 T2 信号，边界模糊，常可以显示相邻鼻窦炎症的存在。眶内弥散性蜂窝组织炎在对比剂增强 T1 加权脂肪抑制像上可以表现为眶内组织弥散性、不均匀强化，其内可存在大小不等的不强化的脓腔。脓腔局限时，增强扫描脓腔壁可被强化。

二、特发性眼眶炎性假瘤

特发性眼眶炎性假瘤（idiopathic orbital inflammatory pseudotumor，IOIP），也称特发性眼眶炎症，目前多认为是一种非特异性炎性病变，其发病率居甲状腺相关眼病和淋巴增生性疾病之后，为眶内病变的第三位，约占眼眶病的 7.1%。

【病因】

目前就 IOIP 的病因及发病机制，主要有感染假说、自身免疫假说、神经内分泌调控假说等，它们都从一个侧面反映了 IOIP 可能的病因及发病机制，但有关 IOIP 的确切病因和发病机制仍需进一步研究。

【临床表现】

本病多见于成年患者，通常单眼发病，也可双眼发病。按照临床病程可分为急性、亚急性、慢性和复发性等 4 种类型。IOIP 可以累及眶部所有的软组织，因病变累及具体的组织结构不同，导致 IOIP 临床表现不同。根据 IOIP 累及眼眶部位不同，可以分为以下几种类型。

1．眶前部炎症　主要表现为眼部疼痛、眼睑肿胀、上睑下垂，球结膜充血水肿，严重者结膜突出睑裂之外，有时可伴有前部葡萄膜炎、巩膜炎、眼球筋膜炎和青光眼等。

2．弥漫性眼眶炎症　与眶前部炎症表现类似，但眼球突出明显，病情更严重。CT 和 MRI 扫描可发现眶内弥漫性炎症浸润，眶脂肪水肿。眶内炎性假瘤向颅内蔓延可导致垂体功能减退和多发性脑神经麻痹。

3．眼眶肌炎　主要表现为复视、眼球运动障碍，眼球向受累肌肉支配方向运动时，疼痛增加；部分患者出现上睑下垂；肌肉止点充血水肿，可透过结膜发现暗红色肥大的眼外肌。病变晚期眼外肌可发生纤维化，导致不同程度的眼位固定。炎症可累及多条肌肉，以上方肌群和内直肌受累多见。CT 和 MRI 扫描显示眼外肌肌腱和肌腹弥漫性水肿肥厚。

4．泪腺炎 一般表现为眼睑肿胀，上睑轻微下垂，眼球轻度突出，眼球向鼻下移位，眼眶颞上缘可触及肿物。CT 和 MRI 扫描可见受累泪腺肿大，可被强化。

5．巩膜周围炎和视神经周围炎 炎症累及巩膜周围的筋膜和视神经鞘膜，症状以疼痛和视力减退为主。眼底可见视盘充血水肿、静脉迂曲扩张等。病变后期视神经萎缩、视力丧失。CT 和 MRI 检查显示眼球壁增厚，边界模糊，视神经增粗。

6．眶尖炎症 极少数 IOIP 患者，其炎性病变主要累及眶尖部，眼球突出一般不明显。患者视功能异常与眼部炎症表现不成比例。患者早期可出现视力下降，视野缺损，相对性传入性瞳孔障碍，上睑下垂，眼球运动障碍等。CT 和 MRI 扫描可见眶尖部占位呈炎性浸润样改变。

7．硬化性炎症 一般起病缓慢。本型病理组织学改变主要以纤维组织增殖为特征。病程晚期眼位固定，眼球运动明显受限。可出现压迫性视神经病变，导致视神经萎缩，视力严重减退，甚至丧失。

【诊断】

根据患者的临床表现及眼眶影像学检查结果，一般可以做出初步诊断，但明确诊断需要行眼眶病理组织学活检。

【治疗】

IOIP 的临床治疗主要包括药物治疗、放射治疗和手术三种方法。药物治疗最为常用，迄今为止糖皮质激素类药物仍是公认的首选药物。

IOIP 的病理组织学类型与疗效关系较为密切。根据病变情况，可以行手术活检，以明确诊断及病理分型。对于淋巴细胞浸润型 IOIP，全身糖皮质激素治疗可使病情明显缓解，也可以采用病变局部注射疗法；纤维组织增殖型 IOIP 对糖皮质激素不敏感。部分患者可考虑免疫抑制剂和放射治疗。对于局限性 IOIP，可采取手术治疗。

第三节 甲状腺相关眼病

案例 1-13-2

患者王某，女，47岁。自述双眼睑肿胀1个月，伴视物重影。患者自述1个月前双眼睑无明显诱因出现肿胀，随后又出现双眼视物重影。有甲状腺功能亢进史1年，经过药物治疗，目前甲状腺功能正常。眼科检查：右眼视力1.0，左眼视力0.8，双眼眼睑肿胀，眼睑退缩，结膜轻微充血，角膜清晰，KP（-），前房深度可，周边前房约1/3CT，瞳孔直径约3mm，对光反射灵敏，晶状体清晰，眼底未见异常；双眼球轻度突出，眼球运动不到位。

问题：

1．目前最可能的诊断是什么？

2．需要做哪些检查进一步明确诊断？

3．确诊后如何治疗？

甲状腺相关眼病（thyroid associated ophthalmopathy，TAO），又称 Graves 眼病，是成人最常见的眼眶疾病之一，多双眼发病。TAO 患者的甲状腺功能可能亢进、低下或正常。TAO 可分 2 型：I 型主要表现为球后脂肪组织和结缔组织浸润，II 型主要为眼外肌炎。这两种类型可并存或单独出现。

【病因】

确切发病机制尚不清，一般认为属自身免疫病或器官免疫病。TAO 的病理组织学特征是早期炎性细胞浸润水肿，晚期组织变性和纤维化。

【临床表现】

根据 TAO 病变所累及的范围和病程不同，临床表现也不尽相同。

眼部表现①眼睑征：是 TAO 的重要体征，主要包括眼睑肿胀、眼睑退缩（Dalrymple's 征）、上睑迟落（von Graefe's 征）和瞬目反射减少，其中以眼睑退缩和上睑迟落为特征性表现。②眼球突出：多为轴性眼球突出。③复视及眼球运动障碍：TAO 可以使多条眼外肌受累，眼球运动障碍，出现复视。受累肌肉以下直肌、上直肌和内直肌多见，外直肌受累较少，受累眼外肌肌腱附着处结膜可水肿，血管迂曲扩张。病变晚期由于眼外肌纤维化，可使眼球固定在某一眼位，出现斜视（彩图 1-13-2）。④结膜和角膜病变：结膜充血水肿，角膜可发生暴露性角膜炎、角膜溃疡。⑤视网膜和视神经病变：眶内组织水肿压迫，可导致压迫性视网膜和视神经病变发生。患者表现为视力降低，视野缺损；眼底可见视盘水肿或苍白，视网膜静脉迂曲扩张，视网膜水肿、渗出。

全身表现可伴有甲状腺功能亢进症状群。

【诊断】

根据典型的临床表现、甲状腺激素水平（T3、T4 和 TSH）以及眼眶影像学检查结果即可确定诊断。

【治疗】

包括全身治疗和眼部治疗。全身治疗主要针对矫正甲状腺功能异常。眼部治疗主要针对暴露性角膜炎、压迫性视神经病变和严重充血性眼眶病变。主要治疗措施包括眼部保护性治疗、药物治疗、放射治疗和手术治疗。①眼部保护性治疗，为防止暴露性角膜炎发生，可夜间遮盖睑裂，滴用润滑性滴眼液；必要时可试行睑缘缝合术。②药物治疗，在眼眶病变的急性期，可以采用糖皮质激素或免疫抑制剂治疗，以减轻眼部组织的水肿及压迫性视神经病变的发生。③手术和放射治疗，对于突眼导致角膜损害或压迫性视神经病变严重者，药物治疗无效时，可以采用放射治疗或眼眶减压术，以便尽可能保护和恢复视功能。待病情稳定后，对于斜视患者，可以采用眼外肌局部注射肉毒杆菌毒素 A 或眼外肌手术来矫正斜视；对于上睑退缩者，可以采用上睑退缩矫正术来改善外观。

第四节　眼眶肿瘤

一、皮样囊肿和表皮样囊肿

皮样囊肿（dermoid cyst）和表皮样囊肿（epidermoid cyst）是较为常见的眼眶疾病，依据病变累及部位、大小不同，临床表现各异。

【病因】

皮样囊肿与表皮样囊肿均为迷芽瘤，是由胚胎期表皮外胚层植入深层组织导致的一种囊状良性肿瘤。皮样囊肿与表皮样囊肿均由囊壁和囊内容物组成。表皮样囊肿只含有复层的鳞状细胞上皮，而皮样囊肿除此之外还包括毛囊、汗腺和皮脂腺等结构在内的多种皮肤附属物。

【临床表现】

皮样囊肿与表皮样囊肿多发于眼眶周围区域和眶内，颅内皮样囊肿和表皮样囊肿较为少见；它们是儿童期最为常见的眶区肿物。浅表病变多在儿童期即可发现，位于眶隔以后的囊肿随着瘤体增大，往往成年后才出现临床表现。眶周皮样囊肿和表皮样囊肿临床上表现为边界清晰、具有一定活动度的无痛性肿物。眼眶外上象限和上方为其好发部位。位于眶内深部的病变，由于瘤体本身的占位效应，可表现为眼球突出、眼球移位和眼球屈光状态的改变。在少数情况下，如果囊肿破裂，囊内容物溢出，可以导致无菌性炎症反应。

另外，眶内深部皮样囊肿有时可以侵犯入颞窝、鼻窦或颅内，影像学检查可呈哑铃状改变。表皮样囊肿有时伴有半侧面部发育不良或Goldenbar综合征，因此应注意患者是否伴有同侧眶周附属器异常、轻度小耳畸形、听力丧失、唇裂或腭裂、上睑缺损等先天发育异常。

【诊断】

根据患者发病年龄、发生部位、触诊结果以及影像学检查结果可以做出初步诊断。

【治疗】

手术完整切除肿物是最为理想的治疗方法。如果肿物切除不完整，则存在复发的可能。为此，对怀疑可能残留的囊壁可以进行烧灼。当病变侵及鼻窦或颅腔时，可与耳鼻喉科或神经外科联合手术，以便完整切除肿瘤，提高手术成功率。

二、海绵状血管瘤

海绵状血管瘤（orbital cavernous hemangioma）是成人最常见的一种病程缓慢的眼眶良性肿瘤，其对眼部影响程度与肿瘤大小、位置密切相关。

【病因】

确切发病机制尚不清。病理组织学属于错构瘤。肿瘤体内有较大的血管窦腔，血管窦间纤维结缔组织向外延续形成海绵状血管瘤的包膜，肿瘤切面似海绵状而得名。

【临床表现】

本病以病程长、进展缓慢为其显著特点。临床表现出现早晚、轻重主要决定于肿瘤的大小和位置。患者多以进行性眼球突出和眼球位置异常为其临床表现（彩图1-13-3），也有一些患者表现为视力下降和视野缺失；对于一些体积较小，且瘤体所在位置未直接对视神经和眼球造成影响的肿瘤，有时可因体检被偶然发现。海绵状血管瘤常随着瘤体体积增大，对眼球壁产生压迫，导致眼球的轴长和形态发生改变，引起视力减退。如果肿瘤位于眶尖区，由于眶尖区空间狭小，有时尽管肿瘤体积较小，也可对视神经造成压迫性损伤，引起下行性视神经萎缩，而此时眼球突出可能并不明显。

【诊断】

根据患者病程长、发病缓慢以及典型的影像学改变一般可以明确诊断。

知识链接

海绵状血管瘤 MRI 改变

在眼眶疾病诊断中，海绵状血管瘤的 MRI 扫描具有较强的特征性，表现为 T1WI 呈等或稍低信号，T2WI 呈高信号；MRI 强化扫描肿瘤呈斑驳样或花蕊样渐进性强化（图 1-13-4）。

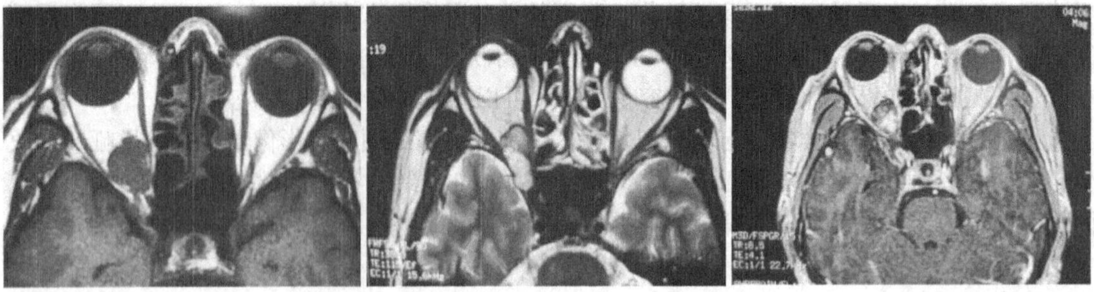

图 1-13-4 海绵状血管瘤 MRI 表现

【治疗】

对于肿瘤瘤体小尚未引起临床症状的眶内海绵状血管瘤，可随诊观察。对临床症状明显的患者，可以手术摘除肿瘤。

三、横纹肌肉瘤

横纹肌肉瘤（orbital rhabdomyosarcoma）是儿童期最常见的眼眶内恶性肿瘤。绝大多数患者发病年龄多在 10 岁以内，平均发病年龄为 6 岁；少见青年患者，罕见成年患者。

【病因】

眼眶横纹肌肉瘤是一种眼眶间质恶性肿瘤，其确切发病机制尚不清楚。

【临床表现】

横纹肌肉瘤的显著特点是肿瘤生长快，恶性程度高。眼眶横纹肌肉瘤好发于眶上部，也可发生于眼眶下部，眶缘处可扪及肿块。肿瘤发展迅速可充满眶腔，并可以直接蔓延侵犯鼻腔和筛窦。患者表现为眼球突出移位，眼球运动受限，眼睑肿胀、上睑下垂，结膜充血水肿；眼底可因肿瘤压迫效应，表现为视盘水肿，脉络膜视网膜皱褶，黄斑部放射状条纹。当肿瘤累及眶尖部，对视神经产生压迫，引起视力下降。若病变起源于筛窦或鼻腔，蔓延至眼眶，患者最初症状可表现为鼻炎、鼻出血，而后出现眼球突出。

鼻咽部、眼眶、鼻旁窦和中耳发生的横纹肌肉瘤可以直接侵犯至脑膜，导致患者出现受累脑神经麻痹所产生的症状和体征。

【诊断】

根据患者发病年龄较小、病程较短、发病较快等特点及相应影像学检查，一般可以做出初步诊断，最终确诊需要病理组织学证据。

【治疗】

目前主张采用综合治疗。治疗内容包括：手术切除肿瘤，必要时行眶内容剜除术；肿瘤放射治疗；肿瘤化学治疗。现今采用的综合治疗方案，已使患者预后较前有明显改善。如果肿瘤局限于眼眶内，综合治疗后患者的生存率约为 90%；如果出现骨质破坏和蔓延至眼眶以外，生存率下降至 65% 左右。

四、眼眶转移癌

眼眶转移癌（orbital metastatic carcinoma）主要是指通过血液从原发肿瘤部位转移至眼眶内一种较为少见的恶性肿瘤，预后不佳。

【病因】

眼眶转移癌的原发瘤可以来自全身不同组织器官发生的肿瘤。在成人和儿童之间转移癌来源差异较大。成人多来源于肝癌、乳腺癌、肺癌，儿童多来源于神经母细胞瘤、Ewing 肉瘤。

【临床表现】

如果眼眶转移癌发生在原发瘤之后，此时首先出现的是原发瘤的临床表现。但统计资料显示 30% ~ 60% 的眼眶转移癌所表现的眼部症状较原发瘤较早出现。一般发病较急，可以表现为视力下降、复视、眼睑肿胀、上睑下垂、结膜充血水肿、斜视、眼球突出、眼球位置异常、眼球运动障碍等。

【诊断】

有发生于全身其他部位原发瘤的病史或临床表现。CT 和 MRI 扫描显示眼眶内有占位性病变。

【治疗】

对于眶内转移癌可以行手术切除联合病理检查，以便明确诊断。确诊后，积极治疗原发瘤，眼部可以根据具体肿瘤性质不同，予以局部手术切除和（或）放射治疗。

思考题

1．如何诊断眼眶疾病？
2．甲状腺相关眼病的临床表现和治疗原则是什么？
3．如何诊断和治疗眼眶蜂窝组织炎？
4．简述特发性眼眶炎性假瘤的分型及临床表现。

（马建民）

第十四章

眼屈光、斜视与弱视

学习目标

1．掌握近视眼、远视眼、斜视的临床表现、诊断标准和治疗方法。
2．熟悉散光眼、老视、弱视的临床表现和治疗。
3．了解调节作用的概念、机制及作用。

眼球是一个精密而复杂的屈光体系，其主要组成包括角膜、房水、晶状体和玻璃体。当外界物体发出的光线，从一种介质进入另一种折射率不同的介质时，光线将在界面发生偏折现象，该现象在眼球光学系统中称为屈光。眼的屈光状态由屈光系统的屈光力和眼轴的长度共同决定。屈光作用的单位用屈光度（diopter）表示，简写为D。屈光度为焦距的倒数，即焦距越短者其屈光力越强。如焦距为1m，则屈光度为1D。眼睛屈光度的动态变化过程可通过调节作用来实现。

第一节　屈光不正

案例 1-14-1

患者李某，女，13岁，学生，自述双眼看黑板不清3个月。眼科检查：右眼视力0.3，左眼0.5，双眼结膜无充血，双眼角膜清亮，KP（-），前房中深，瞳孔圆，对光反射存在，眼底未见异常。

问题：

1．目前考虑什么诊断？
2．需要做哪些检查来明确诊断？
3．诊断后如何治疗？

临床上根据眼的屈光系统能否将外界物体清晰成像于视网膜上，将眼的屈光状态分为两大类，即正视眼（emmetropia）和非正视眼（ametropia）。非正视眼又称为屈光不正（refraction error），是指眼球的屈光力与眼轴长度不相适应，致使眼球在调节静止的状态下，平行光线经过屈光系统作用后，焦点不能准确地落在视网膜上形成清晰物象的状态。屈光不正包括远视眼、近视眼和散光眼。因眼的屈光力异常引起的屈光不正称为屈光性屈光不正。因眼轴太长或太短引起的屈光不正称为轴性屈光不正。两眼屈光状态的程度不相同称为屈光参差。当屈光参差超过 2.5D 时，可因双眼影像不等，引起融合困难而影响双眼的单视功能。

一、远视眼

远视眼（hyperopia）指眼球在调节静止状态下，平行光线经眼的屈光系统调节后，聚焦于视网膜之后，从而导致视网膜上形成的物象分散而模糊（图 1-14-1）。

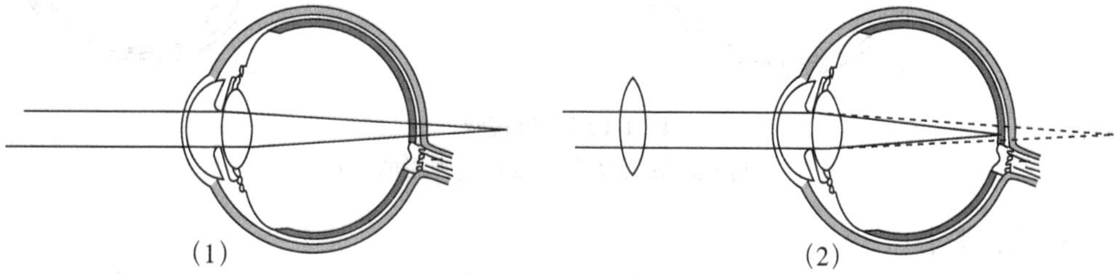

图 1-14-1 远视眼

（1）远视眼屈光状态 （2）远视眼的矫正

【病因及分类】

多由于眼球发育不良，眼球前后轴较正常者短所致，也可因角膜晶状体形态异常，引起眼的屈光力较正常为弱导致的。远视眼按照屈光度数可以分为①低度远视：屈光度 ≤ +3.00D；②中度远视：+3.00D ＜屈光度≤ +5.00D；③高度远视：屈光度＞ +5.00D 。远视眼按照屈光成分的异常可以分为轴性远视和屈光性远视。

【临床表现】

1．视力 远视眼患者为了获得清晰物像，不论看远或看近都需要进行调节，调节力的强弱与年龄和健康状况有关。轻度远视，通过调节作用其视力可正常；中高度远视或随着年龄增长调节力减退时，视力可有不同程度减退，而且近视力减退比远视力减退明显。

2．视觉疲劳 当持续阅读或近距离工作时间稍长，由于过多运用调节，睫状肌处于持续紧张状态，可以引起眼睑沉重感，眼球眼眶胀痛，严重者可以引起恶心呕吐等主观自觉症状群，休息后症状可完全消失。有些年轻患者由于过度调节，易发生调节痉挛，使远视眼呈正视或近视状态，称为“假性近视”。

3．眼底表现 高度远视眼的视盘小而红润，边缘模糊，类似视盘炎或视盘水肿，但其视野检查正常，眼底长期观察无改变，称之为假性视盘炎。

4．远视眼相关并发症 可引起调节性内斜视、屈光性弱视，有时也可以引起慢性结膜炎、睑缘炎等疾病。

【治疗】

远视眼可配戴合适的凸球镜矫正。轻度远视眼如无自觉症状可以随诊观察；中度远视或中年以上远视眼患者，应该戴镜矫正，以增进视力，消除视觉疲劳症状，防止调节性内斜视发生。

二、近视眼

近视眼（myopia）在无调节状态下，平行光线经过眼的屈光作用后，焦点聚焦于视网膜前方，使远距离物体不能清晰地成像于视网膜上。近视眼的远点位于眼前有限的一点（图1-14-2）。

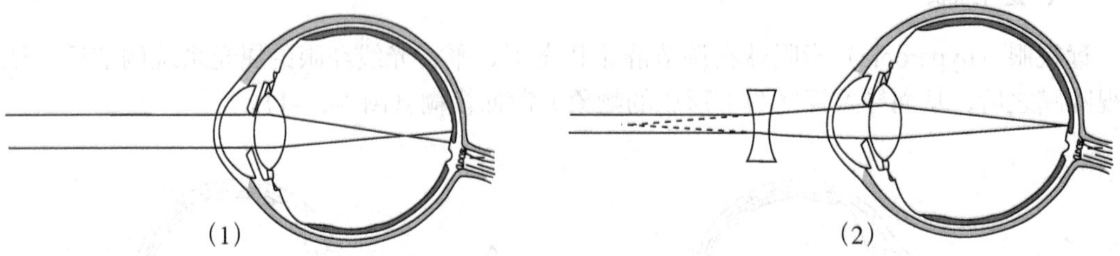

图 1-14-2 近视眼

（1）近视眼屈光状态 （2）近视眼的矫正

【病因及分类】

资料显示近视眼的发生受发育、遗传、环境等多因素的综合影响，但至今近视眼确切的发病机制仍不十分清楚。近视眼按照屈光度数可以分为①低度近视：屈光度≤ –3.00D；②中度近视：屈光度介于 –3.00D＜屈光度≤ –6.00D；③高度近视：屈光度＞ –6.00D。近视眼按照屈光成分的异常可以分为轴性近视、屈光性近视和混合性近视。

【临床表现】

1．视力 近视眼的远视力差，而近视力可正常。轻中度近视眼，视力可以矫正到正常，而 6D 以上的高度近视，尤其是玻璃体及眼底发生变性时，视力可能矫正不到正常范围。

2．视觉疲劳 如果近视眼不戴矫正眼镜长时间做近距离工作，由于过度使用集合，不用或少用调节，就会发生调节与集合平衡失调，产生眼胀、头痛、恶心、视物重影等视觉疲劳症状群。以低度近视者多见。

3．眼底改变 主要发生于近视度数较高的轴性近视眼，而轻中度近视的眼底一般无改变。由于后部巩膜向后扩张，眼轴不断加长，可以导致眼底病变，如近视弧形斑、豹纹状眼底、黄斑部病变、后巩膜葡萄肿、周边部视网膜变性和裂孔，以及玻璃体液化、浑浊、后脱离等发生。伴有上述临床体征的近视眼，也称为病理性近视。

4．外斜视 近视眼看近时不用或少用调节，导致集合功能相应减弱，日久会产生集合功能不全而发生外斜视。

【治疗】

1．近视眼的治疗 重在预防，科学合理的预防措施是避免和减缓近视眼发生发展最好的方法。

验光配镜的原则是选用使患者获得正常视力的最低度数镜片。经过准确验光确定近视度数后，可以配戴合适的凹球镜以提高视力，消除视觉疲劳症状群。根据患者具体情况，可以选择框架式眼镜或角膜接触镜。由于配戴角膜接触镜可以引起一些并发症的发生，为此，角膜接触镜主要适用于有强烈要求的高度近视、屈光参差或特殊职业者。

2．手术治疗 按照近视眼手术的具体实施部位，主要分为角膜屈光手术、眼内屈光手术和巩膜屈光手术。目前临床上采用最为广泛的手术方式是角膜屈光手术中的准分子激光术，其操作简单、疗效较好。眼内屈光手术和巩膜屈光手术主要适合于某些高度近视患者。

知识链接

近视眼的预防

多数近视眼由于后天生活条件、学习环境和不良的用眼习惯等引起。因此应该进行广泛宣传，采取预防措施，改善上述条件，以期减少其发生和进展。

1. 养成良好用眼卫生习惯　教育青少年端正阅读姿势，阅读距离要与阅读物保持30 ~ 35cm，阅读光线要适当。尽量避免长时间近距离阅读、看电视、玩电子游戏机等。每隔1小时应休息10分钟，以松弛调节功能。

2. 建全青少年眼部保健制度　定期检查视力及屈光状态，及时发现问题，及时进行防治。

3. 增强体质　鼓励青少年锻炼身体，均衡膳食，增强体魄。

4. 假性近视的防治　对于青少年由于睫状肌痉挛产生的假性近视，可用睫状肌麻痹剂、针灸、按摩或雾视法治疗，以解除睫状肌痉挛，提高视力。

三、散光眼

由于眼球不同子午线上的屈光力不等，致使外界光线在视网膜上形成两条焦线和最小弥散光斑，从而使外界物体不能在视网膜上形成清晰的物像，这种屈光状态称为散光（astigmatism）。

【病因及分类】

散光可以分为不规则性散光和规则性散光两大类。

不规则性散光是指眼球的屈光状态不但在各子午线上的屈光力不同，而且在同一条子午线上的屈光力也不相同的情形。这主要是由角膜和晶状体各子午线本身的曲率不同导致的，临床常见的病变如角膜薄翳、圆锥角膜、初发期白内障等。

规则性散光是指角膜互相垂直的两条子午线上的屈光程度不相同的情形。规则性散光在临床上分为五种状态（图1-14-3）：

1．单纯近视散光　一条主子午线聚焦在视网膜上，与其垂直的子午线聚焦在视网膜前。

2．单纯远视散光　一条主子午线聚焦在视网膜上，与其垂直的子午线聚焦在视网膜后。

3．复性近视散光　两条相互垂直的主子午线均聚焦于视网膜之前，但聚焦位置存在差异。

4．复性远视散光　两条相互垂直的主子午线均聚焦于视网膜之后，但聚焦位置存在差异。

5．混合性散光　一条主子午线聚焦于视网膜之前，与其垂直的另一条主子午线聚焦于视网膜之后。

【临床表现】

1．视力　看远看近均不清楚，似有重影，以高度散光视力减退明显。

2．视觉疲劳　散光眼视物时，需过多使用调节以求看清物体，极易产生眼胀、头痛、恶心、流泪等症状，以低度散光明显。

3．由于角膜或晶状体曲率的异常改变，有时用检眼镜不能清楚地观察眼底改变，视盘

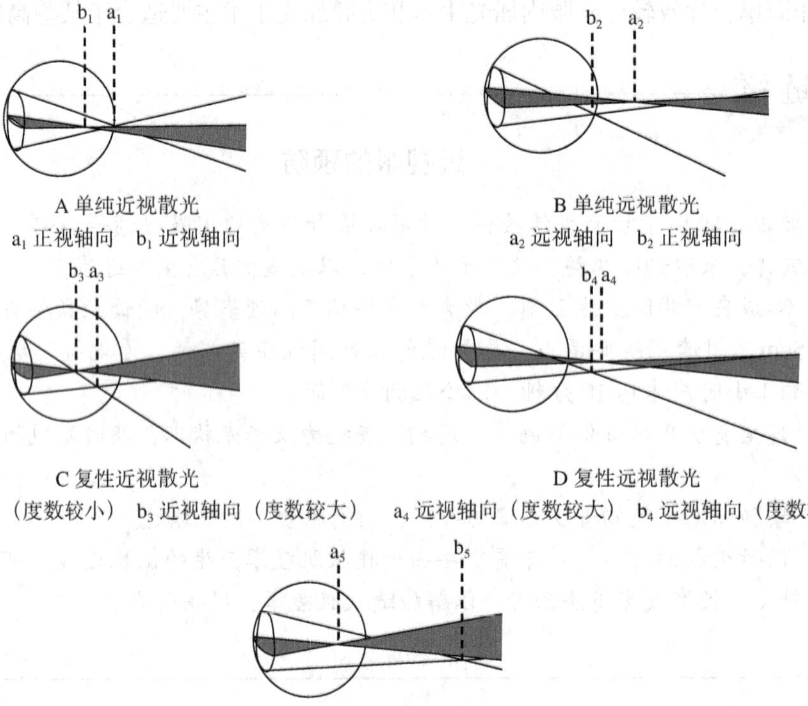

A 单纯近视散光
a_1 正视轴向 b_1 近视轴向

B 单纯远视散光
a_2 远视轴向 b_2 正视轴向

C 复性近视散光
a_3 近视轴向（度数较小） b_3 近视轴向（度数较大）

D 复性远视散光
a_4 远视轴向（度数较大） b_4 远视轴向（度数较小）

E 混合性散光
a_5 近视轴向 b_5 远视轴向

图 1-14-3 规则性散光的类型

影像可呈纵椭圆形，边缘稍模糊。

4．头位异常 高度不对称散光或斜轴散光患者可以出现头位倾斜或斜颈，当散光矫正后头位异常可以消除。

【治疗】

对于轻度没有症状的散光可以不予矫正；否则，为了提高视力和消除视疲劳，即使轻度散光也该应用柱镜矫正。如果散光患者以柱镜矫正，倘若不能适应完全矫正，可先予以低度数矫正，然后再逐渐增加度数。不规则散光不能用柱镜矫正，可试用角膜接触镜矫正。

第二节 调 节

一、调节作用

眼睛为了看清近距离物体而加大晶状体的凸度以增强眼的屈光力，使近距离物体能够在视网膜上形成清晰的物像，这种屈光能力的动态调节过程称为调节作用（accommodation）。参与调节的主要组织结构包括睫状体和晶状体。一般认为眼调节作用的产生机制为：当眼注视远处目标时，睫状肌处于松弛状态，使得晶状体悬韧带保持一定的紧张状态，此时晶状体依赖晶状体悬韧带的牵拉而变得相对扁平，晶状体的屈光能力相对减小；当眼注视近处目标时，通过睫状肌收缩，晶状体悬韧带松弛，晶状体受到晶状体悬韧带的牵拉力减小，此时晶状体依靠自身的可塑性和晶状体囊的张力而变得相对较厚，引起晶状体变凸及表面弯曲度加

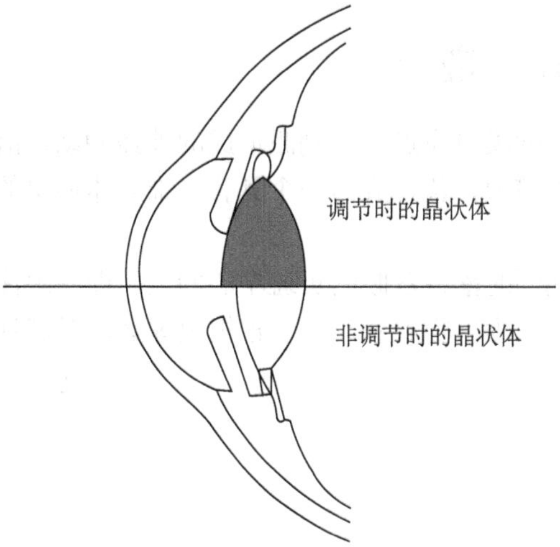

图 1-14-4 调节作用机制示意图

大，使眼的屈光力增加（图 1-14-4）。调节作用的功能在于能够使眼睛看清近距离的物体，从而保证了视觉的敏锐度。调节力以屈光度作为单位。如一正视者注视 50cm 处的目标，此时眼所需要的调节力为 1/0.5m=2.0D。

人眼的调节作用随着年龄的变化而变化。一般情况下，青少年调节作用的能力大；随年龄增长，晶状体的弹性下降，睫状肌变弱，因而老年人调节作用的能力小。一般在 10 岁时就有 4.0D 的调节力，而 50 岁时却只有 2.0D 的调节力。

二、老视

随着年龄的增长，眼的调节作用随之减退。临床上将这种由于年龄增长所引起眼生理性调节能力减退的现象称为老视（presbyopia）。

【病因】

导致老视的原因是由于晶状体本身随着年龄的增长逐渐发生硬化，导致其可塑性减弱，同时睫状肌的功能也随着年龄的增长逐渐减弱。晶状体和睫状肌这种改变的共同结果造成了眼生理性调节作用的减退，最终导致老视现象的发生。

【临床表现】

1．老视是一种生理现象，一般在 40 ~ 45 岁时开始，随着年龄的增长，老视现象加重。一般规律，正视眼在 45 岁时需配戴 1.50D 凸球镜，50 岁时需要 +2.00 凸球镜，60 岁以上需要 +3.00 凸球镜。

2．老视的主要症状是近视力减退。眼睛在最大调节状态时所能看清的最近一点称为近点。老视初起时，眼的近点逐渐远移，以致将目标放远些方能看清，以补偿调节作用的不足，在光线较暗的情况下，近视力减退更为明显。由于老视对来自远处的平行光线仍然能很好地适应，为此老视眼的远视力没有改变。

3．老视眼为了能够看清近处目标，就需要增加调节，为此，常因睫状肌过度收缩和相应的过度集合导致眼部疲劳症状的产生。

4．老视眼出现的年龄与眼的屈光状态有关，即原有的屈光状态将影响老视症状出现的早晚。如没有矫正，远视眼者老视症状出现较早，近视眼者老视症状出现较晚。不论屈光状态如何，每个人均会发生老视。

【治疗】

老视眼者首先应该进行检影验光，在此基础上配戴合适的凸透镜来补偿调节的不足，使其近点距离在正常范围之内。确定眼镜处方时，不仅要考虑老视眼的屈光状态，而且也应该了解其工作环境和阅读习惯。根据老视眼者的实际情况，可以选择单光眼镜、双光眼镜和渐变多焦点眼镜进行矫正。

（马建民）

第三节　斜　视

在双眼正常注视情况下，物体的形像在两眼视网膜对应点产生刺激形成的神经冲动，沿视觉通路到达视觉中枢后，经过大脑视觉中枢分析整理，整合成为一个具有三维立体形象的过程，称为双眼单视。

斜视是指双眼同时注视一个物体时，物像不能同时落在双眼的黄斑中心凹上，即一眼注视目标时，另一眼偏离目标。根据融合功能将斜视分为：隐斜和显斜。根据眼球运动及斜视角有无变化分为：共同性斜视和非共同性斜视。

一、斜视检查

（一）病史

仔细了解病史对诊断斜视具有重要价值。需要了解患者家族史、发病年龄、发病的形式、斜视的类型及治疗史。

（二）一般情况

观察斜视的方向和程度，睑裂及颜面是否对称，有无假性内斜视（内眦赘皮造成），有无代偿头位。

（三）视力检查

分别检查双眼的远、近视力及矫正视力。应根据儿童年龄的不同确定相应的视力检查方法。常用方法有交替遮盖双眼、跟踪运动视标、图形视标等。

（四）屈光检查

斜视与屈光不正关系密切，因此精确的屈光检查很重要。尤其对于首诊儿童，进行屈光检查前，必须用药物麻痹睫状肌，才能获得准确的屈光度数。

（五）斜视的定性和定量检查

1．遮盖检查　遮盖是打破融合的方法之一，通过遮盖判断是否存在斜视以及斜视性质。让被测者注视视标，遮眼板交替遮盖其双眼，注意观察去遮盖眼瞬间眼球转动情况，如存在眼球转动，则可能为隐斜和斜视。分为遮盖去遮盖法和交替遮盖法。

知识链接

遮盖检查方法

1. 遮盖去遮盖法　用遮眼板遮盖任意一眼，遮盖时观察未遮盖眼是否有眼球移动，如果有眼球移动，说明未遮盖眼存在显性斜视；如果未遮盖眼无眼球移动，说明未遮盖眼处在注视位。然后观察去除遮眼板后被遮眼的变化。如果被遮眼有返回注视位的运动，说明被遮眼为隐性斜视，如果被遮眼停在某一偏斜位置上，提示被遮眼有显性斜视。如果两眼分别遮盖时，未遮盖眼均无眼球移动，说明无显性斜视。

2. 交替遮盖法　用遮眼板迅速交替遮盖双眼，反复多次，如观察到有眼球移动，表明有眼位偏斜的趋势。检查时要求遮眼板从一眼移至另一眼时没有双眼同时注视的情况出现。

2．斜视角检查

（1）角膜映光法：患者注视 33cm 处的点光源，观察角膜反光点的位置，测量反光点偏离瞳孔中心的距离判断斜视度。反光点偏心 1mm，偏斜估计为 7.5°（彩图 1-14-5）。此方法优点是简单便捷，缺点是不够精确，没有考虑到 Kappa 角的因素。

（2）三棱镜加角膜映光法：患者注视一个 33cm 处的点光源，三棱镜置于斜视眼前，尖端指向眼位偏斜的方向，逐渐增加度数至角膜反光点位于瞳孔中央，所需三棱镜度数为斜视偏斜度。

（3）三棱镜加遮盖试验：此法是比较精确的斜视角定量检查法，可以在任意注视方向和任意距离使用。

3．其他检查法　其他检查斜视的方法还有同视机、复视试验、眼球运动检查及视觉感知检查等。

二、共同性斜视

案例 1-14-2

患者张某，女，11岁，学生。自述右眼内斜1个月余，伴复视。患儿1个月前因车祸致头部外伤，有短暂昏迷史，伤后出现右眼内斜视；头颅CT检查未见颅内出血及骨折。眼科检查：右眼视力0.5，左眼视力1.0，双眼前节（-），双眼底未见异常；右眼球内斜视约20°，外展活动受限。

问题：

1．目前考虑什么诊断？还需做哪些检查？

2．下一步如何治疗？

共同性斜视是由于某一对拮抗肌力量不平衡引起的眼位偏斜，而眼外肌及其支配神经无器质性病变，在不同的注视方向或更换注视眼时斜视度相等。

【病因】

1．调节因素　主要是远视眼看近时需要过多的调节，从而引起过度的集合，产生内斜视。

2．解剖因素　由于一条或几条眼外肌发育过度或发育不良，以及眼外肌的附着点异常，导致拮抗肌之间失去平衡引起斜视。

3．神经支配异常　支配集合的神经功能过强或支配外展的神经功能不足产生内斜，反之产生外斜。

【临床表现】

一眼注视目标时，另一眼偏离目标，但眼球运动无障碍，在任何注视方向上斜视角无变化。患者无复视、头晕、代偿头位。可引起视力下降、双眼单视功能障碍。

1．共同性内斜视患者一眼注视目标时，另一眼偏向鼻侧。

（1）先天性（婴儿性）内斜视：出生时或生后 6 个月内（含 6 个月）发病，斜度大，可能有家族史。

（2）调节性内斜视：远视患者多见，由于过度使用调节引起。

（3）非调节性内斜视：多在幼儿早期发病，可能有近视，但无明显远视。

2．共同性外斜视患者一眼注视目标时，另一眼偏向颞侧。

（1）间歇性外斜视：受融合控制，所以斜视度变化较大。注意力集中时保持正位，疲劳或遮盖一眼后出现外斜。

（2）恒定性外斜视：患者外斜视一般开始时呈间歇性，后因调节力逐渐减退，无法代偿，成为恒定性外斜视。

【治疗】

治疗目的是恢复双眼单视功能，获得正常眼位，达到美容效果。

1．矫正屈光不正，配戴合适的眼镜。

2．治疗弱视，精确配镜以及单眼遮盖。

3．手术治疗　斜视角已稳定或非手术治疗后仍偏斜，可以考虑手术治疗。

三、非共同性斜视

非共同性斜视分为两种：一为麻痹性斜视，是由于支配眼外肌的神经核和（或）神经病变引起眼外肌完全或部分性麻痹所致的眼位偏斜；二为限制性斜视，是指由于肌肉组织粘连、嵌顿等机械性因素限制所致的眼位偏斜。本节主要介绍麻痹性斜视。

【病因】

先天性病因：①支配眼外肌的神经和（或）神经核发育异常；②眼外肌发育异常。

后天性病因：①外伤（颅脑外伤、血肿、骨折）；②炎性（脑炎、中耳炎、损伤了神经核或神经束）；③血管性（高血压、动脉硬化）；④代谢性病变（糖尿病）；⑤占位性病变；（肿瘤压迫）；⑥产伤等。

【临床表现】

1．眼位偏斜。

2．第二斜视角（以麻痹眼注视的健眼斜视角）大于第一斜视角（以健眼注视的麻痹眼斜视角）。

3．眼球运动障碍，在麻痹肌作用方向转动时，斜视角加大。

4．可能伴有代偿头位。

5．病程短者可出现复视，遮盖一眼可消失。先天性眼肌麻痹，可无复视症状。

6．眼性眩晕，伴有恶心、呕吐等。

【治疗】

1．病因治疗　查找全身和局部可能引起麻痹性斜视的诱因。

2．药物治疗　应用改善微循环和营养神经的药物。

3．棱镜片光学治疗　消除复视。

4．手术治疗　如经上述治疗无效者，经过足够的临床观察（6～9个月）后可手术治疗。

表 1-14-1　麻痹性斜视与共同性斜视鉴别要点

	麻痹性斜视	共同性斜视
病因	器质性改变	非器质性改变
发病快慢	骤然	逐渐进展
眼球运动	运动受限	无受限

续表

	麻痹性斜视	共同性斜视
斜视角	第二斜视角＞第一斜视角	第二斜视角＝第一斜视角
复视	有	无
代偿头位	有	无

（孙 霞）

第四节 弱 视

弱视（amblyopia）是在先天性或视觉发育的关键期，由于各种因素造成视觉细胞的有效刺激不充分，从而使矫正视力低于同龄正常儿童的现象。一般眼科检查无器质性病变。

【病因及分类】

1．斜视性弱视 儿童期患有斜视者，由于双眼不能同时对同一物体协同聚焦，大脑视觉中枢会对成像较模糊眼的视觉冲动产生抑制作用，干扰了该眼正常的视觉发育，久之导致该眼弱视的产生。这种弱视是斜视的结果，是继发的、功能性的。早期治疗弱视眼有提高视力的希望。

2．屈光性弱视 当双眼屈光参差较大时（一般大于 2.5D），双眼视网膜上的影像差会超过视觉中枢的融合能力，大脑皮质就会对屈光不正程度较高眼形成的较模糊的图像产生抑制作用，从而造成该眼发生弱视。另外，在儿童期或学龄前期未经矫正屈光不正程度较高者可能会发生双眼弱视，多见于高度远视。屈光性弱视是功能性的，经过治疗视力有望得以恢复。

3．形觉剥夺性弱视 在婴幼儿时期，由于严重的上睑下垂、先天性白内障、角膜浑浊等，影响了外界物体对视网膜的刺激，妨碍了视功能的正常发育，导致受累眼弱视的形成。形觉剥夺性弱视较斜视性和屈光性弱视的预后差。

4．先天性弱视 多见于先天性全色盲、新生儿视网膜或视路病变、眼球震颤等。

【临床表现】

1．弱视通常为单眼发病，也可以为双眼发病。青少年人群中的患病率为 2% ～ 4%。

2．视力低下 经屈光矫正后视力≤ 0.1 者为重度弱视，视力在 0.2 ～ 0.5 者为中度弱视，视力在 0.6 ～ 0.8 者为轻度弱视。

3．拥挤现象弱视眼对排列成行的视标分辨能力较单个视标差，即用单个“E”字测量视力比用普通视力表检查可提高 2 ～ 3 行。产生拥挤现象的原因是由于注视点与邻近视标之间异常轮廓的相互影响。

4．伴随体征 弱视眼可伴有斜视、旁中心注视、眼球震颤等异常体征。

【治疗】

早期发现和正确处理是弱视治疗的关键。

1．弱视的检查根据患儿年龄不同可以采用不同的方法进行视力的检查和评估，如红光反射、交替遮盖试验、优先观看法、视觉电生理检查、视力表检查等。

2．弱视的治疗

（1）弱视治疗效果取决于年龄、弱视程度、性质和对治疗的依从性。年龄越小治疗效果越好，年龄越大效果越差。

（2）首先应该散瞳验光，以明确有无屈光不正的存在。如果存在屈光不正，就应该配镜矫正。

（3）物理性治疗：多采用遮盖法加精细作业，也可以采用压抑疗法、后像法、红色滤光片法、视刺激疗法等。遮盖治疗时，要密切注意被遮盖眼（好眼）的视力情况，以免发生因遮盖引起的形觉剥夺性弱视。

（4）矫正斜视：在保守治疗无效的情况下，可以行手术矫正斜视，以促进双眼单视的恢复。

思考题

1．屈光不正分哪几类？各自的临床表现及矫正方法是什么？
2．眼调节作用的产生机制是什么？
3．形觉剥夺性弱视的致病原因有哪些？
4．如何鉴别共同性斜视与非共同性斜视？

（马建民）

第十五章

眼外伤

学习目标

1. 掌握眼球穿通伤和眼酸碱化学伤的急诊处理方法。
2. 熟悉眼顿挫伤的临床表现及处理方法。
3. 了解眼异物伤的临床表现及处理原则。

第一节 概 述

因机械性、物理性和化学性等因素作用于眼部，引起眼的结构和（或）功能损害，统称眼外伤（ocular trauma），是视力损害的主要原因之一，尤其是单眼失明的首要原因。由于眼的位置暴露，结构精细，功能复杂，容易发生眼外伤，伤后常导致眼球的结构破坏，功能障碍，严重者失明，甚至可能危及健眼，对患者造成身心和生活质量的严重影响，带来沉重的社会和经济负担。因此，应重视预防和正确处理眼外伤。按致伤原因，眼外伤可分为机械性和非机械性两类，前者包括钝挫伤、穿通伤和异物伤等；后者包括热烧伤、化学伤、辐射伤和毒气伤等。国际眼外伤学会提出，眼外伤包括开放性和闭合性眼外伤。锐器造成眼球壁全层裂开，称眼球穿通伤（penetrating injury）。锐器造成眼球壁有入口和出口的损伤，称贯通伤（perforating injury）。进入眼球内的异物引起的外伤，称眼内异物（intraocular foreign body），包括了穿通伤。钝器所致的眼球壁裂开，称眼球破裂（rupture of the globe）。钝挫伤引起的闭合性外伤，没有眼球壁的全层裂开。

对任何眼外伤，应详细询问病史，了解致伤原因、时间、致伤物性质、有否异物进入、伤后视力变化情况、是否合并系统性损伤、经何急诊处置、既往眼病史。仔细进行眼部检查，评估视力、瞳孔反应、眼球运动，有无传入性瞳孔障碍等；用裂隙灯或手电光（放大镜下）依次检查：眼表有无异物、出血和擦伤；有无异物入口、前房积血、虹膜损伤及嵌顿、白内障等；伤情允许，还可测眼压，用直接或间接检眼镜检查眼底；检查时注意避免再次损伤。应对每个病例做照像记录。疑有异物、眶骨骨折或眼球破裂，做CT、B超、MRI等影像学检查。还应注意全身情况，尤其是爆炸伤及车祸引起的损伤更应注意有无其他脏器的损伤，必要时应请有关科室处理，待生命体征平稳后，再行眼科治疗。

第二节　眼钝挫伤

机械性钝力引起眼球和（或）眼附属器的损伤称为眼钝挫伤（blunt trauma）。损伤程度与致伤物的大小、作用方向、速度和压力等因素有关。钝挫伤的常见原因有砖石、拳头、球类、跌撞、交通事故及爆炸的冲击波等。

一、眼睑挫伤

挫伤可引起眼睑水肿、皮下出血，严重挫伤可引起睑皮肤全层裂伤。深达肌层、睑板和睑结膜。无伤口者，伤后 48 小时内冷敷，以后热敷。眼睑裂伤者应尽早清创缝合，破损组织尽可能保留复位，全层裂伤应严格分层对位缝合，以减轻瘢痕形成和眼睑畸形，伴有上睑提肌断裂应给予修复，伴有泪小管断裂者应争取尽早行泪小管吻合术，最好在伤后 48 小时内完成。

二、结膜挫伤

挫伤后可出现结膜下出血、水肿、结膜伤口。伤后应仔细检查，除外巩膜裂伤。小创口不需缝合，结膜下出血早期可用冷敷，48 小时后热敷。

三、角膜挫伤

1. 角膜上皮擦伤有明显疼痛、畏光和流泪，伴视力减退。上皮缺损区荧光素着色；若发生感染，可引起角膜溃疡。可涂抗生素眼膏后包扎，也可同时滴用促进细胞修复再生的眼液，加速上皮愈合。

2. 角膜基质层增厚及水肿浑浊，后弹力层皱褶可呈局限性。因角膜急剧内陷，内皮和后弹力层破裂所致。可点糖皮质激素滴眼液，或使用高渗液（如 50% 葡萄糖液）点眼，必要时用散瞳剂。

3. 角膜破裂　重度挫伤可致角膜破裂，临床表现及处理详见眼球破裂和角膜穿通伤章节。

四、虹膜睫状体挫伤

1. 外伤性虹膜睫状体炎　虹膜睫状体受伤后小动脉痉挛，毛细血管扩张，血管通透性增加，导致房水浑浊，角膜后壁沉着物形成，虹膜肿胀，瞳孔缩小，有时伴有眼压改变。

2. 虹膜与瞳孔异常　瞳孔括约肌受损，表现为外伤性瞳孔扩大，多为中度，瞳孔不圆，光反射迟钝。虹膜根部离断时，瞳孔呈“D”字形，可出现单眼复视（彩图 1-15-1）。若整个虹膜完全离断，称外伤性无虹膜。睫状肌或支配神经受损时，可伴有调节麻痹，近视力障碍。

【治疗】

虹膜根部离断伴有复视症状，可行虹膜缝合术。外伤性瞳孔散大，轻者可能恢复或部分恢复，重者不能恢复。调节麻痹时，可配眼镜矫正近视力。

3. 前房积血（hyphema）　多为虹膜血管破裂引起。微量出血仅见房水中出现红细胞。出血较多时，血液积于前房呈一水平面，大量出血时前房充满血液。一般记录血平面的实际高度（mm）。前房积血多能自行吸收。但当积血量大，或在吸收中再次出血，可引起继发性青光眼；角膜内皮损害、高眼压和出血多，会引起角膜血染。

【治疗】

卧床休息，半卧位，包扎双眼。应用止血剂和糖皮质激素。眼压升高时，应用降眼压药物。前房积血多，吸收慢，伴眼压升高，经药物治疗效果不理想者，应做前房冲洗术，以避免角膜血染和视神经损害。

4．房角后退 睫状体挫伤导致睫状肌的环形纤维与纵行纤维的分离，虹膜根部向后移位，前房角加宽、变深，称为房角后退。房角后退，小梁受损，房水排出受阻，发生继发性青光眼，称房角后退性青光眼。这种情况多发生于单侧，既往有外伤史，可以查见房角后退，均与原发性青光眼不同，可资鉴别。因此，要告知患者定期观察眼压。若眼压持续升高，应按开角型青光眼治疗，多需要做滤过手术降低眼压。

5．外伤性低眼压 因睫状体分离引起。常表现为视力下降，视物变形；前房变浅，视盘水肿，视网膜静脉扩张，黄斑水肿及星状皱纹，加正球镜片可能提高一些视力。可先试用1% 阿托品散瞳，口服糖皮质激素。一些病例可能逐渐恢复。若药物无效，可采用手术治疗，如睫状体缝合术。长期的低眼压，可以引起黄斑和视神经功能的永久性损害。

五、晶状体挫伤

顿挫力可使晶状体悬韧带全部或部分断裂。部分断裂时，晶状体向悬韧带断裂的相对方向移位。在瞳孔区可见部分晶状体赤道部，可有虹膜震颤、散光或单眼复视。晶状体全脱位时，可向前脱入前房或嵌顿于瞳孔区，引起急性继发性青光眼和角膜内皮损伤；向后脱入玻璃体，出现前房变深，虹膜震颤，高度远视（图 1-15-2）。如果角巩膜部破裂，晶状体也可脱位于球结膜下。挫伤也可导致晶状体浑浊，视力下降。

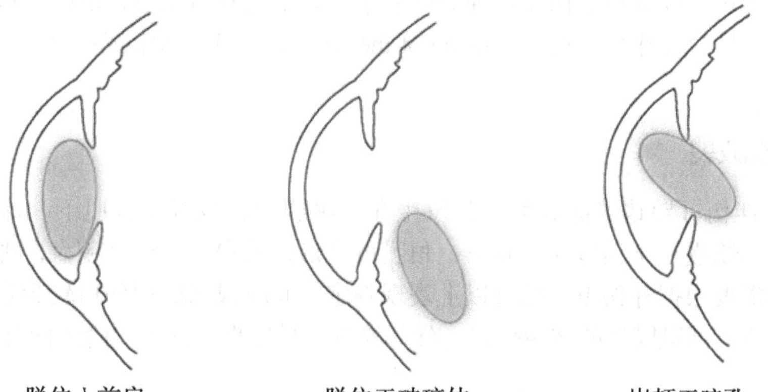

图 1-15-2 晶状体脱位示意图

【治疗】

晶状体嵌顿于瞳孔或脱入前房，需急诊手术摘除。晶状体半脱位时，可试用眼镜矫正散光，但效果差。晶状体脱入玻璃体，可引起继发性青光眼、视网膜脱离等并发症，可行玻璃体手术切除。晶状体浑浊者，根据视力需要行手术治疗。

六、玻璃体积血

由睫状体、视网膜或脉络膜的血管损伤引起。少量出血，开始局限，而后散开。若屈光介质浑浊，应做 B 超检查，了解视网膜或脉络膜及玻璃体情况。有黄斑损伤、脉络膜破裂或视网膜脱离时，影响视力恢复。

七、脉络膜挫伤

脉络膜挫伤主要表现为脉络膜出血和破裂，多位于后极部及视盘周围，呈弧形，凹面对向视盘。伤后早期，破裂处常为出血掩盖。出血吸收后，显露出黄白色瘢痕。累及黄斑区者严重影响视力。破裂处可发生脉络膜新生血管。无有效治疗方法。

八、视网膜震荡与挫伤

视网膜震荡（commotio retinae），是指在挫伤后，后极部出现一过性视网膜水肿，视网膜颜色变白，视力下降。一些病例在 3 ～ 4 周水肿消退后，视力恢复较好，属于“视网膜震荡”。而有些存在明显的光感受器损伤、视网膜外层变性坏死，黄斑部色素紊乱，视力明显减退，可称为“视网膜挫伤”。严重的伴有视网膜出血，可发生视网膜脱离。

【治疗】

伤后早期应用糖皮质激素，可能减轻视网膜水肿引起的损害。神经营养药、血管扩张剂、维生素类药物的疗效尚未肯定。视网膜脱离者，应及时手术。

九、视神经挫伤

眼球受力挤压，眼内压突然升高，可引起视神经挫伤，严重者筛板破裂；或眼球受力极度旋转，向前移位；或眶穿通伤使视神经向后牵拉。在这些情况下，视神经从巩膜管向后脱位，视盘凹陷，称为视神经撕脱（avulsion of the optic nerve）。通常视力完全丧失。无有效治疗方法。

十、眼球破裂

严重的钝挫伤可导致眼球破裂。常发生在角巩膜缘，也可在直肌下。球结膜出血及水肿，脱出的眼内物嵌顿于创口或结膜下，角膜可变形，前房或玻璃体积血，视力可降至光感以下。诊断时需要根据外伤史，综合以上表现判定。有时眼球破裂伤口较为隐蔽，尤其当位于眼球直肌下或后部巩膜处的破裂伤口，外部检查不易发现，称为“隐匿性巩膜破裂”。

【治疗】

对伤口处巩膜进行探查，急诊做初期眼球缝合术，术后使用抗生素和糖皮质激素，以控制感染和创伤性炎症反应。1 ～ 2 周后可行玻璃体手术，争取保留眼球，甚至有用视力。除非眼球结构严重破坏，无法将破裂眼球重新缝合，一般不做初期眼球摘除术。

第三节 眼球穿通伤

案例 1-15-1

患者陈某，男，32岁，右眼铁钉扎伤4小时，伴眼痛、视物不清。患者4小时前拆迁房屋时右眼不慎被墙壁上的铁钉扎到后，立即出现眼痛，感觉眼内流出一股暖流，继而视物不见。眼科查体：右眼视力指数/60cm，左眼视力1.2，右眼混合充血，角膜水肿，鼻下象限见一穿透伤口，长约8mm，虹膜脱出嵌顿于伤口，前房积血，瞳孔内下移位，呈“U”型，晶状体浑浊，眼底窥视不进。左眼未见异常。

问题：

1．目前需要做哪些检查？

2．如何治疗？

眼球穿通伤是指由锐器的刺入、切割造成眼球壁全层裂开，可伴有眼内组织损伤或组织脱出。以刀、针、剪刺伤等较常见。按伤口的部位，可分为角膜穿通伤、角巩膜穿通伤、巩膜穿通伤。预后取决于伤口部位、范围和损伤程度、有无并发症及治疗措施是否及时适当。

1．角膜穿通伤　较常见。伤后出现明显的眼痛、流泪和视力下降。角膜伤口较小且规则，常自行闭合，无虹膜嵌顿。若伤口大，不规则，常有虹膜脱出及嵌顿，前房变浅或消失，有时可有前房积血，可伴有晶状体破裂及白内障，或眼后段损伤。

2．角巩膜穿通伤　伤口累及角膜和巩膜，可引起虹膜睫状体、晶状体和玻璃体的损伤、脱出及眼内出血，伴有明显眼痛和刺激征，视力明显下降。

3．巩膜穿通伤　较小的巩膜伤口容易忽略，伤口表面仅见结膜下出血。大的伤口常伴有脉络膜、玻璃体和视网膜的损伤及出血，预后差。

【治疗】

伤后立即包扎伤眼，送眼科急诊处理。治疗原则是：初期缝合伤口；防治感染等并发症；必要时行二期手术。

1．伤口处理　单纯性角膜小伤口，前房存在，可不缝合，包扎伤眼。大于3mm以上，多需进行手术严密缝合，恢复前房。有虹膜嵌顿时，用抗生素溶液冲洗，还纳眼内；不能还纳时，可予剪除。仔细缝合角膜伤口。对角巩膜伤口，先缝合角膜缘一针，再缝合角膜，然后缝合巩膜。脱出的睫状体尽可能予以复位。脱出的晶状体和玻璃体予以切除。对巩膜伤口，应自前向后边暴露，边缝合，必要时需要离断直肌缝合伤口。

2．对复杂病例，多采用二步手术，即初期缝合伤口，在1～2周内，再处理外伤性白内障、玻璃体积血或视网膜脱离等。

3．抗炎和防治感染　常规注射抗破伤风血清，全身应用抗生素，根据具体病情应用糖皮质激素。抗生素滴眼液频繁点眼，并用散瞳药。特别需要注意眼内炎、外伤性增生性玻璃体视网膜病变的发生。

第四节 眼异物伤

眼异物伤比较常见。大多数异物为铁质磁性金属，也有非磁性金属异物如铜和铅。非金属异物包括玻璃、碎石及植物性（如木刺、竹签）和动物性（如毛、骨刺）异物等。不同性质的异物所引起的损伤及其处理有所不同。

一、角结膜异物

异物多为铁屑、煤屑、尘土、沙石等。有明显刺激征，如刺痛、流泪、眼睑痉挛等。结膜异物多隐藏在睑板下沟、穹窿部及半月皱襞。角膜铁质异物可形成锈斑，植物性异物容易引起感染。结膜异物、角膜浅层异物可在表面麻醉下，用无菌湿棉签拭去。角膜深层异物可在表面麻醉下，用无菌注射针头剔除。如有锈斑，尽量一次刮除干净。对多个异物可分期取出，即先取出暴露的浅层异物，对深层的异物暂不处理。若异物较大，已部分穿透角膜进入前房，应行显微手术摘除异物。挑取异物时应严格执行无菌操作，否则有引起化脓性角膜溃疡的危险。异物取出后，点抗生素滴眼液或眼膏。

二、眼内异物

眼内异物严重危害视力。任何眼部或眶外伤，都应怀疑并排除异物。异物损伤因素包括机械性破坏、化学及毒性反应、继发感染等。除穿通伤造成的组织破坏之外，还有异物特殊的损害，如化学性及毒性反应、眼内感染等。铁质异物、铜质异物可发生铁质沉着症（siderosis）和铜质沉着症（chalcosis），造成视力丧失和眼球萎缩等严重后果。

【诊断】

1．外伤史　如敲击金属，爆炸伤等。高速小金属片可由锤子和机械上飞出，易被忽视。

2．临床表现　常有穿通伤的体征。发现伤口是诊断的重要依据。如角膜有线状伤口或全层瘢痕，相应的虹膜部位有穿孔，晶状体局限性浑浊，表明有异物进入眼内。巩膜伤口较难发现。无明显屈光介质浑浊时，可在裂隙灯显微镜或检眼镜下仔细检查前房、房角、晶状体、玻璃体及眼底是否异物存留。

3．影像学检查　采用 X 线摄片、超声、CT 扫描等。MRI 不能用于磁性异物检查。

【治疗】

眼内异物一般应及早手术取出。手术方法主要取决于异物的性质、位置和大小等。前房及虹膜异物可经靠近异物的方向或相对方向做角膜缘切口取出，磁性异物可用电磁铁吸出，非磁性异物用镊子夹出。晶状体异物，若晶状体大部分透明，可不必立即手术，若晶状体已浑浊，可连同异物取出。眼后段异物，根据异物性质、大小、位置，有无磁性，有无玻璃体及视网膜并发症，采用外路法或玻璃体手术取出。

三、眶内异物

常见的有金属弹片、气枪弹或木、竹碎片。可有局部肿胀，疼痛。若合并化脓性感染时，可引起眶蜂窝组织炎或瘘道。眶内金属异物多被软组织包裹，可不必勉强摘出。但植物性异物会引起慢性化脓性炎症，应尽早完全取出。

知识链接

铁质沉着症和铜质沉着症

1. 铁质沉着症 关于眼内铁离子的损害机制，一般认为，铁片与玻璃体或眼内组织接触后，铁离子迅速氧化与扩散，激发 Haber-Weiss 反应，形成强力氧化剂，如羟自由基、超氧自由基、过氧化氢，引起脂质过氧化、细胞膜损伤以及酶失活，造成严重结构与功能损害。铁最容易沉着在上皮组织、虹膜括约肌开大肌、无色素睫状上皮和晶状体上皮、视网膜。光感受器和色素上皮细胞对铁质沉着最敏感。损害后的症状为夜盲、向心性视野缺损或失明。体征包括：角膜基质铁锈色沉着、虹膜异色症、瞳孔扩大及反应迟钝、晶状体前棕色沉着物、白内障、玻璃体浑浊、视网膜色素可增生，视网膜血管变窄，视盘色淡、萎缩。因为铁离子聚集在小梁网，可继发开角型青光眼。ERG 改变包括极早期 a 波升高，b 波正常，以后 b 波降低，最终消失。

2. 铜质沉着症 纯铜有特别的毒性，引起急性铜质沉着症和严重炎症，需要立即摘除。若异物为铜合金，铜的含量少于 85%，会引起慢性铜质沉着症。铜离子亲合膜性结构，典型的表现是在后弹力层沉着，房水绿色颗粒，虹膜绿色变，向日葵样白内障，棕红玻璃体浑浊，条索形成，视网膜血管上和黄斑区有金属斑。

第五节 化学性烧伤

化学性烧伤由化学物品的溶液、粉尘或气体接触眼部所致。多发生在化工厂、实验室或施工场所，最常见的有酸、碱烧伤。都需要作为急诊处理。

【临床表现】

根据伤后组织损伤程度，可分为轻、中、重三级。

1．轻度 眼睑与结膜轻度充血水肿，角膜上皮有点状脱落或水肿。数日后水肿消退，上皮修复，基本不留明显后遗症。

2．中度 眼睑皮肤可起水疱或糜烂；结膜水肿，部分坏死；角膜上皮层完全脱落，角膜水肿。治愈后可遗留角膜斑翳，影响视力。

3．重度 结膜广泛性缺血坏死，角膜全层呈灰白或瓷白色，出现角膜溃疡或穿孔、角膜白斑、角膜葡萄肿、葡萄膜炎、继发性青光眼、白内障和眼球萎缩等并发症。

此外，眼睑、泪道、结膜的烧伤还可引起眼睑畸形、睑球粘连、眼睑闭合不全、泪道阻塞、溢泪等并发症。

【急救和治疗】

1．急救 争分夺秒地在现场彻底冲洗眼部。应立即用大量清水或其他水源反复冲洗，冲洗时应翻转眼睑，转动眼球，暴露穹窿部，将结膜囊内的化学物质彻底洗出。应至少冲洗 30min 以上。送至医疗单位后，根据情况可再次冲洗，并检查结膜囊内是否还有异物存留。必要时进行前房穿刺术。

2．后继治疗

（1）早期治疗：局部和全身应用抗生素控制感染。1% 阿托品每日散瞳。根据眼压情况，应用降眼压药物。局部或全身使用糖皮质激素，以抑制炎症反应和新生血管形成，但在伤后 2 ～ 3 周，角膜有溶解倾向，应慎用。0.5%EDTA（依地酸二钠），可用于石灰烧伤病例。

（2）切除坏死组织，防止睑球粘连。在 2 周内出现角膜溶解变薄，需行全角膜板层移植术，也可做羊膜移植术，或口腔黏膜或对侧球结膜移植。每次换药时用玻璃棒分离睑球粘连，或安放隔膜。

（3）应用胶原酶抑制剂，防止角膜穿孔。可用 2.5% ～ 5% 半胱氨酸点眼；全身应用四环素类药物，每次 0.25g，每日 4 次。可点用自家血清、纤维连接蛋白等。

（4）晚期治疗：针对并发症进行。如矫正睑外翻、睑球粘连，角膜移植术、抗青光眼手术等。

知识链接

酸碱烧伤的损伤机制

1. 酸性烧伤　酸对蛋白质有凝固作用。浓度较低时，仅有刺激作用；强酸能使组织蛋白凝固坏死，凝固蛋白可起到屏障作用，能阻止酸性向深层渗透，与碱烧伤相比其组织损伤相对较轻。

2. 碱性烧伤　碱能溶解脂肪和蛋白质，与组织接触后，很快渗透到深层和眼内，使细胞分解坏死，导致角膜溃疡、穿孔及眼内炎。因此，碱烧伤的后果要严重得多。

第六节　其他眼外伤

一、眼部热烧伤

眼部热烧伤由高温气、液体、固体，如铁水、沸水、热油等溅入眼内引起的损伤。沸水、沸油的烧伤一般较轻。烧伤程度取决于致伤物的温度、接触面大小和接触时间。轻者眼睑发生红斑、水泡，结膜充血水肿，角膜轻度浑浊。严重时，可引起眼睑、结膜、角膜和巩膜的深度烧伤，组织坏死。组织愈合后可出现瘢痕性睑外翻、睑闭合不全、角膜瘢痕、睑球粘连甚至眼球萎缩。

【治疗】

原则是防止感染，促进创面愈合，预防睑球粘连等并发症。对轻度热烧伤，局部点用抗生素眼药。严重的热烧伤应除去坏死组织，根据病情治疗并发症。

二、眼部辐射性损伤

辐射性损伤包括电磁波谱中各种辐射线造成的损害，如微波、红外线、可见光、紫外线、X 线、γ 射线等。中子或质子束照射也能引起这类损伤。

1．红外线损伤　玻璃加工和高温环境可产生大量红外线，对眼部的损伤主要是热作用。其中短波红外线（波长 800 ～ 1200nm）可被晶状体和虹膜吸收，造成白内障。红外线透过屈光间质，投照在视网膜上，可造成黄斑灼伤、裂孔，导致视力下降，出现中心暗点。接触红外线人员应戴含氧化铁的特制防护眼镜。

2．紫外线损伤　电焊、高原、雪地及水面反光可造成眼部紫外线损伤，又称为电光性眼炎（electric ophthalmia）或雪盲。紫外线对组织有光化学作用，使蛋白质凝固变性，角膜上皮坏死脱落。可在照射后 3 ～ 12 小时发作，有强烈的异物感，刺痛，畏光，流泪及睑痉挛，结膜混合性充血，角膜上皮点状或片状脱落。24 小时后症状减轻或痊愈。剧痛者可滴 0.5% 可卡因，可涂抗生素眼膏包扎。

3．可见光损伤　热和光化学作用，可引起黄斑损伤，如观察日食引起的“日光性视网膜病变”。常有不同程度的视力下降，严重者有中央暗点，视物变形，头痛。眼底检查早期可见中心凹黄白色点，几天后变成红点，有色素晕。2 周后，出现小而红色的板层裂孔，可位于中心凹或其旁。

4．离子辐射性损伤　X 线、γ 线、中子或质子束可引起辐射性白内障、放射性视网膜病变或视神经病变，角膜炎或虹膜睫状体炎等。视力可下降，可出现神经纤维层梗死、视网膜出血、微动脉瘤、血管白鞘、毛细血管扩张和渗出，有灌注区及新生血管形成。可用局部或广泛激光光凝治疗。急性视神经病变也可引起视力丧失。

5．微波损伤　微波频率为 3000 ～ 300 万 MHz，穿透性较强，可引起白内障或视网膜出血。

第七节　眼外伤的预防

严重的眼外伤预后很差，故预防极为重要。在中国眼外伤的致伤环境主要是在工农业生产中、家庭生活和公共场所等，运动相关性眼外伤和交通事故等所致的眼外伤逐渐增多。加强卫生安全的宣传教育，注意岗前培训，严格执行操作规章制度，完善防护措施，能有效减少眼外伤。暴露于有损害可能的环境时，应戴防护面罩或眼镜；制止儿童玩弄危险玩具、放鞭炮、射弹弓等；老年人应避免摔伤或碰伤；在驾驶车辆或乘车时应养成系安全带的习惯；在日常生活中，放置管理好锋利的用具和物品，以防误伤。

思考题

1．眼球穿通伤怎样进行检查和处理？

2．酸碱化学烧伤应该如何现场急救？

（李瑞凤）

第十六章

防盲治盲

学习目标

1. 掌握低视力和盲的判断标准。
2. 熟悉我国防盲治盲现状。
3. 了解国际防盲治盲现状。

人类获得的信息总量90%以上是通过正常的视觉功能来完成。如果视觉功能遭受损伤，尤其是盲目的发生，不仅给患者造成巨大的痛苦，而且也给家庭和社会带来沉重的负担。为此，防盲治盲是眼科医务工作者一项重要的责任。

第一节 低视力和盲的判断标准

1973年世界卫生组织（WHO）制定了视力损伤的标准，1979年该标准被我国第二届全国眼科学术大会采用。这一标准规定一个人最好矫正视力低于0.05或视野小于10°者称为盲；最好矫正视力优于0.05，小于0.3，称为低视力；并将视力损伤分为5级（表1-16-1）。另外，如果以中央注视点为中心，若视野半径小于10°而大于5°者归为3级盲；视野半径小于5°者归为4级盲。

表1-16-1 视力损伤的分类标准（WHO，1973年）

视力损伤		最好矫正视力	
类别	级别	较好眼视力	较差眼视力
低视力	1级	＜0.3	≥0.1
	2级	＜0.1	≥0.05（3m指数）
盲	3级	＜0.05	≥0.02（1m指数）
	4级	＜0.02	光感
	5级	无光感	

实际上，由于世界各国社会经济状况不同，采用的视力损伤标准也有所不同。如有些国家采用下列标准，①视力正常者：双眼中较差眼的视力≥0.3；②视力损伤者：双眼中较差

眼的视力＜ 0.3，但≥ 0.1；③单眼盲者：双眼中较差眼的视力＜ 0.1，较好眼的视力≥ 0.1；④经济盲者：双眼中较好眼的视力＜ 0.1，但≥ 0.05；⑤社会盲者：双眼中较好眼的视力＜ 0.05。

2009 年 WHO 重新制定了盲和视力损伤的标准（表 1-16-2），该标准将日常生活视力作为判定视力状况的依据，这有助于客观评价屈光不正对视力造成的损害。

表 1-16-2　视力损伤分类的新标准（WHO，2009 年）

视力损伤		日常生活视力	
级别	类别	低于	等于或好于
0 级	轻度或无视力损伤		0.3
1 级	中度视力损伤	0.3	0.1
2 级	重度视力损伤	0.1	0.05
3 级	盲	0.05	0.02
4 级	盲	0.02	光感
5 级	盲	无光感	
6 级		不能确定或不能详细说明	

知识链接

日常生活视力

日常生活视力是指患者日常生活状态下的实际视力。如果一个患者日常生活中不戴眼镜，则其裸眼视力即为日常生活视力；如果患者戴眼镜，其戴镜后视力可视为日常生活视力。

第二节　国际防盲治盲现状

目前全世界视力损伤的人群约为 1.8 亿，其中盲人占 4 千万～ 4.5 千万，90% 的盲人生活在发展中国家。全世界盲人患病率为 0.7%。得不到矫正的屈光不正是视力损伤的最主要原因。导致盲发生的原因主要有白内障、青光眼、年龄相关性黄斑变性、糖尿病性视网膜病变、沙眼、角膜盲等。全世界视力损伤和盲的发病具有以下特点：①低视力患病率约为盲患病率的 2.9 倍；②不同年龄人群中，盲的患病率不同，老年人群盲的患病率明显增高；③经济地区不同盲的患病率不同，发展中国家较发达国家盲的患病率高；④经济地区不同主要致盲原因也不同，如经济发达地区以年龄相关性黄斑变性、糖尿病性视网膜病变等为主要致盲原因，而经济欠发达地区以白内障和感染性眼病为主要致盲原因；⑤随着世界人口增长和预期寿命延长，盲人数将继续增加。

根据 WHO 估计，全球 80% 的盲目是可以避免的。若通过普及知识和给予恰当及时治疗，就能够对一些致盲眼病进行预防和控制。为了尽快减少世界范围内盲目的发生，1992 年

WHO 和一些国际非政府组织联合发起“视觉 2020，享有看见权利”行动，目标是在 2020 年前全球范围内根治可避免盲，并确定白内障、沙眼、河盲、儿童盲、屈光不正和低视力等五个方面作为“视觉 2020”行动的重点。

第三节 我国防盲治盲现状

一、视力损伤的现状和防盲治盲的形式

我国曾是盲和视力损伤十分严重的国家之一。新中国成立前，人民生活贫困，卫生条件极差，眼病患者非常普遍。新中国成立后，各级政府对防盲治盲非常重视，首先有计划地以沙眼防治为中心，开展了眼病的防治工作，取得了显著效果。为了提高和巩固防盲治盲效果，1984 年在原卫生部领导下成立了“全国防盲指导组”，统筹全国防盲治盲工作，建立了自上而下的防盲治盲体系；1996 年原卫生部等国家部委发出通知，规定 6 月 6 日为“全国爱眼日”，这些措施有力地推动了全国防盲治盲工作的开展。

目前根据全国各地流行病学调查资料，估计我国双眼低视力患病率为 0.99%，患者数为 1200 万，盲患病率为 0.5% ~ 0.6%，盲人数约为 700 万。目前致盲的主要眼疾为白内障（46.1%）、角膜病（15.4%）、沙眼（10.9%）、青光眼（8.8%）、视网膜脉络膜病（5.5%）、先天及遗传眼病（5.1%）、视神经病（2.9%）、屈光不正及弱视（2.9%）、眼外伤（2.6%）。调查也发现，50% 以上盲和视力损伤是可以预防和治疗的。

基于现阶段的具体国情，我国建立和发展了多样化的防盲治盲模式。建立县、乡、村三级初级眼病防治网络是最常见的一种形式，将防盲治盲纳入了我国初级卫生保健，从而发挥了各级眼病防治人员的作用；组织眼科医疗队到农村或边远地区巡回开展白内障复明手术，也是一种行之有效的模式；开展“防盲先进县”评选活动，也是我国现阶段促进防盲治盲工作的有效形式。

二、主要致盲眼病的防治

1．白内障　我国盲人中有近半数是白内障导致的。随着人民生活水平提高，人口增多，寿命延长，白内障患者数将相应增加。目前全国约有 300 万以上白内障盲人需要手术复明。白内障摘除联合人工晶状体植入术是治疗白内障的有效手段，近年来随着该技术的推广和普及，使大多数白内障盲人重新获得光明。

2．青光眼　青光眼盲是我国主要致盲眼病之一。对于大多数青光眼，只能进行控制，而不能达到根治的目的。为此，早期发现，合理治疗，定期随诊，可以使绝大多数青光眼患者可以在有生之年保存有用视力。目前青光眼的治疗主要包括药物、激光和手术 3 种方式。由于多数青光眼发生的具体机制尚不清晰，为此应该积极开展青光眼的病因、发生机制和诊疗方面的研究，特别是视神经保护的研究，这有助于减少青光眼盲的发生。

3．角膜病　角膜病导致的角膜浑浊也是常见的致盲眼病，其中以感染性角膜病变多见。因此，预防和治疗细菌、病毒和真菌等微生物感染性角膜病变是减少角膜病盲的重要措施。目前角膜移植是治疗角膜病盲的主要手段。由于我国受传统观念束缚，角膜供体来源比较困难，开展此项手术还需做大量宣传工作，克服传统观念，以争取更多的角膜供体来源。

4．糖尿病性视网膜病变　是欧美发达国家中首要的致盲眼病。随着我国饮食结构的变

化和人均寿命的延长，糖尿病的发生率呈增高趋势。据统计学资料显示，约有 38% 以上的糖尿病患者合并有糖尿病性视网膜病变。糖尿病性视网膜病变与糖尿病的病程有关。病程在 5 年以下者，糖尿病性视网膜病变的发病率为 38% ～ 39%，病程 5 ～ 10 年者，发病率为 50% ～ 56.7%，病程 10 年以上者，发病率为 69% ～ 90%。为此，积极防治糖尿病性视网膜病变在防盲治盲中具有重要意义。早期诊断及正确判断病情是治疗糖尿病性视网膜病变的关键。目前视网膜激光光凝疗法是预防糖尿病性视网膜病变的进展和治疗视网膜新生血管所导致的并发症的有效方法。

5．沙眼　在我国偏远落后地区，沙眼仍是重要的致盲原因之一。对于沙眼的防治，“视觉 2020”行动制定了“SAFE”（surgery，antibiotic，facial cleanliness，and environment improve，即手术、抗生素、清洁脸部和改善环境）防治策略，力争在 2020 年前彻底根治沙眼盲。

6．先天及遗传眼病　是我国儿童盲的主要原因。由于大多数先天及遗传眼病治疗困难，为此，预防是该病治疗的关键。宣传和普及遗传眼病知识，开展遗传咨询，做好孕期保健，避免近亲联姻，提倡优生优育，可以有效减少这类眼病的发生。

7．眼外伤　在日常生活和工作中，眼外伤也较为常见。眼外伤防治的重点在于预防。只要我们做好安全教育，作好防护工作，就能够有效减少或消除眼外伤的发生。

8．近视眼　我国是近视眼的高发地区，随着社会竞争和学习压力的不断增加，近视眼发病率呈逐渐上升趋势。由于人们对近视眼危害的认知程度、个人经济情况以及不同地区医疗条件的差异，造成相当一部分近视眼儿童得不到及时有效的治疗，导致近视程度进一步加重或弱视形成。对此应该加强宣传和普及眼部保健知识，增加和培训视光学专业人才，配备充足的验光配镜设备，以便使近视眼患者的屈光不正得到及时合理的矫正。

思考题

1．低视力和盲的判断标准是什么？
2．全世界视力损伤和盲的发病具有哪些特点？
3．我国主要致盲眼病有哪些？

（马建民）

附录 1-1

眼科常规用药

一、抗感染药物

（一）抗细菌感染药物

1．妥布霉素

【适应证】

用于敏感细菌所致的外眼及附属器的局部感染。

【用法和用量】

（1）滴眼液滴眼，轻度及中度感染，一次 1 ～ 2 滴，4 小时 1 次；重度感染，一次 1 ～ 2 滴，一小时 1 次。

（2）眼膏涂眼，①轻度及中度感染的患者，一日 2 ～ 3 次，一次适量涂入患眼，病情缓解后减量；②妥布霉素滴眼液可与眼膏联合使用，即白天滴用滴眼液，晚上使用眼膏。

2．庆大霉素

【适应证】

用于治疗耐药金黄色葡萄球菌及敏感革兰阴性杆菌，如大肠埃希菌、克雷伯菌属、铜绿假单胞菌等所致的结膜炎、角膜炎等感染。

【用法和用量】

滴眼液滴眼一次 1 ～ 2 滴，一日 3 ～ 5 次。

3．氧氟沙星

【适应证】

用于治疗细菌性结膜炎、角膜炎、角膜溃疡、泪囊炎、术后感染等外眼感染。

【用法和用量】

（1）滴眼液滴眼，一次 1 ～ 2 滴，一日 4 ～ 6 次。

（2）眼膏涂于下睑穹窿部，一次适量，一日 3 次。

4．左氧氟沙星

【适应证】

适用于细菌性结膜炎、角膜炎、角膜溃疡、泪囊炎、术后感染等外眼感染。

【用法和用量】

（1）滴眼液滴眼，一次 1 ～ 2 滴，一日 4 ～ 6 次。

（2）眼用凝胶涂于下睑穹窿部，一次适量，一日 3 次。

5．诺氟沙星

【适应证】

用于敏感菌所致的结膜炎、角膜炎、角膜溃疡等外眼感染。

【用法和用量】

滴眼液滴眼，一次 1 ～ 2 滴，一日 4 ～ 6 次。

6．青霉素

【适应证】

用于淋球菌性结膜炎。

【用法和用量】

滴眼液滴眼，一次 1 ～ 2 滴，频繁点眼。

7．氯霉素

【适应证】

用于由大肠埃希菌、流感嗜血杆菌、克雷伯菌属、金黄色葡萄球菌、溶血性链球菌和其他敏感菌所致的结膜炎、角膜炎、眼睑缘炎、沙眼等。

【用法和用量】

（1）滴眼液滴眼，一次 1 ～ 2 滴，一日 3 ～ 5 次。

（2）眼膏涂入下睑穹窿部，睡前一次。

8．金霉素

【适应证】

（1）用于细菌性结膜炎、睑腺炎及细菌性眼睑炎。

（2）用于沙眼。

【用法和用量】

眼膏涂于患眼内一日 1 ～ 2 次。

9．红霉素

【适应证】

用于沙眼、结膜炎、角膜炎、眼睑缘炎等眼部感染。

【用法和用量】

眼膏涂于患眼内，一次适量，一日 2 ～ 3 次。

10．利福平

【适应证】

主要用于治疗细菌性、衣原体性及结核性眼病。

【用法和用量】

滴眼液滴眼，一次 1 ～ 2 滴，一日 4 ～ 6 次。使用前请将滴丸放入缓冲液中，振摇，使完全溶解。

11．多黏菌素 B

【适应证】

主要用于治疗绿脓杆菌角膜溃疡。

【用法和用量】

（1）滴眼液滴眼，一次 1 ～ 2 滴，一日 4 ～ 6 次。

（2）结膜下注射每次 1 ～ 5mg。

12．磺胺醋酰钠

【适应证】

主要用于治疗细菌性结膜炎、睑缘炎、沙眼。

【用法和用量】

滴眼液滴眼，一次 1 ~ 2 滴，一日 4 ~ 6 次。

13．复方硫酸新霉素滴眼液

【适应证】

用于结膜炎、角膜炎、虹膜炎、巩膜炎、葡萄膜炎、白内障、青光眼、角膜移植术后及眼部机械或化学损伤处理。

【用法和用量】

滴眼液滴眼，一次 1 滴，一日 4 ~ 8 次。

14．四环素可的松眼膏

【适应证】

用于沙眼、结膜炎等眼病。

【用法和用量】

眼膏涂于结膜囊内一次适量，一日 1 ~ 2 次。

15．妥布霉素地塞米松滴眼液

【适应证】

（1）用于对糖皮质激素敏感的眼科炎性病变伴有眼部表面的细菌感染，或有感染危险的以下情况：眼睑、球结膜、角膜等眼前段组织，及一些可接受糖皮质激素潜在危险性的感染性结膜炎等炎性疾病，可以减轻水肿和炎症反应。

（2）用于眼前节免疫性疾病，如前葡萄膜炎，过敏性结膜炎等。

【用法和用量】

（1）滴眼液滴眼一次 1 ~ 2 滴，一般每 4 ~ 6 小时用 1 次。

（2）眼膏涂于结膜囊内一次适量，一日 1 ~ 2 次。根据临床症状的改善状况逐渐减少用药频次。使用时注意眼压改变。

（二）抗病毒感染药物

1．阿昔洛韦

【适应证】

用于单纯疱疹性角膜炎。

【用法和用量】

（1）滴眼液滴眼，一次 1 滴，每 2 小时 1 次。

（2）眼膏涂于患眼，一次适量，一日 4 ~ 6 次。

2．更昔洛韦

【适应证】

用于单纯疱疹性角膜炎。

【用法和用量】

（1）滴眼液滴眼，一次 1 滴，每 2 小时 1 次。

（2）眼膏涂于患眼，一次适量，一日 4 ~ 6 次。

（3）眼用凝胶一次 1 滴，一日 4 次，疗程 3 周。

3．利巴韦林

【适应证】

用于单纯疱疹病毒性角膜炎。

【用法和用量】

（1）滴眼液滴眼，一次 1 滴，每小时 1 次，病情好转后每 2 小时 1 次。

（2）眼膏涂于患眼结膜囊内，一次适量，一日 2 ～ 4 次。

4．干扰素

【适应证】

用于单纯疱疹性角膜炎及其他病毒性眼病。

【用法和用量】

滴眼，一次 1 滴，一日 1 ～ 3 次。

5．碘苷

【适应证】

用于治疗单纯疱疹病毒、腺病毒、牛痘病毒等引起的角膜炎。

【用法和用量】

（1）滴眼液滴眼，一次 1 滴，每 1 ～ 2 小时一次。

（2）眼膏涂于患眼，一次适量，每 4 小时一次。

（三）抗真菌感染药物

1．那他霉素

【适应证】

用于对本品敏感的真菌性眼睑炎、结膜炎和角膜炎。

【用法和用量】

（1）治疗真菌性角膜炎。滴眼液滴眼，初始一次 1 滴，每 1 ～ 2 小时 1 次；3 ～ 4 日后改为一次 1 滴，一日 6 ～ 8 次，连用 14 ～ 21 天，或者一直持续到活动性真菌性角膜炎消退。

（2）治疗真菌性眼睑炎和结膜炎。滴眼液滴眼，初始一次 1 滴，一日 4 ～ 6 次，连用 14 ～ 21 天，或者一直持续到活动性真菌性炎症消退。

2．氟康唑

【适应证】

用于治疗白色念珠菌、烟曲霉菌、隐球菌及球孢子菌属等引起的真菌性角膜炎。

【用法和用量】

滴眼液滴眼，一次 1 ～ 2 滴，一日 4 ～ 6 次，重症每 1 ～ 2 小时 1 次。

3．酮康唑

【适应证】

用于真菌性角膜炎。

【用法和用量】

滴眼液滴眼，一次 1 ～ 2 滴，每日 4 次至每小时 1 次。

4．咪康唑

【适应证】

用于真菌性角膜炎。

【用法和用量】

滴眼液滴眼，一次 1 ～ 2 滴，每日 4 次至每小时 1 次，有较强刺激性。

5．两性霉素 B

【适应证】

用于真菌性角膜炎。

【用法和用量】

滴眼液滴眼，1 ~ 2 小时一次。结膜下注射两性霉素 B 为 100 ~ 300μg/ 次。

（四）糖皮质激素

1．地塞米松

【适应证】

用于眼睑皮肤、结膜及角膜过敏性疾病，及虹膜睫状体炎、虹膜炎、角膜炎、眼睑炎、泪囊炎等。对于感染性疾病，一般需与抗生素合用。

【用法和用量】

（1）滴眼液滴眼一次 1 滴，每日 4 ~ 6 次至每小时 1 次。

（2）结膜下注射每次 2.5mg。

2．可的松

【适应证】

用于眼睑皮肤、结膜及角膜过敏性疾病，及免疫源性角膜炎、虹膜睫状体炎、巩膜炎等。

【用法和用量】

（1）滴眼液滴眼，一次 1 滴，每日 4 ~ 6 次。

（2）眼膏涂于患眼，每晚一次。

3．泼尼松龙

【适应证】

用于需要抗免疫治疗的眼部疾病，如非化脓性结膜炎、睑炎、角膜炎、巩膜炎等。

【用法和用量】

滴眼液滴眼，一次 1 ~ 2 滴，一日 2 ~ 4 次。开始治疗的 24 ~ 48 小时，剂量可酌情增大至每小时 2 滴，必要时可加大用药频率。不宜中途终止治疗，应逐步减量停药。

4．氟米龙

【适应证】

用于眼睑皮肤、结膜及角膜过敏性疾病，及免疫源性角膜炎、虹膜睫状体炎、巩膜炎等。

【用法和用量】

滴眼一次 1 ~ 2 滴，一日 2 ~ 4 次。开始治疗的 24 ~ 48 小时内可酌情增至每小时 2 滴，或根据患者年龄、病情适当增减。

（五）非甾体类抗炎药

1．双氯芬酸钠

【适应证】

（1）用于治疗葡萄膜炎、角膜炎、巩膜炎、抑制角膜新生血管的形成。

（2）用于治疗眼内手术后、或各种眼部损伤的炎症反应。

（3）用于准分子激光角膜切削术后止痛及消炎。

（4）用于春季过敏性眼病，预防和治疗白内障人工晶体术后黄斑囊样水肿等。

【用法和用量】

（1）一般适应证滴眼，一次 1 滴，一日 4 ~ 6 次。

（2）眼科手术滴眼，一次 1 滴，术前 3、2、1 和 0.5 小时内各 1 次。

（3）白内障术滴眼，术后 24 小时开始用药，一次 1 滴，一日 4 次，持续 2 周。

（4）角膜屈光术滴眼，术后 15 分钟即可用药，一次 1 滴，一日 4 次，持续用药 3 天。

2．氟比洛芬钠

【适应证】

（1）用于术后抗炎，治疗激光小梁成形术后炎症反应以及其他眼前段炎症。

（2）用于治疗巨乳头性结膜炎。

（3）用于抑制内眼手术中的瞳孔缩小。

【用法和用量】

（1）抑制内眼手术时的瞳孔缩小术前 2 小时开始滴眼，一次 1 滴，每半小时滴 1 滴，共 4 次。

（2）消炎和术后消炎滴眼，一次 1 滴，一日 3 ~ 4 次，连用 2 ~ 3 周。

（3）激光小梁成形术术后滴眼，一次 1 滴，一日 3 ~ 4 次，连用 1 ~ 2 周。

3．酮咯酸氨丁三醇

【适应证】

（1）用于暂时缓解季节性过敏性结膜炎引起的眼痒。

（2）用于治疗内眼手术后的炎症反应。

【用法和用量】

（1）过敏性结膜炎滴眼，一次 1 滴，一日 3 次。

（2）眼科术后炎症滴眼，手术前 24 小时开始滴用，一次 1 ~ 2 滴，一日 3 ~ 4 次，术后继续用 2 周。

【用法和用量】

滴眼一次 1 ~ 2 滴，一日 4 次，可连续用 3 月。

（六）抗组胺药和肥大细胞膜稳定剂

1．色甘酸钠

【适应证】

肥大细胞膜稳定剂，用于预防春季过敏性结膜炎。

【用法和用量】

滴眼一次 1 ~ 2 滴，一日 4 ~ 6 次。

2．依美斯汀

【适应证】

用于治疗过敏性结膜炎。

【用法和用量】

滴眼一次 1 滴，一日 2 ~ 4 次。

3．奥洛他定

【适应证】

用于治疗过敏性结膜炎。

【用法和用量】

滴眼一次 1 ~ 2 滴，一日 2 次。

（七）抗青光眼药

1．毛果芸香碱

【适应证】

乙酰胆碱 M ~受体兴奋剂。

（1）用于急、慢性闭角型青光眼，开角型青光眼，继发性青光眼等。本品可与其他缩瞳剂、β 受体阻滞剂、碳酸酐酶抑制剂、拟交感神经药物或高渗脱水剂联合用于治疗青光眼。

（2）用于检眼镜检查后，抵消睫状肌麻痹剂或扩瞳药的作用。

【用法和用量】

（1）滴眼液滴眼。①闭角型青光眼：0.5% ~ 2% 溶液，一次 1 滴，1 ~ 4 次 / 日。②急性闭角型青光眼急性发作期：1% ~ 2% 溶液，一次 1 滴，每 5 ~ 10 分钟一次，3 ~ 6 次后每 1 ~ 2 小时 1 次，直至眼压下降。③缩瞳：对抗散瞳剂作用，1% 溶液滴眼一次 1 滴，2 ~ 3 次 / 日。滴于结膜囊内，滴后用手指压迫内眦区泪囊部 3 ~ 5 分钟，减少药物副作用。

（2）眼膏涂眼，每晚 1 次。

2．噻吗洛尔

【适应证】

β 肾上腺素受体拮抗药。

（1）用于原发性青光眼。

（2）用于某些继发性青光眼、高眼压症，以及其他药物及手术无效的青光眼，加用本品可增强降眼压效果。

【用法和用量】

滴眼液滴眼，一次 1 滴，一日 1 ~ 2 次。

3．卡替洛尔

【适应证】

用于青光眼、高眼压症。

【用法和用量】

滴眼一次 1 滴，一日 2 次。滴于结膜囊内，滴后用手指压迫内眦角泪囊部 3 ~ 5 分钟。效果不明显时，改用 2% 制剂，一次 1 滴，一日 2 次。

4．左布诺洛尔

【适应证】

β 肾上腺素受体拮抗药。

（1）用于原发性青光眼。

（2）用于某些继发性青光眼、高眼压症，以及其他药物及手术无效的青光眼，加用本品可增强降眼压效果。

【用法和用量】

滴眼一次 1 滴，一日 1 ~ 2 次。

5．美替洛尔

【适应证】

用于高眼压症、开角型青光眼、无晶体性青光眼等继发性青光眼。

【用法和用量】

滴眼一次 1 滴，2 次 / 日。从低浓度开始使用，如未能达到疗效或维持治疗，可改用较高浓度滴眼液。

6．倍他洛尔

【适应证】

β 肾上腺素受体拮抗药，用于开角型青光眼和高眼压症。

【用法和用量】

滴眼一次 1 ～ 2 滴，2 次 / 日。

7．拉坦前列腺素

【适应证】

前列腺素类相关的药物，用于治疗青光眼和高眼压症，以及各种眼内压增高的情况。

【用法和用量】

滴眼一次 1 滴，1 次 / 晚。

8．布林佐胺

【适应证】

碳酸酐酶抑制剂。主要用于开角型青光眼和高眼压症。

【用法和用量】

滴眼一次 1 滴，一日 2 次，必要时一日 3 次。与其他抗青光眼药物合用时，至少间隔 5 分钟。

9．溴莫尼定

【适应证】

选择性 α_2 肾上腺素受体兴奋剂。用于单用 β 肾上腺素受体拮抗药，不能满意地控制眼压的开角型青光眼和高眼压症的治疗。

【用法和用量】

滴眼一次 1 滴，一日 2 ～ 3 次。

（八）散瞳剂

1．阿托品

【适应证】

（1）用于屈光检查。

（2）用于治疗角膜炎、虹膜睫状体炎。

【用法和用量】

（1）滴眼液滴眼，一次 1 滴，2 ～ 3 次 / 日。

（2）眼膏涂于结膜囊内，一次适量，1 次 / 晚。

2．后马托品

【适应证】

用于验光和眼底检查的散瞳，作用强而持久。

【用法和用量】

滴眼一次 1 滴，3 次 / 日。

3．复方托吡卡胺滴眼液

【适应证】

用于散瞳和麻痹睫状肌。

【用法和用量】

滴眼

(1) 散瞳检查：滴入结膜囊，一次 1 滴，间隔 5 分钟再滴第 2 次。约维持一个半小时后开始缩瞳，5 ～ 10 小时瞳孔恢复至滴药前水平。

(2) 屈光检查：滴眼，每 5 分钟一次，连续滴 4 次，20 分钟后做屈光检查。

4．去氧肾上腺素（新福林）

【适应证】

散瞳及收缩血管，用于检查眼底及晶状体。

【用法和用量】

滴眼一次 1 ～ 2 滴，一日 1 ～ 5 次。散瞳用时，一次 1 滴，间隔 5 分钟后第 2 次，30 分钟内可散瞳。

5．肾上腺素

【适应证】

散瞳及收缩血管，与阿托品合用可增强散瞳作用。

【用法和用量】

0.1 ～ 0.2ml，结膜下注射。

6．环喷托酯

【适应证】

用于散瞳和麻痹睫状肌。

【用法和用量】

滴眼一次 1 滴，1 次 / 日。

（九）眼用表面麻醉剂

1．丁卡因

【适应证】

用于测量眼压，以及角结膜异物剔除、眼部手术前、结膜下注射等的表面麻醉。

【用法和用量】

滴眼每 2 ～ 3 分钟一次，一次 1 ～ 2 滴。

2．利多卡因

【适应证】

用于测量眼压，以及角结膜异物剔除、眼部手术前等的局部麻醉。

【用法和用量】

(1) 滴眼液滴眼，2% ～ 4%，每 2 ～ 3 分钟一次，一次 1 ～ 2 滴。

(2) 注射液 0.2% ～ 2%，球后或球周注射。

3．奥布卡因

【适应证】

用于眼科表面麻醉。

【用法和用量】

滴眼一次 1 ～ 4 滴，根据年龄、体质适当增减。

（十）人工泪液

1．羟丙甲基纤维素

【适应证】
用于干眼症的治疗。
【用法和用量】
滴眼一次 1 ~ 2 滴，每 2 ~ 4 小时一次。
2．羧甲基纤维素钠
【适应证】
用于治疗眼部干燥，或缓解眼部烧灼、刺痛等症状。
【用法和用量】
滴眼一次 1 ~ 2 滴，每 2 ~ 4 小时一次。
3．卡波姆
【适应证】
用于干眼症的泪液替代治疗。
【用法和用量】
滴眼一次 1 滴，每 2 ~ 4 小时一次。
4．玻璃酸钠
【适应证】
用于治疗干眼症，缓解眼部刺激及戴隐形眼镜等引起的不适。
【用法和用量】
滴眼一次 1 滴，每 2 ~ 4 小时一次。

（十一）收敛剂

1．复方硫酸锌滴眼液
【适应证】
用于结膜炎、沙眼等眼部感染的治疗。
【用法和用量】
滴眼一次 1 滴，3 ~ 5 次 / 日。
2．硝酸银
【适应证】
用于结膜炎、沙眼等眼部感染的治疗。
【用法和用量】
滴眼后迅速用生理盐水冲洗。

（十二）染色剂

1．荧光素钠
【适应证】
用于眼表染色，检测角膜、结膜的损伤和异物。
【用法和用量】
滴眼滴入结膜囊内，一次 1 滴。
2．玫瑰红钠
【适应证】
用于结膜、角膜上皮缺损的诊断。

【用法和用量】

滴眼滴入结膜囊内，一次 1 滴。

（十三）白内障药物

1．吡诺克辛钠

【适应证】

主要用于初发期老年性白内障、糖尿病性白内障、外伤及先天性白内障等的治疗。

【用法和用量】

滴眼液滴眼，每日 3 ～ 4 次，每次 1 ～ 2 滴。

（十四）其他

1．依地酸二钠

【适应证】

用于石灰烧伤的急救治疗。

【用法和用量】

0.5% 洗眼剂彻底冲洗后，用 2% 滴眼剂滴眼，每半小时一次。

2．乙基吗啡

【适应证】

用于虹膜炎、巩膜炎、角膜炎后期的镇痛。

【用法和用量】

滴眼每日 3 ～ 4 次。

（孙　霞）

附录 1-2

眼科常用治疗操作

一、洗眼法

用生理盐水或其他药液冲洗结膜囊是眼科常用的操作之一。

【目的】

1. 手术前清洁结膜囊。

2. 清除结膜囊内异物、大量分泌物。

3. 稀释或中和腐蚀性化学物质（如酸碱烧伤）。

【使用物品】

洗眼壶或吊瓶、冲洗液（生理盐水、3% 硼酸、2% 碳酸氢钠液等）、受水器或肾形盘、治疗巾、消毒棉签或干棉球等。

【操作步骤】

1. 患者取坐位或仰卧位，头略向上仰并向冲洗侧稍倾斜。患者手持受水器或肾形盘，凹面紧贴住冲洗侧颊面部并保持水平。

2. 操作者首先用棉签擦净患者眼部分泌物或眼膏。

3. 操作者一手撑开睑裂，一手持洗眼壶或吊瓶冲洗头，细嘴离眼球 2 ~ 3cm，先少量冲洗眼睑皮肤使其适应，然后冲洗结膜囊。嘱患者眼球向上下左右各方向转动，不断牵动并翻转眼睑，充分冲洗结膜囊各部位。

4. 冲洗结束后用消毒棉签或干棉球擦去眼睑及颊部水滴，取下受水器。

5. 受水器中的污水倒掉，洗净放入消毒液中。

【注意事项】

1. 冲洗动作要轻，冲洗力不宜过大（化学伤例外），冲洗头或壶嘴不可接触眼睑及眼球，冲洗液不可直接冲向角膜。

2. 注意冲洗液不能流至对侧眼，以免交叉感染。

3. 有角膜溃疡或穿孔性眼外伤时，注意不可在眼球上加压，以免眼内容物流出。

4. 有传染性眼病者，接触患者的医疗用品应严格消毒。

二、点滴眼液及涂眼药膏法

（一）点滴眼液法

滴眼剂是眼科最常用的局部用药剂型之一。一般为水溶液，也有混悬液和油剂。

【目的】

眼部检查及眼病治疗。

【操作步骤】

1．上眼药前先核对患者姓名，药品名称，核对眼别，了解患者过去有无药物过敏史。

2．首先用棉签擦去患眼分泌物。

3．患者取仰卧位或坐位，嘱患者头稍后仰，并稍倾向患侧，以免药物流入另一眼。

4．嘱患者向上注视。操作者用左手示指或棉签牵开下睑，暴露下结膜囊，右手持滴管或眼药瓶将药液滴入下穹窿部结膜囊内，用手指轻提上睑使药液充分弥散。

5．嘱患者轻闭眼睑，1 ~ 2 分钟。

6．以干棉球拭去流出的药液。

【注意事项】

1．滴药时滴管口应距眼一段距离，不可触及眼睑或角膜，以防划伤或污染药液。

2．滴药时不要直接将药液滴于角膜上，以免患者因刺激而快速闭眼将药液挤出，甚至因动作过猛而致角膜溃疡穿孔。

3．滴药不要太多，每次一滴即可，以免浪费。

4．滴用能引起全身反应或中毒的药液（如阿托品、毛果芸香碱等）时应压迫泪囊区 3 ~ 5 分钟，以免因鼻黏膜吸收药物而发生药物的毒副作用。

（二）涂眼药膏法

涂眼药膏法是常用眼部给药法。眼药膏在结膜囊内慢慢融化而发挥作用，所以药效较眼药水持久，但白天用后会影响视物的清晰度，故多于晚间使用。

【操作步骤】

1．备有两端钝圆、长约 10cm 消毒玻璃棒，医务人员右手持玻璃棒的中间部，两端蘸以少许眼药膏。

2．医务人员用左手拇指和示指撑开患者上下睑，拇指向下牵拉，嘱患者向上看，露出下穹隆部。

3．将蘸有眼药膏的玻璃棒平行于眼睑放入下穹窿，并向下轻压，然后放松眼睑，将玻璃棒轻捻转，从眦部抽出。如无玻璃棒，可用类似器具代替。

4．用市场上销售的铅管装油膏，应先将管口的药膏挤出少许不用，然后再挤在璃璃棒上或直接挤在下穹窿内。

【注意事项】

1．玻璃棒有破损不光滑者不用，以免划伤眼组织。

2．眼药膏的用量不宜太多，以免将睑缘与睫毛黏着影响患者睁眼及感觉不适，但对眼睑闭合不全、暴露性角膜炎、烧伤患者防止睑球粘连时，可用大量的油膏。

3．蘸过阿托平或毛果芸香碱的玻璃棒要将残余的药膏擦净、仔细清洗后，再消毒使用。

三、泪道冲洗法

【目的】

1．泪道疾病的诊断、治疗。

2．内眼手术前的泪道清洁。

【使用物品】

注射器、泪点扩张器、泪道冲洗针头、受水器、0.5% ~ 1% 丁卡因溶液、抗生素眼液、生理盐水、消毒棉签、棉球等。

【操作步骤】

1．患者取坐位或仰卧位，将蘸有丁卡因的小棉签夹在患眼内眦部上下泪点之间，3 ~ 5 分钟。

2．操作者左手拇指轻轻拉开下睑内眦部，充分暴露下泪小点。泪小点狭窄者，先用扩张器扩大泪点，再行冲洗。

3．嘱患者向上方注视，右手持注射器，冲洗针头垂直插入泪小点 1 ~ 2 mm，再转为水平沿泪小管走行方向进针 5 ~ 6mm，缓缓注入冲洗液。

4．结果判断：若冲洗液顺利进入鼻腔和咽部、婴幼儿有吞咽动作表示泪道通畅。如注入液体通而不畅，可能有泪道狭窄。进针阻力大，冲洗液由原泪点或上泪点溢出说明泪总管或泪小管阻塞。进针顺畅，但冲洗液逆流，鼻腔内无水，说明鼻泪管阻塞，若有黏液或脓液自上泪小点流出，则为慢性泪囊炎。

【注意事项】

1．操作者持注射器之手，在患者面部应有支点，以增加稳定性。

2．如进针遇阻力，切不可强行推进，避免损伤泪道或造成假道。

3．不要短时间内反复冲洗泪道，以免引起泪道黏膜损伤导致或加重泪小管阻塞。

4．注入冲洗液时，如出现皮下肿胀，为针头误入皮下，应立即停止冲洗，并给予抗感染药物，预防感染发生。

四、球结膜下注射法

【目的】

结膜下注射可使药物经结膜、结膜下血循环吸收进入眼内，或经角膜缘扩散到角膜基质，增强并延长药物作用时间，提高眼部药物浓度。药物刺激还可使局部血管扩张，血管通透性增强，有利于药物吸收。常用于治疗眼球前段疾病。

【禁忌证】

结膜有明显感染、出血倾向者，或眼球有穿通伤未进行缝合者。

【操作步骤】

1．患者取坐位或仰卧位，头稍后仰。

2．患眼滴 0.5% 丁卡因液表面麻醉 2 ~ 3 次，间隔 3 ~ 5 分钟。

3．操作者左手拇指示指分开上下眼睑。嘱患者眼球向注射部位相反方向转动，在距角膜缘 5 ~ 6mm 以外的穹窿部球结膜进针。

4．操作者右手持装有药液的 1ml 注射器，4 号半或 5 号针头，与眼球表面呈 10° ~ 15°，避开结膜血管，挑起球结膜进针，将药物缓缓注入，使球结膜呈鱼泡样隆起。刺入时应无阻力，如阻力大可能是碰到巩膜，应拔出，重新刺入。

5．注射完毕，闭目休息片刻，观察无反应后涂抗生眼膏用纱布包扎患眼。

【注意事项】

1．注射前应询问药物过敏史，并仔细核对。

2．注射器针头刺入方向平行于睑缘，并嘱患者勿转动眼球，以免划伤角膜。对不合作或眼球震颤者可用开睑器开睑或固定镊固定眼球后再注射。

3．为避免形成瘢痕，多次注射时应更换位置。

4．刺激性强并易造成局部坏死的药物，禁忌结膜下注射。

五、球周注射法及球后注射法

球后注射法是将药物直接注射入眼球后肌圆锥内，球周注射法是将药物注射在眼球赤道部周围。两种注射法临床上除作阻滞麻醉外，还可作为一些药物的眼球后部给药途径。

【目的】

1．治疗眼球后部炎症如后部葡萄膜炎、视神经炎、球后视神经炎、视网膜脉络膜炎、缺血性视盘病变等。

2．内眼手术注射麻醉药物。

【禁忌证】

有明显出血倾向者，怀疑有眶内感染者，眼球明显穿通伤并未进行缝合者，怀疑眶内有恶性肿瘤者。

【操作步骤】

（一）球后注射法

1．患者取坐位或仰卧位，头稍后仰。

2．常规消毒下睑皮肤，操作者双手消毒，压紧消毒区边缘的皮肤，右手持装有药液的注射器。

3．嘱患者向鼻上方注视，并保持眼球不动。

4．操作者以 5 号牙科针头，在眶下缘中外 1/3 交界处进针，针头沿眶缘垂直于皮肤刺入 1 ～ 1.5cm 后，再将针头转向眶尖方向继续进针达 3 ～ 3.5cm 时，回抽注射器无回血，可将药液缓慢注入 2 ～ 3ml。

5．注射完毕，拔出针头，嘱患者闭睑并盖消毒纱布眼垫压迫眼球至少半分钟，使药液迅速扩散并防止出血。

（二）球周注射法

球周注射法不仅可将药物注在颞下方向，同时也可在颞上、鼻上或鼻下注射，将药量分散，增加效果。由于眼球周围血管少，使用球周注射可减少发生球后出血的机会。内眼手术使用球周麻醉，起效时间较球后麻醉缓慢。

操作步骤与球后注射类似，只是进针深度较浅，进针 2 ～ 2.5cm，抽吸无回血时即可注入。

【注意事项】

1．进针转向时不能过于偏向鼻侧；进针时如有明显抵抗感，不得强行进针，以免刺伤眼球。

2．回抽注射器有回血，应立即拔针，用纱布间歇压迫止血。

3．出现眼球迅速突出、眼睑绷紧、睁开困难，结膜或眼睑皮下淤血，为球后出血，应间断压迫眶部并加压绷带包扎。

附录 1-3

眼科常用小手术

一、电解倒睫法

【适应证】

散在的不伴睑内翻的倒睫。

【禁忌证】

呈束排列的大量倒睫或有明显睑内翻者。

【操作步骤】

1．消毒睑缘皮肤，在倒睫附近睑缘皮下注入少许 2% 利多卡因做浸润麻醉。

2．检查电解器，电解器阳极裹湿纱布紧贴患眼同侧颞部，阴极针沿睫毛方向刺入毛囊深约 2mm。

3．接通电源，可见白色泡沫从毛囊根部冒出，持续电解 10 ~ 20 秒，关闭电源，拔针。

4．用睫毛镊轻轻拔出睫毛。

5．术后眼局部涂抗生素眼膏。

【注意事项】

1．电解是为了破坏毛囊，如果电解后睫毛不易拔出，说明毛囊没有被破坏，需重新电解。

2．电解针紧贴睫毛的根部向毛囊方向刺入，刺入的方向和睫毛一致，否则不仅不能破坏毛囊，而且会伤及附近的毛囊，引起新的倒睫。

二、睑板腺囊肿刮除术

【适应证】

1．睑板腺囊肿较大，短期内不能自行吸收者。

2．睑板腺囊肿反复发生，肉芽组织增生突出于结膜面者。

【禁忌证】

1．睑板腺囊肿继发感染，炎症未控制者。

2．结膜、角膜的急性炎症时。

【操作步骤】

1．术前准备：冲洗结膜囊，患眼滴抗生素眼药水。

2．常规消毒铺巾，局部皮下和穹窿部结膜下浸润麻醉。

3．用睑板腺囊肿镊子夹住患处，翻转眼睑，暴露囊肿结膜面。

4．从囊肿中心部刺入并切开囊肿，切口与睑缘垂直。可见黏稠的皮脂溢出。

5．用小刮匙伸入切口，彻底刮除囊肿内容物。

6．用尖剪刀分离并剪除囊壁。对老年患者或怀疑肿瘤者，应送病理组织学检查。

7．充分止血。如切口过大可缝合一针。

8．术毕结膜囊内涂抗生素眼膏，加压包扎。

【注意事项】

1．刮除内容物应完全，囊壁剪除干净，以免复发。

2．如睑板腺囊肿的囊壁靠近皮肤面，皮肤很薄有破溃危险时，可从眼睑皮肤面做平行于睑缘的切口，去除囊壁后缝合皮肤面。

三、角膜异物取出法

角膜异物多为机床上飞溅起的金属碎屑、砂轮的砂粒、爆炸时的火药或金属微粒、随风进入的煤渣、谷壳及昆虫或植物的细刺等。角膜异物不仅可引起眼部刺激症状，还可能引起角膜感染等严重并发症。因此，一旦发现角膜异物，不管部位、大小、性质如何都必须及时取出。

【适应证】

角膜表层或深层异物。

【操作步骤】

1．局部滴表面麻醉剂（0.5% 丁卡因或 2% 利多卡因）。

2．角膜表面附着的异物可用生理盐水冲出，或用消毒棉棒蘸生理盐水，从角膜表面轻轻拭去。

3．嵌入角膜表层的异物，需用消毒的异物针或注射针头，剔除异物。取异物最好在裂隙灯显微镜下进行，以免去除不完全或过多损伤周围健康角膜组织。

4．异物若在角膜深层，用一般方法难以取出时，应作为常规手术在手术室进行。

5．术后结膜囊滴抗生素眼药水或涂眼膏，必要时结膜下注射抗生素。加盖眼垫。

【注意事项】

1．铁质异物尽量当日取净，否则次日便会留有铁锈环，难以取出。如留有铁锈环，可在 3 ～ 4 日后待周围组织软化，可能更易取出。

2．深及前弹力膜的异物，取出后会留有瘢痕。

3．异物的位置、性质不同，取出方式各异。应根据异物位置、性质等确定手术方案。

四、翼状胬肉切除术

【适应证】

1．翼状胬肉进行性生长，头部已达瞳孔区或遮盖瞳孔区，影响视力者。

2．翼状胬肉影响美观或影响眼球运动者。

3．翼状胬肉妨碍角膜移植或白内障等内眼手术时。

【禁忌证】

1．眼睑、结膜或角膜有急性炎症者。

2．急、慢性泪囊炎，或眼前节有活动性炎症者。

【操作步骤】

1．以 0.5% 丁卡因做表面麻醉，2% 利多卡因做结膜下浸润麻醉。

2．手术应在手术显微镜下操作。沿胬肉所在部分角膜缘部，平行角膜缘剪开结膜，向鼻侧分离，将其与变性胬肉组织分开，直至半月皱襞。

3．用有齿镊夹住胬肉头部，从其边缘外 0.5mm 处做浅层角膜划切，由此连同胬肉做角膜浅层板层剥离，直至角膜缘部，然后继续将胬肉与巩膜分离。

4．提起胬肉头部，将头部及体部一并剪除，注意勿损伤内直肌。

5．将结膜创缘作内侧卷边缝合，固定于角膜缘后 3mm 的巩膜上。也可将胬肉头部转移，将游离的胬肉，用线将头部由结膜下穿入，由穹隆部结膜面穿出，使之被移植到球结膜下。

6．对于胬肉切除后，巩膜面裸露面积大者，可做自体角膜缘组织移植术。

7．术毕滴用抗生素眼药水，以无菌纱布遮盖。

8．如有条件，术中局部应用 0.2% ～ 0.4% 丝裂霉素 C，术毕和术后 1、2 周时应用 β 射线照射手术区，可降低术后复发率。

【注意事项】

1．翼状胬肉明显充血时，应暂缓手术，以免复发。

2．术中结膜和结膜下变性组织尽可能彻底清除。

（杨传武）

第二篇　耳鼻咽喉头颈外科学

主　编　王宁宇

副主编　孙建军　张　罗

编　委　(按姓名汉语拼音排序)

陈　泳 (承德医学院)

崔晓波 (内蒙古医科大学)

范崇盛 (郑州大学附属洛阳中心医院)

黄魏宁 (北京医院)

李健东 (国家电网北京电力医院)

刘　博 (首都医科大学)

刘　莎 (首都医科大学)

马　民 (河南科技大学临床医学院)

宋晓红 (首都医科大学)

孙建军 (海军总医院)

王　辉 (首都医科大学)

王　军 (首都医科大学)

王　宇 (中国人民解放军第二六三医院)

王建亭 (首都医科大学)

王俊阁 (煤炭总医院)

王宁宇 (首都医科大学)

王向东 (首都医科大学)

夏　寅 (首都医科大学)

肖　洋 (首都医科大学)

叶京英 (首都医科大学)

张　超 (河南科技大学临床医学院)

张　罗 (首都医科大学)

张天宇 (复旦大学上海医学院)

赵守琴 (首都医科大学)

第一章

耳鼻咽喉头颈外科应用解剖及生理

学习目标

1. 掌握耳鼻咽喉头颈外科各部的应用解剖。
2. 熟悉耳鼻咽喉气管、食管及甲状腺生理功能。
3. 了解耳及侧颅底、鼻眼、鼻颅底的相关解剖。

第一节 耳的应用解剖及生理

耳分为外耳、中耳和内耳三部分。外耳道的骨部、中耳、内耳和内耳道都位于颞骨内（图 2-1-1）。

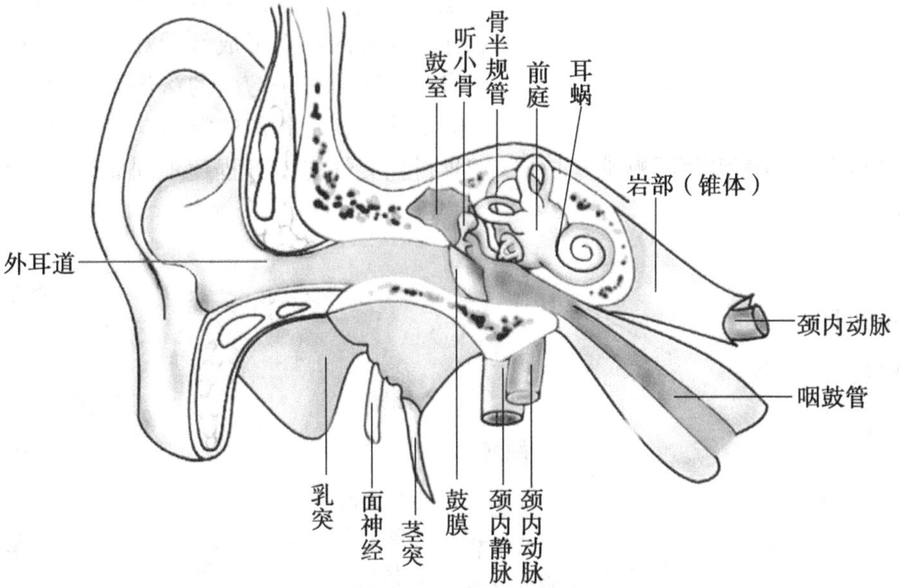

图 2-1-1 外、中、内耳剖面图

一、颞骨解剖

颞骨位于头颅两侧，为颅骨底部和侧壁的一部分。它为一复合骨块，由鳞部、鼓部、乳突部、岩部和茎突组成。其上方与顶骨相连接，前方与蝶骨和颧骨相连接，后方与枕骨相连接。

（一）鳞部

颞骨鳞部又称颞鳞，前接蝶骨大翼，上为顶骨，后连乳突，内接岩部，形如贝壳。内面是大脑面，有大脑沟回的压迹、脑膜中动脉沟外面是颞面，附有颞肌，骨表面有颞中动脉沟。其颧突向前与颧骨颞突连接成颧弓。颧突前下方隆起为关节结节，后方为关节后突，两者之间为下颌关节窝，容纳下颌关节。骨性外耳道口后上的骨性小棘，称外耳道上棘（道上棘，Henle 棘）。此棘为寻找鼓窦的体表标志。

（二）鼓部

鼓部位于岩部之外，鳞部之下，为一扁曲骨片，弯曲如"U"字形，构成骨部外耳道的前壁、底和后壁的一部分。鼓部内侧端有一小沟，名鼓沟，鼓膜边缘的纤维软骨环嵌入沟内，鼓膜附着于此。鼓部前上缘内侧与岩部形成岩鼓裂，外侧与鳞部形成鼓鳞裂。在鼓鳞裂后的鼓部外侧骨质形成外耳道后上棘。鼓部在新生儿时仅为一个上部缺如的鼓环，鼓环向后、外生长发育较快，最后形成鼓部。鼓部后上缘与乳突部形成鼓乳裂，成人此裂多已闭合，而儿童多留有痕迹（图 2-1-2 ~ 4）。

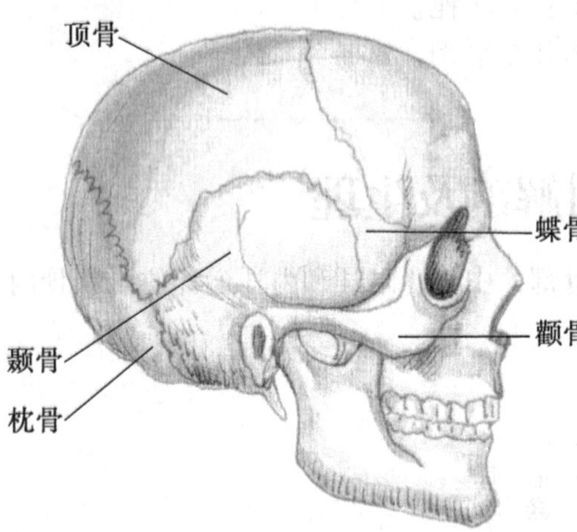

图 2-1-2 颞骨的组成与毗邻

（三）乳突部

位于颞骨鳞部后下方，呈一锥形突起。乳突尖内侧有深沟，名为乳突切迹，二腹肌后腹起于此处。切迹内侧有一浅沟，枕动脉由此经过。乳突内侧面形成颅后窝的一部分，面向小脑，内侧面有一弯曲的深沟名乙状沟，乙状窦位于其内。乙状沟的深浅、宽窄及其骨壁的厚薄因乳突气房发育程度不同而异，正常乙状沟

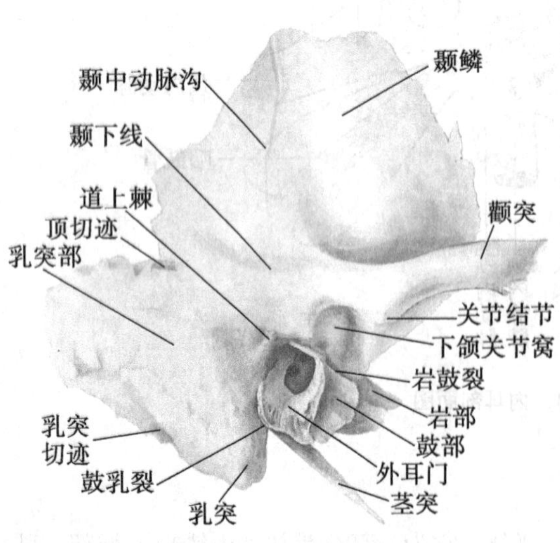

图 2-1-3 颞骨外面观

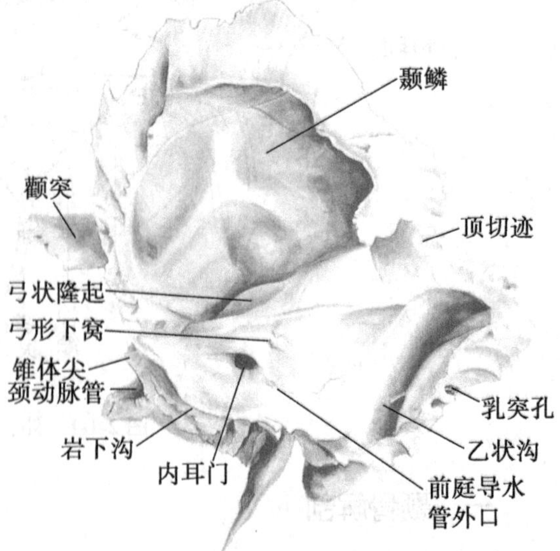

图 2-1-4 颞骨内面观

前壁距外耳道后壁约为 14mm，2% ～ 5% 的乙状沟前壁前移与外耳道后壁融合，也可见乙状沟骨壁凸入乳突腔。因此术前应仔细阅读 X 线片，确定有无乙状沟前移从而采取不同的手术方式。

（四）岩部

为一长形的三棱锥体，位于颅底，嵌在枕骨与蝶骨之间。它有一底、一尖端、三个面和三个缘，听觉和平衡器官均位于其内。岩部的底与颞骨鳞部和乳突部融合，尖端向内前方微向上，嵌于蝶骨大翼后缘和枕骨基底部之间，有颈动脉管内口穿过，并组成破裂孔的后外界。

1．岩部三个面

（1）前面：主要为岩部前面，组成颅中窝的一部分，与鳞部的脑面以骨缝相连。其中部有前半规管形成的弓状隆起，其外侧稍凹，为鼓室盖。弓状隆起的内侧有两个小沟与锥体长轴平行，外侧是岩浅小神经沟，内侧是岩浅大神经沟，两沟向后延伸达面神经管裂孔。岩尖处有一浅凹，名三叉神经压迹，为半月神经节所在处。

（2）后面：组成颅后窝前壁，和乳突部内侧面相连。在后面的中部有内耳门通内耳道，为面神经、位听神经和基底动脉的内听动脉所经过。内耳道的外下方有一个被骨板遮盖的裂隙口，为内淋巴囊所在处（图 2-1-5）。

（3）下面：组成颅底外面的一部分，凹凸不平。在下面近尖处为腭帆提肌和咽鼓管软骨附着处。尖端的后外方有颈内动脉管的外口。颈内动脉管外口后方有颈静脉凹。颈静脉凹与

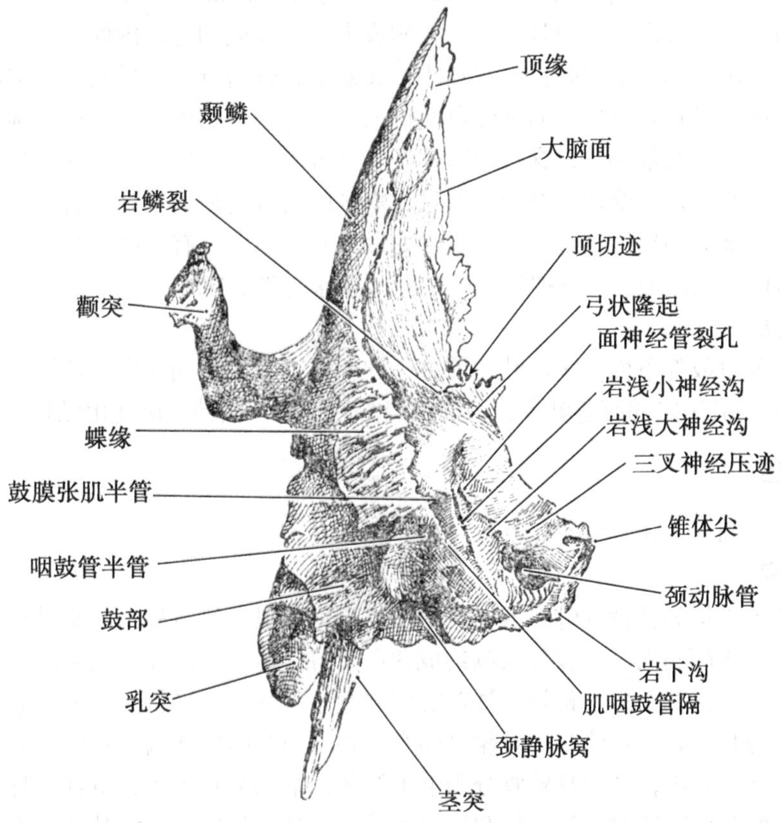

图 2-1-5 颞骨岩部前面

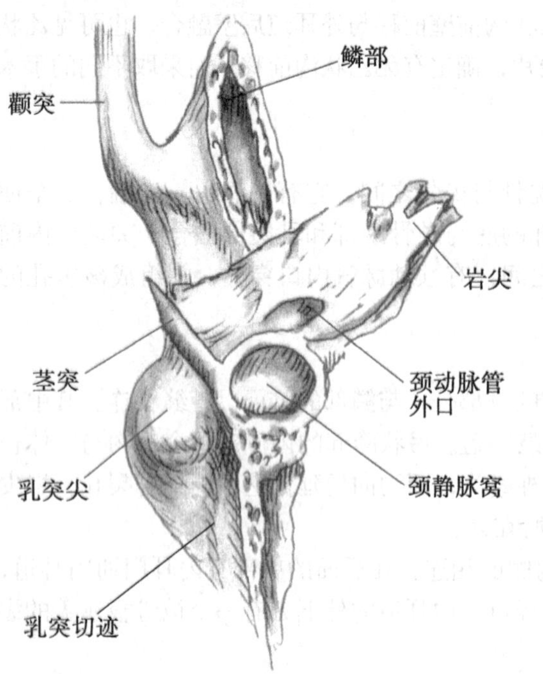

图 2-1-6　颞骨岩部下面

颈内动脉外口之间是一薄骨嵴。嵴上有鼓室小管下口，为舌咽神经的鼓室支所经过。颈静脉凹内有乳突小管口，迷走神经耳支由此穿过。颈静脉凹内侧有一三角形小窝，内有蜗小管外门，外淋巴液通过小管向蛛网膜下隙引流（图 2-1-6）。

2. 岩部三个缘　上缘：最长，有岩上沟容纳岩上窦，沟缘有小脑幕附着；上缘尖端借岩蝶韧带和蝶骨连接形成小管，内有展神经和岩下窦经过，故岩尖炎时可并发展神经麻痹。前缘：岩部前缘的内侧部分与蝶骨大翼连接形成蝶岩裂；外侧部分形成岩鳞裂和岩鼓裂；在岩部与鳞部之间，有通入鼓室的鼓膜张肌半管和咽鼓管半管。后缘：连接枕骨，形成浅沟，内含岩下窦；外侧部分和枕骨的颈静脉凹形成颈静脉孔。

内耳道为一骨性管道，位于岩部内。岩部后面偏内侧的内耳门约为扁圆形，后缘较锐而突起，前缘较平。自内耳门通入内耳道，平均长约 10mm，其外端由一垂直而有筛状小孔的骨板所封闭，此板即位于内耳道底，它构成内耳的前庭和耳蜗内侧的大部分。内耳道由一横嵴分为大小不等的上下两区。上区较小，又被垂直骨嵴分为前后两部：前部有一凹陷称面神经区，即面神经管入口处，面神经自此进入骨管即为迷路段，向外达膝神经节；后部的凹陷称前庭上区，内有数小孔，穿过前庭神经上终末支。下区较大，其前方为蜗区，有许多呈螺旋状排列的小孔，为蜗神经纤维所通过；蜗区的后方为前庭下区，有数个小孔，为前庭神经下终末支的球囊神经所通过。前庭下区的后方有一单孔，有前庭下终末支的后壶腹神经通过。内耳道内含面神经、位听神经和迷路动、静脉（图 2-1-7）。

（五）茎突

茎突起于颞骨鼓部下面、茎乳孔的前方，伸向前下方，呈细长形，长短不一，平均长约 2.5cm。在茎突与乳突之间有茎乳孔，为面神经管的下口，面神经由此出颅骨。

二、外耳

外耳包括耳廓（耳郭）与外耳道。

（一）耳廓

耳廓除耳垂外均为弹性软骨组成，外形似贝壳，一般两侧对称。耳廓借韧带、肌肉、软骨和皮肤附着于头颅侧面，一般与头颅约成 30° 夹角。耳廓卷向外面的游离缘名耳轮，起于外耳门（外耳道口）上方的耳轮脚。耳轮的前方有一与其大致平行的弧形隆起名对耳轮，其上端分叉成为对耳轮脚。耳轮与对耳轮之间有一狭窄而弯曲的凹沟名舟状窝或耳舟。对耳轮前方深大的窝名为耳甲，它被耳轮脚分为上下两部，上部名耳甲艇，下部名耳甲腔，耳甲腔通入外耳门。配戴助听器时，耳甲艇和耳甲腔是插入耳模的部位，尤其是耳模耳甲艇部分若未嵌入其内，使声音从其四周泄露将引起助听器啸叫。外耳门前方有一突起名耳屏。对耳轮

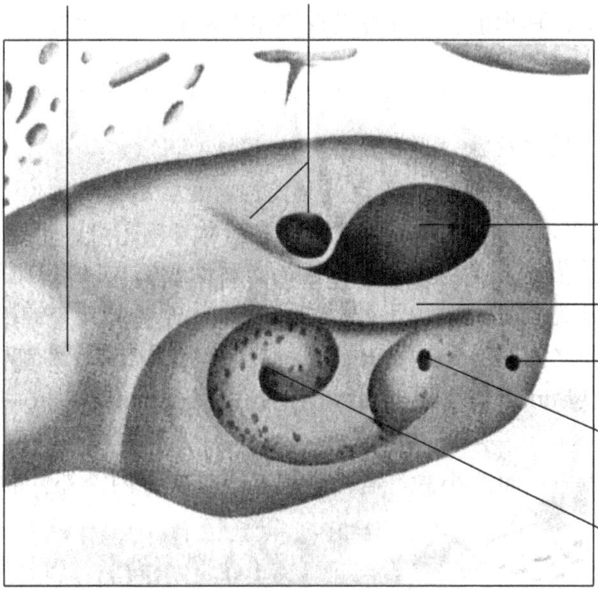

图 2-1-7 内耳道底（右）

前下端与耳屏相对的突起名对耳屏。耳屏与对耳屏间的凹陷叫（耳）屏间切迹。对耳轮的下方无软骨的部分名耳垂（图 2-1-8）。耳廓前面的皮肤与软骨膜粘连较后面更紧，且皮下组织少，由于皮下组织紧密，感觉神经易受压迫而致剧痛。

（二）外耳道

外耳道起自耳甲腔底的外耳门，向内直至鼓膜，全长 2.5 ~ 3.5cm，由骨和软骨部组成。软骨部约占其外 1/3，骨部约占其内 2/3。外耳道非一直管，略呈 S 形弯曲，初向内前而微向上，继而向内、向后，再次向内、向前而微向下；其外 1/3 外耳道向内、向后、向上，内 2/3 的耳道转为向内、向前、向下。在骨部与软骨部交界处的外耳道较狭窄，距鼓膜 3 ~ 4mm 的骨部外耳道最为狭窄，称外耳峡部。当耳道式助听器（CIC）置入此处接触到骨部时，可消除堵耳效应。用耳镜检查成人鼓膜或欲窥清外耳道全貌时，须将耳廓向上后提起，使外耳道形成一直线方可。

幼儿外耳道方向为向内、向前、向下，故检查其鼓膜时，应将耳廓向下拉，同时将耳屏向前牵引，检查较成人困难。

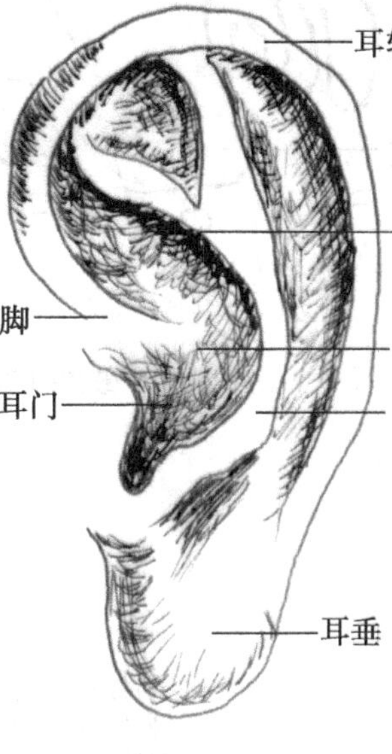

图 2-1-8 耳廓外形（左）

（三）外耳的血管、神经和淋巴

外耳的动脉由颈外动脉的颞浅动脉、耳后动脉和上颌动脉所供给。外耳的静脉汇入颈外静脉、上颌静脉和翼丛。外耳的神经有三叉神经下颌支的耳颞神经、来自颈丛的耳大神经和枕小神经、面神经的耳后支、舌咽神经以及迷走神经的耳支。外耳的淋巴引流至耳廓周围淋巴结。耳廓前面的淋巴流入耳前淋巴结与腮腺淋巴结，耳廓后面的淋巴流入耳后淋巴结，耳廓下部淋巴汇集于耳下淋巴结，耳廓也有部分淋巴直接注入颈上深淋巴结。

三、中耳

中耳包括鼓室、咽鼓管、鼓窦及乳突四部分。

（一）鼓室

为颞骨内的一个含气空腔，形似六面体小盒。分上、下、内、外、前、后六壁，位于鼓膜与内耳外侧壁之间，向前借咽鼓管与鼻咽部相通，向后借鼓窦入口与鼓窦、乳突气房相通，其容积 1 ~ 2ml。鼓室分为三部分：位于鼓膜紧张部上缘平面以上的部分，名上鼓室；位于鼓膜紧张部上、下缘平面之间的部分，名中鼓室；位于鼓膜紧张部下缘平面以下的部分，名下鼓室。鼓室的上下径约 14mm，前后径 11mm，内外径 2 ~ 6mm，以鼓岬膜处内外径最短（图 2-1-9）。

1. 鼓室六壁　鼓室约似一六面体小盒，有上（顶）下（底）内、外、前、后六壁（图 2-1-10）。

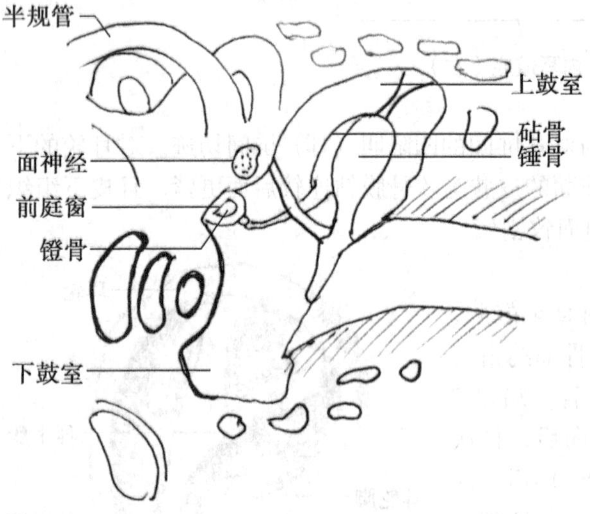

图 2-1-9　鼓室的划分

（1）鼓室外壁：由骨部及膜部构成。骨部较小，即上鼓室的外壁，位于骨性外耳道上壁水平之上，由颞骨鳞部的外板构成。膜部即为鼓膜（图 2-1-11），界于鼓室与外耳道之间，是鼓室外壁的主要组成部分。

鼓膜为一弹性灰白色半透明薄膜，将外耳道与中耳隔开。鼓膜距外耳道口 2.5 ~ 3.5cm，位于外耳道与鼓室之间，鼓膜的高度约 9mm，宽约 8mm，平均面积约 $90mm^2$，厚度 0.1mm。鼓膜呈椭圆形，其外形如漏斗，斜置于外耳道内，与外耳道底成 45° ~ 50°，致使外耳道之后上壁较前下壁为短。婴幼儿由于外耳

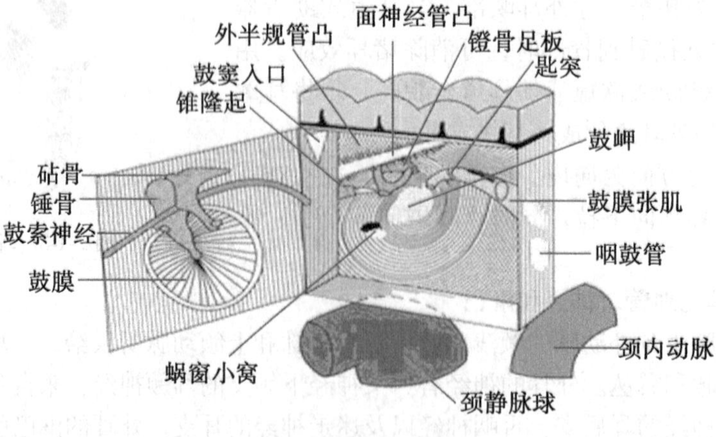

图 2-1-10　鼓室六壁模式图

道骨部未发育，鼓膜几乎与外耳道底壁平行，因此在检查鼓膜时较难看到。

鼓膜虽很薄，但它的解剖结构有三层（紧张部）：①上皮层与外耳道皮肤相延续。②中层为放射形和环状纤维构成，所以有一定弹性和张力，为纤维层（外侧为放射状，内侧为轮状）。鼓膜上方有一小部分没有中间纤维层，比较薄而松弛，称为松弛部，而有纤维层的部分鼓膜称为紧张部。锤骨柄附于纤维层中间。③内层为黏膜层，与鼓室黏膜相延续。鼓膜穿孔后，外层上皮层和内层黏膜层能够再生，中层无再生能力。

锤骨柄自上而下地嵌附于鼓膜上，位于鼓膜中央，因而向内牵拉鼓膜，使之呈漏斗状，其中央凹陷处称为鼓膜脐部，由脐向上稍向前达紧张部上缘处有一小突起，称锤凸，即锤骨短突顶起鼓膜部位。在鼓膜表面，脐与锤凸之间有一由前上斜向后下的白色条纹，系锤骨柄移行于鼓膜内所形成，称锤纹。锤纹末端恰在鼓膜中央部，称脐部。在脐部前下方由脐向前下达鼓膜边缘有三角形反光区，称光锥。光锥乃由投射到鼓膜之光线反射所致，在鼓膜形态有改变时，光锥的形态及位置常随之变化。

在锤凸之前及后方各有一皱襞，其前者称前襞，后者称后襞。在此襞上方，鼓膜较松弛，称松弛部，直接附着于颞骨鳞部。在其下方为紧张部，借鼓环嵌于鼓沟内。临床上将鼓膜分为四个象限（图 2-1-11），即沿锤骨柄做一假想的延长线，再经鼓膜脐做一与其垂直线，便将鼓膜分为前上、前下、后上和后下四个象限。

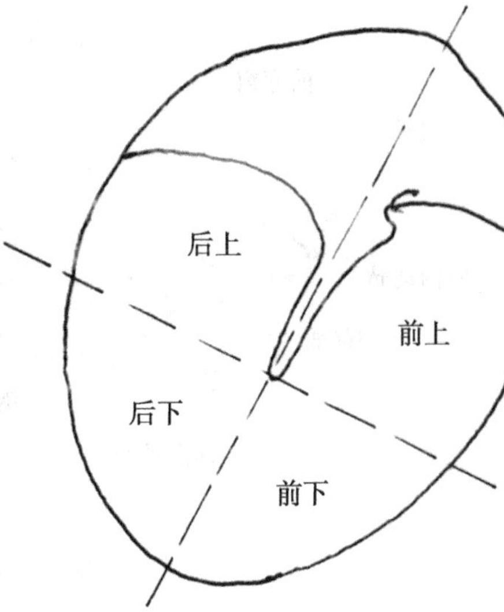

图 2-1-11 正常鼓膜分区（右）

（2）鼓室上壁（顶壁）：即鼓室盖或天盖。厚 3 ～ 4mm，由颞骨岩部的前面所形成，将鼓室和颅中窝分隔，向后和鼓窦盖相接，向前和鼓膜张肌半管的顶相延续。鼓室顶有岩鳞裂，硬脑膜的细小血管经此与鼓室相通，鼓室病变可经此裂进入颅腔。

（3）鼓室下壁（底壁）：也称颈静脉壁。为一较上壁狭小的薄骨板，将鼓室和颈静脉球分隔。此壁若有缺损，颈静脉球的蓝色即可透过鼓膜下部隐约可见，形成蓝色鼓膜。鼓室下壁的前方即为颈动脉管外口的后壁，鼓室下壁内侧有一小孔，有舌咽神经的鼓室支穿过，分布于鼓岬上。

（4）鼓室内壁：也称迷路壁，即内耳外壁。内壁中部有一隆起，名鼓岬。鼓岬表面有鼓室丛。鼓岬为内壁中央较大突起，为耳蜗底周所在处，其表面有鼓室神经丛。鼓岬后上方有一约 3.2mm^2 的卵圆形骨孔称前庭窗或卵圆窗。该骨孔向内通内耳的前庭，为镫骨底（足板）及其周围的环韧带所封闭。鼓岬的后下方有一不规则的小骨凹称蜗窗小窝，其深部的骨孔称蜗窗或圆窗，呈圆形，被膜所封闭，此膜也称第二鼓膜，面积约 2mm^2，向内通耳蜗鼓阶的起始部。前庭窗后上方有面神经管凸或称面神经嵴。面神经水平部在此管内，并沿前庭窗的后上方向后抵达鼓窦入口的内侧及底部，向下转入外耳道后壁，此段称面神经垂直部或称乳突部，而后面神经出茎乳孔。在面神经管凸的后上方有外半规管凸或称外半规管嵴，乃迷路瘘管的好发部位。前庭窗的前上方为匙突，为肌咽鼓管隔的鼓室端弯曲向外所形成。鼓膜张肌的肌腱绕过匙突，呈直角向外屈曲而达锤骨柄上部的内侧（图 2-1-12）。

(5) 鼓室后壁：即乳突壁，上宽下窄。面神经垂直部通过此壁。后壁上部有鼓窦入口(鼓窦口)。借鼓窦入口使鼓室和鼓窦以及乳突气房相通。相当于前庭窗高度的后壁上有一小锥状突起，称锥隆起，镫骨肌由此发出肌腱附着于镫骨颈的后面。后壁与外壁相交处，鼓沟后上端的内侧，有鼓索小管的鼓室口，鼓索自此管从面神经分出入鼓室。锥隆起之下，面神经垂直部骨管的内侧，有一含气房的隐窝，称鼓室窦或锥隐窝。锥隆起的后上方，砧骨窝的后下方，有一呈倒三角的隐窝，称面神经隐窝。其底边为砧骨窝，内侧边为面神经垂直部，外侧边为鼓索神经。

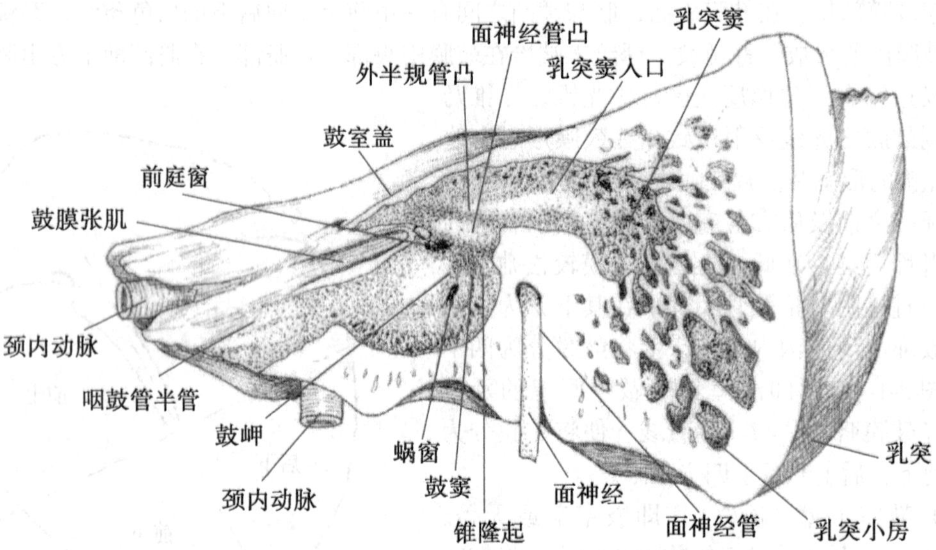

图 2-1-12　鼓室内侧壁（左）

(6) 鼓室前壁：即颈动脉壁。下部以极薄的骨板与颈内动脉相隔。上部有两个开口，下为咽鼓管半管（通称咽鼓管）的鼓室口，上为鼓膜张肌半管的开口，两个半管合称肌咽鼓管。

2．鼓室的内容物　有听小骨、韧带、肌肉、神经和血管等。

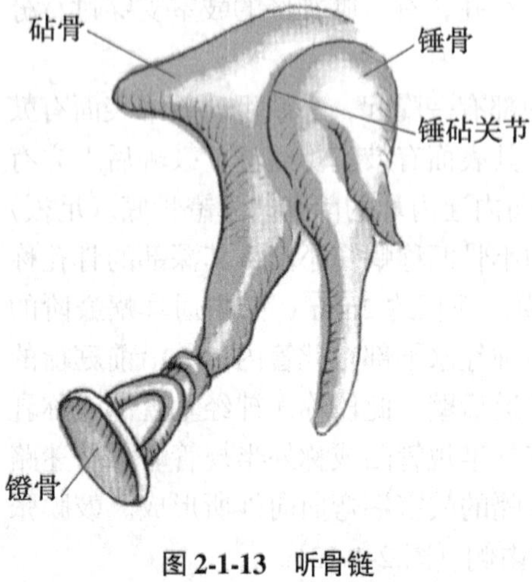

图 2-1-13　听骨链

(1) 听小骨：由锤骨、砧骨和镫骨连成听骨链，使声波从鼓膜传到前庭窗。①锤骨：是听小骨中最大者，位于鼓室中部的最外侧，长 8 ~ 9mm，上端膨大部为锤骨头，其后内侧关节面与砧骨体前面的鞍状关节面形成锤砧关节。头部的下方稍细部即锤骨颈，自颈向下稍向内侧延续的部分即锤骨柄。锤骨柄上部有向外侧的突起名锤骨短突。②砧骨：有体、长脚和短脚。砧骨体位于上鼓室后部，前有关节面和锤骨头相接。砧骨短脚位于鼓窦入口底部的砧骨窝内，长脚向后下伸出，末端为豆状突，与镫骨头相接。③镫骨：有头，前、后两脚及底板，前脚较短而直，后脚稍长且弯，底部为薄骨片借环状韧带封闭前庭窗（图 2-1-13 ~ 14）。

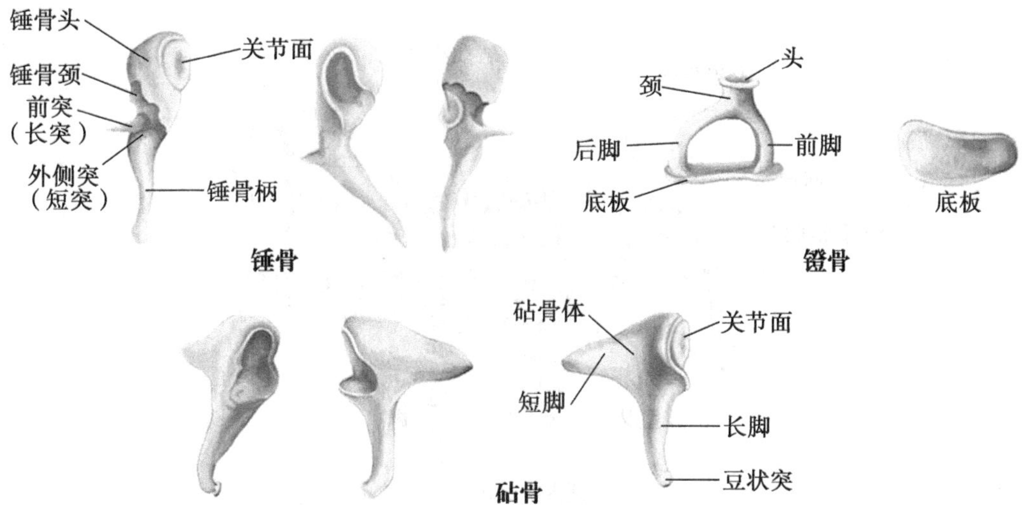

图 2-1-14　分离的听小骨

（2）韧带：听小骨借韧带固定于鼓室内。有锤骨上、锤骨前、锤骨外侧韧带，砧骨上、砧骨后韧带，镫骨底部环韧带（图 2-1-15）。

（3）肌肉：即镫骨肌与鼓膜张肌：①镫骨肌起自鼓室后壁锥隆起，向前止于镫骨颈。由面神经镫骨肌支支配它的运动，收缩时使镫骨底板的前端跷起，以降低内耳的压力。②鼓膜张肌起自咽鼓管软骨部、蝶骨大翼和鼓膜张肌管壁，向后形成肌腱，绕过匙突，止于锤骨颈。该肌由第Ⅴ脑神经的下颌支所支配，它的作用是牵锤骨柄向内，增加鼓膜张力，减小振幅，可减少内耳损伤，同时对于高频音产生共振作用。

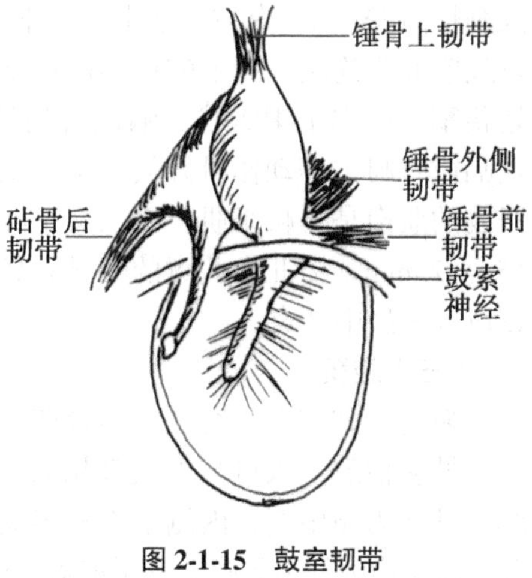

图 2-1-15　鼓室韧带

（4）鼓室神经、血管鼓室神经：①面神经：面神经离开脑桥下缘后，会同听神经进入内耳道，经膝状神经节向后行，达锥隆起稍后方，即转向下行出茎乳孔。该神经出茎乳孔之前分两支：一支为镫骨肌神经，支配镫骨肌；另一支为鼓索，在距茎乳孔 6mm 处分出，通过鼓室与舌神经分布于舌前 2/3，司味觉。②舌咽神经鼓室支和颈动脉（交感）神经丛的岩深支组成的鼓室丛：分布于鼓室、咽鼓管和乳突气房黏膜（图 2-1-16）。

鼓室的血管：鼓室内有丰富的血管。动脉的血供主要来自颈外动脉。上颌动脉的鼓前动脉供应鼓膜及鼓室前部。耳后动脉的茎乳支供应鼓室后份及乳突气房。此外，岩浅动脉、鼓下动脉及颈内动脉的鼓室支亦参与鼓室的血液供应，分布在鼓室黏膜、听小骨及鼓膜处。静脉血汇入岩上窦和翼丛。

（二）咽鼓管

咽鼓管亦称耳咽管（auditory tube），是沟通鼻咽腔和鼓室的管道，是中耳通气引流之通道，也是中耳感染的主要途径。鼓室端开口位于鼓室前壁，然后向前下、内通入鼻咽部侧壁，恰在下鼻甲后端之后下部，其开口的前上缘有隆起，称咽鼓管隆突（咽鼓管圆枕）。成

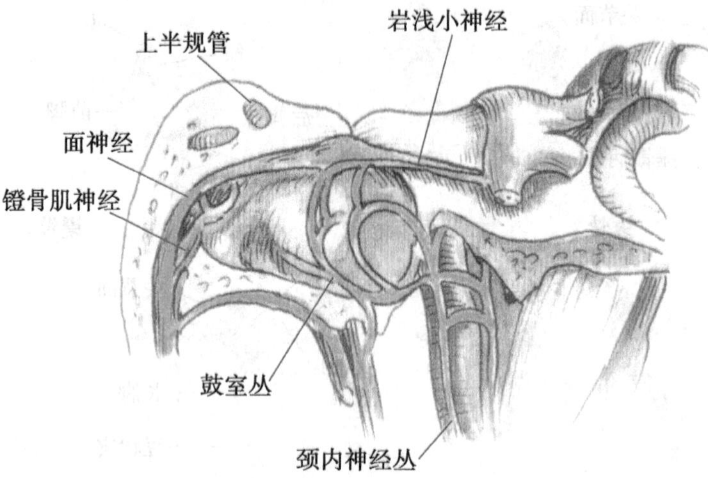

图 2-1-16　鼓室神经

人全长约 35mm，内 1/3 为骨部，外 2/3 为软骨部，咽鼓管黏膜为纤毛柱状上皮，与鼻咽部及鼓室黏膜连续，纤毛的运动向鼻咽部，使鼓室内的分泌物得以排出。骨段与软骨段交界处狭窄，两端呈喇叭状。咽鼓管的鼻咽端开口在静止状态时是闭合的，当做张口、吞咽、歌唱或打呵欠等动作时开放，空气乘机进入鼓室，以保持鼓室内外的气压平衡。司咽鼓管开放的肌肉是腭帆张肌，由三叉神经的下颌支支配。成人咽鼓管的鼻咽端开口较鼓室口低 15 ~ 25mm，婴儿和儿童的咽鼓管较成人短而平直，口径相对较大，当鼻及鼻咽部感染时较成人易患中耳炎。

（三）鼓窦

鼓窦是鼓室和乳突之间的含气腔，初生儿已发育完成，但婴儿和儿童鼓窦位置较高而浅。鼓窦借鼓窦入口与上鼓室相通，后下与乳突气房相通，顶部为鼓窦盖，与鼓室盖相连续，其上为颅中窝，内侧壁为外半规管凸，位于面神经管凸的后上方，底为面神经管下降部。鼓窦内为纤毛黏膜上皮所覆盖，向前与鼓室和咽鼓管的黏膜相连续。

（四）乳突

乳突内含有许多大小不等的气房，各气房彼此相通，气房内为无纤毛的黏膜上皮所覆盖，向上向前与鼓窦、鼓室和咽鼓管的黏膜相连续。乳突的上界为与颞叶硬脑膜相隔的骨板，后界为乙状窦骨板，前界为外耳道骨部的后壁，内侧界为迷路和岩部底。发育良好的乳突，气房向前可达颧突，向上达鳞部，向后达侧窦后方，向下可进入茎突，向内可达岩尖。根据乳突发育的程度可分为四种不同的类型：气化型、板障型、硬化型和混合型（图 2-1-17）。

四、内耳

内耳又称迷路，外有骨壳，名骨迷路，位于颞骨岩部内。骨迷路内包含膜迷路，膜迷路内含内淋巴液，膜迷路与骨迷路之间的空隙称淋巴隙，含外淋巴液。

（一）骨迷路

由致密的骨质构成，由前向后分别是耳蜗、前庭和骨半规管（图 2-1-18）。

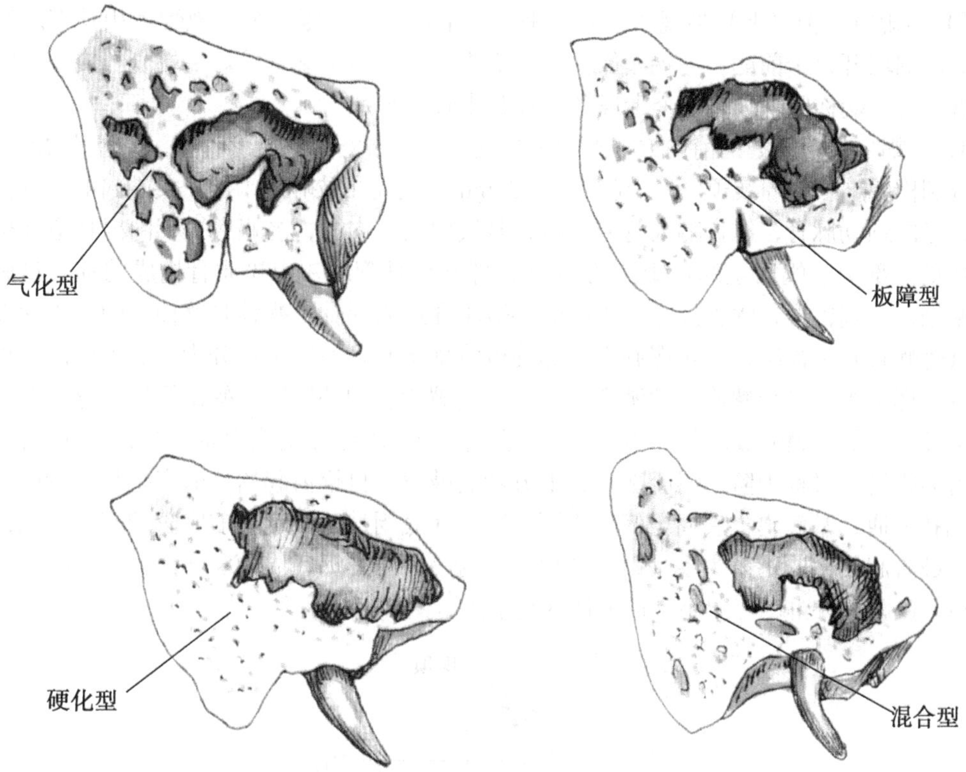

图 2-1-17 乳突气化分型

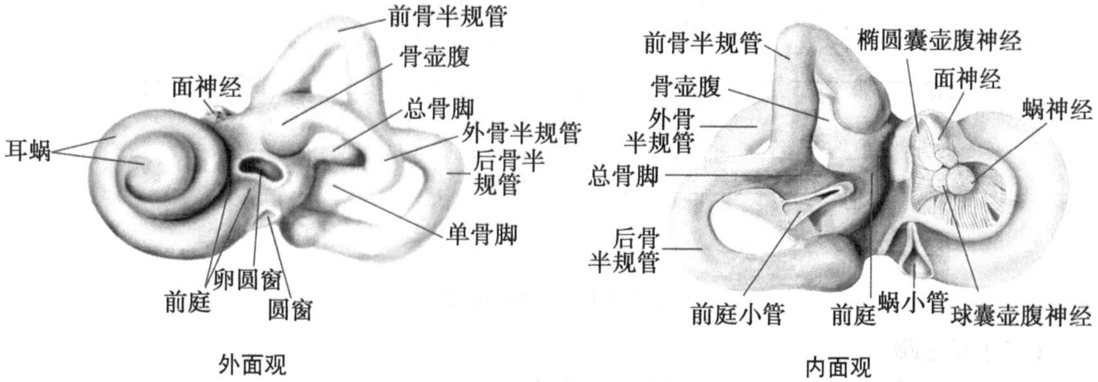

图 2-1-18 骨迷路

1．前庭 为一不规则的椭圆形空腔，约 5mm × 5mm × 3mm 大小，位于耳蜗与半规管之间，是骨迷路的中部结构。前庭内壁正对内耳道，构成内耳道底，此壁上有一自前上向后下弯曲的斜形骨嵴，名前庭嵴；嵴的后上方即椭圆（囊）隐窝，前下方为球（囊）隐窝，前者容椭圆囊，后者容球囊。前庭上壁的骨质中有面神经迷路段穿过。前庭后上壁略宽，共有五孔，借此和三个骨半规管相通；前庭前下壁较狭窄，有一椭圆形的孔，借此和耳蜗的前庭阶相通。

2．骨半规管 位于前庭的后上方，每侧有三个，各弯曲约成 2/3 环形的小骨管，称外

（水平）半规管、前（上）半规管、后（垂直）半规管。每侧三个半规管互相垂直。每个半规管的两端均开口于前庭。一端稍膨大，称壶腹；上、后半规管的另一端合组成一总脚，外半规管的另一端称单脚。故三个半规管共有五孔通入前庭。

3．耳蜗　位于前庭的前内方，形似蜗牛壳，为一中空的螺旋形骨管，共盘绕 2.5 ～ 2.75 周，分别称底周、中周及顶周，全长 30 ～ 32mm。底周在鼓岬的内侧。尖端向前、外方，名蜗顶，指向颈动脉管，靠近咽鼓管鼓室口；基底向后、内方，名蜗底，朝向内耳道并构成内耳道底的一部分。蜗底至蜗顶距离约 5mm。螺旋形骨管绕一由松质骨构成的轴心盘旋，此轴称蜗轴，呈圆锥形，蜗神经穿过蜗底的多数小孔进入蜗轴。蜗轴侧壁伸出的薄骨片在蜗螺旋管（骨蜗管）中盘绕，名骨螺旋板。螺旋板将蜗螺旋管不完全地分为上、下两部；再由基底膜（膜螺旋板）自骨螺旋板的游离缘连续至蜗螺旋管的外侧壁，蜗螺旋管被分为上、下两腔。上腔又由前庭膜分成两腔。蜗螺旋管内共有三个管腔：上方者名前庭阶，自前庭窗开始；中间者名蜗管，又称中阶，属膜迷路；下方者名鼓阶，自蜗窗起始。前庭阶与鼓阶内的外淋巴经蜗孔相通。基底膜自底周至蜗顶逐渐变宽。在底周鼓阶较宽，前庭阶较窄，近蜗顶处则相反。鼓阶起始部的蜗窗为膜（第二鼓膜）所封闭。在耳蜗底周的最下部、蜗窗附近有蜗小管内口，鼓阶的外淋巴经蜗小管通入蛛网膜下隙（图 2-1-19）。

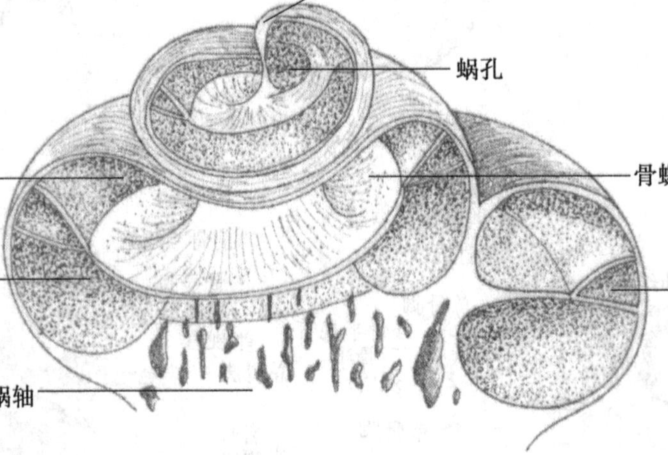

图 2-1-19　耳蜗剖面图

（二）膜迷路

膜迷路由膜管和膜囊组成，借纤维束固定于骨迷路内，悬浮于外淋巴中。膜迷路内充满内淋巴。可分为椭圆囊及球囊、膜半规管、膜蜗管，各部相互连通（图 2-1-20）。

1．椭圆囊　椭圆囊占据前庭后上部分的椭圆囊隐窝。囊底的前份上皮增厚，略隆起，即椭圆囊斑（位觉斑），为前庭神经的终器，感受位（置）觉。后壁有五孔，与三个半规管相通；前壁内侧有椭圆球囊管，连接球囊与内淋巴管。内淋巴管经前庭小管止于岩部后面硬脑膜外的内淋巴囊。

2．球囊　球囊位于前庭前内下方的球囊隐窝中，内前壁有前庭神经的终器，名球囊斑（位觉斑）。球囊下端经连合管与蜗管相通。

3．膜半规管　三个膜半规管附着于相应的骨半规管的外侧壁，约占骨半规管腔隙的 1/4。有三个膨大的膜壶腹、一单脚和一总脚，共借五个开口与椭圆囊相通。在每个膜壶腹内

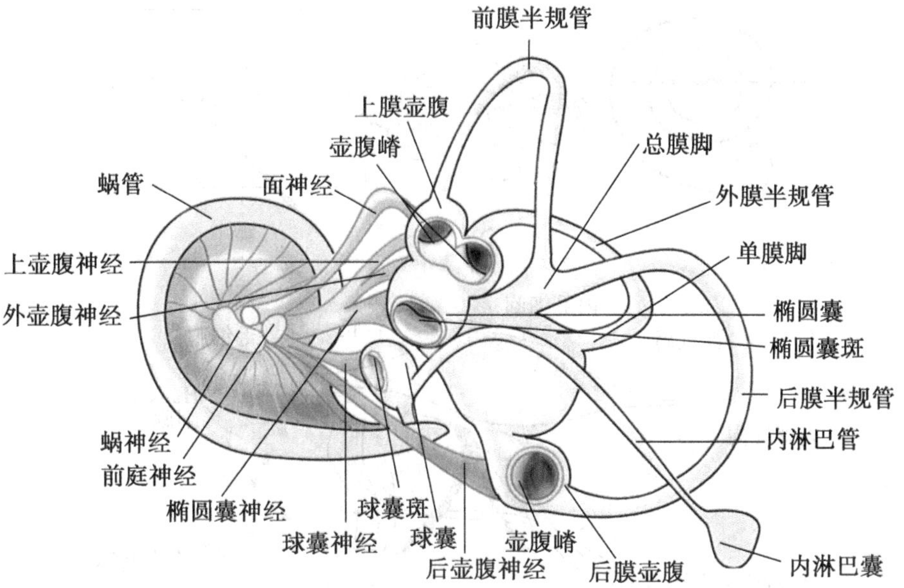

图 2-1-20　膜迷路（右）

有一横行的镰状隆起名为壶腹嵴，为平衡感受器。

4. 膜蜗管　又名中阶，内含内淋巴。膜蜗管为螺旋形的膜性盲管，两端均为盲端。蜗管经连合管与球囊相通。膜蜗管外壁的血管甚为丰富，称血管纹，由此处的血管渗出内淋巴。下壁的外侧部分为基底膜，基底膜纤维的排列好像钢琴中的琴弦，称听弦；据估计，人耳的基底膜约有 24000 条听弦（纤维）；从蜗底到蜗顶听弦长度逐渐增加。基底膜的宽度各处不同，在蜗底部最窄，渐向蜗顶则渐宽，至蜗顶部为最宽。基底膜的不同部位与不同的固有频率有关。基底膜上的上皮结构复杂，形成感受声音刺激的听觉感受器，称螺旋器（科蒂器）。内耳的终器由支柱细胞和毛细胞所构成，包括膜半规管的壶腹嵴、椭圆囊斑及球囊斑的耳石斑（即位觉斑）膜蜗管内的螺旋器。前两者属于前庭神经末梢的终器，后者则属于蜗神经末梢的终器（图 2-1-21 ～ 22）。

（1）壶腹嵴：有上、外、后三个半规管的壶腹嵴，构造相同，为膜壶腹内一横位的小帽样隆起，其基底与半规管凸侧缘一致，顶部突入壶腹腔内。此处有两种上皮细胞，即支柱细胞和毛细胞（或称毛细胞神经上皮）；后者的长纤毛常互相黏集呈束状，插入一层胶状物质内，此胶质层称终顶（顶）。毛细胞的神经纤维来自前庭神经的壶腹支。当内淋巴流动时，终顶毛细胞纤毛随液体流动倒向一侧，此时神经末梢感受的冲动则沿神经纤维传到中枢。

（2）椭圆囊斑和球囊斑：为椭圆囊神经和球囊神经的终器，也由支柱细胞和毛细胞构成，是身体平衡的感受器。毛细胞的纤毛比壶腹嵴的短，毛细胞顶覆盖一层胶状物质的膜，名耳石膜，其上散在碳酸钙、中性糖和蛋白质混合物形成的颗粒，名耳石或位觉砂。椭圆囊斑位于囊底，与颅底几乎平行，而球囊斑则位于内前壁，与椭圆囊斑近乎垂直。

（3）螺旋器（科蒂器）：位于蜗管的基底膜上，是耳蜗神经的终器。螺旋器由毛细胞、支柱细胞和盖膜构成，是听觉感受器。

1）毛细胞：内毛细胞位于内柱细胞的内侧，为单行，约有 3500 个，其内即为内指细胞。外毛细胞较内毛细胞约大一倍，位于外柱细胞的外侧，约有 12 000 个，在耳蜗底周排列为 3

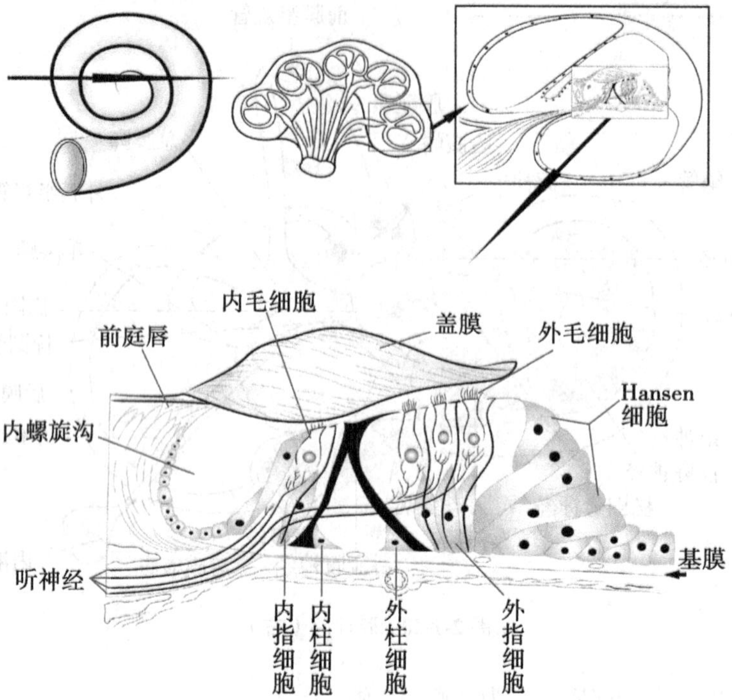

图 2-1-21　内耳螺旋器

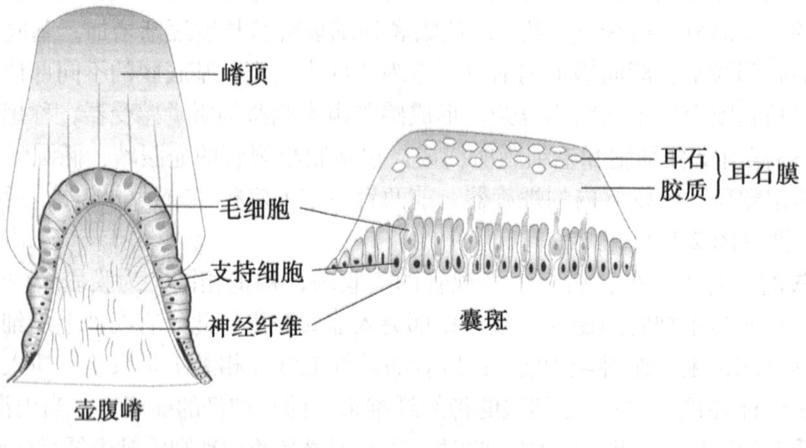

图 2-1-22　壶腹嵴结构

行，在中周为 4 行，在顶周为 5 行。毛细胞基底部有传入和传出神经末梢分布。

2）支柱细胞：①内柱细胞（科蒂内柱）和外柱细胞（科蒂外柱）：形成三角形隧道间隙（科蒂器隧道），有蜗神经纤维在其内通过。② Deiter 细胞（外指细胞）：细胞形体较大，基底部附于基底膜上，顶端有似杵状的指突，在外柱细胞的外侧，位于外毛细胞行列中。③内指细胞：有一行，位于内柱细胞的内侧。

3）盖膜：是具有弹性的膜，漂浮于内淋巴内，覆盖内螺旋沟及螺旋器。

5．内、外淋巴循环

（1）内淋巴：血管纹、囊斑和壶腹嵴处的分泌细胞产生内淋巴，依次到球囊、椭圆囊、内淋巴管、内淋巴囊吸收。

（2）外淋巴：经膜半规管、前庭、前庭阶、蜗孔、鼓阶、蜗小管内口、蜗小管、蜗小管外口、蛛网膜下隙汇入脑脊液。

（三）内耳的血管及神经

1．内耳血管　内耳供血主要由来自颈内动脉的迷路动脉或称内听动脉供应。随第Ⅶ、Ⅷ脑神经进入内耳道后又分成3支，名前庭动脉、前庭耳蜗动脉及耳蜗动脉（迷路动脉蜗支）。前庭动脉供应椭圆囊、球囊、前半规管及外半规管的一部分和前庭神经。前庭耳蜗动脉供应后半规管、前半规管及外半规管的一部分，椭圆囊及球囊的大部分和耳蜗的底周。耳蜗动脉分成若干小支，穿过蜗轴形成小动脉网，供应骨螺旋板基底膜及血管纹各处。由于内耳动脉支皆为终末支，动脉之间无侧支循环，因此某一支动脉发生阻塞时，不能由其他动脉的血液给予补偿，可影响内耳的血液循环（图2-1-23）。

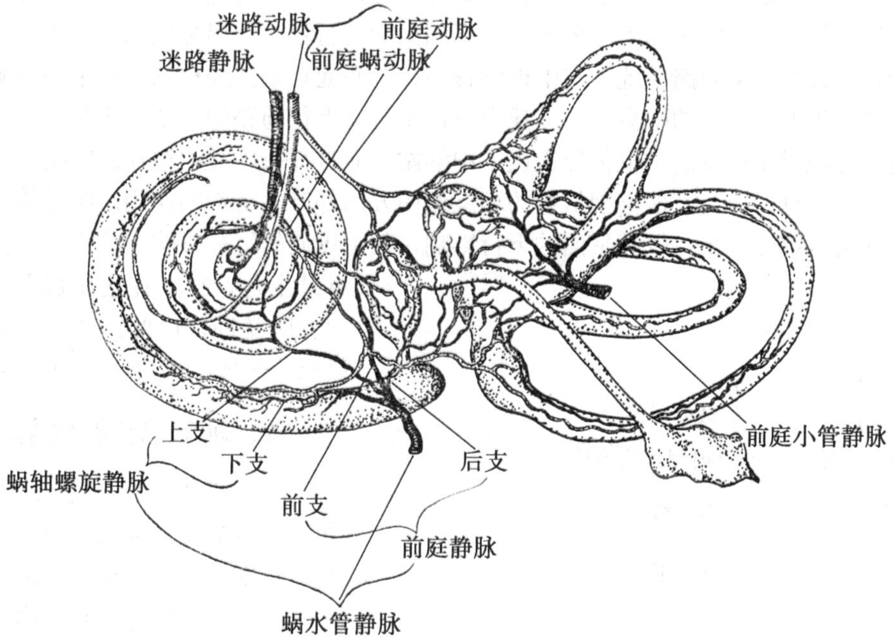

图2-1-23　内耳血液循环示意图

2．内耳神经　即位听神经，为感觉性神经，包括蜗神经及前庭神经两部分。在内耳道内二者为一束，经内耳门入颅后窝，到达延髓和脑桥下缘处时，蜗神经与前庭神经又重新分开进入脑干，并有各自的神经核及其中枢联系。

五、听觉器官的神经解剖

听觉器官的神经系统与其他各器官的神经支配一样可分为周围部分和中枢部分。周围部分包括耳蜗终器（螺旋器）螺旋神经节、蜗神经和橄榄耳蜗束。中枢部分包括位于脑干、间脑、大脑听觉传导路中的重要神经核团，以及听觉中枢的上、下行纤维束。

（一）耳蜗传入纤维

传入纤维位于耳蜗的蜗轴蜗神经节（螺旋神经节），由双极细胞组成。螺旋神经节中双极细胞的周围突（树突）呈放射状行入骨螺旋板，再到达螺旋器的毛细胞接受听觉冲动的刺激。螺旋神经节双极细胞的中枢突（轴突）组成蜗神经。这些轴突按明确的耳蜗定位方式组织起来，纤维根据它们在蜗内的起始位置，有规律地排列，形成一圆柱体，来自蜗顶的纤维居蜗神经中心，来自蜗底的纤维居耳蜗神经外周。蜗神经纤维与前庭神经纤维一样，同属特殊躯体传入纤维。

蜗神经分布至螺旋器内、外毛细胞的纤维数与毛细胞的比例数有较大的差别。蜗神经的大部分传入纤维与数量很少的内毛细胞（3500 个）联系，只有一少部分传入纤维与数量很多的外毛细胞（15 000 个）联系。

（二）听觉中枢上行传导路

在听觉信息上行传导中，要经过第一级神经元的螺旋神经节细胞，第二级神经元的蜗神经核、上橄榄核，第三级神经元的下丘，第四级神经元的内侧膝状体等核团。听觉二级神经纤维来自脑干的蜗神经核，经上橄榄核、斜方体加入腹侧听纹上行；有些纤维经中间听纹或背侧听纹上行投射。由于脑干内形成三种不同的听觉行程，使蜗神经原有的单束路系统借助这种行程方式变为多束路系统。在中枢行程中，一些起自蜗神经核的束路聚向对侧的外侧丘系，并进一步汇入下丘的中央核。下丘中央核是听觉上行通路的一个关键部位。这些核团不仅为进入意识听觉信息的中枢传导提供了中继站，而且每一中继中枢在影响听信息中枢传导、中介听觉信息以及与其他类别信息的相互作用方面都产生特殊的作用。听觉传导通路中的每个中继站也都受到来自较高平面的下行影响，其中皮质的下行影响十分重要。上行通路继续上行，经下丘达丘脑内侧膝状体核。听觉冲动由此再经听辐射传至其终点——颞叶的皮质（图 2-1-24）。

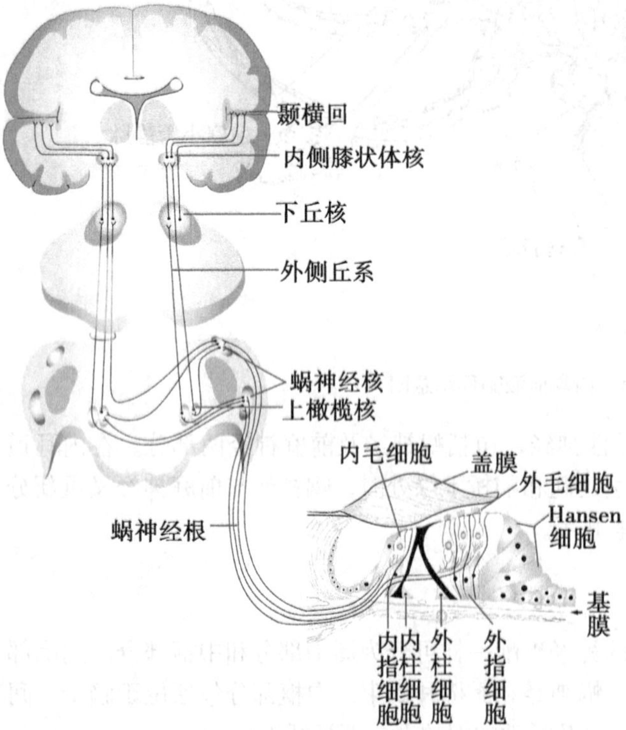

图 2-1-24　听传导路

六、前庭系统神经解剖

在形成头、眼及躯干平衡协调中，姿势维持的基础是来自视网膜、肌肉、关节、体表及内耳迷路的神经冲动。前庭神经传导来自内耳迷路的冲动，通过前庭神经的中枢联系，可引起一系列必要的姿势调整，以维持平衡。因此，前庭神经及其中枢联系是本体感觉系的基本部分。

前庭神经系统的第一级神经元位于前庭神经节内，其周围突终止于椭圆囊斑和球囊斑以及半规管壶腹嵴内的毛细胞周围。囊斑的冲动主要由直线运动或头部位置改变引起，来自半规管的冲动主要由旋转加速度或角加速度所产生。

第二级神经元位于脑干延髓的前庭神经复合核及小脑的某些核团，前庭神经节细胞的中枢突止于此。第二级神经纤维在内侧纵束和前庭网状束内沿脑干升降到达各眼外肌运动神经核团和其他内脏运动神经核团，是前庭眼反射、前庭内脏反射的组成部分。前庭脊髓内侧束和外侧束则降入脊髓，可完成前庭脊髓反射功能。有的二级纤维进入小脑，是前庭小脑反射的组成部分。另外一些二级纤维到达丘脑和某些脑神经运动核，特别是舌咽神经、迷走神经的核团。前庭的皮质中枢位于颞叶，此外顶叶也有前庭的代表区。

通过内侧纵束和前庭网状束，前庭冲动参与头眼协调运动；通过前庭脊髓束和网状脊髓束，脊髓运动神经元活动可被易化或抑制，以协调头颈躯干动作（图 2-1-25）。

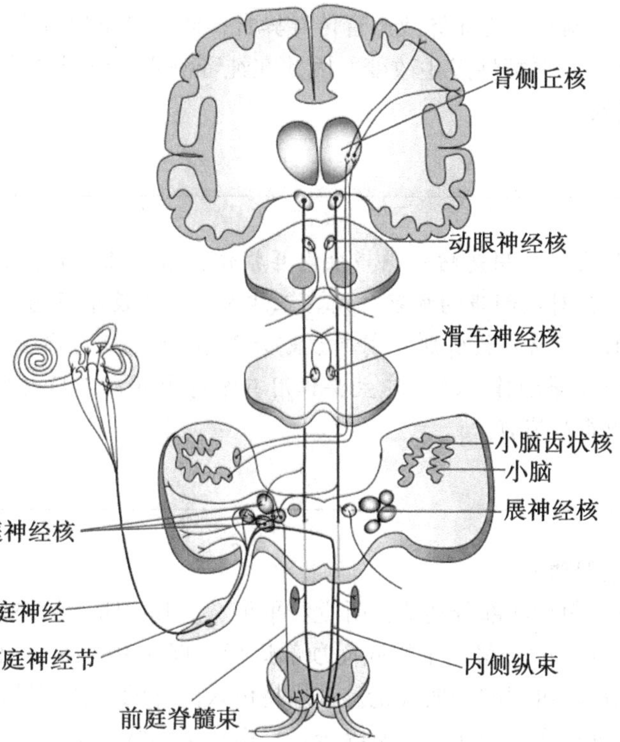

图 1-1-25 前庭传导路

七、耳的生理功能

耳具有两方面的能力：一为听的感觉，一为前庭平衡感觉。下面从听觉生理功能和前庭生理功能的特点分别描述。

(一) 听觉生理

听觉具有两个层面的含义：其一是感知声音，其二是理解声音。听觉过程可以被简单地描述为：声波通过空气沿外耳道传到鼓膜，经听小骨传至内耳，耳蜗将声音的振动信号转换成生物电信号并对声音进行初步分析综合，这种电活动沿听神经上传到各级听觉中枢直至听觉皮层而被认知和理解。人耳可感知的声音频率范围是 20 ~ 20000Hz，感受的强度范围是 0 ~ 120dB。

（二）外耳与中耳的功能

外耳与中耳的功能主要表现为集声、传声和扩声。

耳廓有助于声音的定位，而且耳廓、外耳道和鼓膜组成复合声学共振腔，外耳集音可增加 5 ~ 10dB，外耳道共振可增加 10 ~ 20dB。

中耳作用主要包括：阻抗匹配作用、共振作用和镫骨肌反射与耳咽管气压平衡功能。其中阻抗匹配作用主要与三种因素有关：鼓膜与镫骨底板的面积比、锤骨柄与砧骨长突的长度比和锥状鼓膜的扣带样运动。鼓膜和镫骨底板的有效比值为 55/3.2=17，锤骨柄与砧骨长突的长度比为 1.3 ：1，二者的联合作用可使声波增加约 27dB。

耳硬化症是一种由于骨迷路致密板层骨被富含细胞和血管的海绵状新骨局灶性代替所导致的疾病，因病灶累及镫骨而导致声音传导异常，使患者出现听力下降等临床症状。由于患者中耳传音结构的共振特性发生改变，因此在纯音测听的骨导曲线中会出现 Carhart 切迹（Carhart notch）现象。

知识链接

中耳肌肉的主要作用是防止噪声性内耳损伤，限制低频声强的输出，改变中耳的频响，减小低频声对高频声的掩蔽作用。正常人镫骨肌反射阈值为 70 ~ 80dB SL，同侧比对侧低 5dB，正常人镫骨肌反射半衰期大于 10 秒，蜗后病变时小于 6 秒。咽鼓管可随吞咽、打呵欠等动作开放，其主要作用有维持中耳内气压与外界大气压平衡，防止逆行感染，阻声和消声。

（三）内耳的生理功能

内耳又称迷路，包括两部分功能：听觉和平衡觉。其中听觉的产生与镫骨振动后引起基底膜位移有关。基底膜的位移波由蜗底向顶部运行，据此 Bekesy 于 1960 年提出行波学说，该学说是关于耳蜗被动机制的经典理论。耳蜗将传入内耳的声音信号转换成生物电信号，并对声音频率、强度进行适时的初步分析综合。然而在生理状态下，耳蜗具有更敏锐的调谐作用，这就是近代被证明的耳蜗主动机制学说。主动机制易受耳蜗生理状态的影响，基底膜以及毛细胞的损伤均会影响基底膜的调谐作用。

（四）前庭蜗神经与听觉中枢

1．前庭蜗神经与蜗神经核的功能　前庭蜗神经具有一定速率的自发性放电活动。自发性活动高的纤维，兴奋性高、阈值低；自发性活动低的纤维，兴奋性低、阈值高。每一听神经纤维均具有相对应的特征频率，其中 70% 的纤维为自发性活动高的低阈值纤维。耳蜗前腹核的反应特性与前庭蜗神经纤维特性非常相似，背核则具有复杂的反应特性，能对复杂信号进行分析。后腹核的反应特性介于两者之间。

2．上橄榄核的功能　上橄榄核复合体接受双耳来的信号，与声音的定位感觉有关。由此发出的纤维经外侧丘系主要上行到下丘。

3．下丘与内侧膝状体的功能　下丘的作用是将来自于上橄榄核复合体的空间编码信息与来自于蜗神经背核的复杂感觉分析结果相结合。下丘将特异性听觉系统和非特异性听觉系统分离传导，经内侧膝状体到听皮质。下丘还在许多听觉相关的反射中起重要作用。内侧膝状体是重要的特异性听觉传导中继站，它接受下丘的输入纤维向大脑皮质投射。腹侧区是特异性听觉接续站，背侧区和内侧区属于非特异性听觉系统。

4．听觉皮质的功能　听觉皮质内有多种类型的反应，只有一定数量的细胞对声刺激反应。其中许多神经元对耳间声音的相位和强度差极其敏感，此外还有多种对不同声音信号特征敏感的神经元。

（五）听觉传出通路

目前研究比较深入的听觉传出系统是起源于上橄榄核复合体至耳蜗部分的传出神经纤维。刺激橄榄耳蜗束可降低持续性背景噪声的掩蔽作用，提高噪声环境下的听力；给予对侧耳声刺激可使作用于同侧耳的高强度纯音引起的听力损伤减轻，起到听力保护作用。

（六）前庭生理

前庭是感知头位和头位变化的器官，当头部和身体运动产生的加速度刺激到前庭感受器时，就可引起眼球、颈肌和四肢的肌反射运动来维持身体平衡。平衡就是使身体在空间保持适宜位置，这一切都依靠前庭、视觉和本体感觉三个系统的协调和配合，因此也称为平衡三联，其中尤以前庭系统最为重要，其在维持身体平衡中起着先导作用。

1．前庭系统的生理功能　前庭感受器包括球囊和椭圆囊的囊斑结构以及三个半规管的壶腹嵴。球囊和椭圆囊斑感受直线加速度，壶腹嵴接受角加速度的刺激。此外前庭系统还具有信号综合加工功能，近似意识感受和记忆的作用，调节身体姿势和眼的位置以及管理身体较细致运动的功能。前庭系统特有的保持身体姿势和眼球位置平衡的能力，使其能够保持运动中视觉的清晰，这种前庭调节作用有助于在头部运动过程中保持前景清晰。

2．前庭中枢联系及其反射作用　前庭核群在第四脑室的底部，是前庭与各有关神经中枢联系的中继站，通过这些联系，使来自前庭感受器的冲动与眼肌核团、脊髓前脚细胞、自主神经核团、小脑和网状结构等处的神经核团联系，进而形成一系列比较复杂的反射。

（1）前庭与眼外肌运动核及锥体外系统间的联系：前庭核发出的神经纤维依次与同侧和对侧的展神经核、滑车神经核和动眼神经核发生联系，部分神经纤维继续上行，终止于中介核和后连合核，此部分核团与眼球的联合运动有关。当头部摇动时，眼球的反方向转动可能与此联系有关。

（2）前庭与脊髓间的联系：前庭核发出的纤维与脊髓前脚细胞联系，控制颈肌和四肢肌的肌肉运动。前庭姿势反射是指囊斑受加速度刺激后引起颈部及四肢肌张力的改变，从而调整身体的姿势。囊斑信号所引起的姿势反射主要是保护性的，维持身体平衡，使其不跌倒。

（3）前庭与自主神经系统间的联系：前庭内侧核发出的纤维进入同侧和对侧的网状结构，并与迷走神经的运动背核、分泌核等有关纤维联系，两核交界处彼此的细胞互相交错，相互作用密切。当前庭感受器受刺激时，通过上述联系可引起自主神经系统反应，反之自主神经受刺激时也可引起前庭系统的症状，这种现象在临床上相当常见。

（4）前庭与小脑和大脑间的相互作用：前庭与小脑、大脑间也存在非常密切的联系。所有脊椎动物都有初级和二级前庭神经纤维分布到绒球小结叶、蚓垂和小脑深部的核，故小脑与前庭系统关系密切，但未能从解剖学上证实与大脑间的神经通路，在这方面还有不少神经机制有待进一步探讨。

3．前庭传出系统　前庭感受器受刺激后，前庭神经节的向心纤维把冲动传入前庭诸核及小脑等神经中枢，这些中枢也有传出纤维又把中枢的信息传给前庭感受器，形成前庭的反馈系统，此为交叉的负反馈，其生理意义在于使传入信号更有效。前庭传出系统主要起抑制末梢感受器的作用，调整传入信号，对机体起到保护作用。

知识链接

前庭核与眼外肌运动核的联系所形成的反射弧，称前庭眼反射。根据这个特点，前庭功能检查常以眼震为主要观察指标。眼震是一种不为受检者随意支配、反复来回的眼球运动，是前庭功能检查中一项最客观的体征。由于眼病和前庭系统病变均可引起眼震，因此在实际工作中要注意鉴别和区分。

前庭核发出的纤维与脊髓前脚细胞联系所形成的反射弧，称前庭脊髓反射。前庭系统通过姿势反射调整人体平衡，因此前庭系统病变将使姿势与步态受影响。检查平衡功能的方法很多，包括静态平衡和动态平衡检查。

（刘　博　刘　莎）

第二节　鼻的应用解剖及生理

鼻（nose）由外鼻、鼻腔、鼻窦三部分构成。外鼻位于面部中央。鼻腔是位于两侧面颅之间的腔隙。鼻窦是两侧面颅骨内的空腔，共四对，分别居于鼻腔的上方、后方和两侧。鼻窦开口于鼻腔，两者黏膜互相移行连为一整体。

鼻及鼻窦与颅前凹、颅中凹、口腔和眼眶紧密相邻，仅由一层薄骨板相互隔开，故严重的鼻外伤可伴发其周围结构的损伤，鼻疾病亦可向邻近器官扩散。

一、外鼻

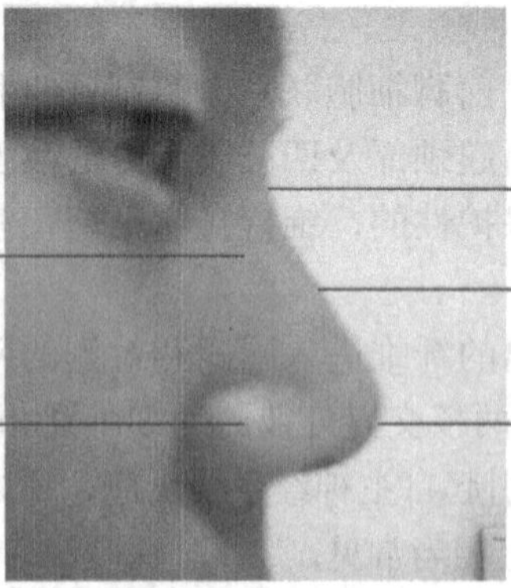

图 2-1-26　外鼻

外鼻（external nose）由骨、软骨构成支架，外覆软组织和皮肤，略似锥形，有鼻根、鼻尖、鼻梁、鼻翼、前鼻孔、鼻小柱等几个部分。鼻翼和面颊相交处为鼻唇沟（图 2-1-26）。

（一）外鼻支架

由骨性支架和软骨支架构成。骨性支架由鼻骨、额骨鼻突、上颌骨额突和腭突组成。鼻骨左右成对，中线相接，上接额骨鼻突，两侧与上颌骨额突相连。鼻骨下缘、上颌骨额突内缘及上颌骨腭突游离缘共同构成梨状孔。外鼻软骨性支架由鼻中隔软骨、侧鼻软骨、大翼软骨等组成。各软骨之间为结缔组织所联系。大翼软骨左右各一，底面呈马蹄形，各有内、外两脚，外侧脚构成鼻翼的支架，两内侧脚夹鼻中隔软骨的前下构成鼻小柱的主要支架（图 2-1-27）。

（二）皮肤

鼻尖、鼻翼及鼻前庭皮肤较厚，且与皮下组织及软骨膜粘连紧密，并富有皮脂腺、汗腺，为粉刺、痤疮和酒渣鼻的好发部位，当疖肿炎症时，稍有肿胀，疼痛即较剧烈。

（三）静脉

外鼻的静脉经内眦静脉及面静脉汇入颈内、颈外静脉，内眦静脉与眼上静脉、眼下静脉相通，最后汇入颅内海绵窦。面静脉无瓣膜，血液可以正、逆向流动，当鼻或上唇（称危险三角区）患疖肿处理不当或随意挤压时，则有可能引起海绵窦血栓性静脉炎等严重颅内并发症。

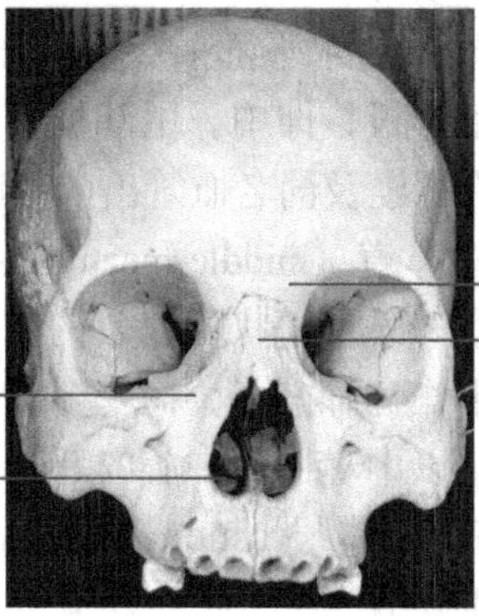

图 2-1-27 外鼻的骨性支架

（四）淋巴

主要汇入下颌下淋巴结和腮腺淋巴结。

（五）神经

运动神经为面神经。感觉神经为筛前神经、滑车上神经、滑车下神经和眶下神经，来自眼神经和上颌神经。

二、鼻腔

鼻腔（nasal cavity）为一顶窄底宽的狭长腔隙，前起前鼻孔，后止于后鼻孔，与鼻咽部相通。鼻腔被鼻中隔分隔为左右两侧，每侧鼻腔包括位于最前部的鼻前庭及位于其后占鼻腔绝大部分的固有鼻腔。

（一）鼻前庭

鼻前庭（nasal vestibule）位于鼻腔最前部，由皮肤覆盖，富有皮脂腺和汗腺，并长有鼻毛，前界为前鼻孔，由鼻翼的游离缘、鼻小柱和上唇围绕而成。鼻前庭皮肤与固有鼻腔黏膜交界处称为鼻阈，是鼻前庭最窄处。

（二）固有鼻腔

固有鼻腔简称鼻腔，前起自于鼻阈，后止于后鼻孔，有内、外、顶、底四壁。

1．内壁　即鼻中隔（nasal septum），由鼻中隔软骨筛骨正中板（又称筛骨垂直板）及犁骨组成。

软骨膜及骨膜外覆有黏膜，鼻中隔前下部黏膜内血管丰富，由鼻腭动脉、筛前动脉与筛后动脉的鼻中隔支、上唇动脉及腭大动脉密切吻合形成毛细血管网，称为利特尔区（Little area）。此处黏膜较薄，血管表浅，黏膜与软骨膜相接紧密，血管破裂后不易收缩，且位置又靠前，易受外界刺激，是鼻出血最易发生的部位。

2．外壁　鼻腔外壁表现极不规则，有突出于鼻腔的三个骨质鼻甲（conchae turbinate），分别称为上、中、下鼻甲。各鼻甲下方的空隙称为鼻道，即上、中、下鼻道。中鼻甲游离缘水平以下的空间称为总鼻道（common meatus）。中鼻甲与鼻中隔之间的腔隙称为嗅裂或嗅沟（彩图 2-1-28）。

（1）上鼻甲（superior turbinate）：位于鼻腔外壁的后上部，位置最高、最小，因前下方有中鼻甲遮挡，前鼻镜检查不易窥见。上鼻甲后上方为蝶筛隐窝（sphenoethmoid recess），蝶窦开口于此。

（2）上鼻道（superior meatus）：内有后组筛窦开口。

（3）中鼻甲（middle turbinate）：是筛骨的一个结构，分为水平部（附着部）和垂直部（悬垂于鼻腔）。水平部前翼附着于筛窦顶壁和筛骨水平板之连接处，水平部后翼向外侧行走附着于纸样板，即中鼻甲基板，是前、后筛窦的分界。中鼻甲尾端的鼻腔外侧壁上有蝶腭孔，是蝶腭神经及同名血管出入鼻腔之处，向后通向翼腭窝（彩图 2-1-29）。

（4）中鼻道（middle meatus）：外壁上有两个隆起，后上方为筛窦的大气房名筛泡，筛泡前下方有一弧形嵴状隆起名钩突，筛泡与钩突之间有一半月形裂隙，称为半月裂孔，其外方有一弧形沟称筛漏斗。额窦多开口于半月裂孔的前上部，其后为前组筛窦开口，最后为上颌窦开口。以中鼻甲为中心的邻近区域结构如钩突、筛泡、筛漏斗、上颌窦自然口等被称为"窦口鼻道复合体"（ostiomeatal complex，OMC），窦口鼻道复合体是慢性鼻窦炎鼻内镜外科技术中的重要概念。

（5）下鼻甲（inferior turbinate）：为一独立骨片，附着于上颌骨内壁，前端接近鼻前庭，后端距咽鼓管口 1 ~ 1.5cm，为鼻甲中最大者，约与鼻底同长，故下鼻甲肿大时易致鼻塞或影响咽鼓管的通气引流。

（6）下鼻道（inferior meatus）：下鼻道前上方有鼻泪管开口，前部外侧近下鼻甲附着处骨壁较薄，是上颌窦穿刺的最佳进针部位。老年人下鼻道外侧壁后部近鼻咽处有表浅扩张的鼻后侧静脉丛，称为吴氏鼻 - 鼻咽静脉丛。

3. 顶壁　呈狭小的拱形，前部为额骨鼻突及鼻骨构成，中部是分隔颅前窝与鼻腔的筛骨水平板，后部倾斜向下，即蝶窦前壁。筛骨水平板薄而脆，并有多数细孔，呈筛状，嗅神经经此穿过进入颅前窝，外伤或手术时易骨折致脑脊液鼻漏，成为感染入颅的途径。

4. 底壁　即硬腭，与口腔相隔，前 3/4 由上颌骨腭突构成，后 1/4 由腭骨水平部构成。两侧部于中线相接，形成上颌骨鼻嵴，与犁骨下缘相接。底壁前方近鼻中隔处各有一切牙管开口，腭大动、静脉及腭前神经由此通过。

（三）血管

1．筛前动脉和筛后动脉均来自眼动脉。前者供应鼻腔外侧壁和鼻中隔的前上部，后者则供应鼻腔外侧壁和鼻中隔的后上部。

2．蝶腭动脉是鼻腔血供的主要动脉。来自于颌内动脉，经蝶腭孔进入鼻腔后分为鼻后外侧动脉和鼻后中隔动脉。前者供应鼻腔外侧壁后部、下部和鼻腔底，后者供应鼻中隔后部、下部。

3．眶下动脉和腭大动脉均来自于颌内动脉，前者经眶底的眶下管出眶下孔后供应鼻腔外侧壁前段，后者出腭大孔后经硬腭向前进入切牙管供应鼻中隔的前下部。

（四）淋巴

鼻腔前 1/3 的淋巴管与外鼻淋巴管相接，汇入耳前淋巴结、腮腺淋巴结及下颌下淋巴结。鼻腔后 2/3 的淋巴汇入咽后淋巴结及颈深淋巴结上群。

（五）神经

包括嗅神经、感觉神经和自主神经。嗅神经穿筛孔达嗅球。感觉神经来自于三叉神经的分支（眼神经和上颌神经），主要有筛前神经、筛后神经、蝶腭神经、眶下神经等。自主神经即位于翼腭管内的翼管神经。

三、鼻窦

鼻窦（nasal sinuses）为鼻腔周围颅骨含气空腔，按其所在颅骨命名为额窦、筛窦、上颌窦及蝶窦，左右成对，共四对。各鼻窦的发育进度不一致，初生儿只有上颌窦和筛窦，到3岁时额窦和蝶窦才开始出现，各鼻窦形状、大小随着年龄、性别和发育状况而有所不同。临床上按其解剖部位及窦口所在位置，将鼻窦分为前、后两组。前组鼻窦包括上颌窦、前组筛窦和额窦，其窦口均在中鼻道。后组鼻窦包括后组筛窦和蝶窦，前者窦口在上鼻道，后者窦口在蝶筛隐窝。

（一）上颌窦（maxillary sinus）

在上颌骨体内，为鼻窦中最大者，窦腔容积15～30ml，15岁时上颌窦的大小几乎与成人相同。

上颌窦形似横置的锥体，锥体之底即鼻腔外侧壁，锥体尖部在上颌骨颧突处，有5个壁。

1．顶壁即眶底，毗邻眶内容物，故眶内与窦内疾病可相互影响。

2．前壁即面壁，中央最薄并略凹陷称“尖牙窝”，上颌窦手术多经此进入。尖牙窝上方有眶下孔，为眶下神经及血管通过之处。

3．后外壁与翼腭窝相隔，上颌窦肿瘤破坏此壁侵及翼内肌时可致张口困难。

4．内壁为鼻腔外侧壁的一部分，后上方有上颌窦窦口通入中鼻道，下鼻甲附着处骨质薄，经此行上颌窦穿刺术。

5．底壁为牙槽突，常低于鼻腔底部，与上颌第二前磨牙及第一、二磨牙根部以菲薄骨板相隔，有的磨牙牙根直接埋藏于窦内黏膜下，故牙根感染可引起牙源性上颌窦炎，上颌窦炎症或肿瘤的侵犯亦常引起牙痛、牙松动等症状（彩图2-1-30）。

（二）筛窦（ethmoid sinus）

位于鼻腔外上方和眼眶内壁之间的筛骨内，蝶窦之前和前颅窝之下。筛窦呈蜂房状结构，成人筛窦约含有4～17个气房，多数含有7～11个气房，发育良好者可达18～30个，气房大小、排列及伸展范围极不规则，两侧常不对称，有筛迷路之称。筛窦以中鼻甲基板为界，位于其前下者为前组筛窦，开口于中鼻道，中鼻甲基板后上者为后组筛窦，开口于上鼻道。筛窦前窄后宽，有6个壁（彩图2-1-31）：

1．外侧壁即眼眶内侧壁，由泪骨和纸样板构成。外侧壁与眼眶内结构毗邻，特别是与视神经和眼内直肌关系密切。当后筛气化良好时，视神经管可突出于筛房内形成隆凸或压迹，筛窦手术中应避免损伤。

2．内侧壁鼻腔外侧壁的上部，有上鼻甲和中鼻甲附着。

3．顶壁即额骨眶板的内侧部分，参与构成前颅底，其内侧与筛骨水平板相连，外侧与额骨眶板的外侧部分相接。顶壁毗邻前颅窝，是脑脊液鼻漏和颅鼻交界肿瘤的好发部位。

4．下壁即中鼻道外侧壁的结构，包括钩突、筛泡和筛漏斗等。

5．前壁与上颌骨额突和额窦相接。

6．后壁为蝶筛板，与后方的蝶窦毗邻。

（三）额窦（frontal sinus）

位于额骨内，出生时尚未形成，一般至3岁开始出现，成年后发育完成，但其大小、形状极不一致，有时可一侧或两侧未发育。额窦形似横置的三棱锥体，锥体的基底即两侧额窦的隔板，锥顶朝向外侧。分为4个壁：

1．前（外）壁为额骨外板，较坚厚，内含骨髓。

2．后（内）壁为额骨内板，较薄，与额叶硬脑膜相邻，有引导血管穿过此壁入硬脑膜下腔，故额窦感染可经此引起鼻源性颅内并发症。

3．底壁为眶顶及前组筛窦之顶，其内侧相当于眶顶的内上角，骨质甚薄，急性额窦炎时该处有明显压痛，额窦囊肿破坏此壁可使眼球向外、向下方移位。额窦开口于窦底内侧，经鼻额管通入中鼻道前端。

4．内壁为分隔两侧额窦的额窦中隔，此中隔常偏曲向一侧（彩图 2-1-32）。

（四）蝶窦（sphenoid sinus）

位于蝶骨体内，一般 3 岁才出现，成年发育完成，形状、大小不一。由蝶窦中隔分为左右两侧，两侧常不对称。蝶窦开口于蝶筛隐窝，引流于上鼻道。蝶窦有 6 个壁（彩图 2-1-33）：

1．顶壁与颅中窝相隔，蝶窦发育良好时，其顶壁凹陷形成蝶鞍底部，故可通过蝶窦行垂体肿瘤摘除术。

2．下壁即后鼻孔上缘与鼻咽顶，翼管神经孔位于下壁外侧的翼突根部。

3．外侧壁与颅中窝、颈内动脉、视神经和海绵窦关系密切。气化良好的蝶窦外侧壁较薄，视神经管和颈内动脉管可能形成压迹或隆凸，视神经管压迹或隆凸位于前上方，颈内动脉管压迹或隆凸位于其后下方。

4．内壁为蝶窦中隔，其变异较大。

5．前壁与筛骨垂直板及犁骨后缘相接，参与构成鼻腔顶壁之后段，骨质较薄。

6．后壁骨质较厚，其后为枕骨斜坡，毗邻脑桥。

四、鼻窦血管、淋巴及神经

（一）血管

上颌窦由鼻后外侧动脉、上颌牙槽后动脉和眶下动脉等供应，静脉回流至蝶腭静脉。筛窦由筛前动脉、筛后动脉、眶上动脉和鼻后外侧动脉等供应，静脉回流入筛前和筛后静脉，也可回流到硬脑膜的静脉和嗅球、额叶的静脉丛。额窦由筛前动脉、眶下动脉、鼻后外侧动脉等供应，静脉回流入筛前静脉，也可经板障静脉、硬脑膜静脉入矢状窦。蝶窦由颈外动脉的咽升动脉、上颌动脉咽支和蝶腭动脉的小分支等供应，静脉回流入蝶腭静脉，并有静脉与海绵窦相通。

（二）淋巴

鼻窦淋巴可能汇入咽后淋巴结和颈深淋巴结上群。

（三）感觉神经

主要来自三叉神经的第一支（眼神经）和第二支（上颌神经）的分支。上颌窦由上牙槽后支及眶下神经主司。筛窦由筛前、筛后、眶上等神经以及蝶腭神经的鼻后上外侧支和眼眶支主司。额窦由筛前神经主司。蝶窦由筛后神经和蝶腭神经眼眶支主司。

五、鼻的生理

（一）外鼻生理

外鼻位于颅面的中央，其形状随着人种或种族的不同而有一定的差异。外鼻的形态和轮廓均衡，及其与面部各器官和结构之间的匀称关系，不但影响容貌，而且对人的情绪和性格产生不同程度的影响。此外，鼻翼的运动有助于面部表情和鼻阻力的调控。

（二）鼻腔的生理

鼻腔主要有呼吸、嗅觉功能，另外还有共鸣、反射、吸收和排泄泪液等功能。外界空气经过鼻腔处理后，才适合人体的生理需求，否则引起呼吸道不适。

1．呼吸功能　鼻腔为呼吸道的首要门户，在机体与外界环境的接触中起着重要的作用。正常的鼻呼吸依赖于鼻腔适当的阻力，鼻阻力由鼻瓣区的多个结构形成。鼻瓣区包括鼻中隔软骨的前下端、鼻外侧软骨前端和鼻腔最前端的梨状孔底部。同时鼻阻力的大小与下鼻甲的大小也有很大的关系。鼻内孔或鼻瓣区产生的鼻阻力为全部呼吸道阻力的40% ~ 50%。呼吸时气体经过鼻腔并非呈直线行进，平静吸气时，气流经过梨状孔后，向上到达鼻腔顶部，再呈抛物线转而向下，达到后鼻孔处再呈扇形散开。呼气时，气流经过鼻前庭，一部分经梨状孔呼出，另一小部分折返回鼻腔形成漩涡，再向上与主流汇合。正常的鼻阻力的存在有助于在吸气时形成胸腔负压，使肺泡扩张，增加气体交换面积，静脉回流入右心。在呼气时延缓肺泡内气体的排出，充分进行气体交换。反之，鼻阻力过低或过高，都会影响肺功能变化。正常人鼻腔黏膜血管交替收缩和舒张，导致两侧鼻阻力周期性交替性变化，称鼻周期。经典的鼻周期被描述为两侧鼻阻力此消彼长的互补形式，使鼻腔总阻力保持不变。鼻周期的作用尚不清楚，可能有促进睡眠时翻身，避免局部长期受压而影响血液循环的作用。

2．嗅觉功能　嗅觉是最原始的功能之一，与哺乳动物和脊椎动物相比，人类的嗅觉敏感性明显下降，但它仍然是一种重要的感受器，有识别、报警、增进食欲、影响情绪等作用。嗅觉系统主要由嗅上皮、嗅神经、嗅球、嗅束和嗅皮质组成。嗅觉的产生必须具备三个要素：嗅素（或称嗅刺激），也就是能散发气味的物质；足够的鼻气流，能使嗅素到达鼻腔黏膜的嗅区；正常的嗅黏膜、嗅神经、嗅传导通路及嗅中枢。

3．空气调节作用

（1）温度调节作用吸入鼻腔的冷空气通过鼻腔的作用可迅速变暖，到达声门下区时调节至 32 ~ 33℃。这一功能多依赖于鼻腔广大而迂曲的黏膜和丰富的血液供应所维持。

（2）湿度调节作用鼻黏膜富于腺体，在 24 小时呼吸期间分泌约 1000ml 液体，其中 70% 用以提高吸入空气的湿度，吸入空气通过鼻腔的加湿作用，到达声门下区时可达相对湿度 98%。鼻腔湿度调节作用可防止呼吸道黏膜干燥，使黏膜的纤毛得以维持正常的功能。

4．防御功能　空气中含有灰尘、细菌和真菌等，但吸入空气到达鼻腔后部时，几乎无细菌存在，说明鼻腔黏膜对吸入空气的防御作用非常重要。鼻前庭的鼻毛对较大粉尘有阻挡滤过作用。较细微的尘埃和细菌进入鼻腔后，被黏膜表面的黏液毯粘住，再经纤毛运动向后送达鼻咽腔，经口腔吐出或咽下，为鼻腔的第一道防线。鼻黏液中含有“溶菌酶”，具有溶解细菌的作用，加上白细胞的噬菌作用，成为鼻腔的第二道防线。正常鼻分泌物的 pH 为 5.6 ~ 6.4，而溶菌酶在酸性环境中能保持最有效功能，这与鼻腔内细菌的存在与否有一定关系。

5．发声共鸣功能　鼻腔在发声时起共鸣作用，辅音 n、m、ng 需由鼻腔发出，鼻音的程度关系到语音的质量。若鼻腔因疾病而闭塞，发音则成“闭塞性鼻音”。若软腭缺损或瘫痪（如腭裂），发音时鼻咽部不能关闭或闭合不全，则成开放性鼻音。

6．反射功能　鼻腔内神经分布丰富，当鼻黏膜受到机械性、物理性或化学性刺激时，可引起广泛的呼吸和循环方面的反应，强度从打喷嚏到呼吸、心跳停止。打喷嚏是一种保护性的反应。当鼻黏膜受到外界物理性或化学性刺激时，鼻黏膜内的三叉神经可引起喷嚏，随着强气流从鼻腔快速喷出，可将刺激物从鼻腔清除。当鼻阻力增高或鼻黏膜受到刺激时，可引起支气管收缩，进而影响肺的通气量，称为“鼻肺反射”；同时还可以引起心率减慢，甚至心搏骤停，称为“鼻心反射”。

7．吸收功能　人的鼻腔黏膜表面积约 150cm^2，呼吸区黏膜上皮细胞表面有很多微绒毛，可增加吸收的有效面积，鼻黏膜上皮下层有丰富的毛细血管、静脉窦、动 - 静脉吻合支，以及毛细淋巴管交织成网，使吸收的药物可迅速进入血液循环。鼻内投药的利用度比口服高数倍，但连续用药会造成鼻黏膜上皮的可逆性损伤，故不宜长期连续投药。

8．排泄泪液功能　鼻泪管开口于下鼻道，鼻泪管皱襞起管口开闭作用，并与眼睑的开闭运动一致。眼睑张开时眼轮匝肌挤压泪囊，同时鼻泪管开口在鼻泪管皱襞的作用下张开，泪液经过泪小点、泪小管、泪总管、泪囊和鼻泪管到达下鼻道的顶部。

（三）鼻窦的生理

1．增加呼吸黏膜面积　窦内黏膜为鼻腔黏膜的延续，因此鼻窦的存在增加了鼻黏膜的面积，促进对吸入空气的加温、加湿作用。

2．共鸣作用　鼻窦是含气的空腔，分布在鼻腔周围，对声音起到共鸣作用。

3．减轻头颅重量　颅骨内鼻窦的存在使头部运动更加灵活，且易于保持身体平衡。

4．保护重要器官　鼻窦的存在可以缓冲外力，使颅内及眶内重要器官免受损伤。

（王向东）

第三节　咽的应用解剖及生理

咽（pharynx）是位于颈椎前、上宽下窄、前后扁平的黏膜肌性管道。上起颅底，下至第 6 颈椎，成人全长约 12cm，前面与鼻腔、口腔和喉腔相通，为呼吸道和消化道的共同通道。

一、咽的分部

咽自上而下分为鼻咽、口咽和喉咽（图 2-1-34）。

（一）鼻咽

鼻咽（nasopharynx）又称上咽，前经后鼻孔与鼻腔相通，顶为蝶骨体及枕骨基底部，后面平对第 1、2 颈椎。顶后壁呈穹窿状，黏膜内有丰富的淋巴组织集聚呈橘瓣状纵形排列，称腺样体（adenoid），又称咽扁桃体，婴幼儿较明显，10 岁以后逐渐萎缩。若腺样体肥大，可堵塞鼻咽腔而影响鼻腔通气，也可阻塞咽鼓管咽口引起听力下降。咽鼓管咽口位于下鼻甲后端约 1.0cm 的鼻咽两侧，周围有散在淋巴组织，称咽鼓管扁桃体。咽鼓管咽口上方有一隆起，称咽鼓管圆枕。圆枕后上方有一凹陷，称咽隐窝（pharyngeal recess），是鼻咽癌的好发部位。其上方毗邻破裂孔，鼻咽癌易经此侵入颅内。下方与口咽相通，吞咽时，软腭上提与咽后壁接触，鼻咽与口咽暂时隔开。

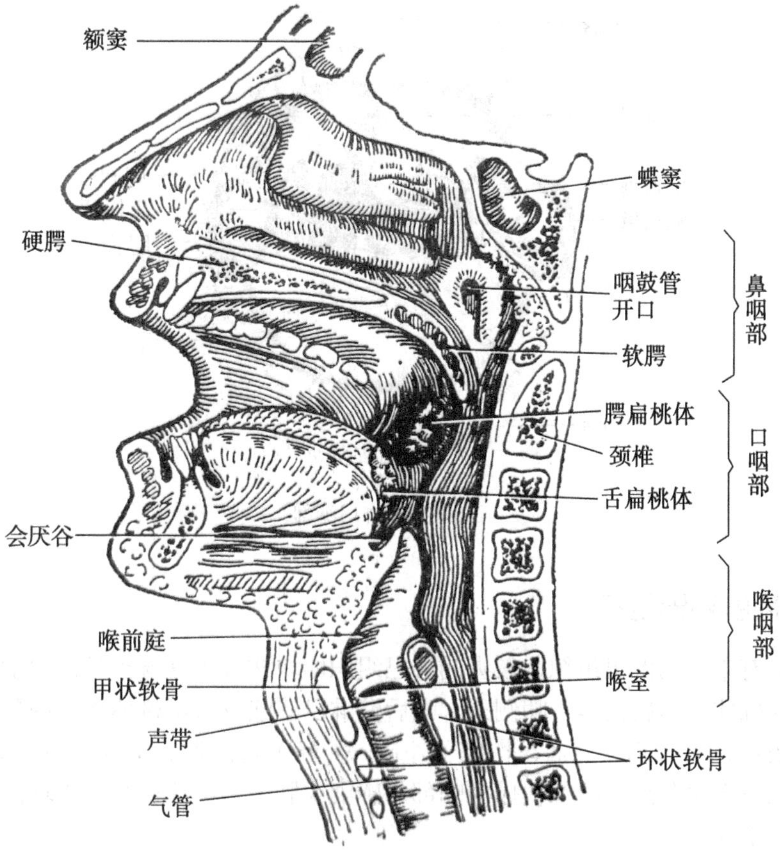

图 2-1-34　咽的矢状切面解剖

（二）口咽

口咽（oropharynx）又称中咽，上通鼻咽，下接喉咽，通常所说的咽部即指此区。后壁平对第 2、3 颈椎，黏膜下有散在的淋巴滤泡，前经咽峡与口腔相通。咽峡是由悬雍垂（uvula）软腭游离缘、两侧腭舌弓和腭咽弓以及舌背共同构成的环形狭窄通道（图 2-1-35）。腭舌弓和腭咽弓又名前腭弓和后腭弓，两弓之间为扁桃体窝，腭扁桃体（tonsilla palatine）位于其中。两弓在顶部连接，形成半月襞，腭舌弓向下呈片状延续到舌根称三角襞。两侧腭咽弓后方纵形条索状淋巴组织形成咽侧索。舌根部团块样淋巴组织称舌扁桃体。腭部由前 2/3 硬腭和后 1/3 软腭组成。硬腭由上颌骨腭突和腭骨覆以黏膜组成，软腭由腭帆张肌、腭帆提肌、舌腭肌、咽腭肌、悬雍垂肌等肌肉及固有膜、黏膜组成。

（三）喉咽

喉咽（laryngopharynx）又称下咽，上接口咽，后壁平对第 3 ~ 6 颈椎，下端在环状软骨下缘平面连接食管，该处有环咽肌环绕。在舌根与会厌之间有一正中矢状位的黏膜皱襞，为舌会厌正中襞。左右各有两个凹陷称会厌谷，异物易停留于此。前面通过会厌、杓会厌襞以及杓状软骨所围成的喉口与喉腔相通。在喉口两侧、杓会厌襞外下方的隐窝称为梨状窝。两侧梨状窝之间，环状软骨板之后方称环后隙，其下方即为食管入口。

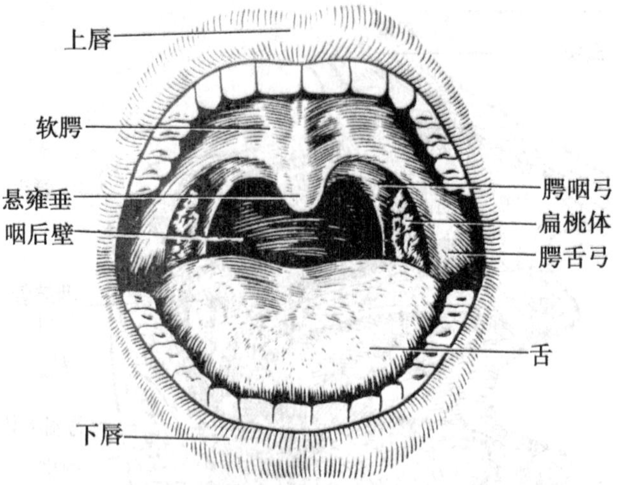

图 2-1-35 口咽部

二、咽部的淋巴组织

咽黏膜下有丰富的淋巴组织，较大的淋巴组织团块构成了咽淋巴环。由咽扁桃体（腺样体）咽鼓管扁桃体、腭扁桃体、咽侧索、咽后壁淋巴滤泡及舌扁桃体构成内环，内环淋巴又流向颈部淋巴结，后者相互交通，构成了外环。外环主要由咽后壁淋巴结、下颌下淋巴结、颏下淋巴结以及下颌角淋巴结等构成。咽部的感染或肿瘤常经此途径由内环向外环淋巴结扩散或转移（图 2-1-36）。

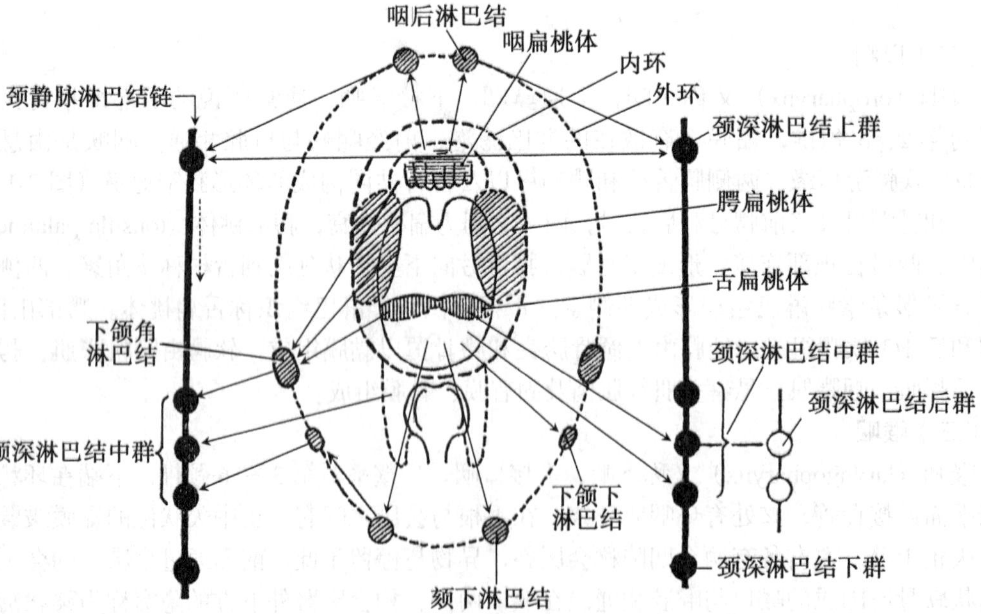

图 2-1-36 咽淋巴环示意图

（一）咽扁桃体

咽扁桃体又称腺样体（pharyngeal tonsil），位于鼻咽顶后壁交界处，表面不平，形似半个剥皮橘子，有 5 ~ 6 条纵形沟隙，居正中者较深，此处有时可见胚胎期残余凹陷，称咽囊。腺样体在幼儿时最显著，一般 10 岁以后逐渐退化萎缩。

（二）腭扁桃体

习称扁桃体，是咽部最大的淋巴组织。

1．扁桃体的结构　扁桃体除内侧面外，其外侧面、上极、下极均由结缔组织被膜包裹，此被膜与咽上缩肌相邻，但附着不紧密，期间有疏松的结缔组织充填，形成一潜在间隙，称扁桃体周围隙，是扁桃体周围脓肿的发病部位。扁桃体内侧面覆盖鳞状上皮黏膜，黏膜上皮向扁桃体实质陷入，形成 6 ~ 20 个深浅不一的隐窝（crypts），称扁桃体隐窝。其中最上方的隐窝最宽大，开口于半月襞之下，称扁桃体上隐窝。隐窝呈管状迂曲深入扁桃体内，易为细菌、病毒存留繁殖，形成感染“病灶”。慢性扁桃体炎患者在扁桃体隐窝口有时可见由细菌、病毒、白细胞及脱落的上皮所形成的脓栓或干酪样物。

扁桃体为淋巴组织构成，内含许多结缔组织网和淋巴滤泡间组织。包膜结缔组织伸入扁桃体组织内，形成小梁，其间有许多淋巴滤泡，滤泡中有生发中心（图 2-1-37）。

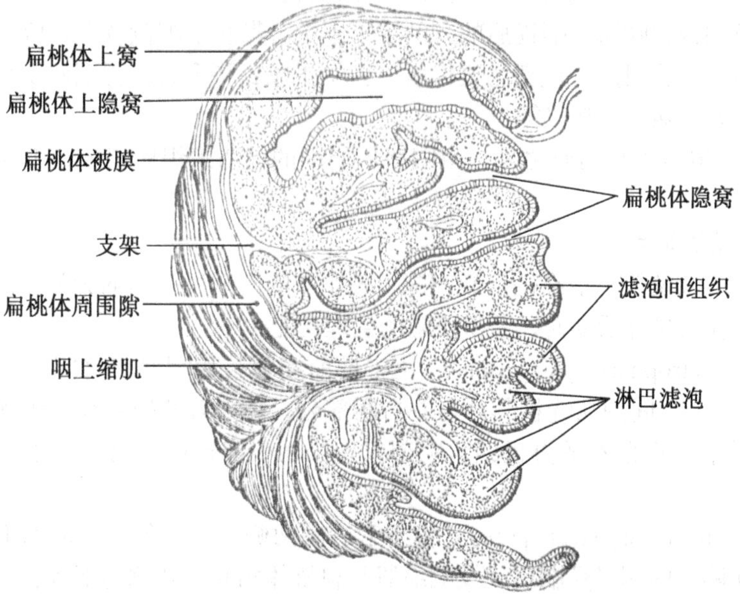

图 2-1-37　腭扁桃体冠状剖面

2．扁桃体的血管　腭扁桃体的血供十分丰富，动脉主要来自颈外动脉分支。包括：①腭降动脉，为上颌动脉分支；②腭升动脉，为面动脉分支；③咽升动脉的扁桃体支；④面动脉的扁桃体支；⑤舌背动脉。静脉血先汇入扁桃体被膜外的扁桃体静脉丛，经咽静脉丛及舌静脉丛汇入颈内静脉。

3．扁桃体的神经　由咽丛、三叉神经第二支（上颌神经）以及舌咽神经的分支支配。

（三）舌扁桃体

舌扁桃体位于舌根部的淋巴组织，呈颗粒状，大小因人而异，其中央部有类似于腭扁桃体隐窝的凹陷隐窝，有丰富的黏液腺。

（四）咽鼓管扁桃体

位于咽鼓管后缘的淋巴组织，炎症时可阻塞咽鼓管咽口而致听力减退或中耳感染。

（五）咽侧索

位于腭咽弓后方，呈垂直带状。

三、咽壁的构造

（一）咽壁的分层

咽壁由内到外分别为黏膜层、纤维层、肌层和外膜层。

1．黏膜层　咽部黏膜除鼻咽部为假复层柱状纤毛上皮外，均为复层扁平上皮，并分别与鼻腔、咽鼓管、口腔和喉腔黏膜相延续。黏膜下有丰富的黏液腺，分泌液体以湿润黏膜。此外，黏膜下还有大量淋巴组织聚集，与咽部其他淋巴组织构成咽淋巴内环。

2．纤维层　又称腱膜层，主要由咽颅筋膜构成，为黏膜与肌层间的结缔组织，在咽后壁中线部位形成咽缝，为咽缩肌附着处。

3．肌层　包括咽缩肌组、咽提肌组和腭帆肌组三组肌群。①咽缩肌：包括咽上缩肌、咽中缩肌和咽下缩肌三对，左右咽缩肌相会于正中的咽缝上。各咽缩肌共同收缩时可使咽腔缩小。吞咽食物时，各咽缩肌由上而下依次收缩，将食团挤压入食管。②咽提肌：包括咽腭肌、茎突咽肌及咽鼓管咽肌，咽提肌的各纤维束下端分散止于咽侧壁上，收缩时可使咽、喉上提，咽部松弛。③腭帆肌：包括腭帆提肌、腭帆张肌、腭舌肌、腭咽肌及悬雍垂肌，其作用是上提软腭，开放咽鼓管咽口等。

4．外膜层　覆盖于咽缩肌之外，由咽肌层周围的结缔组织所组成，上薄下厚，系颊咽筋膜的延续。

（二）咽的筋膜间隙

在咽壁后上方及两侧有潜在的筋膜间隙，较重要的有咽后隙和咽旁隙。这些间隙的存在使人在做吞咽动作及颈部活动时，获得正常的生理功能。

1．咽后隙（retropharyngeal space）　位于椎前筋膜与颊咽筋膜之间，上起颅底，下达第 1、2 胸椎平面，中间的咽缝将其分为左右两部分，隙内有疏松结缔组织和淋巴组织。婴幼儿期，咽后隙有较多散在的淋巴结，咽部等感染而引起这些淋巴结感染后，有时可形成咽后脓肿。

2．咽旁隙（parapharyngeal space）　位于咽后隙两侧，左右各一，形如锥体，仅以薄层筋膜与咽后隙相隔，内侧以颊咽筋膜及咽缩肌与扁桃体相邻。外侧为下颌骨升支、翼内肌和腮腺包膜深面。后壁为椎前筋膜。茎突及其附着肌又将此隙分为前隙（肌隙）和后隙（神经血管隙）。前隙较小，内侧与扁桃体毗邻；后隙较大，有颈内动脉、颈内静脉以及舌咽、舌下、迷走、副神经和颈交感干通过。该隙感染时，感染可沿血管、神经向上侵入颅内（图 2-1-38）。

四、咽的血管和神经

（一）血管

动脉来自颈外动脉的分支，有咽升动脉、甲状腺上动脉、腭升动脉、腭降动脉、舌背动脉等。静脉由咽静脉丛流经面静脉而汇入颈内静脉。

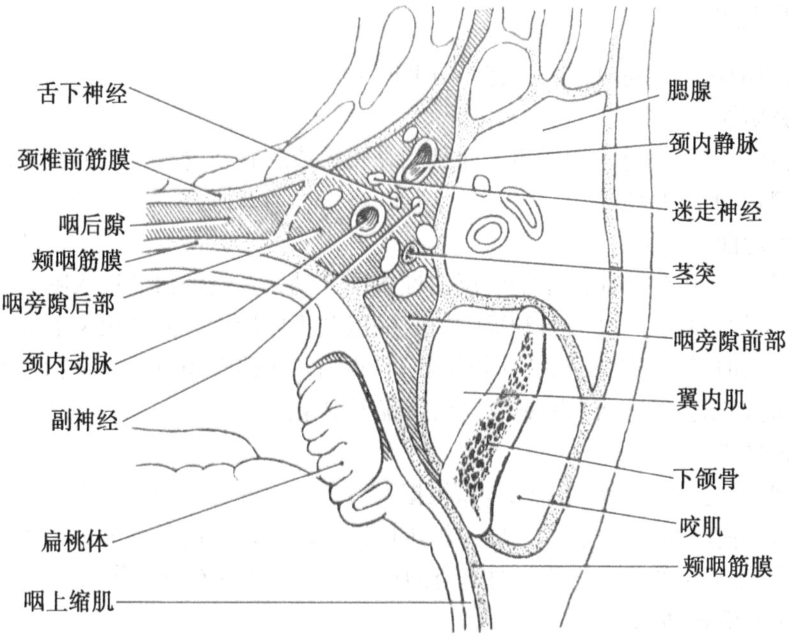

图 2-1-38 咽的筋膜间隙

（二）神经

由舌咽神经丛、迷走神经咽支及交感神经构成的咽神经丛（pharyngeal plexus）司咽部的运动及感觉。鼻咽上部的感觉由三叉神经所司。

知识链接

1. 咽峡是由悬雍垂（uvula）软腭游离缘、两侧腭舌弓（palatoglossal arch）和腭咽弓（palatopharyngeal arch）以及舌背共同构成的环形狭窄通道。咽峡位于口咽部，扁桃体位于腭舌弓和腭咽弓所形成的扁桃体窝中，扁桃体炎或急性咽炎的炎症扩散可波及咽峡，形成咽峡炎，是咽痛的主要病因之一。

2. 咽淋巴环（图 2-1-36）由咽扁桃体（腺样体）咽鼓管扁桃体、腭扁桃体、咽侧索、咽后壁淋巴滤泡及舌扁桃体构成内环，内环淋巴又流向颈部淋巴结，后者相互交通，构成了外环。外环主要由咽后壁淋巴结、下颌下淋巴结、颏下淋巴结以及下颌角淋巴结等构成。咽黏膜下淋巴组织丰富，较大的淋巴组织团块构成了咽淋巴环，咽部的感染或肿瘤常经此途径由内环向外环淋巴结扩散或转移。临床上咽炎、扁桃体炎及咽峡炎患者常常伴有颏下和下颌下的淋巴结肿大。

3. 咽的筋膜间隙（图 2-1-38）在咽壁后上方及两侧有潜在的筋膜间隙，较重要的有咽后隙和咽旁隙。咽部等感染而引起咽后淋巴结感染时，可形成咽后脓肿。也可由咽后隙淋巴结结核或颈椎结核形成寒性脓肿。感染所致的咽后脓肿应及早切开排脓并应用足量的广谱抗生素控制感染。少数基层医院，若设备条件所限不能实行手术，可采用反复穿刺抽脓治疗，有些病例也能痊愈。寒性脓肿要结合抗结核治疗，用长粗穿刺针经口腔从咽后脓肿处穿刺抽脓，脓腔内注入链霉素液，但不可在咽部切开。

五、咽的生理

咽为呼吸与消化的共同通道，具有下列生理功能。

（一）呼吸功能

咽不仅是呼吸时气体进出的通道，而且咽黏膜内或黏膜下含有丰富的腺体，对吸入的空气有清洁、调温、加湿的功能。

（二）吞咽功能

吞咽功能是一种由许多肌肉参加的反射性协同运动。食物经口腔进入咽腔后，吞咽反射使软腭上举，关闭鼻咽，杓会厌肌和提咽肌收缩以及舌体后缩，使会厌覆盖喉入口，咽的吞咽反射引起喉咽和食管入口的开放，同时咽缩肌收缩，压迫食团下移，食物经梨状窝进入食管。咽肌瘫痪时，则会出现咽下困难或食物反流等现象。

（三）言语形成

咽腔为共鸣腔之一，发音时，咽可以根据发音需要而改变形状，产生共鸣，起到增强发音效果的作用，并在软腭、口、舌、唇、齿等协同作用下，构成各种语言。正常的咽部结构与发音时咽部形态大小的相应变化，对语言的形成和清晰度都有重要作用。

（四）防御和保护功能

主要是通过咽反射来完成。协调的吞咽反射可封闭鼻咽和喉腔，吞咽或呕吐时，避免食物反流入鼻咽或吸入气管。另一方面，若有异物或有害物质接触咽部，会引起恶心、呕吐反射，有利于异物及有害物质排出。来自鼻、鼻窦、下呼吸道的分泌物也可借咽的反射作用而吐出，或咽下由胃酸将其微生物消灭。

（五）调节中耳气压功能

咽鼓管咽口的开放与吞咽运动密切相关。吞咽时咽鼓管开放，可以使中耳气压与外界大气压保持平衡，以维持中耳正常功能，从而保持正常的听力。

（六）免疫功能

咽部丰富的淋巴组织是机体重要的周围性免疫器官，是机体防御的一道屏障，尤其是腭扁桃体，其生发中心含有各种吞噬细胞，可吞噬和消灭细菌。同时具有天然免疫细胞和抗体，如 B 细胞、T 细胞、浆细胞以及免疫球蛋白，因而具有体液和细胞免疫功能，对侵入机体的有害物质具有积极的防御作用。

知识链接

咽腔为共鸣腔之一。发音时，咽可以根据发音需要而改变形状，产生共鸣，起到增强发音效果的作用，并在软腭、口、舌、唇、齿等协同作用下，构成各种语言。扁桃体肥大或腭裂等咽部疾病均会导致说话含糊、吐字不清等情况。

咽鼓管为沟通鼓室与鼻咽部的通道，在一般情况下，咽鼓管处于关闭状态，当张口、吞咽、打哈欠时瞬间开放以调节鼓室气压。因而，我们在坐飞机出行时，飞机起降过程中应做吞咽、鼓气等动作，以促使咽鼓管不断开放，防止耳气压伤发生。

（崔晓波）

第四节　喉的应用解剖学及生理

喉（larynx）为单一不成对器官，居于颈前正中，其上方为舌骨及舌根，下方为气管，前方有颈前带状肌及甲状腺，后方有下咽腔及颈椎。成人喉投影高度相当于 C4 ~ C6 水平，由一系列软骨、连接软骨的韧带、黏膜及保证软骨活动的肌肉所组成（图 2-1-39）。

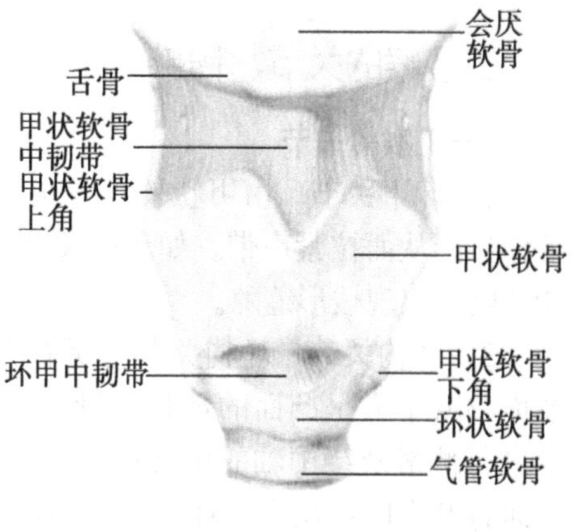

图 2-1-39　喉结构图

一、喉软骨

组成喉的软骨（laryngeal cartilage）分为支架软骨和活动软骨。支架软骨包括环状软骨、甲状软骨及会厌软骨，它们均位于颈前正中，单一不成对；活动软骨是杓状软骨，为成对软骨，在发音及吞咽活动中发挥着重要作用。此外，构成喉软骨支架的还有小角软骨、籽状软骨及楔状软骨，由于这些软骨有的并不恒定存在，且在喉生理活动中并无太大作用，故临床意义不大。

（一）甲状软骨

甲状软骨（thyroid cartilage）位于喉正前方，是所有喉软骨中体积最大者。甲状软骨由左、右两块甲状软骨板于颈前正中线相互融合而成，融合形成的前角称为喉结，在成年男性多为 90°，在女性这个前角多为 120° ~ 150°，故成年男性的喉结较女性明显。每侧甲状软骨板外面有一条从后上斜向前下方的骨嵴，称为甲状软骨板斜线，为胸骨甲状肌附着处。甲状软骨板上缘的前正中线区软骨向下凹陷呈“V”形，称为甲状软骨切迹，此切迹常作为颈前正中线的解剖标志。

甲状软骨板后缘分别向上、向下延伸，形成甲状软骨上角及甲状软骨下角。两侧的甲状软骨下角与其下方的环状软骨形成环甲关节，而甲状软骨上角借甲舌侧韧带与舌骨大角相连接。成年以后的甲状软骨板会不同程度的骨化。

（二）环状软骨

环状软骨（cricoid cartilage）位于喉最下方，约达 C6 水平，是所有喉软骨中唯一完整的软骨环。环状软骨形似一枚戒指，前部称为环状软骨弓，后部称为环状软骨板。环状软骨的每侧分别有上、下两个关节面，上方关节面位于环状软骨板上缘，与其上的杓状软骨形成环杓关节，下方关节面位于环状软骨侧方相当于环状软骨弓与环状软骨板交界处，该关节面与甲状软骨下角形成环甲关节。环状软骨环的完整性对于维持喉腔的通畅至关重要，外伤或手术若造成其断裂，则可引起喉狭窄。

（三）会厌软骨

会厌软骨（epiglottic cartilage）位于舌骨及舌根喉部，形似一片“站立的”树叶，其下方的会厌脚借甲会厌韧带附着于甲状软骨前角上 1/3 与中 1/3 交界处内面。会厌软骨有前、后两个面，前面紧邻舌根，称为舌面，后面面对喉腔，称为喉面。会厌舌面正中黏膜与舌根之间形成舌会厌皱襞，该皱襞两侧为会厌谷。会厌舌面黏膜下组织较为疏松，炎症时易肿胀而阻塞喉腔。

（四）杓状软骨

杓状软骨（arytenoid cartilage）左、右成对，位于环状软骨板上方，其形似三棱柱状，高度约 1.5cm，其基底部与下方的环状软骨板形成环杓关节，该关节使杓状软骨具有侧滑及旋转活动能力。杓状软骨基底部有两个突起，一个突起向前，有声带肌附着，称为声带突，另一个突起向后外侧，有其他喉内肌附着，称为肌突。杓状软骨借其侧滑与旋转活动能力而影响声门的开闭，故其在嗓音功能活动中具有重要临床意义。

二、喉的关节、韧带

（一）喉的关节

1．环甲关节　由甲状软骨下角与环状软骨板关节面之间形成，主要是使甲状软骨向前下移位，从而拉紧声带。如环甲关节活动障碍，必将影响声带的弛张，使声门裂在发声时不能紧闭，出现梭形缝隙。

2．环杓关节　环杓关节是所有喉的关节中最重要的一对关节，由呈凹面的杓状软骨关节面与其下方呈凸面的环状软骨关节面所组成。环杓关节囊非常松弛，作用是方便杓状软骨进行侧滑及绕中轴的旋转运动。环杓后肌的收缩使杓状软骨肌突内收，从而使声带突外展而打开声门；反之，环杓侧肌的收缩使声带突内收，从而使声门关闭。

（二）喉的韧带及膜

喉的软骨借相互间的膜及韧带相互连接，这种膜及韧带又把喉与毗邻器官及组织相连接为一个有机整体。从功能上来说，喉的韧带和膜又可分为喉内韧带和膜及喉外韧带和膜。

1．喉内韧带和膜主要有环甲膜、甲状会厌韧带及喉弹性膜。

（1）环甲膜（cricothyroid membrane）：为连接环状软骨上缘与甲状软骨下缘的较为坚韧的一层纤维膜，其中份增厚称环甲中韧带，两侧较薄称为环甲侧韧带。

（2）甲状会厌韧带：为连接会厌脚末端与甲状软骨前角后面的纤维韧带。

（3）喉弹性膜（elastic membrane of larynx）：为喉腔黏膜下一层增厚的纤维，这层纤维膜局部增厚形成三组韧带将杓状软骨分别与会厌及甲状软骨连接起来，这三对韧带分别是连接会厌侧缘与杓状软骨外侧缘的杓会厌韧带、室韧带及声韧带（vocal ligament）。

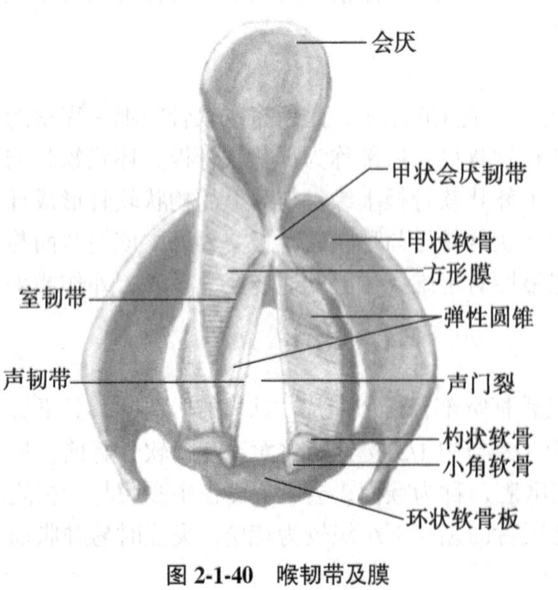

图 2-1-40　喉韧带及膜

2．喉外韧带和膜主要作用是将喉体与上方的舌骨及下方的气管环相连，主要包括环气管膜、甲状舌骨膜及舌会厌膜。此外，还有附属的小韧带，舌会厌韧带及咽会厌韧带分别将舌根、咽腔与喉相连接（图 2-1-40）。

三、喉肌

喉肌（laryngeal muscle）按功能分为喉内肌及喉外肌。喉内肌的起止均在喉软骨上，直接参与喉的功能活动；喉外肌将喉与颅底、下颌骨、舌骨及胸骨相连，间接参与喉的功能活动。

（一）喉内肌

根据喉内肌的不同功能活动特点，将喉内肌分为声门开放肌、声门关闭肌、声带紧张肌及会厌活动肌。

1．声门开放肌　主要为环杓后肌。左右成对，起于环状软骨板背面，止于杓状软骨肌突后内侧。该肌收缩时使肌突向内旋，从而带动声带突向外转，导致声门开放。环杓后肌是喉内肌中唯一一对使声门开放的肌肉，由喉返神经支配。

2．声门关闭肌　包括环杓侧肌及杓（间）肌。

（1）环杓侧肌：左右成对，起于环状软骨弓上缘的后外侧，肌肉斜向后上行走，止于杓状软骨肌突前面。该肌收缩时使杓状软骨声带突内旋，导致声门关闭，其作用与环杓后肌相反。

（2）杓（间）肌：为不成对肌，由深面的横肌束及浅面的斜肌束构成，起、止于双侧杓状软骨背面。该肌收缩时使双侧杓状软骨向内滑行，从而关闭声门。环杓侧肌及杓（间）肌由喉返神经支配。

3．声带紧张肌　包括环甲肌及甲杓肌。

（1）环甲肌（cricothyroid muscle）：形似宽三角状，左右成对，起于环状软骨弓前面，其肌纤维呈扇形向后上行走，止于甲状软骨板下缘及甲状软骨下角前缘。该肌收缩时使甲状软骨板向前下转动，从而拉紧声带（图 2-1-41）。环甲肌是唯一不受喉返神经支配的喉内肌，由喉上神经外支支配。

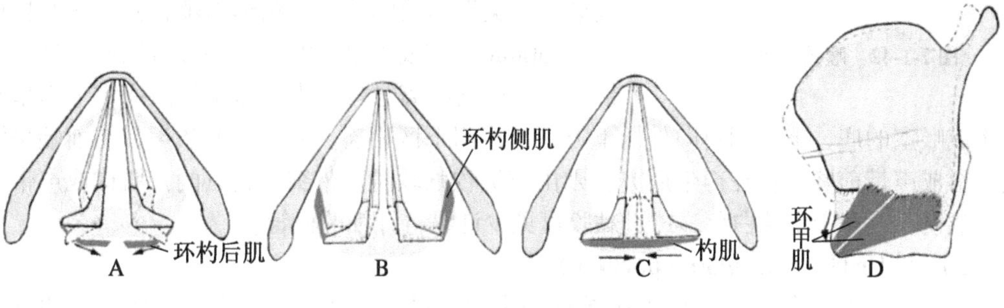

图 2-1-41　喉肌功能示意图

A．环杓后肌收缩使声带外展，声门开大　B．环杓侧肌收缩使声带内收，声门关闭　C．杓肌收缩使声带内收，声带关闭　D．环甲肌及甲杓肌收缩，使声带紧张

（2）甲杓肌：左右成对，一般可分为甲杓上肌、甲杓中肌及甲杓下肌几个部分。甲杓下肌是真正意义上的声带肌，起于甲状软骨前角后面下 1/3，肌纤维向后走行，止于杓状软骨声带突，收缩时使声带张力增加。甲杓中肌起点同甲杓下肌，其肌纤维向后走行，分别止于杓状软骨外侧、杓会厌皱襞及会厌侧缘，收缩时使声门关闭，使会厌向喉腔方向关闭。甲杓上肌起于甲状软骨前角后面上 1/3，肌纤维向后止于杓状软骨肌突外侧，收缩时使声带内收。甲杓肌由喉返神经支配。

4．会厌活动肌　包括甲状会厌肌及杓会厌肌。甲状会厌肌起于甲状软骨前角后面，止于会厌两侧缘，收缩时会厌向前上转动。甲状会厌肌及杓会厌肌均为喉返神经支配。

（二）喉外肌

按功能将其分为升喉肌组及降喉肌组。

1．升喉肌组　主要有茎突舌骨肌、二腹肌、下颌舌骨肌、颏舌骨肌及甲状舌骨肌，其作用主要是在吞咽时使喉上提从而有利于会厌下降而关闭喉腔。

2．降喉肌组　主要有胸骨舌骨肌、胸骨甲状肌及肩胛舌骨肌等，其作用主要是使喉体下降。

四、喉腔

喉的各种软骨、韧带、肌肉及被覆的黏膜上皮围成了喉腔，从上到下按解剖及病理特点分为三个区，分别是声门上区、声门区及声门下区（图 2-1-42）。

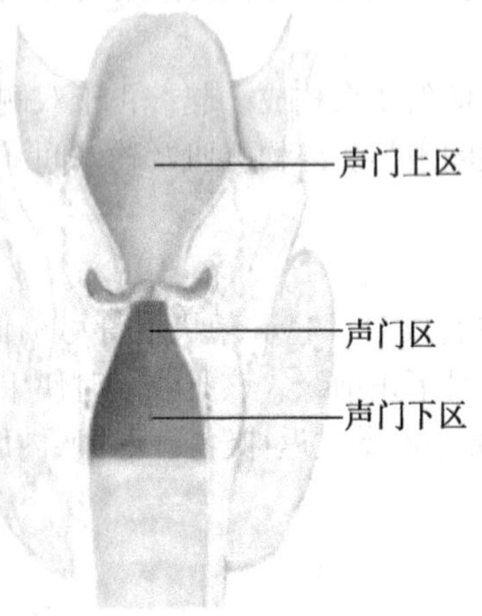

图 2-1-42　喉的分区

（一）声门上区（supraglottic portion）

声门上区为位于声门之上的区域，由两个部分组成，分别是上方的喉前庭及下方的室带、喉室。喉前庭形似漏斗口状，前部由会厌喉面构成，两侧为杓会厌皱襞，后部为杓间区。室带前端起于甲状软骨前角中部的后面，向后止于杓状软骨，表面覆盖黏膜，深层为增厚韧带及肌肉。喉室为介于上方室带及下方声带之间的凹陷腔。在喉镜下，喉室为介于室带与声带之间的缝隙状小腔。

（二）声门区（glottic portion）

声门区为位于左、右两条声带之间的区域，这个区域呈一个尖端向前的等腰三角形裂隙，其长度在男性为 25 ~ 30mm，在女性为 20 ~ 23mm。两条声带位于室带下方，但其游离缘较室带更靠中线。声带上面呈水平状，构成喉室的底，下面则斜向外、下方，与声门下区相连。左、右两条声带在前端呈锐角相接，形成声带前联合；在声带后方，则由双侧杓状软骨声带突及杓（间）肌构成声带后联合；在喉镜下，声带呈珠白色，透过黏膜可见少许纵行纤细的血管。

（三）声门下区（infraglottic portion）

声带以下至环状软骨下缘以上区域称为声门下区，形状呈一口在下、底朝上的倒漏斗形，其下界接第一气管环。

五、喉的血管

喉的每一侧均有三支供血动脉，分别是喉上动脉、喉下动脉（环甲动脉）及喉后动脉。喉上动脉起源于甲状腺上动脉，于甲状软骨上角稍前方深入甲状舌骨膜，降行于梨状窝黏膜下，供应声门上区喉组织，其终末支与同侧喉后动脉吻合。喉下动脉（环甲动脉）同样起源于甲状腺上动脉，发出后沿同侧甲状软骨板外面斜线下行，于环甲膜前面穿入并与同名对侧血管吻合，形成环甲动脉弓，供应声门下区前部。喉后动脉起源于甲状腺下动脉，管径较小，发出后沿气管两侧上行，并与同侧喉返神经伴行，穿入咽下缩肌后走行于环杓后肌表面，与同侧喉上动脉吻合，供应喉腔后部区域。

喉的静脉与同名动脉伴行，喉上及喉下静脉汇入甲状腺上静脉，喉后静脉汇入甲状腺下静脉，部分小静脉直接汇入咽静脉，最终汇入颈内静脉。

六、喉的淋巴

喉的淋巴（laryngeal lymph）分成两个高度分隔的系统，即浅层和深层淋巴系统。浅层淋巴系统为喉的黏膜内系统，左右交通；深层淋巴系统为喉的黏膜下系统，左右互不交通，分为声门上区淋巴及声门下区淋巴，声门上区淋巴网特别丰富，而声门下区淋巴网则相对较细、少，声带游离缘淋巴网最不丰富。因此，声门上癌最易发生淋巴转移，声带癌的转移率极低，声门下癌有向对侧转移的倾向。

七、喉的神经

喉的神经（laryngeal nerve）主要包括喉上神经及喉返神经，这两支神经均是迷走神经的分支。

（一）喉上神经

喉上神经是以感觉为主的混合神经，起自颈静脉下方的迷走神经干，斜向前、向下走行，于舌骨大角水平分为内、外两支。外支沿咽下缩肌表面垂直下降，于甲状软骨板后缘弯曲向前达环甲肌并支配该肌，部分纤维穿入环甲膜，分布于声门下区黏膜；内支穿入甲舌膜后，又多分为 3 小支，司同侧喉腔黏膜感觉。

（二）喉返神经

喉返神经是以运动为主的混合神经，其左、右行程不同。左侧喉返神经起源于胸腔的迷走神经干，向后绕到主动脉弓后方后上行于气管食管沟内，再沿左侧甲状腺背面继续上行达喉。右侧喉返神经于颈根部由迷走神经发出，然后绕过右锁骨下动脉，沿右气管食管沟上行达喉。双侧喉返神经在咽下缩肌下缘水平穿入喉腔。

八、喉的生理

喉既是发声器官，又是呼吸道的门户。其主要生理功能包括发音、呼吸、吞咽、屏气及咳嗽。

（一）发音功能

根据空气动力肌弹力学说，肺呼气时气流的振动产生声音，而这个振动就是由声带产生的。声带 Reinke 间隙的存在为声带表面黏膜的振动创造了有利条件，发音时双侧声带全段同步内收在中线靠拢关闭，当声门下腔的压力高于声门关闭压时，气流冲出声门而振动声带，而当高速气流通过声门时，由于 Bernoulli 效应吸引双侧声带相互在中线靠拢关闭声门，声门下腔的压力又升高，当此压力高于声门关闭压力时，声门又被气流冲开，如此周而复始，形成一个人声音的基本频率。当然，正常嗓音最后的形成还有赖于咽腔、口腔、鼻腔及口唇的结构及功能正常。

（二）呼吸功能

声门为上呼吸道最狭窄处，平静呼吸时，声带位于轻外展位（声门裂大小约为 13.5mm），吸气时声门稍增宽，呼气时声门稍变窄。喉对肺泡的换气及保持体液酸碱平衡也有辅助作用。喉黏膜内存在化学感受器，刺激可经喉返神经传至中枢。肺的传入神经系统可以反射地影响喉的肌肉运动，因而影响呼吸功能。呼吸活动的正常进行有赖于喉腔的正常开放及管腔结构的完整，尤其是环状软骨的正常完整。

（三）吞咽功能

喉在吞咽活动中扮演着重要角色。当吞咽、呕吐及食物反流时，喉腔需及时关闭以防止误吸。这是一个复杂的反射动作，通过升喉肌的作用使喉体上升，以利于会厌关闭喉入口，开放咽及食管入口；通过喉内收肌组的作用使室带及声带内收关闭喉腔，使呼吸抑制。

声音具有三个主要因素，即音调、声强和音色。音调的高低和声带振动的频率有关，频率快则音调高，频率慢则音调低。声强的大小取决于振幅的大小和呼出气压的强弱。音色是由混入基音的泛音所决定的，每个基音又都有其固有的频率和不同声强的泛音，使形成的每个声音各有其特殊的音色。

（四）屏气功能

当需要胸、腹腔有一定压力而有助于进行如举重、跳高、咳嗽及排便等活动时，声带内收使声门关闭，呼吸暂停，胸、腹腔内保持一定压力，从而有利于上述活动的完成。

（五）喉的循环反射系统

主动脉压力感受器的传入纤维，经过喉的深部组织、交通支、喉返神经感觉支，传至中枢神经，形成反射弧。喉内这些神经如果受到刺激则会减慢心率或出现心律不齐。当施行气管插管和喉、气管支气管镜检查喉部扩张时，则会引起这一反射，此反射可用阿托品抑制。

（王 军 肖 洋）

第五节 气管、食管的应用解剖及生理

一、气管的应用解剖

气管（trachea）位于颈前正中、食管的前方，是由软骨、肌肉、黏膜和结缔组织构成的管腔。其上端起自环状软骨下缘，相当于第 6 颈椎平面，向下进入胸腔，下端相当于第 5 胸椎上缘，在此分成左右两主支气管（bronchi），分叉处称气管隆嵴（carina），其边缘光滑锐利。气管软骨以向后方开放的马蹄形软骨环为支架，共计 16 ～ 20 个，以气管环韧带将其互相连接。气管的长度及内径依性别、年龄及呼吸状态而不同。成年男性长约 12cm，女性约 10cm，气管内径左右 2.0 ～ 2.5cm，前后 1.5 ～ 2.0cm。软骨环约占气管横断面周长的 2/3，后壁由纵行的弹性结缔组织纤维和横行、斜行平滑肌封闭，称气管膜部，与食管前壁紧接，故呼吸时气管可以扩大或缩小。颈部气管前被覆皮肤、筋膜、颈前带状肌，在第 2 ～ 4 气管环前有甲状腺峡部跨越。颈部气管的长度及其位置深浅与头位有关，当头后仰时，颈部气管环较多，位置浅表，易于暴露。气管壁自内向外有黏膜层、黏膜下层、纤维软骨层，其外层为纤维和肌肉层。黏膜层覆以假复层柱状纤毛上皮，纤毛运动呈波浪式，方向向上，促进下呼吸道分泌物排出。

支气管分左、右主支气管。右主支气管较短而粗，长约 2.5cm，直径 1.4 ～ 2.3cm，与气管纵轴的延长线成 20° ～ 30° 角；左主支气管较细而长，长约 5cm，直径 1.0 ～ 1.5cm，与气管纵轴成 40° ～ 45° 角。因此气管异物进入右侧的机会较左侧多。右主支气管约在第 5 胸椎下缘进入肺门，分三支，分别为上、中和下叶支气管；左主支气管约在第 6 胸椎处进入肺门，分为上、下叶支气管。支气管管壁构造基本上和气管一样。支气管在肺门内逐渐缩小，呈树状，按其分布情况分为主支气管、肺叶支气管、肺段支气管及细支气管四级。

气管的血供来源于甲状腺下动脉与甲状腺下静脉，在气管前平胸骨窝水平有无名动、静脉，气管切开术时，如果位置过低，套管弯度不合适，或感染波及上述血管时，可以造成严重的大出血。支气管和气管的血供来源于支气管动、静脉和肺动、静脉。气管、支气管为交感神经和副交感神经支配。淋巴结有气管旁淋巴结、支气管旁淋巴结等。

二、食管的应用解剖

食管（esophagus）由肌肉和黏膜所构成，位于纵隔内，上起环咽肌下缘，下止贲门。成人的食管入口相当于第 6 颈椎平面，贲门相当于第 10 ～ 11 胸椎平面，长度为 23 ～ 25cm。食管管壁较薄，成人厚 3 ～ 4 mm，由三层组织组成，内为黏膜层，中为黏膜下层，外为肌层。肌层的内层系环行肌纤维，外层为纵行肌纤维，有一定扩张和伸缩性。但外层缺乏坚韧的浆膜层，故穿孔时易引起纵隔炎症。

食管可分为颈、胸、腹三段，自上而下有三个弯曲。颈段先位于颈椎正前方，然后略偏左，入胸后在第 4 胸椎处又渐恢复正前位置，至气管杈处又逐渐向左，最后穿过横膈的食管裂孔取偏左的方向而入胃。颈段食管与前面的气管相邻，在气管食管沟内有喉返神经经过。在胸段上端有气管、主动脉弓和左主支气管横过。左侧喉返神经绕过主动脉弓后才沿气管食管沟上升，胸段下段的食管位于左心室之后。食管的腹段甚短，直接入胃。

食管自上而下有四个比较狭窄的部位：第一狭窄是食管入口处，成人距离上切牙 16cm，位于环状软骨下缘，因环咽肌强有力的收缩将环状软骨拉向颈椎而致，是食管最狭窄处。在环咽肌与咽下缩肌之间，食管入口的后壁有肌缺损区，此处管壁软弱，为食管异物最易停留且容易损伤穿破之处。第二狭窄为主动脉弓横处，成人距上切牙 23cm，相当于第 4 胸椎平面。第三狭窄相当于第 5 胸椎平面，为左主支气管横过食管之处，成人距上切牙 27cm。第四狭窄相当于第 10 胸椎平面，是穿过横膈食管裂孔处，距上切牙 40cm。这四个比较狭窄的部位是食管最易受伤和异物最易停留的部位，尤以第一狭窄处为突出。

食管的血供非常丰富。甲状腺下动脉、锁骨下动脉、支气管动脉及胸、腹主动脉均有分支供应食管；食管上段的静脉经甲状腺下静脉汇入上腔静脉，中段回流到奇静脉，下段汇入门静脉系统。食管的交感和副交感纤维主要来源于上、下颈交感神经结与迷走神经。

三、气管的生理

气管作为呼吸道的重要组成部分，对人体具有重要的作用。主要生理作用如下：

（一）呼吸调节作用

由于软骨环的支架作用，气管和支气管始终保持张开状态，维持了呼吸道的通畅。当吸气时，肺和支气管随吸气量扩张，当气体量达到一定容积时刺激位于气管、支气管内的平滑肌感受器，兴奋由迷走神经纤维传到呼吸中枢，抑制吸气运动，使吸气运动停止，开始呼气。呼气时，气管和支气管管腔缩小，感受器的刺激逐渐减弱，吸气中枢抑制被解除而再度兴奋，重新开始呼吸运动。此外，管壁上皮内还有弥散的神经内分泌细胞，细胞内含有多种胺类或肽类物质，如 5- 羟色胺、铃蟾肽（蛙皮素）、降钙素、脑啡肽等，分泌物可能通过旁分泌作用，或经血液循环，参与调节呼吸道血管平滑肌的收缩和腺体的分泌。

（二）清洁功能

气管的内表面为假复层纤毛上皮，黏膜下层为杯状细胞，可以分泌黏液。呼吸道的清洁功能有赖于气管、支气管内黏液与纤毛的协同作用。正常情况下，呼吸道的黏液腺每日分泌

100 ～ 200ml 的黏液，黏液中 95% 是水，2% ～ 3% 为无机盐，2% ～ 3% 为黏蛋白和一些脂质。黏膜分泌的黏液可黏附吸入空气中的灰尘颗粒，通过纤毛不断向咽部的摆动将黏液与灰尘排出，以净化吸入的气体。

（三）免疫功能

呼吸道分泌物中还含有各种免疫球蛋白，具有增强呼吸道防御能力的功能，主要有 IgA、IgG、IgM、IgE 等。这些免疫球蛋白在婴儿出生 4 ～ 6 个月后形成，4 ～ 6 岁后达到正常水平。此外，呼吸道内还含有溶菌酶、补体、乳铁蛋白等非特异性因子，可以溶解、杀灭细菌，减轻炎症对组织的破坏作用。

（四）防御性咳嗽反射

气管和支气管内壁黏膜下含有丰富的迷走神经末梢，外界的机械性和化学性刺激由神经末梢传入延髓，引起咳嗽反射。经过咳嗽反射可以把进入呼吸道的分泌物或异物排出。

四、食管生理

食管为消化道的一部分，但并没有消化和吸收功能，其主要功能是通过蠕动把咽下的食团和液体运送到胃。一般情况下，食管的两端封闭，使空气不能进入胃内。吞咽时，口腔与咽部的感觉神经末梢受到触发，引起一系列的反射，使食团通过食管的蠕动进入胃。食管的蠕动波分为原发性和继发性。原发性的蠕动向食管下端进行，是推动食物入胃的主要力量；继发波与口咽期咽下反射无关，主要出现在食管上端，与食管内的膨胀有关。

（王宁宇　王　辉）

第六节　颈部的应用解剖

颈部上接颅底下连胸部，呈圆筒形。包含众多重要的器官如咽喉、气管、食管等，以及重要的血管、神经、淋巴管等解剖结构。

一、颈部的重要标志

颈前部的重要标志包括舌骨、甲状舌骨膜、甲状软骨切迹（喉结）甲状软骨、环状软骨、气管环和胸骨上切迹。甲状软骨切迹是颈中线重要的体表标志。环状软骨弓位于甲状软骨切迹下方 2 ～ 3cm 处，是急性喉梗阻时确认并切开环甲膜的重要标志。

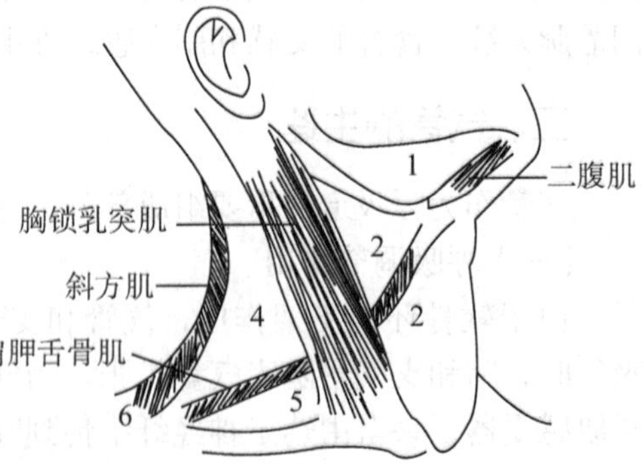

颈前区：1.下颌下颏下区；2.颈前正中区；
颈侧区：3.胸锁乳突肌区；4.肩胛舌骨肌斜方肌区；5.锁骨上窝；6.颈后区

图 2-1-43　颈部的解剖分区

二、颈部的解剖分区

颈部的解剖部分区见图 2-1-43。

三、颈部的筋膜

1．颈浅筋膜层　即皮下结缔组织，包绕全颈。在颈前区的浅筋膜内有颈阔肌。

2．颈深筋膜　又称颈固有筋膜，位于颈浅筋膜及颈阔肌深面，又分为浅、中、深三层。

颈深筋膜浅层包绕整个颈部，又称封套层。分层包绕颈部肌肉、腮腺和下颌下腺，并形成间隙；在前正中线与对侧融合构成颈白线的一部分。

颈深筋膜中层又称内脏筋膜，包绕咽喉、气管、食管和甲状腺等。两侧包绕动脉、静脉和神经构成颈动脉鞘。

颈深筋膜深层又称椎前筋膜，向上附着于颅底，向下与前纵韧带相融合。覆盖前、中斜角肌和肩胛提肌等。

四、颈部的血管

（一）颈部的动脉

1．颈总动脉　左侧发自主动脉弓，右侧起自头臂干，均在胸锁关节后方。在相当于舌骨大角平面分为颈外和颈内动脉。颈总动脉的外侧有颈内静脉，两者之间后方有迷走神经，构成颈动脉鞘。颈总动脉末端膨大，称颈动脉窦，有压力感受器；在颈总动脉分叉部后方有颈动脉小体，为化学感受器。

2．颈外动脉　自下而上依次分出甲状腺上动脉、舌动脉、咽升动脉、面动脉、枕动脉、耳后动脉、颞浅动脉和上颌动脉 8 个分支，是颈部血供的主要来源。

3．颈内动脉　在颈部没有分支，垂直上升至颅底，为脑部主要供血动脉之一。颈内动脉的误伤或结扎可导致偏瘫、昏迷或死亡。

4．锁骨下动脉　左侧起自主动脉弓，右侧起自头臂干。其主要分支为椎动脉和甲状颈干。甲状颈干有三个分支，即甲状腺下动脉、肩胛上动脉和颈横动脉。

（二）颈部的静脉

1．颈部浅静脉　包括颈前静脉和颈外静脉，由下颌后静脉和耳后静脉在下颌角附近汇合而成，在斜角肌前方汇入锁骨下静脉。

2．颈内静脉　位于颈动脉鞘内，与颈总动脉和迷走神经伴行，为颅内乙状窦的延续，是头颈部静脉回流的主要径路。

五、颈部的神经

1．颈丛　由第 1 ～ 4 颈神经的前支构成，位于胸锁乳突肌深面及中斜角肌与肩胛舌骨肌的浅层之间。颈丛的浅支即颈丛的皮支包括枕小神经、耳大神经、颈皮神经、锁骨上神经。第 3 ～ 5 颈神经前支构成膈神经，位于椎前筋膜的深面，支配膈肌，受刺激时出现膈肌痉挛，即呃逆。

2．臂丛　由第 5 ～ 8 颈神经前支和第 1 胸神经前支的大部分纤维构成。在前、中斜角肌之间穿出，在椎前筋膜深面走行。

3．舌咽神经　自颈静脉孔随迷走神经、副神经一起出颅，在颈静脉孔下方位于迷走神经及副神经前外侧，后在颈内、外动脉之间下行达茎突咽肌。

4．迷走神经　位于颈动脉鞘内，颈总动脉和颈内静脉之间的后方。在颈部的主要分支有喉上神经和喉返神经。喉上神经内支与喉上动脉伴行，穿甲状舌骨膜入咽，分布于声门以上喉黏膜司感觉；外支支配环甲肌。喉返神经两侧走行不同，左侧绕主动脉弓上行，右侧绕锁骨下动脉上行，双侧在颈部均走行于气管食管沟内，终支经环甲关节后方入喉，支配除环甲肌以外的喉内肌。

5．副神经　运动神经支配胸锁乳突肌和斜方肌。出茎乳孔后在颈内动、静脉之间，向后下行经二腹肌和茎突舌骨肌的深面，穿入胸锁乳突肌上部深面，在其后缘上、中 1/3 处进入颈外侧三角，于斜方肌中、下 1/3 处进入斜方肌深面。副神经周围有较多淋巴结构成颈深部淋巴结的副神经淋巴结链。

6．舌下神经 为舌的运动神经，支配舌的运动。其降支舌下神经袢又名颈袢，沿颈总动脉下行，支配带状肌。

7．舌神经 为舌的感觉神经，由三叉神经下颌支发出，分布于舌前 2/3 及口底黏膜。

8．颈交感神经链 由颈上、颈中和颈下三个神经节组成。颈上神经节位于颈动脉鞘后，相当于第 2 ～ 3 颈椎平面；颈中神经节相当于第 6 颈椎的高度；颈下神经节位于第 7 颈椎横突与第 1 肋骨之间的平面，在椎动脉后方。

六、颈部的淋巴结

颈部淋巴系统非常丰富，分布广泛。临床上常将颈部淋巴结分为 7 区。

Ⅰ区：包括颏下区及下颌下区淋巴结。ⅠA：颏下区，无临床重要性。ⅠB：下颌下区，为口腔肿瘤转移所在。

Ⅱ区：颈内静脉淋巴结上区，即二腹肌下，相当于颅底至舌骨水平，前界为胸骨舌骨肌侧缘，后界为胸锁乳突肌后缘。ⅡA：颈内静脉淋巴结，为头颈肿瘤主要淋巴引流集中区域，是第 1 站前哨淋巴结。ⅡB：位置在后上，被胸锁乳突肌覆盖，这部分淋巴结常常是鼻咽癌的转移处。外科颈清扫术后复发也常在此处。

Ⅲ区：颈内静脉淋巴结中区。从舌骨水平至肩胛舌骨肌与颈内静脉交叉处，前后界与Ⅱ区相同。

Ⅳ区：颈内静脉淋巴结下区。从肩胛舌骨肌到锁骨上，前后界与Ⅱ区相同。

Ⅴ区：包括枕后三角区淋巴结（或称副神经淋巴链）及锁骨上淋巴结。前界为胸锁乳突肌后缘，后界为斜方肌前缘，下界为锁骨。ⅤA：脊副神经淋巴结；ⅤB：锁骨上淋巴结。一般临床处理可以混合ⅤA 和ⅤB，但深入讨论锁骨上淋巴结问题时，应该分开。

Ⅵ区：内脏周围淋巴结（或称前区），包括环甲膜淋巴结、气管周围（喉返神经）淋巴结、甲状腺周围淋巴结。有人把咽后淋巴结也归属这一区。该区两侧界为颈总动脉和颈内静脉，上界为舌骨，下界为胸骨上窝。

Ⅶ区：上纵隔淋巴结。咽喉癌、食管癌及甲状腺癌可以转移至此，故有人建议将上纵隔淋巴结列为Ⅶ区。

（张天宇）

第二章

耳鼻咽喉检查法

学习目标

掌握耳鼻咽喉、食管、气管、甲状腺及颈部淋巴结的检查方法。

第一节　耳部检查法

一、耳廓检查

首先保证在充足光源下检查并保持患者头部不能移动，儿童需要被成人抱在怀里，使他们保持安静并防止其乱动。首先观察耳廓是否对称，是否有畸形、缺如、触痛、隆起、红肿、外伤和分泌物，耳周是否有瘘口、瘢痕或其他疾病。

二、外耳道检查

根据耳道的解剖特点，在检查外耳道时应将耳廓轻轻牵拉使耳道变直。检查成人时宜将耳廓向后上牵拉，检查儿童时将耳廓向后下牵拉。外耳道检查可使用额镜加耳窥器或直接用电耳镜观察，主要观察耳道皮肤是否红肿，耳道内是否有耵聍栓塞、异物、肿胀、分泌物或其他疾病等。如有分泌物或堵塞，应予清理。电耳镜是一种特殊检查工具，有各种型号的窥视器，检查时窥视器的头部由外耳道伸入一定距离以便观察，但不宜过深，避免弄疼患者或擦伤外耳道皮肤导致出血。此外，通常先检查健耳，以免交叉感染。

三、鼓膜的检查

鼓膜是分隔外耳道和中耳的一层薄膜，正常鼓膜是表面光滑、可活动的、具有一定光泽且无穿孔的膜性结构。观察鼓膜时要注意鼓膜的位置、颜色、透明度、活动度以及完整性等；注意观察鼓膜是否红肿、内陷，鼓室内是否有液平面和气泡；特别要注意鼓膜有无穿孔，要注意穿孔的位置、形态和大小，鼓膜表面是否有分泌物以及分泌物的特性，是否为干穿孔等。通过穿孔还可以观察鼓室内黏膜是否充血、水肿，有无肉芽、胆脂瘤皮等。通常中耳问题大多可通过鼓膜的外观识别，每种中耳问题都具有特别的鼓膜外观表象，不同疾病的鼓膜特征详见中耳疾病各节。

四、咽鼓管功能检查

咽鼓管功能多与中耳疾病的发生与转归有关，因此咽鼓管功能检查是耳科基本检查之一，但由于检查方法繁多，本节仅介绍临床常用的三种简单易行的方法。

（一）咽鼓管吹张法

1．吞咽法　这是最简单的一种方法，只需受试者做闭口吞咽动作或捏鼻闭口鼓气动作，同时观察鼓膜向外突出的活动情况，即可发现咽鼓管是否通畅。

2．波氏球法　嘱受试者含一口水，将波氏球塞在被检查者前鼻孔，同时将对侧鼻孔捏紧，嘱其快速将水咽下同时检查者捏紧皮球，如咽鼓管功能正常，则被检查者可感觉向耳部方向明显的气流压力，否则可能异常。

3．导管法　检查者左手将咽鼓管导管沿鼻腔缓缓插入被检查者鼻咽部咽鼓管咽口处，固定后右手捏紧皮球吹张数次，根据鼓气后反应判断咽鼓管是否通畅。做此检查时动作应轻柔，鼓气压力要适度，注意在急性呼吸道感染、鼻出血或怀疑局部肿瘤时禁做此项检查。

（二）鼓室滴药法

此法用于鼓膜穿孔者，通过检查不仅可评估咽鼓管功能，还可了解排出液体情况，也可兼作治疗之用。受试者侧卧或取坐位将头侧平放于台面之上，检查者将药液滴入待检查侧外耳道，如果在咽部感觉到或观察到则说明咽鼓管通畅，如能配合压力表使用效果更好，此法常用于中耳手术前的咽鼓管功能检查。

（三）鼓室压力检查法

此法可用于完整鼓膜或有鼓膜穿孔者。鼓膜完整时，利用声导抗设备的压力系统检查咽鼓管平衡时的正负压力变化，声顺图显示出异常负压则说明咽鼓管功能不良。鼓膜穿孔时，可将药液滴入再用压力表加压后观察数值变化的范围，如果药液不能流向咽部而且耳道气压增加，则说明咽鼓管堵塞不畅。

五、听功能检查

可用于听功能检查的方法很多，常用的简易听力检查法包括语声检查法、秒表检查法及音叉检查法，限于篇幅本文不作介绍。临床听功能检查主要可分为主观听力检查和客观听力检查两大类。对有听力损失者应进一步确定听力损失的部位、程度及性质。

（一）主观听力检查

根据受试者主观反应测试听力的方法称为主观听力检查，包括骨、气导纯音测听，小儿行为测听及言语测听。

1．纯音听阈测试纯音是一种单一频率成分的声音；听阈是指在规定条件下，在特定给声条件测试中能察觉一半以上次数最小声压级的声音。它反映了受试者在安静环境下，通过耳机及骨导振子给声，能听到的各个频率最小声音的听力级。纯音听阈可记录在听力表上制成听力图。横轴表示频率，纵轴表示听力损失的分贝（dB）数。骨导与气导之间差异大于10dB 且骨导在正常范围为传导性听力损失。气导与骨导一致（或差异小于等于 10dB）且都在正常范围之外为感音神经性听力损失。骨导与气导之间差异大于 10dB 但骨导在正常范围之外为混合性听力损失。

在纯音测试时有时需要掩蔽，其目的是去除非测试耳参与而得到真实的阈值。掩蔽时机应根据测试耳的给声强度与耳间衰减的差值是否大于非测试耳的骨导阈值而定。通常采用

Hood 平台法，注意在测试时要避免掩蔽噪声强度太小（不能达到掩蔽的目的）和掩蔽噪声太大（传至测试耳产生过度掩蔽）。

2．小儿行为测听　正常婴儿在出生后就可对比较大的声音出现行为反应，因此可利用不同年龄的发育特点，设计相应的听觉行为测试方法。主要包括行为观察测听（BOA）或应用强化训练引出的测试——视觉强化测听（VRA）和游戏测听（PA）。

（1）行为观察测听（BOA）：BOA 是用一经过频率鉴定的发声玩具给声，观察孩子对声音反应的同时用声级计记录刺激声强度。观察内容包括：惊跳反应、吸吮动作变化、眨眼、皱眉、活动减少或增加、眼睛睁大、寻找或定位声源等。

（2）视觉强化测听（VRA）：VRA 适用于 6 个月到两岁半（以一岁半到两岁半为佳）的儿童，该测试的关键是要先建立声音与灯光间的条件化反应。刺激音多选择孩子感兴趣的啭音或言语声，应当注意在声场中进行 VRA 测试只能获得较好耳的听力水平，使用耳机则可获得每只裸耳的听力情况。当测试给出声刺激时，孩子听到声音转向玩具后，立即用发光玩具给出奖励。

（3）游戏测听（PA）：此法适用于两岁半以上儿童，首先建立条件化反应，然后利用听力计给声再评估儿童的听力。测试开始前，要根据小儿的言语发展情况，用简单、明了的话告诉孩子一会儿要做的事，游戏方法可依条件选择，给小儿演示如何做游戏时不用说太多的话，丰富的面部表情、肢体语言、清楚的演示对于小儿来说都比说话更容易理解。

（4）言语测听：由于纯音听力图仅表示听力障碍程度和范围，不能反映被测者的日常听力，因此言语测听是了解听功能的一种实用方法。常用的言语测听内容包括：言语识别阈（SRT）、言语察觉阈（ SDT 或 SAT）、言语最舒适级（MCL）、不适阈（UCL），以及言语辨别测试和噪声中言语辨别测试。感音神经性听力损失临床表现的重要特征之一就是在噪声中言语辨别能力差。

（二）客观听力检查

客观听力检查是指受试者不需表示听觉反应的听力学检测方法。最常用的临床测试项目包括声导抗、听觉脑干诱发电位、耳声发射等。

1．声导抗　基本测试包括鼓室声顺图和声反射，是中耳功能的检查方法。

（1）鼓室声顺图：静态声顺检查是当外耳道压力从 +200 daPa 逐渐改变到 –200 daPa 时，用 226 Hz 探测音通过对鼓膜外侧声能传递过程变化的测量，了解中耳功能状态。当鼓膜两侧压力相等时，中耳的声顺最大，出现峰值。根据有无峰值及峰值出现时外耳道的压力，可将鼓室声顺图分为 A、B、C 三种类型。A 型声顺图峰值多出现在 0 daPa（–100 daPa ～ +100 daPa 间），幅度为 0.3 ～ 1.6cc。根据峰值的大小有 As 和 Ad 两个亚型：As 型峰值幅度＜ 0.3cc，见于耳硬化、听骨固定和鼓膜明显增厚者；Ad 型峰值幅度＞ 1.6cc，见于听骨链中断、鼓膜萎缩、愈合性穿孔以及咽鼓管异常开放者。B 型鼓室声顺图平缓，峰值幅度＜ 0.3cc，多见于鼓室积液。C 型鼓室声顺图形态正常，但偏负压，幅度在正常范围，多见于咽鼓管功能障碍。

（2）声反射：高强度声音刺激会引起镫骨肌收缩，镫骨足板离开前庭窗的现象称声反射。声反射阈是能引起声反射的最小声音强度，以 dB HL 表示。正常耳的声反射阈为 70 ～ 95 dB HL。声反射检查可应用于听力损失的定位诊断、听敏度预估、伪聋鉴别、面神经功能测试等。

（3）听性脑干反应（auditory brainstem response，ABR）：为声刺激后 10 ～ 15 毫秒内出

现的短潜伏期反应。此种诱发反应的五个波峰基本对应于从听神经到下丘脑的听觉通路。临床观测指标包括：波幅、各波的潜伏期及波间期的差值（Ⅰ～Ⅴ、Ⅰ～Ⅲ、Ⅲ～Ⅴ），两耳Ⅰ～Ⅴ波间期的比较和两耳Ⅴ波潜伏期差值。ABR 主要用于新生儿及婴幼儿的听力筛查、不合作儿童与成人的客观听觉评定、器质性与功能性耳聋的鉴别诊断、蜗后病变的鉴别诊断、术中监测等研究领域。

（4）耳声发射：是一种客观的听觉反应。它是产生于耳蜗，经听骨链及鼓膜传导，释放入外耳道的音频能量。目前认为耳声发射源于耳蜗外毛细胞，是耳蜗主动机制的表现，依据是否有外界刺激诱发以及由何种刺激诱发，耳声发射可分为自发性耳声发射和诱发性耳声发射。在诱发性耳声发射中最常用的是瞬态声诱发性耳声发射和畸变产物耳声发射。耳声发射主要应用在：新生儿听力筛查、感音神经性聋的客观评估、动态听力学监测、定位诊断与鉴别诊断以及听觉传出神经系统功能检测等。由于耳声发射对听力损失的定量性较差，因此要结合其他听力学测试结果综合分析。

（三）前庭功能检查法

前庭功能检查主要通过自发性或诱发体征观察，检查内容包括自发性眼震、凝视性眼震、跟踪性眼震、视动性眼震、位置性眼震、温度试验以及平衡能力检查。

1．眼震检查

眼震（nystagmus）是一种不为受检者随意支配、反复来回的眼球运动。眼震是前庭功能检查中一项最客观的体征，眼病和前庭系统病变均可引起眼震。常用的眼震观察法包括裸眼观察法、Frenzel 眼镜检查法、眼震电图检查法或视频眼动检查法。

（1）自发性眼震的检查：裸眼观察自发性眼震，宜在光照充足条件下进行。从受检者两眼原位前视检查者手指开始，依次向左、向右、向上和向下检查，注意避免端位性眼震的出现。自发性眼震既可由周边性病变引起，也可由中枢性病变引起。

（2）位置性眼震和变位性眼震：当受检者头部处于某种位置时出现的眼震称位置性眼震。依次进行仰卧位、头右转 45°和头左转 45°、仰卧垂头位检查。每做完一侧扭转，嘱受检者头位回复正中，再向另一侧扭转检查。每次变换位置时要缓慢进行，每个位置的观察时间不少于 30 秒。在头位迅速改变过程中或其后短时间内出现的眼震称变位性眼震。受检者端坐于检查台上，检查者手扶其头快速使其从端坐位转向仰卧位，检查眼震。顺次分别为头向右转 45°、头向左转 45°以及头仰过伸位。要注意鉴别眼震是否具有疲劳性。

2．温度试验及其临床意义

温度试验是一种利用冷热水或冷热气刺激半规管使内淋巴液流动，进而使前庭神经细胞兴奋或抑制的检查。临床上多用双侧双温试验作为常规的前庭功能检查法。

（1）交替性冷热水试验检查：受检者取头前倾 30°平卧位，水温 30℃和 44℃（或气温 24℃和 50℃），灌水程序为右冷、左冷、右热、左热。眼震高峰期内的频率次数与最大慢相角速能反映内耳终器的兴奋情况，以有无管麻痹和眼震优势偏向判定。

（2）固视抑制试验：当眼震达高峰时，嘱受试者注视光靶，分析对眼震幅度的影响。正常者或前庭周围病变者均可出现明显抑制；若注视后眼震增强，则多见于中枢性疾病。

3．平衡检查

前庭系统的主要功能是保持躯体肌肉张力，达到人体平衡，因此前庭系统病变将使姿势与步态受影响。检查平衡功能的方法很多，包括静态平衡和动态平衡检查。

（1）姿势检查

1）闭目直立检查法（昂白征）：观察受试者在直立、两脚并拢、睁眼和闭眼时有无身体倾倒现象。正常人可站立 60 秒不倒，有迷路或小脑病变者可有倾倒现象。

2）加强闭目直立检查法（曼氏征）：受试者直立，两脚在一条直线上前后相抵，双手臂前平举。观察睁眼和闭眼时有无身体倾倒现象。正常人可站立 30 秒不倒，有迷路或小脑病变者可有倾倒现象。

（2）步态评估行走试验：是最简单的动态平衡检查方法。受试者闭目向正前方走 5 步再后退 5 步，重复往返。正常者能稳步完成试验，而有前庭系统病变者多出现方向偏差，表明两侧前庭功能具有显著差异。

（3）平衡仪检查：将人体摇动轨迹通过电子装置描计成图即称姿势图，包括静态或动态检查。受检者双足站立，直立于仪器平台上，在睁眼 - 闭眼、平台移动 - 不移动、外景固定 - 不固定六种条件下分别测试平衡能力 60 秒，每次测试间隔 1 ～ 2 分钟。根据人体重心移动记录分析。

（4）旋转试验：旋转试验是使半规管感受角速度刺激，属于生理性刺激，但不能对单侧迷路进行评估。常用刺激方法有角加速度旋转试验和正弦谐波加速度试验。其临床意义在于：在角加速度旋转下出现眼震向一侧的优势偏向，当角加速度增大时，优势偏向减弱或消失的现象称为前庭重振。主要反映前庭反应的活动度不足，提示前庭周边性病变所致。前庭减振是指只有在高强度刺激下才出现的优势偏向现象，多见于中枢病变如脑血管性病变、后颅窝肿瘤等。

六、耳的影像学检查

颞骨 CT 和 MRI 是临床检查耳部疾病的常规方法，是一门重要的耳科疾病诊断技术，并可为手术提供准确的参考指标。临床通常采用水平位和冠状位扫描，必要时可选择矢状位扫描。颞骨 CT 可准确地显示外耳道、鼓室、鼓窦、听小骨、面神经管、内耳道、前庭水管、乙状窦以及耳蜗、半规管等。近年发展的后成像技术更为疾病诊断提供了可行的方法。MRI 成像近年在耳科检查和疾病诊断中的作用越来越重要，其特征性的表现对内耳迷路、内听道病变及判断神经发育等具有重要意义。

（刘　博）

第二节　鼻部检查法

鼻部检查的目的是研究症状出现的原因，进而为鼻病的诊断提供依据。因此鼻部检查既要重视局部，也要注意邻近部位以及全身情况。根据不同的需要，选择相应的方法，进行详细的检查。

一、鼻的一般检查法

常用检查器械有检查灯、额镜、前鼻镜、间接鼻咽镜、鼻内镜等，患者可分别采用坐位、半卧位。通常是受检者端坐，头正平视，上身略前倾，头颈放松以便头位随检查需要做适当调整。对不合作的小儿，应由家属或护士将小儿抱在怀中，两膝将小儿的腿夹住，一手绕过儿童胸前，另一手扶住额部，将其头固定于胸前或右肩前。调整额镜，使光焦点集中在受检部位。边询问病史，边注意听其发音是开放性还是闭塞性鼻音，其呼气是否有异味。

（一）鼻外形检查

观察外鼻形态及邻近部位是否有畸形、缺损、肿胀或异常隆起。先检查鼻外形有无畸形，前鼻孔是否狭窄，鼻梁有无偏曲、塌陷、肿胀、增宽，皮肤色泽是否正常。鼻梁歪斜、单侧鼻背塌陷可见于鼻骨骨折。鼻梁低凹（鞍鼻）可由于鼻中隔软骨受损所致，如鼻中隔手术不当等。鼻翼平直、外鼻孔细长见于长期鼻塞、经口呼吸者。再以拇指和示指检查外鼻有无触痛，鼻骨有无塌陷、移位、骨擦感。鼻尖或鼻翼有显著触痛，提示鼻疖或鼻前庭炎。鼻梁触痛可见于鼻中隔脓肿。鼻背触诊可知两侧鼻骨位置是否对称。然后进行鼻窦表面检查，观察面颊部、内眦及眉根附近皮肤有无红肿，局部有无隆起，眼球有无移位及运动障碍，面颊、眼内上角处有无压痛，额窦前壁有无叩痛等。

（二）鼻腔检查

鼻腔的一般检查需要使用前鼻镜，以便从前鼻孔观察鼻内变化。检查者左手持前鼻镜，右手扶持患者额部，调节受检者的头位，或手持枪状镊做必要的检查操作，如填入麻黄碱棉片收缩鼻腔黏膜。

1．鼻前庭检查　被检者头稍后仰，用拇指将鼻尖抬起，观察鼻前庭皮肤有无充血、皲裂、溃疡、结痂、肿胀及鼻毛脱落。皮肤皲裂、结痂、鼻毛减少、轻度充血见于鼻前庭炎。局限性隆起触痛明显或隆起顶端有脓点视为鼻前庭疖肿。隆起位于鼻前庭外下壁且无触痛者，见于鼻前庭囊肿。此外还应注意有无赘生物、乳头状瘤等。

2．鼻腔检查　检查者手持大小合适的鼻镜，受检者的面部左右移动并配合低头、仰头，以便能详细检查鼻腔各部分。

前鼻镜的规范用法如下：以拇指和示指捏住前鼻镜的关节，将一柄置于左手掌心，另三指握于另一柄上，以司前鼻镜的关闭。检查时，手腕屈曲，将两叶合拢的前鼻镜与鼻底平行深入鼻前庭并轻轻打开，抬起鼻翼，压倒鼻毛，扩大鼻孔，光线与视线得以射入。前鼻镜的两叶不得超越鼻内孔，以免引起疼痛或损伤鼻中隔黏膜引起出血。取出鼻镜时不可完全闭紧双叶，以免夹持鼻毛引起疼痛。

受检者头稍向前倾，可看到下鼻甲、下鼻道、总鼻道下部、鼻中隔前下区和鼻腔底部，有时可看到鼻咽部及软腭的运动。头后仰约30°，可看到中鼻甲、部分中鼻道、鼻中隔和总鼻道中部及嗅裂的一部分。头再后仰约30°，可看到中鼻甲前端、鼻丘、嗅裂后部和鼻中隔上部。前鼻镜检查不能窥及上鼻甲及上鼻道。如鼻腔分泌物较多，可嘱患者擤出或用吸引器吸出。若下鼻甲肥大妨碍观察，可用麻黄碱收缩鼻腔黏膜后再行检查。

检查时应注意：黏膜颜色、肿胀、肥厚、萎缩、表面湿润/干燥，总鼻道增宽/狭窄，鼻道分泌物位置、颜色、性质、量，鼻中隔偏曲、嵴突、棘突，有无新生物。正常鼻黏膜呈淡红色，表面光滑湿润而有光泽，探针触之柔软、有弹性。各鼻道无分泌物积聚，下鼻甲与鼻底、鼻中隔并不相贴。

急性炎症时黏膜呈鲜红色，有黏性分泌物。慢性炎症时黏膜呈暗红色，下鼻甲前端有时呈桑葚状，分泌物为黏脓性。变应性鼻炎的黏膜苍白、水肿，或呈淡紫色，可见分泌物呈清水样。萎缩性鼻炎黏膜干燥、萎缩，失去正常光泽，被覆脓痂，下鼻甲缩小，中鼻甲偶见肥厚或息肉样变。中鼻道有脓性分泌物系前组鼻窦病变所致，嗅裂内有脓性分泌物则为后组鼻窦病变所致。鼻中隔完全垂直者少见，只有引起临床症状者方为病理性鼻中隔偏曲。鼻腔内有新生物时应仔细观察肿物位置、表面形状，探查其硬度、活动度及表面是否容易出血。后鼻镜检查即间接鼻咽镜检查。检查者左手持压舌板，压下舌的前 2/3，将鼻镜加温至不烫手，送入软腭与咽后壁之间，检查者转动鼻镜，有序地、对照地观察后鼻孔、各鼻甲及鼻道的后缘、咽鼓管咽口、咽隐窝及鼻咽顶部。如患者咽反射敏感，可先行表面麻醉再观察。

（三）鼻窦的检查

除以上所述的望诊、触诊及前 / 后鼻镜检查外，尚有下述方法可用。

1．临床上疑有鼻窦炎的存在，但鼻内镜检查未发现脓性分泌物者，可行头位引流：用 1% 麻黄碱棉片收缩中鼻道及嗅裂黏膜，促使窦口开放。疑为上颌窦积脓时，侧卧头低位，患侧在上；疑为额窦或筛窦积脓时，则取正坐位，10 ～ 15 分钟后取出棉片，再行鼻镜检查，观察鼻内是否积脓。

2．口腔检查　上颌窦底壁为上颌骨牙槽突，第二前磨牙和第一、二磨牙牙根感染常引起厌氧菌性的上颌窦炎。故行鼻窦检查时同时注意口腔查体，注意上列磨牙牙龈是否充血，是否有病牙，必要时请口腔科会诊。

3．导管冲洗或穿刺冲洗　应用导管探入窦口进行冲洗检查。此法操作难度大，容易损伤窦口黏膜造成狭窄，目前很少用。用针穿刺进入鼻窦进行冲洗检查，称为穿刺冲洗法，大多应用于上颌窦。

二、鼻内镜检查

鼻内镜以其镜体细小、光亮度强、视野大等优点，可以完成对鼻腔内各个部位的检查。常用的鼻内镜直径可为 4mm 和 2.7mm，其视角分为 0°、30°、70°、90°、120° 等，一般常配备有照相、显示和录像装置。使用时先用 1% 麻黄碱棉片收缩鼻黏膜，再以 1% 丁卡因棉片行表面麻醉。患者取仰卧位或坐位均可。检查时镜体自总鼻道导入，先观察鼻腔前部，了解中鼻甲和下鼻甲情况，再检查中鼻道前端的钩突和筛泡及半月裂或筛漏斗的情况，随后内镜可沿中鼻道后端滑入中鼻道内观察，再由中鼻甲的后上方观察上鼻甲、上鼻道及蝶筛隐窝，最后将鼻内镜导入鼻咽部，观察鼻咽部各壁的情况。

凡怀疑鼻、鼻窦、鼻咽及邻近部位疾患，而常规鼻镜和鼻咽镜检查不满意者，均可行鼻内镜检查。还可以通过鼻内镜的引导取活体组织行病理检查，发现鼻出血部位行电凝固或激光止血。

三、鼻功能检查

（一）通气功能检查法

鼻通气功能的检查目的主要是判定鼻通气程度、鼻阻力大小、鼻气道有效横截面积等。通过这些指标的测定，对判断病情、确定治疗方针均有重要价值。

1．简易法　嘱患者堵住一侧鼻腔，检查者以手背置于其鼻孔前，令其用力呼吸，以手背感受其呼出气流来判断通气程度。对于不能配合的小儿，可用棉丝置于鼻孔前，通过棉丝随呼吸的运动来判断鼻腔的通气程度。

2．鼻测压法测量　鼻阻力是衡量鼻通气的客观指标。鼻测压法为一种测量在某一梯度压力下，通过鼻腔的气流速度来判断鼻阻力大小的方法。正常成人鼻阻力是 192 ～ 294Pa/（L·s）。鼻腔有阻塞性病变时，鼻阻力升高；萎缩性鼻炎或鼻甲切除过大导致空鼻综合征时，鼻阻力明显减小。

3．鼻声反射测量 鼻声反射是利用进入鼻腔的声波的反射部分，简单、迅速、准确地对鼻腔几何学进行测量的新方法。主要用于定量判断鼻腔及鼻咽腔容积、最小横截面积，进而对鼻腔及鼻咽部疾病的病变程度、疗效做出客观评价。正常鼻声反射曲线在鼻腔前部显示有两个明显狭窄处，分别表示鼻内孔及下鼻甲前缘，从前向后曲线逐渐增高。鼻腔段曲线突然显著增高见于鼻中隔穿孔，突然降低见于鼻息肉等鼻增生性病变。曲线后段显著增高见于腭裂患者，后段低平见于腺样体肥大、鼻咽癌等鼻咽部增生性疾病患者。

（二）嗅觉功能检查法

迄今为止，国际上对嗅觉功能检查、评定标准和基本测嗅物的气味要求等还没有统一的规定。目前常用的嗅觉功能检查法大体上可分为主观嗅觉检查法和客观嗅觉检查法两大类。主观法简单易行，但随意性大，结果不够可靠。客观法技术要求较高，但结果客观、准确且灵敏。前者主要有嗅阈检查、标准微胶囊嗅功能检查法和静脉性嗅觉试验。后者主要有嗅觉诱发电位、嗅电图等。另外，影像学检查及嗅黏膜活组织检查等方法对嗅觉障碍的诊断也有重要意义。

（三）自洁功能检查法

当疾病引起黏液纤毛系统受损时，鼻黏液纤毛传输功能就会受到影响，使鼻黏膜损害加重，形成恶性循环。所以测定鼻黏液纤毛传输功能对指导某些鼻病的治疗和判定其疗效都有重要作用。鼻自洁功能检查法主要通过对鼻黏液纤毛传输系统的检查来判定鼻的自洁功能。临床常用的检查方法为糖精试验。将糖精颗粒放置在下鼻甲前端或鼻底，嘱受检者每 15 秒吞咽一次，记录从放置糖精到受检者最初感觉到甜味的时间，即纤毛传输时间。再测量从放置点到咽后壁的距离，以毫米计算。以此距离除以移行时间即为鼻黏液纤毛的传输速度。成人正常值为 3.85 ~ 13.2mm/s，平均为 7.82mm/s。当鼻腔有炎症时，可使黏液纤毛传输速度变慢。其他方法如放射性核素法、光电显微镜观察法等多用于实验室研究中。

四、影像学检查

（一）X 线平片

根据检查目的，受检者采取不同体位摄片。

1．鼻骨 鼻骨侧位片可观察到鼻骨骨折线的水平位置，轴位片可判断骨折的侧别及移位情况。

2．鼻窦 鼻颏位，又称瓦氏位，主要用于检查上颌窦，也可显示筛窦、额窦、鼻腔和眼眶。鼻额位，又称柯氏位，主要用于显示额窦和筛窦，也可显示上颌窦、鼻腔和眼眶。但因有结构重影，只可大致了解窦腔形态、有无黏膜增厚、占位性病变、窦壁完整与否。

（二）计算机断层摄影（CT）

CT 检查安全、迅速，图像显示解剖结构和病变清晰，密度分辨率高，已成为鼻外科的常规影像学检查方法。CT 通过调整窗宽、窗位分别获得骨窗和软组织窗影像。骨窗主要用于观察骨性结构。软组织窗主要用于观察软组织的病变，特别是肿瘤病变，了解病变性质和范围。CT 扫描的体位主要有冠状位、水平位和矢状位。冠状位扫描可以清楚显示鼻道解剖变异及其与鼻窦的交通情况，可显示筛顶与脑组织、眼眶与鼻窦之间的关系。水平位多用于评估外伤程度、骨质破坏情况和肿物扩展范围等。矢状位少用，但对于判断额隐窝气房的引流具有重要意义。

（三）磁共振成像（MRI）

磁共振成像对软组织的分辨力高于CT，能准确判断肿瘤的位置、大小及浸润程度，分辨肿瘤与炎症组织。由于血管内流动的血液使磁共振信号丢失产生“流空现象”，从而使磁共振能准确反映出肿瘤与血管的关系。

（王向东）

第三节　咽部检查法

一、咽部的一般检查

咽部的一般检查法是咽部检查的基础和主要部分，常规的口咽检查、间接鼻咽镜和间接喉镜在咽部检查及诊断中仍占有重要的地位。内镜的应用为咽部检查提供了一种直观且方便的手段，也大大增加了咽部疾病（特别是鼻咽部和喉咽部疾病）诊断的准确率。咽部检查前应详细询问病史，观察患者的神态表情、全身情况，注意是否有呼吸困难、吞咽障碍、张口困难、流涎、言语含糊及颈部包块等表现，小儿有无腺样体面容等。

（一）口咽部检查

1．一般检查　受检者面对医生端坐，自然放松，张口平静呼吸。检查者用压舌板掀起口唇，推开颊部，观察口腔黏膜有无充血、溃疡、新生物等情况，牙龈有无肿胀、出血等，硬腭有无下塌、裂开，口底有无舌系带短及新生物等表现。用压舌板轻压舌前2/3处，压舌板不宜过深，以免引起恶心反射。观察软腭颜色，注意有无肿胀、溃疡或新生物；发“啊”时，软腭是否自动抬高；悬雍垂有无分叉、过长或水肿；移动压舌板或头部向左右稍加转动，检查两侧腭扁桃体，注意腭扁桃体表面及两腭弓有无充血、渗出物、溃疡、瘢痕粘连及外形变化；扁桃体隐窝口有无脓性或干酪性分泌物；扁桃体是否肿大或萎缩。对包埋型扁桃体须拉开腭舌弓或用压舌板压舌根部，使其恶心，致使扁桃体从扁桃体窝挤出来观察其有无病变。临床上扁桃体的大小可以分为三度：Ⅰ度，扁桃体超过腭舌弓，但不超过腭咽弓；Ⅱ度，已经遮盖腭咽弓；Ⅲ度超过腭咽弓突向中线。正常咽后壁黏膜光滑、湿润而淡红，检查时应注意其有无肿胀、隆起，有无溃疡、瘢痕。若黏膜表面有黏液或脓液附着，多由鼻腔或鼻窦病变所致。若黏膜表面干燥、发亮，多为干燥性咽炎表现。咽后壁上有较多的淋巴滤泡增生，咽侧索肥厚，为慢性咽炎表现。一侧的咽后壁肿胀膨隆，应考虑为咽后脓肿或咽后隙肿瘤，必要时应进行穿刺以鉴别诊断。

2．口咽触诊　口咽部的触诊也是常用的诊断方法。受检者正坐，头微前倾。检查者右手戴手套，用示指自一侧口角伸入咽部检查。该检查方法对口咽部有些病变的诊断有时较视诊更可靠，如确定咽部肿块的部位、大小、硬度、活动度，扁桃体的硬度，茎突过长等。

（二）鼻咽部检查

1．间接鼻咽镜检查　被检者正坐，张口适度。咽反射敏感者，检查前用丁卡因行表面麻醉。左手持压舌板，压下舌前2/3，暴露咽后壁，右手持加温而不烫的鼻咽镜，镜面朝上，由口角伸入口内，置于软腭及咽后壁之间，勿触及周围组织，以免因咽反射而妨碍检查。调整镜面角度，可观察到软腭背面、鼻中隔后缘、后鼻孔、各鼻道及鼻甲后端，还有咽鼓管圆枕、咽鼓管咽口、咽隐窝及腺样体。检查时应注意鼻咽黏膜有无充血、粗糙、出血、溃疡、隆起及有无新生物等（图 2-2-1 ~ 2）。

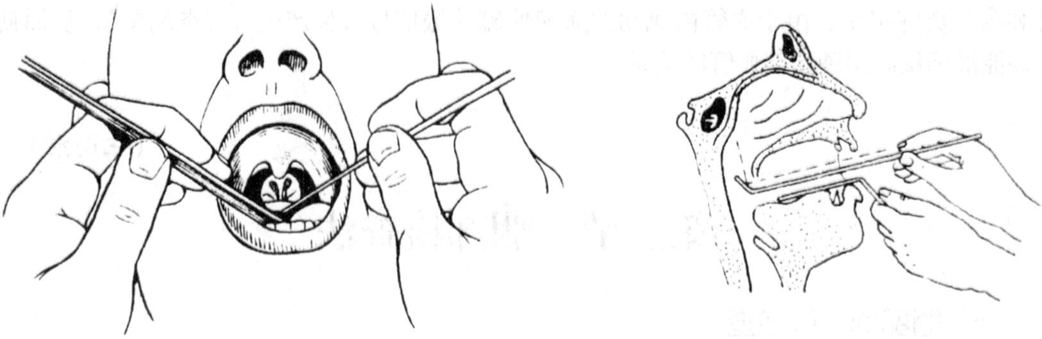

图 2-2-1　间接鼻咽镜检查法

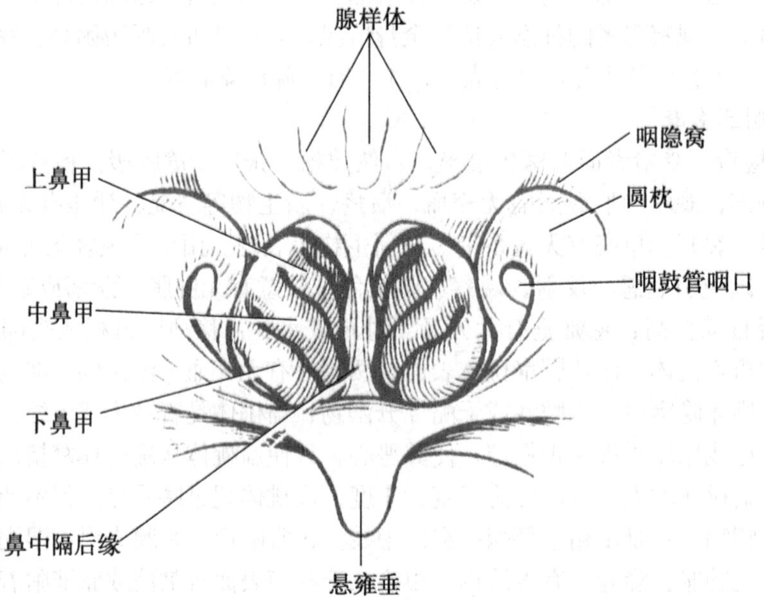

图 2-2-2　间接鼻咽镜下的正常镜像

2．鼻咽内镜检查

（1）硬管内镜检查：分经鼻和经口两种。经鼻内镜镜管较细，鼻腔黏膜经收缩麻醉后，将内镜经鼻底放入鼻咽部，转动镜管以观察鼻咽各部。经口内镜镜管较粗，经口越过软腭而置于口咽部，使镜杆末端窗口向上观察鼻咽部。

（2）纤维内镜检查：纤维内镜是一种软性内镜，其光导纤维可弯曲，经鼻腔导入后，能随意变换角度而观察到鼻咽部全貌，其准确度更高。检查前应清理干净鼻内分泌物，并以 1% 丁卡因行鼻腔及鼻咽黏膜表面麻醉。

3．鼻咽触诊　由于鼻内镜的广泛使用，鼻咽触诊已较少使用，但在没有内镜检查的偏远地区以及个别特殊患者需要触诊时，其仍是检查鼻咽的一种重要手段。该方法主要检查鼻咽肿物、腺样体肥大、后鼻孔闭锁等。受检者端坐，儿童需有别人将其体位固定。检查者站在受检者右后方，用左手将头部夹在胸旁，嘱受检者张口，检查者用戴好手套的右手示指，经口腔伸入鼻咽，触诊鼻咽各壁。此项检查有一定痛苦，因而检查者操作应迅速准确而轻柔（图 2-2-3）。

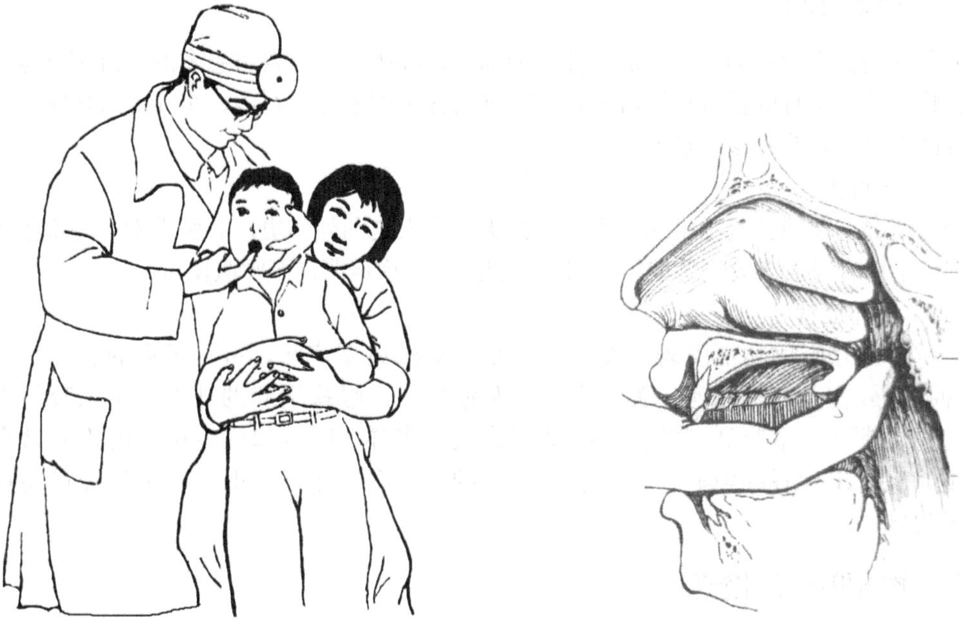

图 2-2-3　鼻咽触诊姿势及示意图

（三）喉咽部检查

见间接喉镜和纤维喉镜检查。

二、咽部的影像学检查

一般临床检查和内镜检查只能发现咽部表面的各种病变，而要诊断咽部侧壁和后壁深部结构病变，则需进行影像学检查。

（一）X 线平片检查

常用的包括咽侧位片及颅底片。侧位片可了解咽部形态，显示小儿腺样体大小及肿瘤对颅底的侵犯情况。颅底片主要显示颅中窝底各骨质及孔隙结构。

（二）CT 扫描

CT 扫描主要用于鼻咽癌及咽旁间隙肿瘤的诊断。鼻咽癌常显示鼻咽部一侧咽隐窝变浅、消失。咽旁间隙肿瘤主要表现为咽旁间隙脂肪层移位、消失及间隙内软组织影。

（三）MRI 检查

MRI 有很高的软组织分辨率，可行多方位断层扫描，比 CT 更全面清晰地显示鼻咽部的结构。

（崔晓波）

第四节　喉部检查法

一、病史询问

完善的病史询问有助于了解病变性质和部位，临床工作中要将患者的主诉和临床表现相结合，将局部、全身以及情感等对嗓音有影响的各种因素考虑在内，全面了解疾病的来龙去脉，有助于制订有效的诊疗方案。

（一）全身情况

全身情况主要包括基础疾病、手术外伤史、个人史和外伤史。心脏手术、肺部手术以及甲状腺手术均有可能造成喉返神经损伤，引起患者术后声嘶甚至呼吸困难。

（二）局部症状

最重要的是喉的功能障碍。发声障碍是喉病的典型症状，可见于喉的急性和慢性炎症、肿瘤、外伤、神经麻痹、关节损伤以及癔症等。喉病引起的呼吸困难以吸气性呼吸困难为主，常伴有喉鸣和三凹征。喉部疼痛表现多样，喉入口病变引起的疼痛常在吞咽时加重，有时出现吞咽障碍，声带病变引起的疼痛多见于发声时，喉部疼痛最初可仅表现为感觉异常。

二、喉部的一般检查

（一）喉的外部检查

首先观察喉的外部有无畸形、大小是否正常、位置是否在颈前正中部、两侧是否对称。应注意喉部有无肿胀、触痛、畸形，以及颈部有无肿大的淋巴结或皮下气肿等。触诊时用拇指、示指按住喉体向两侧推移，可扪及正常喉关节的摩擦和移动感觉，如病变累及喉内关节，这种感觉往往消失。

（二）间接喉镜检查

间接喉镜检查是临床最常用、最简便的检查法。将间接喉镜置于口咽部，观察镜中喉及喉咽部的影像。检查时让受检者正坐，上身稍前倾，头稍后仰，张口，将舌伸出。检查者先调整额镜对光，使焦点光线能照射到悬雍垂，然后用纱布包裹舌前部 1/3，避免下切牙损伤舌系带，以左手拇指（在上方）和中指（在下方）捏住舌前部，把舌拉向前下方，示指推开上唇；抵住上列牙齿，以求固定。再用右手按执笔姿势持间接喉镜，稍稍加热镜面，使不起雾，但切勿过热，以免烫伤黏膜。将喉镜伸入咽内，镜面朝向前下方，镜背紧贴悬雍垂前面，将软腭推向上方，避免接触咽后壁引起恶心。检查者可根据需要，略转动和调整镜面的角度及位置，首先检查舌根、舌扁桃体、会厌谷、喉咽后壁、喉咽侧壁、会厌舌面及游离缘、杓状软骨及两侧梨状窝等处。然后嘱受检者发“衣”声音，使会厌上举，此时可观察到会厌喉面、杓状会厌襞、杓间区、室带与声带及其闭合情况。

在正常情况下，喉及喉咽左右对称，梨状窝无积液，黏膜呈淡红色，声带呈珠白色条状。发“衣”声时，声带内收，向中线靠拢，深吸气时，声带分别向两侧外展，此时可通过声门窥见声门下区及部分气管软骨环。检查时应注意观察喉的黏膜色泽，有无充血、水肿、增厚、溃疡、瘢痕、新生物或异物存留等，同时观察声带及杓状软骨活动情况。若会厌不能上举妨碍观察，可让受检者发高音的“衣”声，以便暴露声门。若经上述努力仍检查困难，可在黏膜表面麻醉后，让受检者自己拉舌，检查者用左手持喉镜，右手持会厌拉钩或喉用卷棉子将会厌拉起，进行检查。对于咽反射敏感者，可于悬雍垂、软腭和咽后壁处喷以 1% 丁卡因 2 ～ 3 次，表面麻醉黏膜后再进行检查。

三、喉的内镜检查

（一）纤维喉镜

检查时患者取坐位或仰卧位，在鼻、咽喉处施以表面麻醉。检查者左手握镜柄的操纵体，右手持镜杆远端，轻轻送入鼻腔，沿鼻底经鼻咽部，进入口咽，调整远端伸至喉部。注意观察舌根、会厌谷、会厌、杓状会厌襞、梨状窝、室带、喉室、声带、前连合、后连合及声门下区，可直视间接喉镜不能检查的部位，如会厌喉面、喉室等处。纤维喉镜可顺利检查颈部有畸形和张口困难者，亦可用于年老体弱者。若镜管同时配以负压吸引及活检钳插入通道，可同时进行吸引及局部活检。

（二）电子喉镜

喉电子内镜影像系统是在纤维内镜尖端配以电荷耦合装置，获得的影像转换为电子信号后传输，同时可连接于数字影像处理系统，进行实时动态处理、重建放大，并可避免传统喉镜影像上的蜂房影像。由于最初的尖端相对较厚，起先用于胃肠道的检查，后用于支气管镜检查。1993 年鼻喉电子内镜影像系统投入市场，比传统的纤维喉镜具有更佳的辨别率。

（三）频闪喉镜

频闪喉镜是利用物理学原理，通过频闪光源代替平光使高速振动的声带变为肉眼可见的慢速运动，从而使我们能观察到声带黏膜上的微细病变。它是一种无创、无损伤、痛苦小的检查手段，可以准确地研究声带振动情况，观察声带黏膜的细微变化。在嗓音病的早期诊断和鉴别诊断上，是其他喉镜所不能代替的。

（四）直接喉镜检查

直接喉镜检查并不是喉的常规检查法，它的基本原则是使口腔和喉腔处于一条直线上，以便视线直达喉部，检查喉腔各部。一般用于间接喉镜检查不能查明的局部病变，目前已较少采用，对患者刺激较大，建议全身麻醉下操作。

四、影像学检查

影像学检查在喉部疾病的诊断中有重要作用，目前所采用的方法有常规 X 线检查、计算机断层摄影（CT）和磁共振成像（MRI）。

（一）常规 X 线检查

有喉正、侧位片和喉正位体层摄片，原用于诊断喉部肿瘤及喉狭窄的范围，但现多已被 CT 取代。

（二）CT 检查

包括横断面扫描、造影剂增强扫描。喉外伤时通过平扫可显示有无喉软骨骨折、错位，喉腔内有无黏膜撕脱、黏膜下血肿及外伤后喉腔阻塞的情况。用于诊断喉肿瘤时可了解肿瘤大小、侵犯范围，喉软骨是否受累，颈部淋巴结转移情况等，为喉癌的 TNM 分期和制订手术方案提供依据。

（三）MRI 检查

MRI 对软组织的显示优于 CT，对喉软骨的显示不如 CT，故目前 MRI 检查在喉部的应用主要是显示肿瘤的大小以及侵犯的范围，并能更清楚地显示颈部淋巴结转移。

（王 军 肖 洋）

第五节 气管、食管检查法

参见第七章气管和食管疾病

第六节 颈部检查法

一、一般检查法

一般取坐位，不能坐立者取卧位，头颈部完全暴露，在良好的光线下进行，依次行视、触、听诊。

（一）视诊

观察颈部的位置，有无斜颈、强直，有无活动受限，双侧是否对称，有无静脉异常充盈、血管的异常搏动；观察皮肤有无充血、肿胀、瘘管、溃烂等；注意喉结的位置和外形；观察有无包块或隆起，如有包块，应观察其部位、形态、大小和表面皮肤颜色，是否随吞咽上下移动；观察腮腺、下颌下腺和甲状腺部位有无肿大。

（二）触诊

触诊是颈部一般检查中最主要的检查方法。检查者按一定顺序对每个区域进行系统触诊。嘱患者头微低、放松，一只手放在被检查者的后枕部协助其转动头部，使其充分松弛，以另一只手指尖进行触诊。触诊顺序一般是：颏下、下颌下、腮腺、颈侧和锁骨上区。注意各区域内淋巴结有无肿大，发现淋巴结肿大时，应注意其部位、大小、数目、硬度、压痛、活动度、有无粘连。触诊耳前、耳后、下颌下区时应注意腮腺、下颌下腺有无肿大，颈前区触诊时应注意甲状腺情况。

1．甲状腺触诊　包括甲状腺峡部和侧叶的检查。

（1）甲状腺峡部：检查者站于受检者前面用拇指或站于受检者后面用示指从胸骨上切迹向上触摸，可感到气管前软组织，判断有无增厚，嘱受检者吞咽，可感到此软组织在手指下滑动，判断有无增大或肿块。

（2）甲状腺侧叶：检查者站于受检者前面，一手拇指施压于一侧甲状软骨，将气管推向对侧，另一手示指、中指在对侧胸锁乳突肌后缘触诊；或检查者站于受检者身后，一手示指、中指施压于一侧甲状软骨，将气管推向对侧，另一手拇指在对侧胸锁乳突肌后缘向前推挤甲状腺，示指、中指在其前缘触诊。配合吞咽动作，重复检查，多可触及被推挤的甲状腺。

2．颈部听诊　甲状腺功能亢进者因其腺体内血流增加，可在甲状腺区听到一持续低调的静脉“嗡鸣”音。颈动脉瘤者可听到收缩期杂音。咽和颈段食管憩室者，吞咽时可在颈部相应部位听到气过声。喉阻塞者可听到喉鸣音，声门下有活动异物时可闻及拍击音。

二、颈部影像学检查

颈部影像学检查主要包括超声、X 线、CT、MRI、数字减影血管造影检查和放射性核素检查。

（一）超声检查

目前多采用B超检查以及彩色多普勒血流显像和超声多普勒等技术综合应用。常用于甲状腺、腮腺、淋巴结和颈部肿块的检查，对于确定有无占位性病变、囊性或实性变，以及确定深部肿块与邻近血管的关系有很好的临床实用价值。同时，对肿块的良恶性判断也有一定的临床价值。超声引导下的颈部穿刺活检亦广泛应用于临床。

（二）X线检查

由于颈部的解剖结构特点，目前主要用于正位片显示气道是否狭窄、移位，软组织内是否有钙化等。侧位片可以显示椎前软组织、气道、甲状腺、喉的侧位表现。

（三）CT和MRI检查

目前CT和MRI已成为头颈部的主要检查技术。多平面重建、三维重建、血管成像、仿真内镜等技术的应用，使颈部器官解剖结构、病变及病变与周围的关系更加清晰。MRI对软组织的显示具有优势，能够明确显示肿瘤的范围及侵犯的深度，可用于观察肿瘤沿神经、肌肉蔓延的情况，诊断鼻咽癌、腮腺肿瘤，鉴别鼻咽癌放疗后改变与复发等。尤其对颅底、脑神经的侵犯，MRI显示比CT更清晰、更准确。MRI还可做颈部的血管造影，显示血管异常。二者结合具有较强的诊断和鉴别诊断价值。

（四）放射性核素检查

放射性核素检查是应用放射性核素及其标记化合物对肿瘤进行诊断的检查方法。它可以显示肿瘤大小、部位以及提供肿瘤及其周围组织的血供及其代谢状况，这是CT和MRI难以比拟的。20世纪80年代初，由于发射型计算机断层扫描术（emission computed tomography，ECT）被广泛使用，放射性核素检查广泛用于肿瘤的诊断。其中正电子ECT（positron emission tomography，PECT）应用发射正电子的放射性核素标记的化合物，如葡萄糖、多巴胺、5-羟色胺等，显示机体生理生化过程，是影像学检查的又一巨大进步。颈部放射性核素检查多用于甲状腺检查，常用的成像剂为^{131}I和^{99}Tc，用于诊断异位甲状腺、判断甲状腺结节的功能、探查甲状腺癌及其转移灶等。

三、颈部细胞学和病理学检查

对颈部肿物的最终诊断往往有赖于细胞学和病理学检查。活体组织可以通过穿刺或手术切除组织而获得。穿刺检查简单易行、痛苦小，易为患者所接受。为使穿刺操作更加准确，可在超声或CT引导下进行。但由于穿刺获得的组织有限，有时不能获得阳性结果。经穿刺检查不能明确诊断，以及可疑为恶性转移，虽经反复检查未能发现原发病灶的颈部肿块，宜行肿块完整切除而非部分切除，然后将肿块做病理检查，以免引起肿瘤的扩散。对于颈部淋巴结肿大，术前需要对原发灶进行活检。尽可能不做颈部活检。外科医生在颈部清扫手术结束后，应该将颈清扫标本按分区做记号，便于病理医生检查。颈部标本淋巴结病理检查时，应将标本内所有淋巴结均做切片，不能只切一两个淋巴结而遗漏病变。

（张天宇）

第三章

耳部疾病

第一节　耳先天性疾病及畸形

学习目标

1．掌握先天性耳前瘘管的临床表现与诊断。
2．熟悉先天性耳前瘘管的治疗。
3．了解先天性中耳畸形的病因与临床特点。

一、先天性耳前瘘管

先天性耳前瘘管是一种耳科常见疾病，其发生是由于胚胎期形成耳廓的第一、第二鳃弓的小丘样结节融合不良或第一鳃沟封闭不全所致。瘘管是一种可有分支而弯曲的盲管，其外口常位于耳轮脚前上方，深浅不一。长度通常可在数毫米至3cm以上，个别可伸至外耳道深部，甚至到达乳突表面。管腔内表面为复层鳞状上皮，具有皮肤附属结构。腔内含有鳞屑物，挤压瘘口周围，偶有少许黏稠皮脂腺样物自瘘口溢出。一旦感染，则红、肿、痛而化脓，可反复发作。本病属外显不全的常染色体显性遗传性疾病。

【临床表现】

大多是位于耳轮脚前的盲管，多为双侧性，一般无症状。挤压时可有少许白色积存物或稀薄液体流出，轻微臭味，偶有局部瘙痒。有感染时局部出现红、肿、热、痛或形成脓肿。反复发生的感染会形成脓瘘或皮肤瘢痕。

【诊断】

1．多在耳轮脚前发现瘘口。

2．挤压瘘口周围可有少许白色积存物流出。

3．感染时局部红、肿、热、痛或形成脓肿，或因反复感染在瘘口附近形成脓瘘或皮肤瘢痕。

【治疗】

1．无症状者不需要治疗。

2．反复感染者，待炎症控制后行耳前瘘管摘除术。

二、耳畸形

耳畸形分为先天性耳畸形与后天获得性耳畸形。以胚胎发育过程中形成的先天性耳畸形最为常见，包括外耳畸形、中耳畸形及内耳畸形。外耳畸形常见无耳症、小耳症、副耳、耳前瘘管及外耳道狭窄或闭锁。中耳畸形多伴有外耳结构异常，分为中耳腔、听骨链、面神经、前庭窗、咽鼓管、鼓窦及乳突畸形。内耳畸形包括四类：第一类为畸形仅限于蜗管及球囊，内耳其他部分发育正常；第二类为内耳全部未发育；第三类为骨、膜迷路发育不全，耳蜗仅有一周半，前庭结构也发育不良；第四类为膜迷路发育不良，而骨迷路发育良好。本节简单介绍耳廓畸形及中耳畸形。

（一）耳廓畸形

【临床表现】

根据耳廓的发育异常程度、位置、形态大小等方面的不同，其表现差异很大。

1．无耳　一侧或双侧无耳廓生长，临床上比较少见。

2．招风耳　在形态上表现为舟状窝及耳轮过于向前下方倾斜，但外耳道及内耳无异常，听力亦正常。

3．猿耳　耳廓上后缘交界处有一明显向后突起，类似于猿的耳尖，听力通常无异常。

4．大耳　耳廓发育过于肥大，以耳垂肥大最为常见。

5．副耳　于耳屏前方出现一耳廓样结构，个别可发生于颊部或颈部（彩图 2-3-1）。

6．小耳　耳廓发育不全，较正常小，临床常见，常伴有外耳道及中耳畸形。通常分为三级：第一级，耳廓小于正常，但形状基本正常，外耳道可部分闭锁或正常，鼓膜存在，听力正常；第二级，耳廓仅有条索状隆起，外耳道闭锁，鼓膜未发育，中耳听骨未发育或畸形（彩图 2-3-2），常有传导性耳聋，伴面神经走行异常；第三级，耳廓未发育或仅有不规则突起，无外耳道及鼓膜，听骨严重畸形或未发育，内耳功能障碍。临床上以第二级最常见，第三级最少见。第二、三级常为 Treacher Collin 综合征的伴随症状。

【诊断】

根据典型的临床表现，诊断通常无困难。有时需要与后天因素造成的耳廓畸形相鉴别，详细询问病史对鉴别诊断非常重要。

【治疗】

以手术治疗为主，包括外耳整形、外耳道成形及鼓室成形术等。

（二）中耳畸形

【临床表现】

先天性中耳畸形与外耳畸形同时发生者多见。

1．鼓室畸形　表现极为复杂，包括：鼓室壁畸形，如无鼓膜或鼓膜发育不良、鼓室各壁先天性缺损等；鼓室腔畸形，如鼓室腔完全不发育或因发育不良形成小鼓室，个别病例可出现纵行骨隔及结缔组织将鼓室完整分为两个部分；鼓室传音装置畸形，如听骨链畸形或圆窗、卵圆窗的畸形等。

2．面神经颞骨段畸形　先天性畸形多发生于颞骨段，包括面神经水平部骨管缺损、面神经水平部与垂直部交接处高于外半规管、面神经垂直部向前或向后移位及面神经垂直部分为数支等。此外，面神经有时可有发育不全，造成患者部分或完全面瘫。

3．咽鼓管畸形　凡听器有严重畸形者，常伴有咽鼓管畸形，表现为咽鼓管骨质发育异常、圆枕扁平、发育不全、水平位移或完全未发育。

4．鼓窦及乳突畸形　通常为非先天性畸形，如未气化或过度气化。

【诊断】

根据临床症状、体征及听力学检查、影像学检查很容易明确诊断。

【治疗】

先天性鼓室畸形属传导性耳聋，大多数患者可以通过各型鼓室成形术、前庭开窗术及内耳开窗术等进行治疗，以提高听力。对于严重畸形如鼓室完全未发育、两窗均未发育或固定及伴有咽鼓管闭锁、内耳畸形者，通常失去手术机会，可以试戴助听器提高听力。面神经颞骨段畸形及咽鼓管畸形通常不需要治疗。对于面神经畸形，在中耳手术时需要注意防止意外损伤。对于鼓室及乳突畸形，在手术时需注意防止硬脑膜及乙状窦意外损伤。

（张天宇）

第二节　外耳疾病

学习目标

1．掌握外耳道炎、湿疹的病因、临床特点及治疗。
2．熟悉耳廓假性囊肿的病因及治疗。
3．了解耳廓化脓性软骨膜炎的临床特点及治疗。

一、耳廓假性囊肿

耳廓假性囊肿又称耳廓浆液性软骨膜炎、耳廓非化脓性软骨膜炎、耳廓软骨间积液等，是软骨膜的无菌性炎症反应。患者以男性居多，发病年龄多在 30 ～ 40 岁，多发生于一侧耳廓。病因尚未明确，可能与外伤有关，耳廓可能受到某些机械刺激如硬枕压迫、无意触摸等，引起局部循环障碍所致。病理观察可见从皮肤到囊壁的组织层次为皮肤、皮下组织、软骨膜及与其紧密相连的软骨层，该软骨层的厚薄依囊肿不同。积液在软骨内，而非软骨膜与软骨之间。

【临床表现】

常为单侧，逐渐增大。大者有胀感、灼热感或痒感，常无痛感，小者可无症状。囊肿多位于耳廓腹侧，呈半球形隆起，常位于舟状窝、三角窝或波及耳甲腔。界限清楚，皮肤色泽正常，有弹性感，大者可有波动感。穿刺可抽出淡黄色或血水样液体，培养无细菌生长，易复发。

【诊断】

1．多见于成年男性，常为单侧耳廓胀满感。

2．囊肿多发生于耳廓腹侧面，呈半球形隆起，界限清楚，皮肤色泽正常，硬或有波动感。

3．穿刺可抽出淡黄色或血水样液体，抽后不久又复发。

【治疗】

1．理疗 早期可行超短波、热敷等物理治疗，以减少渗出及促进吸收。

2．于无菌操作下多次穿刺抽液，加压包扎，局部压迫防止复发，或于抽液后注射硬化剂于腔内促使囊壁机化。

3．抽液后注入15%高渗盐水（含50%葡萄糖）约0.5ml（或1%碘酊），不加压包扎，24小时后抽出注入液体若为血红色即不再注药，否则可重复注射。

4．手术治疗 在严格无菌操作下，在隆起突出部位切除全层囊壁，开一小窗，清除积液，通畅引流，轻压包扎，以促进囊壁塌陷、紧贴，直至伤口愈合。

二、耳廓化脓性软骨膜炎

案例 2-3-1

患者，男性，25岁，因左耳冻伤后耳廓红肿、剧烈疼痛2天就诊。体检：体温38.6℃，左耳廓明显充血肿胀，触痛明显，有波动感，耳后可触及数个肿大的淋巴结。实验室检查：白细胞11.3×10^9/L，中性粒细胞百分比82%。

初步诊断：左耳廓化脓性软骨膜炎

思考题：

1．该患者耳廓化脓性软骨膜炎的病因是什么？如何预防其向耳廓软骨膜炎转化？

2．耳廓化脓性软骨膜炎与耳廓假性囊肿如何鉴别？

耳廓化脓性软骨膜炎为耳廓软骨膜化脓性炎症，多为耳廓损伤（外伤、手术、耳针治疗或耳廓穿刺）继发感染所致。致病菌以铜绿假单胞菌及金黄色葡萄球菌居多。脓液积聚于软骨膜与软骨之间，因供血障碍可致软骨坏死，呈“菜花耳”样畸形，应予重视。

【临床表现】

耳廓局部红、肿、热、痛，伴体温升高、全身不适。脓肿形成后，皮肤表面为淡黄色，触之有波动感。破溃后形成瘘管、软骨坏死，致耳廓萎缩、变形。

【诊断】

1．耳廓有因外伤、手术等操作后继发感染病史。

2．耳廓局部发热、剧痛，可伴体温上升，血常规检查发现中性粒细胞及分类增高。

3．耳廓局部红肿，触痛明显。脓肿形成后可有波动感。脓肿破溃时，则形成局部脓瘘。

4．耳后、颌下可有淋巴结肿大，有压痛。

5．脓液培养致病菌多为铜绿假单胞菌，其次为金黄色葡萄球菌。

6．如感染不能控制，软骨坏死，耳廓可皱缩变形。

【治疗】

1．早期未形成脓肿时，应予足量有效抗生素控制感染，如多黏菌素B、庆大霉素，或根据药敏试验选用。

2．脓肿形成后切开引流，清除坏死软骨及肉芽，术中以敏感抗生素液反复冲洗术腔，置引流条，加压包扎，勿留无效腔。隔日或每日换药。拔除引流后，仍应继续加压包扎一段时间。

3．耳廓畸形影响外貌者，可行整形术。

三、耵聍栓塞

外耳道软骨部皮肤具有耵聍腺，分泌淡黄色黏稠液体，称耵聍。有的耵聍状如黏液，俗称“油耳”。正常情况下耵聍可借咀嚼、张口等下颌运动自行排出。当耵聍腺分泌过多或排出受阻（如耳道狭窄、耳道异物、骨疣），耵聍逐渐聚成团，阻塞外耳道，称为耵聍栓塞。

【临床表现】

患者可出现听力减退、耳鸣、耳痛，甚至眩晕。耵聍遇水后膨胀，可完全阻塞外耳道，使听力明显减退，并引起外耳道炎。若压迫鼓膜，可致耳鸣，偶有因压迫中耳引起眩晕者。刺激耳道迷走神经可引起咳嗽。检查可见棕黑色或黄褐色块状物堵塞耳道内（彩图 2-3-3）。

【治疗】

未完全阻塞外耳道且可活动者，用耳镊或耵聍钩取出，较大团块可分次取出。若坚硬难以取出者，先滴入 5% 碳酸氢钠或 1% ~ 3% 酚甘油，4 ~ 6 次 / 日，待软化后取出或冲洗清除。已有外耳道炎者，应先控制炎症，再取耵聍。

知识链接

外耳道冲洗法

患者或助手扶弯盘于耳垂下，拉直耳道，用 20 ~ 50ml 注射器接钝针头或用特制耳道冲洗器吸温冲洗液，将冲洗器头放入耳道内近后上壁，轻轻加压冲洗，使水流冲向耳道后上壁，进入深部并借回流力量将耵聍冲出。冲洗完后用干棉签拭净外耳道。

四、外耳道湿疹

湿疹是一种常见的皮肤病，与变态反应有关。发生于外耳道者称为外耳道湿疹，通常分为急性和慢性两类。好发于耳甲腔、耳后沟，也可蔓延到耳道深部或耳周皮肤。过敏性物质及湿热、毛织品、化妆用品、发胶、动植物蛋白质等理化刺激是重要诱因。

【临床表现】

急性湿疹奇痒，伴烧灼感，多见于婴幼儿。局部有红斑和米粒大小的丘疹，随后出现小水疱，如继发感染则形成脓疱。如破溃则流出黄水样分泌物，形成黄褐色痂皮，脱落后有溃疡。转为慢性则表现为皲裂、脱屑、结痂、皮肤增厚，严重者耳道变窄，出现耳鸣及听力障碍。有时鼓膜也可充血增厚。

【治疗】

1．病因治疗。避免接触致敏因素。局部忌用肥皂或热水清洗。

2．较干燥无渗出者，可用 10% ~ 15% 氧化锌软膏、抗生素与可的松软膏外涂。有少量渗液者，可用甲紫（龙胆紫）溶液或氧化锌糊剂外用。

3．渗液较多者用硼酸水或生理盐水、依沙吖啶（雷夫努尔）液湿敷，或用中药煎水湿敷。待渗液减少后，可用上述药物涂布。渗液过多时，可同时静脉注射葡萄糖酸钙。合并感染时要使用抗生素。

4．保持外耳道清洁干燥，给病儿勤剪指甲，以防搔抓皮肤引起继发性感染。化脓性中耳炎要清除脓液，减少对耳道皮肤刺激，以免诱发湿疹。

五、外耳道炎

临床分为两类：局限性外耳道炎（外耳道疖）和弥漫性外耳道炎。前者是外耳道毛囊或皮脂腺化脓性感染，耳道皮肤外伤或局部抵抗力降低时易发，主要致病菌是葡萄球菌，挖耳是常见诱因。弥漫性外耳道炎则以挖耳、进水、中耳炎脓液刺激为诱因。常见致病菌为金黄色葡萄球菌、链球菌、铜绿假单胞菌和变形杆菌等。

【临床表现】

外耳道疖早期即有剧烈耳痛，张口受限，并可放射至同侧头部。患者伴有全身不适或体温升高，可有耳鸣及听力下降。检查有耳廓牵拉痛、耳屏压痛，伴外耳道软骨部皮肤红肿。脓肿成熟切开引流或自然破溃后，外耳道内有脓液流出，耳痛减轻。

发生于耳道后壁的疖肿严重时可引起耳后沟及乳突区红肿，应注意与急性乳突炎鉴别。后者多有急性或慢性化脓性中耳炎病史，发热明显，无耳廓牵拉痛，有乳突部压痛；鼓膜穿孔或鼓膜明显充血，脓液较多；乳突摄片示气房浑浊或有骨质破坏。

弥漫性外耳道炎急性期表现为耳痛、耳廓牵拉痛及耳屏压痛，耳道皮肤弥漫性红肿，可积聚脓性分泌物，耳道变窄，常伴耳周淋巴结肿大、有压痛。慢性者可有耳痒及少量渗出物。外耳道皮肤增厚、皲裂、脱屑，分泌物积存，重者可致耳道狭窄。

坏死性外耳道炎是弥漫性外耳道炎的特殊类型，多见于老年人和糖尿病患者，常见致病菌是铜绿假单菌。临床症状极重，常有耳道骨髓炎和进行性坏死，导致颞骨和颅骨骨髓炎，严重者可引起脑部并发症并导致死亡。

【治疗】

1．理疗　早期局部热敷或做超短波透热等理疗。

2．严重者应用抗生素控制感染。服用镇静、止痛剂。

3．未化脓者可用 1% ～ 3% 酚甘油或 10% 鱼石脂甘油滴耳，或用上述液纱条敷于患处，每日更换纱条 2 次。慢性者可用抗生素与类固醇激素类（如泼尼松龙、地塞米松等）合剂、糊剂或霜剂局部涂敷。外耳道脓液及分泌物可用 3% 过氧化氢溶液清洗。

4．疖肿成熟后及时挑破脓头或切开引流。

5．积极治疗感染病灶如化脓性中耳炎，诊治全身某些有关疾病，如糖尿病等。

六、外耳道胆脂瘤

案例 2-3-2

患者，女性，42岁，右耳疼痛伴少量流水2周就诊。查体：右侧外耳道内可见大量灰黑色物质阻塞，鼓膜不能窥及，外耳道皮肤可见肉芽组织增生，外耳道有异味，尝试以耵聍钩取出阻塞的物质，但其与外耳道粘连较紧，难以取出。CT检查：外耳道后壁可见骨质破坏，乳突腔未见感染。

初步诊断：外耳道胆脂瘤

问题：

1．本病应该如何治疗？

2．如何与耵聍栓塞鉴别？

3．外耳道胆脂瘤是否会侵及鼓室和乳突？

外耳道胆脂瘤是阻塞于外耳道的含有胆固醇结晶的脱落上皮团块，又称外耳道阻塞性角化病。病因不明，可能与外耳道皮肤受病变长期刺激（如耵聍栓塞、炎症、异物、真菌感染等）而产生慢性充血，致皮肤生发层中基底细胞生长活跃，角化上皮脱落增多有关，若其排出受阻而堆积于外耳道内，则形成团块，久之分解、变性，产生胆固醇结晶。组织学结构同中耳胆脂瘤，但常混有耵聆碎屑。

【临床表现】

成人多见，表现为单耳慢性钝痛，可伴耳漏，分泌物有特殊臭味，个别可侵犯双耳。肉芽形成时可有脓血性耳漏，听力多无明显减退。检查可见典型的灰白色角蛋白碎屑，外耳道皮肤糜烂，可有骨质暴露，或伴死骨形成，骨性外耳道壁有骨质缺损。病变部位可见肉芽组织和恶臭的脓性分泌物。病变扩大可侵犯中耳乳突。

【治疗】

1. 无合并感染的小胆脂瘤可直接取出，或用耵聍滴耳液软化后取出。

2. 合并感染者，需要控制感染。

3. 手术治疗　局部麻醉或全身麻醉下彻底去除胆脂瘤，刮除肉芽组织，清除死骨。术后应用 2% 硼酸乙醇溶液滴耳，可以溶化角质，防止复发。骨性外耳道呈囊腔状扩大的病例，腔内易存上皮脱屑，应定期复查和清理。外耳道胆脂瘤如侵入乳突，应行乳突手术。

七、外耳道异物

外耳道异物常见于儿童，多因将豆类、小珠粒、火柴棒头等各种小物塞入外耳道所致。成人可因外伤致弹片、泥土、木块等遗留耳内，或治疗时误将棉花、小纱条遗留至外耳道。此外，夏季昆虫可爬入或飞入外耳道内形成异物。

【临床表现】

因异物种类、大小和部位而异。小而无阻塞、无刺激的异物，可长期存留而无任何症状。较大异物或植物性异物可遇潮湿而膨胀，阻塞外耳道，影响听力及引起耳鸣等。个别可致外耳道炎，出现耳痛。当异物接近或压迫鼓膜时，可有耳鸣、眩晕。活昆虫骚扰可引起难以忍受的不适、疼痛、耳鸣，甚至损伤鼓膜。检查可见不同大小的异物存留于外耳道不同的位置。

【治疗】

根据异物大小、性质和部位，采用不同方法取出。

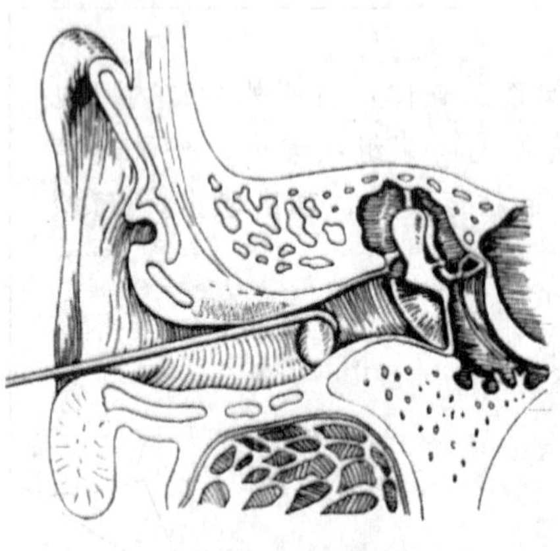

图 2-3-4　外耳道异物取出术

1. 活动而不膨胀的小异物，如果位置不深，可直接用耵聍钩取出，或可用生理盐水将异物冲出，但外耳道、鼓膜有损伤或穿孔者禁用（图 2-3-4）。

2. 植物性异物可在直视下用异物钩或耳刮匙取出，不宜用水冲洗，以免膨胀而取出困难。

3. 活动昆虫类异物可先滴入油剂、乙醇或乙醚，待其窒息后钩取或冲洗取出。

4. 如果异物较大并与外耳道发生嵌顿，可在麻醉后手术取出。小儿耳内异物宜在全麻下取出，防止将异物推入深部或误伤耳内结构。

八、外耳道真菌病

外耳道真菌病为外耳道真菌感染性疾病。真菌易在温暖、潮湿环境生长繁殖，故此病在我国南方更常见。当耳道进水或分泌物积存、不正确使用抗生素液时易受感染，常见病原体有青霉菌、曲霉菌及白念珠菌等。

【临床表现】

轻者常无症状，偶在查体时发现。通常有耳内发痒，有时感奇痒，夜间为甚。可见外耳道和鼓膜覆盖有黄色或白色粉末状或绒毛状苔膜，分泌物或痂皮呈筒状，除去后见患处略充血潮湿。合并细菌感染时，可有耳痛、流脓。痂皮涂片于显微镜下可查见菌丝和孢子，亦可做培养检查。

【治疗】

清除外耳道内的所有痂皮和分泌物，用1% ～ 2% 水杨酸乙醇溶液或1% ～ 2% 麝香草酚乙醇或1 ∶ 1000 苯扎溴铵乙醇溶液涂耳。也可用制霉菌素喷于外耳道或涂用硝酸咪康唑霜剂，并尽量保持外耳道干燥（彩图 2-3-5）。

（孙建军　刘　亮）

第三节　鼓 膜 炎

鼓膜炎为鼓膜及其邻近外耳道的炎症，系细菌、病毒及真菌感染所致。包括急性鼓膜炎、大疱性鼓膜炎及真菌性鼓膜炎，多为单侧。可发生于上呼吸道病毒性感染之后。

【临床表现】

急性鼓膜炎可有较严重耳痛，放射到咽部，有轻微听力下降。可见鼓膜充血，标志不清。大疱性鼓膜炎可突感剧烈耳痛、耳闷胀感或轻度听力障碍。可见鼓膜及邻近外耳道皮肤充血，常于鼓膜后上方出现一个或多个红色或紫色的血疱。血疱破裂时可流出少许血性渗出液，形成薄痂而渐愈。轻者血疱内液体可被吸收而覆薄痂。真菌性鼓膜炎可有耳内痒感，检查可见鼓膜真菌生长。

【治疗】

1．一般治疗　①注意保持耳部卫生，忌用不干净的器物挖耳，洗头、游泳时避免污水入耳。②积极治疗流感，防止继发鼓膜炎。③忌食辛辣刺激食物。④可同时服用中药治疗。

2．急性鼓膜炎　①局部热敷及理疗。②用酚甘油或复方新霉素滴耳剂滴耳。③可全身给予抗生素类药物。④并发外耳道炎、中耳炎时，按外耳道炎、中耳炎给予相应治疗。

3．大疱性鼓膜炎　①疼痛剧烈者给予镇痛剂。②大疱未破裂者，可使用消毒针头挑破，但不可刺破鼓膜全层，避免导致中耳感染。③向外耳道滴入酚甘油；有分泌物者，使用硼酸乙醇溶液擦净。④全身使用抗生素药物预防继发感染。

4．真菌性鼓膜炎　清除外耳道及鼓膜分泌物，使用水杨酸乙醇、麝草香乙醇溶液或甘油滴耳。

（孙建军　刘　亮）

第四节　中耳炎性疾病

学习目标

1．掌握急、慢性中耳炎的病因、临床表现及治疗原则。
2．了解慢性中耳炎的手术方法。
3．掌握化脓性中耳乳突炎的颅外、颅内并发症的感染途径、临床表现及治疗原则。

一、分泌性中耳炎

案例 2-3-3

患者，男性，26岁，1周前“感冒”后出现左耳闷、听力下降，低频声耳鸣，查体：左外耳道通畅，鼓膜完整，内陷，标志欠清楚，可见液平，捏鼻鼓气可见鼓室内气泡。听力检查左耳传导性听力下降。

初步诊断：分泌性中耳炎（左）

问题：

1．该疾病如何治疗？

2．该疾病应该与哪些疾病鉴别？

分泌性中耳炎（secretory otitis media）是以鼓室积液及听力下降为主要特征的中耳非化脓性炎性疾病。此处的鼓室积液为浆液性分泌液或渗出液，也可为黏液、浆-黏液，但不包括血液和脑脊液。冬春季多发，小儿的发病率比成人高，是引起小儿听力下降最常见的原因之一。本病有急性、慢性之分，一般认为，病程长达 8 周以上者即为慢性。慢性分泌性中耳炎是因急性期未得到及时与恰当的治疗，或由急性分泌性中耳炎反复发作、迁延、转化而来。

【病因】

病因复杂，目前认为主要与咽鼓管功能障碍、中耳局部感染和变态反应等有关。

1. 咽鼓管功能障碍　咽鼓管具有保持中耳内、外气压平衡及清洁，防止逆行感染和隔声等功能。由各种原因引起的咽鼓管功能不良是本病的重要原因。

（1）咽鼓管阻塞：当咽鼓管因各种原因被阻塞时，中耳腔逐渐形成负压，经过一系列病理变化，可导致鼓室积液。

1）机械性阻塞：①腺样体肥大：肥大的腺样体可堵塞咽鼓管咽口；再者，腺样体作为致病菌的潜藏处，可致本病反复发作。②慢性鼻窦炎：其脓性分泌物堵塞咽口，刺激咽鼓管咽口周围的黏膜和淋巴组织增生，导致咽口狭窄。另外，此类患者鼻咽部 sIgA 活性较低，细菌得以在此繁殖，亦为引发本病原因之一。③鼻咽癌：鼻咽癌患者在放疗前后均常并发本病。除肿瘤的机械性压迫外，还与腭帆张肌、腭帆提肌、咽鼓管软骨及管腔上皮遭肿瘤破坏或放射性损伤，以及咽口的瘢痕性狭窄等因素有关。此外，长期鼻咽部填塞、鼻中隔偏曲、特殊性感染（如艾滋病等）等也可引发本病。

2）非机械性阻塞：①生理因素：小儿咽部肌肉薄弱，软骨弹性差，中耳容易产生负压。②咽鼓管内表面活性物质减少：表面活性物质可以维持正常管腔的表面张力，由于细菌蛋白溶解酶的破坏，使其减少，从而提高了管腔内的表面张力，影响了管腔的正常开放。

（2）咽鼓管的清洁和防御功能障碍：咽鼓管由假复层纤毛柱状上皮覆盖，纤毛细胞与其上方的黏液毯共同组成“黏液纤毛输送系统”，借此不断向鼻咽部排出病原体及分泌物。细菌的外毒素或先天性纤毛运动不良综合征（immobile cilia syndrome）可致纤毛运动瘫痪，曾因中耳炎而滞留于中耳及咽鼓管内的分泌物也可影响纤毛的输送功能。

2．中耳局部感染　过去对分泌性中耳炎是否为细菌性炎症存在争议。目前认为细菌产物内毒素在病变迁延为慢性的过程中可能起到一定作用。近年有学者发现病毒也可能是本病的主要致病微生物之一。

3．变态反应　随着中耳积液中炎性介质前列腺素、细菌的特异性抗体和免疫复合物，以及补体系统、溶酶体酶等在中耳积液中的检出，提示慢性分泌性中耳炎可能属于一种抗体介导的免疫复合物疾病，即Ⅲ型变态反应。小儿免疫系统尚未完全发育成熟，这可能也是小儿分泌性中耳炎发病率较高的原因之一。

【病理】

咽鼓管功能障碍时，外界空气不能正常进入中耳，原有气体逐渐被黏膜吸收，腔内形成相对负压，引起中耳黏膜静脉扩张、淤血，血管壁通透性增强，鼓室内出现漏出液。如负压持续存在，中耳黏膜出现上皮增厚，上皮细胞化生，杯状细胞增多，分泌亢进，上皮下病理性腺体组织形成，固有层血管周围出现以淋巴细胞及浆细胞为主的圆形细胞浸润。疾病恢复期，腺体逐渐退化，分泌物减少，黏膜逐渐恢复正常。若病变未能得到控制，晚期可出现积液机化，或形成包裹性积液，伴有肉芽组织形成等，可发展为粘连性中耳炎、胆固醇肉芽肿、鼓室硬化及胆脂瘤等后遗症。

中耳积液因病程不同而以其中某种成分为主。一般认为病程早期为浆液性，后期为黏液性。如中耳积液甚为黏稠，灰白或棕黄色，呈胶冻状，称之为胶耳。

【临床表现】

1．症状

（1）听力减退：听力下降、自听增强。有时听力可出现一过性改善，是因头位变动时鼓室积液离开蜗窗所致（变位性听力改善）；但积液黏稠时，变位性听力改善消失。慢性者起病隐匿，患者主诉无确切发病时间。小儿患者常因对声音反应迟钝、注意力不集中而由家长带领就医。如一耳患病，另耳听力正常，可长期不被发觉。

（2）耳鸣：多为低调间歇性，如“噼啪”声、嗡嗡声及流水声等；当头部运动或打哈欠、擤鼻时，耳内可出现气过水声；如液体很黏稠或完全充满鼓室，此症状缺如。

（3）耳痛：急性者可有耳痛，可为持续性，也可为抽痛。慢性者耳痛不明显。

（4）耳内闭塞、闷胀感：为常见的主诉之一，按压耳屏后该症状可暂时减轻。

2．检查

（1）鼓膜：急性期，鼓膜松弛部充血，或全鼓膜轻度弥漫性充血。鼓膜内陷，表现为光锥缩短、变形或消失，锤骨柄向后、上移位，锤骨短突明显外突。鼓室积液时，鼓膜失去正常光泽，呈淡黄、橙红或琥珀色，光锥变形或移位；慢性者鼓膜可呈灰蓝或乳白色，紧张部有扩张的微血管，短突显白垩色，锤骨柄呈浮雕状。若液体为浆液性且未充满鼓室，可透过鼓膜见到液平面。此液面状如弧形发丝，称发状线，凹面向上，头位变动时，其与地面平行的关系不变。有时尚可透过鼓膜见到气泡影，做咽鼓管吹张后气泡可增多、移位。积液甚多时，鼓膜向外隆凸。鼓气耳镜检查显示鼓膜活动受限（彩图 2-3-6）。

（2）听力测试

1）音叉试验：Rinne 试验（–），Weber 试验偏向患侧。

2）纯音听阈测试：示传导性聋，听阈可随鼓室积液量的变动而变化。听力下降的程度不一，重者可达 40dB。听力损失一般以低频为主，但由于中耳传音结构及两窗阻抗的变化，高频气导及骨导听力也可下降；积液排出后听力即改善。

3）声导抗测试：平坦型（B 型）是分泌性中耳炎的典型曲线，负压型（C 型）示鼓室负压，咽鼓管功能不良，部分有中耳积液。声导抗对诊断有重要价值。

（3）小儿可做 X 线头部侧位片或腺样体触诊，了解腺样体是否增生；成人特别是单侧发病者应常规做详细的鼻咽部检查，注意排除鼻咽部肿瘤。

【诊断及鉴别诊断】

根据病史和临床表现，结合听力学检查结果，诊断一般不难。

1．鼻咽癌　本病可为鼻咽癌患者的首诊症状，故对成年患者，特别是一侧分泌性中耳炎者应予警惕。仔细的后鼻孔镜或纤维鼻咽镜检查、血清中 EBV-VCA-IgA 的测定等应列为常规检查项目之一，必要时做鼻咽部 CT 扫描或 MRI。

2．脑脊液耳漏　颞骨骨折并发脑脊液漏时，如鼓膜完整，脑脊液积聚于鼓室内，可产生类似分泌性中耳炎的临床表现。根据头部外伤史、鼓室积液的实验室检查结果及颞骨 CT 或 X 线片鉴别。

3．外淋巴漏（瘘）　多继发于镫骨手术后，或有气压损伤史。瘘管好发于蜗窗及前庭窗，耳聋为感音性或混合性。内耳胚胎发育畸形与发育遗迹，可形成中耳系统顶壁与鼓室外侧壁上的先天性骨缺损、瘘孔或微裂，导致先天性外淋巴漏。CT 与放射性核素三维扫描多可确诊。

4．胆固醇肉芽肿　也称特发性血鼓室。病因不明，中耳内有棕褐色液体，鼓室及乳突腔内有暗红色或棕褐色肉芽，内有含铁血黄素与胆固醇结晶溶解后形成的裂隙，伴有异物巨细胞反应。鼓膜呈蓝色或蓝黑色。颞骨 CT 示鼓室及乳突内有软组织影，少数有骨质破坏。可为分泌性中耳炎晚期的并发症。

5．粘连性中耳炎　是慢性分泌性中耳炎的后遗症或终末期。两病症状相似，但粘连性中耳炎病程一般较长，咽鼓管吹张无效；鼓膜紧张部与鼓室内壁和（或）听骨链粘连，听力损失较重，声导抗图为“B”型、“C”型或“As”型。

【预防】

增强体质，防止感冒。进行卫生宣教，提高家长及教师对本病的认识，有条件者对 10 岁以下儿童定期行筛选性声导抗检测。预防并积极治疗鼻、咽部等疾病。

【治疗】

治疗原则为消除病因，改善中耳通气引流，清除中耳积液，控制感染。

1．非手术治疗

（1）保持鼻腔及咽鼓管通畅：可用 1% 麻黄碱与二丙酸倍氯米松气雾剂交替滴（喷）鼻，

每日 3 ~ 4 次；咽鼓管吹张（可采用捏鼻鼓气法、波氏球法或导管法）等。

（2）抗生素：急性期可选用青霉素类、红霉素、头孢呋辛、头孢噻肟、头孢哌酮、头孢唑肟、头孢拉啶等口服或静脉点滴。

（3）糖皮质激素：如地塞米松或泼尼松等口服做短期治疗。

（4）稀化黏素类药物：有利于纤毛的排泄功能，降低咽鼓管的表面张力和咽鼓管开放的压力。

2．手术治疗

（1）鼓膜穿刺术：成人用局麻。以针尖斜面较短的 7 号针头，在无菌操作下从鼓膜前下方刺入鼓室，抽吸积液。必要时可于 1 ~ 2 周后重复穿刺，亦可于抽液后注入糖皮质激素类药物。

（2）鼓膜切开术：液体较黏稠，鼓膜穿刺不能吸尽，以及小儿不合作，局麻下无法做鼓膜穿刺时，应做鼓膜切开术。用鼓膜切开刀在鼓膜前下象限做放射状或弧形切口，注意勿伤及鼓室内黏膜及听骨等结构，并将鼓室内液体全部吸除（图 2-3-7）。

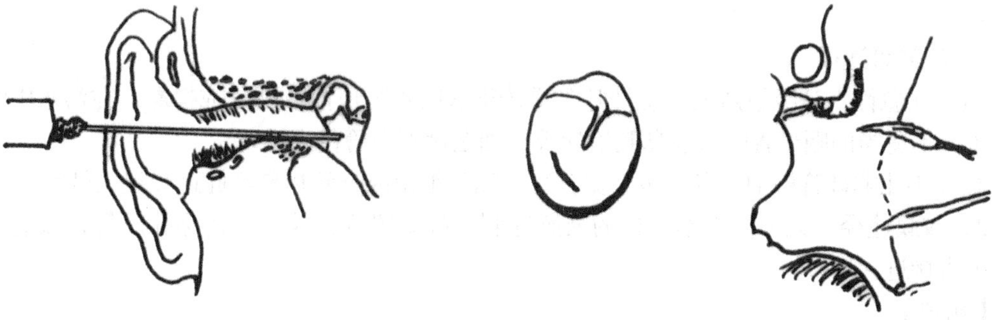

图 2-3-7　鼓膜穿刺术及切开位置示意图

（3）鼓室置管术：病情迁延不愈或反复发作者、中耳积液过于黏稠不易排出者、头部放疗后咽鼓管功能短期内难以恢复正常者等，均可考虑做鼓室置管术。通气管留置时间一般为 6 ~ 8 周，最长可达半年至 2 年，不超过 3 年。咽鼓管功能恢复后取出通气管，大部分可自行脱出。不提倡激光造口（图 2-3-8）。

（4）鼓室探查术、上鼓室开放术或单纯乳突开放术等：慢性分泌性中耳炎，特别是成年人，经上述各种治疗无效，又未查出明显相关疾病时，宜做颞骨 CT 扫描，如发现鼓室或乳

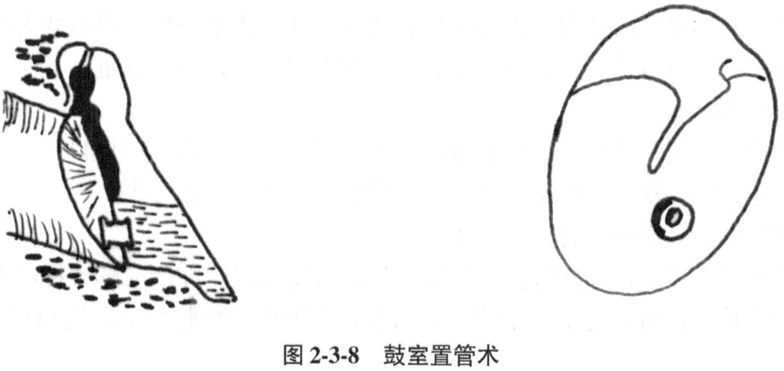

图 2-3-8　鼓室置管术

突内有肉芽或鼓室粘连，视不同情况行上述手术，彻底清除病变组织。

（5）其他：积极治疗鼻咽或鼻部疾病，如腺样体切除术、功能性鼻内镜手术等。

二、急性中耳炎

急性中耳炎是中耳黏膜的急性普通性炎性疾病。多数由细菌的急性感染引起。小儿多发。可分为急性非化脓性中耳炎和急性化脓性中耳炎两大类。儿童的急性中耳炎，无论其为化脓性还是非化脓性，绝大多数均与细菌的急性感染有关，在疾病的早期，两者的表现极其相似，故目前学者将两者通称为急性中耳炎。

（一）急性化脓性中耳炎

急性化脓性中耳炎（acute suppurative otitis media）是细菌引起的中耳黏膜的急性化脓性炎症，好发于儿童，冬春季多见，常继发于上呼吸道感染。由于抗生素的普遍应用，目前发病率有所下降。

【病因】

主要致病菌为肺炎链球菌、流感嗜血杆菌、溶血性链球菌、葡萄球菌等。常见的感染途径有：

1．咽鼓管途径

（1）在急性上呼吸道感染、急性呼吸道传染病时不当地捏鼻鼓气或擤鼻，在污水中游泳或跳水，不适当的咽鼓管吹张或鼻腔治疗等，细菌循咽鼓管侵入中耳。

（2）小儿咽鼓管解剖特点：短、宽、直，咽部细菌或分泌物易经此途径侵入鼓室。

2．鼓膜途径　无菌操作不严格的鼓膜穿刺、鼓室置管，鼓膜外伤穿孔后等，致病菌由外耳道直接进入中耳。

【病理】

感染初期，鼓膜、中耳黏膜及咽鼓管咽口充血；鼓室负压，黏膜增厚，纤毛脱落，炎性渗出物聚集，逐渐转为脓性；随积脓增多，鼓膜受压贫血，局限性膨出，终致溃破穿孔，出现耳流脓。

【临床表现】

1．主要症状

（1）耳痛：鼓膜穿孔前多数患者疼痛剧烈、夜不能寐，跳痛或刺痛可向同侧头部或牙齿放射。鼓膜穿孔后疼痛减轻。

（2）听力减退及耳鸣：发病初期患者常有明显耳闷、低调耳鸣和听力减退。鼓膜穿孔后上述症状减轻。有的患者可伴眩晕。

（3）流脓：鼓膜穿孔后耳内有液体流出，初可表现为血水脓样，以后变为脓性分泌物。

（4）全身症状：可有畏寒、发热、倦怠、食欲差等症状，小儿较重。

2．主要阳性体征

（1）耳镜检查：起病早期，鼓膜松弛部充血；继之呈弥漫性，鼓膜肿胀，向外膨出，正常标志消失；进一步发展，鼓膜局部破溃，脓液流出，表现为波动性亮点。

（2）耳部触诊：乳突部可有轻度压痛。

（3）听力检查：多为传导性聋，如耳蜗受累，可出现混合性聋或感音神经性聋。

（4）实验室检查：血常规示白细胞总数增多，多形核白细胞增加，鼓膜穿孔后血象渐趋正常。

【鉴别诊断】

1．急性外耳道炎、疖肿　主要表现为耳内疼痛、耳屏按压或耳廓牵拉痛明显。外耳道口及耳道内肿胀，晚期局限成疖肿，鼓膜一般不受累或轻微累及。听力一般正常。

2．急性鼓膜炎　大多并发于流感及耳带状疱疹，耳痛剧烈，无耳漏，可有轻度听力下降。鼓膜充血可形成大疱，一般无穿孔。

【预防】

1．普及有关正确擤鼻及哺乳的卫生知识。

2．积极防治上呼吸道感染和呼吸道传染病。

3．有鼓膜穿孔或鼓室置管者注意保持外耳道和鼓室洁净，防止进水。

4．在进行鼓膜手术操作时，严格无菌操作。

5．预防鼓膜外伤穿孔。

【治疗】

治疗原则为控制感染，通畅引流，去除病因。

1．非手术治疗

（1）全身治疗：及早应用足量抗生素控制感染。一般可用青霉素、头孢菌素类等药物。鼓膜穿孔后取脓液做细菌培养及药敏试验。全身症状重者应予补液等支持疗法。

（2）局部治疗：鼓膜穿孔前，可用 2% 酚甘油滴耳，消炎止痛，采用鼻腔黏膜收缩剂改善引流。鼓膜穿孔后，先以 3% 过氧化氢溶液彻底清洗外耳道脓液，之后用抗生素滴耳液等滴耳，不提倡使用粉剂，以免影响观察和引流。

2．手术治疗如疼痛较重，鼓膜明显膨出，或穿孔太小，引流不畅，应在无菌操作下行鼓膜切开术，以利通畅引流。如感染完全控制已干耳，但鼓膜穿孔长期不愈，可行鼓膜修补术。

3．病因治疗积极治疗鼻腔、鼻窦、咽部与鼻咽部慢性疾病，有助于防止中耳炎复发。

（二）急性乳突炎

急性乳突炎（acute mastoiditis）是乳突气房黏膜及其骨壁的急性化脓性炎症。常见于儿童，多由急性化脓性中耳炎发展而来，故也称急性化脓性中耳乳突炎。

【病因及病理】

急性化脓性中耳炎时如感染未能控制，脓液蓄积于乳突气房，形成急性化脓性乳突炎；进一步发展，气房骨壁受压坏死，气房融合形成较大的脓腔，称急性融合性乳突炎。另外，板障性乳突可表现为乳突骨髓炎，临床症状不明显者称隐性乳突炎。急性乳突炎如未被控制，炎症继续发展，可穿破乳突骨壁，引起颅内外并发症。

【临床表现】

1．主要症状

（1）耳痛：急性化脓性中耳炎鼓膜穿孔后耳痛不减轻，或耳痛一度减轻后又逐日加重并耳流脓增多。

（2）听力减退及耳鸣：一般不重。

（3）消化道症状：以儿童常见。

2．主要阳性体征

（1）乳突部皮肤轻度肿胀，乳突压痛明显，耳后沟红肿、有压痛。

（2）骨性外耳道内段后上壁红肿、塌陷。鼓膜充血、松弛部膨出。鼓膜穿孔较小，可见脓液波动，量较多（彩图 2-3-9）。

（3）乳突 X 线片表现为乳突气房模糊，脓腔形成后融合为一透亮区。CT 扫描见中耳乳突腔密度均匀性增高。

（4）血常规示白细胞增多，多形核白细胞增加。

【鉴别诊断】

应注意和急性鼓膜炎、外耳道疖、耳廓或耳道先天瘘管感染相鉴别。

【治疗】

早期，全身及局部治疗同急性化脓性中耳炎。若引流不畅、感染未能控制，或出现可疑并发症如头痛严重或恶心、呕吐等时，应立即行乳突切开术。

三、慢性中耳炎

慢性中耳炎（chronic otitis media）系指发生在中耳的慢性炎症性疾病，包括慢性非化脓性中耳炎和慢性化脓性中耳炎。慢性非化脓性中耳炎主要是以慢性分泌性中耳炎为代表。2012 年中耳炎临床分类和手术分型指南把中耳炎分型做了较大的改动。

（一）慢性化脓性中耳炎

慢性化脓性中耳炎（chronic suppurative otitis media）是中耳黏膜、骨膜或深达骨质的慢性化脓性炎症，常与慢性乳突炎合并存在。临床上常见，以耳内长期间断或持续性流脓，鼓膜穿孔和听力下降为特点；重者可以引起颅内、外并发症。

【病因】

1．急性化脓性中耳炎未获恰当而彻底的治疗，病程超过 8 周以上，或急性坏死性中耳炎，病变深达骨质者迁延为本病。

2．感染因素常见致病菌为变形杆菌、铜绿假单胞杆菌、大肠埃希菌、金黄色葡萄球菌等，其中革兰阴性杆菌较多，可有两种以上细菌混合感染。

3．中耳系统的通气引流通道阻塞在中耳炎病程中，中耳系统狭窄的通气引流通道（如鼓峡、鼓窦口等）很容易被水肿黏膜、包裹性积液、粘连或肉芽等炎性病变阻塞，使阻塞区域以上的结构如上鼓室、鼓窦、乳突气房等的炎性渗出液发生潴留，是促使慢性化脓性中耳炎形成的一个重要病因。

4．腺样体肥大、慢性扁桃体炎、慢性鼻窦炎等鼻、咽部疾病可能与本病的发生发展有关。

【病理及临床表现】

本病的主要病理变化为黏膜充血，增厚，有圆形细胞浸润，杯状细胞及腺体分泌活跃。病变可主要位于鼓室，也可侵犯中耳的其他部位。黏膜上皮遭破坏，炎症侵入其下方的骨质，如听小骨、鼓室壁甚至面神经骨管等，可发生慢性骨疡，局部有肉芽形成，少数有硬化灶或组织粘连并存。鼓膜边缘性穿孔或炎症持久不愈的大穿孔，黏膜破坏后可发生鳞状上皮化生，或继发中耳胆脂瘤。

临床特点：分为静止期和活动期。活动期间歇性或持续性耳流脓，量不等。上呼吸道感染时，脓量增多；脓液呈黏液性或黏脓性，一般无臭味；鼓膜穿孔位于紧张部，多呈中央性穿孔，大小不一（图 2-3-10 A、B）。听觉损伤一般为轻中度传导性聋。静止期期间可以没有耳流脓，仅表现为听力下降。查体可以看到鼓膜穿孔，鼓室黏膜清洁。颞骨 CT 扫描可以没有特殊改变，也可以表现为上鼓室、鼓窦及乳突内软组织影，可伴骨质破坏。

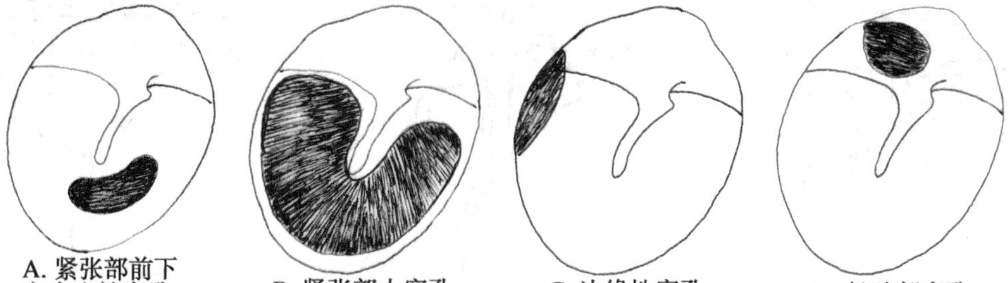

图 2-3-10 各种鼓膜穿孔示意图

（二）中耳胆脂瘤

案例 2-3-4

患者男性，56岁，左耳反复流脓30余年，脓有臭味，左耳听力下降，伴高调耳鸣，耳镜检查左耳外耳道湿润，可见灰白色豆渣样物，鼓膜松弛部穿孔，听力检查示左耳混合型听力下降，颞骨CT示左耳上鼓室、鼓窦及乳突软组织影，可见骨质破坏，边缘浓密整齐。

初步诊断：中耳胆脂瘤（左）

1. 该疾病如何治疗?

2. 该疾病如何与慢性化脓性中耳炎鉴别?

3. 该疾病手术中应注意什么问题

中耳胆脂瘤是复层鳞状上皮在中耳腔生长堆积成的团块，其外层由纤维组织包裹，内含脱落坏死上皮、角化物和胆固醇结晶，故称胆脂瘤，非真性肿瘤。胆脂瘤可对周围骨质产生破坏，炎症可由骨质破坏处向周围扩散，导致一系列颅内、外并发症。

胆脂瘤形成的确切机制尚不清楚，大致可分为原发性和继发性两类，主要的学说有：

1. 袋状内陷学说　由于咽鼓管通气功能不良，中耳腔长期处于负压状态；或中耳长期受到炎症的刺激，位于中、上鼓室间的鼓室隔处的黏膜、黏膜皱襞、韧带等组织增厚，甚至发生粘连，鼓前峡和鼓后峡因此而全部或部分闭锁，受上鼓室长期高负压的影响，鼓膜松弛部向鼓室内陷入，该处逐渐形成内陷囊袋。囊袋的内壁由鼓膜的表皮层组成，其上皮及角化物质可不断脱落；加之外耳道上皮因慢性炎症的影响而丧失其自洁能力，囊内角化物及上皮屑不能排出，囊腔的体积也渐扩大，最终形成胆脂瘤，即后天性原发性胆脂瘤（图 2-3-11）。这种胆脂瘤早期大多沿锤骨头颈，砧骨之外侧发展。

2. 上皮移行学说　具有鼓膜边缘性穿孔或大穿孔的慢性化脓性中耳炎，其外耳道及鼓膜的上皮沿边缘性穿孔的骨面向鼓室内移行生长，并逐渐伸达鼓室窦、鼓窦及乳突区，其上皮及角化物质脱落于该处而不能自洁，聚集成团，形成胆脂瘤，称为后天性继发性胆脂瘤。

3. 鳞状上皮化生学说　该学说认为，在慢性化脓性中耳炎时，听骨链区的炎性病变最严重，且多为顽固性病变，这些炎性病变长期浸润与刺激其相邻的鼓膜松弛部和鼓膜后上象限，引起外层鳞状上皮过度增生、角化、脱落而导致胆脂瘤形成。

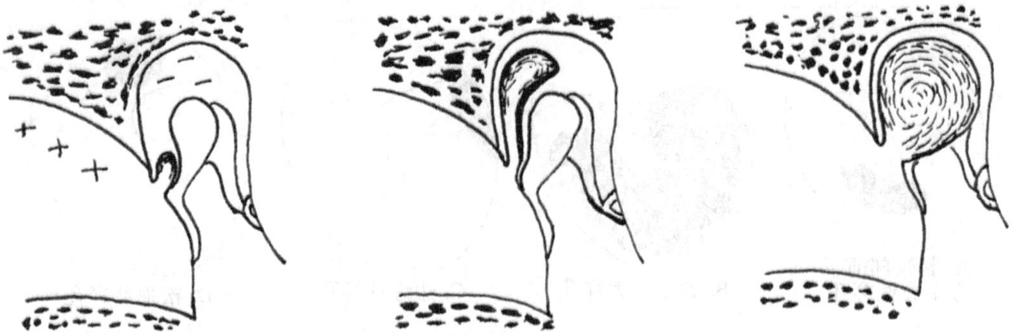

图 2-3-11　袋状内陷学说

4．基底细胞增殖学说　有人认为，鼓膜松弛部的上皮细胞通过增殖而形成上皮小柱，后者破坏基底膜后伸入上皮下组织，在此基础上形成胆脂瘤，为原发性胆脂瘤（primary cholesteatoma）。

【临床特点】

1．耳溢液　继发性胆脂瘤有耳内长期流脓，脓量多少不等，由于腐败菌的继发感染，脓液常有特殊的恶臭。后天原发性胆脂瘤早期无耳内流脓，合并感染时方有耳溢液。

2．听力下降　原发性上鼓室内的早期局限性胆脂瘤可无任何症状，不引起明显的听力下降。如听骨链遭破坏，则可因听力下降而首诊。继发性胆脂瘤一般均有较重的传导性或混合性听力损失。

3．耳鸣　可有高音调或低音调耳鸣。早期多不出现耳鸣。

【检查】

1．耳镜检查　鼓膜松弛部穿孔或紧张部后上方边缘性穿孔（图 2-3-10 C、D），或鼓膜大穿孔，从穿孔处可见鼓室内有灰白色鳞片状或豆渣样无定形物质，奇臭。穿孔处可伴有肉芽组织。早期原发性胆脂瘤，松弛部穿孔可被一层痂皮覆盖，如不除痂深究，常致误诊。大的胆脂瘤可致上鼓室外侧壁或外耳道后上骨壁破坏，或可见外耳道后上壁塌陷。

2．纯音测听　听力损失可轻可重，可为传导性或混合性，少数为感音性聋。

3．颞骨高分辨率 CT 扫描　示上鼓室、鼓窦或乳突内软组织影，可见骨质破坏区，其边缘浓密，整齐。

（三）中耳炎的诊断和鉴别诊断

【诊断】

根据病史及检查结果，诊断不难。

慢性化脓性中耳炎和中耳胆脂瘤的鉴别要点见表 2-3-1。

【鉴别诊断】

应与下列疾病相鉴别：

1．慢性鼓膜炎　耳内长期流脓，鼓膜上有较多肉芽，而颞骨 CT 示鼓室及乳突均正常。

2．中耳癌　多为鳞状细胞癌，好发于中年以上患者。耳内有血性分泌物及肉芽，伴耳痛，可出现同侧周围性面瘫及张口困难，晚期有Ⅵ、Ⅸ、Ⅹ、Ⅺ、Ⅻ脑神经症状。患者多有长期耳流脓史。检查见外耳道或鼓室内有新生物，触之易出血。影像学检查常可发现局部骨质破坏。新生物活检有助于确诊。

表 2-3-1 慢性化脓性中耳炎与中耳胆脂瘤鉴别要点

慢性化脓性中耳炎	中耳胆脂瘤
耳流脓多为间歇性或持续性持续性	如穿孔被痂皮所堵则表现为间歇性；原发性者早期不流脓
分泌物性质黏脓液，可以伴有血性分泌物，可以无臭味	脓性，可含“豆渣样物”，恶臭
听力一般为轻中度传导性	听力损失可轻可重，为传导性或混合性
鼓膜及鼓室紧张部中央性穿孔或边缘性穿孔	松弛部穿孔或紧张部后上边缘性穿孔，少数为大穿孔，鼓室内有灰白色鳞片状或无定形物质，亦可伴有肉芽
颞骨 CT 无骨质破坏或较少的骨质破坏	骨质破坏，边缘浓密，整齐
并发症很少	常有
治疗原则局部用药为主，可以手术治疗	尽早行乳突根治术

3．结核性中耳乳突炎　多继发于肺结核或其他部位的结核。起病隐袭，耳内脓液稀薄，鼓膜可为紧张部中央或边缘性穿孔，有时可见苍白肉芽。听力损失明显。乳突 X 线片提示骨质破坏或死骨形成。对肉芽组织进行病理学检查，或取分泌物涂片、培养、动物接种，多数可确诊。

（四）慢性中耳炎的治疗

治疗原则为消除病因，控制感染，清除病灶，通畅引流，尽可能恢复听力。

1．病因治疗　及时治愈急性化脓性中耳炎，并促使鼓膜愈合。积极治疗上呼吸道疾病，如慢性扁桃体炎、慢性腺样体炎、慢性鼻窦炎等。

2．非手术治疗　引流通畅者，以局部用药为主，炎症急性发作时，宜全身应用抗生素。如有条件，用药前先取脓液做细菌培养及药敏试验，以指导用药。

（1）局部用药：通常用 3% 双氧水洗耳，棉签拭干或用吸引器吸净，再滴入抗生素药水。按不同病变情况选择局部用药：①鼓室黏膜充血、水肿，有脓或黏液脓时用抗生素水溶液或抗生素与糖皮质激素类药物混合液滴耳。如 0.3% 氧氟沙星滴耳液、0.25% 氯霉素液、3% 林可霉素液、复方利福平滴耳液等，或根据中耳脓液的细菌培养及药物敏感试验结果，选择适当的抗生素药物。②对黏膜炎症逐渐消退，脓液减少，中耳潮湿者可用乙醇甘油制剂，如 3% 硼酸乙醇、3% 硼酸甘油等。

（2）局部用药注意事项：忌用耳毒性抗生素，如氨基糖苷类。一般不主张用粉剂，有堵塞鼓膜穿孔，甚至引起严重并发症之嫌。尽量避免滴用有色药物，以免妨碍局部观察。中耳腔内忌用含酚类、砷类腐蚀剂。

（3）滴耳法：患者取座位或卧位，病耳朝上。将耳廓向后上方轻轻牵拉，向外耳道内滴入药液 3 ～ 5 滴。然后以手指轻轻按压耳屏数次，促使药液经鼓膜穿孔处流入中耳，5 ～ 10min 后方可变换体位。使滴耳药液温度尽可能与体温接近，以免引起眩晕。抗生素水溶液不宜长期滴用。

3．手术治疗

（1）中耳有肉芽或息肉，或耳镜下虽未见明显肉芽或息肉，而经正规药物治疗无效，CT 示乳突病变明显者，应做乳突开放＋鼓室成形术。

（2）中耳炎症已完全吸收，遗留鼓膜紧张部中央性穿孔者，可行单纯鼓室成形术。

（3）对于中耳胆脂瘤应及早手术。手术治疗的目的：①彻底清除病变组织：对乳突和上、中、下、后鼓室，咽鼓管内的胆脂瘤、肉芽及病变骨质等，应完全、彻底地加以清除；②重建传音结构：在彻底清除病变组织的基础上，应尽可能地保留与传音结构有关的健康组织，如听小骨、残余鼓膜、咽鼓管黏膜、鼓室黏膜，乃至完整的外耳道及鼓沟等，并在此基础上同期或次期重建传音结构；③求得一干耳；④预防并发症。

四、慢性化脓性中耳炎并发症

（一）概述

慢性化脓性中耳炎可产生多种颅内、外并发症，简称耳源性并发症，重者危及生命，是耳鼻咽喉头颈外科常见的急重症之一。发病原因主要有中耳胆脂瘤或慢性化脓性中耳炎急性发作，导致乳突骨质破坏严重、脓液引流不畅；机体抵抗力差，致病菌毒力较强或对抗生素不敏感、具抗药性等因素。主要传播途径有（图 2-3-12）：

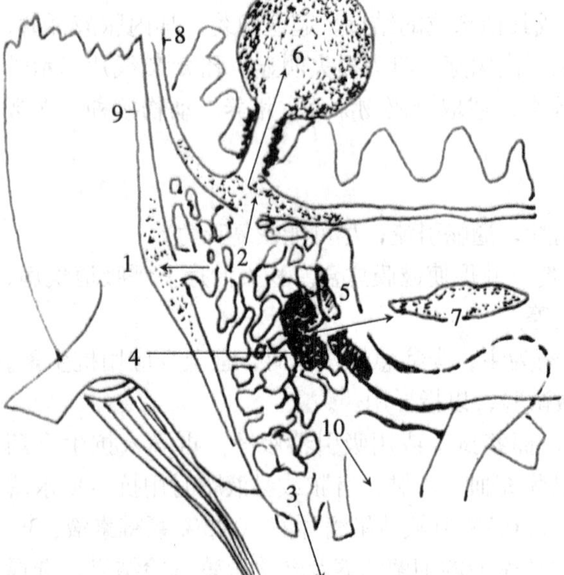

图 2-3-12 耳源性并发症扩散示意图

1．耳后骨膜下脓肿 2．硬脑膜外脓肿 3．颈深部脓肿（二腹肌外）4．乙状窦周围脓肿 5．乙状窦血栓性静脉炎 6．颞叶脓肿 7．小脑脓肿 8．硬脑膜 9．骨膜 10．颈深部脓肿(二腹肌内)

1．经破坏、缺损的骨壁 此途径最常见。脓液穿破乳突外侧壁骨质或乳突尖内侧骨壁，顺此进入耳后骨膜下或颈深部，在局部形成脓肿；半规管或面神经骨管遭到破坏，可导致迷路炎或面神经麻痹；胆脂瘤可破坏鼓室盖、乳突盖、乙状窦骨板，使中耳的化脓性炎症直接向颅内蔓延。

2．经正常的解剖窗隙 化脓性中耳炎的感染物和毒素可经前庭窗、蜗窗侵犯内耳，化脓性迷路炎可循蜗小管、前庭小管、内耳道等途径向颅内播散。

3．血行途径 中耳感染可直接通过血流或随血栓性静脉炎蔓延至颅内，或并发的脓毒败血症引起远离脏器的化脓感染，如肺炎、肺脓肿等。

（二）颅外并发症

1．耳后骨膜下脓肿

慢性化脓性中耳乳突炎急性发作时，乳突腔内蓄积的脓液经乳突外侧骨皮质破坏处流入耳后骨膜下，形成耳后骨膜下脓肿。脓肿穿破骨膜及耳后皮肤则形成耳后瘘管，可长期不愈。

【临床表现】

（1）耳后皮肤红、肿、疼痛，耳廓后沟消失，耳廓被推向前、外方；可伴同侧头痛及发热等全身症状（图 2-3-13）。

（2）骨膜未穿破者，触诊时波动感不明显；脓肿诊断性穿刺，可抽出脓液。

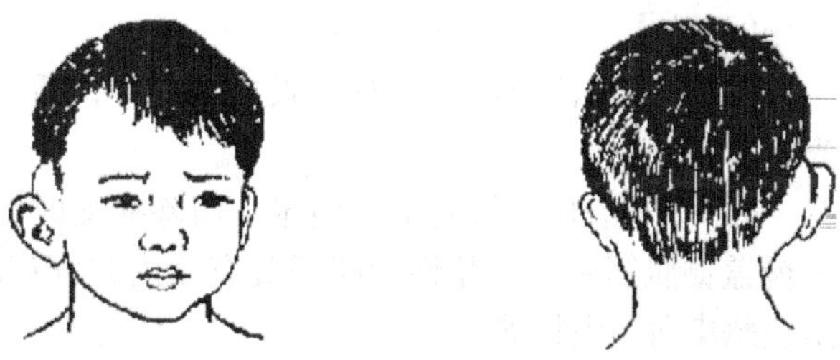

图 2-3-13 耳后骨膜下脓肿

【治疗】

在抗生素控制下，行乳突根治术、脓肿切开引流术。

2．颈部贝佐尔德脓肿乳突内蓄脓，可穿破乳突尖内侧的骨壁而流入胸锁乳突肌的内面，在耳下颈侧深部形成脓肿，称贝佐尔德脓肿（Bezold’s abscess）。

【临床表现】

（1）患侧乳突尖至下颌角水平处肿胀，压痛明显，颈部运动受限。

（2）由于脓肿位于胸锁乳突肌深面，故波动感不明显；穿刺抽脓，即可确诊。

【治疗】

在抗生素控制下，行乳突根治术的同时，颈部脓肿切开引流。

3．迷路炎

迷路炎是化脓性中耳乳突炎较常见的并发症。按病变范围及病理变化可分为局限性迷路炎、浆液性迷路炎及化脓性迷路炎。

（1）局限性迷路炎：亦称迷路瘘管，多因胆脂瘤或慢性骨炎破坏迷路骨壁，形成瘘管，使中耳与迷路骨内膜或外淋巴隙相通。

【临床表现】

1）阵发性眩晕，多在头或体位变动、压迫耳屏或耳内操作（如挖耳、洗耳等）时发作。

2）听力有不同程度减退，多为传导性聋。

3）瘘管试验诱发出眩晕和眼球偏斜，为瘘管试验阳性；前庭功能一般正常。

【治疗】

1）药物治疗：发作期给予抗生素加适量地塞米松，静脉滴注。

2）手术治疗：在足量抗生素控制下行乳突手术。

（2）浆液性迷路炎：是以浆液或浆液纤维素渗出为主的内耳弥漫性非化脓性炎症疾病。

【临床表现】

1）眩晕、恶心、呕吐、平衡失调。

2）听力明显减退，为感音神经性聋。

3）瘘试验可为阳性，前庭功能有不同程度减退。

【治疗】

1）对症治疗：如镇静药物、糖皮质激素类药物等。

2）并发于慢性中耳炎者，在足量抗生素控制下行乳突手术，迷路无需开放。

（3）化脓性迷路炎：化脓菌侵入内耳，引起迷路弥漫性化脓病变，称化脓性迷路炎。本病内耳终器全被破坏，其功能全部丧失。多因中耳感染扩散，或由浆液性迷路炎发展而来。

【临床表现】

1）严重眩晕，呕吐频繁，头部及全身稍活动时加剧。

2）听力完全丧失，可有耳深部疼痛。

3）自发性眼震初期向患侧，迷路破坏后可转向健侧；前庭功能检查、冷热试验患侧可无反应。

【治疗】

1）非手术治疗：足量抗生素控制感染，适当应用镇静剂如地西泮等，呕吐频繁者可适当输液。

2）手术治疗：行乳突根治术，清除病变时，不宜扰动瘘管内的纤维结缔组织，瘘管口可覆盖颞肌筋膜。化脓性迷路炎疑有颅内并发症时，应立即行迷路切开术，以利通畅引流，防止感染向颅内扩展。

4．耳源性面瘫

耳源性面瘫多由于急、慢性化脓性中耳炎或中耳胆脂瘤的炎症侵袭或直接压迫引起面神经水肿、损伤破坏所致。耳源性面瘫多为单侧性、周围性，一般为不完全性面瘫。

【临床表现】

（1）面瘫时，患侧面部运动障碍，致不能提额、皱眉，眼睑闭合不全，口歪向健侧，患侧口角下垂，鼻唇沟不显，不能做鼓腮及吹口哨等。

（2）面神经电图及肌电图检查可了解面神经变性、病损程度。

（3）X 线乳突摄片可见乳突骨质破坏。

【治疗】

（1）非手术治疗急性化脓性中耳炎引起的面瘫，一般经保守治疗，多能恢复。常用消炎药物、激素、神经营养药物、血管扩张药，配合理疗。

（2）手术治疗如属胆脂瘤或骨质破坏所引起者，应立即行乳突根治术，清除病变，并进行面神经探查、减压术或面神经移植术。

（三）颅内并发症

1．硬脑膜外脓肿

硬脑膜外脓肿是硬脑膜与颅骨之间或乙状窦与乙状窦骨板之间的感染化脓，后者又称乙状窦周围脓肿。

【临床表现】

（1）脓肿较小者多无明显症状，常在乳突手术中发现。

（2）脓肿增大后，出现低热、患侧头痛，局部可有叩痛。

（3）如脓肿较大，可出现颅内压增高症状。

（4）颞骨 CT 可见乳突骨质破坏。

【治疗】

行乳突根治术，如在术中发现鼓窦天盖或乙状窦骨板骨质破坏、脓液溢出，应除去骨板至暴露正常脑膜，以利引流。

2．乙状窦血栓性静脉炎

乙状窦血栓性静脉炎是伴有血栓形成的乙状窦静脉炎，右侧较多见，为常见的耳源性颅内并发症。

【临床表现】

（1）全身症状：典型者先有畏寒、寒战，继之高热，体温可达 40℃以上，数小时后大量出汗，体温骤降至正常。上述症状每日发作 1 ～ 2 次。由于大量抗生素的应用，此种体温变化可变得不典型，表现为低热。

（2）局部症状及体征：感染波及乳突导血管、颈内静脉及其周围淋巴结时，出现患侧耳后、枕后及颈部疼痛，乳突后方可有轻度水肿，同侧颈部可触及索状肿块，压痛明显。

（3）实验室检查：白细胞明显增多，多形核白细胞增多；寒战及高热时抽血做细菌培养，可为阳性。脑脊液常规检查多属正常。

（4）Tobey-Ayer 试验：腰椎穿刺，测脑脊液压力。压迫健侧颈内静脉，脑脊液压力迅速上升，可超出原压力的 1 ～ 2 倍。然后压迫患侧颈内静脉，若乙状窦内有闭塞性血栓形成，则脑脊液压力无明显改变或微升，此现象称 Tober-Ayer 试验阳性。

（5）眼底检查：患侧视盘可出现水肿，视网膜静脉扩张。压迫正常颈内静脉时，眼底静脉可有扩张，若压迫颈内静脉时眼底静脉无变化，表明颈内静脉有闭塞性血栓形成。此法称 Crowe 试验。

【治疗】

（1）非手术治疗：及早足量应用抗生素控制感染。对贫血患者，予输血等支持疗法。

（2）手术治疗：及时行乳突手术，探查乙状窦，清除病灶，通畅引流。窦内血栓一般不必取出。乳突术后症状不见减轻、患侧颈部压痛明显，或出现转移性脓肿时，应行患侧颈内静脉结扎术。

3．耳源性脑膜炎

耳源性脑膜炎是急性或慢性化脓性中耳乳突炎所并发的软脑膜、蛛网膜急性化脓性炎症，是一种常见的颅内并发症。中耳感染可通过各种途径直接侵犯软脑膜和蛛网膜，亦可通过所引起的其他并发症而间接地引起软脑膜炎。

【临床表现】

（1）高热、头痛、呕吐：起病时可有寒战，继之发热，体温可高达 40℃左右；头痛剧烈，为弥漫性全头痛，常以后枕部为重；呕吐呈喷射状，与饮食无关。

（2）可伴精神及神经症状：如烦躁不安、抽搐，重者谵妄、昏迷，以及出现相关的脑神经麻痹等。

（3）脑膜刺激征：颈项强直，甚者角弓反张。凯尔尼格（Kernig）征及布鲁津斯基（Brudzinskin）征阳性。

（4）实验室检查：脑脊液压力增高、混浊，细胞数增多，以多形核白细胞为主，蛋白质含量增高，糖含量降低，氯化物减少。细菌培养可为阳性。血中白细胞增多，多形核白细胞增加。

【治疗】

（1）非手术治疗足量应用抗生素及磺胺类药物控制感染，注意支持疗法及水和电解质平衡。必要时腰椎穿刺，注入适量抗生素。

（2）手术治疗在控制下行乳突探查、根治术；对骨质破坏者，除去骨板至正常脑膜暴露。

4．耳源性脑脓肿

耳源性脑脓肿为化脓性中耳乳突炎所并发的脑组织内的脓液积聚，约占脑脓肿发病率的 80%，是一严重、危险的并发症。多见于青壮年。脓肿多位于大脑颞叶及小脑，多由于中耳胆脂瘤破坏鼓室盖、鼓窦盖、乳突盖或破坏乙状窦、窦脑膜角骨板，炎症直接侵入脑组织所致。

【临床表现】

脑脓肿的临床表现可分为四期：

（1）起病期：约数天。有畏寒、发热、头痛、呕吐及轻度脑膜刺激征等早期局限性脑炎或脑膜炎的表现。

（2）潜伏期：持续 10 天至数周不等。多无明显症状，或有不规则头痛、低热，以及嗜睡、抑郁、烦躁、少语等精神症状。

（3）显症期：历时长短不一，脓肿形成，出现各种症状。

1）中毒性症状：如发热或体温正常或低于正常，食欲缺乏、全身无力等。

2）颅内压增高症状：①头痛剧烈，多为持续性，常于夜间加剧。②意识障碍，如表情淡漠、嗜睡，甚至昏迷。③呕吐为喷射状，与饮食无关。④脉搏迟缓，与体温不一致。⑤可出现视盘水肿。⑥其他：如打呵欠、频繁的无意识动作（挖鼻、触弄睾丸等）性格与行为改变等。

3）局灶性症状：局灶性症状出现可早可晚，亦可不明显。颞叶脓肿：①对侧肢体偏瘫；②对侧中枢性面瘫；③失语症；④对侧肢体强直性痉挛，同侧瞳孔散大或出现对侧锥体束征。小脑脓肿：①中枢性眼震；②同侧肢体肌张力减弱或消失；③共济失调，如指鼻不准、错指物位、轮替运动障碍、步态蹒跚等（图 2-3-14）。

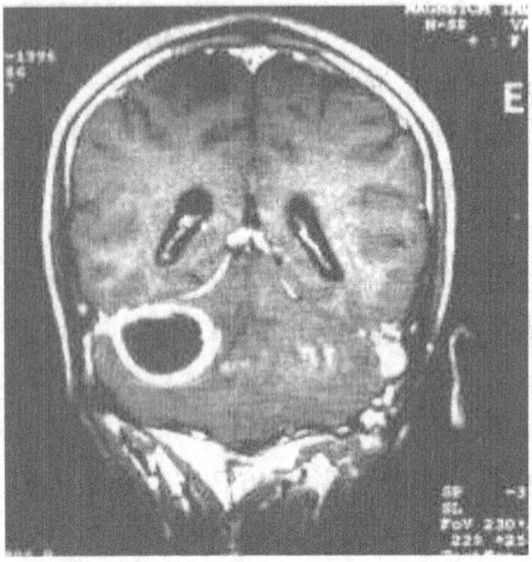

图 2-3-14　颞叶脓肿 MRI

4）终期常因脑疝形成或脑室炎、暴发性弥漫性脑膜炎死亡。

【诊断】

慢性化脓性中耳炎急性发作病程中，患者出现剧烈头痛、呕吐、神志迟钝、表情淡漠、嗜睡、脉缓等表现，虽尚无定位体征，应考虑到脑脓肿的可能，抓紧进一步检查确诊，必要时请神经外科协同诊治。

（1）头颅 CT 及 MRI 扫描：可显示脓肿大小、位置等情况，对脑脓肿早期定位诊断具有重要意义。

（2）经颈动脉脑血管造影：对大脑脓肿有诊断意义，但无助于小脑脓肿的诊断。

（3）脓肿诊断性穿刺：除颅底穿刺探查外，尚可经乳突腔做诊断性穿刺。

（4）颅内压增高者，腰椎穿刺要慎重，以防诱发脑疝。

【治疗】

（1）非手术治疗：开始可用大量广谱抗生素，以后参照细菌培养结果选用适当的抗生素。颅内压增高时，可用脱水疗法以降低颅内压，如用 20% 甘露醇与 50% 葡萄糖静脉交替注射，用 25% 山梨醇、30% 尿素，酌情应用类固醇激素类药物等。注意支持疗法及水与电解质平衡。

（2）手术治疗：及时行乳突探查术，清除乳突病灶，除去破坏的骨板至暴露正常脑膜，自乳突腔穿刺、切开排脓。若病情重笃，出现脑疝或脑疝危象，应立即气管插管，给氧，紧急由神经外科行钻颅穿刺抽脓，或做侧脑室引流术，抢救生命。经反复穿刺抽脓无效或为多房性脓肿等，宜请神经外科开颅摘除脓肿。

（王宁宇　王　辉）

知识链接

中耳炎临床分类和手术分型指南（2012）

中华医学会耳鼻咽喉头颈外科学分会耳科学组
中华耳鼻咽喉头颈外科杂志编辑委员会耳科组

一、中耳炎临床分类

（一）分泌性中耳炎

（二）化脓性中耳炎

1. 急性化脓性中耳炎

2. 慢性化脓性中耳炎：①静止期；②活动期

（三）中耳胆脂瘤

（四）特殊类型中耳炎

1. 结核性中耳炎

2. AIDS 中耳炎

3. 梅毒性中耳炎

4. 真菌性中耳炎

5. 坏死性中耳炎

6. 放射性中耳炎

7. 气压性中耳炎

二、中耳炎并发症

（一）颅外并发症

1. 颞骨外并发症：①耳周骨膜下脓肿；② Bezold 脓肿；③ Mouret 脓肿

2. 颞骨内并发症：①周围性面神经麻痹；②迷路炎：a. 迷路瘘管，b. 化脓性迷路炎；③岩尖炎

（二）颅内并发症

1. 硬脑膜外脓肿

2. 硬脑膜下脓肿

3. 脑膜炎

4. 乙状窦血栓性静脉炎

5. 脑脓肿：①大脑脓肿；②小脑脓肿

6. 脑积水

三、中耳炎后遗疾病

（一）不张性/粘连性中耳炎

（二）鼓室硬化

（三）中耳胆固醇肉芽肿

（四）隐匿性中耳炎

四、中耳炎手术分型

（一）鼓室成形术

Ⅰ型：单纯鼓膜成形，不需要重建听骨链

知识链接

Ⅱ型：底板活动，镫骨上结构存在
Ⅲ型：底板活动，镫骨上结构缺如
（二）中耳病变切除术
1. 乳突切开术
2. 乳突根治术
3. 改良乳突根治术（Bondy 手术）
（三）中耳病变切除＋鼓室成形术
1. 完壁式乳突切开＋鼓室成形术
2. 开放式乳突切开＋鼓室成形术
3. 完桥式乳突切开＋鼓室成形术
4. 上鼓室切开＋鼓室成形术
（四）其他中耳炎相关手术
1. 鼓室探查术
2. 耳甲腔成形术
3. 外耳道成形术
4. 外耳道后壁重建术
5. 乳突缩窄术
6. 中耳封闭术

第五节　耳硬化症

学习目标

1. 掌握耳硬化症的临床特点和诊断。
2. 熟悉耳硬化症的鉴别。
3. 了解耳硬化症的治疗。

耳硬化症（otosclerosis）是一种原发于内耳骨迷路的局灶性病变，原因不明。以内耳骨迷路密质骨出现灶性疏松、呈海绵状变性为特征，又称为耳海绵症。主要表现为双耳不对称性进行性传导性聋，晚期可出现感音神经性聋。临床耳硬化症的发病率随不同种族和地区而不同。文献报道，白种人发病率最高，为 0.3% ～ 0.5%，黄种人为低发种族。20 ～ 40 岁为高发年龄。性别差异报道不一，国外报道白种人男女比例约为 1 ∶ 2，而我国男女比例约为 2 ∶ 1。

【病因】

尚未明确，有以下学说：

1．遗传学说　耳硬化症发病率存在种族及家系差异，有学者认为是常染色体显性或隐性遗传。近年分子生物学研究发现，半数以上病例存在异常基因。

2．内分泌学说　本病多见于青春发育期，以女性发病率高，且妊娠、分娩与绝经都可使病情加重，因此推测与内分泌代谢紊乱有关。

3．骨迷路成骨不全　前窗裂为正常成人骨迷路结构，终身存在，但在某种因素作用下，前窗裂内纤维结缔组织束及软骨组织可骨化成硬化病灶，临床及颞骨病理所见病灶多由此开始。

4．自身免疫因素及其他　有学者发现耳硬化症病灶与类风湿关节炎等病理变化相似，属于胶原性疾病或间质性疾病；还有人发现，酶代谢紊乱是使镫骨固定形成的原因；还有学者认为其与流行性腮腺炎病毒、麻疹病毒、风疹病毒感染有关。

【病理】

骨迷路的骨壁由骨外膜层、内生软骨层和骨内膜层构成。耳硬化病灶常始于中间的内生软骨层，可波及内、外层。70% ~ 90% 发生于前庭裂，侵犯环韧带及镫骨足板致声音传导障碍，40% 病例在蜗窗或蜗管上有病灶，少数尚可见于内听道壁中。病理学可分为三个时期：①充血期：内生软骨层内的正常骨质由于多种酶的作用发生局灶性分解和吸收，血管形成增多、充血。②海绵化期：为活动期，正常骨质分解、吸收，代之以疏松的海绵状骨。病灶内充满大量血管腔隙和不成熟网状骨。腔隙内含有大量破骨细胞、成骨细胞和纤维组织。网状骨为疏松骨质，胶原纤维无规则穿行其间。③硬化期：血管间隙减少，骨质沉着，原纤维呈编织状，形成致密、硬化新骨。姜泗长将耳硬化病灶病理变化归纳为活动型、中间型、静止型和混合型。

耳硬化症病变呈局灶性发展缓慢者多，也有进展较快者。临床上常见的镫骨性耳硬化症，病灶侵犯前庭窗龛、环韧带及镫骨，使镫骨活动受限。耳蜗性或迷路性耳硬化症，病灶发生在蜗窗、蜗管、半规管及内听道骨壁，病灶侵及内骨膜和骨层，可直接影响基底膜活动及内耳供血，并向外淋巴液释放有毒物质，损伤血管纹及听觉毛细胞，产生眩晕及感音性听力下降。

【临床表现】

1．耳聋　无诱因双耳同时或先后呈缓慢进行性听力减退，起病隐袭，发病时间常不明确。

2．耳鸣　常与耳聋同时存在，持续性或间歇性；以低调耳鸣为主，高调耳鸣提示耳蜗受侵。

3．威利斯误听（Willis paracusis）　临床耳硬化症主要为传导聋，患者在一般环境中听辨语言困难，在嘈杂环境中听觉反较安静环境为佳，此为威利斯误听，出现率为 20% ~ 80%。

4．眩晕　若病灶侵犯前庭神经，可有眩晕，可能与半规管受累或迷路水肿有关。前庭功能检查正常，多数患者手术后眩晕可消失。

【检查】

1．耳部检查　耳道较宽大，皮肤薄而毛稀。鼓膜完整，位置及活动良好，光泽正常或略显菲薄，部分患者可见 Schwartze 征，为鼓岬活动病灶区黏膜充血的反映。

2．听功能检查

（1）音叉检查：呈 Bezold 三征，即低频听阈提高、骨导延长及 Rinne 试验阴性；常用

256Hz 或 512Hz 音叉进行检查。Gelle 试验：被用来检查镫骨是否固定。Weber 试验：偏向听力差侧。Rinne 试验：阴性，骨导大于气导（B.C ＞ A.C）。Schwabach 试验：骨导延长。Gelle 试验：阴性，但须注意假阴性。

（2）纯音听阈：典型分为上升型、平坦型和下降型。可出现特征性的卡哈切迹（Carhart notch），表现为 0.5 ~ 2kHz 不同程度下降，但 4kHz 接近正常。

3．声导抗测试鼓室图　早期为 A 型，随镫骨固定程度加重，可出现 As 型；鼓膜萎缩者表现为 Ad 型曲线。声顺值：正常。镫骨肌反射：早期镫骨肌反射阈升高，呈“起止”双曲线；而后即消失，不能引出。

4．影像学检查

CT 及多排螺旋 CT 多平面重建（MPRP）检查：在 0.625mm 薄层 CT 片可见前庭窗、蜗窗、耳蜗骨迷路耳硬化症病灶，表现为前庭窗扩大或缩小，耳蜗骨迷路边缘不整，呈条状密度减低或双环状改变。MPRP 可显示颞骨解剖及变异，有利于制订手术方案。但耳硬化症影像表现为非特异性征象，需与其他疾病鉴别。前庭窗型耳硬化症需与耳囊内局限性低密度鉴别，后者是耳囊的先天性变异或耳囊骨化延迟所致，儿童常见，临床亦无耳硬化症表现。耳蜗型耳硬化症海绵化期要与累及双侧耳囊的对称性、弥漫性脱钙疾病（如成骨不全、Paget 病、梅毒、颞骨溶骨性转移）相鉴别（图 2-3-15 ~ 17）。

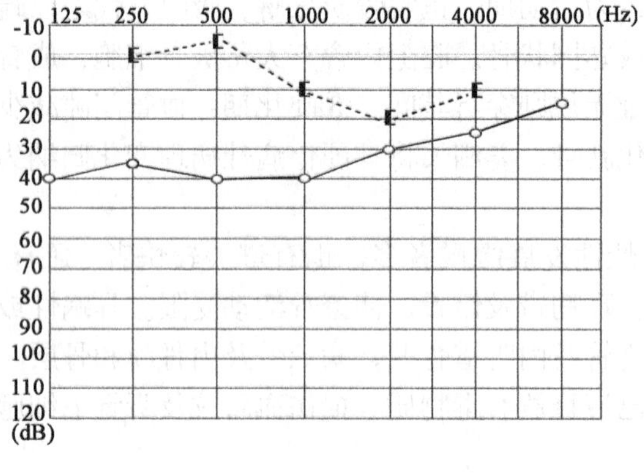

图 2-3-15　耳硬化症早期听力图

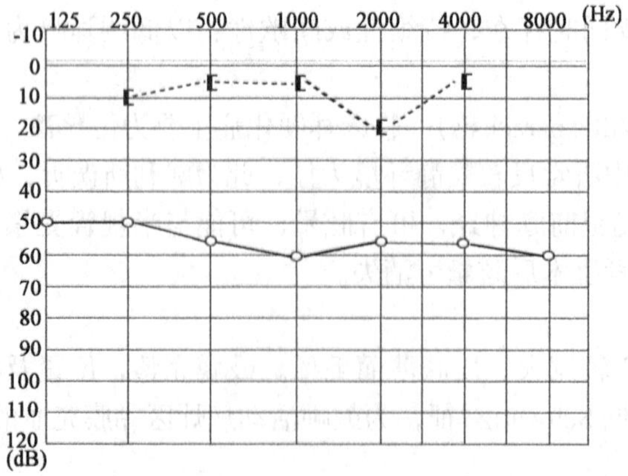

图 2-3-16　耳硬化症中期听力图

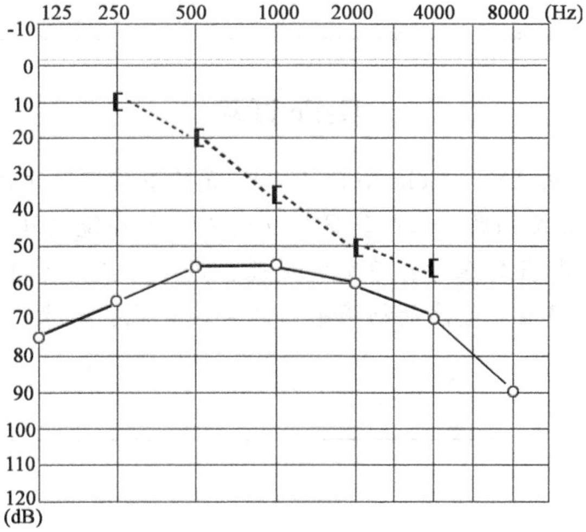

图 2-3-17 耳硬化症中晚期听力图

【诊断与鉴别诊断】

病史中无诱因出现两耳不对称进行性传导性聋及低频耳鸣，鼓膜正常，咽鼓管功能良好，音叉检查显示 Bezold 三征，Gelle 试验阴性，纯音骨导听力曲线有卡哈切迹，可诊断为镫骨型耳硬化症。需与中耳畸形、前庭窗闭锁、分泌性或粘连性中耳炎、鼓室硬化症、后天原发性上鼓室胆脂瘤、van der Hoeve 综合征、Paget 病鉴别。无明显原因出现与年龄不一致的双耳进行性感音神经性聋，鼓膜完整，有 Schwartze 征，听力图气、骨导均下降但部分频率（主要是低频）骨、气导差＞ 20dB HL，有家族性耳硬化症病史者，应考虑耳蜗型或晚期耳硬化症；影像学检查发现骨迷路或内听道骨壁有骨质不均匀、骨腔变形等表现者，可确诊为迷路型耳硬化症。迷路型耳硬化症需要与迟发性遗传性感音神经性聋、慢性耳中毒以及全身性疾病如糖尿病等因素所致的进行性耳聋相鉴别。

【治疗】

1．保守治疗

（1）药物治疗：氟化钠 8.3mg、碳酸钠 364mg 口服，每日 3 次，持续半年后减量，维持量 2 年，同时使用维生素 D，据称可使病变进展停止。氟化钠对耳蜗型耳硬化症的疗效尚不确定。

（2）配戴助听器：对有手术禁忌证或拒绝手术治疗的患者，可配戴助听器。

2．手术治疗　手术适应证是镫骨型耳硬化症，手术效果主要取决于临床分期、术式的选择。手术方式包括镫骨手术和内耳开窗术。

知识链接

Gelle 试验

Gelle 试验又名盖莱试验（Gelle test，GT），是检查镫骨有无固定的试验方法。

将振动的 C256 音叉柄底放在鼓窦区，同时以鼓气耳镜向外耳道交替加压和减压，若声音强弱波动，亦即当加压时骨导听觉减低，减压时恢复，即为阳性。若加压、减压声音无变化，则为阴性。该法最初用来诊断耳硬化症，后来发现凡听骨链固定均可以出现阴性结果。

思考题

1. 为什么耳硬化症的患者会出现 Gelle 试验阴性？
2. 除了耳硬化症，还有哪种疾病可以表现为 Gelle 试验阴性？

（孙建军　刘　亮）

第六节　耳源性眩晕

学习目标

1. 掌握良性阵发性位置性眩晕的临床表现及体位训练方法。
2. 熟悉梅尼埃病的诊断。
3. 了解梅尼埃病的治疗原则。

一、梅尼埃病

案例 2-3-5

患者，女性，41岁，反复发作阵发性眩晕10年，伴听力下降5年，加重1年就诊。患者10年前无明显诱因出现眩晕，视物旋转，伴有左耳鸣、耳闷感及恶心、呕吐，持续1～2小时后眩晕明显缓解，耳鸣、耳闷和头晕不适感持续3～5天后亦自行缓解，当时未行听力测试。10年来上述症状反复发作，每年1～2次，5年前出现左耳听力下降，耳鸣变为持续性。近一年发作频繁，左耳听力进一步下降。专科检查：双侧外耳道、鼓膜未见明显异常。纯音测听，左耳重度感音神经性耳聋，听力曲线为平坦型，前庭功能检查左耳半规管功能低下。初步诊断：梅尼埃病。

案例 2-3-5

问题：

1．该患者的诊断依据是什么？

2．为进一步明确诊断，还可进行哪些检查？

梅尼埃病（Meniere disease）是一种原因不明的、以特发性膜迷路积水为主要病理特征的内耳病，临床表现为反复发作的旋转性眩晕，波动性感音神经性听力损失，耳鸣和（或）耳胀满感。

文献报道该病发病率差异较大，为（7.5 ~ 218)/10 万人。发病年龄差异较大，为 4 ~ 90 岁；多发于中年，发病高峰年龄为 40 ~ 60 岁；男女发病比例为（1 ~ 1.3）：1。一般单耳发病，随着病程延长，可出现双耳受累。

【病因】

迄今不明。内淋巴由耳蜗血管纹及前庭暗细胞产生后，通过局部环流及纵流方式达内淋巴囊被吸收，借以维持其容量的恒定。梅尼埃病的发病机制主要是内淋巴产生和吸收失衡。主要学说如下：

1．内淋巴管机械阻塞与内淋巴吸收障碍　内淋巴纵流任何部位的狭窄或梗阻，如内淋巴囊发育不良、炎性纤维变性增厚等，都可能引起内淋巴管机械性阻塞或内淋巴吸收障碍，是膜迷路积水的主要原因。

2．免疫反应学说　研究证实，内耳能接受抗原刺激并产生免疫应答，以不同方式进入内耳或由其本身产生的抗原，能刺激聚集在血管、内淋巴管和内淋巴囊周围的免疫活性细胞产生抗体。内耳局部产生的抗体在血管纹中产生抗原 - 抗体反应，可引起膜迷路积水。

3．内耳缺血学说　自主神经功能紊乱、内耳小血管痉挛可以导致内耳及内淋巴囊微循环障碍，引起组织缺氧、代谢紊乱、内淋巴渗透压增高，外淋巴及血液中的液体移入，造成容纳内淋巴液的膜迷路积水。

【病理】

基本病理表现为膜迷路积水膨大，膜蜗管和球囊较椭圆囊和壶腹明显。膜蜗管膨大，前庭膜被推向前庭阶，前庭膜内皮细胞增生。球囊膨大，充满前庭，向外抵达镫骨足板，向后上压挤椭圆囊使之扭曲移位。内淋巴压力极高时可使前庭膜破裂，内、外淋巴混合，尤其当膜迷路反复破裂或长期不愈时，血管纹、盖膜、耳蜗毛细胞及其支持细胞、传入神经纤维及其螺旋神经节细胞均可退变。前庭终器病变常较耳蜗为轻。内、外淋巴交混导致离子平衡破坏、生化紊乱是梅尼埃病临床发病的病理基础。

【临床表现】

典型临床表现包括发作性眩晕，波动性、渐进性听力下降，耳鸣以及耳胀满感。

1．眩晕　突发旋转性眩晕伴有恶心、呕吐等自主神经症状。睁眼转头时加剧，闭目静卧时减轻。患者神志清醒。眩晕持续时间短暂，通常 2 ~ 3 小时转入缓解期，持续超过 24 小时者较少见。眩晕常反复发作。

2．听力下降　初期可无自觉耳聋，多次发作后始感明显。一般为单侧，发作期加重，间歇期减轻，呈明显波动性听力下降。听力丧失的程度随发作次数的增加而加重，但极少全聋。

3．耳鸣 多出现在眩晕发作之前。初为持续性低调吹风声或流水声，后转为高音调蝉鸣声或气笛声。耳鸣在眩晕发作时加剧，间歇期自然缓解，但常不消失。

4．耳胀满感 发作期患耳内或头部有胀满、沉重感，有时感耳周灼痛。

【检查】

1．耳镜检查 鼓膜正常。鼓室导抗图正常。咽鼓管功能良好。

2．前庭功能检查 冷热试验正常或异常，有优势偏向。镫骨足板与膨胀的球囊粘连时，增减外耳道气压时诱发眩晕与眼震，称 Henenbert 征（Henenbert sign）阳性。

3．听力学检查 呈感音神经性聋表现，纯音听力图早期为上升型，晚期可呈平坦型或下降型。阈上功能检查有重振现象，音衰试验正常。耳蜗电图 -SP 增大、SP-AP 复合波增宽，-SP/AP 比值增加（-SP/AP ＞ 0.4），AP 的振幅 - 声强函数曲线异常陡峭。

4．甘油脱水剂试验 目的是通过减少异常增加的内淋巴而检测听觉功能的变化，协助诊断。阳性率为 57% ～ 75%。听力损害轻微或重度无波动者，结果可能为阴性；服用甘油后耳蜗电图中 -SP 幅值减小、耳声发射由无到有，均可作为阳性结果的客观依据。

5．颞骨 CT 偶显示前庭导水管周围气化差，导水管短而直。

6．膜迷路 MRI 成像部分患者可显示前庭导水管变直、变细。

【诊断与鉴别诊断】

梅尼埃病诊断主要依靠详实的病史、全面的检查和仔细的鉴别诊断，在排除其他可引起眩晕的疾病后做出临床诊断。中华医学会耳鼻咽喉科学分会及《中华耳鼻咽喉科杂志》编委会 2006 年贵阳会议制定出梅尼埃病的诊断依据如下：

1．诊断依据

（1）发作性旋转性眩晕 2 次或 2 次以上，每次持续 20 分钟至数小时。常伴自主神经功能紊乱和平衡障碍。无意识丧失。

（2）波动性听力损失，早期多为低频听力损失，随病情进展听力损失逐渐加重。至少 2 次纯音测听为感音神经性听力损失，可出现听觉重振现象。伴有耳鸣和（或）耳胀满感。

（3）排除其他疾病引起的眩晕，如良性阵发性位置性眩晕、迷路炎、前庭神经元炎、药物中毒性眩晕、突发性聋、椎基底动脉供血不足和颅内占位性病变等。

2．临床分期

（1）早期：间歇期听力正常或有轻度低频听力损失。

（2）中期：间歇期低、高频率均有听力损失。

（3）晚期：全频听力损失达中重度以上，无听力波动。

3．可疑诊断（梅尼埃病待诊）

（1）仅有 1 次眩晕发作，纯音测听为感音神经性听力损失，伴有耳鸣和耳胀满感。

（2）发作性眩晕 2 次或 2 次以上，每次持续 20 分钟至数小时。听力正常，不伴有耳鸣和耳胀满感。

（3）波动性低频感音神经性听力损失。可出现重振现象。无明显眩晕发作。符合以上任何一条为可疑诊断。

对于可疑诊断者根据条件可进一步行甘油试验、耳蜗电图、耳声发射及前庭功能检查。

4．常见周围性眩晕疾病鉴别

（1）良性阵发性位置性眩晕：系特定头位诱发的短暂（数秒钟）阵发性眩晕，伴有眼震。常由于内耳耳石器供血不足或头颅外伤、耳石微粒沉积于后半规管的嵴顶，称为嵴顶结石症。由于不具耳蜗症状而易与梅尼埃病相鉴别。

（2）前庭神经元炎：常起于感冒后，病毒感染所致。临床上以突发眩晕，向健侧的自发性眼震，恶心、呕吐为特征。前庭功能减弱而无耳鸣和耳聋。数天后症状逐渐缓解，但可转变为持续数月的位置性眩晕。痊愈后极少复发。该病无耳蜗症状是与梅尼埃病的主要鉴别点。

（3）前庭药物中毒：有应用耳毒性药物的病史，眩晕起病慢、程度轻、持续时间长，非发作性，可因逐渐被代偿而缓解，伴耳聋和耳鸣。

（4）突发性聋：约半数突发性聋患者伴眩晕，但极少反复发作。听力损失快而重，以高频为主，无波动（参见本书相关章节）。

（5）迟发性膜迷路积水：此症先出现单耳或双耳听力下降，一至数年后出现发作性眩晕。头部外伤、迷路炎、乳突炎、中耳炎，甚至白喉等可为其病因。

（6）Hunt 综合征：有轻度眩晕、耳鸣和听力障碍，耳廓或其周围皮肤的带状疱疹及周围性面瘫有助于鉴别。

（7）Cogan 综合征：眩晕及双侧耳鸣、耳聋，非梅毒性角膜实质炎与脉管炎为其特点，糖皮质激素治疗效果显著，可资区别。

（8）外淋巴瘘：蜗窗或前庭窗自发性或继发性（继手术、外伤等之后的）外淋巴瘘，除波动性听力减退外，可合并眩晕及平衡障碍。可疑者宜行窗膜探查证实并修补之。

（9）听神经瘤：早期可出现感音神经性耳聋、耳鸣和平衡障碍。听觉脑干诱发电位、前庭功能检查和内听道、小脑脑桥角影像学检查可以鉴别。

【治疗】

目前多采用药物治疗、中耳压力治疗和手术治疗。

1．药物治疗

（1）一般治疗：发作期应卧床休息、低盐饮食和心理精神治疗等。

（2）对症治疗药物：前庭神经抑制剂，如地西泮、地芬尼，仅在急性发作期使用。还可使用抗胆碱能药如山莨菪碱和东莨菪碱，血管扩张药及钙离子拮抗剂如氟桂利嗪尼莫地平等，利尿脱水药如氯噻酮 70% 硝酸异山梨醇等。依他尼酸和呋塞米等因有耳毒性而不宜采用。

（3）中耳给药治疗：鼓室注射药物，利用圆窗膜的半渗透作用原理，使药物进入内耳达到治疗目的。常用药物为庆大霉素和地塞米松。

2．中耳压力治疗　低压脉冲发生器是一种便携式装置，通过鼓膜通气管将低频、低振幅压力脉冲传输到鼓室并作用于圆窗，从而产生外淋巴液的位移运动，引起内淋巴液向内淋巴管、内淋巴囊的纵流和吸收以及局部环流和吸收，减少内淋巴液，改善膜迷路积水；同时使内耳淋巴液动态平衡，达到治疗梅尼埃病的目的。

3．手术治疗　凡眩晕发作频繁、剧烈，长期治疗无效，耳鸣且耳聋严重者，可考虑手术治疗。手术方法较多，宜先选用破坏性较小又能保存听力的术式。听力保存手术可按是否保存前庭功能而分两个亚类。前庭功能保存类：①内淋巴囊减压术；②内淋巴分流术等。前庭功能破坏类：①经过电凝、冷冻或超声破坏前庭或半规管的膜迷路；②化学药物前庭破坏术；③各种进路的前庭神经切除术等。②非听力保存手术：即迷路切除术。

4．前庭康复迷路切除的患者具有进行前庭康复治疗的良好适应证。

二、良性阵发性位置性眩晕

案例 2-3-6

患者女性，56岁，阵发性眩晕3天，起床及左侧卧位易发作，伴视物旋转，每次发作持续5～10秒钟，静卧可缓解，发作时意识清醒，耳内镜检查左侧外耳道通常，鼓膜完整，标志清晰，纯音测听无明显听力下降。

初步诊断：BPPV

问题：

1．该疾病如何明确诊断？

2．明确诊断后该如何治疗？

3．该疾病应与哪些疾病相鉴别？

良性阵发性位置性眩晕（benign paroxysmal positional vertigo，BPPV）是指头部运动到某一特定位置时诱发的短暂的眩晕，是一种具有自限性的周围性前庭疾病。由于征象是在头部运动过程中出现，故有变位性眩晕之称。本病是最常见的周围性眩晕疾病之一。眩晕患者中，BPPV 占 17% ～ 22%，占周围性前庭疾病的 20% ～ 40%。女性多于男性，男女比例约为 1 ： 2，发病高峰期在 40 ～ 50 岁。多发生于后半规管，其次是外半规管，前半规管最少。

【病因】

BPPV 的确切病因还不清楚，半数患者与头外伤、病毒性神经炎、椎基底动脉短暂缺血、内耳血液循环障碍，以及耳部其他疾病如中耳乳突炎症、耳部手术后等有关，或继发于这些疾病。

【发病机制】

有关 BPPV 的各种发病学说中有耳石移位活动学说、重力嵴顶学说、黏滞性增加学说、双侧前庭不对称学说等，但以嵴顶结石症和管结石症学说最受关注。嵴顶结石症学说：Schuknecht 在颞骨组织学观察中发现，有位觉砂样物质沉积于后半规管的壶腹嵴终顶内，提出后半规管壶腹嵴为位置性眩晕的病变部位。他认为变性脱落的耳石碎片沉积在后半规管的壶腹嵴终顶内，使壶腹嵴顶成为重力敏感区，比重超出了周围的内淋巴，头位变化即可导致位置反应增强，同时伴有朝向壶腹嵴受刺激方向的眼震。管结石症学说：认为由于密度高于内淋巴的耳石碎片自由漂浮于半规管腔内，当头部沿半规管平面移动时，耳石受角加速度和重力的作用而沉积于半规管较低的部位，并同时引起内淋巴流动及终顶的倾斜，壶腹嵴感觉毛细胞受到刺激引发眩晕和眼震。两种学说：主要区别在于耳石沉积的部位是黏附在嵴顶还是漂浮于半规管腔内，如有大量耳石微粒，则可能同时发生。

【分类】

最常见以下四种类型：①后半规管良性阵发性位置性眩晕（PC-BPPV）；②前半规管良性阵发性位置性眩晕（SC-BPPV）；③外半规管良性阵发性位置性眩晕（HCBPPV）；④混合型良性阵发性位置性眩晕（MC-BPPV）。以上四种类型可单侧发病，也可双侧发病，其中后半规管发病率最高。

【临床表现】

1．症状　患者因头位改变，如突然坐位躺下、躺卧位至坐位、抬头、低头、翻身，引起突发性剧烈旋转性眩晕，常持续 60 秒之内，伴眼震，可伴恶心及呕吐。发病急，发病前无任何先兆，重复诱发头位时眩晕再度出现。改变出现眩晕的头位后，眩晕会逐渐减轻或消失。患者常可察觉在呈某一头位或侧身时出现眩晕。病程可为数小时、数天，甚至数月、数年不等。本病症状可呈周期性加重或自发缓解，缓解期可无任何症状。因受累半规管不同，症状略有差异。

2．检查

（1）变位试验

1）Dix-Hallpike 试验：本试验是 BPPV 诊断中最常用的检查方法之一。具体操作：①患者取正坐位于检查床上，直视前方，检查者位于患者斜前方，双手把持其头部，头转向右耳 45°，使头位与矢状面呈 45°；②保持头位不变，同时迅速将体位改变成仰卧位，头向后悬垂于床外，头位低于床面 30° 并始终保持右侧 45° 不变，注意观察有无眩晕及眼震；③保持头位，迅速恢复坐位，再次观察有无眩晕及眼震。因考虑眩晕可能存在潜伏期，检查时每种体位应需观察 30 秒；稍休息后再重复头位检查，用以观察有无疲劳现象。随后依法检查对侧（图 2-3-18）。本检查方法可使后半规管处于垂直状态，使管石最大限度地下沉，前半规管也处于相对垂直的位置。后半规管 BPPV 表现为向地、扭转向上性眼震，前半规管 BPPV 出现离地、扭转向下性眼震。因此，该体位检查适用于前半规管和后半规管 BPPV 的诊断与鉴别。检查者也可用 Frenzel 眼镜或眼震电图视频眼震电图记录监测眼震。

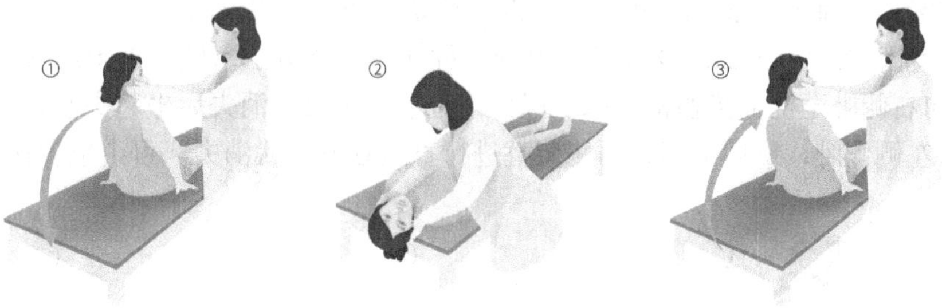

图 2-3-18　Dix-Hallpike 试验

2）滚转试验（roll maneuver）：本试验是检查和诊断水平半规管 BPPV 的经典方法。患者端坐于检查床上，检查者辅助其迅速仰卧，鼻尖向上，仰卧后快速向右转头使右耳向下，观察眼震及眩晕情况，1 分钟后转到仰卧位；回到仰卧位，快速将头向左侧转 90°，转向左耳向下 1 分钟，最后回到仰卧位，再以相反的转头顺序重复上述检查。滚转试验中头位前倾 30°，使水平半规管处于最佳的悬垂位，耳石易受重力作用，刺激受累半规管而诱发特征性眼震（图 2-3-19）。眼震表现为水平向地（或水平离地）眼震。

3）侧卧试验（side lying maneuver）：用于检查前半规管。患者坐于检查床上，检查者面向患者，双手扶其头部，按以下姿势变位：坐位 - 右侧卧位，头左转 45°（第一头位）- 坐位（第二头位）- 左侧卧位，头右转 45°（次第一头位）- 坐位（次第二头位）。每个体位持续 40 秒。试验在第一头位时检查上方耳的前垂直半规管和向下耳的后垂直半规管，原理同 Dix-

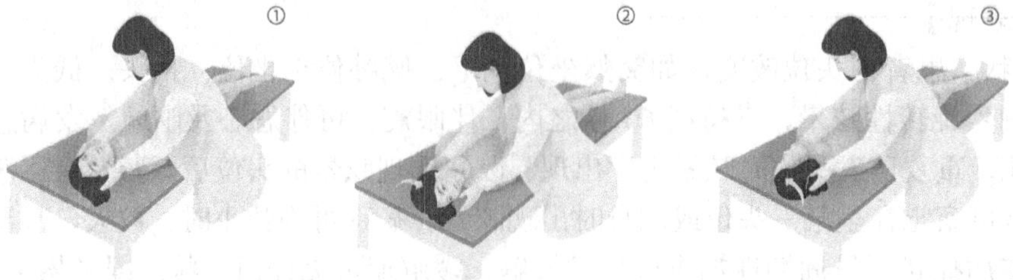

图 2-3-19　滚转试验

Hallpike 试验。

（2）听力学检查：一般无听力学异常改变，如继发于耳科疾病，可出现患耳听力异常。

（3）其他：前庭功能检查、头部 CT 和 MRI 检查主要用于鉴别诊断或病因诊断。

【诊断】

我国于 2006 年制定了 BPPV 的诊断依据（中华医学会耳鼻咽喉科学分会及《中华耳鼻咽喉头颈外科杂志》编辑委员会），如下：

1．有头部运动到某一特定位置出现短暂眩晕的病史。

2．变位性眼震试验显示上述眼震特点，且具有短潜伏期（< 30 秒）和疲劳性。

【鉴别诊断】

应与中枢性位置性眩晕、梅尼埃病、前庭神经炎等相鉴别。详见本章第三节。

【治疗】

对 BPPV 的治疗有药物治疗、体位训练治疗、前庭习服治疗等。绝大多数患者采用保守疗法，少数顽固性 BPPV 可进行手术治疗。

1．药物治疗　血管扩张剂、神经营养剂、抗眩晕药及抗胆碱药。

2．体位训练治疗　Brandt-Daroff 报道的一种体位训练方法（图 2-3-20）。患者坐位头向左转 45°，向右侧卧至枕部接触检查床，保持该位置直至眩晕消失后坐起头左转，头向右转，30 秒后再向左侧侧卧，最后坐起，两侧交替进行直至眩晕症状消失。可由患者在家练习，早

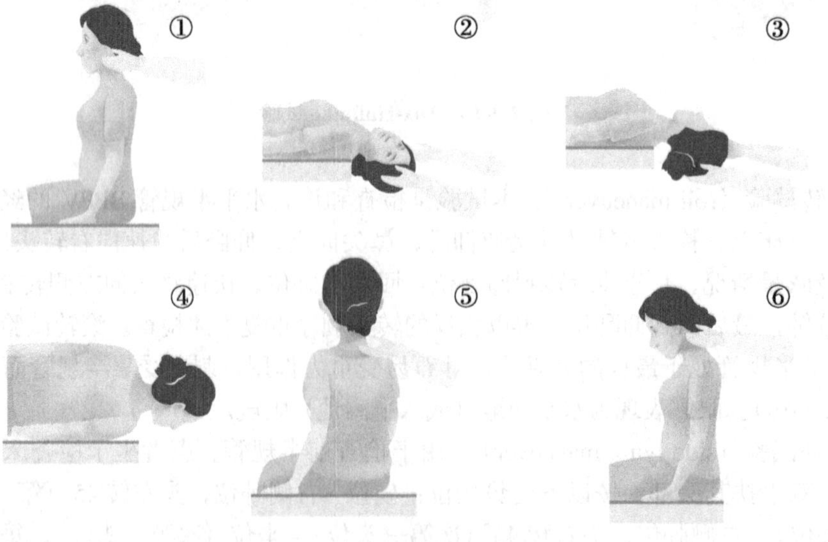

图 2-3-20　垂直管石复位法

晚各做 10 ~ 20 次，症状多在 1 ~ 2 天内减轻，通常于 7 ~ 14 天内消失。其机制可能为体位变换的机械力有助于分散、溶解嵴顶处的微粒，从而加快恢复。

3．体位复位手法（或称耳石手法复位法）　常用的治疗方法有管石解脱法、半规管耳石复位法、Barbecue 翻滚法三种。由于具有简单易行、经济及无创性等特点，为许多临床医生和患者所接受。

（1）管石解脱法：右 PC-BPPV 的具体操作是：①让患者端坐于检查台上，头向左（向健侧）转 45°；②迅速向右侧卧位，观察眼震直至消失；③ 1 ~ 2 分钟后扶患者快速坐起，头及身体快速由右侧卧转向左侧卧，头下转 45° 并且面部朝下，保持 1 ~ 2 分钟；④缓慢回到坐位（操作完成后眼震若仍存在，应立刻再做一轮。

（2）垂直管石复位法（CRT）：由 Epley 于 1992 年提出，目的是借助定向的头位活动及摆动，使管石依靠自身重力作用从后半规管重新回到椭圆囊，而不再影响半规管的动力学作用。若诊断为左 PC-BPPV，可用左 CRT。具体方法：①患者取坐位于治疗台上；②在治疗者帮助下迅速取仰卧悬头位，并向患侧扭转 45°；③头逐渐转正，然后继续向健侧偏 45°；④将患者头部连同身体向健侧翻转，使其侧卧于治疗台上，头部偏离仰卧位达 135°；⑤坐起；⑥头前倾 20°。完成上述 6 个步骤为一个治疗循环，每个体位待眼震消失后再保持 1 分钟。

（3）Barbecue 翻滚法：①患者坐于治疗台上，在治疗者帮助下迅速平卧，头向健侧扭转 90°；②身体向健侧翻转，使面部朝下；③继续朝健侧方向翻转，至侧卧于患侧；④坐起。完成上述 4 个步骤为一个治疗循环，每一个体位待眼震消失后再保持 1 分钟。用于水平半规管性 BPPV 的治疗。

4．外科治疗　手术治疗适用于保守治疗无效之顽固性位置性眩晕，BPPV 病程 1 年以上，保守治疗经久不愈，生活、工作受到严重影响的患者。目前常用的治疗方式有后壶腹神经切断术和前庭神经切断术、半规管阻塞术等。

（许辉杰　黄魏宁　夏　菲）

第七节　耳　聋

学习目标

1．掌握突发性耳聋的临床特点。
2．熟悉耳聋的分类。
3．了解耳聋治疗的新进展。

一、耳聋概述

耳聋指人耳听觉功能不同程度的损失。听觉是人类获取外部信息的重要渠道之一，在言语形成中起着接受语声刺激、进行模仿以及监测和校正自身发声的双重作用，在生活与生产活动中具有不可替代的作用。耳聋不仅阻碍患者学习和社交，还伴有精神心理创伤。

据世界卫生组织（WHO）2001 年统计，全世界约 2.5 亿听力残疾人。我国原卫生部（现为卫生计生委）2000 年公布的调查结果显示：我国听力言语残疾人口已达到 2057 万，居我国五类残疾人之首。虽然，助听器、人工听骨、人工耳蜗和脑干植入装置等听力辅助装置可以改善听觉，但大部分耳聋患者因各种原因未能及时诊治，我国的防聋和治聋问题任重道远。

【分级】

标准正常人耳能听到频率为 20 ~ 20 000Hz 的声音，人类言语频率通常在 500 ~ 2000Hz 之间。临床上常以纯音测听所得言语频率听阈的平均值为标准。我国法定以 500Hz、1000Hz、2000Hz 三个频率为准，有的国家还将 3000Hz 或 4000Hz 列入统计范围。

耳聋分级以单耳听力损失为准，分为五级：①轻度耳聋：听低声谈话有困难，语频平均听阈 26 ~ 40dB；②中度耳聋：听一般谈话有困难，语频平均听阈 41 ~ 55 dB；③中重度耳聋：要大声说话才能听清，语频平均听阈 56 ~ 70 dB；④重度耳聋：需要在耳旁大声说话才能听到，语频平均听阈 71 ~ 90 dB；⑤极度耳聋：在耳旁大声呼唤都听不清，语频平均听阈＞ 90 dB。我国 1986 年公布了听力“残疾标准”，与 WHO/ISO 标准对照如表 2-3-2。

表 2-3-2 中国听力“残疾标准”（1986）与国际标准（1980）对照表

国际标准（1980）			我国标准（1986）		
	听力损失程度		等级	类别	等级
≤ 25	轻度聋	A			
26 ~ 40	轻度听力损失	B			
41 ~ 55	中度听力损失	C	重听	2 级重听	中度聋
56 ~ 70	中重度听力损失	D		1 级重听	中重度聋
71 ~ 90	重度听力损失	E	聋	2 级聋	重度聋
＞ 90	极度听力损失	F		1 级聋	极度聋

注：①聋与重听均指双耳，若两耳听力损失程度不同，则以听力损失较轻的一耳为准。②如一耳听力≤ 40dB，另一耳听力损失虽严重，亦不属听力残疾。

【分类】

1．按发病时间分类　按出生前后分为先天性聋和后天性聋。按语言功能发育程度划分为语前聋和语后聋。先天性聋按病因不同可分为遗传性聋和非遗传性聋两类。

2．按病变性质和部位分类　分为器质性聋和功能性聋两大类。器质性聋可按病变部位分为传导性聋、感音神经性聋和混合聋三种。感音神经性聋可分为感音性聋（病变部位在耳蜗，又称耳蜗性聋）神经性聋（病变部位在耳蜗以后的部位，又称蜗后性聋）。功能性聋无明显器质性变化，又称精神性聋或癔症性聋。

【诊断】

1．病史　详细询问病史，耳聋、耳鸣和眩晕是耳科疾病的常见症状，常伴随出现。

2．查体　包括必要的全身查体和专科查体。注意器官 - 结构 - 功能和症状的关联性。

3．听力学检查　包括纯音测听、声导抗测试、耳声发射、听觉脑干诱发电位检查

（ABR）等。

4．前庭功能检查和咽鼓管功能检查。

5．影像学检查　包括颞骨 CT 和 MRI。

【治疗】

1．传导性聋的外科治疗包括耳整形外科和听觉重建。适应证包括先天性耳畸形（包括小耳畸形、外耳道闭锁及中耳畸形）慢性化脓性中耳炎。

2．感音神经性聋主要是应用听力辅助装置，包括助听器、人工听骨、人工耳蜗和脑干植入装置等。助听器有气导式、骨导式和振动式助听器。人工耳蜗植入术已成为双耳极重度感音神经性聋听觉康复的有效手段。听觉脑干植入适用于双侧听神经瘤、听神经发育不全病例。

【预防】

要贯彻预防为主、早期发现、早期干预的方针。需要多方参与，群防群治。耳科学、听力学、儿科学、产科学、遗传学多学科通力协作，不断提高耳聋防治水平。

二、突发性聋

案例 2-3-7

患者女性，45岁，1天前无明显诱因出现右耳闷胀感，伴听力下降，无耳鸣及眩晕，无耳溢液，耳内镜观察外耳道通畅，鼓膜完整无内陷，标志清晰，鼓室内无明显积液，纯音测听示右耳感音神经性听力下降。

初步诊断：突发性聋（右）

问题：

1．该疾病如何确诊？

2．该疾病的治疗原则是什么？

突发性耳聋指在数分钟、数小时或 3 天内突然发生原因不明的感音神经性听力损失，听力至少在相连的 2 个频率下降 20dB 以上。年发病率为（5 ~ 20）/10 万，无明显性别差异，任何年龄都可能患病，但高峰患病年龄为 50 ~ 60 岁，近年来有年轻化趋势。

【病因】

1．病毒感染学说　临床上观察到 1/5 ~ 1/3 的患者在发病前 1 个月内有上呼吸道感染史，致病病毒种类甚多，其中腮腺炎病毒是最重要的致病因素。

2．供血障碍学说　内耳血管功能障碍与突发性聋关系密切。实验证实，内耳迷路动脉为终末动脉，痉挛、硬化或栓塞可以引起突发性聋。

【临床表现】

1．听力下降听力可在数分钟或数小时内下降至最低点，少数听力下降较为缓慢，在 3 天内方达到最低点。听力损失为感音神经性。

2．耳鸣可为首发症状。突然发生，音调很高，同时或相继出现听力迅速下降。

3．眩晕约半数患者在听力下降前或听力下降发生后出现眩晕。

4．其他症状部分患者有患侧耳内堵塞、压迫感，或耳周麻木、沉重感。

【诊断】

1．突然发生，可在数分钟、数小时或 3 天以内发生。

2．非波动性感音神经性听力损失，可为轻、中或重度，甚至全聋。至少在相连的 2 个频率听力下降 20dB 以上。多为单侧，偶有双侧同时或先后发生。

3．病因不明。

4．伴耳鸣、耳堵塞感。

5．伴眩晕、恶心、呕吐，但不反复发作。

6．除第Ⅷ脑神经外，无其他脑神经受损症状。

【治疗】

由于病因未明，突发性聋的治疗乃经验治疗。

1．一般治疗注意休息，适当镇静，积极治疗相关疾病，如高血压、糖尿病等。

2．改善内耳微循环药物。

3．糖皮质激素类药物。

4．降低血液黏稠度和抗凝药物。

5．神经营养类药物。

6．气体治疗，如混合氧、高压氧。

【疗效分级】

1．痊愈受损频率听阈恢复至正常，或达健耳水平，或达此次患病前水平。

2．显效受损频率平均听力提高 30dB 以上。

3．有效受损频率平均听力提高 15 ～ 30dB 。

4．无效受损频率平均听力改善不足 15dB 。

三、药物性聋

某些药物和化学物质对听觉感受器或听神经通路有毒性作用，超过一定剂量可导致听力障碍，称为药物中毒性聋。某些敏感个体在耳毒性药物安全剂量范围内用药也会导致药物性聋。

已知的耳毒性药物近百种，常见有氨基糖苷类抗生素（链霉素、卡那霉素、新霉素、庆大霉素、小诺霉素、阿霉素等）、非氨基糖苷类抗生素（万古霉素、多黏菌素 B 等）、抗肿瘤药（长春新碱、2- 硝基咪唑、顺铂等）、水杨酸盐类、髓袢利尿剂（依他尼酸、呋塞米）、重金属类、抗疟药（奎宁、卡铂、氯喹）、化学物质（铅、磷、砷、苯、一氧化碳、四氯化碳）。

【发病机制】

尚不明确，不同药物及化学物质选择性损伤内耳或听觉通路的机制不同。

1．途径 可通过血液循环、脑脊液、鼓室圆窗膜进入内耳，蓄积引起内耳损伤或听觉通路中毒。孕妇可经胎盘影响胎儿造成听觉受损。

2．机制 耳毒性药物均经肾排出，肾功能不良时更容易造成药物聋。药物进入内耳后，有的作用于听觉感受器，有的作用于前庭感受器。一般认为药物直接作用于毛细胞膜结构，与膜蛋白和磷脂类蛋白结合，破坏线粒体 DNA 结构等。化学物质中毒致聋机制各不相同，受损部位多为听觉神经通路。

【临床表现】

1．双耳听力受损。

2．早期听力曲线为下降型，之后为平坦型，有重振现象。

3．眩晕，为前庭功能下降症状。

4．常伴耳鸣和重振现象。

【治疗】

1．预防为主　一旦发病，应早期诊断、早期治疗。对孕妇、婴幼儿、肾病患者、噪声工作环境的人慎用一切耳毒性药物。

2．治疗原则　停用耳毒性药物，促进药物从内耳排出，应用改善微循环、营养神经及毛细胞代谢的药物。耳聋不能恢复者可选配助听器或人工耳蜗植入。

四、老年性聋

老年性聋是伴随衰老过程的听觉系统退行性改变引起的听力损失。一般 50 岁开始出现症状，60 ~ 70 岁老年人听力减退者占 30% ~ 40%。老年性聋是老年人群中最常见的慢性疾病。

【病因】

1．外部环境因素　人体中各种噪声长期损伤积累所致。

2．体内稳态的改变

（1）血管病变：动脉硬化会影响听觉系统的血管，进而影响氧交换，引起代谢障碍。

（2）血液流变学：血液黏滞性、红细胞僵硬度和红细胞滤过能力改变。

（3）机械性原因：听骨链变性，基底膜僵硬，螺旋孔骨质增生，耳蜗导水管阻塞。

3．分子生物学机制

（1）神经递质和活性物质异常：表现为谷氨酸盐过度释放和γ- 氨基丁酸（GABA）含量下降。谷氨酸盐是中枢兴奋性突触递质，可直接或间接作用于突触后神经元受体，致细胞凋亡。

（2）基因水平机制：目前已发现部分与老年性聋相关的致病基因，包括常染色体基因、线粒体基因组。这对寻求有效的早期干预方法有重要意义。

【病理】

1．外耳　随年龄增长，耵聍腺萎缩，耵聍变干，外耳道自洁功能下降。

2．中耳　最常受累的部位是听骨链，表现为关节囊内炎性改变，关节囊钙化，关节腔融合或消失。其次，中耳结缔组织退行性改变，引起肌肉萎缩，韧带弹性减退，影响听骨链的活动。

3．内耳　累及所有耳蜗结构，表现为基底膜增厚、钙化、透明变性；内、外毛细胞变性、萎缩，支持细胞变性；螺旋韧带和血管纹萎缩；螺旋神经节细胞与耳蜗神经纤维变性。

4．听觉中枢　听觉中枢通路和核团细胞萎缩、减少，核团体积减小等。Schuknecht 根据发病机制不同将老年性聋分为四型：Ⅰ型：感音性老年性聋，以 Corti 器外毛细胞损失为主。Ⅱ型：神经性老年性聋，耳蜗神经通路及听觉系统神经元变性。Ⅲ型：代谢性或血管纹性老年性聋，以血管纹萎缩为主，引起内淋巴代谢和生化特性紊乱。Ⅳ型：机械性老年性聋，基底膜物理结构和特性改变。

【症状】

1．隐袭性、渐进性的双耳听力下降　多以高频为主，言语识别能力明显降低。

2．耳鸣　多数人有高调耳鸣，呈间歇性或持续性。

【检查】

1．耳镜检查　鼓膜无特征性改变，可有钙化斑。

2．纯音测听　纯音测听为感音神经性听力损失，多先有高频听力下降，纯音听力图多为高频缓降型、高频陡降型或平坦型。

3．阈上功能测试　约1/2的患者有重振现象。

4．耳声发射　耳声发射有助于鉴别耳蜗性聋和蜗后性聋。

5．言语测听　老年性聋患者言语识别率多降低。

【诊断及鉴别诊断】

根据病史、体征和听力学检查，对60岁以上老年人双耳渐进性听力损失可初步诊断为本病。需与噪声性聋、药物中毒性聋、梅尼埃病、全身疾病相关性聋鉴别。

【治疗】

迄今尚无法治本。治疗包括配戴助听器、人工耳蜗植入，改善交流能力，提高生活质量。

（孙建军　刘　亮）

第八节　耳外伤

学习目标

1．熟悉耳外伤的诊断和处理原则。
2．熟悉内耳外伤的分型及各型特点。
3．了解脑脊液耳瘘的鉴别诊断。

一、耳廓外伤

耳廓为头部的显露部位，易单独遭受各种直接外伤，在外耳外伤中最为常见；而外耳道位置深在，单独受伤机会较少，常伴发于颜面或颅脑外伤。

耳廓外伤（auricle trauma）可单独发生，亦可伴发于头面部的外伤。其中以挫伤及撕裂伤多见。

（一）挫伤

挫伤多因钝物撞击所致，常见于交通事故、跌伤、挫伤、钝器击打伤等。因暴力使耳部血管破裂，血液淤积在软骨与软骨膜之间。患者主要表现为耳部疼痛。轻者仅耳廓皮肤擦伤或局部红肿。重者软骨膜下或皮下积血。因耳廓皮下组织少，软骨无内在营养血管，其营养主要来自软骨膜，故血肿不易自行吸收，如未及时处理，血肿机化可致耳廓增厚变形。若血肿继发感染，可引起软骨坏死，导致耳廓畸形。耳廓血肿小者，应在严格无菌操作下用粗针头抽出积血，加压包扎48小时，必要时可再抽吸。如仍有渗血或血肿较大，应行手术切开，吸净积血，清除血凝块，视情况局部用碘仿纱条填塞或缝合切口后加压包扎。同时应用抗生素等药物，严防感染。

（二）撕裂伤

撕裂伤常见于交通事故、跌伤、割伤、刺伤、咬伤、火器伤等。轻者受伤耳廓仅为一裂口，重者有组织缺损，甚至耳廓部分或完全断离。外伤后未发生感染者应早期清创缝合，认真清除伤口内的异物，尽量保留皮肤，对位准确后用小针细线缝合，缝合时不应贯穿软骨。术后不需要加压包扎，应用抗生素及破伤风抗毒素防治感染，可配合理疗及高压氧治疗以促进局部血液循环。如皮肤大块缺损，软骨尚完整，可用耳后带蒂皮瓣或游离皮瓣修复。如皮肤及软骨同时小面积缺损，可作边缘楔形切除再对位缝合。局部已感染者，伤口处可用生理盐水稀释后的抗生素溶液、1% 的过氧化氢溶液等清洗后再做对位缝合。对完全断离的耳廓应及时将其浸泡于含适量肝素的生理盐水中，再在抗生素溶液中浸泡一刻钟，尽早对位缝合。术中用肝素溶液冲洗断裂的耳动脉后，在手术显微镜下吻合颞浅动脉耳前支或耳后动脉，术后若发现水肿或血疱，及时切开排液，可望断耳再植成功。术后应用抗生素等药物，严防感染。

二、中耳外伤

案例 2-3-8

患者，青年男性，骑摩托车摔伤后就诊。主诉头痛，右耳闷，听力下降。查体：神志清晰，四肢运动正常。外耳道完整，鼓膜完整，右耳鼓室内可见淡红色液体。听力检查：右耳传导性听力下降，气、骨导间距为30dB。

问题：

1．对此患者可能的诊断是什么？

2．下一步应进行哪些检查？

中耳外伤分为鼓膜外伤和听骨链中断，其中前者最为常见。常见原因有：①直接外伤：如外耳道异物或取异物时的外伤、挖耳、冲洗外耳道耵聍时用力过猛，或矿渣溅入外耳道或误滴腐蚀剂等。颞骨骨折累及中耳者，也可引起中耳外伤。②间接外伤：多发生于空气压力急剧改变之时，如炮震、爆炸、掌击耳部，均可使中耳外伤。咽鼓管吹张或擤鼻时用力过猛、分娩时用力屏气、跳水时耳部先着水面也能引起中耳外伤。

（一）鼓膜外伤

【临床表现】

1．出血　单纯鼓膜外伤一般出血不多，片刻即止，外耳道有或无鲜血流出。如并有外耳道皮肤裂伤或颞骨骨折、颅底骨折脑脊液漏，则血样液量较多。血液也可经咽鼓管流入鼻咽部而从口中吐出。

2．耳聋　耳聋程度与鼓膜破裂大小、是否并发听骨链损伤、是否并发内耳损伤等有关。直接外伤引起的单纯鼓膜破裂，听力损失较轻；间接外伤（如爆炸）常招致内耳受损而呈混合性聋。

3．耳鸣　程度不一，持续时间不一，偶伴短暂眩晕。

4．耳痛　各种原因引起的鼓膜破裂，伤时或伤后常感耳痛，但一般不剧烈。如并有外耳道皮肤损伤或感染，疼痛会较明显。

【检查】

外耳道可有血迹或血痂，无感染时鼓膜多呈不规则形或裂隙状穿孔，边缘锐利，上皮卷曲，穿孔边缘可见少量血迹。若出血量多或有水样液流出，提示有颞骨骨折或颅底骨折所致脑脊液耳漏。听力学检查显示耳聋呈轻中度传导性耳聋，合并内耳损伤时呈混合性耳聋。

【治疗】

1．保持外耳道清洁和干燥，禁用外耳道冲洗或滴药。清除外耳道内存留的异物、泥土、血凝块等，用乙醇溶液消毒外耳道及耳廓，外耳道口可用消毒棉球堵塞。

2．避免感冒，切勿用力擤鼻，以防来自鼻咽的感染。如无感染征象，不必应用抗生素。绝大多数的外伤性穿孔可于 3 ~ 4 周内自愈。较大而 3 个月内不能自愈的穿孔或并发感染者，感染得到控制后可行鼓膜修补术。

（二）听骨链中断

听骨链位置深在，单独受伤的机会不多，常与鼓膜外伤或颞骨骨折并发。最常见的是砧镫关节分离。

【临床表现】

1．鼓膜有或没有外伤的表现。

2．听力学检查示中度传导性耳聋，骨、气导差大于 50dB；鼓膜完整者鼓室图呈 Ad 型，镫骨肌反射消失。

3．利用高分辨率 CT 对听骨链进行三维重建，可获得听骨链的损伤情况。

【治疗】

可在耳内镜或耳显微镜下行听骨链重建术。

三、内耳外伤

内耳外伤最常见于颞骨外伤所致的颞骨骨折，并可伴有不同程度的颅内或胸、腹部等组织和器官损伤，约 1/3 的颅底骨折侵及颞骨岩部。根据骨折线与颞骨岩部长轴的关系，将颞骨骨折分为纵行骨折、横行骨折、混合型骨折、岩尖骨折四种类型（图 2-3-21）。

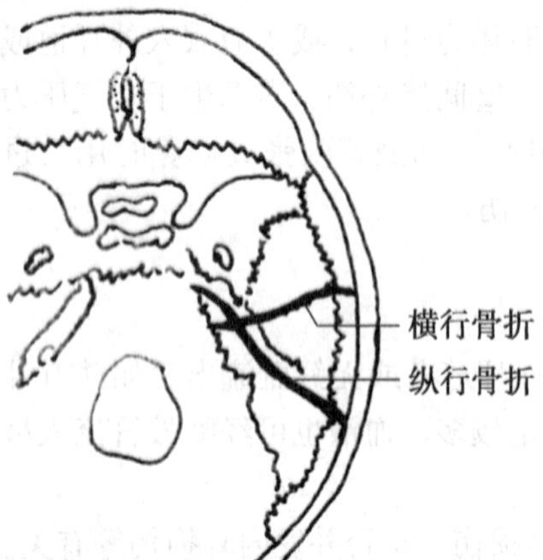

图 2-3-21　颞骨骨折

【临床表现】

1．纵行骨折　最常见，占 70% ~ 80%，多由颞部和顶部受到撞击所致。骨折线与岩部长轴平行，常起自颞骨鳞部，通过外耳道后上壁、鼓室天盖，沿颈动脉管到颅中窝底的棘孔或破裂孔附近。因骨折线多从骨迷路前方或外侧穿过，故极少伤及内耳。常伴有中耳结构受损。可表现为耳出血、传导性聋或混合性聋，偶有低频耳鸣。约 20% 的病例发生面瘫，多可逐渐恢复。纵行骨折可两侧同时发生。偶可累及颞颌关节。

2．横行骨折　较少见，占 15% ~ 20%，主要由枕部受到暴力所致。骨折线与岩骨长轴垂直，常起自颅后窝的枕骨大孔，横过岩锥到颅中窝。有的经过舌下神经孔及岩部的管孔（如颈静脉孔），个别可经内耳道和迷路到破裂孔或棘孔附近。因其骨折线可通过内耳道或骨迷路，可将鼓室内壁、前庭窗、蜗窗折裂，故常有耳蜗、前庭及面神经受损症状，如感音性聋、眩晕、自发性眼震、面瘫和血鼓室等。面瘫发生率约占50%，且不易恢复。

3．混合型骨折　更少见，常由于颅骨多发性骨折，可同时发生颞骨纵行与横行骨折，引起鼓室、迷路骨折，出现中耳与内耳症状。

4．岩尖骨折　很少见，可损伤第Ⅱ～Ⅵ脑神经，发生视力减退、眼裂变小、上睑下垂、瞳孔扩大、眼球运动障碍、复视、斜视等眼部症状以及三叉神经痛或面部感觉障碍。岩尖骨折可损伤颈内动脉，导致致命性大出血。

上述各型颞骨骨折可同时伴有脑膜损伤，发生脑脊液漏。脑脊液从上鼓室经破裂的鼓膜从外耳道流出称脑脊液耳漏；如鼓膜完整，脑脊液经咽鼓管从鼻部流出，则可出现脑脊液鼻漏；如脑脊液同时从外耳道、鼻腔流出，称脑脊液耳鼻漏。脑脊液漏初期因混有血液呈浅红色，以后逐渐变为清亮液体，化验检查为含糖液体即可确诊。颞骨骨折后第1～2天内危险性较大，持续昏迷者危险性更大。病情许可时，可行颅底影像学检查。此外，在发生颞骨骨折时往往伴有不同程度的颅脑外伤（脑挫伤、脑水肿、颅内出血）等神经系统症状，严重者可出现昏迷、休克等。

【治疗】

1．颞骨骨折常发生于颅脑外伤，如出现颅内压增高症状、脑神经受累症状或耳、鼻大出血等，应与神经外科医生协作，共同抢救患者。首先应注意危及患者生命的主要问题。例如保持呼吸道通畅，必要时应行气管切开术，以改善颅内缺氧状态；控制出血，及时补液或输血，以防止失血性休克，维持循环系统的正常功能。如病情允许，应做详细检查，包括头颅CT、神经系统检查等。

2．及时应用抗生素等药物，严防颅内或耳部感染，注意耳部消毒。若患者全身情况允许，应在严格无菌操作下清除外耳道积血或污物。若有脑脊液耳漏，不可做外耳道填塞，仅于外耳道口放置消毒棉球。如有可能，患者宜取坐位或半坐位，以降低脑脊液的压力，适当限制入水量。多数脑脊液漏可自行停止。如超过2～3周仍未停止，可经耳部径路采用额肌或筋膜覆盖硬脑膜缺损处，以控制脑脊液漏。

3．对于颞骨横行骨折引起的周围性面瘫，只要病情许可，手术减压越早越好。病情完全稳定后，对后遗鼓膜穿孔、听骨断离、传导性聋或面神经麻痹等症状者，可于后期行鼓室成形术或面神经手术。

（赵守琴）

第九节　耳部肿瘤

学习目标

1．掌握耳部常见肿瘤的临床症状。
2．熟悉耳部常见肿瘤的治疗方法。
3．了解中耳癌的病因、诊断依据及临床分期。

一、外耳良性肿瘤

（一）乳头状瘤

【临床表现】

乳头状瘤好发于外耳道，青年男性多见。常见病因为外耳道炎症、反复挖耳等造成的人乳头瘤病毒感染。早期症状为挖耳时易出血，当肿瘤充满外耳道时，可有耳内发痒、阻塞感或听力减退。查体可见外耳道有单发或多发、无蒂或有蒂、大小不等、棕褐色、桑椹样实质肿物。

【治疗】

1．手术治疗切除范围包括肿瘤边缘 1mm 以上正常皮肤，应切除肿瘤所在部位骨膜以防止肿瘤复发。

2．激光治疗在局麻下应用 YAG 激光气化肿瘤。

3．冷冻治疗应用液氮冷冻切除肿瘤。

（二）血管瘤

【临床表现】

多见于耳廓，少见于外耳道。

1．毛细血管瘤　由毛细血管网组成，扁平，色如红葡萄酒或似蜘蛛痣状，皮温高。

2．海绵状血管瘤　又名草莓瘤，毛细血管排列紊乱，为含血内皮腔隆起肿物，表面呈结节状，微红或紫红色，有搏动。

3．蔓状血管瘤　耳廓变形、增大，局部温度高，有搏动，可蔓延至头皮。

【治疗】

1．非手术治疗冷冻、放射、激光、局部注射硬化剂（如 5% 鱼肝油酸钠、平阳霉素等）。

2．手术治疗对于局限性的血管瘤，局部切除并植皮；对有动静脉瘘的血管瘤，先将瘤体外围作环形缝扎，阻断血供，同时分段环形缝扎，分区切除。

（三）囊肿

【临床表现】

多见于耳廓。

1．皮脂囊肿（cyst）最常见，好发于耳垂背面、乳突或外耳道软骨后下方。囊肿内衬上皮，柔软、张力不大。

2．耳前囊肿（或瘘管）属先天性，表现为耳轮脚前方皮肤瘘口。瘘口内有分支管道循入耳轮脚和耳屏之间。管道常呈囊性扩大，易感染。

3．鳃裂囊肿与耳前囊肿的鉴别主要是除了耳轮脚前有瘘口外，常常在外耳道、耳后、颈部有第二瘘口，瘘口阻塞也可出现囊性变。

【治疗原则】

感染期抗感染治疗，控制感染后手术切除。

（四）耵聍腺瘤

【临床表现】

耵聍腺瘤（ceruminoma）好发于外耳道软骨部，常见腺瘤和混合瘤。生长缓慢，肿瘤较大时阻塞外耳道可引起听力障碍。耳部检查可见外耳道后下方局限性隆起，表面皮肤正常，无压痛，质韧。X 线检查显示外耳道骨质无破坏。

【治疗】

易恶变，应做手术彻底摘除。切除范围包括肿瘤周边至少0.5cm，切除肿瘤区骨膜，并予植皮。

二、外耳道恶性肿瘤

案例 2-3-9

患者，男性，45岁，右耳持续性肿痛伴听力下降、耳鸣2年，自诉起病前曾有挖耳习惯。查体：右外耳道一红色肉芽形肿物，鼓膜看不清。颞骨CT示：右外耳道可见软组织密度影，双侧颈部可见大淋巴结影。既往史、家族史略。

问题：

1．结合案例，给出你的诊断及诊断依据。

2．说出本病大致的治疗原则。

外耳恶性肿瘤中囊性腺样癌最常见，腺癌和恶性耵聍腺瘤均少见。在此着重介绍耵聍腺癌。

【临床表现】

反复挖耳等刺激情况下，耵聍腺瘤容易恶变。耵聍腺癌的主要临床表现是无痛性外耳道少量出血或者挖耳易出血，有时耳痛。查体可见外耳道肿块呈肉芽形、红色，肿块突破皮肤，表面粗糙不平。耵聍腺癌可突破外耳道软骨部侵犯腮腺，表现为腮腺区肿块；也可侵犯颞颌关节，导致张口困难。CT可显示外耳道或者乳突部骨质破坏,MRI可显示肿块侵犯腮腺。耵聍腺癌发病缓慢，无论是手术还是放疗均容易复发，其复发率达到40%～70%。

【治疗】

手术切除为主，辅以放疗。肿瘤侵犯腮腺者应做腮腺浅叶或全腮腺切除，术中应保护面神经。术后放疗可以减少肿瘤复发率。

三、中耳癌

案例 2-3-10

患者，女性，49岁，门诊就诊。自诉左耳痛、耳鸣伴听力下降7个月余，无面瘫，无眩晕，无张口、咀嚼困难。查体：左外耳道通畅，鼓膜完整。

问题：

1．列举患者需要完善的辅助检查项目。

2．若患者行颞骨CT示左中鼓室见软组织密度影，乳突骨质未见异常，请结合案例给出你的诊断，并试着说出其临床分期及治疗方式。

中耳癌（carcinoma of middle ear）占全身肿瘤的0.06%，耳部肿瘤的1.5%。中耳癌以鳞状上皮癌最多见，40～60岁为好发年龄，与性别无关。

【病因】

约80%的中耳癌患者有长期、慢性化脓性中耳炎病史，故认为其发生可能与炎症有关。中耳乳头状瘤亦可发生癌变。外耳道癌可以侵犯中耳、乳突腔，但临床上不易分辨原发部位。

【临床表现】

1．耳部疼痛　早期无明显疼痛，晚期可出现明显耳痛，以夜间疼痛为主，表现为耳部的刺痛或跳痛，可向耳后及咽部放射。

2．外耳道出血　外耳道自发性出血或挖耳后外耳道出血，慢性化脓性中耳炎伴有血性分泌物时应考虑中耳癌的可能。

3．听力障碍　多数患者表现为传导性聋。

4．面神经麻痹　肿瘤侵犯面神经可出现周围性面神经麻痹。

5．张口困难　晚期中耳癌侵犯到颞颌关节或翼肌，可造成张口困难。

6．眩晕　内耳受到侵犯时可出现眩晕。

7．其他脑神经受累症状　除第Ⅴ、Ⅶ脑神经易受累外，第Ⅵ、Ⅸ、Ⅹ、Ⅺ、Ⅻ脑神经也可受累出现相应症状。

8．查体可见外耳道或中耳腔新生物，多有鼓膜穿孔，新生物触之易出血。

【诊断】

1．影像学检查

（1）CT：表现为中耳或乳突腔不规则软组织影，大面积、不规则骨质破坏。尤其当中耳炎伴外耳道骨壁破坏，形成外耳道软组织肿块时，要高度怀疑中耳癌。

（2）MRI：中耳癌的组织含水量与脑组织相仿，其信号与脑组织近似。

2．病理检查　外耳道或中耳肉芽摘除后做病理检查可以明确诊断，但取材需慎重，防止误伤面神经。

【治疗原则】

中耳癌起病隐袭，早期多采用先手术、后放疗，对晚期患者则采用先放疗缩小病灶，再进行手术切除等综合治疗。

1．手术治疗

（1）乳突切除术：适用于病灶局限在中耳或乳突腔，无面神经管、内耳、颞骨外侵犯者。

（2）颞骨次全切除术：肿瘤累及中耳、乳突诸壁。切除岩骨颈内动脉以外部分。

（3）颞骨全切除术：颞骨次全切除术加上颈内动脉切除。

2．放射治疗　由于中耳肿瘤位于颞骨，放疗难以彻底根治，因此手术加放疗可以明显提高疗效。对肿瘤侵犯到颈动脉管，无法清除者，可考虑先行放疗，缩小肿瘤范围，再行手术治疗。

3．化学治疗　仅作为手术和放射治疗的辅助方法，对于无手术指征的晚期病例具有缓解症状的作用。

（夏　寅）

第十节　面神经疾病

学习目标

1. 掌握面神经分支的解剖特点。
2. 熟悉常见的面神经疾病的诊断及治疗。
3. 了解常见面神经外伤的原因。

面神经是第Ⅶ对脑神经，它起自脑干，其主干穿过桥小脑角、颞骨、腮腺直达面肌，主司面部表情肌运动。因此面神经的疾病涉及多个学科，包括神经内科、神经外科、耳鼻咽喉头颈外科以及颌面外科等。从病因学分类上有不下60种疾病可引起面神经受损，主要表现是面肌运动障碍，大多数疾病表现为各种面肌瘫痪，少数几种疾病表现为面肌痉挛。由于这类疾病大多数发生在颞骨内，加之耳科向颅底外科领域的成功延伸，面神经疾病逐渐成为耳鼻咽喉头颈外科的一个重要领域。本章将重点介绍面神经的颞骨段解剖，以及来源于颞骨内病变的最常见的几种面神经疾病的诊断和治疗原则。

一、面神经应用解剖

（一）面神经的组成

面神经是人体内走行于骨管中最长的脑神经，与中耳、内耳有着密切的关系。它由运动神经纤维、副交感神经纤维、味觉纤维以及少数感觉神经纤维共同组成。其中运动神经纤维可以支配除提上睑肌以外的所有面部表情肌，以及颈阔肌、耳外肌、茎突舌骨肌、二腹肌后腹和镫骨肌等。副交感神经纤维支配泪腺、鼻腔黏液腺、下颌下腺和舌下腺的分泌。味觉纤维接受同侧舌前2/3的味觉。感觉纤维司耳甲腔、耳廓后沟和一部分外耳道的皮肤感觉。

1．按面神经运动信号的行程，临床中可以把面神经分8段（图2-3-22）。

（1）运动神经核上段：实为面神经中枢传导径路，起自额叶中央前回下部的面神经皮质中枢，下达脑桥下部的面神经运动核。其纤维经放射冠、内囊膝部、大脑脚内侧部分而到达脑桥，大部分交叉到对侧，支配对侧面神经核下部；也有一小部分不交叉而支配同侧面神经核上半部。下面部的肌肉只接受对侧交叉过来的皮质延髓束纤维，而上面部肌肉如额肌受双侧皮质支配。脑出血经常发生在内囊，当出血使一侧面神经的核上性通路受损害时，只发生对侧下面部肌肉瘫痪，而患者抬眉动作是正常的，耳科医生必须学会鉴别。

（2）运动神经核段：面神经根在脑桥中离开面神经核后，绕过展神经核至脑桥下缘穿出。一侧核性或核下性的面神经损害将引起同侧全部肌肉麻痹。

（3）小脑脑桥角段：面神经离开脑桥后，跨过小脑脑桥角，会同听神经抵达内耳门。此段虽不长，但可被迫扩展到5cm而不发生面瘫。

（4）内耳道段：面神经由内耳门进入内耳道，连同听神经到达内耳道底。

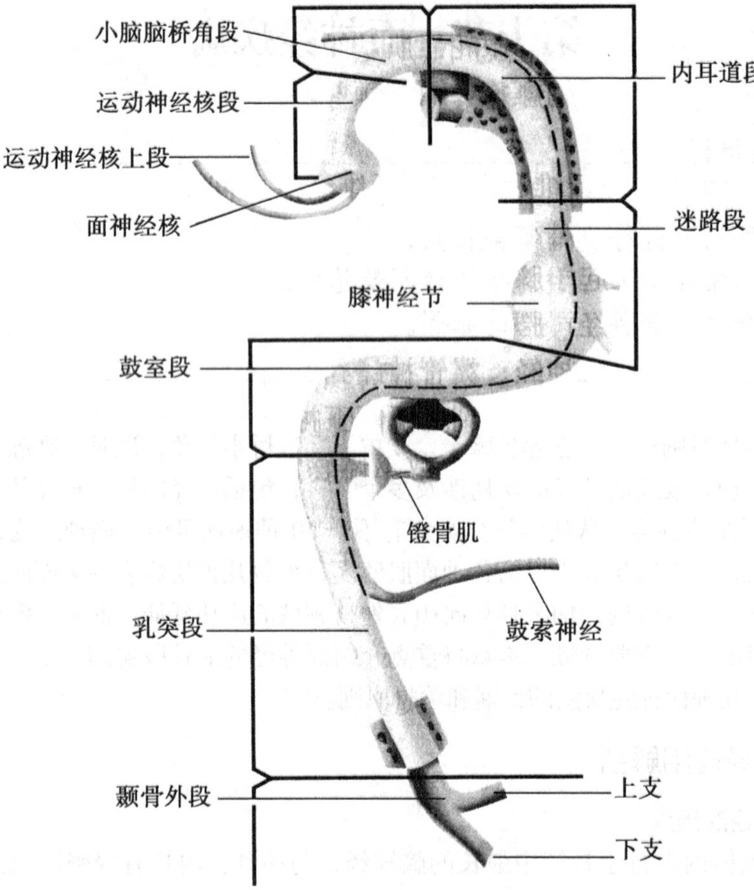

图 2-3-22　面神经分段示意图

（5）迷路段：面神经由内耳道底的前上方进入面神经管，向前外经过前庭的上方到达膝神经节。此段为面神经各段最短的一部分，长 2.25 ~ 3mm。膝神经节是迷路段与鼓室段之间的一个膨大区域，是副交感神经的神经节所在之地，也是颞骨骨折和面神经肿瘤好发的部位。

（6）鼓室段：又名水平段，自膝神经节起向后并微向下，经鼓室内壁的骨管，达前庭窗上方、外半规管下方，到达鼓室后壁锥隆起平面。此处骨管最薄，易遭病变侵蚀或耳科手术损伤。

（7）乳突段：又称垂直段，自鼓室后壁锥隆起高度向下达茎乳孔。此段部位较深，在成人距乳突表面大多超过 2cm。颞骨内面神经全长约为 30mm，其中自膝神经节到锥隆起长约 11mm，自锥隆起到茎乳孔长约 16mm。成人乳突段加鼓室段面神经平均长约 27mm，而从膝神经节到茎乳孔之间的直线距离是 22mm。因此，当面神经鼓室段和乳突段受伤缺损小于 3mm 时，可行鼓室内面神经改道吻合术。

（8）颞骨外段：面神经出茎乳孔后，即发出耳后神经、面神经二腹肌支、茎突舌骨肌支等小分支。面神经的终末支在茎突的外侧向外、前走行进入腮腺，分为上、下两支，分别称为颞面干和颈面干，它们所在的平面把腮腺分成浅叶和深叶两部分。颞面干和颈面干再继续分支，最后分布于面部表情肌群。

2．面神经自上而下的重要分支（图 2-3-23）

（1）岩浅大神经：自膝神经节的前方分出，经翼管神经到蝶腭神经节，分布到泪腺及鼻腔腺体，掌管它们的分泌。

（2）镫骨肌神经：自锥隆起后方由面神经分出一支，经锥隆起内之小管到镫骨肌。

（3）鼓索神经：从镫骨肌神经以下到茎乳孔之间的面神经任一部位分出，向上进入并穿过鼓室，然后并入舌神经中。其感觉纤维司舌前 2/3 的味觉；其副交感纤维达下颌下神经节，节后纤维司下颌下腺与舌下腺的分泌。

（4）面神经：出茎乳孔后发出分支，分别支配茎突舌骨肌（茎突舌骨肌支）、二腹肌后腹、耳后肌、部分耳上肌、耳廓内肌以及枕肌（耳后神经枕支）。

（5）面部分支：从面神经的上干（颞面干）与下干（颈面干）一般分出 5 支。上支发出：①颞支，支配额肌、耳前肌、耳上肌、眼轮匝肌及皱眉肌；②颧支，支配上唇方肌、鼻部肌肉与颧肌。下支发出：①颊支，支配口轮匝肌、笑肌与颊肌；②下颌缘支，支配下唇方肌、降口角肌与颏肌；③颈支，支配颈阔肌。

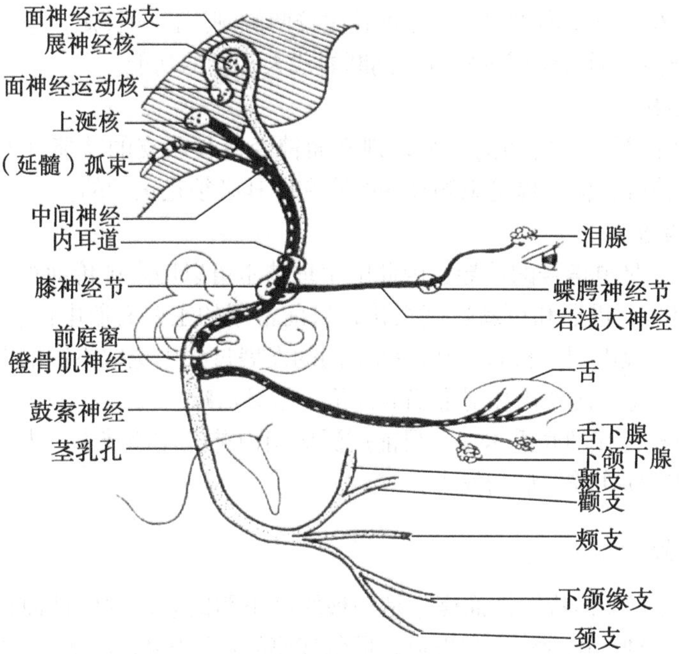

图 2-3-23　面神经走行和分支

（二）面神经的血液供应

面神经的血液供应丰富。颞骨面神经骨管内的血液供应主要来自骨管两端，分别来源于颈外动脉的分支脑膜中动脉和茎乳动脉，它们进入骨管后，在神经鞘膜表面形成血管网，由于骨管细长，骨管中段的面神经还需依靠中耳骨和黏膜血管的交通支供血。这种情况使骨管内面神经对微循环的依赖程度很大，容易受到缺血的影响。

二、面神经功能检查法

面神经包含多种纤维成分，因此面神经功能的检查也包括多种功能的测试，包括运动、味觉、分泌以及多种反射的测试。通过这些测试可以明确面神经病变发生的部位和病变程度，对于指导治疗有重要的意义。

（一）面肌运动功能检查

观察受试者在静止、言语和作面部表情时面肌的运动能力和对称程度，常用闭眼、抬眉、耸鼻、微笑、示齿、撅嘴等动作来衡量面肌的运动能力。学者们建立了很多评分系统，目前临床最常以 House-Brackmann 面肌评分标准作为评价面肌麻痹的标准。

（二）味觉检查

用具有酸、甜、咸味觉的化学物质涂于舌前 2/3 处，对比双侧的差异。为了提高检查的精确性，可以用电味觉测试仪检查，当患侧较健侧阈值高 50% 以上时为阳性。通过味觉试验可以判断鼓索神经的功能。

（三）分泌检查

包括唾液腺和泪液分泌试验，其中 Schirmer 检测法是临床中常用的泪液分泌试验。用标准化的滤纸挂吊于双侧下睑内侧缘，5 分钟后比较两侧潮湿区的长短，患侧泪液分泌较健侧减少 50% 以上为阳性。通过流泪试验可以判断岩浅大神经的功能。

（四）镫骨肌反射

利用听觉通路和面神经之间的联系，判断面神经镫骨肌支的功能（见听功能检查法）。镫骨肌反射是客观检查，但前提是患侧耳的鼓膜和中耳必须是正常的。

（五）电生理检查

神经冲动的本质是电信号的传导，因此电生理技术可以用来评价面神经功能。面神经的电生理检查种类繁多，进展和更新速度很快，目前常用的主要有肌电图、F 波、瞬目反射、神经传导速度、面神经电图等检查。在疾病不同的发展过程中选取不同的电生理检查可以对面神经的变性以及再生情况作出相对准确的评价，指导治疗。

在耳科、颌面外科和颅底手术中，目前广泛应用面神经监测技术，大大提高了手术的安全性，减少了面神经损伤并发症的发生。

三、贝尔麻痹

贝尔（Bell）麻痹又称特发性面瘫，是一种原因不明的急性周围性面神经麻痹，是面神经疾病中最多见的一种。国内外文献报道，贝尔麻痹的年发病率为（10 ～ 40）/100 000。

【病因】

贝尔麻痹病因未明。一种假说认为是营养面神经的微血管痉挛，引起神经缺血、缺氧，导致水肿，骨管限制了水肿的进展并对其内的面神经产生压力，引起神经传导障碍，出现面瘫。还有人在部分贝尔麻痹患者的面神经中检测出了单纯疱疹病毒，所以另一种假说认为贝尔麻痹与单纯疱疹病毒感染有关。此外还有自身免疫致病学说。

【病理生理】

病变初期，面神经主要表现为缺血、水肿，肿胀的面神经在骨管的压迫下逐渐出现静脉和淋巴回流障碍，加重缺血并形成恶性循环。早期面神经病变为传导阻滞，随着病情的加重，逐渐出现神经变性。组织切片可见面神经肿胀，不同程度的脱髓鞘病变伴有炎性细胞浸润。

【症状】

本病表现为一侧急性的完全性或不完全性周围性面瘫。本病可见于任何年龄，无性别差异，多为单侧。通常急性起病，可于数小时内达到高峰，面部表情肌呈迟缓性瘫痪。有的患者发病前 1 ~ 3 天患侧外耳道耳后乳突区疼痛，数日后消失。部分患者夜间发病，常于清晨洗漱时发现或被他人发现口角歪斜。若病变波及鼓索神经，除上述症状外，尚可有同侧舌前 2/3 味觉减退或消失。镫骨肌支以上部位受累时，因镫骨肌瘫痪，同时还可出现同侧听觉过敏。膝神经节受累时还有同侧泪腺分泌障碍，患者会主诉眼干不适。除此之外，还有患者主诉面部麻木、进食困难、溢泪、发音不清等症状。

【诊断及鉴别诊断】

由于本病的症状典型，根据患者症状大多可以确诊。但是，有很多疾病也可以表现为突发面瘫，如胆脂瘤型中耳炎、面神经肿瘤、腮腺肿瘤等，甚至有报道面瘫可以是白血病的初发症状。因此，贝尔面瘫的诊断需要在排除外伤、肿瘤、代谢、感染、先天性疾病的前提下才能确诊。另外，经过 6 个月的恢复仍然没有好转的面瘫应该警惕面神经肿瘤的可能。

【预后】

贝尔麻痹一般预后良好。大约有 71% 的患者不经过任何治疗可以达到完全恢复，他们通常于起病 1 ~ 2 周后开始恢复，2 ~ 3 个月内痊愈，另外 29% 的患者均达不到痊愈，但只有 16% 的患者对自己的恢复结果不满意。发病 2 个月以上仍无面肌运动恢复者预后较差，可遗有面肌萎缩、口眼连带运动、面肌痉挛抽搐等后遗症。少数患者还可出现“鳄鱼泪征”，即进食时病侧眼流泪。肌电图、F 波等电生理检查对判断面神经受损的程度及其可能恢复的程度有很高价值，可在起病两周后进行检查。

【治疗】

贝尔麻痹的治疗早期以控制疾病进展、改善局部血液循环、消除面神经的炎症和水肿为主，后期则以促进神经功能恢复和康复为主。

1．非手术治疗

（1）药物治疗：药物治疗应尽早实施，其中皮质类固醇激素治疗是贝尔麻痹早期首选治疗方法。其次有抗病毒药物、消肿药物、自由基清除剂、B 族维生素和其他促进神经再生和髓鞘形成的药物等。

（2）物理治疗：He/Ne 激光、超短波、红外线照射可以改善局部微循环，促进炎症消散。

（3）保护角膜：因眼睑不能闭合，局部用药以及使用眼罩等可以防止继发性角膜损伤。

2．手术治疗　如患者经过一段保守治疗后仍为完全性面瘫，而且电生理检查证实面神经病变严重者，可以考虑行面神经减压术。手术经耳后乳突入路，打开颞骨内的面神经骨管，释放面神经的压力，改善面神经微循环，促进神经再生。对于病程较长而且已出现后遗症的患者，一般不再建议行面神经减压治疗。

四、Hunt 综合征

案例 2-3-11

患者，男性，45岁，因右耳痛、面瘫5天就诊。体检：右周围性面瘫，右耳廓红肿，耳甲腔内皮肤可见4个小水疱。颞骨CT检查：右膝神经节肿胀，余未见明显异常。血常规检查除白细胞略低外，其余均正常。

初步诊断：Hunt综合征

问题：

1．诊断依据是什么？

2．发病原因是什么？

Hunt 综合征是一种急性面瘫，发病前后伴有同侧耳痛和耳部带状疱疹。1907 年由 Ramsay Hunt 最先描述，故被称为 Hunt 综合征，是周围性面神经麻痹的常见原因之一。

【病因】

本病由水痘 - 带状疱疹病毒（varicella-zoster virus，VZV）复活导致。在儿童期患者初次感染水痘病毒后，病毒会潜伏在体内的膝神经节等处，在成人期由于某些尚不明确的原因，病毒再度复活而引起耳部带状疱疹和面神经损伤。因此，本病又称为耳带状疱疹。

【病理生理】

除了病毒感染引起的炎症免疫反应引起面神经水肿，进而在面神经骨管的压迫下形成恶性循环导致面瘫外，病毒复制过程可以对膝神经节和面神经纤维直接产生破坏，因此此病预后较差。病毒可播散到相邻的脑神经，引起相应的临床表现。

【临床表现】

本病表现为一侧急性周围性面瘫，发病前后出现明显的耳部疼痛，伴有耳部疱疹形成。疱疹最常出现的部位为耳甲腔和外耳道，也可出现在患侧舌和软腭。如病毒侵犯听神经，患者会诉耳鸣和听力下降；如病毒侵犯前庭神经，患者会出现眩晕以及平衡障碍。

【诊断及鉴别诊断】

根据病史和局部检查，多数患者容易诊断。但是对于疱疹不典型者，由于贝尔面瘫也常有耳部疼痛的表现，此时两者很难鉴别。

【治疗】

早期足量使用阿昔洛韦类抗病毒药物，抑制病毒复制。其他治疗原则基本同贝尔麻痹。目前对是否采用面神经减压术来治疗 Hunt 综合征仍有争议，反对方认为手术对病毒无效，支持方认为手术释放了骨管内压力，恢复了面神经微循环，可帮助神经修复再生。Hunt 综合征的预后较贝尔麻痹差，约有 40% 的患者遗留有较严重的后遗症。

五、外伤性面神经麻痹

面神经周围支较表浅，分布在头面部的侧面，易遭受各种损害。而日益增多的颞骨骨折也往往会伤及面神经，造成面瘫。因此，外伤性面神经麻痹是周围性面瘫的一大病因。

【病因】

常见病因主要有：

1．颞骨骨折　头颅的一侧接受撞击导致，最常见于车祸，其次还有摔伤、砸伤、钝器伤、挤压伤等。骨折线经过面神经骨管，骨管的变形和骨折碎片造成面神经被挤压、嵌顿甚至撕裂、中断。

2．颌面部外伤　最常见的是锐器切割伤，其次还有撞击伤、踢伤、钝器伤、咬伤、撕裂伤等。

3．产钳夹伤　胎儿乳突尖未发育时，茎乳孔位置浅且没有骨质保护，面神经干直接位于皮下软组织内，可被产钳夹伤。

4．其他医源性损伤　腮腺、中耳、内耳及桥小脑角的手术都可以对面神经造成伤害。目前陆续推广术中面神经监护技术，以及医生的解剖训练制度，使这一类损伤已逐渐减少。

【临床表现】

表现为不同程度的周围性面瘫，发病前有明确的外伤史。部分患者有严重的全身损伤，容易造成诊断延迟。双侧外伤性面瘫时，患者呈面具脸，但没有明显的面部不对称，容易出现漏诊。

【诊断】

根据面神经损伤的临床表现及病史询问，临床不难做出面瘫的诊断。电生理检查有助于判断面神经损伤的程度和预后。颞骨 CT 可以协助确定骨折位置。流泪试验、镫骨肌反射和味觉检查可帮助确定面神经损伤的平面。

【治疗】

颞骨骨折出现的外伤性面神经麻痹应常规进行电生理检查，根据结果进行患者甄选。轻症患者可以保守治疗。重症患者应及时采取面神经探查、减压治疗。如果在术中发现面神经损伤较重或者中断，应马上进行神经断端吻合或耳大神经移植。颌面部切割伤导致的即发性的面瘫意味着面神经被切断，应该马上探查伤口，寻找神经断端，一般都能做到无张力吻合。如果是迟发性面瘫或者其他颌面部外伤，应根据电生理结果进行甄别处理。产钳夹伤者应立即采取保守治疗，使用神经生长因子促进神经再生，一般预后良好。如果 14 天没有好转，可行电生理检查进行甄别处理。其他医源性面神经损伤，发现面瘫后应马上进行神经损伤程度和功能评估。如果手术还没有结束，应该在手术中及时修复；当手术中术者发现面神经断伤时，应立即进行吻合；当面神经无法利用时，可行神经移植或舌下神经 - 面神经吻合术。如果手术已经结束，应该马上行电生理检查，根据面神经损伤的轻重决定治疗原则。

（李健东）

第四章

鼻部疾病

第一节　鼻先天性疾病及畸形

学习目标

了解常见鼻先天性疾病及畸形。

一、先天性外鼻畸形

外鼻畸形与缺损可由先天性因素或后天性因素所致，是鼻部多部位畸形与缺损的结果。临床表现呈多样性：鼻孔畸形、狭窄和闭锁，常伴有唇裂；鼻尖歪斜、裂开、塌陷、缺损或凹凸不平；鼻翼的皮肤或软骨缺损、移位，鼻黏膜外翻，鼻孔向外或变形。该疾患临床较常见，男女比例大致相同。其畸形与缺损的程度，除先天因素外，主要与鼻外伤、烧伤程度及肿瘤切除时对鼻部影响的程度相关。修复采用手术治疗。视外鼻具体部位、缺损大小、创伤性质、瘢痕程度采用不同治疗方法，效果良好。

【临床表现】

1．各种鼻形状畸形，如鼻裂，又称二裂鼻，临床少见，常伴唇腭裂；额外鼻孔及双鼻畸形；外鼻呈钮扣形状，无前鼻孔发生；当外鼻形状似管形时，称作管形鼻；部分患者可有外鼻缺损或其他形状异常。

2．鼻梁骨骼发育异常或因外伤致鼻梁不正，可形成歪鼻，或鼻梁塌陷形成鞍鼻；鼻翼皮肤或软骨缺损、移位；鼻黏膜外翻；鼻孔向外或变形等。

3．鼻孔畸形、狭窄和闭锁，常伴唇裂。

【诊断】

1．有鼻外伤、烧伤或肿瘤切除史，或为先天性。

2．鼻尖歪斜、裂开、塌陷、缺损或不平。

3．鼻翼的皮肤或软骨缺损、移位，鼻黏膜外翻，鼻孔向外或变形。

4．鼻孔畸形、狭窄和闭锁，常伴唇裂。

【治疗】

通常需要手术治疗，根据不同的致畸原因和畸形范围，采用不同的整形术式。如鼻部瘢痕松解、全厚皮片移植术；鼻尖缺损可用额部皮瓣或皮管修复；鼻翼近缘缺损畸形，宜用“Z”成形术或阶梯状切开缝合法修复；鼻孔闭锁或狭窄，宜用“Z”成形术或皮片移植等。

二、先天性后鼻孔闭锁

本病为严重鼻部畸形，属家族遗传性疾病。多数学者认为先天性后鼻孔闭锁是在胚胎6周时，颊鼻腔内的间质组织较厚，不能吸收穿透和与口腔相通，构成原始后鼻孔而成为闭锁的间隔，此间隔可能为膜性、骨性或混合性，闭锁部间隔可以菲薄如纸，也可厚达12mm，但多在2mm左右。其间亦可形成小孔，但通气不足，称为不完全性闭锁。闭锁间隔的位置分为前缘闭锁和后缘闭锁两种，常位于后鼻孔边缘软腭与硬腭交界处，向上后倾斜，附着于蝶骨体，外接蝶骨翼内板，内接犁骨，下连腭骨。闭锁间隔上下两面皆覆有鼻腔黏膜。

【临床表现】

双侧后鼻孔闭锁患儿出生后即出现周期性呼吸困难和发绀，直到4周以后逐渐习惯于用口呼吸，但在哺乳时仍有呼吸困难，须再过一段时间才能学会交替呼吸和吸奶的动作。因此出生后有窒息危险和营养不良的严重后果。

儿童及成年期患者主要症状为鼻阻塞，睡眠时有鼾症和呼吸暂停综合征，困倦嗜睡，有关闭性鼻音，并有咽部干燥、胸廓发育不良等。单侧后鼻孔闭锁患者不影响生命，长大以后只有一侧鼻腔不能通气，并有分泌物潴留于患侧。

【诊断】

凡新生儿有周围性呼吸困难、发绀和哺乳困难时，就应考虑本病，可用以下方法确诊。

1．用细橡胶导尿管自前鼻孔试通入鼻咽部，若进入口咽部不到32mm即遇到阻隔，检查口咽后壁看不到该导尿管，即可诊断后鼻孔闭锁。须注意排除导尿管太软、方向有误，以致该管在鼻腔内蜷曲而达不到后鼻孔的情况。

2．用卷棉子自前鼻孔沿鼻底伸入，可以探测间隔的位置和性质。

3．将亚甲蓝或1%甲紫液滴入鼻腔，1～2分钟后观察口咽部是否着色，若无着色，可诊断为本病。

4．将碘油慢慢滴入鼻腔，行X线造影，可显示有无后鼻孔闭锁及其闭锁深度。

5．鼻内镜检查此法不但可以诊断本病，而且可以排除先天性鼻脑膜脑膨出、鼻息肉、腺样体肥大、鼻咽肿物、异物、瘢痕性狭窄及鼻中隔偏曲等造成鼻阻塞的原因。

【治疗】

1．一般紧急措施　新生儿降生后，若确诊为双侧先天性后鼻孔闭锁，应按急诊处理，保持呼吸通畅，防止窒息，维持营养。可取一橡皮奶头，剪去其顶端，插入口中，用布条系于头部固定，以利经口呼吸，并可通过奶头滴入少量乳汁，待患儿已习惯口呼吸后方可取出口中奶头（图2-4-1）。最好有专人护理，以防窒息，并应注意营养摄入。

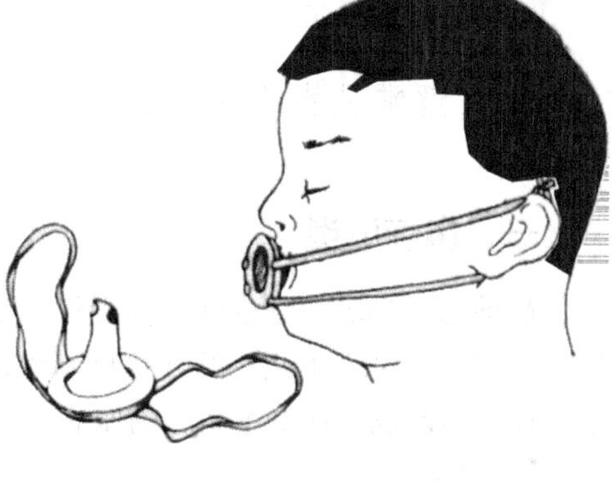

图2-4-1　先天性后鼻孔闭锁急救

2．手术治疗　用手术方法去除闭锁间隔，有经鼻腔、经腭、经鼻中隔、经上颌窦四种途径，应根据患儿年龄、症状程度、间隔性质与厚度，以及全身情况而定。为了安全，以先做气管切开术为宜。

三、脑膜脑膨出

鼻脑膜脑膨出为少见的先天性疾病，系由于脑组织经由未完全闭合的颅骨缝隙疝入鼻腔形成，含有脑膜及脑组织。

【临床表现】

常见鼻内或鼻外软组织肿块，大多于出生时即可发现。肿块表面光滑，可随年龄而增大，在各种原因导致颅内压增高时肿块会明显增大。如果颅骨缺损较小，症状不明显。影像学检查可明确膨出的大小、位置、内容物等。CT 表现：①颅骨缺损；②膨出的囊呈脑脊液密度；③膨出的软组织呈脑组织密度；④脑室受牵拉而变形、移位或与囊腔相通；⑤并发畸形时，有相应的CT 表现。MRI 对膨出的内容物分辨率较高，可观察蛛网膜下隙、脑实质、脑室的形态（图 2-4-2）。

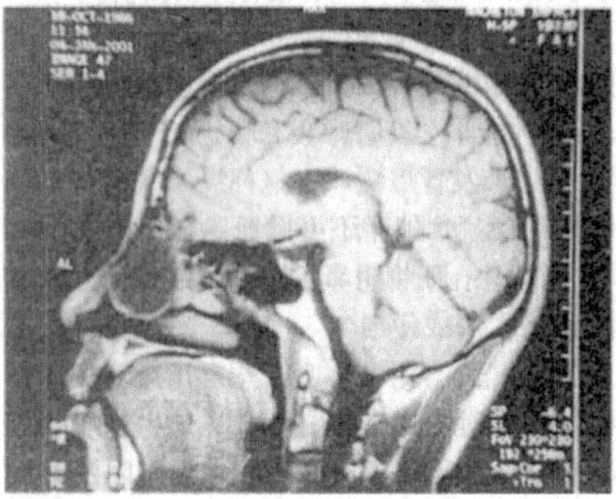

图 2-4-2　脑膜脑膨出 MRI 表现

【治疗】

通常需要手术治疗。应在 2 ～ 3 岁时进行手术，此时患者具有一定的耐受力，并可避免过晚手术时由于膨出物增大，使手术难度增加。

手术方法分为颅内法与颅外法，应根据病变具体情况进行选择。总的原则是切除膨出物，缝合硬脑膜并修复骨缺损。

（王向东）

第二节　外鼻及鼻前庭疾病

学习目标

了解常见外鼻疾病的诊断和治疗原则。

一、鼻前庭炎

鼻前庭炎是鼻前庭皮肤的弥漫性炎症。经常挖鼻，急、慢性鼻炎和鼻窦炎，变态反应或鼻腔异物（多见于小儿）的分泌物刺激，长期在粉尘（如水泥、石棉、皮毛、烟草等）环境中工作，易诱发或加重本病。糖尿病患者更易发生。

【临床表现】

分为急性和慢性两种。急性者鼻前庭皮肤红肿、疼痛，严重者可扩及上唇交界处，有压痛，表皮糜烂并盖有痂皮（彩图 2-4-3）；慢性者鼻前庭部发痒、灼热和结痂，鼻毛脱落，皮肤增厚、皲裂或盖有鳞屑样痂皮。鼻毛常因脱落而稀少。

【治疗】

1．应治疗原发病，消炎消肿，洁净痂皮，去除病因，改正挖鼻习惯。

2．局部用抗生素软膏，每日 3 ～ 4 次，若有皲裂可先用 10% ～ 20% 硝酸银液烧灼。

3．对急性病例可局部加用热敷或红外线理疗，重症者可全身加用抗炎药物。

二、鼻疖

鼻疖是鼻部毛囊、皮脂腺或汗腺的局限性急性化脓性炎症。常发生于鼻前庭、鼻尖和鼻翼处。多因各种原因导致鼻前庭皮肤损伤所致，主要的致病菌是金黄色葡萄球菌。

【临床表现】

1．局部红肿、剧烈胀痛或跳痛，可伴有低热和全身不适。

2．病变局部隆起，周围浸润发硬、发红；疖肿成熟后顶部有黄白色脓点，破溃则流出脓液，有时排出黄绿色脓栓，破溃后疼痛可明显减轻。

3．严重者可致上唇及面部蜂窝织炎，出现上唇、面部、下睑等处肿痛；可有畏寒、发热、头痛，甚至可引起海绵窦血栓性静脉炎，严重者可危及生命。

【诊断】根据临床表现，诊断较易。

1．患者有挖鼻、拔鼻毛、鼻外伤、鼻腔疾病或其他慢性疾病史。

2．有以上症状和体征。

【治疗】

1．控制感染，预防颅内并发症发生。严禁挤压疖肿，疖未成熟时忌做切开引流。

2．疖肿未成熟者，局部热敷、超短波、透热疗法，配合 1% 白降汞软膏、10% 鱼石脂软膏或抗生素软膏，促进疖肿成熟穿破。

3．疖肿已成熟者，待疖肿自行穿破或用探针蘸少许纯苯酚腐蚀脓头，促使其破溃排脓，亦可用尖刀将脓头表面薄层皮肤轻轻挑破，取出脓栓，排出脓液。

4．脓肿穿破后，局部消毒，清除脓痂，以利引流。

5．合并海绵窦感染时，应使用足量有效抗生素，并请相关科室协助治疗。

6．对症处理。

三、鼻前庭囊肿

鼻前庭囊肿发生于鼻前庭底部皮下，梨状孔之前外方，上颌骨牙槽突浅面软组织内，呈囊性肿块。中年女性患病较多，病因分为：①鼻腔底黏液腺开口阻塞，形成的黏液潴留囊肿；②从胚胎期面突接合处残留的表皮细胞发展而来，亦名球颌突囊肿。囊肿壁由结缔组织组成，囊内为纤毛柱状上皮、立方或扁平上皮，内含杯状细胞。囊液为黏液性或浆液性，继发感染时可呈脓性。囊肿邻近骨质可有受压吸收。

【临床表现】

1．一侧鼻翼附着处隆起，触及有弹性而柔软的肿块。

2．大小不一，多呈圆形，大者可有同侧鼻腔呼吸受阻，鼻内或上唇发胀。

3．发展极缓慢，多为单侧发病，合并感染则囊肿迅速增大，局部疼痛明显。

【诊断】

1．一侧鼻塞，局部发胀。

2．鼻前庭底部或鼻翼附着处半圆形隆起，触之有弹性及波动感。

3．局部穿刺出淡黄色透明液体，感染时变脓性。

4．X线摄片显示梨状孔底部外侧均匀圆形阴影。

【治疗】

手术包括经鼻和经口两种径路。

1．经鼻手术　在鼻内镜直视下，开放并切除位于鼻内的囊壁，保证造瘘口充分又不至于损伤鼻前庭软骨导致术后瘢痕畸形。彻底吸除囊液，使囊肿空腔与鼻前庭及固有鼻腔前端相通，待创面自然修复。

2．经口手术　取唇龈沟切口，剥离囊肿。术腔如不大可以不做处理，或用凡士林纱条填压鼻前庭，24 ~ 48 小时后逐渐抽除。

（王向东）

第三节　鼻腔及鼻窦炎性疾病

学习目标

1．掌握急、慢性鼻炎及鼻窦炎临床特点。

2．熟悉慢性鼻炎及鼻窦炎的治疗原则。

一、鼻炎

鼻炎（rhinitis）是由病毒、细菌、变应原、各种理化因素以及某些全身性疾病引起的鼻腔黏膜的炎症。根据不同病因、发病机制、病理变化可分为急性鼻炎、慢性鼻炎（慢性单纯性鼻炎、慢性肥厚性鼻炎）萎缩性鼻炎、变应性鼻炎、药物性鼻炎、干燥性鼻炎等。

（一）急性鼻炎

急性鼻炎（acute rhinitis）俗称“伤风”或“感冒”，是由于病毒感染引起的鼻腔黏膜的急性炎症性疾病。四季均可发病，但以冬季和季节交替时多发，有传染性，主要为病毒经飞沫传播所致。

【病因】

主要是病毒感染，继之合并细菌感染。已知有 100 多种病毒可引起本病，以鼻病毒引起者最为常见，其次为副流感病毒、腺病毒、冠状病毒、柯萨奇病毒、黏液及副黏液病毒等。病毒主要以飞沫经呼吸道吸入机体，其次是通过被污染的物体或食物进入鼻腔或咽部而感染。常见诱因有：①全身因素：受凉、过度疲劳、营养不良、烟酒过度以及其他全身慢性疾病；②局部因素：鼻中隔偏曲、慢性鼻炎等鼻腔慢性疾病、鼻窦炎等鼻窦慢性疾病、慢性扁桃体炎、腺样体肥大等。

【病理】

早期鼻腔黏膜血管痉挛、黏膜缺血、腺体分泌减少；继而血管扩张，黏膜充血、水肿，腺体及杯状细胞分泌增加、单核细胞和吞噬细胞浸润、纤毛及上皮细胞坏死脱落。继发细菌感染者中性粒细胞浸润。

【临床表现】

潜伏期 1 ～ 3 天，发病初期鼻腔干燥或灼热及痒感，打喷嚏，逐渐有鼻塞、鼻分泌物增多、水样鼻涕、闭塞性鼻音及嗅觉减退。继发细菌感染后，鼻涕变为黏液性、黏液脓性或脓性。全身症状轻重不一，有不同程度全身不适、乏力、食欲不振、发热（37 ～ 38℃）、头胀和头痛。小儿患病全身症状较重，多有高热（39℃以上），常伴有消化道症状，如呕吐、腹泻等。若无并发症，上述症状逐渐减轻甚至消失，病程 7 ～ 10 天。鼻腔检查：鼻黏膜充血、肿胀，下鼻甲肿大，鼻道内初期为水样，以后逐渐变为黏液性、黏脓性或脓性分泌物。

【并发症】

急性鼻炎感染直接向前蔓延可引起鼻前庭炎；经鼻窦开口向鼻窦内蔓延可引起急性化脓性鼻窦炎，以上颌窦炎及筛窦炎为多见；经咽鼓管向中耳扩散可引起急性卡他性中耳炎或急性化脓性中耳炎；经鼻咽部向下扩散可引起急性咽炎、喉炎、气管炎、支气管炎等；小儿、老年人及机体抵抗力低下者还可合并肺炎。

【鉴别诊断】

1．变应性鼻炎　常被误诊为急性鼻炎，本病表现为突发性喷嚏、清水样涕、鼻塞、鼻痒，发作过后症状迅速消失，无发热等全身症状。检查所见鼻腔黏膜苍白色、水肿，鼻腔内有清水样涕。鼻腔分泌物细胞学检查、皮肤试验、激发试验及特异性 IgE 测定有助鉴别。

2．流行性感冒传染性强，短期内在接触人群中发病率高，全身症状重，如寒战、高热、全身关节及肌肉酸痛等。

3．血管运动性鼻炎　临床表现与变应性鼻炎相似，有明显的诱因，如疲劳、情绪波动及温度变化。

4．急性传染病　麻疹、猩红热、百日咳等急性传染病早期可出现急性鼻炎的症状，但其还有本身疾病的临床表现，通过详细的查体及对病程的严密观察可鉴别之。

【治疗】

以支持疗法和对症治疗为主，注意预防并发症。

1．全身治疗　注意休息，多饮水，清淡饮食，疏通大便。早期口服解热镇痛药或热服生姜红糖水促进发汗，口服抗病毒口服液，可减轻症状，缩短病程。如果合并有细菌感染者，可使用抗生素治疗。

2．局部治疗　鼻内应用减充血剂，疗程不超过 7 天，如 1% 麻黄碱滴鼻液（小儿使用时应稀释为 0.5%）或盐酸羟甲唑啉喷雾剂，可消除鼻黏膜水肿，减轻鼻塞，以利于通气引流。另外针刺迎香穴或局部按摩、热敷也可减轻鼻塞症状。

（二）慢性鼻炎

慢性鼻炎（chronic rhinitis）是鼻腔黏膜和黏膜下层的慢性炎症性疾病。临床表现以鼻黏膜慢性充血肿胀、分泌物增多、无明确致病微生物感染、病程持续数月以上或反复发作为特点。分为慢性单纯性鼻炎和慢性肥厚性鼻炎两类。

【病因】

未明，可能与下列因素有关：

1．局部因素　①急性鼻炎反复发作或治疗不彻底；②鼻腔及鼻窦慢性疾病，如鼻中隔偏曲妨碍鼻腔通气引流，慢性化脓性鼻窦炎脓性分泌物长期刺激；③邻近的感染性病灶，如慢性扁桃体炎、腺样体的慢性炎症长期刺激等；④鼻腔长期使用减充血药物可导致药物性鼻炎。

2．职业及环境因素　长期反复吸入粉尘（如水泥、石灰、煤尘、面粉等）或有害化学物质和气体（如二氧化硫、甲醛等），温度及湿度的急剧变化均可导致本病。

3．全身因素　如贫血、结核、糖尿病、维生素A或C缺乏、内分泌失调、心肝肾慢性疾病、烟酒过度以及长期过度疲劳等均可引起本病。

【病理】

1．慢性单纯性鼻炎　鼻腔黏膜深层动脉和静脉、尤其是下鼻甲的海绵状血窦呈慢性扩张，通透性增加，血管和腺体周围有以淋巴细胞及浆细胞为主的炎性细胞浸润，黏液腺功能活跃，分泌增加。

2．慢性肥厚性鼻炎　在上述病理改变基础上，进一步演变为黏膜、黏膜下层、甚至骨膜和骨的局限性或弥漫性纤维组织增生，肥厚，以下鼻甲最为明显，中鼻甲前端和鼻中隔黏膜也可发生。

【临床表现】

1．慢性单纯性鼻炎　①鼻塞：间歇性：白天、夏季、劳动或运动时减轻，夜间休息、寒冷时加重；交替性：变换侧卧方位时，两侧鼻塞随之交替，居下位的鼻腔阻塞，居上位的鼻腔则通气。②多涕：多为黏液性，继发感染时有脓涕；③一般无闭塞性鼻音、嗅觉减退、耳鸣及耳闭塞感，偶有头痛、头昏、咽干、咽痛；④查体：鼻腔慢性黏膜充血，下鼻甲肿胀、表面光滑、柔软且富有弹性，对减充血剂敏感。下鼻道或总鼻道内可见黏稠分泌物。

2．慢性肥厚性鼻炎　①鼻塞：为持续性；②涕少：黏液性或黏脓性，不易擤出；③常有闭塞性鼻音、耳鸣及耳闭塞感，伴有头痛、头昏、咽干、咽痛等，少数患者可能有嗅觉减退；④查体：鼻腔黏膜暗红色，下鼻甲黏膜肥厚、表面不平，呈结节状或桑椹状，对减充血剂不敏感或无反应。下鼻道或总鼻道内可见黏液性及黏脓性分泌物。

【治疗】

1．慢性单纯性鼻炎　治疗原则是去除病因，恢复鼻腔通气功能。①病因治疗：针对全身和局部病因，积极治疗全身性慢性疾病、鼻中隔偏曲、鼻窦炎、邻近感染病灶等，改善生活和工作环境，锻炼身体，提高机体抵抗力。②局部治疗：首选鼻用糖皮质激素喷剂，具有很好的抗炎、抗水肿作用。鼻内应用减充血剂，如1%麻黄碱滴鼻液或盐酸羟甲唑啉喷雾剂，不超过7天。另外还可应用封闭疗法、针刺疗法及超短波疗法。

2．慢性肥厚性鼻炎　①保守治疗：在采用上述治疗的同时，还可采用下鼻甲冷冻、激光、微波、射频等治疗；②主要是缓解鼻塞。手术包括黏膜下下鼻甲骨部分切除术，黏膜下低温等离子射频消融术，下鼻甲骨折外移术等。

（三）萎缩性鼻炎

萎缩性鼻炎（atrophic rhinitis）是一种以鼻腔黏膜萎缩或退行性变为病理特征，病程长、发展缓慢的慢性炎症。女性多见。

【病因】

分原发性和继发性两种。前者病因尚不清楚，多认为是一种全身性慢性疾病的鼻部表现，也有研究提示可能是一种自身免疫病。后者病因较明确，多继发于①鼻腔炎性分泌物、高浓度有害粉尘、化学气体长期持续刺激鼻腔黏膜；②鼻甲切除过多，特别是下鼻甲切除过多，导致鼻腔通气过度。③局部足量放射治疗后；④鼻特殊传染病如结核、梅毒、麻风对鼻黏膜的损害。

【病理】

早期黏膜呈慢性炎症改变，继而发展为黏膜进行性萎缩。表现为黏膜上皮鳞状化生、黏膜纤毛脱落，黏膜下层结缔组织增生肥厚，管腔缩小或闭塞。黏膜供血不足，导致黏膜、腺体、骨膜和骨质萎缩，骨质吸收。

【临床表现】

1．鼻、咽干燥感 因鼻腔黏膜萎缩，腺体分泌减少所致。

2．鼻塞 因鼻腔内痂皮阻塞或黏膜感觉神经萎缩、感觉迟钝所致。

3．鼻出血 因鼻腔黏膜萎缩变薄干燥，用力擤鼻或清除痂皮时毛细血管破裂所致。

4．嗅觉障碍 嗅区黏膜萎缩致嗅觉减退或消失。

5．鼻臭 严重者呼出气体带有特殊臭味，是脓痂中蛋白质腐败分解所致，别人可闻到而自己不知（嗅觉丧失）。

6．头痛、头晕 因鼻腔过于宽大，吸入的冷空气直接刺激鼻黏膜或痂皮刺激所致。

7．查体 外鼻鼻梁宽平如鞍状，鼻腔宽大，鼻甲缩小，黏膜干燥，严重者附着有大量脓痂伴有恶臭。若病变波及鼻咽、口咽和喉咽，亦可见同样表现。

【治疗】

尚无特效疗法，多为对症治疗，改善症状。

1．局部治疗 ①鼻腔冲洗：温生理盐水冲洗鼻腔，达到除痂、清洁鼻腔的目的；②鼻腔用药：1% 复方薄荷滴鼻剂、鱼肝油、石蜡油滴鼻可湿润鼻腔软化痂皮，1% 链霉素石蜡油滴鼻可抑制细菌生长减轻臭味，1% 新斯的明涂抹黏膜可促进黏膜血管扩张，50% 葡萄糖滴鼻可刺激黏膜腺体分泌。

2．手术治疗 目的是缩小鼻腔，减少鼻通气量，减少鼻黏膜水分蒸发，减轻黏膜干燥及痂皮形成。如鼻腔黏 - 骨膜下埋藏术。

3．全身治疗 加强营养，改善环境及个人卫生。补充维生素 A、B、C、D、E，可保护黏膜上皮、促进细胞代谢、扩张血管、改善鼻黏膜血液循环。

（四）变应性鼻炎

案例 2-4-1

患者，女，23岁，主因反复打喷嚏、流清涕1年就诊。患者1年前出现打喷嚏、流清涕，伴有间断鼻塞，可自行缓解，自认为感冒未予以治疗。近3个月来，患者上述症状发作频繁，伴有鼻痒、眼睛痒，经常抠鼻孔、揉眼睛，偶有嗅觉减退，影响睡眠。专科检查：鼻黏膜苍白色、水肿，鼻腔内有大量清水样鼻涕，鼻中隔大致居中。皮肤点刺实验：对尘螨过敏。

初步诊断：变应性鼻炎

问题：

1．该患者可能的诊断是什么？

2．治疗措施是什么？

变应性鼻炎（allergic rhinitis，AR），即过敏性鼻炎，传统的定义为一种由易感个体接触变应原后导致的主要由 IgE 介导的鼻黏膜 I 型变态反应。临床上以鼻痒、阵发性喷嚏、清水样鼻涕、鼻塞、鼻黏膜肿胀等为其主要特点。分为常年性变应性鼻炎和季节性变应性鼻炎，后者又称“花粉症”。

【分类和分度】

1．根据症状持续时间分为间歇性变应性鼻炎和持续性变应性鼻炎。

（1）间歇性：症状＞4日/周，或＜连续4周；

（2）持续性：症状≥4日/周，且≥连续4周。

2．根据患者症状的严重程度，以及是否影响患者生活质量（包括睡眠、日常生活、工作和学习），将变应性鼻炎分为轻度和中-重度。

（1）轻度：症状较轻，对生活质量尚未产生影响。

（2）中-重度：症状明显和严重，对生活质量产生影响。

【病因】

发病与遗传及环境因素密切相关。患者多为易感个体或称为特应质（atopy）。常见的变应原分为三大类：①吸入性变应原，如尘埃、螨、真菌、昆虫、动物皮毛、羽毛、花粉、植物纤维、某些化学物质；②食物性变应原，如鱼、虾、蛋、奶、面粉、花生、大豆等。③职业性变应原：包括胶乳和其他低分子量复合物等。

【发病机制及病理】

其发生分致敏和激发两个阶段。环境及遗传因素联合作用下，抗原呈递细胞如树突状细胞等呈递抗原至T细胞，合成IL-4等细胞因子，启动Th2细胞分化为主并造成Th1/Th2细胞相关细胞因子的网络失衡，继发黏附因子如血管内皮细胞表达细胞间黏附分子-1及嗜酸性粒细胞趋化因子等表达，促进多种炎症细胞如嗜酸性粒细胞、肥大细胞等向鼻黏膜局部的迁移、黏附及定位，并促进B淋巴细胞合成的抗体转换为IgE并结合在鼻黏膜表面的肥大细胞及嗜碱性粒细胞的细胞膜上，使鼻黏膜处于致敏状态。当该变应原再次进入机体时，变应原与IgE发生“桥连”，激发细胞膜一系列生化反应，释放以组胺为主的多种介质。介质作用于鼻黏膜的感觉神经末梢、血管壁和腺体，引起局部的组织反应。表现为阻力血管收缩，容量血管扩张、毛细血管通透性增高，多形核细胞、单核细胞浸润，尤以嗜酸性粒细胞为著。嗜酸性粒细胞浸润为鼻黏膜特征性病理改变。

【临床表现】

以鼻痒、阵发性喷嚏、大量清水样涕、鼻塞为主要症状。

1．鼻痒鼻内发痒，有时可伴有咽部、眼睛痒及结膜充血、流泪，以季节性为多见。

2．喷嚏呈阵发性发作，每次可几个、十几个或数十个不等。

3．鼻涕大量清水样鼻涕，有时可不自觉地由鼻孔流出。

4．鼻塞程度轻重不一，季节性者鼻塞较重，少数人可有嗅觉减退。

【检查】

1．鼻镜检查　鼻腔黏膜呈苍白、水肿，或呈浅蓝色，以下鼻甲最为明显，总鼻道及鼻腔底可见多量清涕或黏涕。严重者可见中鼻甲息肉样变。

2．实验室检查　主要是筛选致敏变应原的检查，包括皮肤点刺实验、鼻黏膜激发试验和血清特异性IgE检测；主要用于确诊和脱敏治疗等。

【诊断】

主要依据病史和实验室检查，临床检查可作为参考。

【治疗】

1．避免接触变应原

2．药物治疗

（1）抗组胺药物：推荐口服或鼻用第二代或新型 H_1 抗组胺药，可有效缓解鼻痒、喷嚏和流涕等症状。疗程一般不少于 2 周。适用于轻度间歇性和轻度持续性变应性鼻炎，与鼻用激素联合治疗中 - 重度变应性鼻炎。

（2）糖皮质激素：推荐使用鼻用糖皮质激素，可有效缓解鼻塞、喷嚏和流涕等症状，对于中 - 重度持续性患者疗程不少于 4 周，如丙酸氟替卡松鼻喷雾剂、布地奈德鼻喷雾剂等。对其他药物治疗无反应或不能耐受鼻用药物的重症患者可采用口服糖皮质激素进行短期治疗。

（3）抗白三烯药：对变应性鼻炎和哮喘有效。

（4）色酮类药：对缓解鼻部症状有一定的疗效，滴眼液对缓解眼部症状有效。

（5）减充血药：对鼻充血引起的鼻塞症状有缓解作用。如 1% 麻黄碱滴鼻液和盐酸羟甲唑啉喷雾剂等，不超过 7 天。

3．免疫治疗

变应原特异性免疫治疗常用皮下注射和舌下含服。疗程分为剂量累加阶段和剂量维持阶段，总疗程不少于 2 年。应采用标准化变应原疫苗，由具备资质的人员操作。

适应证：主要用于常规药物治疗无效的成人和儿童（5 岁以上）由尘螨导致的变应性鼻炎。

禁忌证：①合并持续性哮喘；②患者正使用 β 受体阻断剂；③合并其他免疫性疾病；④ 5 岁以下儿童；⑤妊娠期妇女；⑥患者无法理解的风险性和局限性。

4．外科治疗　如下鼻甲冷冻、激光、微波、射频等治疗可降低鼻黏膜敏感性，筛前神经切断术、翼管神经切断术等手术可神经兴奋性降低，均有一定疗效，但远期效果尚不肯定。

（五）鼻息肉

案例 2-4-2

患者，女，46岁，主因双侧鼻堵1年，头痛半月就诊。患者1年前感冒后出现鼻塞，呈间断交替性，伴黏脓涕，当地医院诊断为“鼻炎”，应用麻黄碱滴鼻液、阿莫西林分散片治疗2周，症状无明显好转。近半年来，患者鼻塞加重，呈持续性，脓涕较前增多，有头痛、头晕记忆力下降。发病以来，患者无涕中带血，偶有嗅觉减退及睡觉时打鼾。既往体健。查体：双侧鼻腔黏膜充血，双侧下鼻甲肥大，鼻中隔大致居中，双侧中鼻道可见灰白色息肉样物，质软，可活动，息肉表面可见脓涕。鼻窦CT：双侧筛窦、上颌窦可见密度增高影，双侧中鼻道可见软组织密度影，双侧下鼻甲肥大。

问题：

1．该患者可能的诊断是什么？

2．治疗措施是什么？

鼻息肉（nasal polyps）是鼻腔和鼻窦黏膜的常见慢性疾病，它是由于鼻黏膜长期炎性反应引起组织水肿的结果。由来源于中鼻道窦口鼻道复合体和筛窦处高度水肿的鼻黏膜从中鼻道、窦口向鼻腔赘生而形成息肉。发病年龄以中年人居多，男性患者多于女性。

【病因】

引起鼻息肉的确切病因尚不清楚，可能存在以下原因。

1．慢性感染　在感染性炎症过程中释放出的细菌毒素和炎性介质，可使黏膜内淋巴引流不畅、静脉淤血及小血管扩张，导致渗出增加、黏膜水肿。长期水肿的黏膜使屏障作用减弱，又可产生反复感染性炎性反应，黏膜水肿又进一步加重，最终促使息肉形成。此外，在某些先天性呼吸道黏膜异常（如囊性纤维化、纤毛不动综合征）所致反复呼吸道感染患者中，也常有鼻息肉发生。

2．嗜酸性粒细胞与细胞因子　80% 的鼻息肉有较多嗜酸性粒细胞浸润，嗜酸性粒细胞能合成及分泌多种炎症性及调节性细胞因子，这些细胞因子能延长嗜酸性粒细胞的生存，促进炎症反应，促使鼻息肉形成。但鼻息肉组织中嗜酸性粒细胞增多是否与变态反应有关，目前尚无定论。鼻息肉的形成是多种因素共同作用的结果。

【病理】

鼻息肉由高度水肿的鼻黏膜构成。上皮仍可见假复层柱状纤毛上皮，但常有纤毛部分缺失，也有部分上皮化生为鳞状上皮。上皮下为水肿的疏松结缔组织，其间有浆细胞、嗜酸性粒细胞、淋巴细胞、中性粒细胞浸润。

【临床表现】

1．鼻塞　呈逐渐加重的持续性，可有闭塞性鼻音，多为双侧发病，单侧少见。

2．鼻腔分泌物增多　呈浆液或黏液性，若有继发感染，可为脓性。

3．嗅觉障碍　多有嗅觉减退或丧失。

4．耳部症状　鼻息肉或分泌物阻塞咽鼓管口可引起耳鸣、耳闷、听力减退等。

5．鼻窦症状　鼻息肉阻塞窦口继发鼻窦炎可引起额部、面颊部胀痛不适。

6．检查　前鼻镜及鼻内镜检查见鼻腔内有一个或多个灰白色或淡红色、表面光滑如荔枝肉状半透明肿物，触之柔软，不易出血，带蒂或广基，多来自中鼻道、筛窦，来自上颌窦息肉可经上颌窦自然口向后经后鼻孔脱垂于鼻咽部，形成上颌窦后鼻孔息肉。巨大鼻息肉可引起外鼻变形，鼻梁增宽扁平，两侧鼻背隆起形成“蛙鼻”。

【诊断】

根据病史、症状、前鼻镜及鼻内镜检查、影像学（鼻窦 CT）检查较容易诊断。但对于有鼻息肉前期手术及术后复发史；糖皮质激素治疗有效；息肉样变黏膜与正常黏膜无明显分界线；双侧鼻 - 鼻窦黏膜广泛炎性反应和息肉样变性，累及多个鼻窦；组织学以嗜酸性粒细胞浸润为主的病例，应诊断为鼻息肉病（nasal polyposis）。其术后复发率高，且易合并支气管哮喘。

【鉴别诊断】

1．鼻腔内翻性乳头状瘤　多为单侧发病，呈多发性分叶状，有时形如多发性息肉，但其表面粗糙不平，色淡红，触之易出血。可恶变，最后依靠组织病理学确诊。

2．鼻咽纤维血管瘤　好发于青春期男性，多为单侧。患者有鼻塞及反复鼻出血病史。肿物表面可见血管，色红，触之较硬，易出血，基底广，原发于鼻咽与后鼻孔交界处。

3．鼻内脑膜脑膨出　多发生于新生儿或幼儿，成人少见。肿物来自于鼻腔顶部，表面光滑，色灰白，触之柔软，有弹性，为单一肿物。影像学检查可明确诊断。

【治疗】

因鼻息肉发病与多种因素有关，且易复发，现多主张采用以手术为主的综合治疗。

1. 糖皮质激素治疗　对于初发较小息肉或鼻息肉手术前后或伴有明显变态反应因素者，可局部应用糖皮质激素喷鼻；对于伴有变态反应或阿司匹林耐受不良或哮喘等鼻息肉患者，或鼻息肉手术后，可同时给予口服糖皮质激素治疗。

2. 手术治疗　多采用经鼻内镜手术，切除病变的同时保留正常的鼻腔生理结构。术后需要坚持长期的随访和综合治疗。

二、鼻窦炎

鼻窦炎（sinusitis）是鼻窦黏膜的化脓性炎症，是鼻科常见疾病，也是临床常见病、多发病。按炎症的性质可分为急性鼻窦炎与慢性鼻窦炎，以慢性鼻窦炎较为多见；按病变的范围可分为前组鼻窦炎、后组鼻窦炎及全组鼻窦炎，前组鼻窦发病率高于后组鼻窦，其中上颌窦炎最为常见，其次为筛窦。窦口鼻道复合体局部因素影响窦口的引流及通气，是鼻窦炎发生的最主要病因。

（一）急性鼻窦炎

急性鼻窦炎（acute sinusitis）多继发于急性鼻炎。是鼻窦黏膜的急性化脓性炎症，严重者可累及骨质及周围组织和邻近器官，引起严重并发症。

【病因】

1. 全身因素　过度疲劳、受凉受湿、营养不良、维生素缺乏等引起全身抵抗力降低。变应性体质、全身性疾病如贫血、糖尿病、结核、甲状腺功能减低、急性传染病如流感、麻疹、猩红热等均可诱发本病。

2. 局部因素　①鼻腔疾病：急、慢性鼻炎、鼻中隔偏曲、变应性鼻炎、鼻腔异物、肿瘤等，都可堵塞鼻道和窦口，影响鼻窦的引流和通气；②邻近器官的感染病灶：扁桃体炎、腺样体炎、牙源性感染；③腔内填塞物留置时间过久；④直接感染：游泳跳水不当，使污水进入鼻窦；鼻窦外伤骨折或异物进入鼻窦；高空飞行迅速下降致窦内负压，使鼻内炎性物或污物吸入鼻窦。

3. 致病菌　多为化脓性球菌，如肺炎链球菌、溶血性链球菌、葡萄球菌等。其次为杆菌，如流感嗜血杆菌、大肠埃希菌、变形杆菌等。另外厌氧菌感染也较常见。临床以混合感染最为多见。近年来，由于抗生素的大量使用，真菌感染性鼻窦炎有增多的趋势。

【病理】

黏膜下层淋巴细胞和多形核白细胞浸润与急性鼻炎相似。初起为卡他期，早期鼻窦黏膜短暂缺血，继而血管扩张，黏膜充血肿胀，上皮固有层水肿，通透性增加，浆液性、黏液性分泌物亢进；进而发展为化脓期，上述病理改变加重，毛细血管破裂出血，上皮细胞及纤毛坏死脱落，分泌物转为脓性；少数病例可发生窦壁骨炎、骨髓炎或眶内、颅内感染等并发症。

【临床表现】

1. 全身症状　因常继发于上感和急性鼻炎，故原有症状加重，出现周身不适、精神不振、食欲减退、畏寒、发热，小儿全身症状较成人重，可出现呕吐、腹泻、咳嗽等消化道及呼吸道症状。

2. 局部症状

（1）鼻塞：双侧或患侧间歇性或持续性鼻塞。

（2）脓涕：鼻腔内大量脓性涕，不易擤尽，涕中可带有少量血液。厌氧菌或大肠埃希菌感染者脓涕恶臭（多是牙源性上颌窦炎）。

（3）嗅觉障碍：可出现嗅觉减退或丧失

（4）头痛和局部疼痛：是由于脓性分泌物、细菌毒素、黏膜肿胀刺激和压迫神经末梢所致。前组鼻窦炎疼痛的部位多在额部和颌面部，后组鼻窦炎疼痛的部位多在颅底或枕部。各鼻窦引起疼痛有不同的特点，急性上颌窦炎为眶上额部痛，伴有患侧颌面部或上列磨牙痛，晨起轻，午后重；急性额窦炎为前额部痛，晨起即感头痛，逐渐加重，中午最重，午后逐渐减轻至消失，次日又重复发作；急性筛窦炎的前组筛窦炎疼痛特点与急性额窦炎相似，但症状较轻，后组筛窦炎疼痛特点与急性蝶窦炎相似；急性蝶窦炎为颅底或眼球深处钝痛，可放射到头顶和耳后，早晨轻，午后重。

3．体征

（1）一般检查：急性鼻窦炎时邻近部位皮肤及软组织可能发生红肿，颌面部相应局部有压痛，如急性上颌窦炎在颌面部有红肿和压痛、急性额窦炎时在眶内上角和额窦前壁有压痛、筛窦炎在鼻根和内眦部有压痛。

（2）鼻内镜检查：鼻腔黏膜充血、肿胀，以中鼻甲、中鼻道黏膜为甚。鼻腔内有大量黏脓或脓性分泌物，前组鼻窦炎时可见于中鼻道积脓，后组鼻窦炎时则见于嗅裂积脓。

4．辅助检查

鼻窦 CT 扫描可清楚显示鼻窦内的炎症性改变。在没有 CT 设备的医院可采用鼻窦 X 线平片检查。上颌窦穿刺冲洗法近年来已很少使用。

【治疗】

治疗原则：根除病因，解除鼻腔鼻窦引流和通气障碍，控制感染，预防并发症。

1．全身治疗　一般治疗同急性鼻炎治疗，但需使用有效、足量、足够时间抗生素，有厌氧菌感染者应同时应用甲硝唑或替硝唑，对伴有变应性鼻炎、哮喘者可应用抗变态反应药物。

2．局部治疗　主要使用鼻用糖皮质激素喷剂。采用体位引流促进鼻窦内分泌物引流，上颌窦穿刺冲洗可有效引流脓涕及局部用药，儿童患者可行鼻窦置换法帮助鼻窦引流。

3．物理治疗　鼻腔冲洗、局部热敷、红外线照射或超短波照射等，可促进炎症消退和改善症状。

（二）慢性鼻窦炎

案例 2-4-3

患者张某，男，47岁。自述鼻塞伴流涕反复发作7年。双侧鼻塞，流脓性涕，伴头痛。自述嗅觉障碍，否认发热，否认涕中带血。鼻部查体：鼻中隔左偏，黏膜慢性充血，左侧中鼻甲前端息肉样变。鼻咽部未见异常。

问题：

1．目前最可能的诊断是什么？需要做哪些检查？

2．需要与哪些疾病进行鉴别？

3．如何治疗？

慢性鼻窦炎（chronic sinusitis）是鼻窦黏膜的慢性化脓性炎症，多为急性鼻窦炎的迁延及反复发作所致，可单侧或单窦发病，但以双侧或多组鼻窦同时发病更为常见。

【病因】

与急性鼻窦炎相似，本病亦可慢性起病，如牙源性上颌窦炎。目前认为慢性鼻窦炎是一种病因复杂的疾病，主要病因有：细菌感染，变态反应及鼻腔或鼻窦解剖异常。

【病理】

增厚、血管增生、鼻窦黏膜水肿、上皮纤毛脱落，鳞状上皮化生、黏膜内淋巴细胞和浆细胞浸润、分泌腺管阻塞以及囊性改变，黏膜可发生纤维组织增生而致血管阻塞和腺体萎缩。

【临床表现】

1．全身症状　轻重不等，有时则无。常见的有头晕、萎靡不振、记忆力减退、注意力不集中、失眠、食欲减退等。症状较重时可影响患者的生活质量。

2．局部症状

（1）脓涕：为慢性鼻窦炎主要症状，多为黏性或黏脓性鼻涕，量多少不一。前组鼻窦炎患者，脓涕易从前鼻孔擤出；后组鼻窦炎患者，脓涕多经后鼻孔流入咽部。牙源性上颌窦炎者，脓涕常有腐臭味。

（2）鼻塞：亦为慢性鼻窦炎主要症状，由于鼻腔分泌物较多且稠厚，黏膜充血、肿胀、息肉样变所致。

（3）头痛：部分患者有头痛，头痛性质和部位与急性鼻窦炎相似，不如急性鼻窦炎者严重，常表现为头部沉重感、钝痛或闷痛。随着鼻腔通气引流的改善，头痛可以减轻或消失。也可由于窦口阻塞，引起真空性头痛。

（4）嗅觉减退或丧失：多因鼻塞、脓涕潴留阻塞嗅裂或嗅区黏膜炎性肿胀和息肉样变所致。多数为暂时性，少数为永久性。

3．体征　鼻内镜检查检查可见鼻腔黏膜慢性充血、肿胀、肥厚，中鼻甲肥大或息肉样变，中鼻道变窄、黏膜水肿或有息肉形成。前组鼻窦炎者脓涕聚多见于中鼻道，后组鼻窦炎者脓涕多见于嗅裂或积蓄于鼻腔后端流入鼻咽部。若检查时未见鼻道有脓涕者，可用1%麻黄碱收缩鼻腔黏膜并做体位引流，有助于诊断。

4．辅助检查　鼻窦CT扫描可清楚显示窦口鼻道复合体及鼻窦病变范围和程度。鼻窦X线平片对本病诊断亦有参考价值。上颌窦穿刺冲洗同样可起到诊断及治疗的作用。

【诊断】

根据病史、症状、体征与相关辅助检查较易诊断。

【治疗】

1．保守治疗　慢性鼻窦炎伴急性感染时，可以根据细菌培养和药物敏感试验结果选择敏感的抗菌药物进行治疗，常规剂量，疗程不超过2周。使用鼻用糖皮质激素喷剂可改善鼻腔通气和引流；推荐使用小剂量（常规剂量的1/2）大环内酯类药物长期口服，疗程不少于12周；黏液溶解促排剂可稀化鼻腔和鼻窦分泌物并改善鼻黏膜纤毛活性，有促进黏液排出和有助于鼻腔鼻窦生理功能的恢复；对伴有变应性鼻炎和（或）哮喘的患者可应用抗过敏药物；可酌情使用中药制剂；鼻腔冲洗可较好清除鼻腔鼻窦内脓性分泌物，是一种有效治疗手段。

2．手术治疗　对于药物保守治疗无效者，有窦口鼻道复合体病变、鼻中隔偏曲或鼻息肉影响鼻腔鼻窦通气引流功能者均应行功能性鼻内镜手术治疗。手术以切除中鼻道为中心的附近区域病变、特别是前组筛窦的病变、恢复窦口的引流和通气为关键，无须行广泛的鼻窦黏膜切除，即通过小范围或局限性手术解除广泛的鼻窦病变。

（王建亭）

第四节 鼻和鼻窦肿瘤

学习目标

了解鼻腔、鼻窦恶性肿瘤的临床表现及治疗现状。

一、内翻性乳头状瘤

案例 2-4-4

患者赵某，男，40岁。自述右侧持续性鼻塞半年，症状逐渐加重，偶有鼻出血，近1周自觉右侧鼻部肿胀感。否认打喷嚏，否认流涕，否认头痛，否认恶嗅。鼻部查体：鼻中隔左偏，黏膜充血，右侧总鼻道内可见红色息肉样肿物，堵塞总鼻道，表面光滑无破溃。左侧鼻腔各道通畅。鼻咽部未见异常。

问题：

1. 目前最可能的诊断是什么？需要做哪些检查？
2. 需要与哪些疾病进行鉴别？
3. 如何治疗？

鼻腔和鼻窦内翻性乳头状瘤（inverting papilloma）为鼻及鼻窦常见的良性肿瘤之一。好发于鼻腔外侧壁，原发自鼻窦者少见。有明显的局部侵袭性，晚期难以准确判断其原发部位。肿瘤具有局部侵蚀破坏力，术后易复发，复发率为 20% ~ 47%。多次手术复发病例易产生恶性变，恶变率为 5% ~ 20%。

【病因】

发病原因不清。近年研究发现本病与人乳头瘤病毒（human papillomavirus，HPV）感染有密切关系。

【病理】

鼻及鼻窦内翻性乳头状瘤瘤体质软、色淡红，常多发，呈弥漫性生长，外形分叶或乳头样，有蒂或广基。肿瘤上皮成分向间质内呈乳头状内翻生长，基底膜完整，故名内翻性乳头状瘤。肿瘤上皮主要由移行细胞和柱状细胞构成，排列有极性，可伴有周围骨质破坏，具恶变倾向，属于上皮组织边缘性肿瘤或交界性肿瘤。

【临床表现】

多见于 40 ～ 60 岁男性，女性少见，性别比为 3 ∶ 1。多单侧发病，表现为一侧鼻腔出现持续性鼻塞，渐进性加重，伴脓涕，偶有血性涕，或反复鼻出血。偶有头痛和嗅觉异常。肿瘤扩大或累及器官而出现相应症状和体征，如鼻面部畸形、眼功能障碍等。鼻腔和鼻窦引流不畅，可同时伴发鼻窦炎和鼻息肉。常有部分患者因此有多次行“鼻息肉”摘除手术史。检查见肿瘤大小不一，呈息肉样或分叶状，粉红或灰红色，表面不平，触之易出血。基底多位于鼻腔外侧壁。

【诊断】

结合病史及检查所见诊断不难。影像学检查中，X 线平片表现为一侧鼻窦透过度下降，窦腔扩大，少数有骨质破坏。鼻窦 CT 扫描表现为单侧鼻腔、鼻窦软组织密度影，部分可见“气泡征”，鼻腔外侧壁可有骨质破坏，鼻窦间隔模糊。肿瘤起源处骨质增生。确诊依靠病理学检查（图 2-4-4）。

【治疗】

治疗原则是手术彻底切除肿瘤。常用手术方式包括鼻内镜手术、鼻侧切开或上唇下进路。现多数情况可在鼻内镜下完成，术中可以切除鼻腔外侧壁，或可采用泪隐窝入路，切除位于上颌窦的肿瘤，完整保留鼻腔外侧壁和鼻泪管。鼻内镜手术随访至关重要，可对早期复发肿瘤早期处理。对可疑恶性变者，应根据肿瘤侵犯范围决定手术方式，包括鼻侧切开手术或颅面联合径路。恶变者术后辅以放疗。

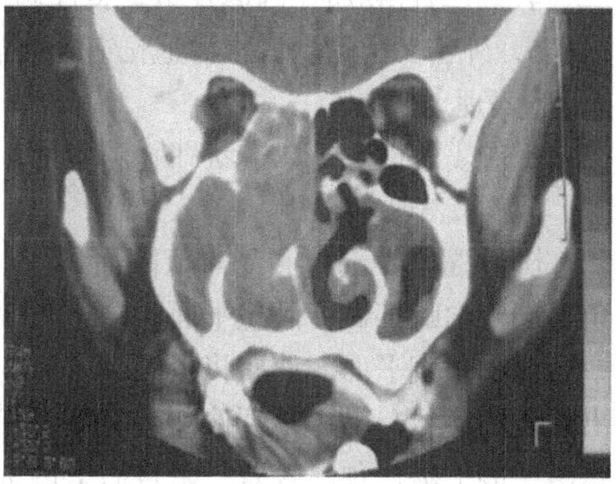

图 2-4-4　鼻腔内翻性乳头状瘤鼻窦冠状位 CT

二、上颌窦癌

案例 2-4-5

患者，女性，45岁，右眼溢泪3个月，鼻塞1个月，曾按泪囊炎予以冲洗泪囊、探通鼻泪管，无效，无脓血鼻涕，无面部麻木、疼痛，无张口困难。检查见鼻外观及面颊无异常，右侧眼球稍向上、前移位，眼球运动不受限。触诊眶底内侧饱满，鼻腔外侧壁内移，中鼻道饱满，颈部无肿大淋巴结。肺部CT及腹部B超检查无异常。鼻窦CT检查见右侧上颌窦软组织影，侵及上颌窦内壁及眶底壁、内壁骨质。

问题：

1. 下一步的治疗方案是什么？
2. 可能选择的手术方式有哪些？

上颌窦癌在鼻窦恶性肿瘤中最多见，占 60% ～ 80%。因解剖位置隐蔽，早期症状少，不易早期确诊。多数患者在就诊时，鼻腔、鼻窦恶性肿瘤合并出现。而且鼻腔、鼻窦与眼眶、颅脑相互毗邻，晚期肿瘤可向邻近组织侵犯，以致有时很难判断何处为原发，诊断治疗常感棘手，预后较其他耳鼻咽喉相关肿瘤为差。

【病因】

鼻腔、鼻窦恶性肿瘤发病因素类似。

1．长期慢性炎症刺激　长期的慢性炎症刺激可使鼻窦黏膜假复层纤毛柱状上皮鳞状化生，形成鳞状细胞癌的发生基础。临床上各组鼻窦炎发病率的差异与各鼻窦恶性肿瘤的发病率差异基本相符，说明两者间可能有病因联系。

2．接触致癌物质　长期吸入某些刺激性或化学性物质，如镍、砷、铬及其化合物，硬木屑及软木料粉尘等均有增加诱发鼻腔、鼻窦恶性肿瘤的危险。

3．良性肿瘤恶变　鼻息肉或内翻性乳头状瘤反复复发、多次手术，则有恶变的危险。此外，鼻硬结病、小涎腺混合瘤、神经鞘膜瘤、纤维瘤等也有恶变可能。

4．放射性物质　因鼻及鼻窦良性病变而行放疗者，若干年后有可能诱发恶性肿瘤。

5．外伤　肉瘤患者常可追忆有外伤病史。

【病理】

上颌窦恶性肿瘤以鳞状细胞癌多见，其次为腺癌、腺样囊性癌、肉瘤等。

【临床表现】

随肿瘤原发部位和受累范围而异，对疗效及预后有很大的影响。Ohngren 曾提出自下颌角至同侧内眦部做一假想平面，将上颌窦腔分为前下和后上两部分。再通过该侧瞳孔中心做一假想的垂直平面，从而将上颌窦腔分为四个象限。一般说来，起自前下内部分者早期即可出现牙的症状，易于早期诊断和完整切除，故预后较好；起自后上外部分者易侵入眼眶、翼腭窝、颞下窝，预后较差；来自后上内部分的恶性肿瘤，易早期侵入邻近的眼眶、颅腔，难以完整切除，故预后最差。早期肿瘤较小，局限于上颌窦腔内，常无明显症状，不易发现。随着肿瘤的发展，先后出现以下症状：

1．脓血鼻涕　持续的单侧脓血鼻涕应引起注意，晚期可有恶臭味。

2．面颊部疼痛或麻木感　肿瘤侵犯眶下神经致患侧面颊部疼痛或麻木感。早期肿瘤患者面部可有蚁走感，对早期诊断甚为重要。晚期肿瘤侵犯眼眶或颅内，引起顽固性眼痛和头痛。

3．鼻塞　肿瘤侵入鼻腔或挤压鼻腔外侧壁内移所致。

4．磨牙疼痛或松动　肿瘤向下侵及牙槽致牙齿疼痛或松动。常误诊为牙病，但拔牙后症状依旧。

上颌窦恶性肿瘤破坏窦壁，向邻近组织扩展，可引起下列症状：

1．面颊部隆起　肿瘤压迫破坏前壁，可致面颊部隆起。侵犯面颊软组织和皮肤时，可发生瘘管或溃烂。

2．眼部症状　肿瘤压迫鼻泪管出现流泪，向上侵犯眶下壁可使眼球向上、前移位，眼球运动受限。触诊眶底抬高，眶缘变钝或饱满。

3．硬腭下塌　肿瘤向下扩展可致硬腭下塌、溃烂，牙槽增厚，牙齿松动或脱落。

4．张口困难　肿瘤向外进犯翼腭窝或翼内肌时，可出现顽固性神经痛和张口困难。多为晚期，预后不佳。

5．颅底受累　肿瘤可经鼻顶筛板侵犯颅前窝底；也可破坏侧壁侵犯颞下窝而达颅中窝底，出现张口困难、颞部隆起、头痛、耳痛等症状。

6．颈淋巴结转移　可在晚期发生，多见于同侧下颌下淋巴结。

【诊断】

上颌窦癌因解剖部位隐蔽，症状出现较晚，早期确诊较难，且易误诊。遇单侧进行性鼻塞或血性鼻涕，单侧面颊部疼痛或麻木感，单侧上列磨牙疼痛或松动，尤其是 40 岁以上患者，都应怀疑鼻窦恶性肿瘤的可能，进行仔细检查。

1．前、后鼻镜检查　可见鼻腔新生物呈菜花样，基底广泛，表面常有溃疡或坏死，触之易出血。如未见肿瘤，应注意鼻腔外侧壁有无向内移现象，中鼻道有无血迹、息肉或新生物。后鼻镜检查时，要注意后鼻孔区、鼻咽顶及咽鼓管咽口和咽隐窝处情况。

2．鼻内镜检查　鼻内镜可直接观察鼻腔外侧壁内移或中鼻道的肿物，疑有上颌窦恶性肿瘤时，可经尖牙窝或下鼻道用套管针穿刺，插入内镜，直接观察上颌窦内病变及取材活检。

3．病理活检及细胞涂片　肿瘤组织活检及鼻窦穿刺细胞涂片病理学检查是最终确诊的依据。

4．影像学检查　鼻窦 X 线摄片可见上颌窦内密度不均匀增高，形状不规则。鼻窦 CT 或 MRI 检查可明确肿瘤大小和侵犯范围（图 2-4-5）。

5．手术探查　临床上高度怀疑鼻窦恶性肿瘤，无法活检或反复活检不能确诊者，可考虑鼻窦手术探查，术中快速冰冻切片，病理检查结果有利于确诊。

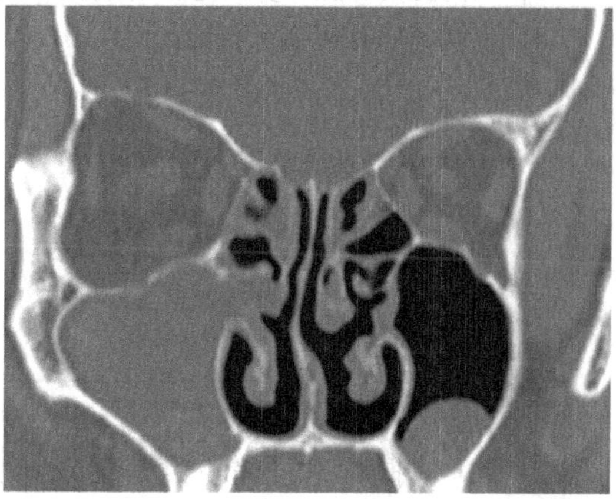

图 2-4-5　上颌窦腺样囊性癌鼻窦冠状 CT，病变侵犯鼻腔、筛窦及眼眶

【治疗】

根据肿瘤病理类型、原发部位、侵犯范围及患者全身情况，选择手术、放疗、化疗和生物治疗等治疗方案。目前多主张早期采用以手术为主的综合疗法。

1．放疗加手术　放疗加手术为目前常用的综合疗法。放疗在手术前或手术后均可使用，目前多倾向于术前放疗，作为综合治疗的一部分。放疗一般用于 T2 期及以上各期的治疗。放疗可使癌肿缩小，周围血管与淋巴管闭塞，减少术中出血，降低播散概率。放疗剂量以 5000 ~ 6000cGy/（4 ~ 8）周为宜。放疗后 3 ~ 4 周手术。唯有手术不彻底者，才加用术后放疗。

2．单纯根治性放疗　只适用于对放射线敏感的恶性肿瘤，如肉瘤、未分化癌，但疗效并不完全满意。单纯姑息性放疗可用于无法行根治性手术切除的晚期病例。对术后复发及不能耐受手术者，也可进行放疗，但疗效并不理想。

3．手术治疗　根据情况可选择鼻内镜手术、Denker 手术、鼻侧切开术、上颌骨部分切除术或上颌骨全切除术，必要时加眶内容物摘除术、颅面联合手术。

4．化学治疗　根据肿瘤生物学特性选择化疗，作为一种辅助疗法和姑息疗法，单独应用疗效差。对不愿接受或不适应放疗及手术不彻底者可采用化学治疗，还可用作术后复发不能再手术者的姑息性治疗。随着介入影像学技术的发展，通过 B 超选择血管介入法，将抗癌药物注入肿瘤的营养血管，取得较好疗效。

【预后】

由于鼻窦恶性肿瘤初始症状不明显，常难于早期发现和诊断，故易延误治疗时机，导致多数患者预后不佳。上颌窦癌患者即使采用综合治疗，5 年生存率仅达 30% ~ 40%。因此，早期发现、诊断和治疗对提高生存率极为重要。

思考题

1. 内翻性乳头状瘤的临床特点及治疗原则有哪些？
2. 如何提高鼻腔、鼻窦恶性肿瘤的早期诊断？
3. 上颌窦癌有何临床表现？

（马 民）

第五节 鼻中隔疾病

学习目标

1. 掌握鼻中隔偏曲的病因及治疗要点。
2. 了解鼻中隔血肿和脓肿的治疗要点。

一、鼻中隔偏曲

案例 2-4-6

患者，男性，38岁，主诉鼻塞3年，间断头痛半年就诊。患者3年前出现鼻塞，呈间断性、交替性，左侧明显，未予治疗。近半年以来，患者鼻塞较前加重，伴有间断头痛，感冒后上述症状加重。专科检查：鼻中隔左侧偏曲，鼻中隔左侧有棘突，棘突与左侧下鼻甲相贴，右侧下鼻甲肥大，左侧下鼻甲肿大，双侧鼻道内未见脓涕。鼻窦CT：鼻中隔明显左侧偏曲，鼻中隔棘突与左侧下鼻甲接触，双侧鼻窦正常。

问题

1. 该患者可能的诊断是什么？
2. 治疗措施是什么？

鼻中隔偏曲（deviation of nasal septum）指鼻中隔向一侧或两侧偏曲或局部有突起，并引起鼻腔功能障碍或产生症状。偏曲的鼻中隔可以呈现各种形状，如“C”形或“S”形偏曲。

如呈尖锥突起，则称棘突；如呈由前向后的条形山嵴样突起，则称嵴（图 2-4-6）。

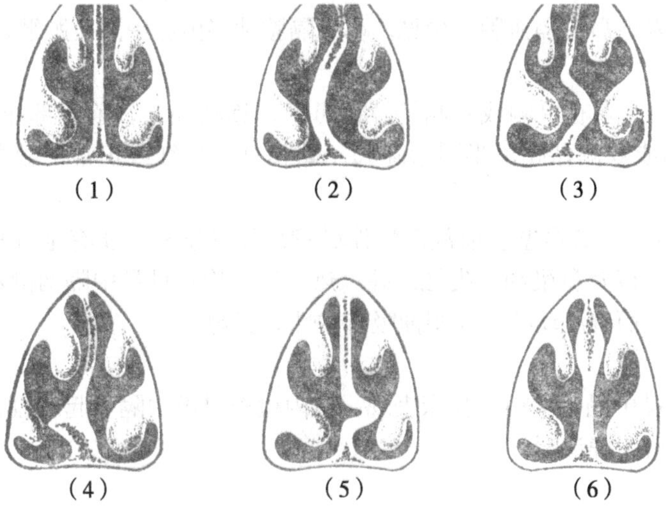

图 2-4-6 鼻中隔偏曲示意图

（1）正常 （2）“C”形偏曲 （3）“S”形偏曲 （4）短状突 （5）嵴 （6）黏膜肥厚

【病因】

鼻中隔偏曲大多数是鼻中隔之骨与软骨发育不均衡所致。外伤或鼻腔、鼻窦肿瘤压迫鼻中隔也可导致鼻中隔偏曲。

【临床表现】

症状轻重与偏曲的类型和程度有关。

1．鼻塞 最常见症状，多呈持续性。向一侧偏曲者常为单侧性鼻塞，如鼻腔较宽的一侧伴有下鼻甲代偿性肥大或鼻中隔呈“S”形偏曲者，则鼻塞多为两侧性。

2．头痛 偏曲部位压迫同侧鼻甲，可引起同侧反射性头痛。

3．鼻出血 多发生在鼻中隔凸面或骨嵴、棘突处，因该处黏膜较薄且张力大，经常受气流及尘埃的刺激，易发生糜烂而出血。

4．邻近器官的症状 由于长期张口呼吸和鼻内炎性分泌物蓄积，故易患感冒和上呼吸道感染。鼻塞妨碍鼻窦引流，可继发鼻窦炎。

【诊断】

鼻中隔偏曲的诊断必须结合病史和症状，有明显症状、并有典型鼻中隔偏曲者才予以诊断。诊断时应明确偏曲的类型和程度及其与相邻结构的解剖关系。应注意鉴别鼻中隔黏膜肥厚（用探针触诊，后者质软，并出现小凹陷）。

【治疗】

行鼻中隔矫正手术。现多采用鼻内镜下鼻中隔黏膜下切除术。

二、鼻中隔血肿和脓肿

鼻中隔血肿（nasoseptal hematoma）是指鼻中隔软骨膜下或骨膜下积血，当血肿发生感染时就形成鼻中隔脓肿（nasoseptal abscess）。

【病因】

鼻外伤或鼻中隔手术后（黏膜 - 骨膜未破裂）局部血管损伤出血而形成，非鼻外伤或鼻中隔手术引起的自发性鼻中隔血肿较少见。鼻中隔脓肿多由鼻中隔血肿继发感染所致。

【临床表现】

1．鼻中隔血肿 多有单侧或双侧持续性鼻塞，逐渐加重，前额部痛和鼻背部发胀感。检查见鼻中隔单侧或双侧黏膜呈半圆形隆起，黏膜色泽暗红或正常，触之柔软，穿刺回吸有血。

2．鼻中隔脓肿 除有鼻塞、前额部痛伴鼻背部发胀感外，还有全身和局部急性炎症表现，如畏寒、发热，以及鼻梁和鼻尖红、肿、热、痛。检查见鼻中隔两侧对称性膨隆，黏膜色泽暗红，触之柔软而有波动感，穿刺抽吸有脓性分泌物。

【诊断】

结合鼻外伤或鼻中隔手术史、临床表现、鼻内检查时鼻中隔隆起对血管收缩剂无反应以及穿刺结果等，即可明确诊断。

【治疗】

宜及早处理。

1．鼻中隔血肿 小血肿者可穿刺抽出血液，局部压迫即可。较大血肿者则须在鼻腔黏膜表面麻醉或局部浸润麻醉下，在血肿最低处做 L 形切口，清除淤血或血块，双侧鼻腔对称填塞，全身应用抗生素预防感染。

2．鼻中隔脓肿 切开引流，如有坏死软骨应予清除，用抗生素生理盐水冲洗术腔，放置橡皮引流条，及时换药，不要填塞双侧鼻腔，全身用抗生素控制感染。

三、鼻中隔穿孔

鼻中隔穿孔（perforation of the nasal septum）系指各种原因导致的鼻中隔贯穿两侧鼻腔的永久性穿孔。穿孔形态和大小各异。

【病因】

1．外伤 严重的鼻面部外伤或鼻中隔贯通伤后可后遗鼻中隔穿孔。鼻中隔黏膜下切除术或激光、微波使用不当同时损伤鼻中隔两侧黏膜，也可导致鼻中隔穿孔。

2．理化因素 由腐蚀性或刺激性物质如铬酸、矽尘、砷、升汞、水泥、石灰等长期刺激鼻中隔黏膜引起溃疡而致穿孔。

3．感染 鼻中隔脓肿处理不当可导致鼻中隔穿孔，特殊感染如结核、狼疮、麻风引起鼻中隔软骨坏死而穿孔，梅毒多导致鼻中隔骨部穿孔。

4．其他 原发于鼻中隔的某些肿瘤累及深层时可直接造成穿孔，鼻腔巨大肿瘤、鼻腔异物或结石长期刺激压迫也可导致鼻中隔穿孔。

【临床表现】

穿孔小而位于前部者，可于呼吸时产生吹哨音；若位于后部，则无明显症状。穿孔过大者，可出现鼻腔干燥，结痂形成，引起鼻塞和头痛，并易发生鼻出血。

【诊断】

根据症状和检查可以诊断。检查时要注意除去鼻腔内结痂仔细检查。

【治疗】

无症状者可不用治疗，症状重者可试行修补手术。

第六节 鼻腔异物

鼻腔异物（foreign body in the nasal cavity）多见于 2 ～ 3 岁儿童，常在玩耍时将异物塞入鼻腔内。以植物性为多见，动物性异物则较为少见。

【病因】

1．儿童玩耍时将豆类、果核、玻璃球、橡皮塞、纸卷、钮扣等塞入鼻孔内。

2．热带地区水蛭和昆虫爬入露宿者鼻内。

3．工伤或战伤时，石块、木片、铁屑及弹片等可经面部进入鼻腔、鼻窦。

4．呕吐、打喷嚏、呛咳可使食物经鼻咽逆行进入鼻腔。

5．鼻部手术时填塞的纱条、棉片或器械断端等遗留于鼻腔或鼻窦内，造成医源性异物。

【临床表现】

儿童鼻腔异物多有单侧鼻阻塞、流脓涕和鼻出血等症状，呼出气有臭味。面部外伤性异物除有外伤表现外，随异物大小、形状、刺激性强弱、所在部位、存留时间的不同，症状有所不同。有动物性异物者鼻内多有虫爬感。有医源性异物者可有异物遗留侧鼻塞、有臭味脓涕和头痛。

【诊断】

儿童有单侧脓涕或血涕且伴有恶臭者应首先考虑鼻腔异物。如异物存留过久，鼻腔内有肉芽组织形成，须用探针辅助检查。对金属异物须行 X 线定位检查。

【治疗】

根据异物的性质、大小、形状、存留部位及存留时间等，采用不同的取出方法。一般儿童鼻腔异物可用头端是钩状的器械经前鼻孔进入，绕至异物后方再向前将异物勾出（图 2-4-7）。切勿用镊子夹取，尤其是圆滑异物，夹取有使异物滑脱、将其推向后鼻孔或鼻咽部、甚至下坠入喉腔或气管的危险。动物性异物可先用 1% 丁卡因将其麻醉，然后将其取出。

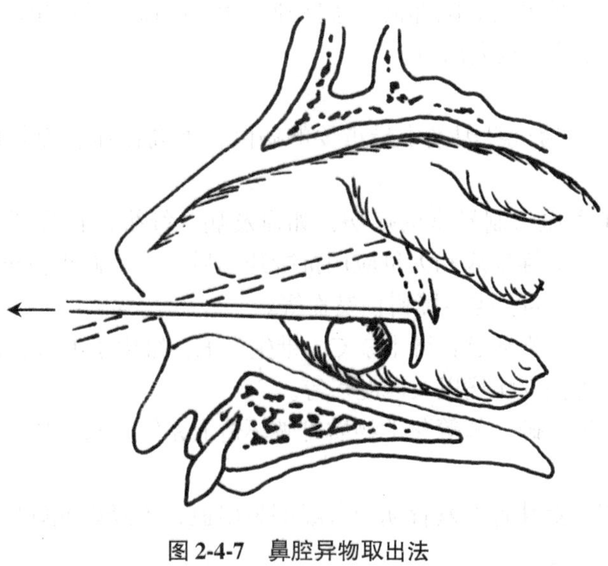

图 2-4-7 鼻腔异物取出法

第七节 鼻出血

案例 2-4-7

患者，女性，46岁，主诉间断左侧流鼻血4天就诊。4天前患者无明显诱因出现左侧鼻腔出血，呈间断性，就诊于多家医院，行左侧前鼻孔填塞2次，效果不佳。鼻内镜检查：左侧下鼻道近后鼻孔处可见出血区，周围黏膜有糜烂，左侧中鼻甲前端可见黏膜糜烂出血。

问题

1．该患者可能的诊断是什么？

2．治疗措施是什么？

鼻出血（epistaxis，nosebleed）是临床常见症状之一，轻者仅为涕中带血，重者可引起失血性休克，反复出血则可导致贫血。

【病因】

原因很多，大致可分为局部和全身病因两类。

1．局部病因

(1) 外伤：鼻腔、鼻窦外伤或手术等损伤局部黏膜、血管发生鼻出血，经鼻插管、挖鼻、用力擤鼻、剧烈喷嚏、鼻腔异物等损伤黏膜血管也可引起鼻出血。严重的鼻和鼻窦外伤可合并前颅底或中颅底骨折，一旦损伤筛前动脉或颈内动脉，则出血较剧烈，甚至危及生命。

(2) 鼻腔和鼻窦炎症：各种鼻腔和鼻窦的非特异性或特异性感染均可因黏膜病变、损伤血管而出血。

(3) 鼻中隔病变：鼻中隔各型偏曲，鼻中隔糜烂、溃疡或穿孔等均可引起鼻出血。

(4) 肿瘤：鼻腔、鼻窦及鼻咽部良、恶性肿瘤溃烂出血经鼻流出。早期多表现为反复少量出血，晚期破坏大血管可致大出血。

2．全身病因

(1) 心血管疾病：为全身因素中最重要的病因，如高血压、血管硬化和充血性心力衰竭等。

(2) 血液病：①凝血机制异常的疾病：如血友病、纤维蛋白形成障碍、异常蛋白血症（如多发性骨髓瘤）、胶原性疾病和大量应用抗凝药物后等；②血小板量或质异常的疾病，如血小板减少性紫癜、白血病、再生障碍性贫血等。

(3) 营养障碍或维生素缺乏：维生素 C、维生素 K、维生素 P 或钙缺乏。

(4) 肝、脾、肾等慢性疾病以及风湿热等。

(5) 中毒：汞、磷、砷、苯等化学物质可破坏造血系统，长期服用水杨酸类药物可致血内凝血酶原减少。

(6) 内分泌失调：女性青春发育期的月经期鼻出血，绝经期或妊娠期的最后 3 个月亦可发生鼻出血。

(7) 急性传染病：如流感、出血热、麻疹、伤寒及传染性肝炎等。

（8）遗传性出血性毛细血管扩张症：常有家族史。

【治疗】

鼻出血属急诊。首先安慰患者使之镇静，问清是哪一侧鼻腔出血或首先出血，是初次出血还是再次出血，估计出血量，结合局部和全身检查情况，采用适当方法止血。

1．一般处理　一般采取坐位或半卧位，疑有休克时，可取平卧位。嘱患者尽量将流入口中之血液吐出，以免咽下刺激胃部引起呕吐，必要时给予镇静剂，如地西泮、异丙嗪等。

2．止血方法　首先要明确出血部位。多数情况下是在鼻中隔前下部易出血区，且一般出血量较少。可嘱患者用指紧捏两侧鼻翼 10 ～ 15 分钟。指压期间用冷水袋或湿毛巾敷前额及后颈，以促使血管收缩，减少出血。如松指后仍出血，可用浸以 1% 麻黄碱滴鼻液或 0.1% 肾上腺素溶液的棉片塞入鼻腔止血，此法亦常用以收缩鼻腔黏膜寻找出血点。亦可将鼻腔内的血液用力擤出或用吸引管吸出，以便能看清出血部位。常用的止血方法有如下两种：

（1）烧灼法：适用于反复少量出血且能找到固定出血点者。烧灼法有多种方法，传统的方法是应用化学药物。烧灼前先用浸有 1% ～ 2% 丁卡因和 0.1% 肾上腺素溶液的棉片麻醉和收缩鼻腔黏膜，以便看清出血点和减少操作时的疼痛。常用 30% ～ 50% 硝酸银或 30% 三氯醋酸，烧灼范围越小越好，应避免烧灼过深，烧灼区涂以抗生素软膏。近年来，随着鼻内镜技术的出现，应用激光、射频或微波烧灼易于控制而且效果好，可对鼻腔前部和后部的出血点进行烧灼。

（2）填塞法：用于出血较剧、渗血面较大或出血部位不明者。

1）前鼻腔填塞法：是较常用的有效止血方法。填塞的目的是在出血部位直接加压相当时间，使破损血管重新闭合。切忌盲目操作，造成黏膜损伤。将无菌凡士林纱条一端折叠约 10cm，将折叠一端置于鼻腔后上方嵌紧，然后将折叠的纱条上下分开，短端平贴鼻腔上部，长端平贴鼻腔底部，形成一个向外开口的“口袋”。然后将长端纱条填入“口袋”深处，自上而下、从后向前进行填塞，使纱条紧紧填满整个鼻腔（图 2-4-8），48 小时后取出纱条，如再出血可再行填塞。

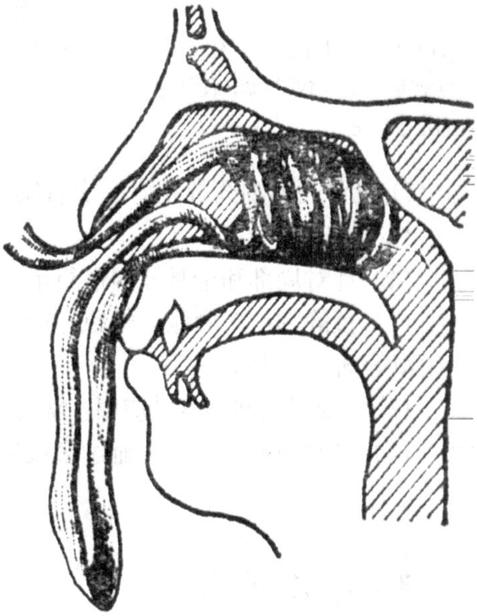

图 2-4-8　前鼻孔填塞法

2）后鼻孔填塞法：经前鼻腔填塞法等未能止血者，改用此法（图 2-4-9）。先用凡士林纱条做成略大于患者后鼻孔大小的锥形纱球或枕形纱球，纱球尖端系粗丝线两根，底部系一根。用小号导尿管从出血侧前鼻孔插入鼻腔，直至口咽部，以血管钳将其头端拉出口外，导尿管尾端仍留在前鼻孔外，此时将纱球尖端的粗丝线缚于导尿管头端处，向外回抽导尿管尾端，将纱球引入口腔，借器械或手指助力将纱球越过软腭拉到后鼻孔处，用力牵拉导尿管引出的纱球尖端粗丝线，使纱球底部紧塞后鼻孔，鼻腔随即用凡士林纱条填紧。将鼻外的两根粗丝线缚于一小纱布卷上，固定在前鼻孔处，底部单线适当长度悬留于软腭后面。注意无菌操作，填塞时间一般为 48 ～ 72 小时，不宜超过 5 天，填塞期间给予抗生素预防感染。

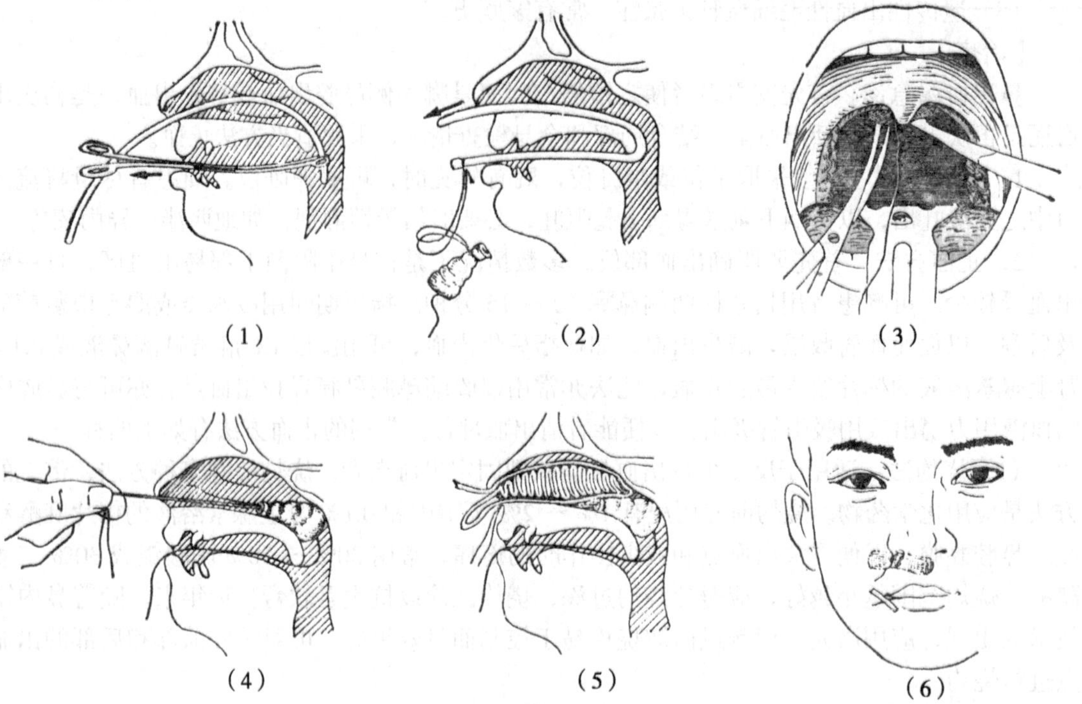

图 2-4-9　后鼻孔填塞法

(1) 将导尿管头端拉出口外　(2) 将纱球尖端的丝线缚于导尿管头端，回抽导尿管　(3) 借助器械将纱球向上推入鼻咽部　(4) 将线拉紧，使纱球嵌入后鼻孔　(5) 再做鼻腔填塞　(6) 纱球尖端上系线固定于前鼻孔处，底部单线固定于口角

3）此外还有血管栓塞术、血管结扎术。

3．全身治疗

（1）针对局部和全身原因进行治疗，必要时须请有关科会诊。

（2）镇静剂：对紧张、烦躁、恐惧的患者，应用镇静剂可减少出血，对反复鼻出血患者应用镇静剂尤为重要。

（3）止血药与维生素的应用：常用巴曲酶、卡巴克洛、酚磺乙胺、维生素 C、维生素 K_4 等。

（4）输血和补液：对失血过多或出现休克者，应予输血、补液。

思考题

1．试述鼻中隔偏曲的症状。

2．试述鼻中隔穿孔的病因。

3．试述鼻腔异物的临床表现及治疗。

4．试述鼻出血的病因。

5．试述鼻出血的治疗。

（王建亭）

第八节 鼻-鼻窦外伤

学习目标

掌握鼻-鼻窦外伤的诊断和治疗原则。掌握脑脊液鼻漏的诊断方法。

一、鼻骨骨折

外鼻突出于面部中央，易遭受撞击而发生鼻骨骨折（fracture of nasal bone）。鼻骨上部厚而窄，较坚固。下端宽而薄，又缺乏支撑，故骨折多累及鼻骨下部。严重者常伴有鼻中隔骨折、软骨脱位、面部明显畸形、眶壁骨折等。

【临床表现】

多为闭合性骨折。局部疼痛，软组织肿胀或皮下淤血。可见鼻梁偏斜，骨折侧鼻背塌陷。肿胀明显可掩盖外鼻畸形。擤鼻后可出现伤侧下眼睑、颜面部皮下气肿。伤及鼻腔黏膜可有鼻出血。鼻中隔若受累可有血肿、脱位等导致的鼻塞、下段鼻梁塌陷等症状。若鼻中隔血肿继发感染，则引起鼻中隔脓肿，导致软骨坏死、鞍鼻畸形。

【检查】

局部触痛，可触及鼻骨塌陷，有时可感知骨擦音。面部肿胀多发生于受伤3小时后，若出现皮下气肿，触之有捻发音。鼻腔可见黏膜肿胀，如有鼻中隔受累，可见中隔偏离中线，前缘突向一侧鼻腔。若有中隔血肿，中隔黏膜向一侧或两侧膨隆。

【诊断】

根据外伤史、临床表现和检查即可做出诊断，X线鼻骨侧位片或CT可作为诊断依据。疑有鼻中隔血肿时可穿刺抽吸确诊。

【治疗】

应尽早治疗，并预防感染，以免日后遗留面部畸形。

1. 骨折复位　应在伤后组织肿胀发生之前复位，不仅使复位准确，且有利于早期愈合，若肿胀明显，可暂缓进行，待肿胀消退后再复位，但不宜超过10日，以免发生错位愈合，增加处理难度。方法：先以1%麻黄碱收缩鼻腔黏膜，1%丁卡因鼻黏膜表面麻醉。用复位器伸入鼻骨塌陷处，置于鼻骨之下将其抬起，此时常可听到鼻骨复位时的“咔嚓”声。复位器械远端伸入鼻腔的深度勿超过两侧内眦连线，以免损伤筛板。如有鼻中隔软骨脱位，也应同步复位。将复位器的两叶伸入两侧鼻腔，置于中隔偏曲处的下方，挟住鼻中隔垂直向上移动，即可使脱位的中隔复位。复位后鼻腔须加填塞，以便起到支撑和止血的作用。填塞物如为一般凡士林纱条，在鼻腔滞留时间不可超过48小时（图2-4-10）。

2. 鼻中隔血肿和脓肿的处理　血肿内的血块很难自行吸收，须早期手术清除，以免发生软骨坏死或继发感染而形成脓肿。切口要足够大，使血块易于吸除，可做L形切口，以利彻底引流。术后鼻腔填塞，以防血肿复发。对鼻中隔脓肿，须立即切开排脓，以免软骨感染坏死形成鞍鼻。切开后，刮除感染受累组织，可用庆大霉素盐水充分冲洗，术后鼻腔填塞。血肿或脓肿切开术后，全身应用足量抗生素控制感染。

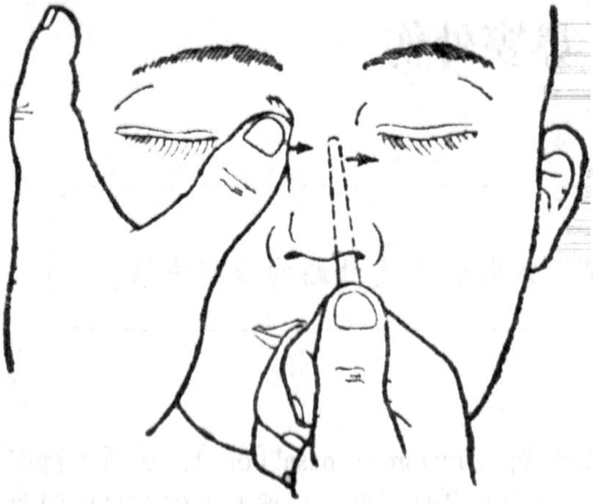

图 2-4-10　鼻骨骨折复位示意图

二、鼻窦骨折

严重的颅面部软组织挫裂伤时，常有鼻窦骨折同时存在，其中以额窦和上颌窦最为多见，筛窦次之，蝶窦最少。

（一）额窦骨折

额窦骨折（fracture of frontal sinus）多发生在窦前壁。按骨折部位分为前壁骨折、前后壁复合骨折和底部骨折。皮肤未裂开者为单纯性骨折，皮肤裂开者为复杂性骨折。前壁线形骨折者，额窦前壁未变形，但有软组织肿胀，局部压痛，症状较轻，常被误诊为软组织挫伤。前壁凹陷性骨折可见前壁塌陷入窦腔内，眶上区肿胀，睑部淤血，皮下气肿。因额窦前壁有骨髓，前壁骨折时有患骨髓炎的可能。前后壁复合骨折时，常有脑膜损伤，继发颅前窝气肿、血肿或脑脊液鼻漏，引起颅内严重感染。故应及早借助 X 线平片、CT 做出诊断，以便尽早处理，防止并发症的发生。底部骨折一般较少见，多合并有筛窦骨折。

【治疗】

单纯性线形骨折无须特殊治疗，仅以 1% 麻黄碱滴鼻保持鼻额管通畅，给予抗生素即可。前壁骨折额部塌陷，可沿眉弓做切口，以剥离子进入额窦，挑起塌陷的骨片，使其复位。或将窦底凿开，弯止血钳伸入窦内复位。窦内不填塞，缝合切口。复杂性骨折，应行常规外科清创，除去异物或游离的碎骨片，清理窦内异物、血块和碎骨片，扩大鼻额管以利引流，并查看后壁有无骨折。如后壁无损伤，窦内撒以抗生素粉。后壁凹陷性或粉碎性骨折者，应检查有无脑膜撕裂、脑脊液鼻漏，以便及时用筋膜或肌肉修补。须注意给予足量抗生素控制感染。

（二）上颌窦骨折

上颌窦骨折（fracture of maxillary sinus）多由外界暴力直接撞击或火器、爆炸伤等引起，以前壁塌陷性骨折为常见，主要为上颌骨的额突和眶下孔部位。由于软组织肿胀、淤血，面部畸形不甚明显，肿胀减轻即显面部塌陷。上颌窦的顶壁为眶底，颌面部受强力撞击可发生眶底骨折而引起一系列眼部症状，包括眼球内陷、复视、视力减退及内眼外伤性改变（晶状体脱位、玻璃体积血等）。

【治疗】

伤后 24 小时内可行早期骨折整复，按上颌窦柯 - 陆手术进路，清除窦内血肿、异物和骨碎片，抬起塌陷部分，窦内填塞碘仿纱条以作固定和引流，数天后经下鼻道窗口取出。如受伤超过 24 小时，可待肿胀消失后整复。手术复位时间以伤后 7 ～ 10 日为宜，最多不超过 14 日。如伴有上牙槽骨骨折，复位后应行牙间固定。

（三）筛窦骨折

筛窦结构复杂，其中筛骨水平板及筛顶均为颅前窝底的一部分，因其骨质菲薄，又与硬脑膜等连接紧密，故筛窦骨折（fracture of ethmoidal sinus）易并发脑脊液漏。后组筛窦与视神经管毗邻，外伤有可能损伤视神经。如果筛窦损伤累及其中的动脉（筛前动脉），则鼻出血或眶后血肿不可避免。

筛窦骨折常合并额窦、眼眶和鼻骨的损伤，即所谓鼻额筛眶复合体骨折。通常是由于鼻骨或额骨遭受暴力打击冲撞，鼻骨或额骨下缘骨折，骨折端嵌入筛窦，或是颅底骨折所致。有时可伤及视神经骨管使该管骨折造成失明。筛窦上壁损伤可发生脑脊液鼻漏，内、外壁破裂可损伤筛前动脉发生眶后血肿或严重出血。表现为鼻腔上部出血，鼻根及眼眶部肿胀，内眦距增宽或塌陷畸形，鼻额角变锐；视力障碍，患侧瞳孔散大，光反射消失，但间接反射存在（Marcus-Gunn 瞳孔）。

【治疗】

有严重鼻出血、鼻腔填塞无效者，可经眶内缘切口结扎筛前动脉。伤后立即出现视力严重减退者应尽早实施视神经管减压术。如有眶内血肿，可采取鼻外筛窦凿开术或经鼻腔在鼻内镜下开放筛窦清除血肿。如有脑脊液鼻漏，经保守治疗不愈，以在鼻内镜下修补为宜。

（四）蝶窦骨折

蝶窦骨折（fracture of sphenoidal sinus）单独发生者少见，因其位于颅底中央的蝶骨体内，故多合并颅底骨折、后组筛窦骨折。因视神经管内侧壁与蝶窦和筛窦最后筛房相邻，蝶窦外侧壁又有颈内动脉，蝶窦骨折时可并发视神经管骨折导致的视力减退和颈内动脉破裂、血液进入蝶窦导致的严重鼻出血，并可出现脑脊液鼻漏或耳漏。若外伤累及蝶鞍内的脑垂体，可发生创伤性尿崩症。因此，蝶窦骨折的处理复杂，如病情危及患者生命，应请神经外科先行抢救。单独的蝶窦骨折如无并发症可不做处理。

三、脑脊液鼻漏

脑脊液经破裂或缺损的蛛网膜、硬脑膜和颅底骨板流入鼻腔或鼻窦，再经前鼻孔或鼻咽流出，称为脑脊液鼻漏（cerebrospinal rhinorrhea）。脑脊液鼻漏的潜在危险在于上呼吸道感染后可继发严重的颅内感染。

【病因】

多由头部外伤引起，以颅前窝骨折最多。筛骨筛板和额窦后壁骨板很薄，与硬脑膜紧密相连，外伤时若脑膜与骨板同时破裂，则发生脑脊液鼻漏。颅中窝骨折时脑脊液经破损的蝶窦流入鼻内，或通过中耳破裂或缺损的鼓室天盖经咽鼓管流至鼻腔，则称为脑脊液耳鼻漏。如外伤时硬脑膜完整但疝入骨折缝隙中而后发生硬膜小孔，或暂时将硬脑膜和骨板裂隙封闭的血块日后分解，均可引起迟发性脑脊液鼻漏。医源性脑脊液鼻漏系手术所致，如中鼻甲切除术或筛窦切除术使筛骨筛板损伤，经蝶窦垂体瘤切除术损伤硬脑膜等。非外伤性脑脊液鼻漏较少见，与先天性颅骨缺损，脑肿瘤、脑积水等引起的脑膜及骨质破坏等因素有关。自发性脑脊液鼻漏，又名原发性脑脊液鼻漏，最为罕见。

【临床表现】

主要为鼻腔间断或持续性流出清亮、水样液体，多数为单侧，在低头、用力、压迫双侧颈静脉时可诱发流出量增多。如为外伤所致，鼻漏多在伤后即发生，鼻内有血性液体流出，后渐变为清亮如水。迟发性者伤后数天至数周才发生，极少数可在伤后数年发生。有些患者可能忽视鼻漏主诉，而有反复发生细菌性脑膜炎的病史。鼻腔检查多无异常发现，头部外伤者可有鼻出血或其他外伤表现（图 2-4-11 ～ 12）。

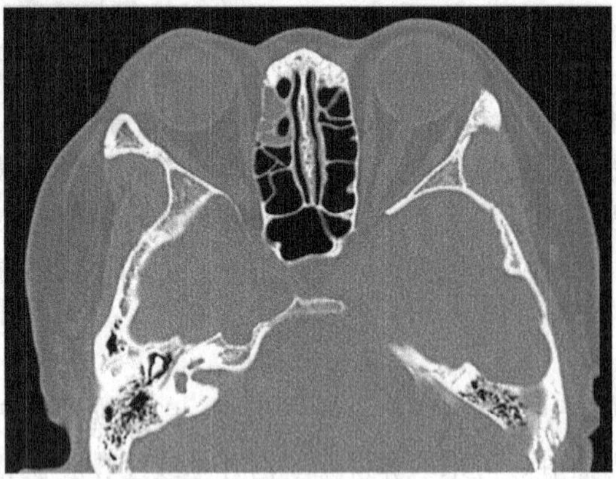

图 2-4-11　脑脊液鼻漏，右侧筛窦内可见液平

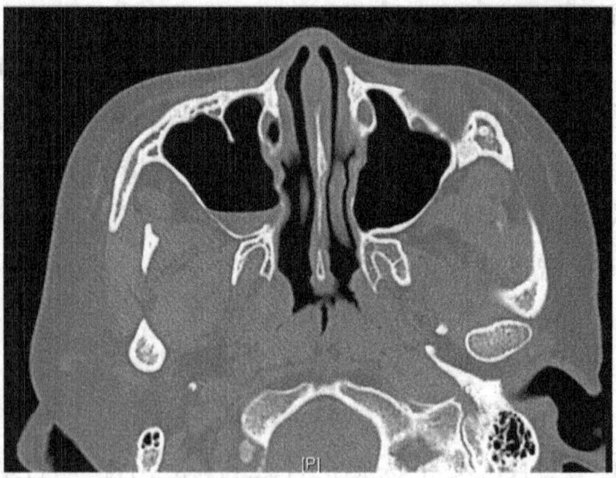

图 2-4-12　脑脊液鼻漏，右侧上颌窦内可见液平

【诊断】

1．确定是否为脑脊液鼻漏　若外伤时有血性液体自鼻孔流出，其在手帕或纸上的痕迹中心呈粉红色而周边色淡、清澈，或鼻孔流出的无色液体干燥后不呈痂状，在低头用力或压迫颈静脉等情况下有流量增加；或有反复发生细菌性脑膜炎的病史者皆提示脑脊液鼻漏的可能。最后确诊依据鼻漏出液的葡萄糖定量分析，其值在 1.7mmol/L（30mg%）以上。但应注意若混入泪液或血迹，可因含有少量葡萄糖而致假阳性结果。

2．影像学诊断　影像学检查已被认为是非常有效和精确的定位鼻漏部位的方法。其中高分辨率三维 CT 和磁共振成像（MRI）尤为重要。鼻窦 CT 主要用于颅底骨质缺损情况的评估，以明确颅底骨质缺损的位置、数量和大小，同时了解手术区域的骨性解剖结构和是否在邻近鼻窦内存在脑脊液积聚，以利于评估术中风险和并发症的出现，确定合适的手术方案、路径，预测术后疗效。MRI 的意义在于明确是否存在颅内外脑脊液连通的信号，是否伴随脑组织或脑膜的膨出。

【治疗】

外伤性脑脊液鼻漏大多可用保守疗法治愈，包括预防感染，降低颅内压，创造条件促使漏孔自然愈合。如头高卧位，限制饮水量和食盐摄入量，止咳通便，避免打喷嚏和用力擤鼻。一般观察 2 ～ 4 周，如不见好转，则行手术疗法。手术前须有脑脊液漏孔的准确定位。虽有较多方法，但以鼻内镜法较为准确。经前鼻孔插入鼻内镜，按鼻腔顶前部、后部、蝶筛隐窝、中鼻道和咽鼓管咽口五个部位仔细观察。观察上述部位时，可压迫双侧颈内静脉，注意看液体从何处流入鼻腔。手术方法有颅内法和颅外法。颅内法多在处理脑外伤的同时，仔细寻找前颅底的漏孔，发现硬脑膜裂口给予紧密缝合，颅底漏孔以自体肌肉块填塞。颅外法多采用鼻内镜法。以鼻内镜找到漏孔后，刮除漏孔周围组织，使漏孔周围骨质露出新鲜创面，贴敷自体肌肉、脂肪或筋膜，衬以庆大霉素盐水浸泡后的明胶海绵，最后碘仿纱条填塞压紧即可。如无颅内高压等问题，14 天左右撤出碘仿纱条即可。

第九节　鼻内镜外科

鼻内镜外科（nasal endoscopic surgery，ESS）是 20 世纪 70 年代逐步建立起来的鼻外科技术，指在光学系统和监视器辅助下，应用鼻内镜及鼻科手术器械，经鼻腔进路施行鼻腔、鼻窦及鼻相关手术的外科技术。

鼻内镜手术的基本术式

现代鼻内镜外科技术自20世纪70年代兴起至今，已经发展成熟，其手术方法分为由前向后法和由后向前法，根据患者的实际情况和病变的不同范围，采用相应的变通术式。

（一）由前向后法

由奥地利鼻科学者Messerklinger首先提出，经不断改进日趋成熟，常被称为Messerklinger术式，特点是术式由前向后。患者取仰卧位，根据患者全身和局部情况，选择局部麻醉或全身麻醉均可。局部麻醉用1%的丁卡因或利多卡因黏膜表面麻醉加1%利多卡因局部浸润麻醉。全身麻醉采用气管插管静脉复合麻醉。

1．手术步骤

（1）钩突切除术：钩突切除是Messerklinger术式的起始步骤，其切除得是否完整，决定了手术视野是否宽敞、上颌窦口能否顺利暴露以及手术能否顺利实施。

具体方法是用镰状刀自中鼻甲前端根部钩突附着处插入，沿钩突与鼻腔外侧壁的附着缘，自前上向后下弧形划开黏骨膜，直至钩突的后下附着缘处。用剥离子沿切口将钩突向内侧剥离，仅上、下两端与鼻腔外侧壁相连。用不同角度的筛窦钳或鼻甲剪将上、下两端的相连处咬断即完成了钩突的完整切除。切除钩突后，就可见到其后方的筛泡。用30°或70°鼻内镜，可见到位于鼻腔外侧壁的上颌窦自然口。

（2）筛窦开放术：用不同角度的筛窦钳由前向后开放筛窦，原则是在保证引流通畅的前提下，尽可能保留和避免损伤正常及轻度炎性病变的黏膜。如果窦内病变较严重，可清除窦内不可逆病变的黏膜。

前、后组筛窦的分界是中鼻甲基板，其通常为筛泡的后壁。开放中鼻甲基板后，即进入后组筛窦，开放后组筛窦时注意勿损伤眶纸板和视神经骨管。

（3）上颌窦开放术：切除钩突后，即可用30°或70°鼻内镜在中鼻道找到上颌窦的自然口，其位于中鼻甲下缘前中1/3交界处，有时可被息肉或水肿黏膜覆盖，可用吸引器或圆头探子，沿钩突切缘外侧筛漏斗形成的沟槽自前上向后下滑行，或沿下鼻甲前上与鼻腔外侧壁结合处上方，轻压中鼻道鼻腔外侧壁黏膜，多可找到上颌窦自然口。如果上颌窦自然口引流通畅，且窦内未见病变，应保留上颌窦自然口的结构。否则，可用90°筛窦钳探查并扩大缩窄的自然口，然后用反张钳向前及前下咬除前囟，以直钳向后咬除后囟，扩大上颌窦自然口前后径1～2cm。扩大的上颌窦窗口缘应保留部分原自然口黏膜，通常保留前下部，以利于引流和防止术后开窗口闭锁。少数骨质坚硬或上颌窦自然口融合者，需行上颌窦下鼻道开窗术。

（4）蝶窦开放术

1）经蝶窦自然口开放蝶窦：蝶窦自然口位于蝶窦前壁距后鼻孔上缘10～12mm处的蝶筛隐窝近中线处，即上鼻甲下缘附着蝶窦前壁处的内侧。术中定位蝶窦自然口的解剖标志是上鼻甲，有时在上鼻甲肥厚或蝶筛隐窝狭窄时，可将上鼻甲的后下部分切除，有利于暴露蝶窦自然口。如果自然口开放良好，可不用处理；否则，可用不同角度的筛窦钳向内、向下扩大自然口。

2）经蝶窦前壁开放蝶窦：在找不到蝶窦自然口，尤其是病变广泛、局部增生明显时，在认真参考CT扫描结果的前提下，可遵循中线原则，自后筛进至蝶窦前壁，做蝶窦前壁开窗，或在正对中鼻甲后缘与鼻中隔间的蝶窦前壁造孔进入。

（5）额窦开放术：用 30° 或 70° 鼻内镜和不同角度的筛窦钳，切除中鼻甲附着缘前端后方，即筛窦前上方的残余筛房达额窦底。根据 CT 扫描辅助术中定位额窦开口，以钩突为解剖标志，清除额窦底残余筛房，开放额窦口。鼻丘气房的开放可能有助于扩大额窦开口，但注意勿损伤其外侧的泪囊。

至此，完成了单侧全组鼻窦的开放手术。

2．术腔填塞　原则是减少术后术腔出血，促进创面愈合。在确保患者术后安全和减少患者痛苦的前提下，尽量减少术腔填塞物。

方法：根据术腔出血情况选择不同的填塞物。术中出血少、术腔清洁的患者，可选择涂有抗生素软膏的明胶海绵、止血纤维、可溶性止血纱布等；术中出血多、术腔仍有渗血者，则需加填凡士林纱条或膨胀海绵。应严格记录填塞物的数量，以备术后清理术腔时对照。

（二）由后向前法

以 Wigand 术式为代表，又称全蝶筛切除术，特点是手术方式由后向前，适用于后组鼻窦病变。手术以直接暴露蝶窦前壁为起始，对解剖标志的完整性要求较低，同时要求术野相对宽敞，对有严重鼻中隔偏曲影响通气引流功能的患者需先行鼻中隔矫正术。

麻醉方式选择局部麻醉和全身麻醉均可，但由于术中出血容易流入鼻咽部，易导致误吸，因而采用全身麻醉更佳。

基本步骤：首先是部分切除中鼻甲，剪除中鼻甲的中、后部，暴露蝶窦前壁区域，暴露蝶窦自然口，向内侧和（或）下方扩大蝶窦自然口，以筛凹为上界，自前向后依次开放前、后组筛窦，开放额隐窝周围的前筛气房，开放额窦自然口，最后开放上颌窦自然口。术腔填塞基本相同于由前向后法。

（张　罗　宋晓红）

第五章

咽部疾病

第一节　咽部的炎性疾病

学习目标

1. 掌握急性咽炎、急性扁桃体炎的病因、诊断及治疗原则。
2. 熟悉慢性扁桃体炎的手术适应证及禁忌证。

一、咽炎

（一）急性咽炎

急性咽炎（acute pharyngitis）是咽黏膜、黏膜下组织和淋巴组织的急性炎症。多继发于急性鼻炎或急性扁桃体炎，也可单独发生。冬季或春秋季节交换时易患病。

【病因】

1．病毒感染　柯萨奇病毒、腺病毒、副流感病毒、鼻病毒及流感病毒等为常见病原体。通过飞沫和密切接触传染。

2．细菌感染　链球菌、金黄色葡萄球菌及肺炎链球菌等，其中A群乙型溶血性链球菌感染可导致远处器官的化脓性病变从而引发全身症状。

3．物理化学性因素　如高温、粉尘、烟雾、刺激性气体等。

【病理】

咽黏膜充血、肿胀，血管扩张，炎性细胞浸润致黏膜肿胀增厚。病变较重者，咽后壁淋巴滤泡肿大，表面可见有黄白色点状渗出物。常伴有颈部淋巴结肿大。

【临床表现】

起病较急，开始时咽部干痒，灼热、异物感，继而出现咽痛，吞咽时加重，疼痛可放射至耳部。成人全身症状一般较轻，而婴幼儿患病时病情较重，常有高热、头痛、食欲缺乏和腹泻、腹痛等。

【检查】

咽黏膜弥漫性充血、水肿。咽后壁淋巴滤泡增生，渗出增多，有些可见表面黄白色点状渗出物。悬雍垂及软腭充血、水肿。常有下颌角淋巴结肿大。

【诊断】

根据病史、症状及体征，本病容易诊断。但应注意与某些急性传染病（如麻疹、猩红热、流感等）的前驱症状相鉴别。行咽培养和抗体测定，可明确病因。行血液学及全身检查，可排除血液病等严重的全身性疾病。

【并发症】

炎症扩散可引起中耳炎、鼻窦炎及呼吸道的急性炎症。急性脓毒性咽炎可并发急性肾炎、风湿热及败血症等。

【治疗】

1．全身治疗　应用足量有效抗生素和抗病毒药物，注意休息，多饮水，进流食。高热者可用化学或物理降温。

2．局部治疗　保持口腔清洁，可用复方硼砂溶液漱口，并可酌情应用中成药和含片，如草珊瑚含片、银黄含化片等。

（二）慢性咽炎

慢性咽炎（chronic pharyngitis）是咽部黏膜、黏膜下及淋巴组织的弥漫性炎症，常为上呼吸道慢性炎症的一部分，成年人多见，因病程长、易复发而较难治愈。

【病因】

1．急性咽炎反复发作或治疗不彻底所致。

2．邻近组织或器官各种慢性炎症的刺激，如慢性鼻炎、慢性扁桃体炎、牙周炎等。

3．烟酒过度，粉尘、雾霾等环境污染及进食辛辣食物。

4．全身疾病如糖尿病、肾病、肝硬化、贫血等，影响静脉回流、导致局部淤血或机体免疫功能低下，可引发本病。

【病理】

1．慢性单纯性咽炎　咽黏膜慢性充血，黏膜下结缔组织及淋巴组织增生，周围有淋巴细胞浸润，腺体肥大，分泌增多。

2．慢性肥厚性咽炎　黏膜充血、增厚，黏膜下广泛结缔组织及淋巴组织增生，咽后壁淋巴滤泡增生，形成颗粒状隆起，咽侧索淋巴组织常呈条索样增生。

3．萎缩性咽炎　早期黏膜分泌减少，继而黏膜下组织机化收缩，腺体分泌减少，黏膜萎缩变薄。

【临床表现】

一般无明显全身症状，以局部症状为主，如咽部不适、异物感、痒感、灼热感、干燥感或微痛感。有黏稠分泌物附着于咽后壁，患者晨起时易出现频繁的刺激性咳嗽或恶心。萎缩性咽炎患者有时可咳出带臭味的干痂，多伴有口臭。

【检查】

1．慢性单纯性咽炎　黏膜呈慢性充血，血管扩张，咽后壁有少量散在的淋巴滤泡，表面有少量黏稠分泌物附着。

2．慢性肥厚性咽炎　黏膜充血、增厚，咽后壁淋巴滤泡显著增生，有时融合成块。咽侧索亦可见有条索状肥厚。

3．萎缩性咽炎　黏膜干燥菲薄，重者黏膜苍白发亮，表面可有脓性干痂附着。

【诊断】

根据病史、症状和体征，诊断不难。但要注意尽量排除全身潜在性疾病与邻近器官的早期肿瘤如鼻咽癌、喉癌、食管癌等。

【治疗】

1．病因治疗 消除刺激性因素，戒烟酒，避免进食刺激性食物。积极治疗上呼吸道慢性炎症及其他全身性疾病。改善工作环境，增强机体抵抗力。

2．中医中药 慢性咽炎系脏腑阴虚，虚火上扰，治宜滋阴清热。近年来临床应用较多的中成药有咽炎合剂、桂林西瓜霜、草珊瑚含片等。

3．局部治疗

（1）单纯性咽炎：保持口腔卫生，临床上常用复方硼砂溶液、呋喃西林溶液、2% 硼酸液含漱。亦可含服碘喉片、薄荷喉片及上述中成药。

（2）肥厚性咽炎：用 25% ～ 30% 的硝酸银、电凝、微波、激光等烧灼广泛增生的淋巴滤泡，但使用不当会增加黏膜瘢痕，使症状加重，所以治疗范围不宜过广、过深。

（3）萎缩性咽炎：局部用 2% 碘甘油涂抹咽部，可改善局部血液循环，促进腺体分泌。常服用维生素可促进黏膜上皮生长。

二、扁桃体炎

（一）急性扁桃体炎

急性扁桃体炎（acute tonsillitis）是扁桃体的急性非特异性炎症，是一种常见的咽部疾病。多发生于儿童及青年，在春秋季节变化时最易发病，中医称“烂乳娥”。

【病因】

通过飞沫或直接接触而传染，常散发。

主要致病菌为 A 群乙型溶血性链球菌、葡萄球菌、肺炎链球菌、流感嗜血杆菌。也有细菌和病毒混合感染者。近年还发现有厌氧菌感染者，革兰阴性杆菌感染有上升趋势。

正常人扁桃体隐窝内存留着某些病原体，当机体抵抗力降低（受凉、过度劳累及有害气体刺激）时，病原体大量繁殖，毒素破坏隐窝上皮，细菌侵入其实质而致病。

【病理】

1．急性卡他性扁桃体炎 多由病毒引起。病变较轻，炎症仅局限在黏膜表面，隐窝内及扁桃体实质无明显炎症改变。

2．急性滤泡性扁桃体炎 炎症累及扁桃体实质内的淋巴滤泡，引起充血、肿胀甚至化脓。隐窝口之间的黏膜下可见黄白色脓点。

3．急性隐窝性扁桃体炎 扁桃体充血、肿胀。隐窝内充塞由脱落上皮、纤维蛋白、脓细胞、细菌等组成的渗出物，并自隐窝口排出，有时互相连成一片，形似假膜，易于拭去。

临床常将急性腭扁桃体炎分为两类，即急性卡他性扁桃体炎和急性化脓性扁桃体炎。后者包括急性滤泡性扁桃体炎和急性隐窝性扁桃体炎。

【临床表现】

1．全身症状 多见于急性化脓性扁桃体炎。发病急，可有畏寒、高热、头痛、乏力、周身不适、食欲下降、便秘等。儿童病情较重，可因高热而引起呕吐、抽搐，甚至昏迷。

2．局部症状 主要症状为咽痛剧烈、吞咽困难，疼痛常向耳部放射引起耳痛，下颌角淋巴结肿大。扁桃体肿大显著者，还可引起呼吸困难。

【检查】

患者呈急性病容。咽部黏膜呈弥漫性充血，以扁桃体及两腭弓最为严重。腭扁桃体充血肿大，表面可见黄白色脓点或隐窝口处有黄白色干酪样渗出物，可连成一片，形似假膜，下颌角淋巴结常肿大。

【诊断及鉴别诊断】

根据其典型的临床表现，本病不难诊断。但应注意与咽白喉、樊尚咽峡炎及某些血液病所引起的咽峡炎等疾病相鉴别，见表 2-5-1。

表 2-5-1　急性扁桃体炎的鉴别诊断

疾病	咽痛	咽部所见	颈淋巴结及全身情况	化验室检查
急性扁桃体炎	咽痛剧烈、吞咽困难	两侧扁桃体表面附有黄白色点状渗出物，有时连成假膜，易擦去	下颌角淋巴结肿大，压痛；急性病容、高热、寒战	涂片：多为链球菌、葡萄球菌、肺炎链球菌 血液：白细胞显著增多
咽白喉	咽痛轻	灰白色假膜常超出扁桃体范围。假膜紧韧，不易擦去，强剥易出血	有时肿大，呈“牛颈状”；精神委靡、面色苍白，低热，脉搏微弱，呈现中毒症状	涂片：白喉杆菌 血液：白细胞一般无变化
樊尚咽峡炎	一侧咽痛，吞咽困难	一侧扁桃体覆盖灰色或黄色假膜，擦去后可见下面有溃疡	患侧有时肿大；全身症状较轻	涂片：梭形杆菌及樊尚螺旋菌 血液：白细胞略增多
单核细胞增多症性咽峡炎	咽痛轻	扁桃体红肿，有时盖有白色假膜，易擦去	全身淋巴结肿大，有“腺性热”之称；高热、头痛，急性病容。有时出现皮疹，肝、脾大等	涂片：阴性或查到呼吸道常见细菌 血液：异常淋巴细胞，单核细胞增多，可占 50% 以上。血清嗜异性凝集试验（+）
粒细胞缺乏症性咽峡炎	咽痛程度不一	坏死性溃疡，上面盖有深褐色假膜，周围组织苍白、缺血。软腭、牙龈有同样病变	无肿大；脓毒性弛张热，全身情况迅速衰竭	涂片：阴性或查到一般细菌 血液：白细胞显著减少，粒性白细胞锐减或消失
白血病性咽峡炎	一般无痛	早期为一侧扁桃体浸润肿大，继而表面坏死，附有灰白色假膜，常伴有口腔黏膜肿胀、溃疡或坏死	全身淋巴结肿大；急性期体温升高，早期出现全身性出血，以致衰竭	涂片：阴性或查到一般细菌 血液：白细胞增多，分类以原始白细胞和幼稚白细胞为主

【并发症】

1. 局部并发症　有扁桃体周脓肿、急性中耳炎、急性喉炎、咽旁脓肿等。

2. 全身并发症　有急性风湿热、急性关节炎、心肌炎及急性肾炎等，发病机制可能与各个靶器官对链球菌所产生的Ⅲ型变态反应有关。

【治疗】

1. 抗生素应用　为主要治疗方法。首选青霉素，适当加入抗病毒药物。高热不退者，应分析其原因，可酌情使用糖皮质激素。

2．局部治疗 保持口腔卫生，常用复方硼砂溶液漱口。本病有一定传染性，要适当隔离。复发性扁桃体炎患者在急性炎症消退后行扁桃体切除术。

（二）慢性扁桃体炎

慢性扁桃体炎（chronic tonsillitis）多由急性扁桃体炎反复发作或因扁桃体隐窝引流不畅所致。

【病因】链球菌和葡萄球菌为本病的主要致病菌。

1．多数为急性扁桃体炎反复发作导致隐窝引流不畅而转为慢性。

2．某些传染病如白喉、流行性感冒等可并发此病。

3．邻近器官的感染也可引发本病。

【病理】

1．增生型 炎症反复刺激，淋巴组织与结缔组织增生，腺体肥大。

2．纤维型 淋巴组织和滤泡变性萎缩，腺体小而硬，常与腭弓及扁桃体周围组织粘连。

3．隐窝型 隐窝内有大量脱落上皮细胞、炎性细胞及细菌聚集形成脓栓，故内容物不能排出，形成感染灶。

【临床表现】

常有急性扁桃体炎发作史，平时自觉症状少，可有咽干、发痒、异物感、刺激性咳嗽等症状。小儿扁桃体过度肥大，可引起呼吸不畅、打鼾、言语不清。由于隐窝脓栓被咽下，导致胃肠不适，隐窝内细菌、毒素被吸收引起全身反应，如头痛、乏力、低热等。

【检查】

扁桃体和腭舌弓呈慢性充血，黏膜暗红色，用压舌板挤压腭舌弓时，隐窝口有时可见黄、白色干酪样点状物溢出。儿童、青年扁桃体多增生肥大，成人扁桃体多已缩小。

【诊断及鉴别诊断】

根据病史、症状和体征进行诊断。测定红细胞沉降率（血沉）、抗链球菌溶血素“O”、血清黏蛋白、心电图等有助于诊断。本病应与下列疾病相鉴别：

1．扁桃体生理性肥大 多见于小儿和青少年，无自觉症状及反复炎症发作病史，扁桃体隐窝口无分泌物潴留，与周围组织无粘连。

2．扁桃体角化症 为扁桃体隐窝口上皮过度角化所致，出现白色尖形砂粒样物，触之坚硬，附着牢固，不易擦拭掉。

3．扁桃体肿瘤 单侧扁桃体迅速增大或扁桃体肿大并有溃疡，常伴有同侧颈淋巴结肿大，应考虑肿瘤的可能。

【并发症】

慢性扁桃体炎容易形成病灶，发生变态反应，产生各种并发症，如风湿性关节炎、风湿热、心脏病、肾炎等，注意询问病史及实验室检查以除外“病灶性”扁桃体炎。

【治疗】

主要为手术切除扁桃体，但应严格掌握手术适应证，同时加强体育锻炼，增强机体免疫力。

【扁桃体切除术】

1．适应证

（1）慢性扁桃体炎反复急性发作或多次并发扁桃体周脓肿者。

（2）扁桃体过度肥大，妨碍吞咽、呼吸、发音者。

（3）病灶性扁桃体炎引起其他脏器疾病者。

（4）扁桃体良性肿瘤者，可连同扁桃体一并切除；对恶性肿瘤则应慎重。

2．禁忌证

（1）急性炎症时，宜在炎症消退后切除扁桃体。

（2）造血系统疾病、凝血机制障碍者及严重的全身性疾病者。

（3）在脊髓灰质炎及流行性感冒等呼吸道传染病流行季节。

（4）妇女月经期、妊娠期。

3．手术方法

（1）扁桃体剥离术：过去多在局麻下进行。对不能合作的儿童用全身麻醉。麻醉后，先用扁桃体钳牵拉扁桃体，用镰状刀切开腭舌弓游离缘及腭咽弓部分黏膜。再用剥离器分离扁桃体被膜，然后自上而下游离扁桃体，最后用圈套器绞断下极根，完整切除其扁桃体（图2-5-1），创面止血。

（2）扁桃体挤切术：用挤切刀从扁桃体下极套入，将扁桃体完整套进，用另一只手拇指将其全部压入环内，收紧刀柄，迅速旋转拽拉，切除扁桃体。该方法因其易损伤软腭及可能切除不完全而少用（图2-5-2）。

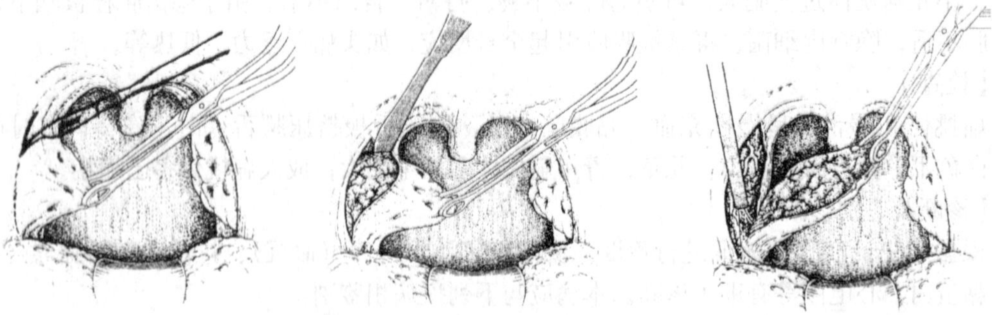

图 2-5-1　扁桃体剥离术（切开黏膜）

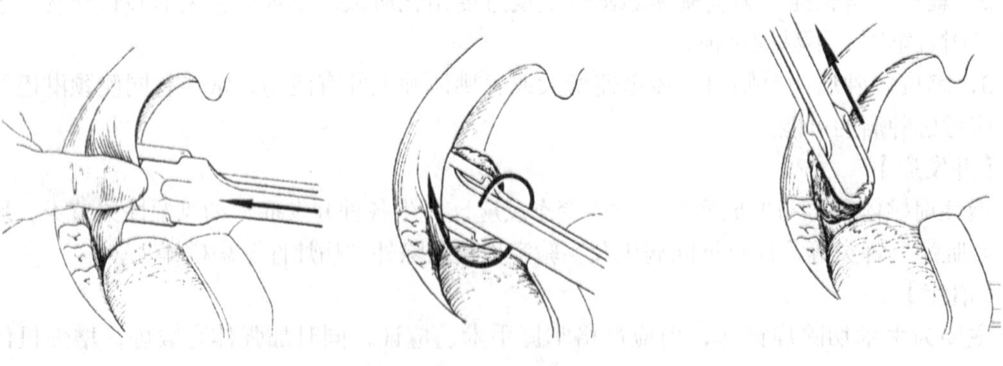

图 2-5-2　扁桃体挤切术

4．术后处理

（1）术后体位：全麻者平卧头低，偏向一侧。局麻者，多采用半坐位。

（2）术后饮食：术后 4 小时进冷流质食物，2 ～ 3 日后进半流食。

（3）术后出血：唾液中混有少量血丝是正常现象，如持续口吐新鲜血液，应立即止血。

（4）术后感染：术后体温超过38℃则是炎症表现，局部创口假膜生长不均或变黑说明有感染，应予处理。

（5）创口疼痛：术后24小时内，疼痛明显，吞咽时加重，可适当应用镇静、止痛药物。

5．手术并发症及其处理

（1）术后出血：24小时内发生者为原发性，最常见的原因为术中止血不彻底、遗有残体或肾上腺素的后作用所致；继发性出血常发生于术后5～6日，此时假膜开始脱落，若进食不慎擦伤创面可致出血。处理：小量出血用肾上腺素棉球或纱球压迫止血。活动性出血点应予结扎或电凝止血。必要时可用纱球填塞扁桃体窝，舌腭弓及咽腭弓缝合止血。

（2）伤口感染：术后3～4日咽痛逐渐加剧，患者体温升高，假膜无生长，腭弓肿胀，是感染的征象，应及时用抗生素治疗。

（3）肺部并发症：由于术中误吸过多血液或异物引起吸入性肺炎、肺不张、肺脓肿等。应给予足量敏感抗生素控制感染，必要时行支气管镜检查，吸除血液及异物。

第二节　咽部间隙脓肿

学习目标

掌握咽部间隙脓肿的病因、诊断及治疗原则。

一、扁桃体周脓肿

扁桃体周脓肿（peritonsillar abscess）是发生在扁桃体周围隙内的化脓性炎症，中医称之为喉痈。早期为蜂窝织炎，继而形成脓肿。多见于青壮年。

【病因】

本病常继发于急性扁桃体炎，或慢性扁桃体炎急性发作致使扁桃体上隐窝的窝口阻塞，其中的细菌或炎性产物破坏上皮组织，向深部侵犯，穿透扁桃体被膜，进入扁桃体周围隙。初为炎性浸润，即扁桃体周围炎，继而形成脓肿。其致病菌为金黄色葡萄球菌、乙型溶血性链球菌、甲型草绿色链球菌和厌氧菌属（恶臭味）等。

本病单侧发病多见。按其发生部位不同，临床上分前上型和后上型两种。前者最常见，脓肿位于扁桃体上极与腭舌弓之间；后者脓肿位于扁桃体和腭咽弓之间，较少见。

【临床表现】

大多数发生于急性扁桃体炎发病3～5天后，或急性扁桃体炎病情刚有好转之时，患者体温再度升高，严重者高热、寒战，全身出现中毒症状。一侧咽痛加剧，常放射至同侧耳部及软腭肿胀，患者吞咽困难、口涎外溢，饮水向鼻腔反流，言语不清。周围炎症波及翼内肌时，出现张口困难。同侧下颌淋巴结肿大。脓肿甚大者可能引起上呼吸道梗阻。可有全身乏力、食欲差、肌肉酸痛、大便秘结等。

【检查】

患者急性病容，头偏向患侧。检查见颈淋巴结肿大、压痛。若为前上型脓肿，患侧舌腭弓上部及软腭充血、肿胀，隆起明显，扁桃体表面有脓性分泌物，被推向内下方，悬雍垂充血肿胀转向内侧；后上型脓肿时，患侧咽腭弓明显肿胀隆起，扁桃体被推向前下方。

【诊断】

根据病史、症状及体征，诊断不难。判定脓肿已形成标志：发病 4 ～ 5 天后，张口受限，局部隆起明显，触痛点局限。在软腭隆起的最高处穿刺抽出脓性分泌物即可诊断。超声诊断有助于鉴别扁桃体周围炎和扁桃体周脓肿。

【鉴别诊断】

需与下列疾病相鉴别：

1．咽旁脓肿　患侧的咽侧壁连同扁桃体被推移向内隆起，也可出现张口受限，但咽部炎症较轻，扁桃体本身无病变。颈侧放射性疼痛剧烈，常有炎性脓肿及明显触痛。

2．智齿冠周炎　多伴有下颌智齿阻生和牙周袋形成，龈瓣及周围软组织红肿、疼痛，炎性肿胀可蔓延至舌腭弓，但扁桃体及悬雍垂不受累。

【并发症】

炎症向下蔓延，可引起咽、喉部急性炎症，尤其是后下位脓肿，可发生上呼吸道阻塞，迅速出现呼吸困难。炎症扩散可经咽侧壁侵入咽旁隙，形成咽旁脓肿。

【治疗】

1．脓肿形成前　应给予足量敏感抗生素及适量的糖皮质激素控制感染，以防炎症扩散，引起其他并发症。

2．脓肿形成后　应穿刺抽脓，通过穿刺可以明确脓肿部位，同时也达到了治疗的目的。其方法为在 0.5% ～ 1% 丁卡因黏膜表面麻醉下，选择脓肿最隆起或最软化处进针，注意方位，不可刺入太深，以免误伤咽旁大血管。进针至有落空感时回抽即有脓液抽出。尽量将脓液抽净，然后针头不动，换上空针，用抗生素冲洗。

3．切开引流　在局麻下于脓肿穿刺部位切开引流。若无法确定切口部位，则从悬雍垂根部做一假想水平线，从舌腭弓游离缘下端做一假想垂直线，两条线交点稍外即为适宜做切口之处（图 2-5-3）。切口长 1 ～ 1.5cm，切开黏膜及浅层组织（不可过深），用一血管钳向后外方顺肌纤维走向逐层分离软组织，直达脓腔排脓。术后不置引流条，每日扩张切口并冲洗脓腔，数日即可痊愈。

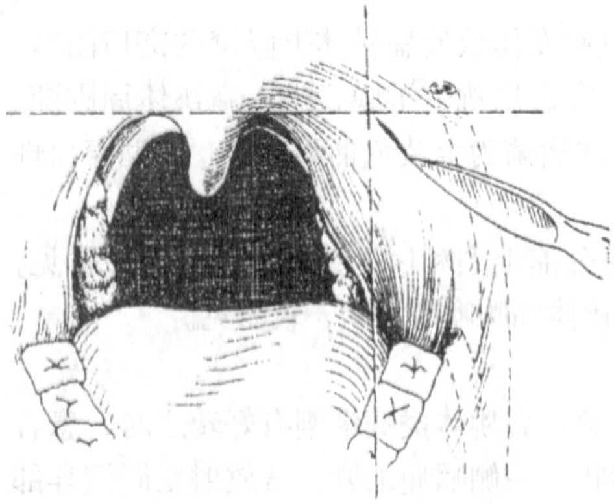

图 2-5-3　扁桃体周围脓肿切开部位

4．脓肿期　施行扁桃体切除术原则上，扁桃体急性炎症消退后 2 ～ 3 周方可实施手术。但对于扁桃体周围脓肿者，确诊后或切开排脓后数日，在足量抗生素控制下，便可实行患侧扁桃体切除术。此时扁桃体被膜与扁桃体窝之间已为脓液所分离，所以，手术剥离扁桃体较易，出血少、疼痛轻，减少了并发症的发生，亦可避免再次手术时的痛苦和因瘢痕形成造成剥离扁桃体的困难。

二、咽旁脓肿

案例 2-5-1

患者，女性，77岁，以“咽痛伴发热5天”为主诉入院。5天前，患者受凉感冒后出现发热，最高达38℃，给予对症治疗后热退，但此后出现咽部疼痛、张口困难及吞咽困难，给予抗炎药物治疗（具体不详）后无明显缓解，症状逐渐加重，急诊来院就诊，以“咽痛待查”收入院。病程中患者无颈项强直、意识障碍病史，发病以来，患者饮食、睡眠差，大小便正常。患者既往体健，无肝炎、结核病史，无高血压、糖尿病病史，无重大外伤史，无输血史，无药物过敏史。查体：患者张口略困难。咽喉部检查左侧咽腔向中线移位，扁桃体无充血，颈部可触及多个肿大淋巴结，压痛明显。实验室检查：WBC $18.65\times10^9/L$，中性粒细胞数目$15.16\times10^9/L$，淋巴细胞数目$1.85\times10^9/L$，单核细胞数目$1.63\times10^9/L$，中性粒细胞百分比81.3%，淋巴细胞百分比 9.9%，单核细胞百分比8.8%，总蛋白45.6g/L，白蛋白35.4g/L，球蛋白10.20g/L。CT 示：口咽部左侧可见一稍低密度影，考虑蜂窝织炎并脓肿形成，突向口咽腔，使口咽腔明显缩小。

问题：

1．目前可能的诊断是什么？

2．如何治疗？

咽旁脓肿（parapharyngeal abscess）是咽旁间隙的化脓性炎症，早期为蜂窝织炎发展而形成脓肿。尤其在儿童，这些部位是发生感染的常见部位，故咽旁隙是头、颈部最易受感染的间隙之一。

【病因】

1．邻近组织的炎症，如急性扁桃体炎、急性咽炎及急性鼻炎、鼻窦炎等，可直接扩散或经血行感染侵入咽旁隙。

2．邻近组织的脓肿，如扁桃体周脓肿、咽后脓肿、牙槽脓肿、颞骨岩部脓肿、Bezold脓肿（耳源性颈深部脓肿）等，可直接破溃入咽旁隙。

3．咽侧壁外伤及异物导致的感染如拔牙、扁桃体切除、口腔手术均可导致咽旁隙感染，咽壁的外伤或异物刺伤也可引起此病。

致病菌多为溶血性链球菌，其次为金黄色葡萄球菌、肺炎链球菌等。

【临床表现】

1．局部症状　表现为咽痛及颈侧剧烈疼痛，吞咽困难，语言含糊不清。感染累及翼内肌时，牙关紧闭，张口困难。

2．全身症状　患者可出现持续高热、畏寒、头痛不适、精神不振等，严重时可呈衰竭状态。

【检查】

1．患者急性病容，患侧下颌下区及下颌角后方肿胀，触诊坚硬、有压痛，头常偏向患侧以减轻疼痛。严重者肿胀范围上可达腮腺，下沿胸锁乳突肌延伸，前达颈前中线，后至项部。脓肿形成时，局部可能变软且有波动感。

2．咽部检查患侧咽侧壁隆起，软腭充血、水肿，扁桃体及咽侧壁被推向咽中线，但扁桃体本身无病变。

【诊断】

根据上述症状和体征可明确诊断。颈部 B 超或 CT 扫描有参考价值，血象检查时可见白细胞计数明显增高。本病需与扁桃体周围脓肿、咽后脓肿及咽旁肿瘤等相鉴别。

【并发症】

1．炎症向周围扩散可导致咽后脓肿、喉水肿、纵隔炎等。

2．颈动脉鞘感染是最常见、最严重的并发症，若侵犯颈内动脉，可导致致命性大出血。若侵及颈内静脉，可引发血栓性静脉炎或脓毒败血症。

【治疗】

1．患者卧床休息，多饮水，进软食。脓肿形成前以足量有效广谱抗生素及适量糖皮质激素等药物治疗为主。

2．脓肿形成后，行脓肿切开引流术。

（1）颈外径路：在局麻下，以下颌角为中点，在胸锁乳突肌前缘做纵切口，用血管钳钝性分离软组织进入脓腔。排脓后，置入引流条，切口部分缝合、包扎。目前临床上多提倡颈外进路。

（2）经口径路：如果脓肿明显突向咽侧壁且无血管搏动，则于咽侧壁最突出处做一纵行切口，然后用血管钳钝性分离到脓腔，引出脓液。

三、咽后脓肿

咽后脓肿（retropharyngeal abscess）是发生在咽后间隙的化脓性炎症，临床上分为急性和慢性两种。

【病因】

1．急性型　常发生在 3 岁以下的婴幼儿。由于婴幼儿每侧咽后间隙中有丰富的淋巴结，口、咽、鼻腔及鼻窦的炎症可引起这些淋巴结发炎，继之化脓，最终形成脓肿。

2．慢性型　大多数由咽后隙淋巴结结核或颈椎结核形成的寒性脓肿所致。

3．其他　咽部异物及外伤后感染，或邻近组织炎症扩散侵入咽后隙，也可导致咽后脓肿。致病菌与扁桃体周围脓肿相似。

【临床表现】

1．急性型　起病急，先有呼吸道症状，畏寒、发热、咳嗽、咽痛拒食，患儿喝水时有呛咳。发病 2 ~ 3 日后脓肿形成，患儿常有呼吸困难，入睡时加重伴有鼾声。烦躁不安，说话及哭声含糊不清，口似含物。如脓肿压迫喉入口处或炎症波及喉部，可导致吸入性呼吸困难更为明显，甚至窒息。

2．慢性型　多数伴结核病的全身表现，起病慢，病程长，无咽痛；脓肿较大时，可出现呼吸道阻塞症状或咽部阻塞感。

【检查】

1．急性型　患者呈急性病容，常将头偏向患侧，颈淋巴结肿大、压痛，颈部活动受限。咽后壁一侧明显隆起，黏膜充血，较大的脓肿可将病侧的腭咽弓和软腭推移向前。检查时动作应轻柔以免脓肿破裂，误吸而导致窒息。如发生意外，应迅速将患儿的头部倒下，防止脓液呛入气管，发生窒息或引起吸入性肺炎。外伤或异物引起的咽后脓肿多发生在喉咽部，须做电子动态喉镜检查才能发现。

2．慢性型　可见咽后壁明显隆起，黏膜呈淡粉色。颈椎结核引起的脓肿多位于咽后壁的中央，颈侧位 X 线片检查可见颈椎前的软组织隆起。若为颈椎结核引起，可发现骨质破坏征象。

【诊断】

根据病史、症状及体征，穿刺有脓，可明确诊断。影像学检查中，除颈侧位 X 线片外，CT 扫描更有诊断价值，可了解脓腔大小，显示颈部大血管情况，有助于脓肿与蜂窝织炎的鉴别。婴幼儿出现上述症状时，应首先考虑本病。

【并发症】

1．窒息　与肺部感染较大的咽后脓肿向下发展，可压迫喉腔或并发喉水肿，引起呼吸困难；脓肿破裂，脓液涌入下呼吸道，可引起吸入性肺炎，甚至窒息死亡。

2．咽旁脓肿　咽后脓肿向外发展，可溃破入咽旁隙。

3．出血　脓肿如侵蚀颈部大血管，可导致致命性大出血。

【治疗】

1．患者卧床休息，多饮水，进软食。给予足量广谱抗生素和适量的糖皮质激素等药物治疗。

2．急性型　及早施行切开排脓。取仰卧头胸低位，头稍后仰，用直接喉镜或麻醉喉镜将舌根压向口底，暴露口咽后壁，直视下以长粗穿刺针抽脓，再用尖刀片于脓肿下方做一纵形切口（图 2-5-4），并用长血管钳扩大切口，吸尽脓液；以后每日扩张切口一次，直至无脓排出为止。若切开时脓液大量涌出来不及抽吸，应将患者转身俯卧，吐出脓液；必要时行气管切开术。

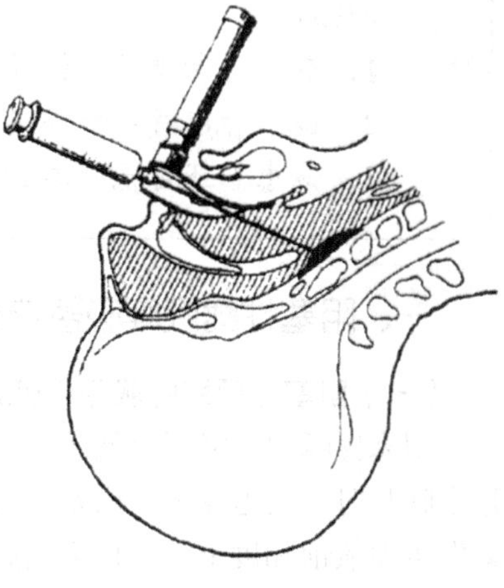

图 2-5-4　咽后脓肿穿刺抽脓

3．慢性型　在进行全身抗结核治疗的同时，可经口内穿刺抽脓，脓腔内注入 0.25g 链霉素液，但不可在咽部切开排脓，以免形成结核性瘘。并发颈椎结核者，应由骨科医生在治疗颈椎结核的同时，取颈外切口排出脓液。

思考题

1．急性咽炎为什么有传染性？

2．急性扁桃体炎应与哪些疾病相鉴别？

3．咽后脓肿在一侧隆起为哪一型脓肿？为什么？

（张　超）

第三节　阻塞性睡眠呼吸暂停低通气综合征

学习目标

1. 掌握阻塞性睡眠呼吸暂停低通气综合征的诊断。
2. 熟悉阻塞性睡眠呼吸暂停低通气综合征的临床表现。
3. 了解阻塞性睡眠呼吸暂停低通气综合征的治疗方法。

案例 2-5-2

患者，男性，43岁，主因晨起头痛，白天精力差，夜间心前区疼痛就诊。查体：身高172cm，体重85kg，颈围45 cm，鼻中隔左偏，双下鼻甲略肥大，双侧扁桃体Ⅱ度，会厌舌面可见一黄豆粒大小淡黄色光滑肿物，颅脑CT未见异常，尿常规未见明显异常。

问题：

1. 最先应考虑的诊断是什么？
2. 该患者应进一步完善的检查是什么？
3. 该患者还可能存在的症状有哪些？

一、阻塞性睡眠呼吸暂停低通气综合征的基本概念

（一）阻塞性睡眠呼吸暂停低通气综合征

阻塞性睡眠呼吸暂停低通气综合征（obstructive sleep apnea-hypopnea syndrome，OSAHS）是指睡眠时上气道塌陷、阻塞引起的呼吸暂停和低通气，通常伴有打鼾、睡眠结构紊乱，频繁发生血氧饱和度下降、白天嗜睡、注意力不集中等病症，并可能导致高血压、冠状动脉粥样硬化性心脏病（冠心病）、2 型糖尿病等多器官、多系统损害。此综合征是最常见的睡眠呼吸障碍形式，其发病率在西方国家报道为 2% ～ 4%，我国目前尚无大样本的流行病学调查资料。OSAHS 可发生在任何年龄阶段，但以中年肥胖男性发病率最高。

（二）睡眠呼吸事件及相关评定标准

呼吸暂停（apnea）是指睡眠过程中口鼻气流停止（较基线水平下降≥ 90%），持续时间≥ 10 秒。（呼吸暂停又可分为中枢性、阻塞性和混合性呼吸暂停。中枢性呼吸暂停是指无呼吸（彩图 2-5-5）的呼吸停止，呼吸暂停发生时口鼻无气流，同时丧失呼吸能力，胸腹呼吸运动停止，这种呼吸暂停发生时一般血氧饱和度下降比较少；阻塞性呼吸暂停是指呼吸暂停发生时口鼻气流消失，但胸腹的呼吸运动仍然存在，这种呼吸暂停发生时血氧饱和度下降相对比较多，结束时一般伴有微觉醒；混合性呼吸暂停是指一次呼吸暂停过程中开始时表现为中枢性呼吸暂停，继而表现为阻塞性呼吸暂停。

低通气（hypopnea）也称为通气不足，是指睡眠过程中呼吸气流未完全消失，呼吸气流

幅度较基础水平降低≥ 30%，并伴有动脉血氧饱和度下降≥ 4%，持续时间≥ 10 秒，呼吸气流幅度较基础水平降低≥ 50%，并伴有动脉血氧饱和度下降≥ 3%，持续时间≥ 10 秒。

呼吸努力相关微觉醒是指未达到呼吸暂停或低通气标准，但有≥ 10 秒的异常呼吸努力并伴有相关微觉醒。

微觉醒（arousal）是指睡眠中的暂短觉醒，患者无主观觉醒体验，仅脑电频率出现急剧变化，并持续 3 秒以上，其频繁发生可干扰正常的睡眠结构。

睡眠呼吸暂停低通气指数（apnea hypopnea index，AHI）是指平均每小时睡眠中呼吸暂停和低通气的次数（次 / 小时）。

呼吸紊乱指数（respiratory disturbance index，RDI）是指平均每小时睡眠中呼吸暂停、低通气和呼吸努力相关微觉醒的次数。

（三）正常的睡眠结构

研究发现正常睡眠是由慢动眼（non-rapid eye movement，NREM）睡眠与快动眼（rapid eye movement，REM）睡眠两个不同睡眠时相构成的。在整个睡眠过程中，NREM 睡眠与 REM 睡眠交替出现就形成了睡眠的循环周期。正常成人平均每个睡眠循环周期为 90 ～ 100 分钟，儿童的睡眠周期根据年龄不同有不同程度的改变。NREM 期又分为Ⅰ、Ⅱ、Ⅲ期。在成人每昼夜总睡眠时间中，REM 睡眠时间占 20% ～ 25%，NREM 睡眠Ⅰ期占 5% ～ 10%，Ⅱ期占 40% ～ 50%，Ⅲ、Ⅳ期深睡眠占 20% ～ 25%。

睡眠对于机体的具体作用机制目前尚不十分清楚，但是睡眠结构和睡眠效率对人体白天的表现状态起着至关重要的作用。其中，NREM 的Ⅲ期睡眠期与人体生长激素等激素的分泌和体力恢复有密切的关系；REM 期与人体的脑力恢复有很大关系，在 REM 期大脑的供血量明显增加，做梦也发生在 REM 期。

二、阻塞性睡眠呼吸暂停低通气综合征的病因与病理生理

【病因】

OSAHS 的确切病因目前尚不十分清楚，但是任何可导致上气道解剖性狭窄和局部软组织塌陷性增强的因素均可成为其发病原因。目前研究表明本病成因主要为下述三方面因素。

（一）上气道解剖结构异常导致气道不同程度的狭窄

1．鼻腔及鼻咽部狭窄　包括所有能导致鼻腔和鼻咽部狭窄的因素，如鼻中隔偏曲、鼻息肉、鼻甲肥大、腺样体肥大等。鼻腔狭窄，鼻腔、鼻咽腔阻力增加在儿童患者中尤其重要，因为儿童处于生长发育阶段，鼻腔阻力增加会影响其颅面结构的发育，若不及时纠正，可因颅面部发育异常而使病情加重。另外，成人 OSAHS 患者中有时也存在腺样体肥大的情况。

2．口咽腔狭窄　腭扁桃体肥大、软腭肥厚、咽侧壁肥厚、舌根肥厚等，均可引起该部位的狭窄。由于口咽腔左、右、前三面无骨性支架，因此口咽腔狭窄在 OSAHS 发病中占有重要的地位。在咽部阻塞过程中，咽侧壁的作用十分重要。有研究表明，两侧咽侧壁组织向中间位置的塌陷在咽部阻塞形成中起重要作用。

3．喉咽腔狭窄　如婴儿型会厌、会厌组织塌陷等。喉咽腔狭窄也可以是 OSAHS 的重要病因，但较为少见。

4．上、下颌骨发育不良和畸形等也是 OSAHS 的常见及重要病因。

（二）上气道扩张肌肌张力异常

上气道扩张肌肌张力异常主要表现为颏舌肌、咽侧壁肌肉及软腭肌肉的张力异常，上气道扩张肌肌张力降低是 OSAHS 患者气道反复塌陷、阻塞的重要原因。咽部肌肉的张力随着年龄的增长可有不同程度的下降，但造成 OSAHS 患者上气道扩张肌肌张力异常的因素目前还不十分清楚。

（三）呼吸中枢调节功能异常

呼吸中枢调节功能异常主要表现为睡眠过程中呼吸驱动力降低及对高 CO2、高 H+ 及低 O2 的反应阈值提高，此功能的异常可以为原发，也可继发于长期睡眠呼吸暂停和（或）低通气而导致的睡眠低氧血症。某些全身因素及疾病也可通过影响上述三种因素而诱发或加重本病，如肥胖、妊娠期、绝经和围绝经期、甲状腺功能低下、糖尿病等。另外，遗传因素可使 OSAHS 的发生概率增加 2 ~ 4 倍，饮酒、服用安眠药等因素可加重 OSAHS 患者的病情。

对于某一患者个体而言，常为多种病因共同作用的结果，但各因素所占的比例不同。上气道结构异常常为患病基础；肌张力异常常在结构异常的基础上发生作用；呼吸中枢调节功能异常常继发于长时期的睡眠低氧血症，故病史越长，病情越重，此因素所占比例越大。

【病理生理】

OSAHS 患者由于睡眠时反复发生上气道塌陷、阻塞而引起呼吸暂停和（或）低通气，从而引发一系列的病理生理改变。

1．低氧及二氧化碳潴留　呼吸暂停发生后，血中氧分压逐渐下降，二氧化碳分压逐渐上升。不同患者发生呼吸暂停后其缺氧的严重程度不同，这取决于呼吸暂停持续时间的长短、机体耗氧量的大小、呼吸暂停发生前的血氧饱和度水平、患者肺容量的高低、基础疾病等情况。低氧可导致儿茶酚胺分泌增高，导致高血压的形成。低氧还可以导致心律失常、促红细胞生成素升高、红细胞升高、血小板活性升高、纤溶活性下降，从而诱发冠心病和脑血栓等。低氧还可以导致肾小球滤过率增加，使夜尿增加，并且能使排尿反射弧受到影响，在儿童患者表现为遗尿，少数的成人 OSAHS 患者也偶有遗尿现象。总之，低氧对机体的影响几乎是全身性的，OSAHS 所引起的病理生理改变也几乎是全身性的。

2．睡眠结构紊乱　由于睡眠过程中反复发生呼吸暂停和低通气，引起睡眠过程中反复出现微觉醒，造成睡眠结构紊乱，Ⅲ、Ⅳ期睡眠和 REM 期睡眠明显减少，使患者的睡眠效率下降，从而导致白天嗜睡、乏力、注意力不集中、记忆力减退，长期影响可使患者发生抑郁、烦躁、易怒等性格改变。

3．胸腔压力变化　发生睡眠呼吸暂停时，吸气时胸腔内负压明显增加，由于心脏及许多大血管均在胸腔内，因而胸腔内压的剧烈波动会对心血管系统产生巨大影响，如心脏扩大和血管摆动等，同时由于胸腔高负压的抽吸作用，使胃内容物易反流至食管和（或）咽喉部，引起反流性食管炎、咽喉炎。在儿童患者，长期的胸腔高负压还可引起胸廓发育畸形。另外，OSAHS 患者往往有很高的血清瘦素水平。瘦素水平升高是一种代偿性反应，而高的瘦素水平可能直接影响呼吸中枢功能，直接引起呼吸暂停。OSAHS 患者长期缺氧和睡眠质量下降还可造成机体免疫功能下降。

三、阻塞性睡眠呼吸暂停低通气综合征的诊断与治疗

目前多导睡眠图（polysomnograph，PSG）被认为是诊断 OSAHS 的金标准，但是确诊 OSAHS 需结合临床症状。

【临床表现】

1. 症状

（1）睡眠打鼾：这是患者就诊的主要原因，随着年龄和体重的增加，打鼾症状可逐渐增加，并呈间歇性，出现反复的呼吸短暂停止现象，严重者可有夜间憋醒现象。呼吸暂停现象一般在仰卧位时加重，所以某些严重的患者不能仰卧位睡眠。

（2）白天嗜睡：是患者另一主要的临床症状，程度不一。轻者表现为轻度困倦、乏力，对工作生活无明显影响；重者可有不可抑制嗜睡，在驾驶甚至谈话过程中出现入睡现象。患者入睡很快，睡眠时间延长，但睡后精神体力无明显恢复。

（3）患者可有记忆力减退，注意力不集中，反应迟钝。

（4）患者晨起后口干，常有异物感。

（5）部分患者可有晨起后头痛，血压升高。

（6）部分重症患者可出现性功能障碍，夜尿次数增加甚至遗尿，病程较长的患者可出现烦躁、易怒或抑郁等性格改变。

（7）合并并发症者可出现相应的症状，如夜间心绞痛、心律失常等。

（8）儿童患者还有遗尿、注意力不集中、学习成绩下降、生长发育迟缓、胸廓发育畸形等表现。

2. 体征

（1）一般征象：成年患者多数比较肥胖或明显肥胖，颈部短粗，重症患者有较明显的嗜睡，常在就诊过程中出现瞌睡，部分患者有明显的上下颌骨发育不良。儿童患者一般发育较同龄人差，可有颅面发育异常，还可见胸廓发育畸形。

（2）上气道征象：咽腔尤其是口咽腔狭窄，扁桃体肥大，软腭肥厚、松弛，悬雍垂肥厚、过长；部分患者还可见鼻中隔偏曲、鼻息肉、腺样体肥大、舌根肥厚、舌根淋巴组织增生、咽侧索肥厚等。

【诊断】

1．多导睡眠监测　多导睡眠监测作为目前诊断 OSAHS 的金标准，其监测指标主要包括以下项目（图 2-5-6）：

（1）脑电图：是 PSG 的重要指标，用于判定患者的睡眠状态、睡眠时相，以了解患者的睡眠结构并计算患者的睡眠有效率和呼吸暂停低通气指数。

（2）口鼻气流：监测睡眠过程中呼吸状态的指标，以了解有无呼吸暂停和低通气。

（3）血氧饱和度（SaO_2）：监测睡眠过程中的血氧变化，以了解患者夜间的血氧水平和变化，目前主要应用经皮脉搏血氧饱和度来进行监测。

（4）胸腹呼吸运动：监测呼吸暂停发生时有无呼吸运动存在，据此判断呼吸暂停的性质，以区分阻塞性、中枢性和混合性呼吸暂停。

（5）眼电图和下颌肌电图：辅助判定睡眠状态、睡眠时相，对区分 REM 期和 NREM

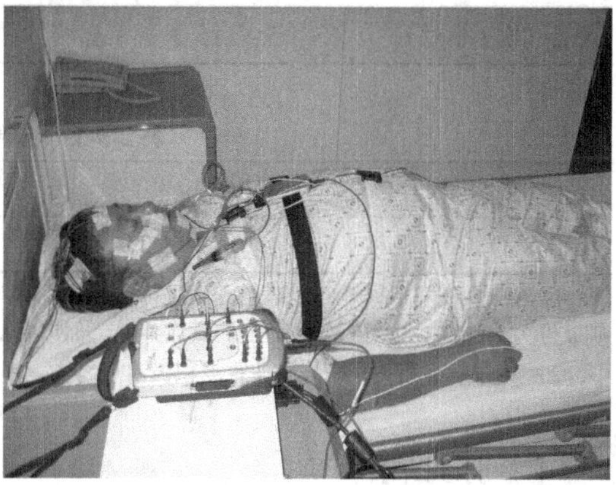

图 2-5-6　多导睡眠监测

期有重要的作用。

(6) 体位：测定患者睡眠过程中的体位，用于了解体位与呼吸暂停低通气发生的关系。一般情况下，患者在仰卧位时呼吸暂停低通气发生的频率和程度较重。

(7) 胫前肌肌电：主要用于鉴别不宁腿综合征。该综合征患者夜间睡眠过程中发生反复规律性腿动，引起睡眠的反复觉醒，睡眠结构紊乱，导致白天嗜睡。

2．定位诊断及相关检查　目前可应用下述手段评估 OSAHS 的上气道阻塞部位，分析可能的病因。

(1) 纤维鼻咽喉镜检查法：可观察上气道各部位的截面积及引起狭窄的结构。可在检查时同时行 Müller 检查，有助于更好地判断上气道塌陷、阻塞部位。Müller 检查法即嘱患者捏鼻闭口，用力吸气，用以模拟上气道阻塞状态下咽腔塌陷的情况。两者结合检查是目前评估上气道阻塞部位常用的方法。

(2) 上气道持续压力测定：是目前最为准确的定位诊断方法。该方法是将含有微型压力传感器的导管自鼻腔经咽腔一直放入到食管内，该导管表面的压力传感器分别位于上气道的不同部位，正常吸气时导管上的全部传感器均显示一致的负压变化，当上气道某一处发生阻塞时，阻塞平面以上的压力传感器将不显示压力变化，据此可判定上气道的阻塞部位。

(3) 头颅 X 线定位测量：该方法主要用于评价骨性气道的形态特点。

(4) 上气道 CT、MRI：可以对上气道进行二维和三维的观察、测量，更好地了解上气道的形态结构特点。

依据中华医学会耳鼻咽喉头颈外科分会和《中华耳鼻咽喉头颈外科杂志》编委会于 2009 年共同修订的阻塞性睡眠呼吸暂停低通气综合征诊断和疗效评定依据，暨外科治疗原则指南的规定，OSAHS 诊断的确立需同时满足临床症状与 PSG 检查两项内容。

3．OSAHS 诊断　依据患者睡眠时打鼾、反复呼吸暂停，通常伴有白天嗜睡、注意力不集中、情绪障碍等症状，或合并高血压、缺血性心脏病或脑卒中、2 型糖尿病等。

多导睡眠监测（polysomnography，PSG）检查 AHI ≥ 5 次 / 小时，呼吸暂停和低通气以阻塞性为主。如有条件，以 RDI 为标准。

OSAHS 病情程度和低氧血症病情程度判断见表 2-5-2 和表 2-5-3。

表 2-5-2　OSAHS 病情程度判断依据

程度	轻度	中度	重度
AHI（次 / 小时）	5 ～ 15	15 ～ 30	＞ 30

表 2-5-3　低氧血症程度判断依据

程度	轻度	中度	重度
最低 SaO_2	≥ 0.85 ～ 0.9	0.65 ～ 0.85	＜ 0.65

注：以 AHI 为标准对 OSAHS 病情程度进行评判，注明低氧血症情况。例如：AHI 为 25 次 / 小时，最低 SaO_2 为 0.88，则报告为“中度 OSAHS 合并轻度低氧血症”。即使以 AHI 判断病情程度较轻，如合并高血压、缺血性心脏病、脑卒中、2 型糖尿病等相关疾病，应按重度积极治疗。

【鉴别诊断】

OSAHS 需与下列疾病鉴别：中枢性睡眠呼吸暂停综合征，上气道阻力综合征；其他伴有 OSAHS 症状的疾病，如甲状腺功能低下、肢端肥大症等。

【治疗】

OSAHS 的治疗应根据患者的不同病因、病情，选择不同的治疗方法，提倡个体化综合治疗。

1．一般治疗　减肥、戒烟、戒酒、加强体育锻炼、建立侧卧睡眠习惯等。

2．持续正压通气治疗　持续正压通气（continuous positive airway pressure，CPAP）治疗是目前应用最为广泛且有效的方法。其原理是通过一定压力的机械通气，使患者的上气道保持开放状态，保证睡眠过程中呼吸通畅，其工作压力范围一般为 4 ~ 20cmH_2O。对接受 CPAP 治疗的患者需测定其最低有效治疗压力并设定之，如果压力过低则达不到治疗目的，并且可引起危险，压力过高时患者则不易耐受（图 2-5-7）。

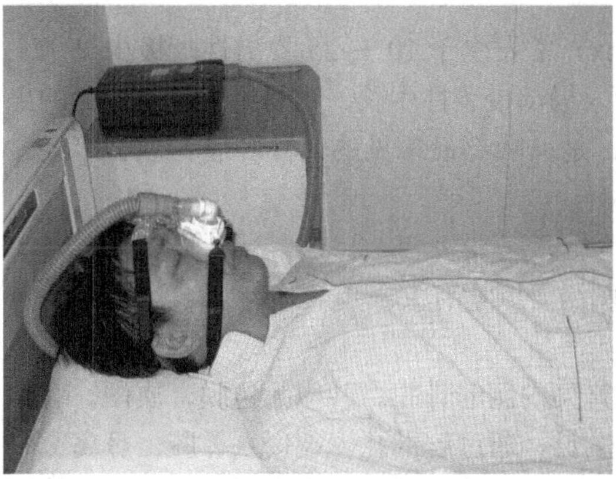

图 2-5-7　持续正压通气治疗

3．手术治疗　手术治疗是目前治疗 OSAHS 的重要手段之一。针对 OSAHS 患者狭窄阻塞部位的不同，有各种不同的术式，主要包括：鼻腔、鼻咽手术，如鼻中隔偏曲矫正术、下鼻甲减容术、腺样体切除术等；口咽腔手术，如悬雍垂腭咽成形术（UPPP）硬腭截短软腭前移术、软腭射频消融术等；喉咽部手术，如舌根部分切除术、颏前移术、舌骨悬吊术等；口腔颌面外科手术，如双颌前徙术等。其中以 UPPP 开展最为广泛。

手术适应证的选择是保证手术疗效的关键，要根据患者的不同阻塞部位选择不同的手术方式，各种手术方式单独或联合应用，对于不适合手术的患者应采取非手术治疗。

4．口腔矫治器治疗　即睡眠时配戴特定的口内装置，将下颌向前牵拉，以扩大舌根后气道，主要适用于舌根后气道狭窄的患者。长期配戴有引起颞下颌关节损害的风险。

5．药物治疗　尽管有较多药物治疗的尝试，但目前未发现明确有效的药物。

（叶京英）

第四节　咽部肿瘤

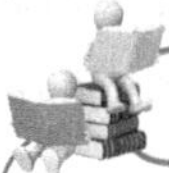

学习目标

1．掌握鼻咽癌的早期症状及临床表现。
2．熟悉咽部常见肿瘤的表现、诊断和治疗方法。
3．了解鼻咽癌的流行病学特征及相关因素。

一、鼻咽纤维血管瘤

案例 2-5-3

患者，女性，30岁，因反复鼻出血1个月余来诊。1个月来反复出现鼻出血，量较多。电子鼻咽镜示鼻咽部光滑新生物，CT示咽隐窝及咽鼓管出口处狭窄，病理切片示血管瘤。

问题：

1. 鼻咽纤维血管瘤有哪些临床表现？
2. 鼻咽纤维血管瘤有哪些治疗手段？

鼻咽纤维血管瘤（angiofibroma of nasopharynx）常发生于 10 ~ 25 岁男性，极少见于女性，25 岁以后可能停止生长，瘤中含有丰富血管，局部侵袭性生长，容易出现危及生命的出血，又名“男性青春期出血性鼻咽血管纤维瘤”，是鼻咽部最常见的良性肿瘤，但临床经过凶险。

【病因】

尚不明确，可能与性激素、发育异常、炎症刺激等因素有关。

【病理生理】

肿瘤起源于蝶骨体、枕骨基底部及上颌结节翼突内侧的骨膜。肿瘤无包膜，质硬，有粘连。瘤体表明覆以正常黏膜，可向邻近组织扩张生长，通过解剖孔、裂侵入鼻腔、鼻窦、眼眶及翼腭窝，极少情况下还可经蝶骨和鼻腔顶侵入颅内。镜下观，肿瘤主要由增生的血管及纤维结缔组织组成。典型的鼻咽纤维血管瘤主要由丰富的胶原纤维和多核成纤维细胞形成的网状组织所组成，其中分布大量无收缩能力的血管，受损伤后易发生大出血。本病属良性肿瘤，也有极少数病例多次复发后恶变的报道。

【临床表现】

本病易出现大出血、颅内侵犯，导致处理极为困难，有以下表现：

1．出血　常为患者的首诊症状，多表现为反复鼻腔和口腔大量出血，颜色鲜红。患者可有不同程度的贫血。

2．鼻塞　肿瘤堵塞后鼻孔可致鼻塞，初为单侧，肿瘤体积增大阻塞双侧后鼻孔时可致双侧鼻塞。常伴流涕、闭塞性鼻音、嗅觉减退等症状。

3．其他症状　肿瘤压迫、阻塞咽鼓管咽口时可致耳鸣、耳闷感和听力下降。压迫三叉神经可导致三叉神经痛。另外，肿瘤侵犯邻近部位可引起相应占位症状，如侵入眶内可致眼球移位、运动受限，压迫视神经可出现视力障碍，侵入翼腭窝或颞下窝可致面颊部或颞部隆起，侵入颅内可致头痛及脑神经功能障碍。

【检查】

1．鼻腔检查　通过前鼻镜或鼻内镜可见一侧或双侧鼻腔有阻塞性炎症表现，鼻腔后部有粉红色肿瘤，伴或不伴出血征象。

2．鼻咽部检查　通过间接鼻咽镜或内镜可见鼻咽部圆形或分叶状粉红色肿瘤，表面光滑，有血管纹（彩图 2-5-8）。有时可见肿瘤侵入鼻腔或推压软腭突出于口咽。

3．触诊 用手指或器械触诊可触及肿块基底部，瘤体活动度小，中等硬度。若瘤体侵入颊部，通过触诊可了解瘤体蒂部与邻近部位粘连情况。但触诊极易引起大出血，临床应尽量少用。

4．影像学检查 增强 CT 扫描和 MR 血管成像（MRA）能显示瘤体位置、大小、形态，可帮助了解肿瘤范围、有无骨质破坏以及与周围结构之间的关系。

【诊断】

根据患者的病史、体征及辅助检查，结合发病年龄和性别可做出诊断。由于肿瘤活检极易引起难治性大出血，术前应尽量避免活检。若必须活检，必须做好止血准备。本病需与后鼻孔出血性息肉、腺样体肥大，以及鼻咽部恶性肿瘤、脊索瘤等鉴别。确诊依赖于术后病理检查。

鼻咽纤维血管瘤临床分期常用 Fisch 分期，这决定治疗方式、手术径路、切除范围等。

Ⅰ期：肿瘤局限于鼻腔或鼻咽部，无骨质破坏。

Ⅱ期：肿瘤侵犯翼腭窝与鼻窦，伴骨质破坏。

Ⅲ期：肿瘤侵犯颞下窝、眼眶、海绵窦侧壁的蝶鞍旁区。

Ⅳ期：肿瘤侵犯海绵窦、视交叉或垂体窝。

【治疗】

以手术切除为主，术前可给予减少术中出血的辅助措施。肿瘤较小者，可行放疗后电凝破坏。

（王 宇）

二、鼻咽癌

案例 2-5-4

患者，男性，44岁，因反复鼻阻、鼻出血1年来诊。1年来出现反复鼻阻、鼻出血，左侧为重，无流涕、打喷嚏、鼻痒，无头痛，嗅觉减退。鼻咽喉镜检查示：鼻咽肿物，形状不规则，表面破溃。增强CT示：鼻咽占位，考虑恶性。

问题：

1．疾病的初步诊断是什么？

2．有何诊治计划？

鼻咽癌（nasopharyngeal carcinoma）是指原发于鼻咽部黏膜和腺体上皮的恶性肿瘤，最常见于我国南方（如广东、广西和湖南等地）和东南亚的一些国家，因此过去又俗称其为“广东瘤”。在广东则以珠江和西江流域的广州、佛山和肇庆地区更为多见。好发于 40 ~ 50 岁，男性发病为女性的 2 ~ 3 倍。但目前鼻咽癌的发病已呈现出北移和趋向年轻化的特点。鼻咽癌发病率居耳鼻咽喉恶性肿瘤之首，占全身恶性肿瘤的 30.97%，占头颈部恶性肿瘤的 78.08%。

【病因】

目前认为鼻咽癌的发生主要与遗传、EB 病毒感染及环境三种因素密切相关。

1．遗传因素　鼻咽癌有明显的种族易感性和家族聚集性。鼻咽癌主要见于我国南方人，这类人群即使移居国外，其后代仍保持高发病率的倾向；大约10%的鼻咽癌患者有癌家族史，特别是鼻咽癌家族史。据报告有一高癌家族，两代49人中有9人患鼻咽癌。广州地区一个家族三代9人中有5人患鼻咽癌。因此，鼻咽癌存在很强的地域性和种族性。

2．EB病毒　鼻咽癌患者血清中含有EB病毒相关的各种高滴度抗体，而且与病情和预后有关；鼻咽癌细胞中存在EB病毒的核酸并且呈单克隆性。同时，在多数鼻咽癌标本中可检出具有转化活性的EB病毒潜伏膜蛋白（LMP1），其致瘤性基本被肯定。有报道指出，EB病毒先后与佛波醇酯（TPA）和正丁酸盐结合后，可导致移植在裸鼠皮下的人胚鼻咽组织形成低分化癌。但目前仍不能确定EB病毒就是鼻咽癌的病因。

3．环境因素　咸鱼是中国广东人喜欢的食物，研究表明，无论是成人或儿童，进食咸鱼与鼻咽癌的发病率均存在着剂量-反应效应，特别是儿童，这种效应更为明显。其他的腌制食物，如虾酱和腌制的植物根、茎、叶也被认为是鼻咽癌的发病因素。可能与这类食物中所含的亚硝酸盐和亚硝胺有关。此外，还发现某些微量元素、环境中的灰尘、吸烟和化学燃料，以及家庭中的某些草木、蚊香燃烧的烟雾，粤语发音，甚至某些传统的中药都可能与鼻咽癌的发病有关。

【病理】

鼻咽癌好发于鼻咽部咽隐窝和顶后壁，大体病灶可呈结节型、溃疡型、菜花型和黏膜下型等多种形态。显微镜下绝大多数属于非角化型低分化鳞癌。一般可分为鳞癌、黏液表皮样癌、鳞腺癌和腺癌等。WHO近年将鼻咽癌病理组织类型分为非角化性癌和角化性癌两大类，前者又分为未分化性和分化性两类。有报道，在未经治疗的鼻咽癌中，非角化性癌中的未分化性癌占绝大多数，角化性比例少；而在治疗后复发的鼻咽癌中，角化性癌、分化性非角化性癌的比例升高。

【临床表现】

鼻咽癌由于发病部位隐匿，早期症状不明显和缺乏特异性，临床表现多样化，因此容易延误诊断。所以必须提高警惕，重视临床症状，才能早发现、早治疗。回吸性血涕、耳鸣、耳闷可作为临床的早期表现。常见症状如下：

1．鼻部症状　鼻咽癌早期即有易出血倾向，常见为晨起吸鼻后，吐出的痰中带血或擤出带血的鼻涕，可时有时无，因此常被误以为一般的鼻出血而多不引起患者的重视。直至出血明显时，病变常已进入晚期。瘤体如位于后鼻孔附近或增大后，可阻塞后鼻孔而引起鼻塞。早期可为一侧，晚期则双侧均可出现鼻塞，易误诊为鼻炎。

2．耳部症状　肿瘤堵塞或侵犯咽鼓管咽口时，可引起该侧耳鸣、耳堵塞感及听力下降，可伴有鼓室积液，因此常可误诊为分泌性中耳炎。这种情况尤其多见于肿瘤原发于咽隐窝者。

3．颈部淋巴结肿大　早期即可出现，主要发生在位于上颈部的颈深上淋巴结群。开始为单侧，继之发展为双侧，并可向颈中、下段蔓延。肿大的淋巴结一般无痛，质较硬，活动度差，迅速增大、固定和融合，因此常可误诊为结核性淋巴结炎或淋巴瘤。

4．头痛　早期症状轻而部位不确定，当头痛剧烈而位置固定时，往往提示肿瘤已侵犯颅底或向颅内蔓延。应注意与一般的神经痛鉴别。

5．脑神经症状　鼻咽癌引起的脑神经症状、眼神经症状复杂多样。肿瘤常沿颈内动脉管或破裂孔向颅内蔓延，一般先侵犯第Ⅴ及第Ⅵ脑神经，继而可累及第Ⅳ、Ⅲ及Ⅱ脑神经。

这时除头痛加重外，还可出现相应的脑神经受损表现，如复视、面部麻木、眼睑下垂、视物模糊，甚至眼球固定或失明等。肿瘤也可通过直接侵犯咽旁间隙或肿大的颈深部淋巴结压迫穿出颅底的第Ⅸ、Ⅹ、Ⅺ和Ⅻ脑神经，导致出现软腭麻痹、吞咽困难、声嘶、反呛和伸舌偏斜等延髓性麻痹表现。

6．远处转移　鼻咽癌容易发生远处转移，常见的转移部位有骨（特别是脊椎、盆骨和肋骨）、肺和肝等，常多处同时发生转移性病变。这时患者可出现顽固性的咳嗽、胸痛、腰痛和肝区疼痛、黄疸等。

【检查】

1．鼻咽部检查　有间接鼻咽镜、鼻内镜、电子鼻咽镜或光导纤维鼻咽镜检查，这些检查有助于发现早期的微小病变。咽隐窝和顶后壁是鼻咽癌的高发部位，应重点观察。早期病变不明显，可仅见黏膜局部充血、糜烂或粗糙不平，或仅有小结节和肉芽样突起，触之易出血。晚期肿瘤增大时可呈现为结节型、溃疡型、菜花型和黏膜下型的表现。尤其应注意黏膜下型，因其仅表现为病变局部黏膜隆起或一侧咽隐窝较饱满而表面黏膜光滑（彩图 2-5-9）。

2．颈部触诊　应双侧对称地进行，重点检查上颈部特别是下颌角后下方的区域，注意是否触及质硬、活动度差或不活动、无痛性的肿大淋巴结。

3．EB 病毒血清学检查　EB 病毒的血清学检查可作为鼻咽癌诊断和判断治疗后是否复发的辅助指标。现已在临床上广泛开展的有 EB 病毒壳抗原、EB 病毒早期抗原、EB 病毒核抗原和 EB 病毒特异性 DNA 酶等抗体的检测。同时多种血清学指标阳性或以上特异性抗体随病情的发展而持续升高则更具临床意义。

4．影像学检查　X 线的鼻咽侧位和颅底拍片有助于大概了解鼻咽和颅底的骨质情况，但如有条件，应尽可能采用分辨率更高的 CT 或 MRI 检查，以便更准确地了解肿瘤的侵犯范围及颅底骨质的破坏情况。放射性核素全身骨扫描可以比较早期地了解是否存在骨转移。此外，还可进行胸部 X 线、肝 B 超等检查，以了解是否存在其他转移病变。

【诊断】

凡有耳鼻症状、持续 2 周以上，特别是原籍我国南方（尤其是广东）或东南亚居民伴有单侧头痛或颈侧上方有淋巴结肿大者，都应仔细检查鼻咽部。特别要注意鼻咽部易出血的黏膜小颗粒或小斑块，必要时取活检。同时还可进行 EB 病毒血清学和影像学等必要的检查，以助明确诊断。病理确诊后，为了了解是否存在转移病灶，还应进行放射性核素全身骨扫描、胸部 X 线、肝 B 超等检查，以便对患者的病情有一个全面的了解，有助于进行临床分期，为治疗方案的制订提供参考。必须要注意的是，对于部分黏膜下型的病例，往往需要多次活检才能获得阳性结果。因此，对于可疑的患者，应注意密切随访。对有颈部淋巴结肿大而高度怀疑鼻咽癌的患者，应重点检查鼻咽部，不要轻易行颈部的淋巴结活检，以免促进癌瘤的扩散。

【鼻咽癌 TNM 分期】（2009 AJCC 分期）

T_1：局限于鼻咽。

T_2：侵犯鼻腔、口咽、咽旁间隙。

T_3：侵犯颅底、翼内肌。

T_4：侵犯颅神经、鼻窦、翼外肌及以外的咀嚼肌间隙、颅内（海绵窦、脑膜等）。

N_0：影像学及体检无淋巴结转移证据。

N_{1a}：咽后淋巴结转移。

N_{1b}：单侧Ⅰb、Ⅱ、Ⅲ、Ⅴa区淋巴结转移且直径≤3cm。

N_2：双侧Ⅰb、Ⅱ、Ⅲ、Ⅴa区淋巴结转移，或直径＞3cm，或淋巴结包膜外侵犯。

N_3：Ⅳ、Ⅴb区淋巴结转移。

M_0：无远处转移。

M_1：有远处转移（包括颈部以下的淋巴结转移）。

Ⅰ期：T1N0M0。

Ⅱ期：T1N1a～1bM0，T2N0～1bM0。

Ⅲ期：T1～2N2M0，T3N0～2M0。

$Ⅳ_a$：期T1～3N3M0，T4N0～3M0。

$Ⅳ_b$：期任何T、N和M1。

【治疗】

由于绝大多数鼻咽癌属于非角化性鳞癌，对放射治疗敏感，所以治疗上首选放疗。对于早期的病例，单纯放疗即可取得良好效果，但中晚期病例应采用包括放疗在内的综合治疗方案，即放疗辅以化疗（新辅助化疗或称诱导化疗）或中医中药及免疫治疗，以防止远处转移、提高放疗的敏感性和减轻放疗的并发症，提高远期生存率。目前我国鼻咽癌治疗后的5年生存率已提高到60%左右。随着放疗技术的进一步改进，例如逆向强调等新技术的广泛应用，以及包括同步化疗等临床综合治疗方案研究的进展，鼻咽癌的远期治疗效果可望得到进一步的提高。

鼻咽癌的手术适应证主要是：①足量放疗后鼻咽部的残余病灶或短期内的复发灶，但疗效不佳；②足量放疗后颈部淋巴结的残余肿块，疗效已获肯定；③对放疗不敏感的腺癌。

思考题

1．简述鼻咽癌的流行病学特征。

2．如何诊断鼻咽癌？

3．试述鼻咽癌的治疗方案。

（王　宇）

三、口咽肿瘤

案例2-5-5

患者，男性，49岁，因咽部异物感1年来诊。1年来无明显诱因下出现咽部异物感，无咽痛等症状。查体可见左侧扁桃体Ⅲ度肿大，表面可见破溃，予以局部组织活检，结果为高分化鳞状细胞癌。

问题：

疾病的治疗原则有哪些？

（一）咽部良性肿瘤

口咽良性肿瘤较少见，但良性肿瘤种类繁多。较常见的良性肿瘤有乳头状瘤、纤维瘤、混合瘤、血管瘤、腺瘤，罕见的有脂肪瘤、畸胎瘤、淋巴管瘤等。以乳头状瘤和纤维瘤最多见。

1．乳头状瘤　为咽部最常见的良性肿瘤。病因可能为人乳头瘤病毒（HPV）感染。常发生于悬雍垂、软腭、腭舌弓、腭咽弓及扁桃体黏膜表面。表面呈颗粒状，形若桑椹，色白或淡红，常多个聚集，广基者多见，单个带蒂者较少见。多无明显症状，常在检查时发现。治疗时可将其切除，并用激光灼烧基底部防止复发。位于扁桃体表面者可连同扁桃体一并切除。

2．纤维瘤　为咽部较常见的良性肿瘤。发生部位和乳头状瘤相似。瘤体多呈圆形突起，表面光滑，覆有正常黏膜，触之较硬，可有广基和带蒂者。肿瘤小时可无症状，肿瘤逐渐增大时常妨碍言语和吞咽，甚至引起呼吸障碍。治疗以切除肿瘤为主。

（二）扁桃体恶性肿瘤

扁桃体恶性肿瘤为口咽部常见恶性肿瘤，占口咽部恶性肿瘤的一半以上，其病因尚不明确，可能与长期炎症刺激、吸烟、饮酒以及扁桃体角化症、白斑病等癌前病变等因素有关。

【病理】

扁桃体癌发生率较高，包括鳞癌、淋巴上皮癌、未分化癌、腺癌；肉瘤发病率次之；其他恶性肿瘤有恶性淋巴瘤、恶性血管内皮瘤、恶性黑色素瘤等。

【临床表现】

扁桃体恶性肿瘤早期症状不典型，常为咽部不适、异物感，逐渐可出现一侧咽痛，吞咽时明显。晚期咽痛加剧，引起同侧反射性耳痛、吞咽困难、言语含混、呼吸困难等。

【检查】

一侧扁桃体明显肿大，表面溃疡不光滑或呈结节状隆起，质地硬，触之易出血。扁桃体与周围组织粘连、不活动。可有同侧颈深上组淋巴结或中组淋巴结肿大。影像学检查如 CT 和 MRI 可了解肿瘤大小、侵犯范围以及与周围结构的关系。

【诊断】

对于中年以上出现单侧扁桃体肿大、表面溃疡（尤其是火山口样溃疡），质地硬、不活动，伴同侧颈深上段或中段淋巴结肿大的病例，应高度怀疑扁桃体恶性肿瘤。少数病例一侧扁桃体肿大、充血，表面光滑，颈部无肿大淋巴结，需与扁桃体炎症鉴别。确诊依靠组织病理活检。影像学检查能为临床分期提供依据。

【治疗】

放射治疗是主要的治疗手段，同时配合化疗和免疫治疗。扁桃体切除术适用于病变局限于扁桃体者。颈淋巴结转移者行颈淋巴结清扫术，术后行辅助化疗和放疗。

思考题

1．咽部有哪些常见良性肿瘤？

2．扁桃体癌有哪些病理类型？

（王　宇）

四、喉咽肿瘤

案例 2-5-6

患者，男性，59岁，因渐进性声音嘶哑3个月来诊。3个月来无明显诱因下出现声音嘶哑，逐渐加重。电子喉镜检查示左声带前端白色不规则新生物，表面破溃，予以活检，结果显示高分化鳞状细胞癌。

问题：

根据喉癌的分型和分期原则对本病进行诊断。

（一）喉咽部良性肿瘤

喉咽部良性肿瘤较为少见，主要为乳头状瘤、血管瘤、纤维瘤、脂肪瘤等，可发生于梨状窝、咽侧壁及咽后壁。

【临床表现】

临床症状不典型，早期常与慢性咽炎相似，易造成喉咽部肿瘤延误诊断甚至误诊。肿瘤增大或压迫周围结构可出现吞咽梗阻感、喝水反呛感等。

【诊断】

喉咽部肿瘤由于自身解剖部位隐匿，间接喉镜难以发现早期小的肿瘤，尤其是被覆正常黏膜时更难发现。纤维喉镜、电子喉镜结合喉咽部 CT、MRI 等影像学检查，有助于诊断。

【治疗】

纤维瘤、脂肪瘤需要采用支撑喉镜下手术治疗，血管瘤可辅助激光、冷冻等治疗。

（二）喉咽部恶性肿瘤

喉咽部恶性肿瘤一般指喉咽癌（下咽癌）。按发病部位分为梨状窝癌（最多，占70% ~ 85%）、喉咽后壁癌及环状软骨后区癌（较少）。

【病因】

未明确。可能与长期大量吸烟、饮酒等慢性刺激以及营养因素有关，女性患者可能与内分泌功能紊乱有关。

【病理生理】

鳞状细胞癌占绝大多数（97%），腺癌、肉瘤、淋巴瘤少见。下咽鳞癌一般分化较差，以浸润型生长为主，易侵犯邻近组织器官，如喉、颈段食管、气管、甲状腺，甚至口咽、舌根等。下咽癌易出现转移，一般半数以上的患者早期出现颈部淋巴结转移，主要为颈深中组淋巴结。血行转移主要转移到骨、肝、肺等。

【临床表现】

早期症状不典型，仅仅表现为咽部异物感、喉部轻压迫感等非特异性表现。一旦出现下列症状，表示病程已到中晚期。

1．吞咽困难　为肿瘤累及梨状窝尖、食管入口等部位所致。随肿瘤增大，吞咽困难逐渐加重，由进普食到流食，最后严重时滴水不能进。

2．咽喉疼痛　肿瘤破溃或继发感染或侵及喉部软骨时可出现疼痛，甚至剧痛。

3．声音嘶哑　当肿瘤累及环杓关节、喉返神经及声带时可出现。

4．转移症状 颈部淋巴结肿大非常常见，有时成为就诊的首发症状。肿大淋巴结质硬、无痛，多为单侧，亦可是双侧。晚期出现骨、肝、肺等远处转移。

【检查】

最简单、常用的检查方法是间接喉镜检查。还可以采用纤维喉镜、电子喉镜、支撑喉镜等检查活检。常见于梨状窝肿块，可为正常黏膜覆盖，也可破溃出血，形成溃疡、菜花样，累及周围结构后很难判断原发部位（彩图 2-5-10）。

【诊断】

早期诊断很困难。因此，对于年龄大于 40 岁，咽部不适、异物感、咽痛、声嘶等出现两周者，应做进一步详细检查。间接喉镜、纤维喉镜应列为常规检查。影像学检查（CT、MRI）可了解病变部位、肿瘤侵犯范围、软骨破坏情况、颈淋巴结转移情况，也可采用增强手段，确定肿瘤血供及与颈部大血管的关系，最后确诊依靠病理检查。

【治疗】

首选手术治疗，辅以术前或术后化学治疗或放射治疗，单一治疗目前少用，效果不佳，现主张联合治疗。最常用的联合治疗为手术加术后放疗。

思考题

1．喉咽常见良性肿瘤有哪些？

2．喉咽恶性肿瘤有哪些临床表现？

（王 宇）

第五节 腺样体肥大

学习目标

掌握腺样体肥大的诊治要点。

咽扁桃体又称腺样体，正常情况下 6 ～ 7 岁时发育最大，但到 10 岁以后开始萎缩。由于鼻咽部炎症的反复刺激，咽扁桃体发生病理性增生，而引起相应的症状，称咽扁桃体肥大，习称腺样体肥大。

【病因】

鼻咽部及其毗邻部位或腺样体自身炎症的反复刺激，使腺样体发生病理性增生。

【临床表现】

腺样体肥大的主要症状为鼻塞。由于肥大的腺样体堵塞后鼻孔，患者长期张口呼吸，致使面骨发育障碍，上颌骨变长，腭骨高拱，牙列不齐，上切牙突出，咬合不良，上唇厚、翘起，鼻翼萎缩，鼻孔狭窄，鼻唇沟平展，精神委靡，面容呆板，反应迟钝，出现所谓“腺样体面容”。腺样体肥大常并发鼻炎、鼻窦炎，有鼻塞及流鼻涕症状。说话时带闭塞性鼻音，睡觉时可发出鼾声。因分泌物向下流并刺激呼吸道黏膜，常引起咽、喉及下呼吸道黏膜炎症，并发气管炎。肥大的腺样体可阻塞咽鼓管咽口，或反复发炎而并发分泌性中耳炎，导致听力减退和耳鸣，是儿童患分泌性中耳炎的主要原因之一。腺样体肥大对儿童发育有不良影响，主要表现为全身发育及营养状况较差，并有睡眠不足、打鼾、夜惊、磨牙、遗尿、消瘦、低热、贫血、性情烦躁、记忆力减退、注意力不集中等症状。此外，长期呼吸道阻塞，肺换气不足，将引起患儿肺动脉高压和肺源性心脏病，重者可导致右心衰竭。造成智力低下外，还会产生自卑、退缩等心理，性格倔强怪异。

【检查】

有上述“腺样体面容”的患儿应考虑本病。患儿张口呼吸，口咽检查可见硬腭高而窄，常伴有腭扁桃体肥大。患儿有鼻阻塞症状，前鼻孔镜检查可见鼻腔内有黏性或黏脓性分泌物。对鼻甲大、不易检查者，可充分收缩鼻黏膜后进行检查，可经前鼻孔看到鼻咽部红色块状隆起。对能合作的儿童可进行鼻咽镜检查，可见鼻咽顶部和后壁表面有纵行裂隙的分叶状淋巴组织团块，似半个剥去外皮的橘子，纵沟中常有分泌物，肥大显著的咽扁桃体可充满鼻咽腔。也可用纤维鼻咽镜、鼻内镜检查（彩图 2-5-11）。对患儿可用手指触诊，可触及鼻咽顶部有柔软的块状增生物。鼻咽部侧位 X 线拍片、CT 可协助诊断（彩图 2-5-12）。

【治疗】

症状轻者可采用黏膜血管收缩剂，如 0.5% ～ 1% 麻黄碱滴鼻液，或用抗生素溶液滴鼻，保持鼻腔通畅。预防感冒，治疗邻近器官炎症。若症状重，影响呼吸，伴有鼻炎、鼻窦炎、咽炎、扁桃体炎、气管炎、支气管炎，或分泌性中耳炎久治不愈，以及已有“腺样体面容”或影响小儿发育者，应施行手术切除。手术时一般常同肥大的腭扁桃体一并切除。但是腭扁桃体肥大不明显，也无明确的手术指征者，可单独切除腺样体。腺样体肥大症状重、年龄在 4 岁以上者，宜及早手术切除。

腺样体切除术一般采用全身麻醉，将腺样体切除器或刮除器沿咽后壁放入鼻咽部，将腺样体完全切除。也可以用低温等离子消融或电动吸割器切除腺样体。

（孙建军）

第六节 咽部灼伤

学习目标

熟悉咽部灼伤的诊治要点。

【病因】

咽部灼伤多为误咽沸水或化学腐蚀剂所致，常见于儿童，可导致口腔、咽部黏膜损伤，重者还出现全身中毒。若发生在成人，可见于精神失常或企图自杀者。常见的腐蚀剂为强酸、强碱、甲酚皂等。

【病理】

咽部黏膜灼伤程度因误咽物质的温度、化学性质、浓度、进入量及停留时间而异。

【临床表现】

1. 症状　伤后主要症状为口腔、咽部疼痛，饮水及进食使疼痛加重，吞咽疼痛导致咽下困难、流涎。如伴有喉水肿，可出现呼吸困难，重度灼伤者常有发热及中毒症状。

2. 检查　口腔及咽部受伤较重的部位常在唇、颊、咽峡、咽后壁、喉入口等处。可见局部充血、肿胀，黏膜起泡、糜烂或表面覆盖白膜。轻度灼伤如无继发感染，3 ~ 5 天后白膜自行消退，创面愈合。重度灼伤 2 天至 3 周后结缔组织增生，形成瘢痕粘连致咽喉狭窄甚至闭锁。

【治疗】

1. 对伤后呼吸困难渐趋严重者，应准备行气管切开术，以保持呼吸道通畅。

2. 对因强酸、强碱灼烧咽喉部而立即就诊者，应给予中和疗法。强碱灼伤可用醋、橘子汁、柠檬汁中和，强酸灼伤可用镁乳、氢氧化铝凝胶中和。

3. 应用抗生素控制感染。

4. 较重的咽喉灼伤者应使用糖皮质激素治疗，以预防水肿和抑制结缔组织增生。

5. 加强口腔护理，用 1% 过氧化氢、朵贝尔溶液漱口，局部可涂甲紫或紫草油，或喷洒碱式碳酸铋粉末保护创面。

6. 进食困难者可采取鼻饲、静脉营养、肠内营养，以维持水、电解质、酸碱平衡。

（孙建军）

第七节　咽异感症

学习目标

熟悉咽异感症的临床表现及治疗原则。

咽异感症（abnormal sensation of throat）常泛指除疼痛以外的各种咽部异常感觉。祖国医学称之为“梅核气”。

【病因】

产生咽异感症的病因极为复杂，许多有关的生理和病理变化还有待进一步探讨，通常认为与下列因素有关：

1. 咽部疾病　各种类型的炎症、扁桃体及会厌病变等。

2. 咽邻近器官的疾病　茎突过长、甲状软骨上角过长、咽侧间隙和颈部肿块、喉部疾病（如慢性喉炎、喉部良性肿瘤和恶性肿瘤）、口腔疾病等。

3. 远处器官的疾病　消化道疾病、心血管系统疾病、肺部疾病、膈疝等。

4. 全身因素　严重的缺铁性贫血、自主神经功能失调、长期慢性刺激（如烟、酒、粉尘和化学药物）更年期内分泌失调等。

5．精神因素和功能性疾病　咽喉、气管、食管无器质性疾病，主要由大脑功能失调所引起的咽部功能障碍。

【临床表现】

本症临床常见，30 ~ 40 岁女性较多。患者感到咽部或颈部中线有团块阻塞感、烧灼感、痒感、紧迫感、黏着感等。位置常在咽中线上或偏于一侧，多在环状软骨或甲状软骨水平，其次在胸骨上区，较少在舌骨水平，吞咽饮食无碍。病程较长的患者，常常伴有焦虑、急躁和紧张等精神症状，其中以恐癌症较多见。

【检查】

1．排除器质性病变　对咽异感患者，首先应考虑器质性因素，以免误诊和漏诊。

2．仔细检查咽部　观察有无黏膜充血、肿胀、萎缩，淋巴组织增生，瘢痕或肿瘤等，还应注意咽黏膜皱褶之间的微小黏膜糜烂、鼻咽顶部的咽囊开口、咽隐窝内的粘连、黏膜下型鼻咽癌、扁桃体实质内的病变等。除视诊外，触诊亦很重要。可采用下列方法进行：①咽部触诊；②颈部触诊；③咽 - 颈部联合触诊。

3．邻近器官及全身检查。

【诊断】

根据症状和检查的全部资料进行综合分析后方可做出诊断。诊断中注意区分器质性因素和功能性因素，区分全身因素和局部因素。

【治疗】

1．病因治疗针对各种病因进行治疗。

2．心理治疗排除器质性病变后，针对患者的精神因素如“恐癌症”等，耐心解释，消除其心理负担。

3．对症治疗

（1）避免烟、酒、粉尘等，服用镇静剂。

（2）颈部穴位封闭法，可取穴廉泉、双侧人迎，或加取阿是穴进行封闭。

（3）中医中药治疗。

（孙建军）

第八节　咽异物

学习目标

掌握咽异物的病因、临床表现及治疗原则。

【病因】

咽部异物常由于疏忽、仓促进食、牙齿不全，无意中将未咀嚼碎的食物或食物中夹杂的异物咽下而发生。

异物的种类甚多，有矿物、化学物品，动物、植物等，常见发生原因有下列情况：①饮食不慎，将肉骨、鱼刺、果核等咽下；②儿童玩耍嬉闹，将硬币、曲别针、小钉、小玩具、笔帽等放入口内，不慎咽下；③昏迷、睡眠或酒醉时发生误咽，将口含物或义齿咽下；④患者企图自杀，有意将较大尖锐的异物咽下，如小水果刀、小剪刀、钥匙等。异物可停留于咽部成为咽异物，如咽下进入食管，可造成食管异物。

鼻咽部异物，常发生在呕吐、呛咳时误将呕吐物、药片等挤入鼻咽部，或鼻咽部手术填塞物遗留，或在取喉咽及食管异物时口内脱落，进入鼻咽部。

口咽及喉咽部异物多是经口进入的细长尖锐异物，常刺入扁桃体、咽侧壁、舌根或会厌谷等处。较大的异物咽下常在梨状窝存留。偶见尖锐异物刺透黏膜进入黏膜下层，埋于咽部黏膜下，成为“埋藏性异物”，常引起继发感染，甚至形成脓肿（图 2-5-13）。

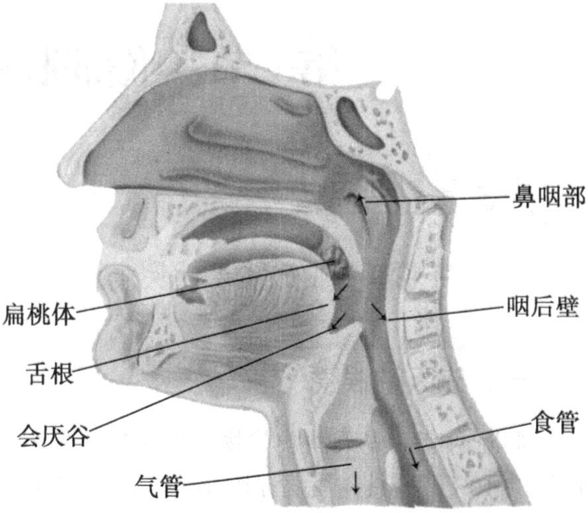

图 2-5-13 咽部异物容易停落的部位及可能进入的方向

【临床表现】

咽部异物最常见的症状是有咽部异物感，吞咽困难，局部疼痛，多呈刺痛，部位比较固定而持续，吞咽时或推动喉部时症状加重。鼻咽部异物常见有鼻阻塞症状，异物存留过久常有腥臭味。若咽部黏膜下有“埋藏性异物”，可有急性炎症症状。如“埋藏性异物”属金属异物（如不锈钢针、屑），亦可长期埋藏而无任何症状。

【诊断】

咽部异物经仔细的口咽视诊或间接喉镜、鼻咽镜检查，一般都较容易发现。如经一般检查未能发现异物，而异物属不透 X 线的异物时，可采用 X 线拍片、CT 扫描检查确诊定位。

【治疗】

口咽部的异物大部分可在压舌板显露下用镊子或异物钳取出；若部位较深，如位于舌根、会厌谷、梨状窝、咽侧壁等处的异物，可用 1% 丁卡因溶液黏膜表面麻醉后，在直接或间接喉镜下用异物钳取出。鼻咽部的异物经检查确诊定位后，做好充分麻醉，牵开软腭，可在间接鼻咽镜下用后鼻孔弯钳取出，或用纤维鼻咽镜取出。穿入咽壁黏膜下层的“埋藏性异物”，因日久并发咽后或咽旁脓肿者，需经口或颈侧切开排脓，将异物取出；确诊为咽壁“埋藏性异物”但无症状者，也可暂时观察不予处理。

（孙建军）

第六章

喉部疾病

第一节　喉部先天性疾病及畸形

学习目标

了解喉部常见的先天性疾病。

一、先天性喉蹼

喉腔内有一先天性膜状物，称为先天性喉蹼（congenital laryngeal web），约占喉先天性疾病的 10%，其具体发病原因不详，可能与遗传及喉腔发育不全有关。本病可伴有其他先天性畸形，亦有一家中数人发生的报告。发生于声门上区的喉蹼称为声门上蹼，多见于两侧室带之间；发生于两侧声带之间的喉蹼称为声门间蹼；发生于声门下区的喉蹼称为声门下蹼。声门间蹼最多见，其次为声门上蹼，声门下蹼较少见。胚胎第 8 周时，杓间的封闭上皮开始吸收，若喉腔内组织吸收不全，形成先天性喉蹼，若基本没有吸收，则形成先天性喉闭锁。组织吸收过程为自后向前，因此以声门前部喉蹼较多见，少数出现于声门后段。

【临床表现】

喉蹼的临床表现随蹼的大小不一而异，婴幼儿症状与成人症状亦有差异。大的喉蹼常导致喉阻塞及严重的吸气性呼吸困难，患儿无哭声，若不及时抢救，可因窒息而死亡，中、小程度的喉蹼常出现声音嘶哑、哭声弱及不同程度的吸气性呼吸困难。成人小喉蹼常无明显症状，可出现不同程度声嘶，不经喉镜检查常难以发现疾病（彩图 2-6-1）。

【诊断】

早期诊断，以防引起患儿窒息。喉镜检查时，可见喉腔内有白色、粉红色蹼状膜，多位于双侧声带之间，声带外展时，蹼平整，声带内收时，蹼可向上或向下皱缩，呈团块状。

【治疗】

喉蹼小而无明显症状时，可不治疗。蹼较大而引起明显声嘶或呼吸困难时，可应用激光切除。

二、先天性喉软骨软化

先天性喉软骨软化（congenital laryngomalacia）又称喉软化症，是婴儿先天性喉喘鸣最常见的病因。多因妊娠期营养不良、缺钙及其他电解质紊乱，导致喉部组织（会厌、杓状软骨和杓会厌襞）过度柔软和松弛，吸气时过软的组织向喉内卷曲，堵塞喉腔发生喘鸣。

【临床表现】

婴儿出生后即出现吸气期喉鸣及胸骨上窝、肋间窝、锁骨上窝凹陷，喉鸣声响大小不一，症状可为间歇性或持续性，有的随体位改变，睡眠或安静时无症状，哭闹时症状明显，其特点是哭声及咳嗽声正常，无声音嘶哑现象。症状严重者可出现呼吸困难及发绀等症状。

【诊断】

详细询问病史，根据出生后即出现吸气性喉鸣、“三凹”征，无声音嘶哑，哭声正常可做出初步诊断，直接喉镜下挑起会厌后喉鸣消失，则可确诊。先天性喉软骨软化分型：

Ⅰ型：杓状软骨黏膜向喉腔脱垂。

Ⅱ型：杓会厌襞缩短。

Ⅲ型：会厌后移。

部分患儿为Ⅰ型和Ⅱ型的混合型。

【治疗】

症状不严重者可不治疗，仅需对患儿精心护理并加强营养，预防感冒及上呼吸道感染，一般在 6 ~ 18 个月后喉腔增大，喉组织渐变正常，喉喘鸣即渐消失。吸入性呼吸困难明显者，需行气管切开术。

（王　军　肖　洋）

第二节　喉部的炎性疾病

学习目标

1. 掌握急性喉炎、急性会厌炎病因、临床表现及治疗原则。
2. 熟悉喉部常见的先天性疾病。

一、急性喉炎

急性喉炎（acute laryngitis）是喉黏膜急性弥漫性炎症，病情轻重悬殊。此病多发于冬春季节，是一种常见的急性呼吸道感染性疾病。

【病因】

1．感染常发生于感冒之后，多在病毒感染的基础上合并细菌感染，多继发于鼻腔、鼻咽及口咽部的急性卡他性炎症，也可单发于喉部。

2．用声过度用声过度也可引起急性喉炎，如说话过多、大声喊叫、剧烈咳嗽等。

3．其他喉部外伤、吸入有害气体及粉尘、烟酒过度等均可引起急性喉炎。

【临床表现】

（一）症状

1．声嘶　是急性喉炎的主要症状，严重者可失音。

2．喉痛　一般不严重，发音时加重，伴有咽喉部不适、干燥和异物感。

3．咳嗽、咳痰　初为干咳，晚期则脓性分泌物增多，出现咳痰现象，一般不严重。伴有气管、支气管炎症时，咳嗽、咳痰会加重。

4．急性喉炎　常发生于感冒之后，故有鼻塞、流涕、咽痛等症状。

5．成人全身症状轻，小儿多严重，可有发热、畏寒、食欲缺乏等症状。

（二）检查

喉镜检查可见喉黏膜弥漫性充血，以声带处为重，声带表面有黏液或黏脓性分泌物附着，声带有时增厚，虽运动尚好，但闭合不全（彩图 2-6-2）。

【诊断】

根据有上呼吸道感染病史及过度用声等诱因而导致声嘶，以及喉镜检查见双声带充血，即可诊断急性喉炎。

【治疗】

1．控制用声尽量少讲话，使声带得以休息。

2．可以行蒸气或雾化吸入使喉黏膜保持湿润，同时也可加入药物吸入而达到治疗目的。

3．药物治疗如病情较重并伴有细菌感染，可全身应用抗生素和糖皮质激素治疗。

4．辅助用药可配合应用咽喉含片以及全身给予支持治疗。

二、小儿急性喉炎

案例 2-6-1

患儿，女性，3岁，感冒、发热2天，出现声音嘶哑、喘鸣，继而出现呼吸困难，应用抗生素加激素治疗，呼吸困难好转不明显。胸部X线检查有肺纹理增粗和肺不张表现。

诊断：小儿急性喉气管支气管炎

问题：

1．为什么小儿急性喉炎易出现呼吸困难？

2．为什么小儿急性喉气管支气管炎出现呼吸困难不易缓解？

小儿急性喉炎（acute laryngitis in children）是小儿以声门下为主的喉黏膜急性炎症。好发于 6 个月至 3 岁的儿童，由于小儿喉腔小、黏膜下组织疏松，炎症时易发生肿胀而导致喉腔狭窄，从而出现呼吸困难。另外，小儿咳嗽反射差、力量小，分泌物不易咳出。同时小儿神经系统不稳定，易受炎症刺激而发生喉痉挛，因而其症状较严重。

【病因】

多继发于上呼吸道感染，如普通感冒、急性鼻炎、急性咽炎等。也可继发于流行性感冒、麻疹、百日咳等某些急性传染病。

【临床表现】

起病急，主要症状为声嘶、阵发性犬吠样咳嗽、吸气性喘鸣。严重时，可出现吸气性呼吸困难、三凹征，同时可出现发绀、面色苍白、出汗、烦躁不安，此时如不及时治疗，会造成患儿死亡。

【诊断】

依据病史、症状及体征可以做出初步诊断。因小儿不配合，若强行检查易引发喉痉挛造成窒息，故行喉镜检查应慎重。在诊断时也应与气管异物、小儿喉痉挛、先天性喉病等疾病相鉴别。

【治疗】

1．本病易造成喉梗阻而危及患儿的生命，故解除呼吸困难是治疗该病的关键。及时、足量应用抗生素及激素进行抗炎和消除水肿，同时做好气管切开的准备。如药物治疗无好转，则应及时行气管切开。

2．吸氧、雾化或蒸气吸入、化痰、解除痉挛也是重要的治疗手段。

3．使患儿安静，减少哭闹。

4．加强全身支持治疗，维持水、电解质平衡。

三、急性会厌炎

案例 2-6-2

患者，男性，31岁，因剧烈咽喉痛，吞咽时加重，唾液潴留，说话含糊，轻度呼吸困难就诊。检查口咽部无明显改变，间接喉镜检查示会厌充血肿胀。

诊断：急性会厌炎

问题：

1．为什么急性会厌炎患者一定要留院观察？

2．急性会厌炎的治疗原则是什么？

急性会厌炎（acute epiglottitis）又称急性声门上喉炎，起病急，发展迅速，容易导致上呼吸道梗阻，是一种可危及生命的严重感染，多发生于冬春季。

【病因】

1．感染　感染是最常见病因，致病菌有流感嗜血杆菌、葡萄球菌、A群链球菌、肺炎链球菌等。

2．变态反应　对某种变应原发生反应，引起会厌变态反应性炎症而导致会厌肿胀。

3．其他　外伤、异物、创伤、吸入有害气体、误咽化学物质、放射线损伤等。

4．邻近组织的急性感染波及会厌。

【临床表现】

（一）症状

1．全身症状　起病急，有发热、畏寒，体温在 38 ～ 39℃，全身不适。

2．局部症状　①咽喉疼痛：多数患者有剧烈咽喉痛，吞咽时加重，严重者出现说话含糊。②呼吸困难：会厌肿胀严重时，可出现吸气性呼吸困难，如病情进一步恶化，可导致窒息，甚至死亡。③吞咽困难：轻者咽部有阻塞感，重者可出现饮水呛咳，甚至连唾液也难以咽下。

（二）检查

应特别注意患者的全身状况，有无明显的呼吸困难。喉镜检查：可见会厌明显充血、肿胀，严重时会厌肿胀可呈球形，由于会厌肿胀无法抬举，故声带、室带等喉部结构不能窥清。实验室检查：白细胞总数增加，中性粒细胞多增加。影像学检查：一般较少应用，儿童不能配合检喉时，喉部 X 线侧位片有助于诊断（彩图 2-6-3）。

【诊断】

对有剧烈咽喉疼痛且吞咽加重者，口咽部检查无明显异常或不足以解释症状时应做喉镜检查，如见充血、肿大的会厌即可诊断为急性会厌炎。

【治疗】

1．抗感染　全身应用足量抗生素和糖皮质激素。

2．气管切开　患者床边应准备好气管切开包及抢救设施，呼吸困难严重者需立即做气管切开。

3．如有会厌脓肿，需及时做脓肿切开。

4．注意全身状况的纠正，注意水、电解质平衡。

四、慢性喉炎

案例 2-6-3

患者，女性，45岁，主诉咽干不适，声音嘶哑。声嘶在不同时间段轻重不一，禁声后好转。检查见室带和声带肥厚，声带闭合不严。

诊断：慢性喉炎

问题：

1．为什么说慢性喉炎是与职业相关的疾病？

2．慢性喉炎如何预防？

慢性喉炎（chronic laryngitis）是指喉部慢性非特异性炎症，是喉部常见病，临床上将其分为慢性单纯性喉炎、肥厚性喉炎和萎缩性喉炎。

【病因】

1．过度用声或用声不当　多见于长期用嗓的人员，如教师、讲解员、导游等。

2．急性喉炎反复发作或迁延不愈。

3．鼻腔、鼻窦及咽部慢性炎症　这些部位的炎症可直接蔓延到喉部。

4．吸入有害气体或粉尘　如长期在粉尘环境下工作、烟酒过度等。

5．下呼吸道疾病　长期咳嗽及分泌物刺激喉部黏膜。

【临床表现】

（一）症状

1．声音嘶哑为慢性喉炎的主要症状，程度轻重不一。有些患者禁声一段时间后声嘶缓解，但讲话多了又出现声嘶。还有一些患者晨起声嘶较重，待讲一段时间话后或喉部分泌物咳出后声嘶反而减轻。

2．喉部不适感，喉部有时有疼痛感、异物感、烧灼感及干燥感。

3．有的患者喉部分泌物增多，每当讲话时需咳嗽清嗓才感轻松。

（二）检查

1．慢性单纯性喉炎　喉黏膜弥漫性充血，声带为粉红色，声带边缘圆钝，两侧对称，黏膜表面有黏稠的分泌物附着，常于声门运动时在两侧声带之间形成黏液丝（彩图 2-6-4）。

2．肥厚性喉炎　两侧声带除充血外，还有不同程度的肥厚，边缘圆钝，室带也肥厚，且常因肥厚而掩盖声带，杓间区黏膜亦肥厚。

3．萎缩性喉炎　喉黏膜干燥、变薄而发亮，严重者喉黏膜表面有黄绿色或褐色痂皮形成，声门常常闭合不严。

【诊断】

临床上根据症状和检查，诊断并不难。但引起声嘶的原因很多，需与诸多疾病相鉴别，如急性喉炎、喉异物、白喉、声带小结或声带息肉、癔病性失声、声带麻痹、喉结核或喉梅毒、喉外伤、喉乳头状瘤以及喉癌等。

【治疗】

1．去除病因　如避免长期过度用声，注意嗓音休息，戒除烟酒，去除有害气体和粉尘等刺激因素，积极治疗鼻、鼻窦、口咽及下呼吸道等部位的慢性疾病。

2．雾化吸入　局部可用抗生素及糖皮质激素雾化吸入治疗。

3．中西医结合治疗。

（崔晓波）

第三节　喉肿瘤

学习目标

1．掌握喉癌的早期症状、临床与病理分型。
2．了解喉部乳头状瘤的病因、病理、临床表现和治疗。
3．了解喉癌的国际分期（TNM）与综合治疗的内容。

一、喉部良性肿瘤

案例 2-6-4

患儿，男性，5岁，渐进性声嘶5 个月，活动时出现呼吸困难1 个月。患儿父母承认有不洁性交史。电子喉镜检查：左侧声带、室带、喉室有肿物生长，呈淡红色，乳头状，大小不等。入院后行气管切开术，全身麻醉支撑喉镜下摘除（钳夹）肿瘤组织，然后激光处理创面，术后肌内注射干扰素。术后病理：喉乳头状瘤。

问题：

1．喉乳头状瘤的临床特点是什么？

2．喉乳头状瘤为什么容易复发？

喉部良性肿瘤指发生于喉部，在临床及病理表现上具有良性特点的真性肿瘤。这些良性肿瘤多起源于上皮或结缔组织，由高分化的成熟细胞组成，不向邻近组织浸润或远处转移。喉部的良性肿瘤以乳头状瘤最多见，其他还有神经鞘瘤、血管瘤、软骨瘤、纤维瘤等，但在临床上少见。本节将对喉乳头状瘤着重介绍。

喉乳头状瘤（laryngeal papilloma，LP）是喉部的一种非浸润性良性上皮瘤，约占喉部良性肿瘤的 70%，发病率无明显性别差异。临床上分为小儿型和成人型两种。小儿喉乳头状瘤（JLP）的 80% 发生于 7 岁以前，尤以 4 岁以下多见。一般为多发型，较成人发展快，易复发，很少恶变。成人喉乳头状瘤一般为单发，易恶变，恶变率国内外报道不一，国外报道为 13% ~ 15%，国内多数报道在 20% 以上。

【病因】

喉乳头状瘤的病因尚不十分清楚，目前认为由人乳头瘤病毒（HPV）感染引起，研究证明 HPV 的各个亚型中 HPV6 和 HPV11 是喉乳头状瘤的主要致病因素，电镜检查已证实在细胞内有人乳头瘤病毒体的存在，也有证据表明喉乳头状瘤与喉部慢性炎症刺激及内分泌代谢紊乱有关。

【病理】

光镜下见喉部鳞状上皮或纤毛上皮呈乳头状改变，HE 染色可见上皮中有空泡化细胞，胞质透亮，核圆形或椭圆形、深染、较肥大，为病毒感染细胞的病理组织特征。

【临床表现】

1．症状　声音嘶哑以至失声是最常见症状，随病程延长，肿瘤较大者可出现喘鸣及呼吸困难。小儿患者均有声嘶或哭声低弱，有的患儿有慢性咳嗽、阵发性喘鸣、反复呼吸道感染，而后出现呼吸道梗阻、吸气或呼气均有喘鸣，甚至可出现鼻翼扇动及吸气性三凹征。

2．检查　喉镜检查可见喉部有广基多发或单发、淡红或暗红色、表面不平、呈菜花或乳头状的肿瘤。小儿患者的基底往往较广，成人则以单个带蒂者较为常见。喉乳头状瘤好发于鳞状上皮与纤毛柱状上皮交界处，如会厌喉面中央、喉室上下缘，声带表面或下缘、声带下面、气管隆嵴、支气管树等。此外，乳头状瘤可以侵及鼻前庭至肺的呼吸道的各个部位，喉是最常受累的部位。当小儿感染毒力较强的 HPV 时，感染可通过呼吸道广泛传播直达肺实质，肺部受累时会出现致命性的危险。因此，也要检查鼻咽、咽、气管、支气管等处。气管切开术后的患者，乳头状瘤好发于气管切开造瘘口周围及套管远端气管内壁（与气管套管末端接触处），故应行气管检查。

【诊断】

根据病史、临床表现及成群的核异型空泡细胞和密集乳头状等组织学改变，结合 HPV 感染的实验证据，即可确诊。

【治疗】

由于喉乳头状瘤具有高度的复发性、侵袭性和自限性的发病特点，近年来针对喉乳头状瘤手术治疗的概念和方法学也发生了变化，成人喉乳头状瘤术后极易复发，少数可以恶变，手术仍为最主要的治疗方法。针对儿童喉乳头状瘤的治疗发展出许多方法，目前公认的治疗原则为：解除喉梗阻，保留喉功能，减缓复发。

1．手术切除　目前应用较多的为显微镜下支撑喉镜手术和喉内窥镜结合支撑喉镜下手术，手术方式有 CO_2 激光切除肿瘤、低温等离子射频手术切除肿瘤、切削刀切削肿瘤组织结合电凝止血等。采用喉钳切除肿瘤，常需反复多次手术，易引起喉狭窄或肿瘤种植，临床应用越来越少。应用 CO_2 激光切除肿瘤的优点为切除范围准确，出血少，损伤小，术后不易引起喉水肿，缓解期较长，气管切开率低。应用等离子射频刀切除肿瘤的优点为切割、消融、吸引、止血、冲洗等多种功能集于一体，视野清晰；40 ~ 70℃低温下操作，术后创面不形成焦痂和炭化，对周围组织的热损伤小，切除范围容易控制，对肿瘤的边界及基底处理更加精细。应用切削切除肿瘤的优点在于可以缩短手术时程，并根据病变大小调整切割速度（病变大时加快速度），边切除边吸引，创面较清晰，深度能准确掌握。声带由于其韧性与弹性一般不易损伤。

2．药物治疗　包括各种抗病毒制剂、抗肿瘤制剂、抗代谢制剂等。可作为手术切除肿瘤后的辅助治疗，目前应用较多的是干扰素和西多福韦。干扰素具有干扰病毒代谢、抑制其繁殖的作用，但对于已生长的肿瘤并无清除作用。

3．免疫疗法　近年来有学者试用疫苗、转移因子等免疫疗法治疗喉乳头状瘤，对病情有暂时缓解作用。预防性疫苗用于预防 HPV 感染，包括病毒外壳蛋白疫苗、合成多肽疫苗和核酸疫苗；治疗性疫苗用于抑制 HPV 引起的相关肿瘤，包括重组蛋白疫苗、多肽疫苗、嵌合疫苗和核酸疫苗。

4．中药治疗　国内有学者报道采用具有滋补肺肾、养阴生津、清热解毒功能的草药辅助治疗，取得满意效果。

二、喉部癌前病变

案例 2-6-5

患者，男性，54 岁，声音嘶哑2 年，无疼痛和喘憋，吸烟史30 年。电子喉镜检查：咽峡淡红，双声带充血，右侧声带前、中1/3 处可见白色斑块，边界清楚，声带运动良好。会厌、室带无新生物。临床诊断：右侧声带黏膜白斑。入院后全身麻醉显微支撑喉镜下行声带黏膜剥皮术。术后病理：鳞状上皮增生，棘层细胞增厚伴有角化亢进，诊断为声带白斑。

问题：

1．喉白斑病可能的发病原因有哪些？

2．喉癌前病变包括哪些疾病？

喉癌前病变（laryngeal premalignant lesions）指喉黏膜上皮生长异常或成熟异常及过分角化，在形态学上是一种良性病变，但比正常组织更具恶变倾向。正常鳞状上皮由增生逐步发展成为恶性肿瘤要经过一个由量变到质变的过程，组织病理学改变的顺序为：正常上皮、单纯增生、非典型增生、原位癌、浸润癌。WHO 将喉癌前病变分为：单纯过度增生、角化病、非典型增生（轻度、中度、重度）原位癌。临床上喉癌前病变主要包括喉角化症、喉乳头状瘤（成人）喉黏膜白斑、喉厚皮病等。

喉白斑病（leukoplakia of the larynx）为喉黏膜上皮增生和过度角化所发生的白色斑块病

变，病变可发生在喉内不同部位，以声带最为常见。多见于40岁以上的男性，其发病与吸烟、嗜酒、喉慢性炎症、胃食管咽喉反流等因素刺激有关，全身因素和维生素A、B的缺乏也与发病有关。喉白斑病的主要症状是持续性声音嘶哑。检查可见黏膜表面呈白色斑块状隆起，一般为单个，大小约数毫米，轻者白斑质软，边界清楚，稍高出于黏膜表面，重者呈疣状或颗粒状。如伴有糜烂，应考虑可能有恶变（彩图2-6-5）。

喉白斑病根据病史和局部检查多可做出诊断，但确诊仍需要病理检查。喉白斑病一旦诊断，应积极行显微镜下支撑喉镜手术，完整剥离、切除白斑。目前显微镜下支撑喉镜CO_2激光切除被认为是较好的治疗方式，其手术损伤小，术后发音功能恢复较好。此外，对一些刺激诱发因素也应积极预防治疗。

喉癌前病变的早期干预有助于控制病变的恶化发展，阻断癌前病变向癌转变，从而防止癌症的发生。目前随着微创手术的发展，喉癌前病变的早期干预越来越简单有效，显微镜下支撑喉镜CO_2激光治疗喉癌前病变疗效显著，且手术创伤小，术后恢复快，是目前公认的治疗喉癌前病变的好方法。另外，喉癌前病变的早期干预还应包括减少致癌因素的刺激、免疫调节治疗、药物治疗促进非典型增生的细胞向正常细胞转化等。

三、喉癌

案例2-6-6

患者，男性，60岁，吸烟史30多年。半年前无明显诱因出现声嘶，伴咳嗽、咳痰、喘息，有时痰中带血，无喉痛不适，按“喉炎，支气管炎”给予抗感染及解痉等药物治疗后症状好转。1周前上呼吸道感染后感觉呼吸困难，胸部X线检查有轻微支气管炎症改变。血白细胞检查正常。电子纤维喉镜检查见右侧声带有新生物，肿物已侵犯整个声带、喉室，表面不整，菜花样，呈暗红色，右侧声带固定。右侧颈部可触及肿大淋巴结。肿物活检病理诊断为鳞状细胞癌，临床诊断为喉癌（声门型，T3N1M0）。全身麻醉下行全右侧垂直半喉切除并选择性颈部淋巴结清扫术、气管切开术，术后给予根治性放射治疗。术后半年拔除气管套管。

问题：

1．喉癌与咽喉结核、喉梅毒和喉乳头状瘤如何鉴别？

2．喉癌分哪几型？其临床表现、预后、治疗原则是什么？

喉癌（carcinoma of the larynx）是头颈部常见的恶性肿瘤，发病率仅次于鼻咽癌。城市喉癌发病率高于农村，年龄别发病率随年龄的增加而增加，在75～79岁组达到高峰。男性比女性多见，其比例约为（7～10）：1。喉部恶性肿瘤中96%～98%为鳞状细胞癌，其他如腺癌、基底细胞癌、低分化癌、淋巴肉瘤和恶性淋巴瘤等较少见。

【病因】

喉癌的病因至今仍不十分明了，与以下因素有关，常为多种致癌因素协同作用的结果。

1．吸烟及酗酒　吸烟与喉癌的关系肯定，并与患者开始吸烟的年龄、吸烟的量、持续时间以及香烟的质量有关。研究认为烟草燃烧后产生的苯并芘可使呼吸道黏膜充血、水肿，上皮增生和鳞状上皮化生，纤毛运动停止或迟缓，成为致癌的基础。当吸烟与酗酒同时存在时，患者出现喉癌的风险可进一步增加，而戒烟后癌变的风险降低。

2．环境因素　多种环境因素可能与喉癌发生有关，其中包括各种有机化合物（多环芳香烃、亚硝胺）、化学烟雾（氯乙烯、甲醛）、生产性粉尘和废气（二氧化硫、石棉、重金属粉尘），和烷基化物（芥子气）等。长期接触镭、铀、氡等放射性核素可引起恶性肿瘤。有研究报道少数患者头颈部放疗可诱发喉癌、纤维肉瘤和腺癌等恶性肿瘤。

3．胃食管反流　有研究报道喉癌患者伴随胃食管反流发病率高，胃食管反流患者中喉癌以及鳞状上皮内病变的概率较高，认为它们之间可能存在联系。

4．其他因素　研究证明喉癌与人乳头瘤病毒有相关性，还与遗传、体内微量元素、精神因素及射线照射等有关。喉癌的发病还可能与体内某些雄激素水平及其受体相关。此外，营养因素如缺乏维生素 A、C、E 等或过度用声、慢性感染、激素失衡等均可能参与喉癌的发生和发展。

【病理】

原发性喉癌中鳞状细胞癌占 95% ～ 98%，其他类型的喉癌极少见，在鳞状细胞癌中以分化较好（Ⅰ～Ⅱ级）者为主。喉鳞癌早期病变仅局限于上皮层，基底膜完整，癌突破上皮基底膜后可在固有层内形成浸润癌巢。喉癌可发生于喉内所有区域，但以声门区癌（glottic carcinoma）最为多见，约占 60%；声门上区癌（supraglottic carcinoma）次之，约占 30%，但在我国东北地区则以声门上区癌为主，声门上区癌一般分化较差，转移较多见；声门下区癌（subglottic carcinoma）极为少见，约占 6%。喉癌的大体形态可分为：

1．溃疡浸润型　癌组织稍向黏膜面突起，表面可见向深层浸润的凹陷溃疡，边界多不整齐，界限不清。

2．菜花型　肿瘤主要外突生长，呈菜花状，边界清楚，一般不形成溃疡。

3．结节型或包块型　肿瘤表面为不规则隆起或球形隆起，多有较完整的被膜，边界较清楚，很少形成溃疡。

4．混合型　兼有溃疡浸润型和菜花型的外观，表面凹凸不平，常有较深的溃疡。

【喉癌的扩散转移】

由于喉的解剖特点，喉癌的生长扩散受到下列因素的影响：①喉癌发生于喉腔黏膜，外有喉软骨、弹性膜和韧带包裹，形成阻碍喉癌局部扩散的有形屏障；②喉的发生来源于两个胚基，胚胎发育的差异可能在喉各区之间形成阻碍肿瘤扩散的天然屏障；③喉内淋巴管和血管的走向使肿瘤的转移扩散有一定的规律性。喉癌的扩散转移与其原发部位、分化程度和肿瘤的大小等有密切关系，主要的转移途径有：

1．直接扩散　喉癌常向黏膜下浸润扩散，位于会厌的声门上型癌可向前侵犯会厌前间隙、会厌谷、舌根等。声门型癌易向前侵及前联合和对侧声带，还可以向前破坏甲状软骨，侵犯颈前软组织。声门下型癌可向下蔓延至气管，向前外可穿破环甲膜至颈前肌层，向两侧侵犯甲状腺，向后累及食管前壁。

2．淋巴转移　发生颈淋巴结转移的早晚与肿瘤的原发部位、分化程度以及患者对肿瘤的免疫力有关。一般来说，肿瘤的分化越差，患者的免疫力越低，则颈淋巴结转移越早。肿瘤原发部位的淋巴管越丰富，颈淋巴结转移率越高。声门上型喉癌多数分化程度较低，声门上区淋巴管丰富，因此易早期发生颈淋巴结转移。声门型喉癌一般分化程度较高，声门区淋巴管较少，因而早期很少发生颈淋巴结转移。声门下型喉癌多数转移至喉前和气管旁淋巴结。

3．血行转移　少数晚期的喉癌患者肿瘤可随血液循环转移至肺、肝、肾、脑、骨等部位。

【喉癌的 TNM 分类】

根据肿瘤的生长范围和扩散程度，按美国癌症联合委员会（AJCC）喉部肿瘤 TNM 分期系统方案（2010 年第 7 版）分类如下（表 2-6-1）：

（一）解剖分区

1．声门上区　①舌骨上会厌（包括会厌尖、舌面、喉面）；②杓会厌襞，杓会厌襞喉面；③杓状软骨；④舌骨下部会厌；⑤室带。

2．声门区　①声带；②前联合；③后联合。

3．声门下区

（二）TNM 临床分类

1．原发肿瘤（T）T_x：原发肿瘤不能估计。

T_0：无原发肿瘤证据。

T_{is}：原位癌。

（1）声门上：

T_1：肿瘤限于声门上的 1 个亚区，声带活动正常。

T_2：肿瘤侵犯声门上 1 个以上相邻亚区，侵犯声门区或声门上区以外（如舌根、会厌谷、梨状窝内侧壁的黏膜），无喉固定。

T_3：肿瘤局限在喉内，有声带固定和（或）侵犯任何下述部位：环后区、会厌前间隙、声门旁间隙和（或）甲状软骨板内板。

T_{4a}：中等晚期局部病变；肿瘤侵犯穿过甲状软骨板和（或）侵犯喉外组织（如气管、包括深部舌外肌在内的颈部软组织、带状肌、甲状腺或食管）。

T_{4b}：非常晚期局部病变；肿瘤侵犯椎前筋膜，包绕颈动脉或侵犯纵隔结构。

（2）声门：

T_1：肿瘤局限于声带（可侵犯前联合或后联合），声带活动正常。

T_{1a}：肿瘤局限在一侧声带。

T_{1b}：肿瘤侵犯双侧声带。

T_2：肿瘤侵犯声门上和（或）声门下区，和（或）声带活动受限。

T_3：肿瘤局限在喉内，伴有声带固定和（或）侵犯声门旁间隙，和（或）伴有甲状软骨板内板破坏。

T_{4a}：中等晚期局部病变；肿瘤侵犯穿过甲状软骨外板和（或）侵犯喉外组织（如气管、包括深部舌外肌在内的颈部软组织、带状肌、甲状腺或食管）。

T_{4b}：非常晚期局部病变；肿瘤侵犯椎前筋膜，包绕颈动脉或侵犯纵隔结构。

（3）声门下：

T_1：肿瘤限于声门下区。

T_2：肿瘤侵犯累及声带，声带活动正常或受限。

T_3：肿瘤局限在喉内，伴有声带固定。

T_{4a}：中等晚期局部病变；肿瘤侵犯环状软骨或甲状软骨和（或）侵犯喉外组织（如气管、包括深部舌外肌在内的颈部软组织、带状肌、甲状腺或食管）。

T_{4b}：非常晚期局部病变；肿瘤侵犯椎前筋膜，包绕颈动脉或侵犯纵隔结构。

2．区域淋巴结（N）NX：区域淋巴结不能评估。

N_0：无区域淋巴结转移。

N_1：同侧单个淋巴结转移，最大直径等于或小于 3cm。

N_2：同侧单个淋巴结转移，最大直径大于 3 cm，等于或小于 6cm；或同侧多个淋巴结转移，最大直径等于或小于 6cm；或双侧或对侧多个淋巴结转移，最大直径等于或小于 6cm。

N_{2a}：同侧单个淋巴结转移，最大直径大于 3 cm，等于或小于 6cm。

N_{2b}：同侧多个淋巴结转移，最大直径等于或小于 6cm。

N_{2c}：双侧或对侧多个淋巴结转移，最大直径等于或小于 6cm。

N_3：淋巴结转移，最大直径大于 6cm。

注：Ⅶ区转移也被认为是淋巴结转移。

3．远处转移（M）

M_0：无远处转移。

M_1：有远处转移。

表 2-6-1 解剖分期

分期	原发肿瘤	区域淋巴结	远处转移
0 期	T_{is}	N_0	M_0
Ⅰ期	T_1	N_0	M_0
Ⅱ期	T_2	N_0	M_0
Ⅲ期	T_3	N_0	M_0
	T_1，T_2，T_3	N_1	M_0
$Ⅳ_A$ 期	T_{4a}	N_0，N_1	M_0
	T_1，T_2，T_3，T_{4a}	N_2	M_0
$Ⅳ_B$ 期	任何 T	N_3	M_0
	T_{4b}	任何 N	M_0
$Ⅳ_C$ 期	任何 T	任何 N	M_1

【临床表现】

1．声门上癌 大多原发于会厌喉面根部。早期，甚至肿瘤已发展到相当程度时，常仅有轻微的或非特异性的症状，如喉部不适感、异物感、吞咽不适感等。声嘶在肿瘤侵犯杓状软骨、声门旁间隙或累及喉返神经以后出现。咽喉痛常于肿瘤向深层浸润或出现较深溃疡时才出现。呼吸困难、咽下困难、咳嗽、痰中带血或咯血等常为声门上癌的晚期症状。声门上癌分化差、发展快，早期即可发生淋巴转移，故肿瘤常在出现颈淋巴结转移时才引起警觉。原发于会厌喉面或喉室的肿瘤，由于位置隐蔽，间接喉镜检查常不易发现，纤维喉镜仔细检查可早期发现病变。

2．声门癌 早期症状为声音改变，起初为发声易疲劳或声嘶，无其他不适，常误以为“感冒”或“喉炎”，特别是以往有慢性喉炎者。随着肿瘤增大，声嘶逐渐加重，可出现发声粗哑，甚至失声。呼吸困难是声门癌的另一常见症状，常为声带运动受限或固定，加上肿瘤组织堵塞声门所致。肿瘤组织表面出现糜烂时可出现痰中带血。晚期，肿瘤向声门上区或声门下区发展，除严重声嘶或失声外，尚可出现放射性耳痛、呼吸困难、咽下困难、频繁咳嗽、咳痰困难及口臭等症状。

3．声门下癌　即位于声带平面以下、环状软骨下缘以上部位的癌肿。声门下型喉癌少见，因为位置隐蔽，早期症状不明显，不易在常规喉镜检查中发现。当肿瘤发展到相当程度时，可出现刺激性咳嗽、声嘶、咯血和呼吸困难等。

4．贯声门癌　是指原发于喉室的癌肿，跨越两个解剖区域即声门上区及声门区，癌组织在黏膜下浸润扩展，以广泛浸润声门旁间隙为特征。该型癌肿尚有争议，UICC 组织亦尚未确认。由于肿瘤深在而隐蔽，早期症状不明显，当出现声嘶时，常已有声带固定，而喉镜检查仍未能窥见肿瘤。其后随癌肿向声门旁间隙扩展，浸润和破坏甲状软骨时，可引起咽喉痛，并可于患侧摸到甲状软骨隆起。

【局部检查】

对可疑喉癌患者应使用间接喉镜、直接喉镜或电子喉镜等对喉部进行仔细检查，特别应注意会厌喉面、前联合、喉室及声门下区等隐蔽部位，以免漏诊。喉癌的形态有菜花样、结节样或溃疡样，常为灰白色或暗红色。检查时应注意观察声带的活动情况，仔细触摸颈部有无淋巴结肿大，喉体是否肿大，颈前软组织和甲状腺有无肿块。对可疑或确诊喉癌的患者行喉部 CT、MRI 等检查有助于了解肿瘤浸润的范围及颈部淋巴结转移情况（彩图 2-6-6）。

【诊断与鉴别诊断】

对多数喉癌患者来说，根据症状、体征多可比较容易做出初步诊断，对可疑病变应积极行组织活检，以明确诊断。喉癌须与下述疾病相鉴别：

1．喉结核　主要症状为喉部疼痛和声嘶，发音低弱，甚至失声，喉痛通常比较剧烈，常妨碍进食。喉镜检查见喉黏膜苍白、水肿，有浅溃疡，上覆黏脓性分泌物，偶可见结核瘤呈肿块状。病变多位于喉的后部。胸片检查，患者多患有活动性肺结核。喉部活检可作为鉴别时的重要根据。

2．喉乳头状瘤　主要症状为声嘶，病程较长，肿瘤可单发或多发，呈乳头状生长，病变仅局限于黏膜表层，无声带运动障碍，喉部活检可确诊。

3．喉梅毒　患者声嘶而有力，喉痛较轻。喉镜检查病变多位于喉前部，黏膜红肿，常有隆起的梅毒结节和深溃疡，组织破坏较重，愈合后常有瘢痕收缩粘连，致喉畸形。血清学检查及喉部组织活检可确诊。

4．喉淀粉样变　主要症状为声嘶，检查可见声带、喉室或声门下区有暗红色肿块，表面光滑。病理检查易于鉴别。

【治疗】

喉癌的治疗手段包括手术、放疗、化疗及免疫治疗等，目前多主张以手术为主的综合治疗。

1．手术治疗　为治疗喉癌的主要手段，其原则是在彻底切除肿瘤的前提下，尽可能保留或重建喉的功能，以提高患者的生存质量。喉癌的手术包括喉全切除术和各种喉部分切除术。近几十年来，随着喉外科的发展和临床经验的积累，喉部分切除术逐渐被广泛地采用。喉部分切除术的术式很多，不同术式的选择主要根据肿瘤的部位、范围以及患者的全身状况等因素而定。早期声门型和声门上型喉癌可选择显微镜下支撑喉镜 CO_2 激光手术。喉癌常有颈淋巴结转移，为此颈淋巴结清扫术是喉癌手术的重要组成部分。特别是声门上型喉癌，颈淋巴结转移率可高达 55%，N_0 期的隐匿性转移也可高达 38%。故除了对临床上可触及颈淋巴结肿大的病例行颈淋巴结清扫术外，对 N_0 期的声门上型喉癌，也应行分区颈淋巴结清扫术。

2．放射治疗

（1）单纯放疗：主要适用于：①早期声带癌，向前未侵及前联合，向后未侵及声带突，声带活动良好；②位于会厌游离缘、比较局限的声门上型癌；③全身状况差、不宜手术者；④晚期肿瘤，不宜手术治疗的各期病例，可采用姑息性放疗。

（2）术前放疗：对病变范围较广，波及喉咽且分化程度较差的肿瘤，常采用放疗加手术的方式。术前放疗的目的是使肿瘤缩小，癌细胞活力受到抑制，更有利于彻底手术切除病变。

（3）术后放疗：①原发肿瘤已侵至喉外或颈部软组织；②多个颈淋巴结转移或肿瘤已浸透淋巴结包膜；③手术切缘十分接近瘤缘（小于 5mm）或病理证实切缘有肿瘤残留者可采用术后放疗。

3．化学治疗　新辅助化疗称术前诱导化疗，指通过有计划、合理地联合应用多种治疗方法以期提高中晚期喉癌患者的生存率和生存质量，一般不推荐单独应用。新辅助化疗在晚期喉癌的治疗上有重要价值，特别是对于Ⅲ或Ⅳ期的喉癌患者，诱导化疗可在不降低生存率的基础上，明显提高原发灶切除率及喉功能保存率。目前新辅助化疗的适应证为：①中晚期喉癌、喉咽癌（T3、T4）且全身情况能承受化疗者；②全身情况较好但肿瘤无法切除、复发或姑息性切除后的患者。

4．免疫治疗　免疫治疗的目的是增加肿瘤的免疫原性或增加肿瘤浸润性淋巴细胞的效力。西妥昔单抗是抗表皮生长因子受体的单克隆抗体，用于联合化疗或单药治疗复发或转移性头颈鳞癌患者，可改善患者的治疗效果。

【预后】

喉癌的预后与患者的全身状况、机体的免疫状态、肿瘤的分期和生物学特性、治疗方法的选择以及术后的康复情况等因素有关。总体来讲，早期喉癌的外科治疗 5 年生存率可达 80% 以上，中晚期喉癌的 5 年生存率为 50% ～ 60%。

（王俊阁　吴慧丽　俞琳琳）

第四节　喉梗阻

学习目标

1．掌握呼吸困难的分级及治疗原则。
2．熟悉气管切开的适应证。
3．了解喉梗阻的常见病因。

一、喉梗阻的诊断和治疗

案例 2-6-7

患者，男性，30岁，主因“喉痛1天，加重伴活动后呼吸困难1小时”就诊。查体：神志清，发音含混，体温38.1℃，脉搏88次/分，平静时未见明显四凹征，无明显喉鸣，咽略红，双侧扁桃体不大，会厌红肿近球状并遮挡声门，双声带光滑，双杓活动可。

初步诊断：急性会厌炎 Ⅰ度呼吸困难

问题：

1．这名患者目前应给予哪些治疗？

2．在这名患者留院观察过程中，应注意哪些症状和体征？如果症状进一步加重，应给予哪些治疗？

喉梗阻（laryngeal obstruction）又称喉阻塞，是因喉部或其邻近组织的病变导致喉腔发生狭窄或阻塞，以致喉的呼吸功能发生障碍引起呼吸困难，是耳鼻喉科常见的急症之一，若治疗不及时，可引起窒息死亡。

【病因】

1．炎症　小儿急性喉炎、喉气管支气管炎、急性会厌炎、咽后脓肿、扁桃体周脓肿、口底蜂窝织炎等。

2．外伤　喉挫伤、喉裂伤、喉烧伤等。早期因喉黏膜肿胀，喉软骨骨折、错位或异物、血块存在等，导致喉腔狭小而妨碍呼吸；中后期因黏膜、软骨错位愈合或瘢痕形成可导致喉狭窄。

3．异物　喉异物，不仅造成机械性阻塞，还可引起喉痉挛而导致呼吸困难。大的食管异物亦可压迫气管后壁导致呼吸困难。

4．水肿　药物过敏反应或喉血管神经性水肿等。

5．肿瘤　喉癌、甲状腺癌、舌癌等。

6．畸形　喉蹼、先天性喉软骨软化、喉瘢痕畸形等。

7．声带麻痹　任何原因引起的两侧声带麻痹，包括中枢性和外周性病变。

8．其他　巨大喉息肉、喉结核、喉淀粉样变、喉囊肿、环杓关节固定等。小儿因下列解剖和生理上的特点及某些易感因素，患病机会较成人多：

（1）小儿喉腔、声门均狭小，轻度的炎症和水肿就可导致呼吸困难。

（2）小儿喉软骨柔软，尚未钙化。

（3）小儿声门下区黏膜下组织疏松，淋巴组织丰富，炎症时易肿胀发生喉阻塞。

（4）小儿咳嗽功能不强，不易排出喉及下呼吸道分泌物，更使呼吸困难加重。

（5）小儿神经系统不稳定，更易发生喉痉挛。

【临床表现】

1．吸气性呼吸困难　是喉梗阻的主要特征。主要表现为吸气延长、费力，呼吸深而慢，但通气量不增加。

2．吸气性喉鸣 吸气时气流通过狭窄的声门裂时，形成涡流，反向冲击声带出现的一种震颤的鸣响，通道愈狭窄，响声愈高。

3．吸气性软组织凹陷 由于吸气时空气不易通过声门进入肺，胸腹部辅助呼吸肌加强运动，致使胸腔内负压增加，将胸壁及周围软组织吸入，出现胸骨上窝、锁骨上窝、肋间隙、剑突下凹陷，称四凹征（图 2-6-7）。其程度随呼吸困难程度而异，儿童明显。

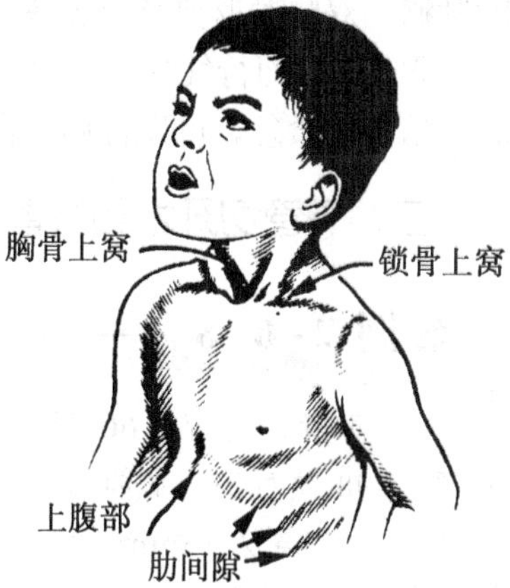

图 2-6-7 吸气性软组织凹陷示意图

4．声嘶 若病变发生于声带，则有声嘶，甚至失声。其他部位病变导致的喉梗阻，此症状不明显。

5．全身症状 吸气性呼吸困难可导致严重缺氧，患者可出现烦躁不安、出冷汗、脉快、发绀，甚至心力衰竭、窒息、死亡。

【检查】

根据病情的程度，将喉梗阻分为四度。各度表现如下：

Ⅰ度：安静时无呼吸困难表现，活动或哭闹时有轻度吸气性呼吸困难、喉鸣和轻度四凹征。

Ⅱ度：安静时有轻度呼吸困难、喉鸣及四凹征，活动时加重，但不影响睡眠和进食，亦无烦躁不安等缺氧表现。

Ⅲ度：安静时有明显的呼吸困难及四凹征，且因缺氧出现烦躁不安、脉搏增快、不易入睡或入睡后被屡屡憋醒、不愿进食等，但心跳整齐有力。

Ⅳ度：呼吸极度困难，患者烦躁不安、手足乱动、出冷汗、面色苍白或发绀、心律不齐、脉搏细速、昏迷、大小便失禁等。如不及时抢救，可因窒息及心力衰竭而死亡。

【诊断】

喉梗阻主要是根据其典型的症状和体征进行诊断，但重要的是找出引起喉梗阻的病因，以便进行相应的治疗。轻者可以进行间接喉镜或为纤维喉镜检查，但小儿因易引起喉痉挛，因此，做此检查要慎重；如果一时找不出病因或为重度喉梗阻，则先抢救，再找病因。另外应注意吸气性呼吸困难、呼气性呼吸困难、混合性呼吸困难的鉴别。

【治疗】

治疗原则：争分夺秒，迅速解除呼吸困难，避免造成窒息、心力衰竭和中枢神经系统损害。应根据不同病因、呼吸困难与缺氧程度等具体条件，采取药物或手术治疗，尽快解决呼吸困难，使患者尽早脱离危险。

Ⅰ度：明确病因，针对病因进行积极治疗。由炎症引起者，使用足量类固醇激素和抗生素。

Ⅱ度：若为炎症或变应反应性水肿引起，及时使用类固醇激素和抗生素等药物治疗；若为异物，应予以手术取出；如为喉肿物、喉外伤、双侧声带麻痹等，应做好气管切开术的准备工作。

Ⅲ度：如短时间内病变能解除，呼吸困难能缓解，应积极对病因进行治疗，比如异物取出、炎性病变应用药物治疗等，并做好气管切开的准备工作。一旦保守治疗无效或梗阻时间较长，全身情况较差时，应及早手术，避免造成窒息或心力衰竭。若不能解除，如喉外伤、喉肿瘤、双侧喉返神经麻痹等，应及早行气管切开术。

Ⅳ度：立即行气管切开术，同时吸痰、给氧或进行人工呼吸，情况缓解后再行病因治疗。若病情十分紧急，可先行环甲膜切开术或气管插管术，再行气管切开术。

二、气管切开术和气管插管术

案例 2-6-8

患者，男性，60 岁，主因“声嘶1 年，憋气3 天”就诊。查体：体温 37.1℃，脉搏98 次/分，平静时可闻及喉鸣，可见四凹征，会厌缘锐，右侧室带肿物遮挡声门，声门裂2～3mm，右杓固定，左杓活动部分受限。

初步诊断：喉肿物

问题：

1．目前首选治疗方案是气管插管还是气管切开？

2．还需完善哪些检查？过程中有何注意事项？

（一）气管切开术

气管切开术（tracheotomy）是一种切开颈段气管前壁并插入气管套管，使患者直接经套管呼吸的急救手术。

【应用解剖】

颈段气管位于颈部正中，上接环状软骨下缘，下至胸骨上窝，有 7 ～ 8 个气管环，前覆有皮肤和筋膜，两侧胸骨舌骨肌及胸骨甲状肌的内侧缘在颈中线相接形成白色筋膜线，沿此线分离肌肉，较易暴露气管。甲状腺峡部一般位于第 2 ～ 4 气管环，气管切口宜于峡部下缘处，以避免损伤甲状腺造成出血。相当于第 7 ～ 8 气管环前壁横过无名动、静脉，故切口也不宜过低。气管后壁无软骨，与食管前壁相接，切开气管时，万勿切入过深，以免损伤气管后壁及食管。右胸膜顶较高，以儿童为著。暴露气管时过于向下分离或偏离中线，易伤及胸膜顶引起气胸。

知识链接

颈部安全三角

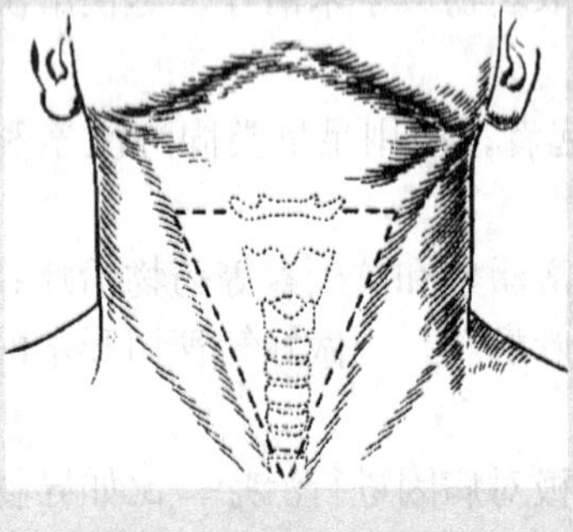

图 2-6-8　颈部安全三角

颈总动脉、颈内静脉位于两侧胸锁乳突肌的深部，于环状软骨水平，上述血管离颈中线较远，向下逐渐移近颈中线，于胸骨上窝处与气管靠近。故以胸骨上窝为顶、两侧胸锁乳突肌前缘为边的三角形区域称为安全三角区（图 2-6-8）。气管切开术应在该区内沿中线进行，可避免误伤颈部大血管。

【适应证】

1．喉梗阻 任何原因引起的Ⅲ～Ⅳ度喉梗阻，尤其病因不能很快解除时应及时行气管切开术。

2．下呼吸道分泌物阻塞 易发生于昏迷、颅脑病变、多发性神经炎、呼吸道烧伤、胸部外伤等疾病患者。

3．某些手术的前置手术如颌面部、口腔、咽、喉部手术时，为防止血液流入下呼吸道或术后局部肿胀阻碍呼吸，行预防性气管切开术。

4．较长期需人工呼吸机辅助呼吸者。

【术前准备】

1．详细了解病情及颈部触诊，了解喉、气管的位置，颈前有无影响气管切开的因素。

2．备好手术器械，包括手术刀、剪刀、甲状腺拉钩、止血钳、镊子、吸引器；备好氧气、气管导管、麻醉喉镜及抢救药品。

3．按年龄选用不同型号气管套管，见表 2-6-2。金属套管用于普通患者，塑料套管主要用于喉、下咽、颈部肿瘤手术后需放疗以及气管切开后需行 CT、MRI 检查的患者，硅胶带气囊的套管用于需要人工呼吸机辅助呼吸的患者（图 2-6-9 ～ 11）。

表 2-6-2 气管套管选用

号别	00	0	1	2	3	4	5	6
内径	4.0	4.5	5.5	6.0	7.0	8.0	9.0	10
外径	40	45	55	60	65	70	75	80
适用年龄	1 ～ 5 个月	1 岁	2 岁	3 ～ 5 岁	6 ～ 12 岁	13 ～ 18 岁	成年女子	成年男子

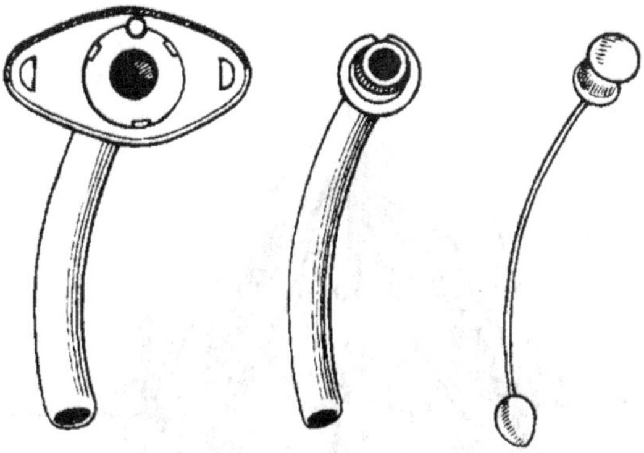

图 2-6-9 气管套管

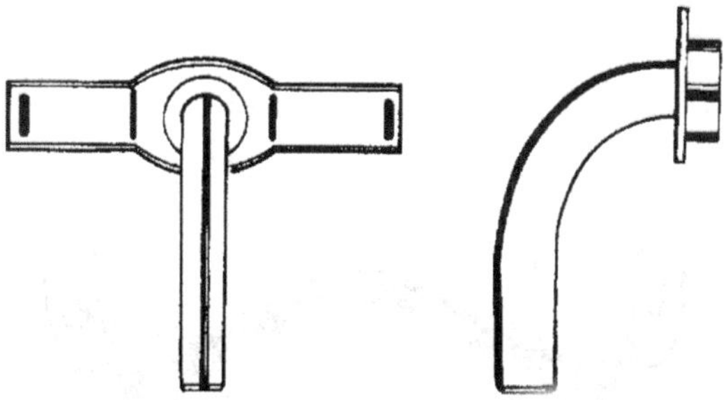

图 2-6-10 气管套管

【手术方法】

1．体位 一般取仰卧位，垫肩、头后仰，并保持正中位。如垫肩后呼吸困难加重，则可待切开皮肤、分离颈前组织后再垫肩。若呼吸困难严重不能仰卧，可取半卧位或坐位进行手术（图 2-6-12）。

2．麻醉 一般采用局部麻醉。用1% 普鲁卡因或利多卡因做颈前皮下及筋膜下浸润麻醉。

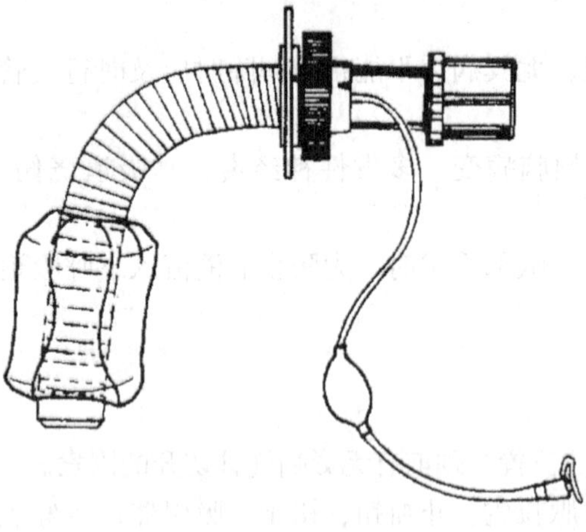

图 2-6-11　气管套管

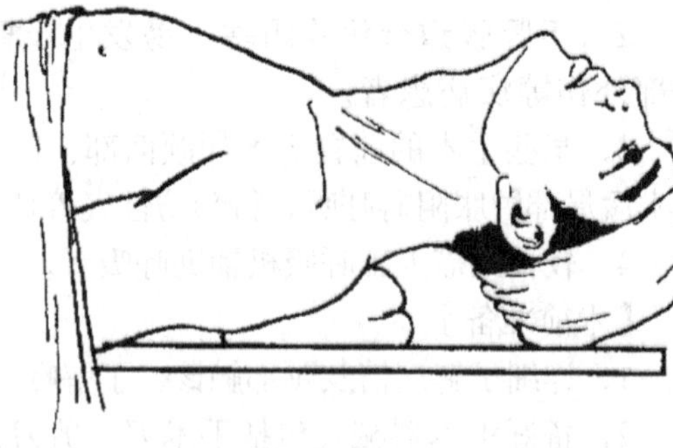

图 2-6-12　气管切开术体位

3．操作步骤

（1）切口：有纵、横两种。纵切口于颈前正中，自环状软骨下缘至胸骨上窝上 2cm 处，纵行切开皮肤及皮下组织并进行分离，暴露颈前正中的白线（图 2-6-13）。横切口在环状软骨下约 3cm 处，沿颈前皮肤横纹做 4 ～ 5cm 切口，切开皮肤、皮下组织及颈阔肌后，向上、下分离。

（2）分离颈前带状肌：以止血钳沿正中线纵行钝性分离，用拉钩将胸骨舌骨肌、胸骨甲状肌以相等力量牵向两侧，并注意保持正中位。经常用手指探触气管环，以防气管移位。

（3）暴露气管：将肌肉均匀拉向两侧，即可看到甲状腺峡部横跨在第 2 ～ 4 气管环前，一般应沿其下缘稍行分离，向上牵拉暴露气管（图 2-6-14）。若峡部较宽，可将其切断、缝扎。

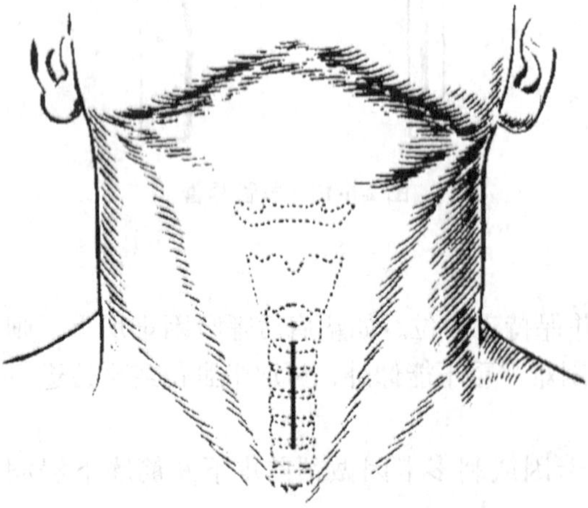

图 2-6-13　气管切开纵形皮肤切口

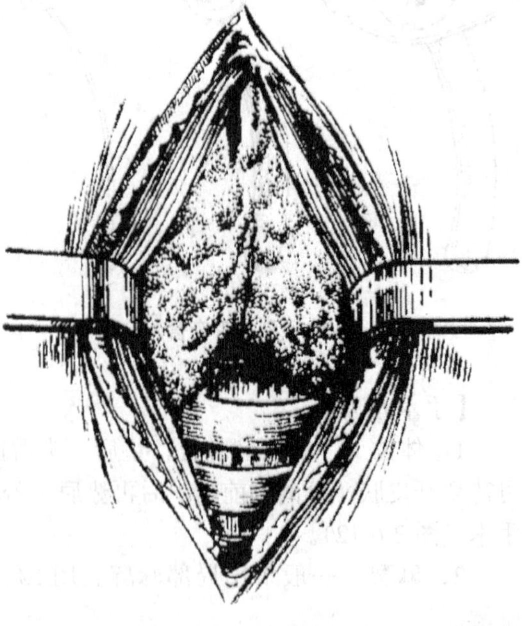

图 2-6-14　暴露气管

（4）切开气管：充分暴露气管前壁，不宜向气管两侧分离，避免发生气肿。在切开气管前先用注射器穿刺，若能抽出空气即可确认为气管，注入 1% 丁卡因 0.5ml 于气管内以免发生呛咳。在第 3 ～ 4 气管环处纵向切开气管或做一舌形瓣（图 2-6-15），避免切开第 1 气管环，以免损伤环状软骨而导致喉狭窄。切口亦不应低于第 5 气管环，以防发生大出血。

（5）插入气管套管：止血钳或气管扩张器撑开气管切口，插入带有管芯的套管（图 2-6-16），迅速拔出管芯，即有分泌物咳出，用吸引器将其吸除，并置入套管内管。如无分泌物咳出，可用少许棉絮置于管口，视其是否随呼吸飘动，如无飘动，则套管不在气管内，应拔出套管，重新插入。

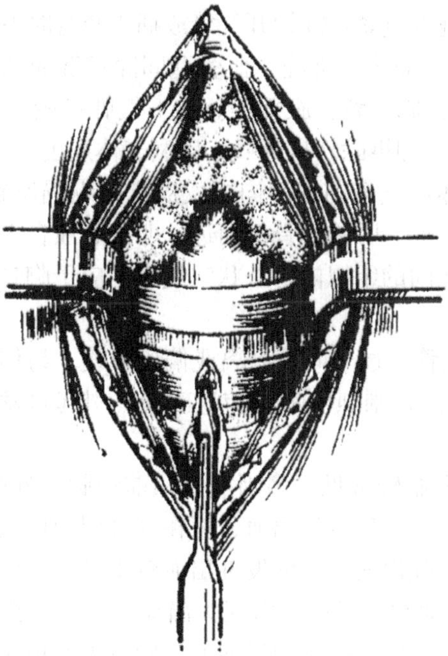

图 2-6-15　切开气管

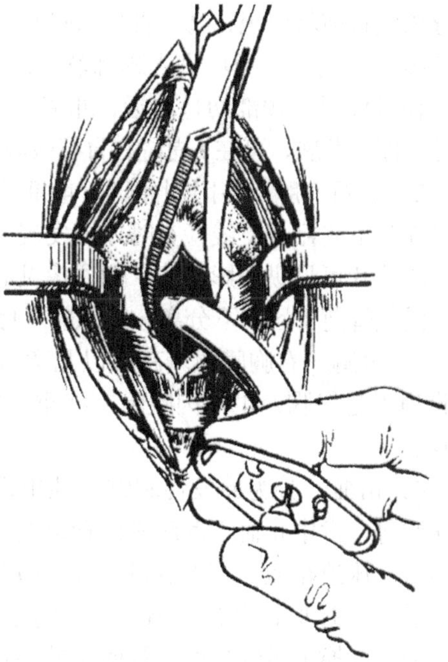

图 2-6-16　置入气管套管

（6）固定套管：将两侧系带缚于颈部，松紧要适当，以免套管脱出。

（7）处理切口：仅缝合套管上方的切口，套管下方切口不予缝合，以免发生气肿。放置气管垫于套管两侧。

【术后护理】

1．保持套管内管通畅是术后护理的关键。一般每 4 ～ 6 小时清洗套管内管 1 次，清洗消毒后立即放回。如分泌物较多，要增加清洗次数，以防分泌物干涸于管内壁阻塞呼吸。

2．室内保持适宜的温度和湿度　室内温度宜在 22℃ 左右，湿度在 90% 以上，要注意气道湿化，避免气管干燥、纤毛运动障碍、痰痂形成，阻塞气道。

3．维持下呼吸道通畅　及时吸除套管内分泌物，气管内分泌物黏稠者可用雾化吸入或蒸气吸入，定时通过气管套管滴入少许生理盐水、抗生素及糜蛋白酶或沐舒坦。

4．保持颈部切口清洁　应每日清洁消毒切口，更换套管垫布。

5．防止套管阻塞或脱出　气管切开后患者再次发生呼吸困难，应考虑如下三种原因，及时处理：①套管内管阻塞：迅速拔出套管内管，呼吸即可改善，说明内管阻塞，清洁后再放入。②套管外管阻塞：拔出内管后仍无呼吸改善，滴入抗生素药液，并吸除管内深处分泌物后呼吸困难即可缓解。③套管脱出：脱管的原因多见于套管缚带太松，或为活结易解开；套管太短或颈部粗肿；气管切口过低；皮下气肿及剧烈咳嗽、挣扎等。如脱管，应立刻重新插入套管。

6. 拔管　经治疗，喉阻塞及下呼吸道阻塞症状解除，呼吸恢复正常，可考虑拔管。拔管前先堵管 24 ～ 48 小时，如在活动及睡眠时呼吸平稳，方可拔管，并在 1 ～ 2 天内严密观察呼吸。

【术后并发症】

1．皮下气肿　是气管切开术后最常见的并发症，约占 14%。其发生原因主要有：①过多分离气管前软组织；②气管切口过长及皮肤切口缝合过紧；③切开气管或插入套管时发生剧烈咳嗽。气体经切口进入颈部软组织中，沿肌肉、筋膜、神经、血管壁间隙扩散而达皮下。轻者仅限于颈部切口附近，重者蔓延至颌面部、胸、背、腹部等。皮下气肿一般在 24 小时内停止发展，可在 1 周左右自行吸收。严重者应立即拆除切口缝线，以利气体逸出。

2．纵隔气肿　多因剥离气管前筋膜过多，气体沿气管前筋膜向下发展进入纵隔所致。轻者症状不明显，X 线检查时才能发现。重者呼吸短促，听诊心音低而远，叩诊心浊音界不明。X 线片可见纵隔影变宽，侧位像见心脏与胸壁之间的组织内有条状空气影。应于胸骨上方，沿气管前下区向下分离，将纵隔气体放出。

3．气胸　右胸膜顶较高，以儿童为著。暴露气管时过于向下分离或偏离中线，易伤及胸膜顶引起气胸；也可因喉阻塞严重，胸内负压过高，剧烈咳嗽使肺泡破裂，引起自发性气胸。

4．出血　分为原发性和继发性出血。原发性出血较常见，多因损伤颈前动脉、静脉、甲状腺等，术中止血不彻底或血管结扎线头脱落所致。术后少量出血，可在套管周围填入碘仿纱条，压迫止血。若出血多，应立即打开伤口，结扎出血点。继发性出血较少见，其原因为气管切口过低，套管下端过分向前弯曲磨损无名动脉、静脉，引起大出血。遇有大出血时，应立即换上带气囊的套管或麻醉导管，气囊充气，以保持呼吸道通畅，同时采取积极的抢救措施。

5．拔管困难　多由气管切开位置过高，损伤环状软骨，气管腔内肉芽增生，原发疾病未彻底治愈或套管型号偏大等引起。应行喉镜、气管镜检查，喉侧位 X 线拍片及 CT 等，查明原因加以治疗。

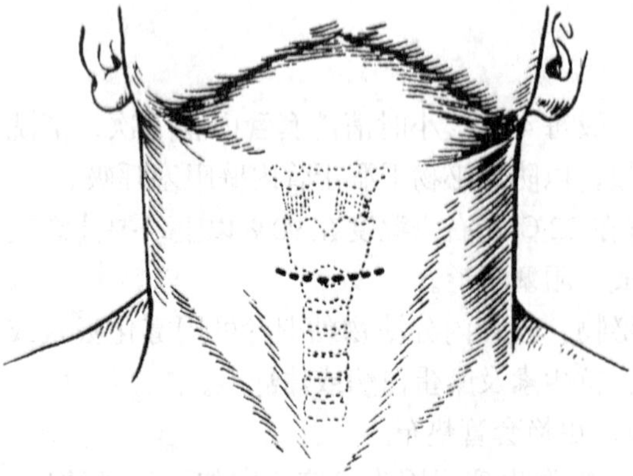
图 2-6-17　环甲膜切开的位置

（二）环甲膜切开术

环甲膜切开术（cricothyroidotomy）是用于需紧急抢救的喉阻塞患者来不及做气管切开术的暂时性急救方法。

【手术方法】

摸清甲状软骨和环状软骨的位置，于甲状软骨、环状软骨间隙做一长 3 ～ 4cm 横行皮肤切口（图 2-6-17），并分离颈前肌层，迅速行环甲膜处横切口，长约 1cm 直至喉腔完全切通，用止血钳撑开，插入气管套管。插管时间不宜超过 48 小时，待呼吸困难缓解后，尽快转做常规气管切开术以免环状软骨压迫受损并发喉狭窄。情况十分紧急，来不及切开时，可用一根粗注射针头或快速环甲膜穿刺器，经环甲膜直接刺入喉腔，暂时缓解呼吸困难。随后，可行气管插管，或转做常规气管切开术。

三、气管插管术

气管插管术（trachea intubation）为紧急解除上呼吸道阻塞、保证呼吸道通畅、抽吸下呼吸道分泌物和进行辅助呼吸的有效急救方法。

【适应证】

1．急性喉阻塞如新生儿呼吸困难、急性感染性喉阻塞、颈部肿块压迫喉或气管引起呼吸困难、紧急气管切开术预先置入气管导管以解除呼吸困难者。

2．需抽吸下呼吸道潴留的分泌物。

3．辅助正压呼吸各种原因导致的呼吸功能衰竭，需进行人工呼吸者。

4．各种手术需实施静脉全身麻醉者。

【器械】

需麻醉喉镜（图 2-6-18）和气管插管（图 2-6-19）。常用的有硅胶聚乙烯、聚氯乙烯或橡胶插管，规格内径（ID）以毫米编号，每号相差 0.5mm（表 2-6-3）。

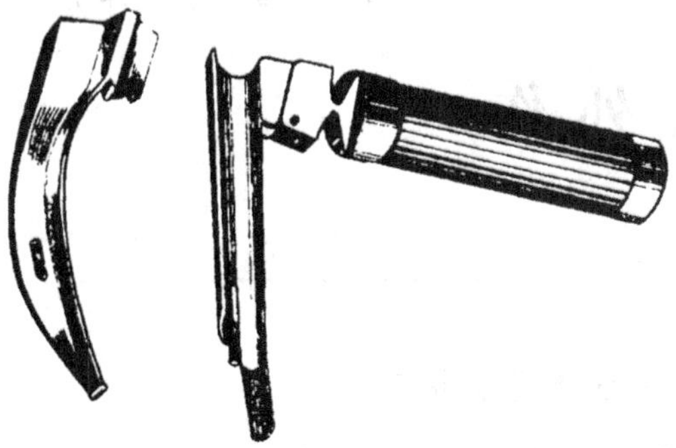

图 2-6-18　麻醉喉镜

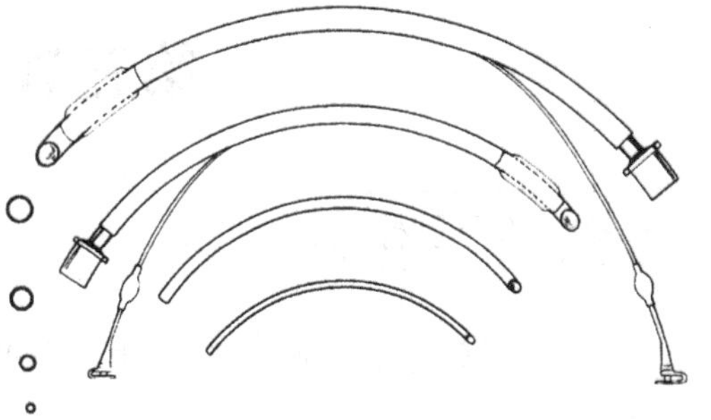

图 2-6-19　气管插管

表 2-6-3　气管导管选择与规格

年龄	内径（mm）	外径（mm）	导管长度（mm）（从唇至气管中段距离）
新生儿	2.0 ~ 2.5	3.3 ~ 4.0	10
1 岁以内	3.0 ~ 3.5	4.7 ~ 5.3	11
1 ~ 2 岁	4.0 ~ 4.5	6.0 ~ 6.7	12 ~ 13
3 ~ 4 岁	4.5 ~ 5.0	6.0 ~ 7.3	13 ~ 14
5 ~ 6 岁	5.0 ~ 5.5	7.3 ~ 8.0	14 ~ 15
7 ~ 9 岁	5.5 ~ 6.0	8.0 ~ 8.7	15 ~ 16
10 ~ 14 岁	6.0 ~ 6.5	8.7 ~ 9.3	16 ~ 17
成年女性	7.0 ~ 7.5	10.0 ~ 10.7	18 ~ 20
成年男性	8.0 ~ 8.5	11.3 ~ 12.0	21 ~ 24

【方法】

1．麻醉　成人用1% ～ 2% 丁卡因喷咽、喉部表面麻醉，小儿可不用麻醉。

2．经口插管　活动性义齿应取下，用纱布垫在上切牙处，术者左手持麻醉喉镜进入咽喉部，窥及会厌，暴露声门，右手持内有金属管芯的导管，经喉插入气管。确定已插入气管中后，拔出管芯，调整好适宜深度后，导管和牙垫固定于颊部。此方法操作较简便，但妨碍吞咽，不易固定。

3．经鼻插管　选用合适的导管，将涂抹润滑剂的导管经鼻腔进入鼻咽、口咽，经喉插入气管。如遇到困难，可加用麻醉喉镜，在明视下将导管经声门插入。本方法易固定，不妨碍吞咽，但操作难度较大。

4．经气管造瘘口插管　适用于某些特殊情况下经气管切开造瘘口的插管。

【并发症】

操作技术不熟练，或忙乱中未看清解剖标志及反复多次插管可引起并发症，如喉、气管黏膜损伤、溃疡、水肿、肉芽形成及环杓关节脱位等，严重者可致喉狭窄。为减少并发症，应具有熟练的插管技术，选择大小适宜的导管，导管保留时间不宜超过48 小时。带有气囊的导管不要充气过多，并每小时放气5 ～ 10 分钟，以免发生局部压迫性坏死。

（王　军　肖　洋）

第五节　喉外伤

学习目标

了解喉外伤的症状和体征，掌握检查方法和急救措施。

案例 2-6-9

患者，男性，30 岁，主因“颈部勒伤2 小时”就诊。查体：神志清晰，体温36.3℃，脉搏30 次/ 分，血压120/80mmHg，颈前可见勒痕，皮肤未破，颈部可及皮下气肿，无声嘶，无喉鸣，喉镜检查双声带光滑，声门下少量血迹，无活动性出血，双杓活动可。

初步诊断：闭合性颈外伤

问题：

1．需要完善哪些检查?

2．颈部皮下气肿是如何形成的？需要如何处理？

喉外伤（injuries of larynx）包括喉外部损伤和喉内部损伤两大类，其中喉外部损伤又可分为喉闭合性损伤和喉开放性损伤两种情况。由于喉在颈前部，受到上方的下颌骨、下方的胸骨、两侧的胸锁乳突肌保护，故单独的喉外伤较少见，通常合并其他组织损伤。约占全身外伤的 1%。

一、闭合性喉外伤

闭合性喉外伤（closed laryngeal trauma）指的是钝器撞击或挤压而颈部皮肤无伤口的喉外伤。

【病因】

多为外界暴力直接打击喉部所致，如撞伤、跌伤、击伤、勒伤、扼伤等。

【临床表现】

1．喉部疼痛及压痛。

2．声音嘶哑或失声　伤及声带、环杓关节或喉返神经者可有声音嘶哑或失声，伤及其他部位时此症状不明显。

3．咯血　若喉黏膜有损伤则有少量咯血，如有软骨骨折伤及血管损伤，可引起较严重的咯血。

4．颈部皮下气肿　如发生喉黏膜损伤和喉软骨骨折，可引起颈部皮下气肿，严重者可扩展到面部、肩部、胸部、纵隔。

5．呼吸困难　若喉黏膜发生严重的肿胀，或出现血肿、喉软骨骨折、双侧喉返神经损伤，均可引起呼吸困难，甚至窒息。

【检查】

1．颈部皮肤有肿胀及瘀斑。如喉黏膜损伤和喉软骨骨折，则可引起皮下气肿，此时触诊可有捻发感。颈部触诊可有压痛，有喉软骨骨折时有时可触及喉结畸形、骨摩擦感或软骨碎片。

2．喉镜检查可见喉黏膜肿胀或血肿、声门变形、环杓关节脱位、声带断裂或运动障碍。

3．喉部 CT 可显示黏膜肿胀、声门形态、喉部软骨骨折和皮下气肿等情况。

【诊断】

根据病史和检查所见，闭合性喉外伤的诊断不难确定。

【治疗】

1．若无呼吸困难，或出现Ⅰ度、Ⅱ度呼吸困难但判定无喉软骨骨折、环杓关节脱位、声带断裂者，可先予抗生素、皮质类固醇激素、镇静药物治疗，密切观察患者皮下气肿及呼吸困难发展情况，多数患者无须特殊治疗而逐渐恢复正常。

2．若有喉软骨骨折、环杓关节脱位、声带断裂或喉黏膜严重撕裂，应及早行喉软骨复位、关节复位、黏膜或声带缝合，必要时放置喉模以防止喉狭窄。

3．Ⅲ度及Ⅲ度以上的呼吸困难应立即行气管切开术。

4．喉软骨骨折、环杓关节脱位、声带断裂或喉黏膜严重撕裂者，1 ~ 2 周内应予鼻饲，以利于损伤部位的愈合。

二、开放性喉外伤

开放性喉外伤（open laryngeal trauma）常累及喉的软骨、筋膜以及邻近血管、神经、胸膜、颈椎等重要组织，特点是伤口自皮肤穿通到喉腔，又称贯通性喉外伤。

【病因】

喉切割伤、刺伤、炸伤、火器伤等。

【临床表现】

出血、呼吸困难和休克是开放性喉外伤的三个危象。

1．出血　多来自面动脉、喉上及喉下动脉、甲状腺组织和甲状腺上、下动脉，出血常较严重，可引起休克。若伤及颈内、颈外动脉，往往来不及救治而立即死亡。

2．皮下气肿　空气通过破损的黏膜进入皮下所致，损伤肺尖胸膜壁层可出现气胸。

3．呼吸困难　原因为：①喉软骨骨折；②喉黏膜肿胀或血肿；③血液或异物进入下呼吸道；④纵隔气肿或气胸；⑤喉神经损伤。

4．声嘶　伤及声带、环杓关节、喉返神经均可引起声嘶，甚至失声。

5．吞咽困难　疼痛可致吞咽困难。若伤口贯通咽腔、梨状窝或颈部食管，会有唾液或食物自伤口流出，造成吞咽障碍。

6．伤口情况　利器切割伤边缘较整齐；刺伤伤口小而深；爆炸伤伤口较大，边缘不整齐，常有异物。

【治疗】

原则是立即救治生命，维持呼吸道通畅，恢复喉的功能，预防并发症发生。

1．急救治疗

（1）保持呼吸道通畅：清除呼吸道内的痰液、血块、异物等，有呼吸困难时应尽早行气管切开；有气胸或纵隔气肿时，应行闭式引流。

（2）止血和抗休克：在无充分准备时，伤口内的血凝块及异物不可轻易取出，以免发生大出血；活动性出血予以结扎，不易寻找时可压迫、填塞。迅速建立静脉通路，输入等渗溶液、代血浆或全血。

2．手术治疗

（1）清创：先用生理盐水、肥皂水、3% 过氧化氢溶液清洗皮肤，再用聚维酮碘消毒皮肤，清除伤口内异物，尽量保留破碎的喉软骨及软组织，对于无生机的喉软骨及软组织要去除。

（2）修复：端端对位缝合喉黏膜，破碎的软骨予以复位并固定，逐层缝合软骨膜、肌肉、皮下组织和皮肤。

（3）放置喉模：有严重的喉黏膜损伤、喉软骨骨折的应放置喉模，预防喉狭窄。

（4）鼻饲：减少感染机会，以利伤口愈合。

（5）及早应用抗生素、止血药、破伤风抗毒素等。

三、喉插管损伤

喉插管损伤（laryngeal trauma secondary to intubation）指的是经喉气管内插管引起的喉损伤，如喉黏膜擦伤、喉水肿、损伤性喉肉芽肿、环杓关节脱位等，属喉内部损伤。损伤性喉肉芽肿多在插管后 2 ~ 8 周出现，主要表现为声音嘶哑，较大的喉肉芽肿可引起呼吸困难。检查可见声带中、后 1/3 交界处有息肉样物。治疗可在喉镜下行肿物切除术。

环杓关节脱位主要是经喉气管内插管时操作不当造成的，主要表现为声音嘶哑或失声，少数患者伴有咽喉痛。检查见患侧环杓关节未在环状软骨板的关节面位置，发音时环杓关节固定或活动受限。治疗应及早行环杓关节复位术。

第六节 喉 麻 痹

学习目标

了解声带麻痹的常见病因。

喉麻痹（laryngeal paralysis）又称声带麻痹，是支配喉内肌的运动神经损害所引起的声带运动障碍。临床表现为声带瘫痪，可发生于一侧或两侧声带。

【病因】

按病变部位分中枢性和周围性两种，周围性多见，两者之比约为 1 ∶ 10。因左侧喉返神经径路较长，故左侧的声带麻痹较右侧多见。

1．中枢性　因喉内肌接受两侧皮质支配，故皮质病变必须是对称的，或巨大病变累及双侧喉的皮质运动中枢，方能引起喉麻痹，如脑出血、脑血栓、脑肿瘤等。

2．周围性　迷走神经核以下的病变均属周围性，包括喉返神经分出处以上迷走神经的病变及累及喉返神经的病变。

（1）外伤：颈部外伤，甲状腺手术，尤其是二次手术，引起喉返神经损伤最多见。

（2）机械性压迫或牵拉：如甲状腺肿、颈淋巴结肿大、食管癌、纵隔肿瘤、肺尖疾患（肺癌、肺结核等）。

（3）炎症：白喉、带状疱疹、流感、麻疹等。

（4）原因不明：喉麻痹约有 1/3 原因不明，可能与病毒感染有关。

【临床表现】

1．喉返神经麻痹　喉返神经发生器质性麻痹时，其支配外展肌的神经纤维受累较早，支配内收肌的神经纤维受累较晚，或仅支配外展肌的神经纤维受累（表 2-6-4）。

表 2-6-4　喉返神经麻痹表现

	症状	喉镜
单侧不完全性	轻度声嘶，剧烈活动可有气促	患侧声带不能外展，发声时声门可闭合
完全性	声嘶，后期因代偿可好转，无明显呼吸困难	患侧声带固定于旁正中位
双侧不完全性	明显呼吸困难，可窒息	双声带不能外展，发声时声门可闭合
完全性	重度声嘶，呼吸困难	双声带固定于旁正中位

2．喉上神经麻痹　少见，常与喉返神经麻痹同时发生。喉上神经麻痹后声带松弛，不能发高音，声音粗而弱。喉镜检查，见患侧声带皱缩，边缘呈波浪形，但外展、内收仍正常。单侧麻痹在发声时由于健侧环甲肌收缩，声门呈斜位；如为双侧麻痹，则喉部感觉缺失，丧失其保护下呼吸道的功能，食物及分泌物可流入气管，发生吸入性肺炎。

3．混合型喉神经麻痹　为喉返神经及喉上神经全部麻痹。主要症状为声音嘶哑比较明显。单侧混合型喉神经麻痹后期由于健侧声带的代偿作用，发音稍好转。喉镜检查见患侧声带固定于中间位。双侧性者两侧声带均呈中间位固定，发声及吸气时均停滞不动（图 2-6-20 ~ 21）。

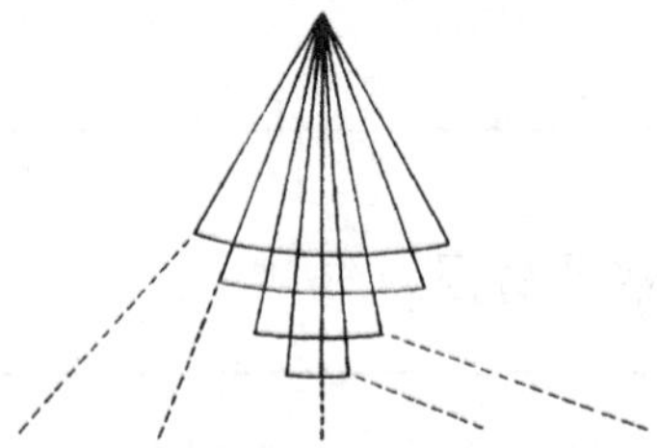

位置	完全外展	轻外展	正中位	旁中位	中间位
功能	深吸气	吸气	发音	耳语	发音困难
作用肌	外展肌	外展肌	内收肌	环甲肌	无
麻痹肌	无	内收肌	外展肌	内收肌 外展肌	全部
声门宽度（mm）	19	13.5		3.5	7

图 2-6-20 声带运动位置

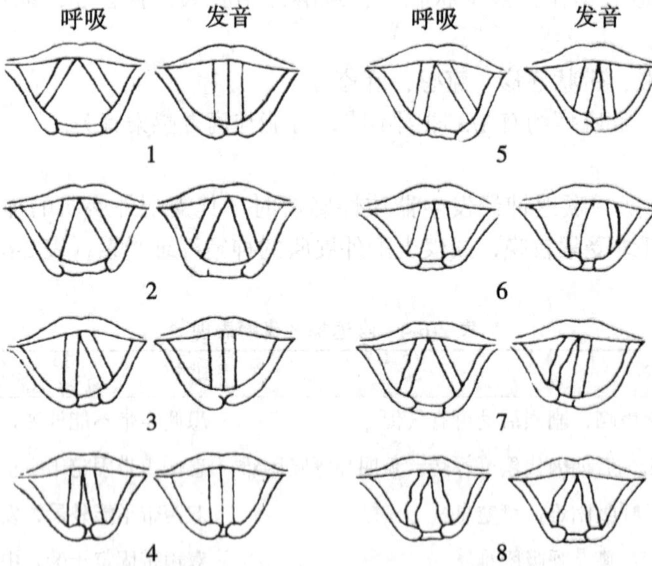

图 2-6-21 喉返神经麻痹表现示意图

【诊断】

根据上述临床表现，诊断并不困难。但由于造成喉麻痹的病因很多，而且常是一些重要疾病的首发症状，因此对来诊的喉麻痹患者，应认真检查找出原因，以防漏诊、延误治疗。

【治疗】

1．单侧病 变因发声和呼吸功能尚好，可加强语言训练，并应给予神经营养剂如维生

素 B_1、B_2 和 ATP 等，或给血管扩张剂、肾上腺皮质激素等治疗，也可应用针灸、理疗等。久治仍发音不良者可行声带内移术或声带充填术。

2．双侧病变　双侧不完全麻痹时，因有明显的呼吸困难，可行气管切开术、声带外展术或一侧声带切除术。双侧完全麻痹时，因易导致吸入性肺炎，故可行声带内移术或声带充填术。

第七节　喉异物

学习目标

了解喉异物的常见病因及治疗。

喉异物（foreign bodies in larynx）是一种非常危险的疾病，多发生于学龄前儿童，导致喉阻塞。

【病因】

多因幼儿进食时突然大笑、哭闹、惊吓、跌倒等误将异物吸入所致。

【临床表现】

较大异物嵌顿于喉腔，立即引起失声、呼吸困难、发绀现象，重者于数分钟内窒息死亡；较小异物常引发阵发性剧烈咳嗽、喉部疼痛、声嘶、喉鸣、吞咽痛、呼吸困难等。

【诊断】

喉镜检查可见声门上异物即可诊断，声门下异物少见。

【治疗】

1．间接喉镜或纤维喉镜下取出，适用于异物位于声门上并能合作的患者。

2．直接喉镜下取出，成人、小儿均可采用。对于较大的异物、气道阻塞严重、有呼吸困难的病例，可先做气管切开，待呼吸困难缓解后，施行全身麻醉下直接喉镜异物取出术。

3．术后为防止喉水肿、喉气管支气管炎，可给予抗生素、激素雾化吸入等治疗。

知识链接

海姆利希手法（Heimlich maneuver）

紧急情况下，用右手掌或四指并拢在患者上腹部向内上方快速挤压，迫使横膈上抬，瞬间增加胸腔及气管内压力，可促使嵌顿于喉部的异物排至口中。

第八节　声带小结

学习目标

掌握声带小结的常见病因及治疗原则。

声带小结（vocal nodules）位于双侧声带游离缘前中 1/3 交界的对称性结节状隆起，是造成声嘶的常见病因之一。

【病因】

此病多见于职业用声或用声过度的人，如歌唱演员、教师、讲解员以及喜欢喊叫的儿童。故目前认为长期用声过度或用声不当是本病的重要原因。

【病理】

声带小结按其发展过程可分为三个阶段。早期基质为水肿状，可有血管增生及扩张，表面为正常的鳞状上皮，外观似小息肉，其病理改变和息肉相似；中期基质有纤维化及透明变性，表面仍为正常鳞状上皮，此时小结的外观较坚实；晚期的小结基质和中期相似，但表面上皮有增厚及角化，也可有棘细胞层增厚和角化不全，故外观色苍白。

【临床表现】

主要为声嘶，早期程度较轻，为声音稍“粗”或基本正常，仅用声多时感疲劳，时好时坏，呈间歇性。以后逐渐加重，由间歇性发展为持续性，因声嘶演员不能唱歌或教师无法上课。

【检查】

喉镜检查：双侧声带前中 1/3 交界处有对称性结节状隆起。病程短的早期小结在声带游离缘前中 1/3 交界处呈粉红色小突起，形似息肉，于发声时有分泌物附着，声带外展时，分泌物呈丝状横跨于声门裂；病程长者，则呈白色结节状小的隆起，表面光滑。小结一般对称，间或也有一侧较大、另侧较小或仅一侧可见者。发声时两侧的小结互相靠在一起使声门不能完全闭合（彩图 2-6-22）。

【诊断】

主要依据症状，即较长时间的声嘶，喉镜检查见双侧声带前中 1/3 交界处有对称性结节状隆起。有时肉眼看来似声带小结，实际上是表皮样囊肿，在喉镜下难以鉴别，常需手术切除后经病理检查方可确诊。

【治疗】

1．一般治疗　早期声带小结通过禁声，让声带充分休息，多可自行消失。儿童的声带小结也可能在青春发育期自行消失。

2．药物治疗　多为中成药或中药饮片。

3．手术治疗　经一般治疗和药物治疗无效者，可在表面麻醉下经电子喉镜或纤维喉镜行声带小结切除，也可在全身麻醉支撑喉镜下行喉显微手术将小结切除。操作时应特别慎重，切勿损伤声带组织。术后应禁声 2 周，并用抗生素及糖皮质激素雾化吸入治疗。术后仍应注意正确的发声方法，否则仍可复发。

知识链接

声带囊肿

分为先天性和后天性。先天性为皮样囊肿或上皮下囊肿，内含干酪样物质；后天性常为由于创伤阻塞黏液腺管引起的声带内囊肿，多有发音滥用史，内含黏液性液体。主要表现为声嘶、不能发高调、发音易疲劳等，多位于单侧声带的中 1/3，发音时声门闭合不全。频闪喉镜下见局部振动不对称，黏膜波明显减弱或消失。手术中必须完全去除囊壁以防复发。

第九节　声带息肉

学习目标

掌握声带息肉的常见病因及治疗原则。

声带息肉（polyp of vocal cord）是声带固有层浅层局限性病变。好发于声带游离缘的前中 1/3 交界处，为半透明、白色或粉红色表面光滑的肿物，多为单侧，也可为双侧，是常见的引起声音嘶哑的疾病之一。

【病因】

发病机制尚不明确，常与用声不当和用声过度有关。上呼吸道病变可作为声带息肉发生的诱因。吸烟也可刺激声带，使血浆渗入 Reinke 间隙。由于声带息肉多见于更年期妇女，考虑可能与雌激素有关。

【病理】

声带的 Reinke 间隙发生局限性水肿，血管扩张或出血，表面覆盖正常的鳞状上皮，形成白色或粉红色的椭圆形肿物。病程长的息肉其内有明显的纤维组织增生或玻璃样变性。

【临床表现】

主要是较长时间声嘶，其程度和息肉大小及部位有关，通常息肉大者声嘶重，反之声嘶轻。息肉长在声带游离缘处声嘶明显，长在声带上表面对发声的影响小，广基大息肉可引起失声。声带息肉大者可以堵塞声门引起吸气性喉喘鸣和呼吸困难。

知识链接

循环障碍 - 出血学说

声带振动时声带黏膜下的血管中血流变慢，甚至有时可停止。如振动剧烈，可发生血管破裂形成血肿。因覆盖声带的复层扁平上皮能伸展而不易破裂，血肿可扩大致周围组织中发生局部循环障碍，出现继发性水肿、血管扩张等。血肿扩大到一定程度，声带振动时，其黏膜运动在血肿基部减弱，使其得到部分修复，但可继发淋巴细胞浸润的炎症变化。

【检查】

喉镜检查可见一侧声带前中 1/3 附近有半透明、白色或粉红色的肿物，表面光滑，可带蒂，也可广基，带蒂的息肉有时随呼吸上下运动。上述病变也可见于双侧声带，少数患者可出现整个声带弥漫性息肉样变（彩图 2-6-23）。

【治疗】

手术切除是治疗本病的主要方法。经保守治疗无效的声带息肉可采用手术切除。手术应强调在声带任克层浅层操作，避免过度损伤声带黏膜。

（王　军　肖　洋）

第七章

气管与食管疾病

第一节　气管和食管的临床检查

学习目标

1. 熟悉食管镜检查方法。
2. 了解支气管镜检查方法。

一、气管检查

支气管镜检查是经支气管镜对气管、支气管内病变进行检查和治疗的一种诊疗方法。这种内镜有两种类型：一种是硬管支气管镜，由金属空心硬管制成，可以窥察各分叶支气管，其优点是视野较大，易于清理分泌物和积血，可以夹取较大的活检组织，便于腔内治疗和手术。另一种是纤维支气管镜，管身细、柔软、可弯曲，可导入各肺次段支气管内，对诊断支气管病变，特别是早期肺癌等，较硬管更为方便，患者痛苦少，效果好。

（一）适应证

1．气管、支气管异物。纤维支气管镜不能用于较大的异物。

2．原因不明的支气管阻塞、咳嗽、咯血、反复发生的肺炎。

3．可疑的气管、支气管结核。

4．需要明确病变范围和行活组织检查的气管、支气管以及肺部肿物。

5．气管、支气管内用药和治疗。

6．气管、支气管扩张。纤维支气管镜不适用。

7．清除下呼吸道分泌物或取分泌物涂片和培养。

8．气管切开术后长期不能堵管需要明确病因者。

9．可疑有气管食管瘘者。

（二）禁忌证

1．严重的颈椎病、头颈后仰受限、张口困难以及体质过弱者禁用硬管支气管镜，可选择纤维支气管镜检查。

2．严重高血压和心脏病。

3．主动脉弓瘤。

4．活动型肺结核和急性呼吸道感染。

5．近期曾有大量咯血者。

二、食管镜检查法

食管镜检查（esophagoscopy）是将食管镜插入食管内对病变进行检查和治疗的一种方法。与支气管镜一样，食管镜亦有硬管和软管两种类型。

（一）适应证

1．诊断并取出食管异物。软管镜只能取出较小、易于取出的异物。

2．食管肿物的诊断。

3．寻找原因不明的吞咽困难、咯血等症状的病因。

4．硬管食管镜可以用于食管狭窄的治疗、食管曲张静脉出血的治疗、食管良性肿物切除等治疗。

（二）禁忌证

1．严重的心脑血管疾病和高血压病。

2．主动脉弓瘤。

3．食管静脉曲张，近期曾有出血病史。

4．严重的食管腐蚀伤的急性期。

5．硬管食管镜禁用于有严重的颈椎病和张口困难者。

（三）术前准备

术前应该常规询问病史，行必要的检查，排除手术禁忌证，签署手术同意书。术前 4 小时禁食。

器械的准备：目前多应用椭圆或扁圆形食管镜，选用规格见表 2-7-1。

表 2-7-1 食管镜选用表

年龄	内径（cm）	长度（cm）
成人	1×1.4	30 ～ 40 ～ 45
11 ～ 15 岁	0.9×1.3	20 ～ 25 ～ 25
6 ～ 10 岁	0.8 ～ 1.1	20 ～ 25
取食管上端异物	1.3 ～ 2	20 ～ 30
3 ～ 5 岁	0.7×1	20
2 岁以上	0.6×1	18 ～ 20

（四）麻醉

对于成人和较大的儿童，在能够耐受的前提下可以选择表面麻醉；年龄过小或年老体弱者，以及复杂的食管异物可以选择全身麻醉。

（五）手术方法和步骤

硬管食管镜检查操作时一般选择波义斯（Boyce）体位，患者头部位置同直接喉镜法。头部应高出台面 15cm，先将食管镜沿口腔右侧插入喉咽部右侧的梨状窝，然后将食管镜的远端逐渐移向中线，于杓状软骨之后将镜管口向前下推进即达食管口，此时可见环咽肌在后壁隆起如一门槛，应等待食管口自动张开，或嘱患者做吞咽动作，看清食管入口空隙后，立即顺势将管端导入食管内。因该处后壁最薄，切忌不待食管口张开后盲目强行推入，以免发生食管穿孔。当食管镜进入中段食管后，应将头部逐渐放低，并向右稍偏，以适合食管偏左的方向。胸段食管较颈段宽阔，在食管与主动脉交叉处的食管左前方可见搏动，检查时应予以注意。检查食管下段时，患者头位常低于手术台 2 ~ 5cm。食管镜检查时应始终保持镜管与管腔的方向一致，在能清晰地看清前、后、左、右四壁的情况下深入前进，不得偏向一侧，以免增加食管壁损伤机会。软管食管镜检查时取左侧卧位，在镜管导入 15cm 左右时，嘱咐患者吞咽，顺势导入食管镜，然后吸干净分泌物，并充气使食管扩张，依次检查食管各壁的情况。

（范崇盛）

第二节 气管与食管异物

学习目标

熟悉气管异物、食管异物的治疗。

喉、气管、支气管异物是指外界物质误入喉、气管、支气管所致的疾病，是耳鼻咽喉科常见急重症之一。多发于 5 岁以下儿童，3 岁以下幼儿最多，可占 60% ~ 70%，也偶见于成人。病情常进展迅速，若异物较大或抢救不当，可因窒息而立即死亡。迁延时日，可致肺部并发症，故及时诊断与治疗至关重要。

案例 2-7-1

患儿李某，7岁男孩儿，玩笔时出现剧烈呛咳，后出现呼吸急促，家长发现笔帽消失，急诊就诊。查体见患儿呼吸急促，面部青紫，三凹征阳性，听诊肺部可闻及哮鸣音。

问题：

1．患者的初步诊断是什么？

2．应进行哪些辅助检查？

3．治疗原则是什么？

一、气管异物

【病因】

1．儿童进食时嬉戏或哭闹，或口含异物玩耍，可因惊吓、跌倒等原因将口内异物（如瓜子、花生、豆类、笔帽等）吸入呼吸道内。果冻等黏滑小食品所致也多有报告。

2．成人口含异物工作，不慎将异物吸入呼吸道，如小钉、别针等。

3．全身麻醉或昏迷患者或咽喉麻痹者，可将食物、呕吐物及松动的义齿等吸入呼吸道。

【临床表现】

1．喉异物

（1）多发于幼儿，较大异物嵌顿于声门，可致呼吸困难、发绀甚至窒息死亡。

（2）异物不完全堵塞喉腔常有剧烈咳嗽、声嘶、喉鸣及疼痛感。

2．气管异物

（1）异物进入气管，刺激黏膜，可引起剧烈呛咳伴呼吸困难，出现憋气，面色青紫。

（2）异物贴附于气管壁，可使症状暂时缓解。

（3）吸入较轻且光滑的活动性异物如西瓜子等，可随呼吸气流在气管内上下活动，导致阵发性咳嗽。撞击声门下时可产生拍击声，咳嗽时或呼气末于气管前听诊可清晰闻及。

（4）较大异物阻塞部分气管时可闻及哮鸣音。

（5）大异物嵌顿于声门或声门下，或阻塞双侧支气管开口，可导致窒息。

3．支气管异物

（1）早期症状与气管异物相似，异物进入支气管后，常因刺激减少，咳嗽减轻。

（2）植物性异物因脂酸刺激，可引起咳嗽、咳痰、喘鸣及发热等全身症状。

（3）一侧支气管异物多无明显呼吸困难，双侧支气管异物可致呼吸困难。

（4）不完全堵塞时，远端肺叶可出现肺气肿；完全堵塞时，远端肺叶可出现肺不张，对侧肺部出现代偿性肺气肿。

【诊断】

1．病史　异物吸入史是诊断的重要依据，结合典型症状、查体及 X 线检查，诊断多无困难。异物史不明确者，如有突发呛咳，或久治不愈的咳喘、支气管炎情况，尤其是儿童，应考虑呼吸道异物可能。

2．体格检查

（1）全身检查：注意有无呼吸困难、心力衰竭情况出现。

（2）喉镜检查：可见喉部异物，声门下异物常呈前后位。

（3）活动的气管异物在咳嗽或呼气末期可有拍击声，肺部听诊可闻及喘鸣音。

（4）支气管异物可有肺炎、肺气肿、肺不张的体征，应注意肺呼吸音减弱、消失及其他呼吸音异常情况。早期有时体征不明显，应注意两侧对比。

3．X 线检查

（1）胸透或拍片可确定不透光异物的位置、大小、形状等情况。

（2）透光的支气管异物，可通过间接征象推断，胸透较拍片具有更高诊断准确率。胸透可直接观察纵隔摆动的情况，纵隔摆动现象为支气管异物的重要 X 线特征，对诊断非常有帮助。①肺气肿：胸透时可发现肺透明度增高，横膈下移，呼气时心脏和纵隔向健侧移位，吸气时心脏和纵隔向患侧移位，从而出现纵隔摆动现象。②肺不张：病变部位体积缩小，密度增高，横膈上抬。心脏与纵隔向患侧移位，呼吸时保持不变。③肺部感染：局部出现密度不均匀的片絮状模糊阴影。

4．支气管镜检查 是气管、支气管异物确诊的最可靠方法。

【治疗】

呼吸道异物可危及生命，应及时诊断，尽早去除。手术取出异物是唯一有效的方法。异物取出后，仍需对肺部及全身情况密切观察并适当处理。继发感染者，酌情应用抗生素以控制炎症。

1．喉异物

（1）小儿喉异物可在直接喉镜下钳取。

（2）成人喉异物可在黏膜表面麻醉下，经间接喉镜或直接喉镜下钳取。

2．气管异物 直接喉镜异物取出术适用于活动性气管异物，以鳄鱼嘴式异物钳置于声门下气管内，上下张开钳口，在异物随气流上冲时的瞬间钳取，即“守株待兔”法。

3．支气管异物

（1）支气管异物需在支气管镜明视下钳取。小儿宜在全身麻醉下进行，可经直接喉镜置入支气管镜，发现异物后，用适当异物钳夹住后取出。对较大异物难于经声门取出者，可行气管切开，自切开处取出异物。

（2）支气管深部细小异物，可经纤维支气管镜取出。

（3）异物较大且嵌顿牢固者，可酌情行开胸取出术。

【预防】

呼吸道异物是一种完全可以预防的疾病。通过加强卫生宣教，提高人们对此病危险性的认识，可以在很大程度上减少此类疾病的发生。

1．避免给 3 ～ 5 岁以下婴幼儿吃瓜子、花生、豆类等难于嚼碎的食物。儿童食物中应避免混有鱼刺、碎骨等物。不要大口吸食果冻等软滑的食物。

2．进食时不要嬉笑、打闹，以免深吸气时误将异物吸入。

3．教育儿童不要口中含物玩耍，避免给幼儿能放入口中、鼻孔的小玩具。如有发现，应婉言劝其吐出，不要用手指强行抠取，以免引起哭闹吸入气道。

4．成人更要改正口中含物作业的不良习惯。

5．重视昏迷及全身麻醉患者护理，将头偏向一侧。防止呕吐物吸入下呼吸道，活动的义齿应事先取下。

二、食管异物

食管异物是耳鼻喉科最常见的急症之一，可发生于任何年龄，多见于老年人及小儿。症状虽不及气管异物危急，但因其可能发生食管穿孔、大血管破溃致死等严重并发症，亦需引起足够重视。食管异物种类多种多样，可分为动物类、植物类、金属类、化学类等。因饮食种类、生活习惯各异，不同地区各类异物发生比例不尽相同。异物停留部位以食管入口最多见，其次为第二狭窄处，发生于下段者较少。

案例 2-7-2

患者张某，55岁女性，吃枣后出现颈部疼痛，不能进食，急诊就诊。查体见患者口咽、喉咽部光滑，双侧梨状窝有唾液残留，未见异物。

问题：

1．患者的初步诊断是什么？

2．应进行哪些辅助检查？

3．治疗原则和可能的并发症是什么？

【病因】

1．进食仓促，或口内含物时注意力不集中，误吞所致。

2．老年人、吞咽有障碍者于进食或睡眠时，可误吞活动性义齿。

3．精神失常者或轻生者，故意吞下特殊性质异物。

4．食管疾病，如食管癌、食管狭窄可因病变部位食物阻塞形成异物。

【临床表现】

常与异物的大小、性质、形状、停留部位和时间，以及有无继发感染有关。

1．吞咽困难和疼痛

（1）环后隙及食管入口处异物：吞咽困难明显，疼痛部位多在颈根部或胸骨上窝处。尖锐及不规则异物，疼痛尤其明显。轻者可进半流质或流质饮食，重者饮水亦感困难。小儿常伴有流涎症状。

（2）胸段食管异物：胸骨后疼痛较颈段轻，可向背部放射。若有剧痛，应考虑食管穿孔的可能。

2．呼吸道症状　较大异物向前压迫气管后壁可导致咳嗽、呼吸困难，甚至窒息。

【诊断】

1．病史　详询病史，了解误吞异物的性质、时间，对诊断治疗有重要意义。若多次出现异物经过，要高度注意食管狭窄及食管癌的可能。

2．间接喉镜检查　有吞咽困难时，间接喉镜可见梨状窝有唾液潴留。

3．X 线检查

（1）颈、胸正侧位片，对不透光异物可了解其所在位置及形状、大小。

（2）透光异物需用钡剂对比，观察有无钡剂存留，较小异物需用钡絮检查。

（3）怀疑食管穿孔者，需行食管碘油造影。明确诊断要依赖食管镜检查。

4．食管镜检查　对少数有明确异物史及有吞咽困难或吞咽疼痛等症状，但 X 线检查不能确诊者，应考虑行食管镜检查。发现异物，及时取出。

【并发症】

尖锐、形状不规则及巨大异物，可出现以下并发症：

1．食管炎、食管周围炎及食管周围脓肿。

2．食管穿孔合并颈深部感染和脓肿、纵隔感染和脓肿、皮下气肿、纵隔气肿。

3．大血管破溃、致死性大出血。对胸段异物有呕血、便血者，应特别警惕。

4．食管气管瘘、肺部感染。

【治疗】

明确诊断后，及时行食管镜检查及异物取出术是唯一有效的治疗方法。试图靠强咽食物团将异物带入胃中的做法是错误及危险的。

1．及时取出异物的方法

（1）经硬质食管镜取异物：是最常用的方法。① 选择适当的食管镜及异物钳。需根据患者的年龄，异物的大小、形状、部位等选择。② 麻醉：对于较易取出的异物，可采用黏膜表面麻醉；对于小儿及成人较大的异物，最好采用全身麻醉。③ 食管镜下窥见异物后，要查清异物与食管壁的关系。钳取异物后，尽力使异物长轴与食管纵轴平行取出，不应强行外拉，以免加重食管损伤和发生致命并发症。必要时，应行颈侧进路或开胸手术取出异物。

（2）经纤维食管镜或电子食管镜取异物：对于某些小的尖锐异物可以采用。

2．一般治疗

（1）根据病情进行补液及全身支持疗法。术后应禁食 1 ～ 2 天。

（2）药物治疗应重点防止并发症的发生，并改善饥饿、脱水、电解质紊乱等情况。

（3）局部感染时，应给予足量抗生素。

（4）疑有穿孔者，应行鼻饲饮食。

3．并发症的处理

（1）出现食管周围脓肿或咽后壁脓肿，且积脓较多者，应行颈侧切开引流。

（2）异物穿破食管壁，合并纵隔脓肿等胸科病变时，宜请胸外科协助处理。

（王宁宇）

第三节　食管腐蚀伤

学习目标

了解食管腐蚀伤的治疗。

食管腐蚀伤（caustic injuries of esophagus）是由误服或有意吞服腐蚀剂所引起的食管损伤。严重者可发生食管穿孔、纵隔炎、腹膜炎或败血症，后期则可出现食管的瘢痕狭窄及瘢痕食管癌变。这是食管外伤中最常见的一种。腐蚀剂主要有强酸如硫酸、盐酸、硝酸等和强碱如氢氧化钠、氢氧化钾等两大类。

【病理】

病变程度与腐蚀剂的性质、剂量、浓度、停留时间长短有关。酸性腐蚀剂会使局部水分吸收，蛋白质发生凝固，呈现凝固性坏死状态；穿透力稍弱，损害多局限于酸性腐蚀剂接触部位，但高浓度的酸性腐蚀剂仍会引起严重损伤。而碱性腐蚀剂有较强的吸水性，并可使脂肪皂化、凝固，蛋白质溶解，组织液化；穿透力强，病变易向组织深层及周围组织发展。

食管腐蚀伤可分为 3 度：

Ⅰ度：病变限于黏膜层。黏膜表面充血肿胀，愈后一般不留瘢痕。

Ⅱ度：病变深达肌层。局部可形成溃疡，愈后常形成瘢痕，以致食管狭窄。

Ⅲ度：食管壁全层受损。食管周围组织可累及，可发生食管穿孔等。

【临床表现】

1．急性期　病程 1 ～ 2 周。

（1）全身症状：重症患者常在 2 ～ 3 天内出现全身中毒情况，如发热、脱水、休克等。

（2）局部症状

1）疼痛：吞入腐蚀剂后，即刻出现口腔、咽腔、胸骨后或背部疼痛。吞咽时疼痛加重。

2）吞咽困难：因疼痛不敢吞咽，常伴有流涎、恶心等。

3）声嘶及呼吸困难：若病变累及喉部，或引起食管入口的严重损伤，可因黏膜水肿而出现声嘶和喉阻塞症状。

2．缓解期　1～2周急性炎症消退，创面逐渐愈合，全身症状逐渐缓解，疼痛减轻，吞咽困难逐渐消失，饮食逐步恢复正常。

3．狭窄期　约50%的食管腐蚀伤后出现瘢痕性狭窄，多见于病变较重、累及肌层者和未得到适当治疗者。患处因结缔组织增生、瘢痕收缩导致食管狭窄。患者再度出现进行性吞咽困难。轻者尚可进流质饮食，重者滴水不进，以致出现脱水及营养不良等全身症状。

【诊断】

1．病史　有误服或吞服腐蚀剂病史，须详细了解腐蚀剂的性质、浓度、剂量及吞服时间。

2．口腔、咽腔及喉的检查　急症患者，应检查口唇及口腔黏膜、咽部黏膜等受腐蚀处。观察有无充血肿胀、黏膜脱落情况、有无溃疡及假膜形成等。喉部受累者行间接喉镜检查，可见会厌、杓状软骨出现黏膜水肿。

3．食管镜检查　可了解食管内病变的范围、程度，是观察食管内受损情况的重要方法。应在急性症状缓解后进行，一般在受伤2周后进行第一次检查，以避免过早检查加重损伤甚至引起穿孔的可能。与硬质食管镜相比，纤维食管镜更为安全。

4．X线检查

（1）对疑有并发症者行X线胸、腹透视及拍片或CT扫描检查，观察有无纵隔气肿、气胸、腹腔积气等，可初步确定是否有食管穿孔。

（2）急性期过后可进行食管钡餐X线检查或碘油拍片以利于了解病变性质、部位与程度。但疑有食管穿孔者避免使用钡剂。

（3）对于狭窄期的患者，可做食管钡餐检查，如第一次检查阴性，2～3个月内应定期复查。

【治疗】

1．急性期

（1）中和剂的使用：受伤后，应立即使用中和剂。酸性腐蚀剂灼伤可用氢氧化铝凝胶、氧化镁乳剂进行中和，然后再服用牛奶、蛋清、植物油等，保护黏膜创面。避免使用苏打水，因可能产生大量二氧化碳气体而导致食管穿孔。碱性腐蚀剂灼伤可用食醋、2%醋酸、柠檬汁、橘汁等分次少量服用。

（2）抗生素的应用：早期应用抗生素，可预防感染。

（3）糖皮质激素的应用：激素可减少创伤反应、抑制纤维肉芽组织形成，防止食管狭窄的发生。但对疑有并发症的重度烧伤者，慎用糖皮质激素，以防感染扩散。

（4）气管切开：病变累及喉部，出现喉阻塞症状者，应做气管切开解除呼吸困难。

（5）全身支持疗法：给予镇静、止痛及抗休克治疗。早期开通静脉通道，根据病情补充水、电解质。条件允许时，可置胃管鼻饲，以维持营养、维护管腔。

2．缓解期

（1）急性症状缓解后，应做食管镜及食管钡剂检查，了解食管受损情况，必要时定期复查，观察病情变化，及早诊断和治疗食管狭窄。

（2）根据病情轻重使用抗生素及激素，逐渐减量至停用。

（3）有引起食管狭窄可能者，应继续保留或尽早插入鼻饲胃管。

3．狭窄期　对于瘢痕期食管狭窄患者，可行以下措施：

（1）食管镜下探条扩张术：适用于病变范围较局限、狭窄较轻者。在食管镜直视下操作，选择直径适当的扩张探条，由小到大逐渐扩张。每周一次，直至能较顺利进食。

（2）吞线扩张术：有顺行、逆行或循环扩张法。顺行适用于较单纯的瘢痕狭窄，无须先行胃造瘘术。后两种方法适用于多处狭窄或狭窄段较长者，缺点是需先行胃造瘘术。

（3）外科手术治疗：对于上述方法效果不佳或估计不易成功的严重狭窄，应采用手术治疗。根据病情可采用狭窄段切除食管端端吻合术，空肠、结肠代食管术及食管胃吻合术等。

思考题

1．食管异物取出术可能的并发症及其生理解剖基础是什么？
2．试述气管异物的处理原则。

（王宁宇）

第四节　反流性食管炎

学习目标

1．了解反流性食管炎的临床表现。
2．了解反流性食管炎的治疗原则。

胃食管反流（gastroesophageal reflux，GER）定义为胃内容物通过食管下括约肌反流入食管。正常健康人可以发生生理性的胃食管反流，但如果出现病理性症状和体征，就称为胃食管反流病（gastroesophageal reflux disease，GERD）。酸（碱）反流导致的食管黏膜破损称为反流性食管炎（reflux esophagitis，RE）。RE是胃食管反流性疾病的一种，是由于胃食管动力障碍，胃、十二指肠内容物反流至食管内而引起的食管黏膜的消化性炎症。本病常与慢性胃炎、消化性溃疡等病并存，也可单独存在。

【病因】

1．食管或胃手术后　全胃或胃大部切除、迷走神经切断术后等，引起食管下括约肌功能障碍。

2．呕吐物刺激　酸性呕吐物对食管黏膜的刺激性很大。十二指肠球部溃疡患者，由于胃窦痉挛及继发性幽门、十二指肠梗阻，引起高酸性胃液反流；某些疾病引起长期反复呕吐，如胆道疾病、慢性胃炎、功能性呕吐、偏头痛等，使胃、十二指肠内容物反流到食管，导致食管黏膜屏障和食管下括约肌的功能受损。

3．饮食不当　大量烟酒、进食过于辛辣食物直接对食管黏膜造成刺激，过热食物易灼伤食管黏膜。另有些高脂饮食，如巧克力、咖啡、可口可乐等，可使胃酸分泌增加，在高胃酸的情况下，当食管下端括约肌功能不全时，易产生反流性食管炎。

4．某些药物的副作用　茶碱类、抗胆碱能药物、β- 受体阻滞剂、烟酸、黄体酮等药物既对食管黏膜有刺激，又可使食管下括约肌功能降低。

5．内在因素　妊娠、自主神经功能紊乱、成年人特发性食管下端括约肌功能不全，均可影响食管下端括约肌正常关闭的张力。

【临床表现】

1．症状

（1）烧心和反酸：烧心是指胸骨后或剑突下烧灼感，常由胸骨下段向上延伸。于餐后1小时左右多发，卧位、弯腰或腹压增高时可加重。本病反流物多呈酸性，此时称为反酸。反酸常伴有烧心。

（2）咽异物感、吞咽困难及吞咽痛：一些患者诉咽部不适，有异物感，但无真正吞咽困难，可能与酸反流引起食管上括约肌压力升高有关；部分患者有吞咽困难，可能是由于食管痉挛或功能紊乱，症状呈间歇性，进食固体或液体食物均可发生；少数患者由于食管狭窄引起吞咽困难，可呈持续性，进行性加重。有严重食管炎或并发食管溃疡者，可伴吞咽疼痛。

（3）胸骨后痛：疼痛发生在胸骨后或剑突下。严重时可为剧烈刺痛，可放射到后背、胸部、肩部、颈部、耳后，此时酷似心绞痛。多数患者由烧心发展而来，但亦有部分患者可不伴有烧心和反酸的典型症状，给诊断带来困难。

（4）其他：反流物刺激咽喉部可引起咽喉炎、咳嗽、声嘶等症状；吸入气管和肺可反复发生肺炎，甚至出现肺间质纤维化；有些非季节性哮喘也可能与反流有关。上述情况，如伴随的反流症状不明显或被忽略，则会因治疗不当而经久不愈。

2．体征　间接喉镜检查可见喉黏膜充血、溃疡，甚至肉芽形成等。因反流物刺激咽喉部，可出现任克层水肿和息肉、声带小结等。部分病例可见发生于声带突处的接触性溃疡和肉芽肿，甚至出现喉、气管狭窄。

3．辅助检查

（1）食管钡餐检查：可发现胃溃疡、食管裂孔疝等。

（2）食管镜检查：是诊断反流性食管炎的主要方法。

（3）pH监测：应用双电极（咽、食管）或三电极（咽、食管、胃）pH记录仪，可监测反流发作与食管和咽喉部酸化的关系。

（4）食管测压：食管上括约肌和食管下括约肌功能正常是防止胃液反流入食管和咽喉部的重要因素，特别是食管下括约肌，如果功能异常，此处压力降低，就会出现食管内pH降低，造成黏膜受损。

【诊断】

根据典型的症状、体征及辅助检查，反流性食管炎的诊断并不困难，但有些患者以咽异感症、咳嗽、声嘶等症状为主要表现，有些患者则出现类似于心绞痛的表现，往往会给诊断带来困难，甚至造成误诊。症状不典型的患者，需进行必要的辅助检查，如食管镜检查，或加做质子泵抑制剂（PPI）试验，可帮助诊断。

知识链接

质子泵抑制剂（PPI）试验

使用奥美拉唑20 mg bid，共7天，如患者症状消失或显著好转，提示为明显的酸相关性疾病，在除外消化性溃疡等疾病后，应考虑反流性食管炎的诊断。

【治疗】

减轻或消除症状，防治并发症，预防复发。

1．一般治疗　嘱患者抬高床头，戒除烟酒，避免高糖、高脂、刺激性饮食，避免饱食。宜饭后散步等适度活动，积极治疗消化性溃疡、咳嗽、便秘等疾病。加强卫生知识宣传，提高人们对本病的认识。

2．药物治疗　轻度 GERD 及 RE 可单独选用 PPI、促动力药或 H_2 受体阻（H_2RA）；中度 GERD 及 RE 宜采用 PPI 或 H_2RA 和促动力药联用；重度 GERD 及 RE 宜加大 PPI 口服剂量，或 PPI 与促动力药联用。

（1）抑制酸分泌药物：①质子泵抑制剂：为首选药物，如奥美拉唑 20mg bid，疗程 8 周，维持量每日 10 ~ 20mg，至少 6 个月；② H_2 受体阻滞剂（H_2RA）：如西咪替丁、雷尼替丁、法莫替丁等。

（2）促动力药：如西沙必利 10mg tid 或 qd，并维持治疗。

（3）黏膜保护剂：硫糖铝、胶体铋等。

3．外科治疗　内科正规治疗无效或有并发症者可考虑外科手术治疗。

知识链接

咽喉反流疾病

咽喉反流疾病（laryngopharyngeal reflux disease，LPRD）定义为胃内容物反流至食管上括约肌以上的咽喉部而造成的局部组织损害。喉与食管相比，由于没有重碳酸盐和黏膜屏障等保护机制，对胃酸和胃蛋白酶的损害更加敏感。当 pH 小于 4.0 时，食管上皮才出现细胞损害，而当 pH 为 5.0 时就出现喉上皮损伤，这样患者在还没有出现食管炎之前，就可能会出现咽喉反流疾病。

LPRD 可以引起耳鼻咽喉的一系列疾病，在临床上主要表现为声音嘶哑、发声不良、咽喉异物感、慢性咳嗽和吞咽困难等。临床内镜检查的常见体征有后联合水肿及红斑、假声带沟、室带肥厚、声带水肿、弥散型喉水肿、后联合高度肥厚、肉芽肿或肉芽组织、喉内较稠的黏液等。LPRD 与任克层水肿和声带息肉密切相关。由 LPRD 引起的喉气管激惹、痉挛为常见危象。LPRD 是声门下及声门后部狭窄的主要原因。

LPRD 还是喉癌的重要致病因素，对非吸烟患者意义更大。LPRD 与睡眠呼吸暂停综合征有关，消除 LPRD 是治疗睡眠相关疾病重要的一环。此外，在儿童和青少年，反流可能是中耳炎的重要原因。

（王　军　肖　洋）

第八章

颈部疾病

第一节　颈部先天性疾病与畸形

学习目标

掌握甲状舌管囊肿的病因、临床表现及治疗。
了解鳃裂囊肿和瘘管的病因、临床表现及治疗。

一、甲状舌管囊肿

甲状舌管囊肿（thyroglossal duct cyst）是颈部最常见的先天性疾病，常位于颈中线。男性多于女性，大多在 10 岁以前发病，少数中年后发病。极少数病例可癌变。

【病因】

病因不明，可能与遗传有一定关系。胚胎发育早期甲状腺始基由口底向颈部下移的过程中，形成一条与始基相连的细管称为甲状舌管。在胚胎第 6 周时甲状舌管开始退化，至第 8 周时甲状舌管完全消失，其上端残留形成舌盲孔。若甲状舌管未退化或退化不完全，则形成甲状舌管囊肿或瘘管。同时，由于甲状舌管退化过程中左右两侧舌骨开始在中线融合，因此未退化的甲状舌管可位于舌骨腹侧或背侧，也可能位于舌骨中。

【病理】

覆有柱状纤毛上皮或鳞状上皮，有时其内可见甲状腺组织。

【临床表现】

甲状舌管囊肿可发生在自舌盲孔至胸骨上切迹之间颈中线的任何部位，大多数位于舌骨以下、甲状腺以上。多无明显症状。检查可见颈部皮下呈半圆形隆起，一般直径 1 ~ 3cm。触诊表面光滑而有弹性，与皮肤无粘连，与舌骨紧密附着，随吞咽或伸缩舌而上下移动。囊肿发展较慢，继发感染时可迅速增大，局部出现红、肿、热、痛的炎症表现。控制感染后迅速缩小。囊肿可反复感染，形成脓肿，脓肿破溃可形成瘘管。

【诊断】

根据颈中线胸骨上切迹以上肿块、触之光滑、随吞咽活动以及生长缓慢的特征，多可做出诊断。若行穿刺抽吸，可吸出黄色液体。也可行 B 超检查了解囊肿的性质、部位以及与甲状腺的关系。甲状腺放射性核素扫描可排除异位甲状腺，可作为术前常规检查。

【鉴别诊断】

1．甲状腺肿块　发生于甲状腺锥体叶的甲状腺腺瘤或癌可表现为酷似典型甲状舌管囊肿，以致部分患者经术后病理检查方可确诊，B 超检查有助诊断。

2．舌根或会厌囊肿　极易与发生于舌根部的甲状舌管囊肿相混淆。舌根冠位 CT 或 MRI 有助鉴别。

【治疗】

甲状舌管囊肿一经确诊，应尽早手术切除。一旦感染，将增加手术难度。如已有感染，须在感染控制后手术。小儿可推迟至 4 岁以后进行手术。目前手术时无论儿童或成人多采用全身麻醉。术中必须切除所有不正常的组织，包括囊肿、瘘管及舌骨体中部（约 15mm），以及延伸至舌盲孔的纤维条索，否则术后易复发。

二、鳃裂囊肿和瘘管

鳃裂囊肿和瘘管（branchial cyst and fistula）起源于各鳃裂或咽囊，外瘘口皆位于颈侧，故又称颈侧囊肿和瘘管，罕见恶变者。通常将咽内和颈侧皮肤均有开口者称瘘管；仅在咽内或颈侧皮肤有开口者称窦道；两端均无开口，因上皮残留、分泌物潴留而形成者称囊肿。

第 1 鳃裂瘘管较少见，外瘘口位于耳垂的前或后方或上颈部（舌骨以上），有时开口于腮腺的表面，内瘘口与外耳道或中耳相通。部分瘘管壁存在软骨组织，瘘管可走行于面神经主干的外侧或内侧，可穿行腮腺。

第 2 鳃裂瘘管最为常见，外口位于胸锁乳突肌前缘的中、下 1/3 相交区域，瘘管沿颈动脉鞘上行，经舌下神经与舌咽神经的浅面，穿经颈内、外动脉之间，向内终止于扁桃体窝之内口处。

第 3 鳃裂瘘管极少见，约占 1%。其外口与第 2 鳃裂瘘管外口的部位大致相同，瘘管沿颈动脉鞘上行，经舌下神经的浅面、舌咽神经的下方，穿过甲状舌骨膜，终止于梨状窝区域。第 4 鳃裂瘘管罕见，外口与第 2、3 鳃裂瘘管外口相同或在胸前部，瘘管沿颈动脉鞘下行至胸部，左侧者绕过主动脉弓、右侧者绕过锁骨下动脉上行，到达上段食管处。鳃裂囊肿可以出现在瘘管走行中的任何部位。

【病因】

目前研究认为部分鳃裂畸形与遗传因素有关，为常染色体显性遗传。多数瘘管是由于胚胎发育过程中鳃裂或咽囊或二者不完全闭合引起，囊肿是胚胎发育过程中上皮细胞残留所致。

【病理】

瘘管壁或囊肿壁衬有复层鳞状上皮（源自鳃裂的外胚层），约占 90%，或假复层纤毛柱状上皮（源自咽囊的内胚层），约占 8%。发生感染者，上皮结构可破坏或紊乱。衬有复层鳞状上皮的真皮内可含有皮脂腺、汗腺及毛囊，部分第 1 鳃裂瘘管内含有来自中胚层的软骨。

【临床表现】

通常瘘管的发病年龄较早，多在 10 岁以前；囊肿起病较晚，多见于 10 ～ 30 岁临床表现为颈侧部光滑、圆形、有波动感、无痛且逐渐增大的肿块，也可呈间歇性肿胀。瘘口处可有分泌物溢出，第 2、3、4 鳃裂瘘管甚至可在饮水时出现漏水的情况，穿行于腮腺的瘘管进食时会有唾液溢出。若并发感染，可有发热、疼痛，囊肿体积迅速增大，患者可觉颈部压迫感。部分合并耳前瘘管、副耳等耳郭畸形。第 1 鳃裂瘘管可有耳溢液，当其感染时偶尔会波及面神经，出现面瘫症状。第2鳃裂瘘管可导致反复发作的单侧化脓性扁桃体炎，即使切除扁桃体，仍反复发生单侧扁桃体窝的化脓性炎症。第2、3、4鳃裂瘘管局部膨大成囊状，当吞咽时囊内可以充满气体、液体或食物，感染时还可充满脓液。此时如挤压囊肿，其内容物可向咽部溢出，患者或可自觉有特殊气味，在喉镜下可观察内口的位置。由于第2、3、4鳃裂瘘管沿颈动脉鞘走行，与迷走神经关系密切，可因刺激迷走神经导致持续性咳嗽。亦可压迫迷走神经出现面色苍白、心悸、呕吐等症状。

【诊断】

1．探针　对于比较浅而短的瘘管，可经外瘘口插入探针探查，了解瘘管的走行与内口的位置。

2．纤维喉镜检查　经瘘管的外口注入生理盐水或染料，在纤维喉镜下观察其内口的位置。若瘘管伴有囊状扩张，挤压时其内容物可向咽部溢出，在纤维喉镜下可观察到内口的位置。

3．影像学检查　经瘘口注入碘油或其他造影剂造影，可显示瘘管的走行及内口的位置。

4．超声检查　对鳃裂囊肿行超声检查可协助诊断，明确肿物为囊性结构。

【鉴别诊断】

1．外耳道炎或中耳炎　第1鳃裂瘘管继发感染时，因其内口与外耳道相通，可致外耳道流脓，易误诊为外耳道炎或中耳炎。此时吸净外耳道的脓液，可观察到脓液来自外耳道的瘘口处，且上颈部可能触及肿块或观察到外口，当挤压上颈部或肿块时见脓液自外耳道瘘口溢出可助于诊断。特别需要注意的是，部分外耳道狭窄伴胆脂瘤者继发感染后形成耳后或耳垂下方脓肿，其表现与第1鳃裂瘘管继发感染极易混淆。

2．腮腺混合瘤　第1鳃裂瘘管或囊肿如位于腮腺实质内，可误诊为腮腺混合瘤，尤其是有囊性变的混合瘤。确诊需术后病理。

3．颈部寒性脓肿　鳃裂囊肿应与寒性脓肿相鉴别。通常对抗生素治疗的反应有重要的鉴别诊断价值。也可做结核菌素试验、术中对脓液进行抗酸杆菌涂片、术后对脓液进行结核分枝杆菌培养等，进一步确诊。

4．颈部囊性水瘤　是胚胎期淋巴管发育异常导致的，亦表现为颈部生长缓慢的囊性肿物。该病绝大多数在婴幼儿期即发病。透光试验检查呈阳性。穿刺可吸出草绿色水样液体，显微镜下可见大量淋巴细胞。囊壁由纤维组织和内皮细胞构成，内含淋巴细胞及淋巴小结。这些特点有助于鉴别诊断。

5．喉气囊肿　第3鳃裂瘘管穿经甲状舌骨膜，其伴发的囊肿易误诊为喉气囊肿。喉气囊肿的特点是当做Valsalva动作、深呼吸、剧烈咳嗽、啼哭或用力吞咽时增大，压之可缩小，以上特点可与鳃裂囊肿相区别。

【治疗】

手术彻底切除瘘管或囊肿是主要的有效治疗方法。对于部分第3、4鳃裂瘘管或囊肿手术切除难度和风险极大时，可在内镜下采用硬化剂、烧灼等方法处理。已继发感染者必须在炎症控制后手术。对于无症状的幼儿或成年人不必手术。

麻醉通常采用全身麻醉。

第二节　颈部的炎性疾病

学习目标

1. 熟悉颈淋巴结炎的病因、临床表现及治疗。
2. 了解颈淋巴结结核的病因、临床表现及治疗。

一、颈淋巴结炎

颈部淋巴结占全身淋巴结的 1/3，淋巴结炎常见，多继发于头、面、颈部感染。部分不能明确原发感染灶的部位，仅表现为局部淋巴结的炎症。临床常见头颈部原发感染，引起相应引流淋巴链上的淋巴结炎，出现相应成串的淋巴结肿大、触痛，影响患者颈部活动。儿童更为常见，可呈单个淋巴结炎症。表现为孤立的淋巴结肿大、触痛，表面的颈部皮肤充血、肿胀。部分儿童病情严重至受累淋巴结坏死并形成脓肿。临床上需要与淋巴结结核、淋巴瘤颈部转移癌相鉴别。

临床上主要选择敏感的抗生素针对原发感染灶进行治疗。在成人，肿大淋巴结如果经抗炎治疗后仍持续不退，应注意除外头颈部恶性肿瘤转移的可能。

二、颈淋巴结结核

颈淋巴结结核过去较常见，近年来有逐渐上升趋势。

【感染途径】

咽部原发病灶侵入颈部淋巴结，极少数为肺内结核血行播散，多为双侧淋巴结受累，或经纵隔淋巴结侵入颈部等。部分患者无结核病史，且早期也无结核中毒症状，往往是以偶然发现颈部单侧无痛性肿块就诊。生长缓慢且应用抗生素无明显疗效。颈淋巴结好发部位依次为颈后三角、下颌下区、下颈部、上颈部及颏下区，颈后三角最多见。

【临床表现】

局部表现分为四型：结节型、浸润型、脓肿型及溃疡瘘管型。全身表现轻者缺乏特异性，易被误诊，重者可出现结核病的特征性症状。对于单侧、无痛性、逐渐增大的单个淋巴结或多个融合淋巴结，尤其是位于颈后三角者，应高度怀疑淋巴结结核的可能。

颈淋巴结结核的诊断主要依赖活检。需要与淋巴结炎、淋巴瘤、转移癌等相鉴别。

【治疗】

抗结核化学疗法为基本治疗，应给予 3 ~ 6 个月正规抗结核治疗。脓肿型者可切开排脓加引流术。结节型或浸润型可切除病变淋巴结。

三、颈深部感染

严重的颈深部感染甚至危及患者生命，且由于多伴有身体其他疾病如糖尿病等，治疗与处理困难。临床医生必须掌握颈深部感染的各种临床表现，及时做出正确的诊断和治疗。颈深筋膜覆盖、包绕、分隔颈深部诸结构形成咽旁间隙、咽后间隙、扁桃体周围间隙、下颌下间隙（包括颌下间隙和颏下间隙）、咬肌间隙、气管前间隙和椎前间隙等潜在间隙。感染累及这些颈筋膜间隙称为颈深部感染。在抗生素问世以前，咽和扁桃体炎症所致者占 70%。随着抗生素的应用，牙源性感染成为成人颈深部感染的主要来源。儿童仍以咽和扁桃体感染为主。有 22% ~ 50% 的颈深部感染找不到明确的病因，但几乎 80% 的颈深部感染致病菌为溶血性链球菌，其他致病菌还有金黄色葡萄球菌、厌氧菌等。如果是继发于 Vincent 咽峡炎，则可培养出螺旋杆菌。近年发病率有增加趋势，成人中与糖尿病相关的颈深部感染发生率增加。

【临床表现】

原发部位疼痛、发热、下颌或颈部肿胀为颈深部感染的主要症状，不同的颈筋膜间隙感染根据各自的解剖区域及毗邻关系还可引起张口困难、吞咽疼痛、声音改变和呼吸困难等症状。如咬肌间隙受累时出现张口困难；咽后间隙感染时可影响颈部运动；口底蜂窝织炎致舌体肿胀；咽旁、咽后感染可有发音改变或呼吸困难；若导致纵隔感染，可有胸痛、呼吸困难；颈动脉鞘感染则可能导致颈动脉壁感染、坏死引起致命性大出血，也可致颈内静脉栓塞、脓毒血症等。

对疑有颈深部感染者，应详细询问病史，如近期上呼吸道感染、牙病史、使用免疫抑制剂等因素。同时需仔细检查牙齿及牙周、扁桃体、上呼吸道，以寻找原发感染灶，从而初步判断是哪个颈筋膜间隙感染。如扁桃体炎可导致扁桃体周围间隙及咽旁间隙感染，鼻窦炎可导致咽后间隙感染，牙病可导致舌下、颌下和颏下间隙感染。

几种常见类型颈深部感染的临床特征：

1．口底蜂窝织炎　又称脓性颌下炎，为下颌下间隙的感染，常由于拔牙或牙根感染引起。病情发展迅速，表现为口腔或颈部疼痛、肿胀，并迅速加重，开始为单侧，很快进展为双侧，下颌周围及口底水肿，严重时口底组织僵硬，舌体被推向后上方，出现张口困难、吞咽疼痛、流涎等症状。当脓肿形成时，需要及时做下颌骨下横行切开引流，严重时气道受阻则需及时行气管切开。

2．咽旁间隙感染　咽旁间隙内有颈动脉、颈内静脉、后组脑神经及颈交感干等重要结构。早期表现为高热、咽部及颈部疼痛、吞咽困难等急性感染症状，前隙感染伴明显张口困难，腮腺区和下颌下区肿胀、压痛，咽部可见咽侧壁红肿，向内侧移位，扁桃体被推向前内侧，颈部活动受限。后隙感染可出现后组脑神经麻痹的症状和 Horner 综合征，最严重的并发症为颈动脉鞘感染继发颈动脉破裂出血，开始表现为反复小量咽部或耳道内出血，为大出血征兆；也可合并颈静脉栓塞性静脉炎。确诊需行 CT 扫描或穿刺抽脓检查，观察脓肿与颈动脉鞘的关系。及早切开引流是重要的治疗措施。

3．咽后间隙感染　位于颊咽筋膜和椎前筋膜之间，上达颅底，下至上纵隔 T1 水平。急性型多见于婴幼儿，常因鼻、鼻窦的感染引流至咽后间隙淋巴结所致；成人多由于外伤、异物、气管插管或内镜操作等引起。慢性型多与结核相关。颈侧 X 线片检查或颈部 CT 检查可确诊。脓肿形成时需及时切开引流。

【诊断】

根据病史、典型临床表现，结合相关影像学检查和诊断性穿刺的结果，多可做出相应的临床诊断。

【治疗】

治疗颈深部感染首先要保持呼吸道通畅，必要时做气管切开。早期用抗生素治疗，如已经形成脓肿，应尽早行切开引流术。因患者多有吞咽疼痛和进食困难，需要及时补液改善营养状态，纠正酸碱失衡等。手术切开引流是重要的治疗手段，原则是充分暴露和彻底引流。

在颈深部感染时，由于正常解剖结构往往已被破坏，切开引流需要借助一些重要解剖标志进行定位，尽可能应用钝性分离，尽早暴露颈动脉鞘可避免进一步的损伤。打开脓腔时需要留取分泌物做细菌培养，以指导抗生素治疗，包括需氧菌和厌氧菌培养、抗酸染色、真菌培养等。术中需充分开放脓腔，清除坏死组织，封闭伤口，并放置引流。对于有并发症的颈深部感染如颈静脉栓塞性静脉炎、纵隔感染等，需进一步联合会诊和手术。

（张天宇）

第三节 颈部肿瘤

学习目标

了解颈部肿瘤的病因、临床表现及治疗。

一、颈部良性肿瘤

颈部良性肿瘤的种类很多，皮肤、软组织、骨骼、血管、神经等组织均可发生。本节仅介绍神经鞘瘤及颈动脉体瘤。

（一）颈部神经鞘瘤

案例 2-8-1

患者，男性，33 岁，无意中发现左侧颈部肿物1 个月入院。肿物约桃核大小，无红肿、疼痛、寒战、畏寒，无午后低热、夜间盗汗。查体：颈软，双侧不对称，颈静脉无怒张，气管居中，甲状腺不大，于左侧颈部胸锁乳突肌前缘可触及约3cm × 3cm 的肿物，质硬，固定，右侧无明显异常。CT 检查见肿物边界清楚。在全身麻醉下行手术切除，术中见肿物位于颈动脉三角区。术后病理结果回报：神经鞘瘤。根据患者临床症状、术中情况及术后病理诊断患者神经鞘瘤来源于迷走神经。

问题：

1．颈部肿瘤的常见疾病有哪些？ 如何鉴别诊断？

2．颈部神经鞘瘤的病理特点是什么？

神经鞘瘤是来源于神经鞘细胞的良性肿瘤，颈部为其好发部位之一，约占全身神经鞘瘤的 10%。颈部任何神经均可发生，以交感和迷走神经最多见。神经鞘瘤可发生恶变，称恶性施万细胞瘤，临床上少见。

【病理】

神经鞘瘤的病理特征是肿瘤在神经干上偏心生长，有完整的包膜，瘤内组织黄色，质脆。生长过大时，肿瘤内部可出现液化和囊性变。病理组织学表现主要有两种排列：Antoni A 区和 Antoni B 区。A 区细胞紧密排列成栅状结构，呈束状交叉成漩涡结构，即 Verocay 小体；B 区细胞成星芒状，常有小球腔形成。这两种结构可同时存在于同一种肿瘤中，但多数以其中一型为主，排列疏松而凌乱，形成微囊或囊腔，免疫组化 s-100 蛋白强阳性。

【临床表现】

此病好发于 20 ~ 50 岁男性，生长缓慢，病程较长。

1．颈部肿块　早期多为无痛性肿块，边缘清楚，表面光滑，质韧，活动度差，其活动情况和发生肿瘤的神经走行有关，可垂直于神经走向移动。肿物较大时可呈分叶状，有时可呈囊性，穿刺可抽出不凝血性液体。

2．神经功能症状　根据肿瘤发生的来源不同，可引起不同的神经功能症状。来自交感神经者可有 Horner 征；来自迷走神经者可出现声嘶、刺激性咳嗽等；来自舌下神经者可有伸舌偏斜、半舌萎缩；来自感觉神经（颈丛或臂丛）者可有疼痛、麻木，甚至臂丛肿瘤患者上肢有放射性电击样疼痛。

3．颈动脉移位　主要出现在颈交感或迷走神经的病变，可挤压颈动脉向前内方移位。此时在肿物的表面可触及搏动的动脉。

【诊断】

颈部交感神经及迷走神经鞘瘤表现为颈动脉三角区肿块、颈动脉移位及神经功能障碍三主征，是诊断颈神经鞘瘤的经典标准。B 超可观察肿瘤内血供情况、大血管内的血流情况及肿瘤与大血管的关系，但不能提示与神经的直接关系。CT 和 MRI 对显示其发生部位、大小、形状、侵及范围有重要作用。针吸活检有助于诊断。

【治疗】

本病一经确诊，应及时手术切除，否则肿瘤增大可产生压迫及破坏作用。肿瘤切除的原则是保留神经干，完整切除肿瘤。经颈入路可以切除所有局限于颈部的神经鞘瘤，尤其在切除突向咽腔的较大肿瘤时，术野暴露充分，安全性高。咽旁神经鞘瘤也不宜采用经口径路，因为经口径路暴露不佳，易造成血管、神经损伤。术中对包绕肿瘤的神经纤维束应仔细分离，不要盲目切除。

（二）颈动脉体瘤

案例 2-8-2

患者，女性，46 岁，发现左侧下颌下区肿物2周入院。患者无疼痛、麻木等其他症状。查体见下颌下区有约3cm × 3cm × 3cm的肿物，质地硬，无触痛，可有明显搏动，无压缩性，活动度不强，听诊有吹风样杂音。CT 平扫：颈总动脉分叉处中等密度圆形肿块，边界清晰，压迫周围组织移位。增强后肿块呈均匀强化，接近动脉血管的密度，颈动静脉受压移位，颈内、外动脉分叉角度增大。MRI 检查：颈内、外动脉分支可见肿块影，界清，T1 低信号，T2 高信号，增强扫描边缘强化明显。DSA 检查：颈内、外动脉之间角度增大，有团块状染色明显区域，边界清楚，为颈外动脉供血，栓塞滋养动脉后瘤体染色变浅。全身麻醉下行手术治疗。术后病理：颈动脉体瘤。

问题：

1．颈动脉体瘤的临床表现有哪些？

2．颈动脉体的解剖位置和生理功能是什么？

颈动脉体瘤（carotid body tumor，CBT）又称颈动脉体副神经节瘤，是发生于颈动脉分叉处的一种少见的内分泌肿瘤，大多数为良性，少数为恶性。多见于 30 ~ 50 岁者，仅占头颈部肿瘤的 0.22%。

颈动脉体呈卵圆形，灰色或暗红色，最大直径 5mm，位于颈总动脉分叉处的外鞘内。颈动脉体血供主要来自颈外动脉，其主要支配神经是舌下神经。通过感受血液成分如氧分压、二氧化碳分压和酸碱度改变来调节机体的呼吸、循环系统。

【病因】

颈动脉体瘤是一种化学感受器肿瘤，其特点为呈散发性和家族性发病。散发性发病可能与高海拔导致慢性缺氧而刺激颈动脉体增生有关，而家族性发病与基因缺陷有关。家族性颈动脉体瘤是一种外显率与年龄相关的常染色体疾病。非遗传性患者中女性占绝大多数，而遗传性患者中性别差异无显著性。

【病理】

肿瘤为灰褐色或深红色、圆形或卵圆形实性肿块，常被覆部分或完整的薄层纤维性假包膜，边界清楚。肿瘤大小不一，切面灰褐色，均质。镜下肿瘤由两种细胞组成，主细胞呈卵圆形或多边形，呈巢状排列，胞质丰富、淡红染，细胞核小，无明显异型性，染色质丰富；支持细胞包绕主细胞，胞质少，细胞核呈梭形。细胞巢之间有丰富的血管网、血管周围有广泛的玻璃样变性或瘤组织间的宽带硬化有助于诊断。

【临床表现】

1．颈部肿块　大多数没有症状，常因偶尔发现颈侧部有肿块而就诊，偶尔可出现疼痛并放射到头部及肩部。肿块大多位于下颌角前下方，一般为单侧，类圆形或椭圆形，表面光滑，硬韧，长轴与血管走行一致。小者如黄豆大小，在颈动脉分叉处形成一个孤立的肿块；大者可达鸡蛋大小，包绕颈动脉分叉或颈动脉。

2．血管搏动　在肿块表面可触及向浅侧移位的颈动脉搏动，颈内、外动脉被肿物推向两侧。有时瘤体本身亦可触到搏动，部分可闻及血管杂音。

3．颈动脉窦综合征　由于肿瘤与颈动脉窦关系紧密，当患者变化头位或压迫肿瘤时可出现头晕、头痛、耳鸣，甚至血压下降、心率减慢、晕厥等症状。

4．神经压迫症状　当肿瘤增大侵犯邻近器官和脑神经时，会出现相应的神经压迫症状，如声音嘶哑、呛咳、吞咽困难、病侧瞳孔缩小、面部无汗、伸舌时舌尖移位、舌肌萎缩。

【诊断】

由于此病临床上多无特异症状，应结合影像学检查做出诊断。

1．临床特点　颈动脉体瘤位于颈前三角区，相当于颈总动脉分叉处，可向侧方移动，部分肿块可扪及搏动和闻及血管杂音，有的肿瘤可向咽部生长。口腔检查时咽侧壁饱满、膨隆。除颈部肿块外大多无任何症状。

2. 影像学检查　为目前主要的诊断手段，包括 B 超、CT、CT 血管造影、磁共振血管造影、数字减影血管造影术（DSA）等。B 超是较常用的检查，DSA 被认为是诊断金标准，CT 及 MRI 检查可了解肿物与血管之间的关系。

【鉴别诊断】

1．颈神经鞘瘤　颈动脉体瘤最易与颈神经鞘瘤混淆。深部颈动脉体瘤常可压迫颈交感神经而出现 Horner 综合征，位置高的颈交感神经鞘瘤也可向咽部生长，因此二者易误诊，常需行颈动脉造影才能确诊。

2．颈动脉瘤　二者均可表现为颈部搏动性包块，故易混淆。当压迫颈动脉近端时，肿块明显缩小的是颈动脉瘤。颈动脉造影可明确诊断。

3．颈部肿瘤　颈部肿瘤如神经纤维瘤、腮腺肿瘤、甲状腺髓样癌、颈部恶性淋巴瘤、鳃裂囊肿等均可出现颈部肿块，颈部超声、颈动脉造影及活检有助于鉴别。

4．转移癌　肿块一般位于颈动脉浅面，颈内静脉的前面、外侧面和后面。

【治疗】

手术切除是颈动脉体瘤最有效的治疗方法。一旦确诊应及时手术，彻底切除肿瘤是治疗本病的最理想方法，但肿瘤所处位置结构复杂，病变多呈浸润性生长，很难达到完全切除肿瘤的目的。此外，肿瘤因与邻近的静脉、动脉和神经等粘连，有时紧紧包绕动脉，血运极丰富，手术切除难度较大，手术中的神经损伤率较高。近年来，随着冷冻技术、术前颈外动脉栓塞术、转流技术、人工血管材料的开发应用和血管外科的进步，手术致残率和死亡率已明显下降。本病对放疗的敏感性较低，但对不能耐受手术、术中残留、术后复发或病理证实恶性的病例应考虑行放射治疗。

二、颈部转移癌

颈部转移癌大多来自头颈部的原发癌，少数来自胸、腹及盆腔等处的原发癌，还有一些颈部转移癌原发部位不明。按照细胞学分类可分为腺癌、鳞癌、未分化癌和神经内分泌肿瘤等。

【临床表现】

颈部肿块为患者就诊的首发症状。肿块无痛，持续性增大，抗炎治疗无效。触之较硬，与周围组织粘连。其中原发病灶在头颈部的占绝大多数，可来自口腔、鼻窦、咽、喉、甲状腺等处。原发癌一般沿淋巴引流方向转移，因此可根据转移癌出现的部位初步推断原发部位。如乳突下淋巴结肿大为鼻咽癌转移的好发部位，下颌角前下方淋巴结为软腭、腭扁桃体及舌后 1/3 的癌转移，下颌下淋巴结转移癌多来自上颌窦及口腔癌。不同部位的原发病灶可引起相应的临床症状。

少数转移癌的原发灶位于乳腺、胃肠、前列腺、子宫、卵巢等处。转移癌多位于左锁骨上区，少数在右锁骨上区。这些部位肿瘤出现颈部转移，临床上已属晚期，具有原发癌引起的症状和体征。5% 左右的颈部转移癌未能发现原发病灶，称为不明原发灶颈部转移癌。它的定义包括：

① 一个或多个颈部肿块经组织学或细胞学检查诊断为癌；

② 没有恶性肿瘤病史或不明病灶手术史；

③ 没有明确的某器官系统相关症状；

④没有原发肿瘤的临床和实验报告证据。

【诊断】

对于 40 岁以上，颈部无痛性肿块，持续性增大，抗炎治疗无效，且与周围组织粘连者，应考虑到颈部转移癌的可能性。对于颈内静脉区肿大的淋巴结，应详查头颈的有关部位，尤其是鼻咽部、梨状窝等隐蔽部位，应采用电子鼻咽喉镜重点检查。遇到可疑部位应取活检。必要时可行 CT、MRI 等检查。若原发灶已证实，则不必对转移灶取活检，以免影响颈清扫术的效果。若未发现原发灶，则对转移灶取活检，待病理诊断结果，根据病理形态继续寻找原发灶。对于锁骨上区肿大的淋巴结，应对胸、腹、胃、肠、生殖系统等进行全面检查。可行超声波、CT、MRI、内镜及放射性核素扫描等，以期找到原发病灶。病理学检测对颈部转移癌起到关键的定性作用，分子生物学技术、肿瘤标志物检测等应用使转移癌的检出率得到进一步提高。

【治疗】

对已明确原发部位的，不同部位的癌采取相应的治疗措施。头颈癌的生长特点为大多以局部扩展（包括区域淋巴结转移）为主，而发生远处转移者相对较少，因此侧重以局部治疗（包括外科治疗或者放疗）为主的综合治疗。对不明确原发部位的，应根据淋巴结转移部位和病理类型来决定，并采取个体化的治疗方案。

三、颈静脉球体瘤

案例 2-8-3

患者，女性，45 岁，因左耳搏动性耳鸣伴听力下降4 个月入院。患者无明显诱因发病，偶尔有眩晕、恶心等不适，无发热、头痛，未用药治疗。查体：外耳道通畅，皮肤无红肿及分泌物，鼓膜完整，光锥反射消失，后下象限有一深红色充血影，边缘光滑。纯音测听显示：左耳传导性耳聋，听阈20 dB。颞骨CT 显示：左侧颈静脉孔扩大，部分骨质破坏，肿瘤自鼓室下壁突入中耳腔。MRI 显示：左侧颈静脉孔扩大，肿块呈等T1、长T2 信号影，在T1 和T2 加权像上，肿块内有血管流空征象。初步诊断：颈静脉球体瘤。全身麻醉下行手术治疗。术后病理：颈静脉球体瘤。

问题：

1. 颈静脉球体瘤的临床表现有哪些？
2. 颈静脉球体瘤的诊断要点是什么？

颈静脉球体瘤也称颈静脉球 - 鼓室副神经结瘤，包括颈静脉球体瘤和鼓室体瘤。前者来源于颈静脉球拱部球体，后者来源于鼓岬黏膜下鼓室神经丛，均起源于副神经节，称为副神经节瘤。颈静脉球体瘤一般属于非嗜铬组织，不分泌肾上腺素，但有 1% ～ 3% 颈静脉球体瘤有分泌功能，称为嗜铬性或功能性颈静脉球体瘤。颈静脉球体瘤原发于胚胎性神经嵴细胞，生长缓慢，病程可长达 15 ～ 20 年。发病率低，约为 1/30 000，但在颞骨肿瘤中该病较常见。男女比例为 1 ：（2 ～ 5），年龄大多为 30 ～ 50 岁。发病年龄越小，肿瘤发展越快，越容易具有多病灶性和血管活性物质分泌的特点。有家族发生倾向，20% 的病例有家族史。颈静脉球体瘤有多发性倾向，约 5% 的患者可有多部位肿瘤，家族聚集性肿瘤中有 25% ～ 78% 为多中心性肿瘤，非家族聚集性肿瘤中该比例为 10%。绝大多数颈静脉球体瘤为良性，生长缓慢，恶性极少见。

【分级】

根据颈静脉球体瘤病变范围，Glasscock-Jackson 将颈静脉球体瘤分为 4 级：

Ⅰ级肿瘤较小，局限于颈静脉球、中耳、乳突；

Ⅱ级肿瘤沿内耳道扩展，可能致使颅内受累；

Ⅲ级肿瘤延伸至岩尖，可能有颅内受累；

Ⅳ级肿瘤范围超过岩尖到达斜坡或颞下窝，可能有颅内侵犯。

【病理】

颈静脉球体瘤似血管性肉芽组织，无明显包膜，色泽深红，表面光滑，略呈结节或分叶状。血管极丰富，无收缩功能，故触之极易出血。显微镜下见肿物内由无数上皮细胞团组成，被丰富的静脉、毛细血管和大的薄壁血窦所包绕。细胞呈束状、蜂窝状排列，细胞质丰富，无核分裂。上皮细胞群之间有少量的淋巴细胞、成纤维细胞和弹力纤维。

【临床表现】

颈静脉球体瘤的临床表现与其扩张的途径及分型相关，其扩张途径有：① 自咽鼓管至鼻咽腔；② 沿颈动脉、鼓室盖至颅中窝；③沿颈静脉及舌下神经管至颅后窝，经迷路及内听道至小脑脑桥角。

相应的临床表现有：①耳部症状：波动性耳鸣，压迫颈总动脉耳鸣可消失，以及耳聋、外耳道肿物等；②神经系统症状：软腭麻痹、面瘫、声音嘶哑、呛水、耸肩转颈无力、舌肌萎缩及伸舌偏斜、锥体束征及共济失调；③神经内分泌症状：阵发性面部潮红、心动过速及高血压；④当肿瘤压迫第四脑室时可出现颅内高压。耳镜检查：肿瘤早期可见鼓膜完整，但呈深红色或蓝色，逐渐向外隆起。以鼓气耳镜向外耳道加压使鼓膜与肿瘤相贴，可见肿物搏动，与脉搏跳动一致，进一步加压，肿瘤受压后颜色转白而停止搏动，即出现 Brown 征。肿瘤可穿破鼓膜而突入外耳道，出现血性或脓血性分泌物，耳道内检查可见出血性新生物，触之易出血。

【诊断】

对于有搏动性耳鸣及颈静脉孔综合征的患者，应怀疑患有颈静脉球体瘤。影像学检查是诊断颈静脉球体瘤必不可少的手段，临床多采用 CT、MRI 和脑血管造影等检查方法。CT 显示病灶呈低密度或稍高密度肿物，肿瘤早期可仅见颈静脉孔扩大，随着肿瘤不断增大，则进一步出现颈静脉孔、周围骨迷路以及颈动脉管和颈静脉窝间骨嵴的破坏，最终累及上鼓室、中鼓室和鼓室窦。MRI 较 CT 具有更强的特征性，即肿瘤内出现血管流空现象，对本病的诊断有重要价值。血管造影可以了解肿瘤的供血情况和大血管受累程度，可与术前栓塞同时进行。确诊需病理切片证实。术前取病理应慎重，以免发生严重出血。

【鉴别诊断】

1. 颈静脉球假瘤　即颈静脉球高位，通常由于双侧颈静脉球不对称而误认为肿瘤。可引起搏动性耳鸣、听力下降、鼓膜下部发蓝。CT、MRI 显示与颈静脉球密度、信号相同，MR 静脉成像可以明确诊断。

2. 颈静脉孔区神经鞘瘤　颈静脉孔扩大，骨质吸收变薄，边缘清晰锐利，邻近血管结构受压移位，增强扫描时肿瘤明显强化，其内可有囊性变。

3. 中耳癌　有耳痛、耳流脓血性分泌物病史以及周围结构被破坏的表现，影像学检查提示中耳浸润性肿物。

4. 胆固醇肉芽肿、特发性血鼓室　鼓膜为青蓝色，一般无搏动。CT 提示颞骨气房广泛的软组织密度增高影，无骨质破坏。

【治疗】

颈静脉球体瘤的治疗方法主要包括手术治疗、放射治疗、血管内治疗，以及三者的联合应用。随着颅底显微外科技术的进步，手术切除成为最主要的治疗方法。

1．手术治疗 主要根据病变部位、有无颅内侵犯及是否存在联合病变等选用不同方法，对于早期、中期局限的肿瘤，多可以完全切除。手术包括经外耳道进路，经乳突、面神经隐窝入路，经颞下窝入路以及其他联合入路、面神经改道等入路。耳内及耳后入路适用于早期局限于中耳的肿瘤；颞下窝入路适用于向中耳及颅中窝生长的肿瘤；迷路后入路主要用于瘤体经颈静脉孔向颅内延伸至脑桥小脑角时；侧颅底入路可充分暴露脑神经（第Ⅶ、Ⅷ、Ⅸ、Ⅺ、Ⅻ脑神经）乙状窦、颈静脉、颈动脉，可结扎乙状窦，磨除乳突及耳蜗；对术前听力损伤不严重的患者，可采取改良侧颅底入路，保存中耳听功能，保留膜迷路；额下硬膜外入路仅用于向斜坡和鞍下生长的肿瘤。

2．放射治疗 对肿瘤广泛侵犯而无法手术，或者手术未能彻底切除肿瘤以及年老体弱不能耐受手术者，多采用立体定向放射治疗。因为颈静脉球体瘤生长缓慢，对放射治疗疗效的评价应追踪10年以上。

3．血管内治疗 作为手术前的辅助手段，可行血管栓塞以减少术中出血。一般于栓塞后3 ~ 7天内手术。

（王俊阁 吴慧丽 陈 钢）

第四节 颈部外伤

学习目标

了解颈部外伤的病因、临床表现及治疗。

颈部创伤通常分闭合性创伤和开放性创伤两类，因颈部所处的特殊位置，创伤多为合并伤，常伴有颈部大血管损伤、喉气管损伤、休克、颈椎损伤等，或合并全身其他重要器官损伤。多数患者病情危急、发展迅速，少数患者早期症状不明显，过后病情急速恶化，如果抢救处理不及时，易致患者发生喉梗阻及其他并发症而危及生命。颈部外伤常损伤颈侧大血管造成大出血，或损伤、压迫呼吸道造成呼吸困难，需尽早进行处理，以挽救患者生命。颈部外伤的初次处理很重要，尤其是喉、气管、食管的损伤，应尽量修复，否则造成瘢痕狭窄，产生呼吸及吞咽功能障碍等后遗症。

一、颈部闭合性创伤

颈部闭合性创伤多由钝力撞击引起，如勒缢、拳击、车祸及各种钝器撞击等，虽于颈部皮肤处无伤口，却可损伤其深部组织器官。损伤的部位往往视撞击的方向而定。正面直接撞击颈部多损伤喉、气管、甲状腺，侧面撞击颈部主要损伤血管、神经、食管、肌肉、颈椎等。临床上常见的损伤为：喉钝挫伤、气管闭合性损伤、咽部及食管闭合性损伤、舌骨骨折、颈动脉及椎动脉创伤性栓塞、颈椎脱位及骨折致脊髓受压或损伤。以上损伤多造成呼吸受限或窒息，神经系统损伤表现，或软组织挫伤所致水肿、气肿表现等。发生颈部闭合性外伤时，应首先评价呼吸状况，若有明显的呼吸困难或呼吸困难进行性加重，宜先行气管切开术，然后再进行咽喉部损伤的具体评价、治疗。包括行纤维喉镜、CT 及 MRI 检查，明确损伤的部位、形态及范围，以制订手术方案，以免延误治疗，减少后遗症的发生。喉外伤在其他章节已单独描述，现着重介绍气管闭合性损伤、咽部及食管闭合性损伤、颈动脉创伤性栓塞。

1．气管闭合性损伤　此种损伤不多见，但一旦出现则后果严重，重者将可能危及生命，或后期形成气管狭窄，影响呼吸功能。有气管闭合性损伤的患者会出现刺激性咳嗽，阵发性咳出泡沫血痰；也可出现皮下气肿，还可伴有纵隔气肿、张力性气胸，而表现为呼吸困难、缺氧、发绀。患者多有气管创伤处疼痛与压痛，合并食管损伤者有吞咽疼痛。颈部钝器伤后，颈前气管处皮肤肿胀、淤血、压痛明显，咳嗽及咯血。如有喉挫伤或喉返神经损伤，可出现声嘶，重者失声。如有皮下气肿发生，伴有或不伴有呼吸困难，均应高度警惕有气管创伤，应密切观察呼吸情况，做好气管切开准备；对出现咳泡沫血痰、呼吸困难者，也应高度怀疑有气管挫伤。以上各种情况均须立即行 X 线检查或 CT 扫描以了解气管软骨环损伤情况。如患者自身情况许可，还可行支气管镜检查，以明确气管损伤部位和程度。

轻度损伤无呼吸困难者应密切观察呼吸情况，并予以抗生素及激素治疗；有呼吸困难者应尽早行低位气管切开。如气管黏膜损伤较小则无须缝合，较大损伤应早期行气管修补术，以防止气管狭窄形成；后期可根据情况做扩张治疗或气管成形术。

2．咽部及食管闭合性损伤　外力挤压可使咽及食管管腔撞击于坚硬的颈椎上，致管腔破裂；或因强力牵拉引起黏膜撕裂伤。此类型较少见，常见者为咽、食管尖锐性异物刺破黏膜，引起咽、食管周围感染。患者多表现为局部明显疼痛，吞咽时加重，故多不愿进食水甚至不愿吞咽唾液；可吐出血性唾液，如出血量多，可为血液。许多患者可有皮下气肿，如并发纵隔气肿、气胸，将有呼吸困难和发绀。此类患者经 X 线检查可见颈部软组织内含气影，若合并感染则可发现咽后壁或纵隔增宽及气管移位。采用水溶性造影剂进行食管造影可显示破裂部位，内镜检查可了解损伤部位和范围。

一经确诊应绝对禁止经口进食，注意口腔及咽腔清洁，吐出分泌物。积极使用有效抗生素预防感染，经造影或内镜检查发现有裂孔存在者，予早期行一期缝合。如已有感染，应充分引流，行二期缝合术。在此期间应根据情况给予鼻饲，胃肠造瘘，或经静脉方式补充营养，促进早期愈合。若有纵隔气肿或感染所引起的呼吸困难，可行气管切开术。

3．颈动脉创伤性栓塞　颈动脉创伤性栓塞的原因有：挫伤直接挤压颈动脉管壁；颈部向后过伸或扭转牵拉动脉；颅颈部外伤；颅底骨折损伤颈动脉；如原有动脉粥样硬化，挫伤造成斑块脱落发生栓塞。患者可出现颈部血肿形成、神经受压症状、脑缺血等一系列表现。颈部挫伤后，颈动脉三角区出现血肿，伴有或不伴有神经受压及脑缺血症状，均应警惕颈动脉栓塞可能，此时可于颞浅动脉或面动脉处触诊动脉搏动以辅助诊断。对于颈总动脉或颈外动脉已有栓塞者，其意义是有限的。颈动脉造影术可以发现颈外动脉或颈内动脉闭塞的典型血管狭窄表现。治疗原则是解除血管痉挛，防止血栓形成，制止血栓扩展，保持脑供血。患者须绝对卧床休息，限制头部运动。一旦发现颈内动脉血栓呈进行性发展，应积极手术清除血肿，取出血栓以防止出现颅内严重病变。但也有人认为，手术危险性大，死亡率高，不主张手术。

二、颈部开放性创伤

颈部开放性创伤是指通过皮肤破损处与外界相通的损伤，常累及咽喉、食管、气管、大血管、神经，往往伴有复合外伤，若不能及时准确地诊断和正确处理，可导致严重的并发症，甚至危及生命。一经发现，应立即检查伤口类型是贯通伤还是切割伤；其次对伤口位置、大小、深浅和颈部重要结构有无损伤进行检查。根据损伤部位可分为喉气管损伤、咽食管损伤、血管和神经损伤、甲状腺损伤、胸膜顶损伤、颈椎损伤等。不同部位的损伤可出现相应的症状，但不论是哪一种损伤，均应做急诊或急救处理。遵循 CAB 原则，即建立有效的循环（circulation）、保持气道（airway）通畅、保持有效的呼吸（breathing）。

1．止血和抗休克　紧急情况下可用拇指直接压迫血管主干，通常选取第 6 颈椎横突处进行压迫，或用纱布直接压迫创口止血。其他伤口可行包扎或向伤口内填压或缝合结扎血管止血。切忌于颈部伤口行环形包扎，以免引起呼吸困难。对疑有颈部大血管损伤者，应立即行结扎或血管缝合止血，并应观察有无休克征象。积极补充水和电解质，必要时输血或代血浆制品，以防止休克。

2．保持呼吸道通畅　应立即解除勒缢、血肿对气管的压迫，并清理气管里堵塞物，必要时行气管切开。

3．保持有效呼吸　对于昏迷患者，应立即进行有效的人工呼吸，包括徒手人工呼吸或机械辅助通气。务必使患者的血氧分压和氧饱和度接近正常。

4．清创和抗感染　应彻底清创，对位缝合，必要时充分引流。早期应用抗生素及破伤风抗毒素。

5．异物处理　原则上争取彻底清除。

6．气管、食管创伤处理　对气管损伤，应迅速缝合破损，必要时做气管切开；对食管损伤者应立即禁食，并行伤口修补缝合，术后做胃肠造瘘。

思考题

1．颈部闭合性创伤的处理原则是什么？

2．颈部开放性创伤的处理原则是什么？

（王俊阁　陈　钢）

第五节　甲状腺及甲状旁腺疾病

学习目标

1. 熟悉甲状腺及甲状旁腺疾病的病因、病理、临床表现和治疗原则。
2. 掌握上述疾病的诊断、鉴别诊断及手术指征。
3. 了解手术方式，术中、术后处理及并发症防治。

一、甲状腺及甲状旁腺肿瘤

（一）结节性甲状腺肿

【病因】

碘是合成甲状腺激素的主要原料，长期碘摄入量减少，使甲状腺因缺碘而合成和分泌甲状腺素减少，通过反馈作用，使腺垂体分泌过多的促甲状腺素导致甲状腺代偿性增生肿大。轻度缺碘时呈弥漫性肿大，若病情继续发展，扩张的滤泡集成大小不等的结节，形成结节性甲状腺肿（nodular goitre）。

【临床表现】

一般无全身症状。主要表现为甲状腺弥漫性肿大，随吞咽动作而上下移动，质软、对称、表面光滑，久之可出现结节和双侧不对称。结节广泛钙化时，质地较硬，但活动仍良好，这点有助于区别甲状腺癌。肿大的甲状腺如压迫邻近器官，可产生相应的压迫症状，如呼吸困难、吞咽困难；颈静脉和上腔静脉受压时，出现头面部及上肢淤血水肿；喉返神经受压时引起声音嘶哑等。少数结节性甲状腺肿可继发甲状腺功能亢进，或发生恶变。

【诊断】

根据甲状腺肿块病史较长，触诊甲状腺结节表面光滑、质地软，且随吞咽上下移动的临床表现，结合实验室检查甲状腺功能正常，甲状腺超声、核素扫描、颈部CT或者MRI及细针穿刺细胞学检查等均有助于诊断。

【治疗】

结节性甲状腺肿一般不需治疗。有以下情况时，应及时手术治疗：①有压迫邻近器官症状者；②胸骨后甲状腺肿；③结节性甲状腺肿继发甲状腺功能亢进或疑有恶变者；④巨大甲状腺肿影响生活和工作者；⑤因美观或思想顾虑过重影响正常生活者，可作为手术相对适应证。手术方式包括：甲状腺结节切除、甲状腺部分切除、甲状腺大部切除、甲状腺次全切除。手术过程中应根据结节性甲状腺肿的结节部位、大小及数量、增生程度选择合适的手术方式，一般选择腺叶切除，并做快速病理检查，除外甲状腺癌。

【预防】

在甲状腺肿多发地区，集体预防极为重要，已使发病率大大降低。一般为食盐加碘，常用剂量为每10～20kg食盐中加入碘化钾或碘化钠1.0g。此量足够满足人体每日的需碘量。

（二）甲状腺腺瘤

甲状腺腺瘤（thyroid adenoma）是临床最常见的甲状腺良性肿瘤。病理上分为滤泡型和乳头型两种。

【临床表现】

多见于 40 岁以下女性。腺瘤多为单发，呈圆形或椭圆形，表面光滑、质韧、边界清楚，随吞咽而上下移动。肿物生长缓慢，患者多无自觉症状，常在无意中发现颈前肿物。出血囊性变时可突然增大，局部出现胀痛。腺瘤较大时可引起气管的压迫和移位。如肿瘤迅速增大或硬度明显增加，肿瘤固定以及出现声音嘶哑、呼吸困难等压迫症状者，应考虑发生恶变的可能。

【诊断】

对于颈前区孤立性、表面光滑的甲状腺肿块患者，应考虑本病。结合超声等辅助检查基本可做出诊断。高分辨率超声检查是评估甲状腺结节的首选方法。超声检查显示下述两种改变的甲状腺结节几乎全部为良性：①纯囊性结节；②由多个小囊泡占据 50% 以上结节体积、呈海绵状改变的结节，99.7% 为良性。而以下超声征象提示甲状腺癌的可能性大：① 实性低回声结节；②结节内血供丰富（TSH 正常的情况下）；③结节形态和边缘不规则，晕圈缺如；④微小钙化、针尖样弥散分布或簇状分布的钙化；⑤同时伴有颈部淋巴结超声异常。

【治疗】

因 10% 的腺瘤可发生恶变，约 20% 可引起甲状腺功能亢进，原则上应早期手术切除。一般应行患侧甲状腺大部切除术，术中送病理检查，以判断有无恶变。

（三）甲状腺癌

甲状腺癌（thyroid carcinoma）是甲状腺的恶性肿瘤，占全身恶性肿瘤的 1% ～ 2%。发病率逐年增加。

【病理】

1．乳头状腺癌　是甲状腺癌中最常见的类型，约占 70%。儿童甲状腺癌都是乳头状癌。多发生于中青年女性。恶性程度低，生长缓慢，转移多在颈淋巴结。

2．滤泡状腺癌　约占 10%，多发生于中年人。恶性程度中等，生长较快，主要通过血行转移到骨骼和肺。

3．未分化癌　占 3% ～ 10%，多发生于老年人。恶性程度高，早期即可发生淋巴和血行转移，死亡率高。

4．髓样癌　少见。又称滤泡旁细胞癌，能分泌大量降钙素。中度恶性，可经淋巴及血行转移。

【临床表现】

早期无明显症状，仅在甲状腺部位触及一无痛性肿物，质硬而不光滑。肿块逐渐增大，随吞咽上下移动度减低。癌肿增大到一定程度可出现不同的压迫症状。侵及喉返神经时出现声音嘶哑，压迫颈神经丛时出现耳、枕、肩部疼痛，压迫气管或食管时出现呼吸困难或吞咽困难，压迫颈交感神经可出现霍纳综合征。因病理类型不同，临床表现也各有特点。乳头状腺癌因分化良好、发展缓慢，患者可带瘤生存多年而无症状。未分化癌常表现为短期内明显增大的肿块，质硬、移动性小。髓样癌常有家族史，由于肿瘤可产生激素样活性物质，临床可出现面部潮红、腹泻、心悸和血钙降低等症状。

【诊断】

凡甲状腺内有质硬肿块或结节突然增大伴压迫症状者，都应考虑甲状腺癌的可能，尤其是青少年患者甲状腺中如发现结节，应首先考虑甲状腺癌。辅助检查可用超声检查、甲状腺核素扫描检查、细针抽吸细胞学检查等。对疑有甲状腺髓样癌者，可测定血清降钙素等来进一步明确诊断。

【治疗】

应根据病理类型选择不同的手术治疗方法。分化型甲状腺癌（乳头状癌和滤泡状癌，占90%），可根据肿瘤大小、是否侵犯周围组织、有无淋巴结和远处转移、单灶或多灶、童年期有无放射线接触史、有无甲状腺癌或甲状腺癌综合征家族史、性别、年龄等危险因素，选择行全 / 近全甲状腺切除术或甲状腺腺叶 + 峡部切除术，在保留甲状旁腺和喉返神经的情况下行病灶同侧中央区淋巴结清扫术，对颈部非中央区淋巴结转移的患者，行侧颈淋巴结清扫术。术后加用 TSH 抑制治疗。未分化癌以外放射治疗为主。髓样癌应行手术切除，同时清除颈部淋巴结。对无法手术切除但具备摄碘功能的分化型甲状腺癌转移灶或术中残留病灶，可行放射性碘治疗。

（四）甲状旁腺肿瘤

案例 2-8-4

患者，女性，44岁，主因周身无力、酸痛3年，发现颈部肿物1个月入院。经超声检查提示右侧甲状腺下极外侧可见一低回声肿物，边界清晰，形态规则。化验检查回报甲状旁腺素明显升高，肾功能轻度异常。

诊断：甲状旁腺瘤

问题：

1. 颈前区肿物考虑何种疾病？做何种检查？
2. 甲状腺及甲状旁腺肿瘤的手术适应证是什么？

【病理】

甲状旁腺肿瘤包括腺瘤、增生及癌肿三个类型，是原发性甲状旁腺功能亢进的主要原因。单发的腺瘤最常见，少数可为多发腺瘤，其次为甲状旁腺增生，腺癌最少见。甲状旁腺肿瘤是可以经手术治愈的疾病。

【临床表现】

早期多无临床表现，后期因甲状旁腺肿瘤过度分泌甲状旁腺激素导致高 PTH 血症，引起全身多系统、多器官损害。临床包括无症状型和症状型两类，我国目前以症状型常见。

按其症状可将甲状旁腺肿瘤引起的原发性甲状旁腺功能亢进分为三型：Ⅰ型以骨病为主，也称为骨型，最常见，患者可诉骨痛，易于发生骨折，骨膜下骨质吸收是本病的特点，最常见于中指桡侧或锁骨外 1/3 处。Ⅱ型以肾结石为主，也称为肾型。Ⅲ型为兼有上述两型改变，表现有骨骼改变及尿路结石。其他症状可有消化性溃疡、腹痛、神经精神症状、虚弱及关节痛。

【诊断】

根据上述临床表现，结合实验室及影像学检查即可做出定性、定位诊断。实验室检查包括血钙、血磷、血 PTH 和尿中环磷腺苷测定，可做出定性诊断。定位检查包括 B 超、核素扫描或 CT 检查。

【治疗】

一旦确诊为甲状旁腺肿瘤，只要患者情况许可，应首选手术治疗。手术适应证为：①原发性甲状旁腺增生；②甲状旁腺腺瘤；③甲状旁腺癌；④继发性甲状旁腺增生；⑤多发性内分泌肿瘤，有甲状旁腺增生或腺瘤。根据肿瘤的具体情况，采取不同的手术方式。对甲状旁腺囊肿和甲状旁腺腺瘤行单纯切除即可，对于原发性或继发性甲状旁腺增生，可根据术中快速 PTH 检测决定切除范围，一般情况下行甲状旁腺次全切除术，仅保留 1/2 枚腺体。对于甲状旁腺癌，应行整块切除，必要时切除同侧甲状腺或行淋巴结清扫术。

（五）甲状腺及甲状旁腺手术并发症及处理

1．术后呼吸困难　是术后最危急的并发症。多发生于术后 48 小时内。常见原因为：①血肿压迫：手术时止血不完善或血管结扎线脱落引起伤口内出血。立即敞开伤口，解除压迫，然后送手术室进一步检查止血。②气管塌陷：明显肿大的甲状腺长期压迫气管，可使气管发生软化，术后导致气管塌陷，而出现呼吸障碍。行气管插管，数天后即可拔出。③喉头水肿：气管插管或手术操作的创伤可引起喉头水肿。病情较轻者可行吸氧、静脉注射肾上腺皮质固醇类药物等保守治疗，病情较重或保守治疗不见好转者应当机立断行气管切开术。④双侧喉返神经损伤：损伤后声门关闭。即刻行气管切开处理。

2．神经损伤　①喉返神经损伤：主要是手术操作直接损伤所引起。绝大多数为单侧喉返神经损伤，主要症状为声音嘶哑；双侧喉返神经损伤除引起失声外，还可造成严重呼吸困难，甚至窒息。处理上可给予神经营养药、理疗、禁声以及短期皮质激素治疗。如为术中牵拉、挫夹所致的暂时性损伤，一般 3 ~ 6 个月内可逐渐恢复；如一侧切断造成永久性损伤，可由健侧声带逐渐代偿而好转；如为双侧喉返神经损伤，应做气管切开术或气管造瘘术。②喉上神经损伤：手术中损伤喉上神经外支（运动支），可引起环甲肌麻痹、声带松弛、音调降低；损伤喉上神经内支（感觉支），可使患者黏膜的感觉丧失，饮水进食时可发生误吸及呛咳。一般经理疗等治疗后可自行恢复。

3．手足抽搐　多因术中甲状旁腺被误切、挫伤或使其供血受损，引起甲状旁腺功能低下，出现低血钙，发生手足抽搐。症状多在术后 2 ~ 3 天出现。轻者仅有面部、唇部或手足的针刺、麻木或强直感。重者发生面肌及手足抽搐，甚至发生喉痉挛和膈肌痉挛，引起窒息死亡。治疗措施见甲状旁腺功能减退症。

二、甲状腺及甲状旁腺其他疾病

（一）甲状腺炎

甲状腺炎分为急性甲状腺炎、亚急性甲状腺炎和慢性甲状腺炎三类。临床上以亚急性和慢性淋巴细胞性甲状腺炎比较常见。

1．亚急性甲状腺炎　又称 De Quervain 甲状腺炎（thyroiditis），一般认为系病毒感染或变态反应所致，患者可有上呼吸道感染病史。临床上多见于中青年妇女，主要表现为甲状腺肿痛、质韧，有疼痛和压痛。疼痛常波及耳根、枕部，吞咽时明显。可伴发热，病程一般持续 2 ~ 3 个月。血浆蛋白结合碘升高。甲状腺吸碘率降低，血沉加快。治疗：可使用泼尼松，每日 3 ~ 4 次，每次 5mg，两周后减量，至症状缓解后减量维持 1 ~ 2 个月，同时可加用少量甲状腺素。

2．慢性淋巴细胞性甲状腺炎　又称桥本甲状腺肿（Hashimoto），是一种自身免疫病。多见于中年妇女。临床上甲状腺多呈弥漫性肿大，对称，表面光滑或有结节，边界清楚，质坚硬、有弹性，如橡皮样，无疼痛。个别患者可出现一过性甲状腺功能亢进症状，病久又可出现甲状腺功能减退症状，同时可伴颈前压迫症状。一般细针穿刺活检就能为诊断提供帮助，最可靠的诊断依据是组织学检查。本病一般不宜手术切除，可长期口服甲状腺片每日120 ~ 180mg，短期加用泼尼松，常有疗效。对有气管压迫者，可考虑行甲状腺峡部切除。

（二）甲状旁腺功能减退症

甲状旁腺功能减退症是指甲状旁腺激素（PTH）缺乏或不能使靶器官产生生理效应，临床特点是低血钙、高血磷和神经肌肉兴奋性增加。

【病因】

1．甲状腺手术时不慎将甲状旁腺切除、挫伤或使其供血受损，或甲状旁腺手术时切除过多，此为“骨饥饿综合征”最常见的原因。

2．特发性甲状旁腺功能减退，可能与自身免疫或放射性损伤有关，或因肿瘤转移破坏甲状旁腺。

3．先天性甲状旁腺发育异常或缺如。

4．假性甲状旁腺功能减退，属家族遗传缺陷性疾病。

【临床表现】

甲状旁腺功能减退时 PTH 分泌减少，导致低血钙、高血磷和神经肌肉兴奋性增加。临床上最早的症状是口周、手指、脚趾麻木与刺痛，精神焦虑、抑郁。典型表现为低钙抽搐，隐匿性抽搐表现为手指弹击耳前神经引起颜面肌肉收缩（Chvostek 征阳性）；阻断前臂的血流 3 分钟，可发生腕痉挛（Trousseau 征阳性）。假性甲状旁腺功能减退属家族遗传缺陷性疾病，多发生在儿童。患者除了低血钙的症状外，还可出现矮胖、圆脸、短颈、短指畸形，部分患者伴有智力发育差和骨骼发育障碍。

【诊断】

如果患者有低血钙引起的手足抽搐病史，加上 Chvostek 征和 Trousseau 征阳性，实验室检查提示低钙高磷，而血清白蛋白、碱性磷酸酶（ALP）尿素氮（BUN）血镁均正常，即可诊断为甲状旁腺功能减退。

【治疗】

1．低钙危象引起不断发作的手足抽搐，特别是合并喉痉挛或癫痫大发作者，应立刻静脉缓慢（5 ~ 10 分钟）推注 10% 葡萄糖酸钙或氯化钙 10 ~ 20ml，必要时 1 ~ 2 小时重复。

2．患者平时应进食高钙、低磷饮食，长期坚持口服钙剂和活性维生素 D 治疗。

3．如经上述处理血钙得以提高，但仍有神经应激性增高，则考虑有低镁血症。可静脉、肌内注射或口服硫酸镁治疗。

4．甲状旁腺移植，若能存活，将获得根治性治疗，但目前仍存在免疫排斥等问题。

（陈　泳）

附录 2-1

耳鼻咽喉科常用技术方法

一、耳滴药法

1．适应证　用于治疗外耳道炎、软化耵聍栓塞，治疗急、慢性中耳炎。

2．用品准备　滴管及滴耳剂。

3．操作方法　滴药前必须先将病侧外耳道堵塞物及分泌物清除并擦洗干净。然后让患者头偏向健侧或健侧卧，使患耳向上，轻拉耳廓向上后方。外耳道内滴入药液 3 ~ 5 滴。有鼓膜穿孔者，可用手指按压耳屏数次，促使药液进入中耳。如咽鼓管通畅，压迫耳屏时药液可通过咽鼓管流入咽部。

4．注意事项　药液温度须与体温相近，过冷时需稍加温，以免滴入后出现前庭反应。滴管不可触及外耳道壁，以免污染。

二、外耳道冲洗法

1．适应证　冲出外耳道深部不易取出的碎软耵聍、微小异物或已软化的耵聍。

2．用品准备　耳注洗器 1 个或 10ml 注射器 1 个，37℃温水若干毫升，弯盘 1 个，治疗碗 1 个，治疗巾 1 块。

3．操作方法

（1）坐位，头偏向健侧，使患耳稍向上，同侧颈及肩部围以治疗巾，患者手托弯盘，紧贴耳垂下面，以便冲洗时水流入弯盘。

（2）左手将耳廓牵向后上，如为婴幼儿则向后下方牵拉，使外耳道成一直线，右手持注洗器将温水对着外耳道后上壁注入，如附录图 2-1 所示。

（3）冲洗后用干棉签将外耳道擦干，并用 70% 乙醇消毒外耳道，检查外耳道及鼓膜有无损伤，予以及时处理。如耵聍一次冲洗不净，须继续滴药，软化后再行冲洗，至洗净为止。

4．注意事项

（1）冲洗时用力不可过猛，也不可将注射器头紧塞外耳道内，以致水不能流出而胀破鼓膜。

（2）不可对着鼓膜冲击，以免损伤鼓膜。

（3）水温最好接近体温，过冷、过热可致眩晕。

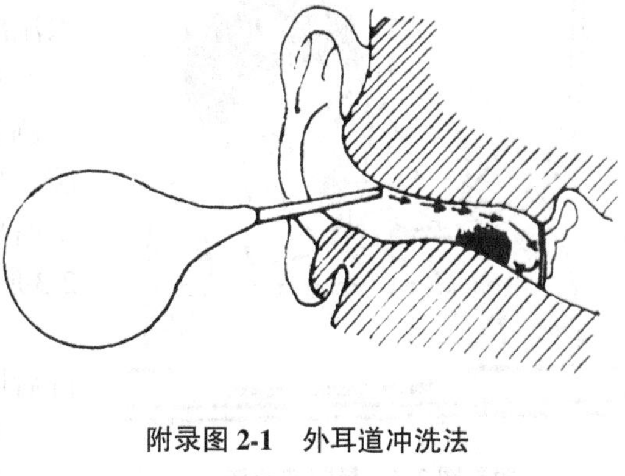

附录图 2-1　外耳道冲洗法

三、滴鼻法

1．适应证　用于治疗鼻腔、鼻窦病变。

起收缩或湿润黏膜、改善通气引流或消炎等作用。

2．用品准备　滴管 1 个或眼药水瓶 1 个。

3．操作方法

（1）仰卧垂头位：仰卧，肩下垫枕，使鼻腔低于口咽部，或将头悬于床缘外，使头向后仰伸，前鼻孔朝上，以免药液流入咽部。然后每侧鼻腔滴药 3 ~ 5 滴。也可取坐位，背靠椅背，头尽量后仰，然后滴药。

（2）侧头位：对单侧鼻窦炎或有高血压的患者，可取向病侧卧位，头向下垂，使药液到达鼻窦口及咽鼓管咽口附近，如附录图 2-2 所示。

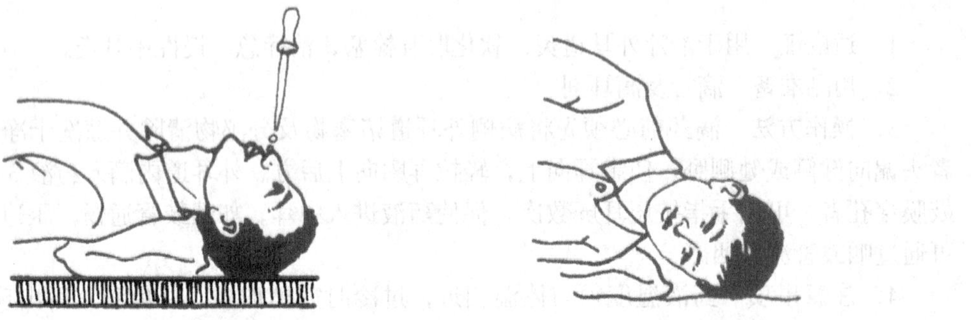

(1)　　(2)

附录图 2-2　滴鼻法

（1）仰卧垂头位　（2）侧头位附录图

四、鼻腔冲洗法

1．适应证　常用于萎缩性鼻炎干痂较多者、鼻咽癌放疗后鼻咽干燥者、慢性鼻窦炎鼻分泌物较多者等。

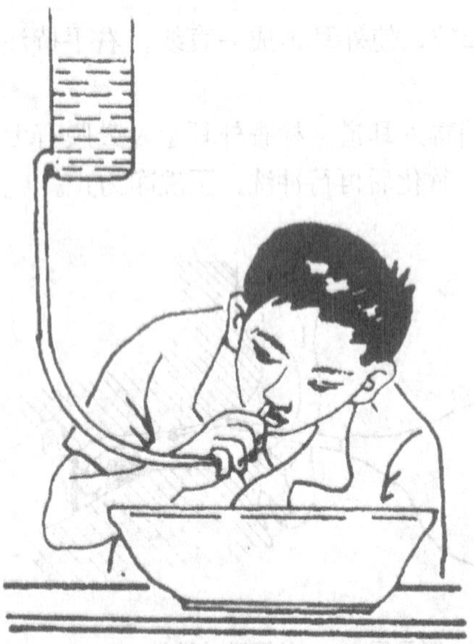

附录图 2-3　鼻腔冲洗法

2．用品准备　灌洗桶、脸盆各 1 个，橡皮管 1 根，洗鼻用橄榄头 1 个，或专用鼻腔冲洗器 1 个，毛巾 1 条，温生理盐水或专用冲洗盐水 500 ~ 1000ml。

3．操作方法

（1）灌洗桶下端接橡皮管和橄榄头，将桶悬于距患者头顶约 1m 的高度。橡皮管用夹子夹住，以免盐水流出，然后将温盐水倒入桶内。

（2）患者头向前倾，颏下接脸盆，将橄榄头塞入一侧前鼻孔，开放夹子，使桶内的温盐水缓缓注入鼻腔，患者张口呼吸，使盐水经对侧鼻腔或口腔流出，此时即可将鼻腔内分泌物、痂皮随水冲出。如附录图 2-3 所示。

（3）一侧鼻腔冲洗后，可如法冲洗对侧鼻腔，冲洗后用毛巾擦干面部。

4．注意事项

（1）鼻腔有急性炎症时，禁用冲洗法，以免炎症扩散。

（2）灌洗桶不宜悬挂过高，过高则压力加大、水流过急，将分泌物冲入咽鼓管引起中耳炎。

（3）盐水的温度以接近体温为宜，不可过热或过冷。

五、鼻窦变压置换疗法

1．适应证　用于慢性鼻窦炎，特别是慢性全鼻窦炎。

2．用品准备　吸引器、带橡皮管的橄榄头、治疗碗各 1 个，1% 麻黄碱滴鼻液 1 瓶，适当抗生素溶液 1 瓶。

3．操作方法　患者擤去鼻涕，取仰卧垂头位，使额部与外耳道连线与地面垂直。两侧鼻腔各滴入 1% 麻黄碱溶液 2 ~ 3ml，抗生素溶液 2 ~ 3ml。将与吸引器相连的橄榄头塞入一侧鼻孔，用手指封闭另一侧鼻孔，嘱患者连续发“开、开……”声，以使软腭上提，间歇关闭鼻咽腔同时开动吸引器，使鼻腔、鼻窦形成暂时负压，每次吸引 1 ~ 2 秒后移去橄榄头，连续 6 ~ 8 次。药液在正负压交替作用下便可进入鼻窦，达到治疗目的。每日或隔日 1 次，如附录图 2-4 所示。

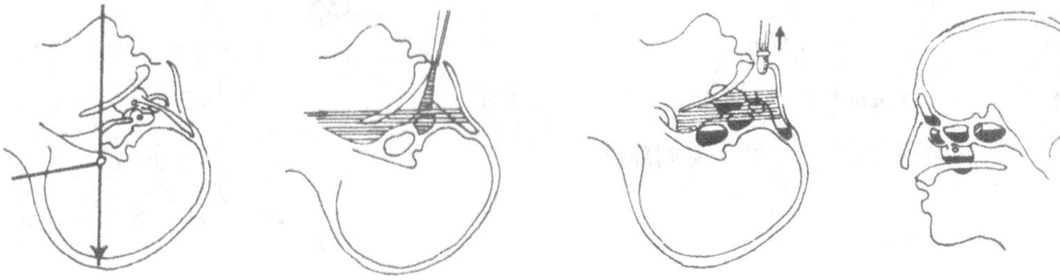

（1）　　（2）　　（3）　　（4）

附录图 2-4　鼻窦变压置换疗法

（1）体位　（2）滴药　（3）负压　（4）恢复体位

4．注意事项

（1）鼻腔、鼻窦有急性炎症或术后伤口尚未愈合者和鼻腔有出血倾向者，不宜使用本法。

（2）吸引时间不宜过长，负压不应超过 24kPa。

六、上颌窦穿刺冲洗法

1．适应证　用以诊断慢性化脓性上颌窦炎，同时也是一种治疗措施。

2．用品准备　鼻镜、棉签或卷棉子、上颌窦穿刺针、橡皮管及接头、20 ~ 50ml 注射器、治疗碗（盛生理盐水）弯盘各 1 个，干棉球 2 个。

3．操作方法

（1）麻醉：先在鼻内喷 1% 麻黄碱滴鼻液，使下鼻甲充分收缩，然后用棉签蘸 1% ~ 2% 丁卡因溶液（内加少许 1‰肾上腺素液）置入下鼻道穿刺部位，5 ~ 10 分钟取出。

（2）方法：患者端坐，头略前倾，一手将鼻镜撑开鼻孔，另一手将穿刺针针头斜面朝向鼻中隔方向，经前鼻孔送入下鼻道，抵达下鼻道外侧壁，距下鼻甲前端 1 ~ 1.5cm，近下鼻甲附着处，撤除鼻镜，固定头部，使针尖指向同侧外眦方向。稍用力钻动，感到阻力消失时，示已进入窦腔，取出针芯，接上带橡皮管的玻璃接头，另一端接注射器，回抽时如有脓液或空气，证明针尖确已进入窦腔。嘱患者低头，并偏向健侧，再徐徐注入生理盐水，直至脓液冲净。根据脓液的质与量，酌情选用抗生素注入窦腔，拔出穿刺针，下鼻道穿刺点可用棉片压迫止血。

4．注意事项

（1）穿刺的部位与方向要准确，防止刺入眶内及面颊部软组织。

（2）进针时要以上唇为支点，不可用力过猛。

（3）注水时遇有阻力，可能是穿刺针头不在窦内或刺入窦内软组织中，也可能是窦口阻塞。此时应改换针的位置，或以麻黄碱棉片收缩中鼻道，开放窦口。如仍有阻力，不应勉强冲洗（附录图 2-5）。

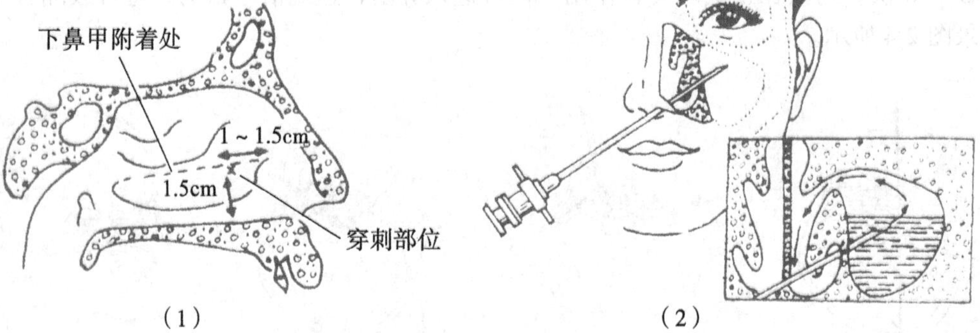

附录图 2-5 上颌窦穿刺冲洗法

七、咽部涂药法

1．适应证 用于咽部消炎、止痛、收敛、烧灼、润滑及表面麻醉。

2．用品准备 长棉签 1 根，压舌板 1 块，卷棉子 1 根，干棉球 2 个。

3．操作方法 张口，舌自然平放。用压舌板轻压舌前 2/3，用棉签蘸药液，直接涂布于口咽部患处。如患者自己用药，可对镜看清咽部涂药。

4．注意事项

（1）涂药时棉签上的棉花要缠紧，以免脱落。

（2）所蘸药液不宜太多，以免用力涂布时将药液挤出下流入喉，引起不良反应。

（3）涂硝酸银等腐蚀剂时，涂抹范围不应超过病变范围，或用生理盐水将多余药液洗去，以免损伤正常组织。

八、咽喉部喷雾法

1. 适应证 多用于咽喉手术及内镜检查时的黏膜表面麻醉。

2. 用品准备 喷雾器 1 个，压舌板 1 块。

3. 操作方法

（1）喷药前先向患者说明，每次喷入的药液均不可咽下，需含 3 ～ 4 分钟再吐出。

（2）如做口咽部喷雾，则嘱患者将舌自然放置口底，并张口发“啊”音，顺序喷药，先悬雍垂及软腭，再咽后壁和舌根，然后右侧扁桃体及前后柱，最后左侧相应部位。如做喉部喷雾，在咽部喷雾 1 ～ 2 次后，将喷雾器头弯折向下，嘱患者自己用纱布裹舌前 1/3 并拉出，口尽量张大并做深吸气动作，然后对准喉部将药液喷入。一般喷药 3 ～ 4 次，每次捏橡皮球 2 ～ 3 下即可。

4．注意事项

（1）喷药前用乙醇将喷雾器擦拭消毒。

（2）每次喷药前先吐出口内残余药液及分泌物。

九、雾化吸入法

1．适应证　多用于治疗急慢性喉炎、气管及支气管炎。

2．用品准备　雾化器或超声雾化器，蒸馏水，抗生素、激素、糜蛋白酶等药物。

3．操作方法　将药液注入雾化器药杯内，患者口对雾化器喷出口，连续做深呼吸，吸气时将雾化药液吸入呼吸道。

十、冷冻疗法

冷冻疗法是指利用 0℃以下的低温冷冻破坏组织的作用，冷冻病损部位以治疗疾病的方法。冷冻疗法很少引起组织缺损、变形和功能障碍等后遗症，瘢痕窄而浅。

1．适应证　①头颈部及面部皮肤的表浅良性病变；②不宜手术的部位，如咽、喉、鼻、眼睑等部位的局限性病变；③眼睑周围、鼻翼附近较局限的皮肤恶性肿瘤；④手术或放疗后复发的小型表浅病灶；⑤年老体弱或合并其他疾病、不宜手术的浅表恶性肿瘤。

2．用品准备　液氮、冷冻器、卷棉子、棉球。如用喷射法，需准备凡士林纱布以保护非手术区。

3．注意事项　①注意保护周围正常组织，特别是喷射法可用多层凡士林纱布保护，以免损伤；②术后反应性水疱或血疱，面积小者无须处理，大者可用消毒针头吸出疱内液体，加压包扎；③创面坏死时，应保持清洁，防止感染。

十一、激光疗法

激光是一种方向性好、能量高度集中、有良好单色性和相干性的新型光源。激光的生物效应与激光辐射的波长、强度和组织对激光的反应、吸收、热传导有关。

适应证：① Nd：YAG 激光器为常用固体激光器。激光波长 1.06μm，为近红外不可见光，光束类型为脉冲或连续波，输出功率 1 ～ 100W，穿透组织深度约 4mm，可完成凝固、切割、气化等，由直径 300 ～ 700μm 的石英光导纤维传输。可通过各种形状的硬管或内镜进行深腔部位手术或治疗。② CO_2 激光刀可用于上颌窦根治术，鼻腔内翻性乳头状瘤切除术，鼻侧切开术，上颌骨切除术，耳廓良、恶性肿瘤切除术，头面部良、恶性肿瘤切除术，显微镜下或喉裂开后喉部良、恶性肿瘤切除术。③ CO_2 激光凝固气化术可用于治疗慢性咽炎的淋巴滤泡增生、慢性扁桃体炎、慢性肥厚性鼻炎、中鼻甲肥厚或息肉样变、鼻腔血管瘤、乳头状瘤。④氦氖激光适用于治疗广基的声带息肉或声带肥厚、过敏性鼻炎、分泌性中耳炎。耳聋、周围性面瘫、内耳性眩晕、嗅觉丧失等病症可采用穴位照射。

十二、微波疗法

微波是指波长在 1mm ~ 1m 范围内的电磁波，照射于人体后使照射部位组织中的极性分子（主要是水分子）随微波频率高速旋转，相互摩擦产生热量，通过此种内部加热达到治疗目的。

适应证：①鼻部疾病：将微波针状探头插入或紧贴肥厚的下鼻甲表面，行多点热凝，治疗慢性肥厚性鼻炎，局部凝固出血点治疗鼻出血。②咽喉部疾病：微波凝固治疗慢性咽炎增生的淋巴组织、肥大的舌根淋巴组织、乳头状瘤、血管瘤、声带白斑和声带息肉，还可用于治疗鼻咽癌术后的复发病灶。

附录 2-2

耳鼻咽喉常用药物

一、鼻部疾病用药

1．呋喃西林麻黄碱滴鼻液

成分：0.02% 呋喃西林，1%（成人用）或 0.5%（小儿用）麻黄碱。

作用：呋喃西林为抗菌谱较广的抗感染药物，具有较强的抑菌消炎作用，在本药中主要起防腐作用；麻黄碱为拟肾上腺素药物，能收缩血管，促进引流，减少鼻腔分泌物，改善鼻腔通气状况。

用途：急性鼻炎、慢性单纯性鼻炎、急慢性鼻窦炎、变应性鼻炎。

用法：滴鼻，3 次 / 日，连续用药不宜超过 2 周。萎缩性鼻炎及干燥性鼻炎忌用。

2．麻黄碱地塞米松滴鼻液

成分：1% 麻黄碱，0.5% 地塞米松。

作用：抗过敏，减轻鼻黏膜水肿，改善通气。

用途：变应性鼻炎、鼻窦炎。

用法：滴鼻，3 次 / 日。

3．丙酸倍氯米松鼻喷雾剂 （商品名：伯克纳）

成分：丙酸倍氯米松 10mg。

作用：抗炎作用。

用途：变应性或血管运动性鼻炎。

用法：鼻腔喷雾，2 次 / 日。

4．丙酸氟替卡松鼻喷雾剂 （商品名：辅舒良）

成分：0.05% 丙酸氟替卡松。

作用：有增强局部抗感染活性和降低全身糖皮质激素反应的作用。

用途：变应性鼻炎。

用法：鼻腔喷雾，1 ~ 2 喷 / 单侧，1 ~ 2 次 / 日。

5．布地奈德鼻喷雾剂 （商品名：雷诺考特）

成分：布地奈德 1.28mg。

作用：局部抗炎、抗过敏作用。

用途：变应性及血管运动性鼻炎

用法：6 岁以下不推荐使用，鼻腔喷雾，1 ~ 2 喷 / 单侧，1 ~ 2 次 / 日。

6．糠酸莫米松鼻喷雾剂 （商品名：内舒拿）

成分：0.05% 糠酸莫米松。

作用：局部抗炎作用。

用途：慢性鼻炎、变应性鼻炎及血管运动性鼻炎。
用法：3 岁以上使用，鼻腔喷雾，1 ～ 2 喷 / 单侧，1 次 / 日。
7．盐酸氮卓斯汀鼻喷剂（商品名：爱赛平）
成分：盐酸氮卓斯汀
作用：抗过敏作用。
用途：变应性鼻炎、血管运动性鼻炎。
用法：6 岁以上使用，鼻腔喷雾，1 ～ 2 喷 / 单侧，2 次 / 日。
8．复方薄荷樟脑滴鼻剂
成分：薄荷、樟脑、桉叶油等。
作用：润滑鼻腔黏膜，刺激神经末梢，促进黏膜分泌及除臭。
用途：干燥性鼻炎、萎缩性鼻炎及鼻出血等。
用法：滴鼻，3 次 / 日。
9．氯雷他定（商品名：开瑞坦）
成分：氯雷他定每片 10mg。
作用：为长效三环抗组胺药，具有选择性对抗外周 H_1 受体作用。
用途：变应性鼻炎。
用法：口服，1 次 / 日，每次 10mg，2 岁以下儿童、孕妇慎用。
10．鼻窦炎口服液
成分：主要成分为辛夷、苍耳子、柴胡、龙胆草等。
作用：改善鼻腔通气，减少鼻分泌物。
用途：急、慢性鼻炎和鼻窦炎。
用法：口服，每次 10ml，3 次 / 日。
11．藿胆丸
成分：广藿香、猪胆汁等。
作用：改善鼻腔通气，减少鼻分泌物。
用途：急、慢性鼻窦炎。
用法：口服，每次 3g，3 次 / 日。

二、咽喉疾病用药

1．复方硼砂溶液
成分：硼砂、碳酸氢钠、甘油等。
作用：消毒、防腐、抗菌及消炎。
用途：咽部及口腔感染。
用法：每日数次含漱。
2．复方碘甘油
成分：碘、碘化钾、薄荷油等。
作用：润滑、消毒及温和刺激。
用途：慢性咽炎、萎缩性咽喉炎。
用法：涂咽，每日数次。

3．复方草珊瑚含片

成分：草珊瑚浸膏、薄荷脑、薄荷油等。

作用：消肿止痛，清利咽喉。

用途：急性咽喉炎、扁桃体炎。

用法：含服，1 ~ 2 片 / 次，每日数次。

4．金嗓散结丸

成分：主要成分有桃仁红花、浙贝母、鸡内金、金银花、蒲公英、麦冬、木蝶等。

作用：清热解毒，活血化瘀，利湿化痰。

用途：声带小结、声带息肉。

用法：口服，60 ~ 120 粒 / 次，2 次 / 日，孕妇慎用。

5．黄氏响声丸

成分：主要成分有胖大海、蟑衣、贝母等。

作用：利咽开音，清热化痰，消肿止痛。

用途：急、慢性喉炎引起的声音嘶哑。

用法：口服，20 粒 / 次，3 次 / 日，饭后服用，儿童减半。

三、耳部疾病用药

1．氧氟沙星滴耳液 （又名泰利必妥滴耳液）

浓度：0.3%。

作用：对铜绿假单胞菌和金黄色葡萄球菌均有杀菌、抑菌作用。

用途：用于急、慢性中耳炎，鼓膜炎，外耳道炎。

用法：滴耳，每日早晚各 1 次，连续用药以 4 周为限。

2．硼酸乙醇滴耳液

浓度：4%。

作用：消毒、收敛、止痒。

用途：急、慢性外耳道炎，鼓膜炎，化脓性中耳炎。

用法：滴耳，3 次 / 日。

3．酚甘油滴耳液

浓度：2%。

作用：消炎、止痛。

用途：急性外耳道炎、鼓膜炎、鼓膜未穿孔的急性化脓性中耳炎。

用法：滴耳，3 次 / 日。

4．碳酸氢钠滴耳液

浓度：5%。

作用：软化耵聍。

用途：外耳道耵聍栓塞。

用法：滴耳，每日数次，待耵聍软化（一般 3 ~ 5 日）后行外耳道冲洗。

5．过氧化氢溶液洗耳液

浓度：3%。

作用：与脓液等有机物结成泡沫，有清洁、消毒、除臭作用。

用途：急、慢性化脓性中耳炎的清洁、洗耳。

用法：2 ~ 3次/日。

6．制霉菌素冷霜

成分：制霉菌素1亿单位，冷霜1000g，均匀调成糊状。

作用：杀真菌作用。

用途：外耳、口腔或咽腔的真菌感染。

用法：用棉签蘸本品涂敷于真菌感染部位。

四、耳鼻咽喉、气管及食管黏膜表面麻醉剂

1．丁卡因 （又称盐酸丁卡因）

浓度：1% ~ 2%，常用1%。

作用：系应用广泛的黏膜表面麻醉剂。麻醉效能强，为普鲁卡因的10 ~ 15倍，毒性亦为普鲁卡因的10倍。用药1 ~ 3分钟起效，维持2 ~ 3小时。一次使用剂量不得超过60mg。（1%浓度者，一次不超过6ml）。

用途：用于成人鼻和咽部检查治疗前，以及纤维喉镜、电子喉镜、食管镜、支气管镜检查或手术前黏膜表面麻醉。禁止用作浸润麻醉。

用法：以喷雾器将麻醉剂喷布于麻醉局部。鼻腔手术以棉片或纱条浸渍丁卡因，内加少量1∶1000的肾上腺素置于鼻腔黏膜表面，15分钟后取出，即可达到麻醉效果。

2．鼓膜表面麻醉剂

成分：由纯苯酚、可卡因、薄荷脑各等量配制而成。

用途：用于鼓膜穿刺、切开或贴补前的表面麻醉。

用法：用棉签蘸少量鼓膜麻醉剂，涂于鼓膜穿刺或切开部位，限用于局部，不可扩大范围。

第三篇 口腔科学

主　编 江　泳　欧阳翔英

副主编 齐鸿亮　李　波

编　委 （按姓名汉语拼音排序）

白　洁（北京大学医学部）

陈宏丽（山西医科大汾阳学院）

江　泳（北京大学医学部）

李　波（哈尔滨医科大学大庆校区）

李昭萍（邢台医学高等专科学校）

梁素霞（天津医学高等专科学校）

欧阳翔英（北京大学医学部）

齐鸿亮（山西医科大学）

苏哲君（承德医学院）

许向亮（北京大学医学部）

岳　炜（首都医科大学）

张　蕊（哈尔滨医科大学大庆校区）

第一章

口腔颌面部解剖生理特点

学习目标

1. 掌握牙齿的组成和结构，乳牙列和恒牙列的牙数及乳恒牙替换时间；口腔颌面部主要解剖结构特点，包括：上、下颌骨、颞下颌关节、咀嚼肌、涎腺、血管、淋巴结、三叉神经、面神经以及口腔局部解剖。
2. 熟悉牙齿的解剖生理特点。
3. 了解乳牙和恒牙的萌出顺序；口腔颌面部解剖结构的临床意义。

第一节　牙齿的解剖生理特点

一、牙齿的组成和结构

（一）牙齿的组成

牙齿由牙冠、牙根及牙颈三部分组成（图 3-1-1）。

1．牙冠　是发挥咀嚼功能的主要部分。牙体被牙釉质所覆盖的部分称为解剖牙冠，与牙根之间是以牙颈为界。严格意义上说，显露于口腔内未被牙龈覆盖、在口腔内可见到的牙

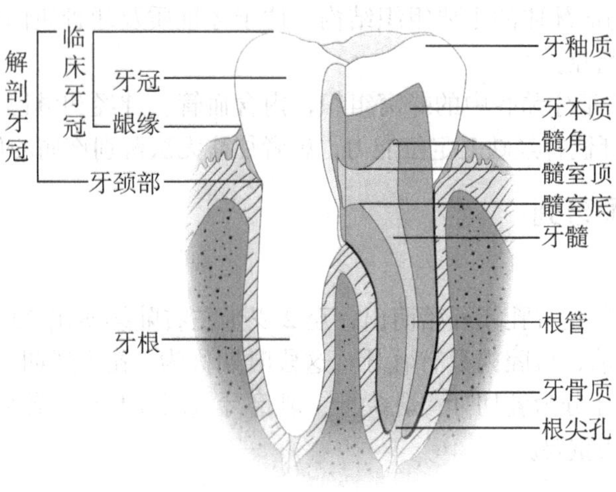

图 3-1-1　牙的组成

齿部分，称为临床牙冠。临床牙冠会随着年龄增长而变长，特别是老年人牙龈退缩，临床牙冠会变长。

2．牙根　是牙体被牙骨质所覆盖的部分，被包埋于牙槽骨内，是牙的支持部分。正常情况下，在口腔内见不到牙根。

3．牙颈　牙冠与牙根交界处的弧形曲线称为牙颈，是牙釉质和牙骨质交界的区域。

知识链接

拔牙术与牙根形态间关系

在不同部位患牙的拔除过程中，牙根形态很大程度上决定了牙拔除的手法。熟知不同牙齿牙根形态的特点，有利于灵活应用各种手法，顺利拔除患牙，减小手术创伤。

近圆锥形单根（上颌中切牙），拔除时可先作扭转动作，并配合适度摇动，松动后直线牵引拔出。

牙根扁平者（上颌侧切牙、下颌切牙、上颌前磨牙等），拔除时以唇腭侧摇动为主，松动后拔出。应避免使用扭转力。

多根牙（上、下颌磨牙）拔除时可先用牙挺挺松，再使用牙钳沿颊舌方向摇动，待牙松动后，牵引拔出，也可将牙根分开后分别拔出。

（二）牙的组织结构

从牙体的纵剖面观察，可见牙体由三种硬组织及一种软组织构成，硬组织为牙釉质、牙骨质、牙本质，软组织为牙髓（图 3-1-1）。

1．牙釉质　是位于牙冠表层的半透明白色硬组织，是牙体中矿化程度最高、最坚硬的组织。

2．牙骨质　为位于牙根表层色泽较黄的硬组织，是维系牙体和牙周组织联系的重要结构。牙骨质和牙釉质在牙颈部相连，两者交界处称为釉牙骨质界。

3．牙本质　是构成牙体的主要组织结构，位于牙釉质及牙骨质内层，呈淡黄色。牙本质包裹的空腔称为牙髓腔。

4．牙髓　是充满于牙髓腔中的蜂窝组织，内含血管、神经和淋巴，通过根尖孔与根尖部的牙周组织相通。牙髓神经缺乏定位能力，患者往往无法辨别疼痛的位置。

二、乳牙列及恒牙列

（一）乳牙列

婴儿出生后 6 个月左右乳牙开始萌出，至 2 岁半左右陆续萌出 20 个牙。从乳牙完全萌出到第一恒磨牙萌出前，口腔内只有乳牙，这段时期称为“乳牙列期”。根据牙齿分布的位置、形态和功能，乳牙分为乳切牙、乳尖牙、乳磨牙（图 3-1-2）。乳牙是儿童的咀嚼器官，对儿童的生长发育极为重要。

（二）恒牙列

恒牙列是人类的第二副牙列，正常的恒牙数在 28 ～ 32 之间。根据牙齿分布的位置、形

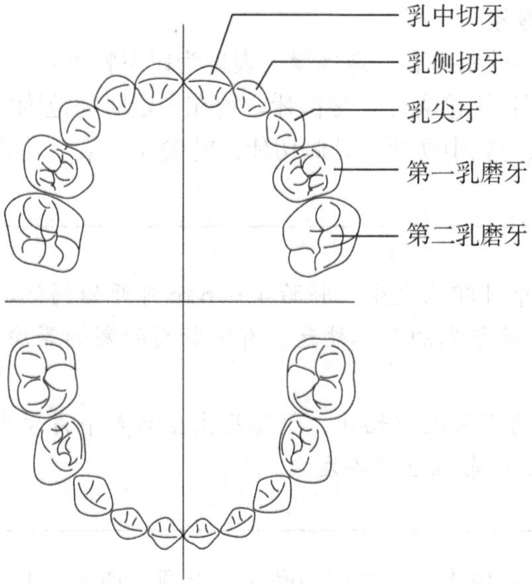

图 3-1-2 乳牙列

态和功能特征分类，恒牙可分为切牙、尖牙、前磨牙（双尖牙）、磨牙（图 3-1-3），切牙和尖牙位于口角之前，称为前牙，前磨牙和磨牙位于口角之后，称为后牙。

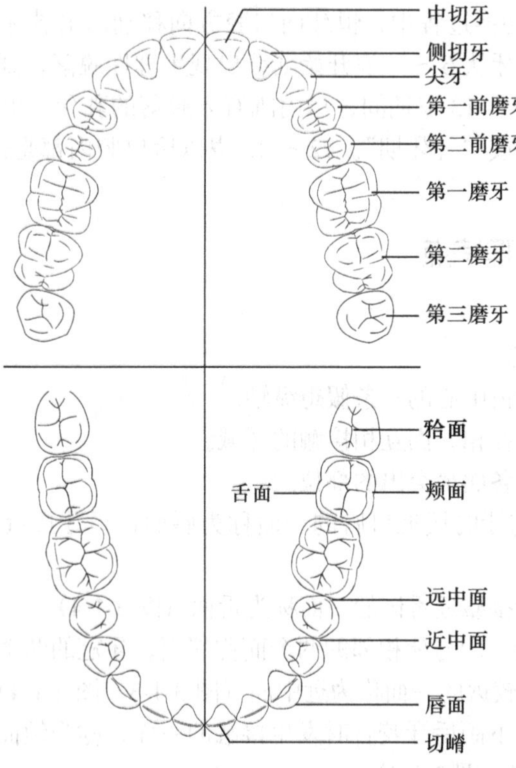

图 3-1-3 恒牙列

（三）牙齿的萌出和替换

1．牙齿的萌出　牙齿的萌出有一定规律，表现为以下特点：

（1）萌出的时间顺序：不论乳牙还是恒牙，均在一定时间范围内按先后顺序萌出。乳牙萌出的顺序依次为乳中切牙、乳侧切牙、乳尖牙、第一乳磨牙、第二乳磨牙。

知识链接

乳牙胚在胚胎2个月即已发生，胚胎4～6个月开始钙化。在婴儿出生时颌骨内已有20个乳牙牙胚。故孕期的营养缺乏、有害物质的影响等均会造成乳牙发育异常，例如釉质发育不良。

最早萌出的乳牙为下颌乳中切牙，于婴儿出生后6个月左右萌出。最迟萌出的乳牙是上颌第二乳磨牙，一般在2岁半左右。

恒牙萌出的顺序：上颌依次为上颌第一磨牙、上颌中切牙、上颌侧切牙、上颌第一双尖牙、上颌尖牙、上颌第二双尖牙、上颌第二磨牙、上颌第三磨牙；下颌依次为下颌第一磨牙、下颌中切牙、下颌侧切牙、下颌尖牙、下颌第一双尖牙、下颌第二双尖牙、下颌第二磨牙、下颌第三磨牙。第三磨牙有退化的趋势，不少人第三磨牙缺失。

（2）左右对称萌出：中线左右同颌的同名牙几乎在同一时期萌出。

（3）下颌牙齿的萌出略早于上颌同名牙。

2．乳恒牙替换　约6岁左右第一恒磨牙萌出，是最早萌出的恒牙，不替代任何乳牙，俗称“六龄齿”。乳恒牙替换过程中，恒牙向口腔方向移动压迫乳牙牙根，使乳牙牙根逐渐吸收、直至松动脱落。乳牙从6～7岁开始陆续出现生理性脱落，到12～13岁左右全部被恒牙代替。6～7岁至12～13岁期间，口内既有未脱落的乳牙，也有新萌出的恒牙，这一阶段称为“混合牙列期”或“替牙期”。12～13岁以后口腔内都是恒牙，称为“恒牙列期”或“恒牙河期”。

三、牙齿的解剖生理特点

（一）牙的表面标志

1．牙体解剖应用术语

（1）牙长轴：通过牙齿中心的一条假想纵轴。

（2）接触区：牙与牙在相邻面互相接触的区域。

（3）外形高点：牙齿各面最突出的部位。

（4）唇面及颊面：前牙的接近口唇的一面称为唇面；后牙接近颊的一面称为颊面（图3-1-4）。

（5）舌面：前、后牙接靠近舌体的一面称为舌面（图3-1-4）。

（6）近中面及远中面：牙与牙相邻的两个面称邻面。牙冠的两个邻面中，离颌面部中线较近的一面称为近中面；较远的一面称为远中面（图3-1-3、图3-1-4）。

（7）颌面和切嵴：上下颌后牙咬合时发生接触的一面，称为颌面；上下前牙有切咬功能的部分称为切嵴（图3-1-3、图3-1-4）。

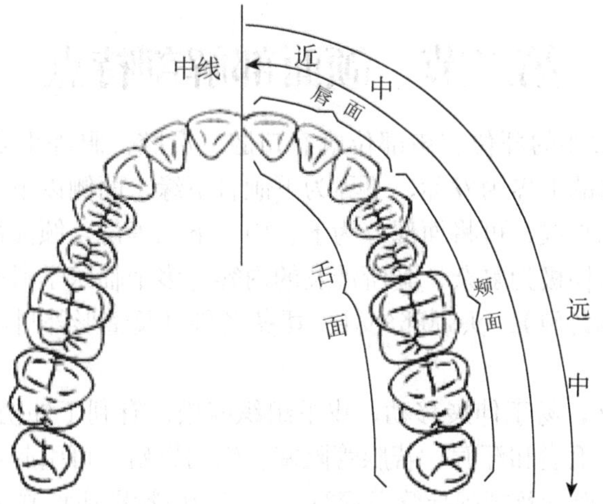

图 3-1-4　牙体解剖应用术语

2．牙冠的表面标志

（1）牙尖：为位于尖牙的切端及后牙颌面上的近似锥体形的显著突起。

（2）舌隆突：为切牙及尖牙舌面颈 1/3 处的半月形釉质突起，也是该牙在舌面的外形高点。

（3）窝：位于前牙舌面及后牙颌面的不规则凹陷。

（4）沟：为牙冠表面的细长凹陷部分。

（5）点隙：为几条发育沟相交或沟的末端所形成的点状小凹陷，此处易堆积食物残渣，好发龋病。

（二）牙髓腔的解剖标志

牙髓腔是位于牙体中部的一个与牙体外形相似的空腔，腔内充满牙髓，可简称为髓腔。牙髓腔被牙本质包围，仅在根尖部通过根尖孔与牙周膜相通。

牙髓腔由髓室和根管系统两个部分组成。

1. 髓室　为髓腔位于牙冠及牙颈部的部分，形状与牙冠外形相似。前牙髓室与根管无明显界限；后牙髓室呈立方体，分顶、底及四壁（图 3-1-1）。

2. 根管系统　是髓腔位于牙根的部分。根管的形态和数目与牙根的形态和数目常不一致。通常较圆的牙根内有 1 个与其外形相似的根管，但较扁的牙根内可能不只有 1 个根管。根管与牙周组织相通的孔，称为根尖孔（图 3-1-1）。

思考题

1．牙齿由哪几部分组成?

2．简述牙齿的组织结构。

3．替牙期的年龄阶段。

（白　洁）

第二节 颌面部解剖特点

面部为人体极为重要的部位。该部位既有口腔、鼻腔、眼等重要解剖结构，又是容貌美的重要代表区。面部的上界为发际，下界为下颌骨下缘，两侧以下颌支后缘为界。经过眉间点及鼻下点的两条水平线，可将面部分为上、中、下三等份，颌面部是中、下两等份的合称。此区域内的解剖结构极为复杂，其所涉及的内容与多个临床学科密切相关，如临床口腔医学（特别是口腔颌面外科）、头颈部外科、耳鼻喉科以及整形外科等。本章节主要介绍口腔颌面部的解剖特点。

面部皮肤薄而柔软，易于伸展移动，皮下组织疏松，有利于外伤缝合及整形美容手术。面部皮肤富于皮脂腺、毛囊和汗腺，若腺管阻塞、细菌繁殖，可引起皮脂腺囊肿或疖。面部皮下组织内有面神经、血管及腮腺导管等穿行，手术中应特别注意避免损伤上述重要结构。

一、骨

面颅位于颅脑的前下方，与脑颅相连接，构成面部框架，支持和保护与眼眶、鼻腔、口腔等相关的结构。除下颌骨及舌骨外，所有面颅骨均由骨缝紧密相连，不能移动。面颅骨由15块不规则骨组成，其中成对的有上颌骨、颧骨、鼻骨、泪骨、腭骨和下鼻甲；单一骨有下颌骨、犁骨、舌骨。其中，颧骨、上颌骨与下颌骨支撑了颌面部的骨性轮廓，这里介绍上颌骨与下颌骨的主要解剖特点（图3-1-5）。

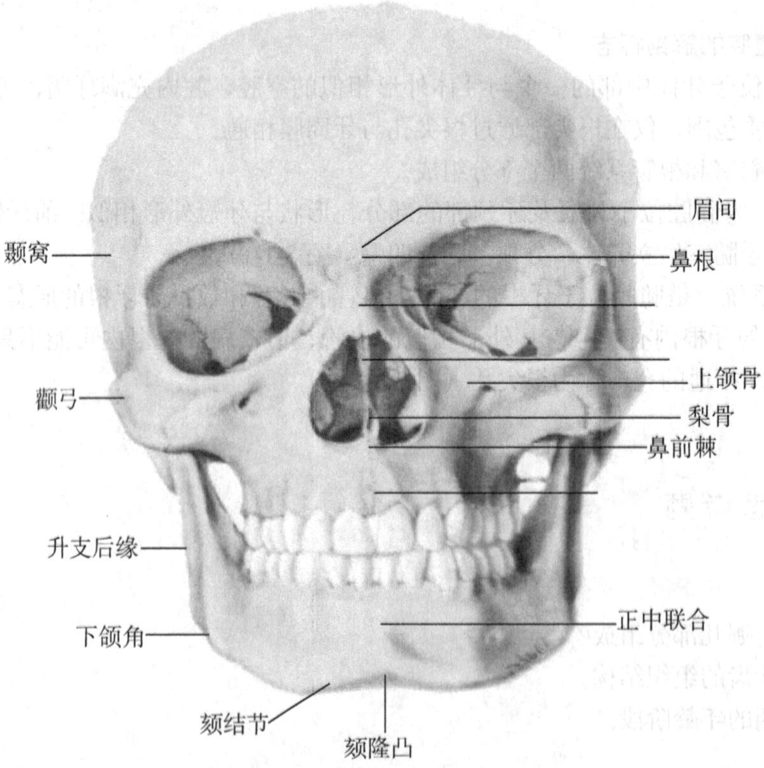

图 3-1-5 颅骨正面观

（一）上颌骨

上颌骨　位于面中部，左右各一，它与颧骨、额骨、蝶骨、鼻骨、犁骨、泪骨、腭骨等邻接，构成眼眶底部、口腔顶部、鼻腔侧壁和底部、颞下窝和翼腭窝、翼上颌裂及眶下裂。上颌骨可分为一体和四突（图 3-1-6）。

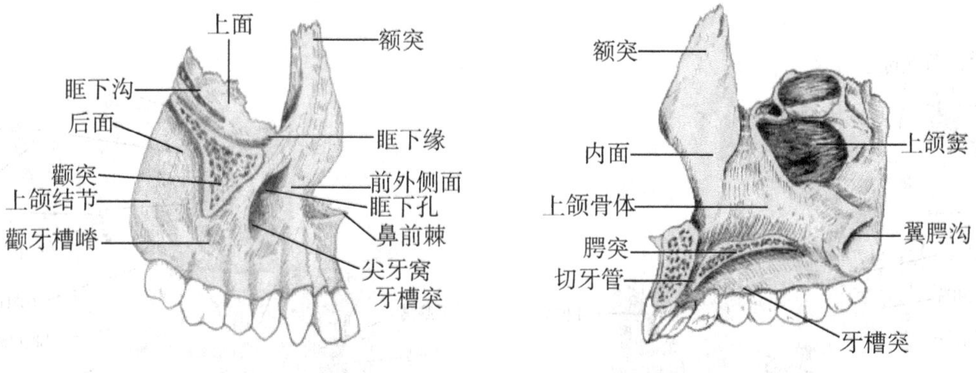

图 3-1-6　上颌骨前外侧面（左图）及内侧面（右图）

1．上颌体　略呈锥体形，分为前、后、上、内四面，上颌体内有上颌窦。

（1）前面：该面上部有一小椭圆形的眶下孔位于眶下缘中点下方约 0.5cm 处，孔内有眶下神经、血管通过，是眶下神经阻滞麻醉的进针部位。

（2）后面：又称颞下面。其下部有较粗糙的隆起，称为上颌结节。

（3）上面：又称眶面，构成眶底的大部。

（4）内面：又称鼻面，参与形成鼻腔外侧壁。

知识链接

上颌窦

为上颌骨内的空腔，呈锥体形。上颌窦下壁与上颌第二前磨牙、磨牙各根尖之间隔以较薄的骨板，甚至仅覆盖以黏膜。上述各牙的牙源性感染可累及上颌窦，引起上颌窦炎症。临床拔除上述各牙及摘除断根时，要避免将断根推入上颌窦内造成上颌窦瘘。此外，在行上颌窦手术时，应避免伤及牙根尖。

2．四突上颌骨的四突为额突、颧突、腭突和牙槽突。其中腭突和牙槽突是构成口腔的重要结构。

（1）腭突：位于上颌骨内侧面的下部，呈水平位，向内侧突出，与对侧腭突在中线相接，形成腭中缝，构成鼻腔底部和硬腭的大部分，分隔鼻腔与口腔。腭突后缘与腭骨水平部相接。腭突后外侧近牙槽突处，有纵行的沟，走行腭大血管及腭前神经。

（2）牙槽突：又称牙槽骨，呈弓形，为上颌骨包围牙根的突起骨质。牙槽突中容纳牙根的部分称为牙槽窝，其形态、大小、数目和深度与牙根相适应。

3．上颌骨的血运特点　上颌骨的血液供应非常为丰富，其抗感染能力强，故上颌骨骨折愈合较下颌骨迅速，但外伤或手术中出血也较多。

（二）下颌骨

下颌骨主要位于面部下 1/3，是面颅骨中两块能运动的骨之一，另一块为舌骨。下颌骨由水平部——下颌体和垂直部——下颌支组成。下颌体下缘与下颌支后缘相连接的转角处称为下颌角（图 3-1-7）。

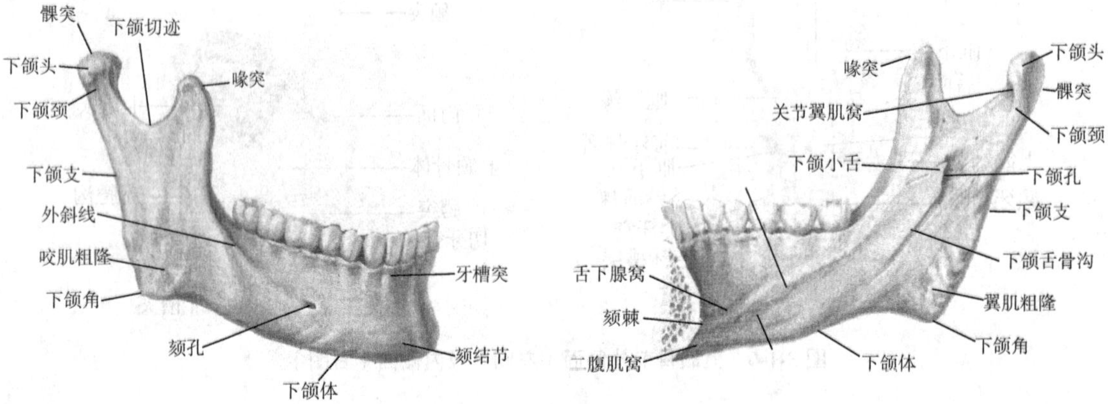

图 3-1-7　下颌骨外面（左图）及内面（右图）

1．下颌体呈蹄铁形，分内、外两面和上、下两缘。

（1）外面：中线处为正中联合，在其下部，左右各有一颏结节，其后外方可见颏孔。在下颌体外面有一条增厚的骨嵴，称为外斜线。

（2）内面：与外斜线相对应，下颌体内面也有一条骨嵴，称为内斜线或下颌舌骨线，下颌舌骨肌附着于其上。内斜线将下颌体内面分为上、下两部分。上部有舌下腺窝；下部有二腹肌窝以及下颌下腺窝。

（3）上缘：即牙槽突，与上颌骨牙槽突相似呈弓状。

（4）下缘：又称下颌下缘，外形圆钝，为下颌骨骨质最致密处。

2．下颌支又称下颌升支，位于下颌体后方，左右各一，几乎呈垂直方向，分为两突和两面。

（1）两突

1）髁突：又称关节突或髁状突。为颞下颌关节的关节头。髁突之下是较窄的髁突颈，又称下颌颈。

2）喙突：又称肌突或冠状突，呈扁三角形，有颞肌和咬肌附着。

（2）两面

1）内面：最明显的标志为下颌孔，位于中央偏后上方，在孔的后方有下颌神经沟，下牙槽神经、血管由此进入下颌孔。下颌孔向下内通入下颌管。在下颌角内侧骨面较粗糙，称为翼肌粗隆，为翼内肌的附着处。在下颌孔的前上方，有下颌隆突，此处由前向后有颊神经、舌神经和下牙槽神经越过。下颌孔约相当于下颌磨牙的咬合平面。

2）外面：在偏下方的骨面较粗糙，称为咬肌粗隆，是咬肌的附着部位。

知识链接

下颌管

下颌骨表层为骨密质，内部为骨松质，其内有下颌管，走行下牙槽神经和血管，有着重要的临床意义。在下颌磨牙区，下颌管比较接近磨牙根尖，尤其是下颌第三磨牙（智齿）根尖。因此，在行下颌骨手术以及拔牙时应注意下颌管的位置关系，以免损伤下牙槽神经。

二、颞下颌关节

颞下颌关节是颅面部唯一能活动的关节，行使着复杂的生理功能，在咀嚼时可承受高达数十公斤的咀嚼力，在表达言语时颞下颌关节又可非常灵活地运动，这种复杂的功能需要使得颞下颌关节成为人体最为复杂的关节之一。

1．颞下颌关节的组成　颞下颌关节由下颌骨髁突、颞骨关节面、关节盘、关节囊和关节诸韧带组成（图 3-1-8）。

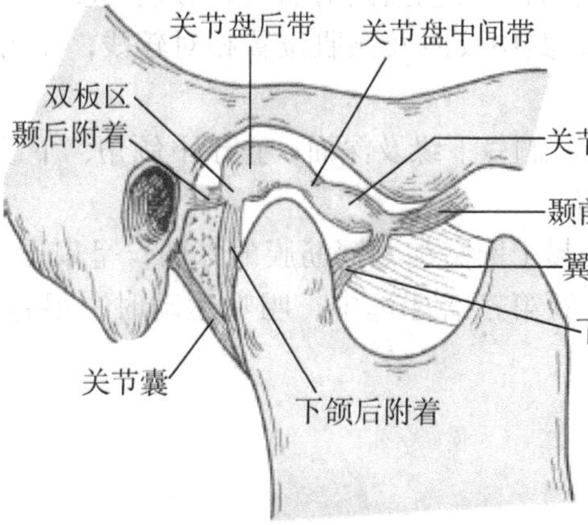

图 3-1-8　颞下颌关节

（1）下颌骨髁突：外形略呈椭圆形，其内外径长，前后径窄。通过内外极在髁突顶面连成一隆起的骨嵴称横嵴，把髁突分为前、后两个斜面，前斜面窄，是负重区，后斜面宽而平，不是负重区。

（2）颞骨关节面：由两个部分组成，即一个关节窝和一个关节结节。

1）关节窝：关节窝容纳下颌髁突，其顶部很薄，与颅中窝相隔，关节窝顶部不是负重区。

2）关节结节：关节结节是人类颞下颌关节特有的结构，位于关节窝前方的颧弓根部，由关节结节嵴顶分为两个斜面，嵴顶的前方是前斜面，斜度较小；嵴顶的后面为后斜面，是关节的负重区。

（3）关节盘：关节盘位于下颌髁突与颞骨关节面之间，一般认为关节盘从前向后分为4个带，即前带、中间带、后带和双板区。

（4）关节囊和关节间隙：关节被关节囊所包裹，内部形成关节间隙或称关节腔，由关节盘将关节间隙分为关节上腔和下腔，上腔容量较下腔大。

（5）关节韧带：关节韧带分囊内韧带和囊外韧带。囊外韧带有颞下颌韧带、蝶下颌韧带和茎突下颌韧带，这些韧带可防止下颌侧方运动时向侧方脱位，并起悬吊下颌骨的作用，还能保护进入下颌孔的下颌血管神经束以及限制下颌过度前伸。

2．颞下颌关节的功能运动　颞下颌关节属于联动关节，运动非常复杂，包括转动运动和滑动运动两种方式。

三、肌

与口腔颌面部相关的肌肉包括头部肌、腭咽部肌以及颈部肌。

1．头部肌　可分为浅层的表情肌（又称为颅面肌）及深层的咀嚼肌。

（1）表情肌：又称为颅面肌，是面部肌肉的重要组成部分，属于皮肌，由薄层肌束构成，肌力较弱，大部分起自颅面骨表面或筋膜，止于皮肤，肌纤维收缩时可使面部皮肤外形改变，表达喜怒哀乐等表情，并部分参与咀嚼、呼吸、吞咽、言语等活动。所有表情肌均由面神经支配。

（2）咀嚼肌：通常所谓咀嚼肌主要包括四对肌肉，分别为咬肌、颞肌、翼内肌及翼外肌，其主要功能为运动下颌骨。其中咬肌及颞肌位置相对较浅，用力时可在体表触及（图3-1-9）。

1）咬肌：起于上颌骨颧突、颧弓下缘及深面，止于下颌角、下颌支外侧面及喙突。在咀嚼运动时，上提下颌并微向前。

2）颞肌：主要位于颞窝，起于颞窝和颞深筋膜的深面，呈扇形，向前下方聚拢走行，止于喙突、下颌支前缘直至下颌第三磨牙远中。咀嚼运动时，很容易在颞部触及该肌的收缩。

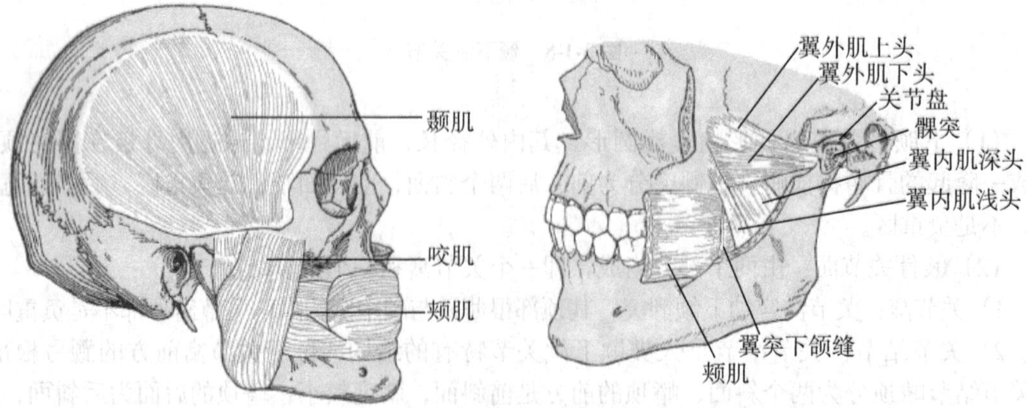

图3-1-9　咀嚼肌

3）翼内肌：位置与咬肌相对，在下颌骨内侧面。起于腭骨锥突、翼外板内面和上颌结节。主要作用为上提下颌。

4）翼外肌：几乎呈前后水平方向走行，起自蝶骨大翼与翼外板外面，大部分止于髁突颈前方的关节翼肌窝。主要功能为使下颌下降，起到开口的作用。

2．腭部肌　腭部肌共5对，位于软腭内。包括：腭帆提肌、腭帆张肌、腭舌肌、腭咽肌以及腭垂肌。

3．颈部肌　与口腔颌面部密切相关的颈部肌主要有舌骨上肌群、颈阔肌以及胸锁乳突肌。舌骨上肌群包括二腹肌、茎突舌骨肌、下颌舌骨肌以及颏舌骨肌。

四、涎腺

分泌唾液进入口腔的腺体被称之为涎腺，又名唾液腺，它包括三对大唾液腺和许多个位于唇、颊、舌、腭等处的小唾液腺（图3-1-10）。

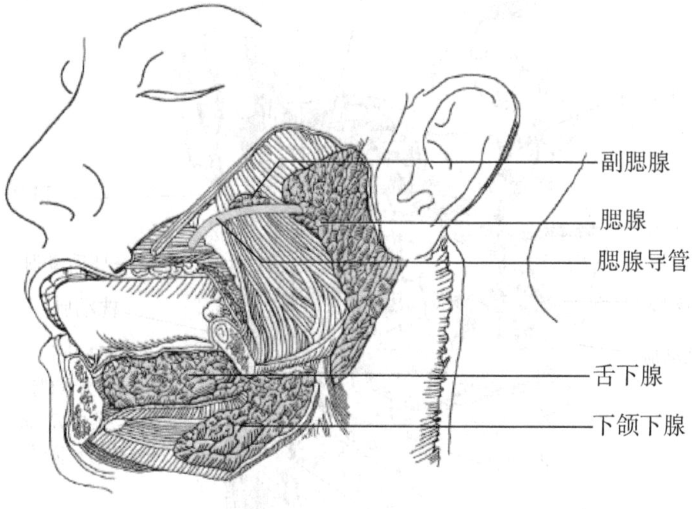

图3-1-10　唾液腺

人体三对大唾液腺包括腮腺、下颌下腺及舌下腺。其中腮腺是最大的一对。

1．腮腺　腮腺左右各一，位于外耳道前下方，颧弓下方的范围内，内面绕过下颌骨升支后缘至咽旁间隙内。腮腺内穿行着面神经，临床上常以面神经平面将腮腺分为深、浅两叶。腮腺表面包绕着腮腺鞘，腮腺鞘的浅面致密，深面薄弱而不完整。腮腺腺泡细胞所分泌的唾液经腮腺导管排入口腔。腮腺导管开口于上颌第二磨牙，牙冠正对颊黏膜后上部的腮腺导管乳头。腮腺导管的体表投影为：耳垂至鼻翼与口角间中点连线的中1/3段。

2．下颌下腺　下颌下腺为第二对大唾液腺，呈扁椭圆形，主要位于下颌骨下缘、二腹肌前腹及后腹共同围成的下颌下三角内。下颌下腺导管起自下颌下腺，向前上内方开口于口底的舌下肉阜。下颌下腺导管易发生涎腺结石。

3．舌下腺　舌下腺在三对大唾液腺中是最小的一对，位于口底黏膜与下颌舌骨肌之间。与腮腺及下颌下腺不同，舌下腺所分泌的唾液并非仅经一个大导管排入口腔。其分泌液可经舌下腺大管汇入下颌下腺导管或直接开口于舌下肉阜，也可经分泌管汇入邻近的下颌下腺导管，或直接开口于舌下皱襞。

五、血管

口腔颌面部的血运非常丰富，动脉来源于颈外动脉，静脉血回流主要汇入颈部的颈内静脉和颈外静脉。头颈部的动脉之间通过末端血管网形成众多的吻合通路，故口腔颌面部外伤出血较多，但同时伤口也较容易愈合（图 3-1-11）。

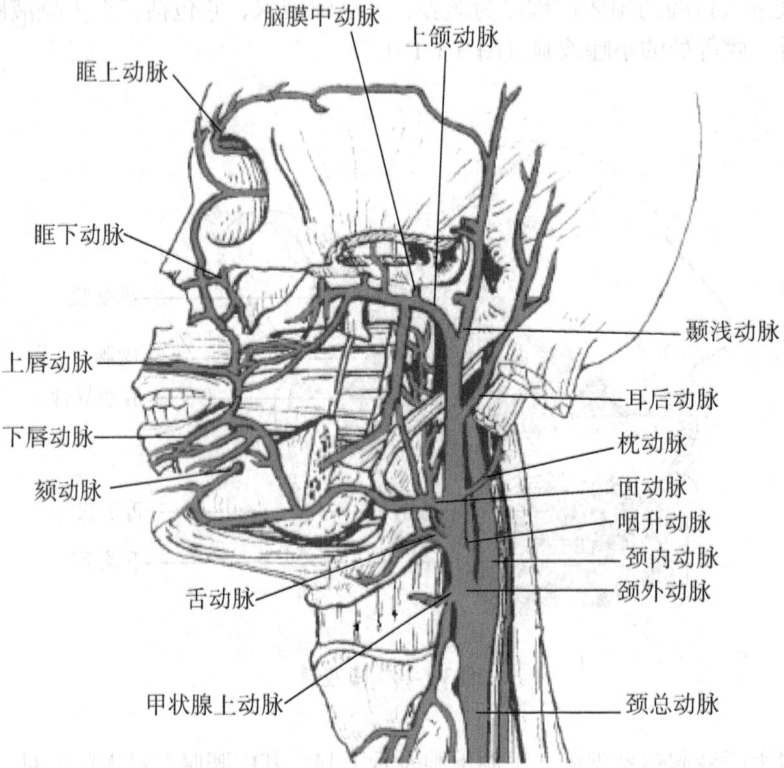

图 3-1-11　颌面部动脉

1．动脉　颈外动脉起自颈总动脉。颈总动脉在颈部分为颈内和颈外动脉。颈内动脉分布于脑、眼和额部，在颈部没有分支，而颈外动脉在颈部有数个分支，这一特点是鉴别颈内、外动脉的重要依据。颈外动脉主要有八个分支：甲状腺上动脉、咽升动脉、舌动脉、面动脉、枕动脉、耳后动脉、上颌动脉、颞浅动脉。其中与口腔颌面部密切相关的主要有面动脉、上颌动脉、颞浅动脉与舌动脉。

（1）面动脉又称颌外动脉：于舌骨大角的稍上方起于颈外动脉，经二腹肌后腹的深面，进入下颌下三角，再转向外至下颌骨下缘，在咬肌附着处前缘，即咬肌前下角处，自内向外绕过下颌骨体的下缘，上行至面部，沿鼻唇沟方向，迂曲行向前内上方，经口角和鼻翼外侧至内眦，更名为内眦动脉。

（2）上颌动脉又称颌内动脉：为颈外动脉两终支中较大者，于下颌骨髁突颈部的内后方起于颈外动脉，水平前行，紧邻髁突颈的深面至面侧深区，经翼突上颌裂入翼腭窝。

（3）颞浅动脉：为颈外动脉的另一终末支。在下颌骨髁突颈的后方发自颈外动脉，向上出腮腺上缘至皮下，越过颞骨颧突根部继续上行，分为额、顶两终支。颞浅动脉在颧突根部上方走行恒定，位置表浅，可以很容易触及其搏动，常用以测量脉搏及压迫止血。

（4）舌动脉：在平舌骨大角处，自颈外动脉前内侧壁发出，走行于颈动脉三角内，经舌骨舌肌深面向前上至舌尖。发出多个分支供应腭扁桃体、软腭、会厌、舌黏膜、舌肌、舌下腺、口底黏膜（包括舌系带）、牙龈以及下颌舌骨肌等处。

2．静脉　口腔颌面颈部静脉常分浅静脉和深静脉两类。浅静脉收纳浅层组织的血液，汇入深静脉。口腔颌面部的浅静脉主要包括面静脉与颞浅静脉，深静脉主要包括翼丛、上颌静脉、下颌后静脉以及面总静脉。颈部浅静脉主要有颈外静脉，深静脉主要为颈内静脉。

临床上将鼻根部和两侧口角之间的三角形区域称为危险三角区，由于该区域内面静脉瓣膜功能不良，可致血液逆流。若发生疖、痈等感染，处理不当，可能使菌血栓自面静脉回流至颅内海绵窦，引起严重的海绵窦化脓性血栓性静脉炎，而危及生命。因而，在危险三角区内的感染要慎重处理，切不可采用挤压、热敷等不当措施。

六、颌面部淋巴结和淋巴管

颌面部的淋巴结和淋巴管十分丰富，成为面颈部的重要防御系统之一。颌面部的淋巴结主要指分布于面部、颏下、下颌下、耳周及枕部的区域淋巴结，由前向后环绕头颈部交界处分布，呈环形排列，包括：面淋巴结、颏下淋巴结、下颌下淋巴结、腮腺淋巴结、耳后淋巴结和枕淋巴结。

七、神经

与口腔颌面部密切相关的神经主要为三叉神经与面神经。

（一）三叉神经

三叉神经是最粗大的一对脑神经，为混合性神经，大部为感觉纤维，小部为运动纤维。感觉纤维中的大部分传导口腔颌面部、头皮及硬脑膜等的躯体感觉，运动纤维支配咀嚼肌（咬肌、颞肌、翼内肌及翼外肌）等的运动。三叉神经分为眼神经、上颌神经以及下颌神经三支（图 3-1-12）。

1．眼神经　为三叉神经中最细小者，属于感觉神经，分布于额部、眶、眼球、泪腺、结膜、上睑及鼻背。

2．上颌神经　属于感觉神经。起自半月神经节，经圆孔出颅，经眶下裂入眶更名为眶下神经，行于眶下沟、眶下管内，出眶下孔达面部。上颌神经的主要分支有：

（1）蝶腭神经：在翼腭窝内自上颌神经主干发出后下行，发出多个分支，其中两支与口腔医学关系密切。

1）鼻支：出切牙孔，分布于双侧上颌 3-1|1-3 的腭侧黏骨膜及牙龈。

2）腭神经：分为腭前、中、后神经。腭前神经（腭大神经）出腭大孔，分布于 8-3|3-8 的腭侧黏骨膜及牙龈。腭中、后神经（腭小神经）出腭小孔后分布于腭垂、软腭及腭扁桃体。

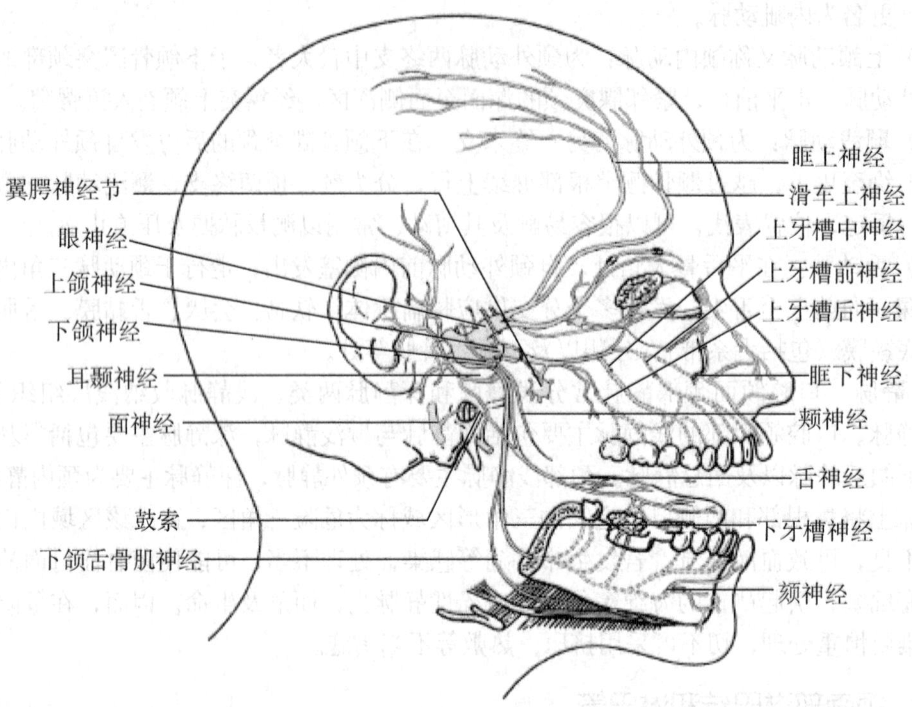

图 3-1-12 三叉神经

(2) 上牙槽后神经：分布于一侧上颌磨牙（除上颌第一磨牙近中颊根外）及其牙周膜、牙槽骨和上颌窦黏膜。

(3) 上牙槽中神经：分布于一侧上颌前磨牙和上颌第一磨牙的近中颊根及其牙周膜、牙槽骨、颊侧牙龈及上颌窦黏膜。

(4) 上牙槽前神经：分布于上颌切牙、尖牙及其牙周膜、牙槽骨、唇侧牙龈及上颌窦黏膜。

(5) 睑支、鼻支、上唇支：于眶下孔处分出后，分布于下睑皮肤、鼻侧部及鼻前庭皮肤、上唇黏膜和皮肤。

3．下颌神经 为混合性神经，由感觉及运动神经纤维组成，为三叉神经最粗大的分支。下颌神经自半月神经节发出，经卵圆孔出颅，发出的主要分支如下：

(1) 颊神经：为感觉神经，发出分支分布于下颌第二前磨牙及磨牙的颊侧牙龈及颊部黏膜和皮肤。

(2) 耳颞神经：通常以两根包绕脑膜中动脉，并在脑膜中动脉后方合并为一干，发出分支至颞下颌关节、外耳道、腮腺、耳屏、耳廓上外侧部以及颞部皮肤。

(3) 舌神经：自下颌神经分出，分布于下颌同侧舌侧牙龈、舌前 2/3 黏膜、口底黏膜、舌下腺和下颌下腺，传导一般躯体感觉。面神经鼓索的味觉纤维随舌神经分布于舌前 2/3 的味蕾，传导舌体的味觉。舌神经在下颌第三磨牙远中及舌侧，位置表浅，表面仅有黏膜覆盖。

(4) 下牙槽神经：与舌神经一起发自下颌神经，自下颌孔进入下颌管。下牙槽神经走行于下颌管内，在下颌管内发出分支，分布于下颌牙的牙髓及其牙周膜、牙槽骨、下唇黏膜和皮肤以及颏部皮肤。下颌管距下第三磨牙根尖很近，拔除下颌阻生智齿时要注意避免损伤位于其内的下牙槽神经。

知识链接

口腔局麻

口腔局部麻醉常见的方法有：冷冻麻醉法、表面麻醉法、浸润麻醉法与神经阻滞麻醉法，其中与颌面部神经解剖关系最为密切的是神经阻滞麻醉法。该方法是将麻醉药物注射至神经干周围，暂时阻断疼痛等刺激的神经传导，使该神经分布范围产生麻醉效果。口腔医学临床常用的神经阻滞麻醉包括：

1. 下牙槽神经阻滞麻醉

临床常用口内注射方法，操作时嘱患者大张口，以翼下颌皱襞中点外3mm作为进针点，将注射器摆向对侧前磨牙区，在𬌗平面上1cm平行进针，进针深度达2.5cm左右可触及下颌孔上方的下颌神经沟骨面，注射麻药约2ml，即可麻醉下牙槽神经，使同侧下颌骨、下颌牙齿、牙周膜、下颌第一前磨牙之前的唇侧牙龈、黏骨膜及下唇产生麻醉效果。

2. 舌神经阻滞麻醉

利用口内法行下牙槽神经阻滞麻醉注射后，将注射针向后退出1cm，此时注射麻药，即可麻醉舌神经，可使同侧下颌牙齿舌侧牙龈、黏骨膜、舌前2/3区域及口底黏膜无痛。

3. 颊神经阻滞麻醉

在行下牙槽神经阻滞麻醉时，将针尖退至黏膜下注射麻药，即可将颊神经阻滞，麻醉范围包括颊部黏膜、颊肌、皮肤及下颌第二前磨牙之后的颊侧牙龈、黏骨膜。

4. 上牙槽后神经阻滞麻醉

以上颌第二磨牙颊侧远中根部前庭沟处为进针点，注射针与上颌牙𬌗面成45°角，沿骨面向后、上、内推进，进针2.5cm左右，至上颌结节处注射麻药，麻醉上牙槽后神经及上牙龈支，使部分上颌窦黏膜、上颌第二、三磨牙及第一磨牙的远中颊根与腭根以及相应的牙周膜、牙槽骨、骨膜和牙龈无痛。

5. 腭前神经阻滞麻醉

又称腭大孔注射法，注射时，嘱患者张大口，注射针在腭大孔表面标志稍前方刺入黏膜，至腭大孔前注射麻药，麻醉腭前神经，使磨牙、前磨牙腭侧牙龈，黏骨膜无痛。

6. 颏神经阻滞麻醉

通常在下颌第二前磨牙根尖下方，注射针向前下内刺入颏孔处，注射麻药，麻醉颏神经，使下唇黏膜、皮肤、颏部、第一前磨牙、尖牙以及切牙的唇侧牙龈无痛。

7. 眶下神经阻滞麻醉

将麻醉药物注射至眶下孔内，麻醉上牙槽前神经、上牙槽中神经以及眶下神经，使上颌前牙、前磨牙、第一磨牙近中颊根及其牙周膜、牙槽骨、颊侧牙龈、部分上颌窦黏膜、鼻侧部及鼻前庭皮肤、下睑皮肤以及上唇黏膜和皮肤产生麻醉效果。

（二）面神经

面神经为以运动纤维为主的混合性神经，其进入腮腺内分支的纤维成分均为运动纤维。面神经在腮腺内主干常分为颞面干与颈面干，再分为5组分支，支配面部表情肌，包括：颞支、颧支、颊支、下颌缘支及颈支。面神经受损后，会导致受损分支所支配范围的表情障碍（图3-1-13）。

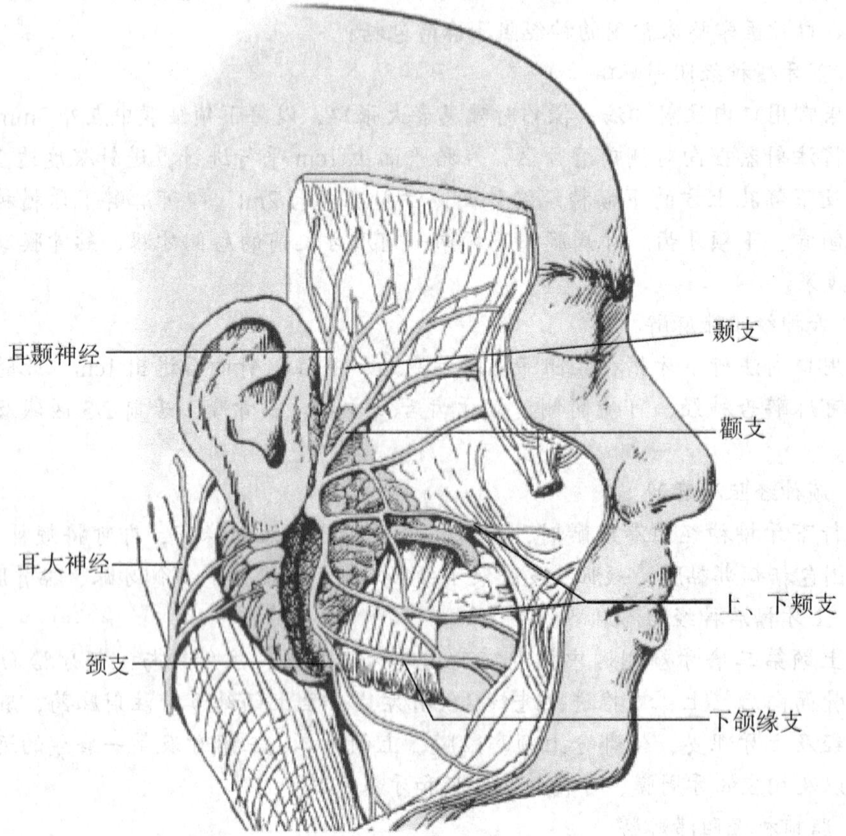

图 3-1-13 面神经

知识链接

颞支和颧支损伤

颞支损伤在临床上可出现同侧额纹消失。颞支自颞面干发出后，自腮腺上极几乎垂直穿出，行向上，分布于耳前肌、耳上肌、额肌、眼轮匝肌上份。

颧支损伤在临床上可出现眼睑不能闭合，使异物较容易进入眼内，进而产生视力障碍甚至失明。颧支自颞面干发出，自腮腺前上缘穿出，行向前上，支配上、下睑的眼轮匝肌以及颧大肌、颧小肌、提上唇肌和提上唇鼻翼肌等表情肌。

知识链接

颊支损伤

临床上可出现鼻唇沟变浅或消失、鼓腮无力、上唇运动力减弱或偏斜以及食物积存于颊部等症状。颊支由颈面干发出，出腮腺前缘，可分为上颊支及下颊支，上颊支支配上唇部肌及鼻肌；下颊支支配颊肌及笑肌。

知识链接

下颌缘支和颈支损伤

下颌缘支损伤可导致患侧口角下垂，流口水。面神经的下颌缘支由颈面干发出，走行于下颌下缘上 12mm 至下颌下缘下 7mm 的范围内。下颌缘支支配降口角肌、降下唇肌、颏肌及笑肌。

颈支损伤可影响口角的微笑活动。面神经的颈支为颈面干的终末支，分布于颈阔肌。

案例 3-1-1

患者，男，45岁。右面部刀砍伤1小时。1小时前患者被人用刀砍伤右面部，出现右口角运动障碍，右侧鼻唇沟变浅，鼓腮无力，右眼闭合困难，检查：右耳前至下颌下缘有一长约5cm斜行伤口，伤口深达腮腺内。

问题：

请分析患者右侧面部表情障碍的原因。

第三节 口腔局部解剖特点

口腔为消化道的起始部分，具有咀嚼、吮吸、言语、感觉和吞咽等多种重要生理功能。

（一）口腔的境界

前界为唇，经口裂与外界相通；后经咽门（由腭帆、腭舌弓与舌根共同围成）与口咽部相通；上界为腭部，下壁为舌下区，两侧为颊部。

整个口腔被上下牙列、牙龈及牙槽黏膜分为两部：前外侧部为口腔前庭，后内侧部为固有口腔。口腔前庭是位于唇、颊与牙列、牙龈和牙槽黏膜之间的潜在腔隙。固有口腔是口腔的主要部分，上界为硬腭和软腭，下界为舌和口底，前界和两侧界为上下牙弓，后界为咽门（图 3-1-4）。

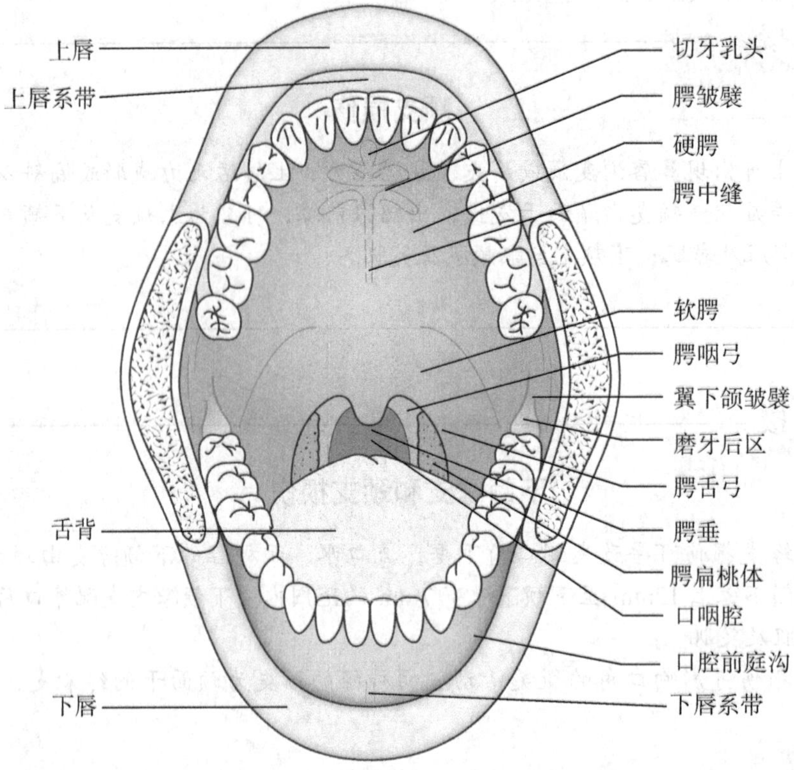

图 3-1-14 口腔

（二）口腔前庭的解剖标志

1．口腔前庭沟 位于口腔前庭的顶和底，呈弓形，为唇、颊黏膜移行于牙槽黏膜的沟槽，又称唇颊龈沟。该处黏膜下组织松软，是有关手术切口及口腔局部麻醉常用的穿刺部位。

2．系带 有上、下唇系带和颊系带。唇系带位于口腔前庭沟的中线上，为扇形或线形的黏膜小皱襞；而颊系带位于相当于上、下尖牙或前磨牙区的口腔前庭沟处，为数目不定的扁形黏膜小皱襞，一般上颊系带较为明显。在制做义齿基托边缘时，应在唇系带和颊系带处做相应的缓冲，以免压伤软组织或影响义齿的固位。

3．腮腺导管口 为腮腺导管的开口，又称腮腺乳头，位于上颌第二磨牙牙冠平对的颊黏膜上。

4．颊垫及颊垫尖 于大张口时，在平对上、下颌后牙河面间颊黏膜后部有一形似三角的黏膜隆起即颊垫，其深面为颊脂垫所衬托，颊垫的尖端称颊垫尖。

5．磨牙后三角及磨牙后垫 下颌最后磨牙（下颌第三磨牙）远中下颌骨上方三角形区域成为磨牙后三角，以下颌第三磨牙远中面的颈缘为该三角的底，下颌骨内、外斜线上的一部分为该三角的两边，其尖朝向后方。覆盖于磨牙后三角浅面的软组织称为磨牙后垫。

6．翼下颌皱襞 伸延于上颌结节后内方与磨牙后垫后方之间的纵形黏膜皱襞，其深面为翼下颌韧带所衬托。

（三）唇

唇上界为鼻底，下界颏唇沟，两侧为唇面沟。颏唇沟为下唇与颏部之间的横形凹陷。唇面沟为上唇与颊部之间的斜行凹陷。沿唇面沟向上内，鼻外侧之长形凹陷称为鼻面沟。唇面沟与鼻面沟合称为鼻唇沟，沿该沟做手术切口，愈合后瘢痕不明显。

上、下唇皮肤与黏膜移行的红色区称为唇红。上唇位于“危险三角区”内，感染可通过面部静脉血液逆行扩散至颅内，造成严重后果，故治疗时，严禁热敷、挤压，以免感染扩散。唇部组织疏松，血运丰富，故炎症、外伤时常呈现明显水肿或血肿。

（四）颊

颊上界为颧骨下缘，下界为下颌骨下缘，前以唇面沟、后以咬肌前缘为界。颊部皮下组织中脂肪含量较多，较面部其他部位发达，有一脂肪块位于颊肌表面称为颊脂垫。颊部内有面神经颧支、上颊支、腮腺导管、面神经下颊支和下颌缘支、面动脉及其伴行的面静脉。

（五）牙龈

牙龈覆盖于牙颈及牙槽突的边缘区，属牙周组织，也是口腔黏膜的一部分。牙龈外侧与牙槽黏膜相连；下颌牙龈内侧与口底黏膜分界明显，但上颌牙龈内侧与腭黏膜分界不清晰。牙龈可分为游离龈、附着龈和牙间乳头三部分。牙龈无黏膜下层。

（六）腭

腭又名口盖，为固有口腔的上壁，也构成鼻腔的底壁，将口腔与鼻腔分隔开，由硬腭和软腭构成。腭的前 2/3 由骨（上颌骨腭突与腭骨水平板）构成支架，浅面覆以软组织，故称硬腭；腭后 1/3 全由软组织构成，称为软腭。硬、软腭的口腔侧黏膜完整延续，在软腭静止时，无明显界限。

硬腭部分的表面解剖标志有：腭缝、切牙乳头、腭皱襞、上颌硬区、上颌隆突、翼钩、腭大孔等。软腭部分的表面解剖标志有：腭凹、腭帆、腭垂、腭舌弓、腭咽弓、咽门等。

1．切牙乳头　为腭缝前端的卵圆形黏膜隆起，位于两侧上颌中切牙间的腭侧，其深面为切牙孔，其内走行鼻腭神经，因此，可在切牙乳头处行鼻腭神经局部麻醉。

2．腭大孔　位于上颌第三磨牙腭侧，牙龈缘至腭中缝连线的外、中 1/3 交界处，距硬腭后缘前约 0.5cm，其深面即腭大孔，有腭前神经穿出，故可在此处麻醉腭前神经。

3．腭舌弓与腭咽弓　为自软腭侧缘向下延续的黏膜皱襞，左右侧均存在，前后排列，两者之间为扁桃体窝，容纳腭扁桃体。

硬腭黏膜为咀嚼黏膜，能耐受摩擦和咀嚼压力。硬腭骨膜、黏膜下层及黏膜结合紧密，合称为黏骨膜。软腭黏膜下层含较多腺体，深面为腭腱膜及腭肌，腭腱膜构成整个软腭的支架，其余 4 对腭肌均附着于腭腱膜。腭肌与咽肌协调配合，控制腭咽闭合。

知识链接

“腭咽闭合”

指鼻咽部的咽腔缩小，与上提的软腭形成广泛而密切的接触，将鼻咽腔与口咽腔分隔，避免吞咽时食物反入鼻腔，同时，也为获得清晰的语音提供重要的保证。

（七）舌

是口腔内重要的肌性器官，具有参与咀嚼和言语、协助吞咽与表情、感知味觉及一般感觉等诸多功能。

舌前端游离称舌尖，后端称舌根，与喉相连。舌背中、后 1/3 交界处有“人”字形界沟，分隔舌体与舌根，界沟前 2/3 为舌体，后 1/3 为舌根，界沟顶端正对舌盲孔。

舌体表面黏膜为咀嚼黏膜，无黏膜下层。舌黏膜内有四种乳头：丝状乳头、菌状乳头、轮廓乳头及叶状乳头，它们担当舌的一般感觉和味觉功能。

舌的一般感觉和味觉的神经支配。舌前 2/3 的一般感觉由舌神经支配，味觉由汇入舌神经的鼓索味觉纤维支配。舌后 1/3 两侧的一般感觉及味觉由舌咽神经支配，而舌根的中间部分则由迷走神经支配。

舌腹正中可见舌系带，系带移行于口底黏膜的两侧，有一对乳头状的突起称舌下肉阜，其上有下颌下腺导管和舌下腺大管的开口。口底的黏膜自舌下肉阜向两侧外方延伸成一对皱襞，称舌下襞，其表面有舌下腺小管的开口。

舌的运动：支配的神经为舌下神经。舌肌包括舌内肌和舌外肌，舌内肌收缩改变舌之外形，舌外肌收缩改变舌的空间位置，舌内、外肌同时收缩使舌具有复杂的功能活动。

舌的动脉供给主要来自舌动脉，舌后 1/3 还有咽升动脉及面动脉的扁桃体支供血。舌的淋巴回流至颈深淋巴结。

（八）舌下区

位于舌及口底黏膜之下，其底由下颌舌骨肌和舌骨舌肌构成，前界和外侧界为下颌骨体的内面，后部止于舌根。舌下区的后下外侧借舌骨舌肌与下颌舌骨肌之间的裂隙通连下颌下间隙（下颌下三角），神经、血管及下颌下腺深叶和其导管行走其间。从两侧向中线有下列重要结构：舌下腺、下颌下腺深部、舌下神经、下颌下腺导管、舌神经、舌下动脉。

思考题

1．试述下颌骨外面的解剖结构。
2．简述颞下颌关节主要的组成结构。
3．简述主要咀嚼肌的起止位置及功能。
4．描述腮腺导管的体表投影及开口部位。
5．颈外动脉有哪几个主要分支？
6．简述三叉神经的纤维成分及主要分支。
7．描述口腔的境界与口腔前庭的表面解剖标志。

（许向亮）

第二章

口腔颌面部检查及口腔病历书写

学习目标

1. 掌握口腔颌面部检查常用器械。
2. 熟悉口腔颌面部常用检查方法、问诊内容及注意事项、牙齿松动度分度。
3. 了解口腔病历的书写。

口腔颌面部检查是正确诊断口腔及相关全身疾病的重要手段。其内容包括病史采集和口腔检查。通过详细询问病史，根据具体病情，对牙体、牙周、口腔黏膜、口腔颌面组织进行全面而有重点的检查，将获得的病情资料经过综合分析，才能做出正确诊断并制订出合理的治疗计划。另外，口腔及颌面部是人体的一个组成部分，与全身关系密切、相互影响。某些口腔疾病可以影响全身，而某些全身系统性疾病也可以在口腔及颌面部出现表征，例如，某些口腔疾病可以成为病灶，引起全身症状，甚至可使远隔组织或器官发生疾病；而一些系统性疾病，如白血病、血小板减少性紫癜患者，又常常因牙龈出血或溃烂，首先到口腔科就诊。因此，检查时要有整体观念，把口腔颌面部检查作为全身检查的一部分，必要时需进行全身系统性检查，避免误诊和延误治疗。

口腔颌面部检查包括问诊、视诊、探诊、叩诊、扪诊等，根据需要可配合辅助穿刺、活组织检查、X线及造影、超声、实验室检查等其他检查技术。口腔检查应遵循由内到外、由前至后的顺序，动作要轻柔、细致。口腔是人体感染微生物的重要途径，做口腔检查和治疗时，要严格消毒器械和无菌操作，防止发生交叉感染。

一、口腔检查前准备

（一）消毒和灭菌

口腔诊室要定期接受紫外线照射消毒，所有检查器械在使用前都需经过灭菌消毒处理，在使用后都应更换，重复使用者需进行消毒灭菌处理。医师在检查前应穿戴好合格的工作服、工作帽和口罩，在检查前和检查后使用肥皂和流动水洗手，戴手套进行检查和治疗。

（二）检查位置及光源

医师体位：医师位于口腔诊疗椅的右前方或右后方。一般取坐位，脚底平放于地面，双肩和大腿下缘与地面平行，上身与大腿垂直，背部挺直，头略向前，肘关节高度与患者口腔高度一致。

患者体位：患者仰卧在诊椅上，头枕部靠于头托之上，面对光源。检查上颌牙时，患者上颌牙的平面与地面的角度在45°～90°；检查下颌牙时，患者下颌牙的平面尽量与地面平行，其高度与医师的肘部相当。

口腔检查必须在良好的照明下进行。椅位调节合适后，再调光源，使光线集中投射至口腔，避免直接投射至患者眼睛。

二、常用检查器械

现临床口腔检查常规使用的套装包括口镜、口腔科探针和口腔科镊子（图3-2-1）。

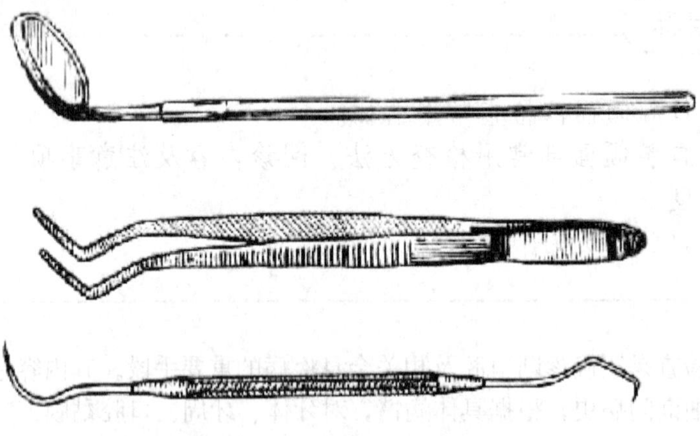

图3-2-1　口腔科常用检查器械

（一）口镜

口镜由口镜头和柄构成。借助口镜可牵拉口角，推压唇、颊、舌等软组织，使检查时视野清楚；利用其镜面的反光及影像作用，可增加局部照明和检查不能直视的部位（如牙齿的腭舌面和磨牙的远中面）；合适形状及重量的口镜柄可用于叩诊牙齿。

（二）口腔科探针

探针包括普通探针和牙周专用探针两种。普通探针两端形状弯曲不同，都具有锐利的尖端，使用时应有支点，避免探针滑动，刺伤软组织。普通探针用来探查牙面的窝、沟、点隙是否存在龋坏、牙齿有无裂纹及发现邻面的隐匿性龋，探查牙齿感觉过敏点及瘘管的走行方向，检查充填体有无悬突及人造修复体的密合程度。牙周专用探针尖端圆钝并有刻度，主要用于探测牙周袋的位置和深度。

（三）口腔科镊子

反角式口腔镊子，镊尖应闭合严密。用于夹取敷料、药物、材料及异物等，还可用于夹持牙齿检查牙齿的松动度。

三、检查方法

（一）一般检查法

1．问诊

通过问诊主要了解患者的主诉、现病史、既往史和有关家族史，了解疾病的发生、发展过程、原因、部位、时间和诊治经过。问诊时医师应态度和蔼，语言通俗易懂，尽量避免使用医学术语，引导患者简明扼要地反映与疾病有关的病情。对儿童应询问家长或陪同人员。问诊时不要使用暗示或引导性语言，以免影响病史的真实性。

（1）主诉：患者就诊的主要原因，是患者最感痛苦、最迫切要求解决的问题。包括主要症状、部位及患病的时间等。

（2）现病史：包括主要症状开始的时间、发病情况及演变过程，是否为初发，是否曾接受检查和治疗，检查结果如何，治疗有无效果，全身健康状况等。

（3）既往史：指是否曾患过对全身健康有重要影响的疾病，其治疗效果如何，是否有血液病史，药物过敏史等。有些口腔疾病的发生与患者既往的生活习惯和健康状况密切相关，如对多发性牙周脓肿者要询问有无糖尿病史；对牙龈肥大的女性患者，应询问月经史、妊娠史；对白斑患者，要询问有无烟酒嗜好；对氟牙症患者，要询问幼年时期居住地区及当地氟牙症流行情况。

（4）家族史：有些口腔疾病与遗传因素有关或具有家族性，所以对一些疾病的问诊可涉及其家庭成员的健康状况，是否有类似疾病发生等。如有出血倾向或错殆畸形者，要询问家族中有无类似患者。

2．视诊　在患者进入诊室及调节椅位的过程中，医师应对患者的发育、营养、神志、精神、步态、面容等一般状况进行观察。重点检查颌面部、牙齿、牙龈、口腔黏膜等。

对颌面部应观察其左右是否对称、有无肿胀、畸形或创伤，关节和肌肉功能有无障碍，皮肤有无窦道或瘘管以及颜色改变等；检查面神经功能，可让患者做闭目、皱眉、吹哨等动作，观察鼻唇沟是否消失。

牙齿的检查应先检查主诉的牙齿，然后再全面检查其他牙。注意牙齿的数目、形态、质地、位置、排列和咬合关系等，注意牙齿有无错位、倾斜、扭转、拥挤、阻生，有无咬合异常，有无额外牙、缺失牙及过大牙、过小牙等异常，注意釉质的颜色和光泽。

注意观察牙龈的形态与颜色、点彩是否存在，是否有牙龈乳头肿胀、出血与增生，是否有牙周溢脓、牙龈窦道或牙松动等。牙龈有炎症时，龈缘及龈乳头肿胀变圆钝，点彩消失，黏膜呈暗红发亮。贫血者牙龈苍白。慢性汞、铅、铋中毒，龈缘可出现色素沉着线。

还要注意口腔黏膜有无水肿、疱疹、糜烂、溃疡、斑块、瘢痕等，有无炎症、色素沉着，舌背表面舌乳头情况等。

3．探诊　主要是探查牙齿的邻面异常情况及牙面的窝、沟、隙、裂；检查龋或牙体缺损的部位、深浅、洞底软硬度、探查后的牙髓反应；检查充填体、修复体与牙体间的密合程度、有无继发龋；检查龈沟及牙周袋的深度（用牙周探针），龈下牙石情况；检查窦道和瘘管的方向和深度、有无游离的死骨形成等。口腔科常用探针来进行探诊，探诊时动作应轻柔，以免损伤牙周、黏膜及其他口腔软组织。

4．叩诊　口镜柄及其他平头金属器械可用于对牙齿的叩诊，可采取垂直叩诊和侧向叩诊，根据叩击音和患者的感觉判断牙周膜的反应。叩诊时，一般先叩邻牙或对颌牙作对照，然后再叩可疑患牙。正常牙叩音清脆，无叩痛；病患牙一般叩音浊，有不同程度叩痛反应。有根尖周炎及牙周病变的患牙，有不同程度的叩痛。根据有无叩痛及叩痛轻重程度分别记录：无叩痛记录为叩痛（-），叩不适记录为叩痛（±），重叩轻痛记录为叩痛（+）、轻叩重痛记录为叩痛（+++），两者之间记录为叩痛（++）。

5．检查牙齿的松动度　常用镊子夹持前牙切缘或用镊子抵住后牙面窝沟，轻轻向颊舌向或近远中向摇动，根据牙齿松动度来判断牙周组织的病变程度。正常牙齿约有 0.5mm 幅度的生理动度。根据牙齿松动的程度，可分为三度。

Ⅰ°松动牙仅颊（唇）舌向一个方向松动，或松动幅度＜1.0mm。

Ⅱ°松动牙有颊（唇）舌向和近远中向两个方向的松动，或松动幅度为1.0～2.0mm。

Ⅲ°松动牙在颊（唇）舌向、近远中向、垂直向三个方向均有松动，或松动幅度＞2.0mm。

6．扪诊

扪诊（触诊）是用医师的手指和患者的反应相结合来检查病变的部位、范围、大小、形状、软硬度、波动感、压痛、弹性感、移动度及温热感等，帮助判断病变的性质。如检查牙齿是否有尖锐的牙尖和边缘嵴；触压牙龈，观察龈缘是否有脓液溢出以了解牙周炎症情况；检查肿胀部位的范围、质地、表面温度，周界是否清楚，是否有压痛等；了解淋巴结大小、数目、硬度、有无粘连、压痛等。

7．嗅诊

嗅诊作为诊断的辅助手段，可对某些具有特殊气味的疾病病灶进行诊断。坏死性龈炎有特征性的腐败性恶臭，牙周溢脓及多龋者口臭明显，糖尿病患者口腔有丙酮味；胃病、肝病、呼吸道病的患者口腔中均可发出异样臭味。

8．牙髓活力测验

正常牙髓对外界刺激有一定的耐受量，当牙髓出现病损时，刺激阈值发生改变，牙髓对外界刺激的反应表现为敏感或迟钝。牙髓活力测验是利用温度或电流刺激检查牙髓的反应，帮助诊断牙髓组织的生活状态。牙髓活力测验是定性而非定量的检查手段，个体对刺激感受的差异较大，测验时要求做自体对比测试，对照牙首选同颌同名的健康牙，其次为异颌同名的健康牙、再次为同期发育的其他健康牙齿，以患者自身健康牙测得的结果为标准进行对比。

知识链接

牙髓温度测验

牙髓温度测验是通过观察牙齿对不同温度的反应以对牙髓状态进行判断的方法。正常牙髓有一定的耐受范围（20～50℃）；牙髓有炎症时，疼痛阈值降低，感觉敏感；牙髓变性时，阈值提高，感觉迟钝；牙髓坏死时无感觉。

1. 冷测　用从冰箱中取出的小冰棒测试，慢慢挤出冰棒头贴于受检牙的正常牙面（一般为颊舌面的中1/3）上，观察患者的反应。也可用小棉球蘸化学性挥发剂在牙面上测试。牙髓充血时，冷刺激感觉敏感或一过性的疼痛；急性牙髓炎的早期，冷刺激会引起剧痛；急性牙髓炎的晚期，热刺激引起疼痛，冷刺激反而缓解疼痛。

2. 热测　一般采用烤热而非冒烟燃烧的牙胶（温度为65～70℃）来测试，将热牙胶置于湿润的受检牙的颊（唇）面（注：牙齿勿干燥，以免长时间接触刺激而损伤牙髓组织），观察患者的反应。热测法一般在冷测法测试结果不明确时使用，对牙髓感觉迟钝的患牙易得出阳性结果。

知识链接

牙髓活力电测验

牙髓活力电测验法简称电测法，是通过观察牙齿对不同强度电流的耐受程度对牙髓状态进行判断的方法，原理是利用微弱电流通过牙体硬组织，传导至牙髓神经，引起兴奋，产生知觉，来判断牙髓的活力。电活力测试仪可将定性的结果以量化的数字形式表现出来，数字区域一般为1～80，首先对健康牙进行测试，电流量由小逐渐调大，记录健康牙感到有刺激时的数值，固定电流量并以此数字为基数，测试患牙。测试牙与对照牙的电测值之差大于10时，表示测试牙的牙髓活力与正常有差异；如达80仍无反应，表示牙髓无活力。

有的电测仪使用时有其他要求，如带口内挂钩，仪器检查头和牙面间要放导电介质等，还可能有一些特殊提醒，如安装有心脏起搏器、金属全冠修复牙等属禁忌证等，用前仔细阅读说明书。

（二）辅助检查方法

1．局部麻醉检查法　局部麻醉法是通过麻醉排查的方法从易混淆的区域中确定疼痛部位的方法。如急性牙髓炎的疼痛特点之一是患者不能准确指出患牙，当临床检查出的可疑牙齿分布在上、下颌两个不同区域且不能确定患牙时，对最可疑的患牙使用局部麻醉，若能阻断疼痛，即可确定患牙。

2．穿刺检查　对触诊有波动感或非实质性含液体的肿块，可用注射针做穿刺检查。穿刺应在严格消毒的条件下进行，注意选用适宜的针头。临床上脓肿穿刺多选用8号或9号粗针；血管瘤选用7号针。通过穿刺抽吸所得肿块内容物的颜色、透明度及黏稠度等特性，可以进一步协助诊断。

3．实验室检查　口腔常用的实验室检查包括血常规、血小板计数、出血和凝血时间、细菌涂片及培养、脱落细胞检查和组织病理学检查等。病情需要时可选择有关项目进行检查。

(1) 血液检查：凡口腔急性炎症伴有全身反应、特殊性牙龈肿胀或坏疽，均需检查白细胞总数和分类，以便了解炎症程度，并排除白血病和粒细胞减少症。黏膜和牙龈苍白，牙龈出血和黏膜瘀斑等，应做血常规检查、出血和凝血时间、血小板计数等，以排除其他血液疾患。

(2) 细菌涂片及培养：在口腔黏膜出现糜烂、溃疡、假膜、坏死或溃烂，如怀疑为特殊细菌感染，最好先做涂片检查，观察有无特殊细菌的感染。也可做细菌培养，并做抗生素敏感试验，以便选用有效抗菌药物，提高疗效。

(3) 肿瘤脱落细胞检查：对检查口腔上皮癌有参考价值。

(4) 组织病理学检查：即活体组织检查，可用于口腔各种肿瘤的诊断，白斑、慢性溃疡等可疑癌前病变及结核、梅毒、麻风等特殊感染的确诊，手术切除后的增生物或组织块的定性，疑难黏膜疾病的确诊等。

4．X线摄影检查　口腔X线摄影在牙体、牙周病变的诊断和治疗方面有较大的价值，如协助确定邻面龋的部位、深度、龋洞与髓腔距离，发现充填物下方的继发龋、口小而深的潜行性龋、根折、牙内外吸收、牙骨质增生、牙髓钙化、髓石等，确定根尖周病变的范围和性质、牙槽骨破坏的程度和类型，牙体病治疗过程中了解髓腔大小、牙根和根管数目、根管形态、长度、弯曲、狭窄、阻塞等情况，协助确定髓室或根管壁是否穿通、根管内器械折断的位置、治疗后根管充填效果和根尖周病变的恢复情况。

X线检查最常用到的是根尖片和曲面断层片。根据需要，还可以摄华氏位片、下颌骨侧位片、许勒位片、X线头影测量片等。

(1) 根尖片：可见到牙釉质、牙本质、牙髓腔、牙周膜及牙槽骨等结构。常用于牙体病、牙髓病、根尖周病、牙外伤和牙周病的检查及其治疗前后的对比观察。

(2) 华氏位（鼻颏位）：显示颌面骨与鼻窦全貌。常用于上颌炎症及肿瘤、骨折的检查，观察鼻窦、眼眶、颧骨和颧弓、上颌骨等病损情况。

(3) 下颌骨侧位片：下颌骨侧位片显示下颌体磨牙区与下颌升支，常用于检查下颌骨的各种病变。

(4) 许勒位片：许勒位片显示颞下颌关节侧斜位影像。用于检查颞下颌关节病变情况。

(5) 曲面断层片：曲面断层片可显示上、下颌骨及牙列的全景形象。对牙体和颌骨囊肿、肿瘤、外伤、炎症及发育异常等方面的诊断有价值。

(6) X线头影测量片：在头颅定位仪严格定位下拍摄的头颅正位或侧位片，可清楚地显示颅骨、上下颌骨的正、侧面影像。通过分析X线头影测量片，有助于对牙、颅面畸形患者做出正确的诊断和矫治设计。

5. 造影检查　造影检查是在缺乏自然对比的组织和器官内，注入高密度或低密度的造影剂，以造成人工对比而协助诊断的方法。对碘过敏者禁用碘造影剂，否则会造成生命危险。口腔造影检查包括：

(1) 涎腺造影检查：检查涎腺的慢性炎症、涎瘘、导管阴性结石和涎腺肿瘤等；检查时常用的造影剂为60%的泛影葡胺或40%的碘化油。造影后常拍摄腮腺造影侧位、后前位与颌下腺造影侧位等照片。

(2) 颞下颌关节造影检查：平片发现关节骨质破坏或关节间隙有明显异常而需进一步明确病变类型者；常用的造影剂为30%泛影葡胺；造影后常拍摄许勒位片与关节侧位体层片。

(3) 颌面部血管瘤瘤腔造影检查：适用于海绵状血管瘤，常用造影剂为60%泛影葡胺。

6. CT检查　电子计算机体层摄影（简称CT）是通过计算机处理利用检测器接收X线穿透人体后的不同强度信号而得到的数据和模拟信号，而后经电子系统变换后输至荧光屏显示出图像。CT具有分辨率高、定位准确、图像清晰、避免重叠等优点，能对上颌窦、颅底、涎腺以及口腔颌面部深在间隙病变的诊断提供较客观的依据。

锥行束CT（简称CBCT）是当今口腔头颅影像设备中最有前途和实用性的设备，给口腔及头颅部临床领域中的诊断和治疗带来了革命性的变化。其原理是X线发生器以较低的射线量（通常球管电流在10毫安左右）围绕投照体做环形数字式投照，然后将围绕投照体多次数字投照后“交集”中所获得的数据在计算机中重组后进而获得三维图像。广泛应用于口腔颌面外科、正畸科、正颌外科、种植科、牙体科、颞下颌关节科及耳鼻喉科等。

四、口腔专科检查

（一）颌面部检查

颌面部检查主要用视诊和触诊。视诊时，首先要注意观察面部表情、神志意识、颜面部皮肤色泽、弹性、皱纹，有无瘢痕、瘘口；颌面部左右是否对称、比例是否协调、有无突出和凹陷、畸形、肿胀、包块等。面部器官与颌面部疾病关系密切，检查时应注意检查眼睑的活动及睑裂大小，瞳孔的大小，对光反射；对外伤后有耳、鼻损伤者，应注意耳、鼻损伤的部位及损伤的大小以及有无脑脊液耳漏、鼻漏等。触诊时要按照颌面部分区由上到下、由外到里逐一触诊。注意病变的部位形态、大小、表面特征、硬度、浸润范围、与邻近组织的关系、活动度以及有无压痛、波动等；触诊骨组织应注意骨膨隆或肥厚的部位、骨面有无乒乓球感等；用针刺颜面皮肤对比法检查面部三叉神经感觉支的功能变化；淋巴结也可用触诊的方法检查，特别应注意淋巴结的数目、大小、硬度、活动度、压痛等，这对判断肿瘤的转移具有重要的临床意义。

（二）涎腺检查

重点是三对大涎腺，即腮腺、颌下腺和舌下腺的检查。但有些涎腺疾病是系统的，故不可忽视小涎腺的检查。检查的方法：

1．视诊　主要检查腺体两侧是否对称、形态大小有无变化、导管开口处有无红肿、狭窄、瘢痕和分泌物情况，特别应注意分泌物的颜色、量和性质。

2．触诊　检查腮腺时，采用示指、中指和环指三指指腹由后向前揉压腺体及导管，观察分泌物是否清亮，有无脓液或浑浊、水样或黏稠样等。颌下腺和舌下腺的触诊要用双手触诊法。触诊导管时要了解是否有结石存在，导管的质地如何。

3．探诊　主要检查涎腺的导管是否狭窄或为了注入造影剂和药物之用。

涎腺导管探诊法：

用物准备：钝头探针或5ml口腔冲洗注射针。

操作步骤：操作者站在患者前方，用示指、中指和环指三指平触腮腺的腺体和导管，或采用双手双合诊法检查下颌下腺和舌下腺，找到涎腺的导管开口，然后用钝头探针或冲洗注射针轻轻地插入导管口，进行造影、冲洗或注入药物等检查和治疗。

注意事项：①探针应钝而细或使用5ml口腔专业的冲洗注射针；②操作前必须确诊导管内无结石；③动作要轻柔、准确，以免损伤导管乳头或使药物注入软组织中；④患者如感不适，应立即停止操作。

（三）张口度检查

采用圆规或卡尺测量上、下切牙间距离；也可用手指宽度表示。张口受限常见于翼外肌痉挛；张口过大常见于翼外肌功能亢进。记录表述如下：

1．轻度张口受限　上、下切缘间距离可置入二横指，2 ～ 3cm。

2．中度张口受限　上、下切缘间距离可置入一横指，1 ～ 2cm。

3．重度张口受限　上、下切缘间距离不足一横指。

4．完全性张口受限　完全不能张口，也称牙关紧闭。

（四）颞下颌关节检查

颞下颌关节检查主要检查颞下颌关节运动是否正常。常用的方法是医师站在患者的前方，将双手的示指和中指的腹面分别贴放于两侧耳屏前髁状突的外侧面（下关穴处）或用两手的小指末端放在两侧的外耳道内，以拇指在颧骨部固定，请患者做开闭口及侧方、前伸运动，以确定髁状突运动是否协调、有无杂音、滑动情况如何，同时观察颏部中点是否居中，面下 1/3 部分有无明显增长或缩短。特别要注意杂音出现的时间（开口初期、中期及末期），性质（清脆声、破碎声或摩擦音等），数量（是单声、双声或多声）。再用手指触诊髁状突前、后方，喙突、乙状切迹及咀嚼肌群的肌肉等，若有压痛可协助诊断关节病。如翼外肌痉挛的患者在下关穴深层有压痛；若关节后区损伤者，髁状突后有压痛；患有夜磨牙症者，在触压咀嚼肌或颞肌时，常有酸胀或痛感等。还应检查咬合关系是否正常，有无紊乱，有无早接触，牙齿的磨耗程度，正中关系位与正中𬌗位是否协调，正中接触是否平衡，义齿是否合适等。若有异常可引起下颌关节运动不适或障碍。

五、病历书写

病历是诊断和治疗疾病的依据，是进行科学研究、总结经验、提高医疗质量的资料。医生要严肃、认真地采集和书写病历。病历记录要求准确、完整和重点突出。

（一）临床牙位记录方法

临床病历书写，记录牙位的方法常常采用部位记录法，即以“+”符号将上下牙弓分为四个区，面对患者进行记录。恒牙用阿拉伯数字表示，中切牙记为 1，侧切牙记为 2，以此类推，第三磨牙记为 8。例如，左侧上颌第一磨牙书写为$\underline{|6}$；乳牙采用罗马数字或英文大写字母表示，右侧上颌第二乳磨牙书写为$\underline{\text{V}|}$或$\underline{\text{E}|}$。

1．恒牙

8 7 6 5 4 3 2 1	1 2 3 4 5 6 7 8
8 7 6 5 4 3 2 1	1 2 3 4 5 6 7 8

2．乳牙

Ⅴ Ⅳ Ⅲ Ⅱ Ⅰ	Ⅰ Ⅱ Ⅲ Ⅳ Ⅴ
Ⅴ Ⅳ Ⅲ Ⅱ Ⅰ	Ⅰ Ⅱ Ⅲ Ⅳ Ⅴ

或：

E D C B A	A B C D E
E D C B A	A B C D E

（二）检查内容的表述及记录方法

1．一般资料　包括姓名、性别、年龄、民族、出生地、婚姻、职业及住址。常规资料和疾病的发病率、职业病、流行病的发生有一定关系，要准确记录，项目填全。

2．主诉　使用通俗语言，简明扼要地概括记录主要症状的发生部位、性质和时间，如“左下后牙自发性疼痛 3 天”。

3．现病史　根据主诉，按症状发生的时间先后顺序记录疾病发生、发展、演变过程及目前状况。要求文字简洁，有逻辑性。如个别前牙变色要询问外伤史；女性患者牙龈肥大要记录月经史或妊娠史；错𬌗畸形应记录家族史；氟斑牙要记录生活史。

4．既往史　记录既往口腔病史，并记录全身病史，如过敏史、出血及止血情况等。

药物过敏史：必须仔细询问并记录在案。

5．口腔检查记录　重点记录主诉和现病史所反映的体征，其次按顺序全面记录检查结果，牙齿用牙式符号表示。

6．诊断　根据病史和检查结果进行综合分析，做出诊断，与主诉相关疾病为第一诊断，其他诊断根据严重程度按顺序排列，均记录在病历的右下方。第一次不能确诊时，可暂时写初步诊断或印象。

7．会诊记录　凡与他科有关的疾病，在请他科会诊时，要写明本科检查结果，提出会诊目的和要求。会诊结果记录在病历上作为诊断参考。

8．治疗计划　在确定诊断的基础上，根据病情的轻、重、缓、急订出治疗计划，先解决主诉问题，再解决其他问题；先解决疼痛问题，再解决功能和美观等问题，这样可以使患者一步一步达到全面、最佳的治疗效果。

9．病程记录和治疗经过记录　每次复诊的病情和治疗内容都要记录在病历上，作为下次治疗的依据，包括日期、部位、上次治疗的反应、病情变化、本次治疗的方法、使用的药物和剂量，下次复诊的建议。

10．最后签全名。

案例 3-2-1

患者，女性，45岁。牙龈出血3年，牙齿松动2年，近3个月影响咀嚼。检查：牙龈红肿，探诊出血，全口牙石（+），第一、第二磨牙牙周袋深4～8mm，附着丧失2～6mm，双侧上颌、下颌第一磨牙松动Ⅱ度，双侧下颌第一磨牙颊侧牙周袋溢脓。X线片示牙槽骨有水平、垂直吸收。

问题：

1．该患者可能的诊断是什么？

2．写出病史应采集的内容。

思考题

1．临床工作通过问诊主要了解患者的哪些信息？

2．简述牙髓活力测试的几种方法。

（陈宏丽）

第三章

牙体牙髓病

学习目标

1. 掌握龋病的概念、四联因素学说和临床表现；掌握急性牙髓炎、急性根尖周炎的应急处理原则。
2. 熟悉龋病的分类，牙髓病和根尖周病的病因、分类、临床表现和诊断标准。
3. 了解龋病、牙髓病和根尖周病的治疗方法。

牙体牙髓病学是研究牙齿疾病病因、病理、发病机制、临床表现、诊断、治疗、转归及预防的一门学科，研究对象包括牙齿硬组织疾病、牙髓病和根尖周病。牙齿硬组织疾病分为龋病和牙齿硬组织非龋性疾病两大类，其中以龋病最为常见。本章将重点介绍龋病、牙髓病和根尖周病。

第一节　龋　病

龋病（dental caries）又称龋齿，俗称“虫牙”、“蛀牙”，是在以细菌为主的多种因素共同作用下，牙体硬组织发生的慢性进行性破坏性疾病。

龋病早期，龋损仅表现为一定程度的矿物溶解，没有明显的实质性缺损，更没有临床症状，患者往往不重视；只有当脱矿严重或龋洞形成，有一定的临床症状，才会引起患者注意。当患者出现症状或自己发现龋洞时，往往病变已接近牙髓或已经引起牙髓病、根尖周病、颌骨炎症等。龋病的发展使牙齿不断破坏，最终导致牙齿的缺失，破坏牙列的完整性和咀嚼功能，直接影响面部的美观和食物的消化吸收，进而影响心理和身体健康（图 3-3-1）。

龋病是口腔常见病、多发病。因龋病的发病率极高，危害人群广泛，世界卫生组织（WHO）把龋病列为继心血管疾病和癌症之后的三大非传染性重点防治疾病之一，应引起足够重视。在我国，龋病的发病率在城乡之间、性别之间及各年龄阶段有所不同。大多数调查资料显示，乳牙萌出后不久即可发生龋病，6 ~ 12 岁时达到高峰，随着乳牙的逐渐脱落，患龋率有所下降；恒牙的龋病从 6 ~ 7 岁开始发生，成年时期比较稳定；中年以后，由于牙龈退缩致牙根暴露，中老年牙根面龋的发生率达到高峰。2007 年 6 月 13 日，原卫生部公布的全国第三次口腔健康流行病学抽样调查结果显示：5 岁儿童乳牙龋齿的患病率为 66.0%，12 岁儿童恒牙龋齿的患病率为 28.9%，中年人龋齿患病率为 88.1%，老年人龋齿患病率为

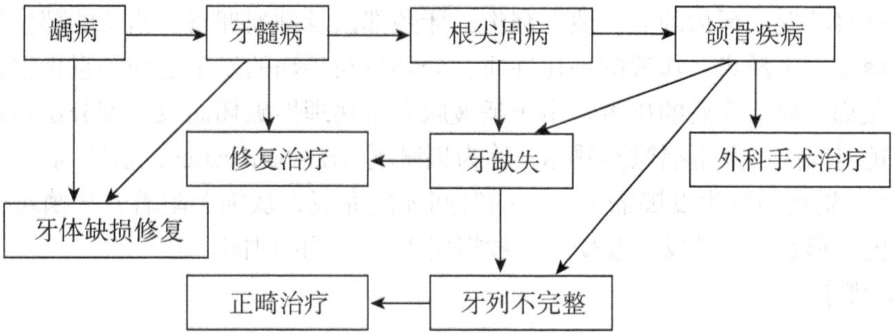

图 3-3-1 龋病及其相关的口腔疾病

98.4%。

案例 3-3-1

患者，女，20岁。主诉：左上后牙冷热刺激痛半月余，无自发痛、夜间痛。检查：26^{DO}深洞，探诊敏感，洞内冷刺激一过性疼痛，叩诊无不适，无松动，腐质去净未穿髓，X线检查显示26^{DO}低密度透射影像近髓腔。

问题：

1. 该患者可能的诊断是什么？诊断依据有哪些？
2. 需要与哪些疾病进行鉴别诊断？
3. 如何为该患者制订治疗计划？

【病因】

目前认为四联因素理论是龋病的病因。四联因素理论是20世纪70年代微生物学家Newbrun提出的，其基本点是：龋病的发生要求有口腔致龋菌群的作用、适宜的底物以及敏感的宿主，局部的致龋物积聚一定浓度并维持足够的时间。四联因素是龋病的必需因素，缺少任何一方都不足以致龋（图 3-3-2）。

1．细菌 口腔中的主要致龋菌是变异链球菌，其次为乳杆菌和放线菌属。致龋细菌靠唾液糖蛋白黏附在牙齿表面，形成牙菌斑，并具有利用蔗糖的产酸能力和耐酸的能力，使牙体硬组织脱矿，是主要的病原物质。

2．食物 食物中的碳水化合物，主要是含糖的食物，在细菌的作用下发酵产酸，使牙齿脱矿进而导致牙体缺损形成龋洞。糖类的致龋作用与其种类、摄入量、摄入频率和方式有关系。另外，食物的致龋性还与食物的物理形态有关系，黏性的、易附着于牙面的食物更有助于糖的作用。非致龋性食物多为富含蛋白质、脂肪和纤维素的食物，如肉类、蔬菜等。一些糖代替品，如木糖醇和山梨醇等，不具备产酸性，因此不致龋。

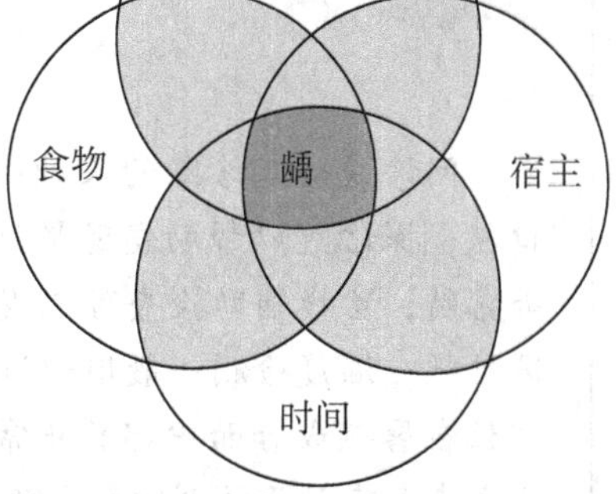

图 3-3-2 龋病的四联因素学说

3．宿主 影响龋病发生的宿主因素主要包括牙齿、唾液及机体全身状况。牙齿的点、隙、窝沟、牙颈部以及排列拥挤、错位的部位易使食物滞留并使菌斑聚集发生龋齿；唾液的理化性质、分泌量与龋病的发生之间关系也很密切，口干症患者、头颈部放射治疗后的患者，由于唾液腺发生病理性破坏而致唾液分泌量减少，全口多数牙齿在短时间内可发生猖獗性龋坏，称为猖獗龋（rampant caries，猛性龋）。

4．时间　龋病的发生发展需要一定的时间才能完成，从细菌附着、牙菌斑生物膜形成到牙齿的颜色、形态、质地发生改变，一般需要 1 ～ 2 年的时间。

【临床表现】

一、临床表现

龋病的临床表现概括为牙齿的色、形、质的改变和患者感觉的变化。

1．颜色改变　色泽改变是临床上最早观察到的龋的变化。龋病早期，可见龋损部位表面粗糙，呈白垩色；进一步发展可呈棕褐色或黑褐色；后牙窝沟的龋坏可呈墨浸状改变，提示龋坏已达牙本质深层。

2．外形缺损　龋的最显著的临床特征是牙体硬组织的实质性缺损，临床上大多可以通过视诊、探诊发现。但位于牙邻面和根面的龋洞常常难以发现，需要 X 线片辅助诊断。

3．质地改变　龋洞内由于牙体硬组织脱矿和食物碎屑沉积，质地松软，易与正常组织区别。

4．患者感觉的变化　龋损早期，病变局限于牙釉质层，患者往往没有自觉症状；当龋损发展到牙本质层并出现龋洞时，患者才会有冷热刺激敏感症状或者食物嵌塞不适，但敏感症状是一过性的，不持续，刺激去除症状立即消失；当龋损发展到牙本质深层时，敏感症状加重，患者才会引起重视。

二、好发部位和好发牙位

1．好发部位　龋病好发于细菌易于滞留且不易清除的部位，如牙齿的点、隙、窝沟处，牙齿的邻接面以及牙颈部。牙列不齐的部位、修复体和正畸装置的边缘是龋的好发部位。中老年因牙龈萎缩，根面暴露，易发生根面龋。

2．好发牙位　在乳牙列，患龋率最高的是下颌第二乳磨牙，其次是上颌第二乳磨牙。在恒牙列，下颌第一磨牙的患龋频率最高，其次是下颌第二磨牙，以后依次是上颌第一磨牙、上颌第二磨牙、前磨牙、第三磨牙、上颌前牙、下颌前牙。

知识链接

龋病的诊断技术

问诊是龋病诊断的基础；视诊主要观察色、形、质的改变，需要配合外部光源和口镜；探诊可以帮助发现早期的窝沟龋和邻面龋，感受牙齿质的变化、牙髓反应、是否露髓；X 线辅助检查可以发现龋损的范围和近髓的深度，帮助发现邻面、根面等隐匿性龋；温度检测一般用超过 60℃的牙胶棒进行热测试，用小冰棒进行冷测试，测试部位在唇颊或舌面中部的正常牙面；荧光投照技术可用于发现早期邻面龋；龋损组织化学染色有助于区别龋损和正常的牙体组织。

【临床分类和诊断】

临床最常用的分类法是按龋病进展的程度分为浅、中、深龋三个阶段（图 3-3-3）。

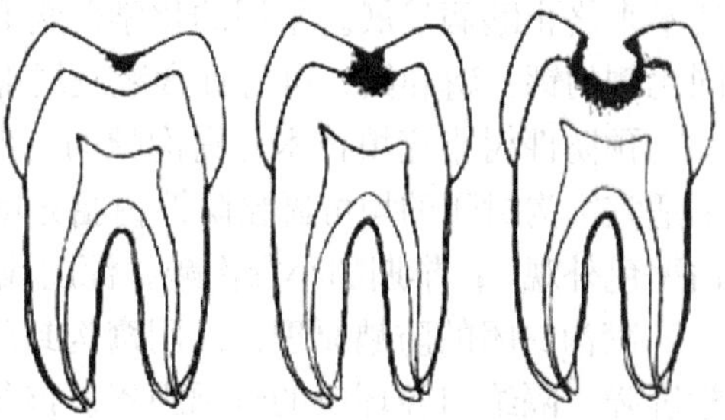

图 3-3-3 龋病的三个阶段

1. 浅龋（牙釉质龋或根面牙骨质龋） 病变局限于牙釉质或根面牙骨质内。患者往往无自觉症状，一般在常规口腔检查时才发现。浅龋发生在平滑面时，初期牙面呈白垩色，后因染色呈黄褐色斑块，探诊粗糙；邻面龋可在探诊时发现，或 X 线辅助检查时发现；点、隙、窝沟部位呈黑褐色，探针尖可探到洞底，卡探针。

2. 中龋（牙本质浅龋） 龋损前沿进展到牙本质浅层，牙齿的色、形、质均发生改变，患者对酸甜刺激敏感，冷热刺激有酸痛感（尤其是冷刺激），刺激去除症状立即消失。临床检查时，可探及龋洞，洞底探诊质软、有酸痛感，去除龋坏组织后，见洞深达牙本质浅层。

3. 深龋（牙本质深龋） 龋损达牙本质深层。临床可见明显的龋洞，患者常有明显的冷热酸甜刺激痛或食物嵌塞痛，探诊敏感，腐质去净未露髓。深龋时患者没有自发痛，根据患者的主观症状、体征，结合 X 线片易于确诊。深龋的鉴别诊断主要在于牙髓状态的鉴别，临床上需要与可逆性牙髓炎、牙髓坏死和慢性牙髓炎进行鉴别。

知识链接

浅龋的鉴别诊断

浅龋在临床上应与釉质钙化不全、釉质发育不全和氟牙症相鉴别。

釉质钙化不全呈白垩色改变、表面光洁、可出现在牙面任何部位；但浅龋常有好发部位；釉质发育不全呈黄色或黄褐色，探诊硬而光滑、对称性分布；氟牙症受损牙面呈白垩色至深褐色，患牙对称性分布，表现为地区流行性。

【治疗】

一、治疗原则

龋病治疗的目的有两个：首先针对患者已有的病变牙，及时终止病变，保护牙髓，恢复牙齿的形态和功能，以及维持口腔正常生理解剖关系；其次，针对患者的口腔健康状况和口腔卫生习惯，进行口腔卫生宣教，教育指导患者，为患者制订个性化的龋病预防方案。

龋病治疗的原则：针对龋损的不同程度，采取不同的治疗方案。早期龋损可以采用非手术疗法进行处理；对明显的牙体缺损，通过粘接性修复材料恢复丧失的牙体组织和促进再矿化，尽可能多地保存正常牙体组织。

二、治疗方法

（一）龋病的非手术治疗

非手术治疗主要是针对早期龋，采用化学疗法或再矿化法、预防性树脂充填及树脂渗透技术来终止龋病发展。常用的化学药物有氟化物、硝酸银等，可局部涂擦。再矿化液含有不同比例的钙、磷和氟，可每日含漱或局部涂擦。

预防性树脂充填技术是窝沟龋的有效防治方法。凡是有明确患龋迹象的早期窝沟龋，已不适宜窝沟封闭的均可做预防性树脂充填，包括：窝沟较深，有患龋倾向（窝沟壁呈不透明、白垩色外观）；早期的小窝沟龋，深度浅，范围小。

窝沟封闭的防龋原理：使用窝沟封闭剂对点隙窝沟进行封闭，形成抑制细菌生长的生物学屏障，隔绝口腔环境的致龋因素。该技术主要适用于窄而深的未发生龋坏的窝沟，预防窝沟龋。对于替牙期的儿童，刚萌出恒牙的窝沟封闭是非常有必要的。

知识链接

渗透树脂技术（resin infiltration）主要应用于邻面和光滑面的非洞龋损（即位于釉质和牙本质浅层1/3的早期龋）以及与美观相关的光滑面釉质白垩色斑块（如正畸固定矫治器去除后形成的釉质表面脱矿）。其原理是通过虹吸原理，即光固化树脂通过毛细作用力渗入龋损的釉质，进入到表层下病损的微小孔道，填塞病变损坏部位，防止龋病的进展。堵塞和充填微孔的树脂在龋损内部形成屏障，替代因脱矿所导致的硬组织丢失，加强釉质结构，维持牙齿的正常解剖形态和外观。

（二）手术治疗

龋病进展到形成明显龋洞时，只能采用手术方法通过充填材料或修复体恢复牙齿外形和功能，包括传统充填术、直接粘接修复术、椅旁 CAD/CAM 牙体修复术等。

1．传统充填术　是早期修复牙体缺损的常用技术，它采用手术切割技术，去净龋坏组织，按窝洞的设计及制备原则将剩余牙体组织制备成具有机械固位的规定形状（即窝洞），用具有可塑性的牙科填充材料充填到窝洞中，以恢复牙齿的形态和功能。

传统的充填材料是银汞合金，因其具有良好的硬度和耐磨性，性能稳定，对牙髓无刺激，且价格低廉，但因其色泽不美观，预备窝洞需牺牲部分健康牙体组织，且对环境形成污染，现已逐渐被牙色材料所取代。

2．直接粘接修复术　是用粘接性材料在口内直接完成牙体缺损的修复。直接粘接修复技术更多地保留了健康牙体组织，减少剩余牙体组织折裂的危险性，粘接性材料具有与天然牙齿相近的色泽，可以满足各种美学修复。牙色材料主要包括复合树脂、玻璃离子体和复合体等。其中光固化复合树脂是目前应用最广的树脂充填材料。

3．椅旁即刻 CAD/CAM 牙体修复术　椅旁 CAD/CAM 系统是目前发展较成熟的数字化牙科的代表，在临床诊室内，完成牙体预备后通过口内扫描获得光学印模，然后应用计算机软件完成修复体的设计，将设计信息传输至专用的小型数控铣床，研磨获得修复体（全瓷或复合树脂材料），即刻完成临床粘戴。该技术一次就诊就可以完成全部修复过程，大大减少就诊时间，节省医疗资源。

知识链接

龋病修复的基本原则

首先应去净龋坏组织、感染牙本质，消除感染源，终止龋病的进展，避免产生继发龋；其次，术中必须遵循保守治疗的原则，尽量保留健康的牙体组织，保护牙髓；预备窝洞要具有一定的抗力形和固位形，防止充填体松动脱落和牙体折裂。

第二节 牙髓病

牙髓病（pulp disease）是指发生在牙髓组织的一系列疾病。牙髓组织被坚硬的牙体硬组织包绕，仅通过根尖孔和侧、副根管与外界相交通，一旦发生炎症，渗出物不易引流，导致髓腔内压力迅速增高，引发疼痛。根据牙髓病的临床表现和预后情况，分为：

1．可复性牙髓炎（牙髓充血）

2．不可复性牙髓炎

（1）急性牙髓炎，包括慢性牙髓炎急性发作。

（2）慢性牙髓炎，包括残髓炎。

（3）逆行性牙髓炎。

3．牙髓钙化

（1）髓石。

（2）弥漫性钙变。

4．牙髓坏死

5．牙内吸收　临床上以急、慢性牙髓炎最为多见，本节将着重讲述。

案例 3-3-2

患者，女，52岁。主诉：左下后牙冷热刺激痛两年余，长期食物嵌塞不适，近日咬合不适感加重，无治疗史。检查：36^{MO}深龋洞，探诊疼痛，冷刺激疼痛且持续一段时间，叩诊不适，咬诊不适，无松动，X线检查显示36^{MO}低密度透射影像累及髓腔。

问题：

1．该患者可能的诊断是什么？诊断依据有哪些？

2．为该患者制订治疗计划。

【病因】

1．细菌感染　是牙髓病的主要病因，由进入髓腔的细菌和毒素所致。细菌感染的途径有：暴露的牙本质小管、牙髓暴露、牙周袋途径和血源感染。龋病是引起牙髓感染的最常见原因。牙周病时，细菌及毒素经过牙周袋，通过根尖孔、侧副根管而侵入牙髓，引起牙髓感染，可导致逆行性牙髓炎（retrograde pulpitis）。细菌及毒素经过血液而侵入牙髓引起血源性牙髓炎在临床极少见。

2．物理因素　造成牙髓疾病的物理因素主要有急性创伤（如暴力、进食硌伤、拔牙时误伤邻牙等）、慢性咬合创伤（创伤性咬合、磨牙症。充填体过高等）、温度刺激（如牙体预备产热、充填材料导热、抛光产热等）、电流、激光。

3．化学因素　绝大部分是医源性，主要来源于充填材料、酸蚀剂和粘接剂、消毒药物。

4．其他因素　如增龄性变化、特发因素、气压骤变及系统疾病在牙髓中的表现等。

【临床表现】

（一）急性牙髓炎

1．临床症状　急性牙髓炎（acute pulpitis）的特点是起病急，疼痛剧烈。疼痛的特点是：

（1）自发性阵发性疼痛：在没有任何外界刺激的情况下，突然发生剧烈的自发性尖锐疼痛。随炎症进展，疼痛持续时间逐渐延长，频率逐渐降低。化脓性炎症时可出现搏动性跳痛。

（2）夜间疼痛加剧：疼痛往往夜间发作或较白天剧烈，患者难以入眠。

（3）温度刺激疼痛加剧：冷热刺激可加剧疼痛，化脓性炎症或牙髓部分坏死时会有“热痛冷缓解”现象，临床上常见患者携带凉水瓶含漱来诊。

（4）疼痛不能自行定位：疼痛发作时患者不能自行定位，呈放射性或牵涉性，沿三叉神经分布放散至患牙同侧上下颌牙或头、颞、面、耳等部位，但不会到患牙的对侧区域。

2．检查　可探及近髓腔的深龋洞、充填体或深牙周袋；探诊可引起剧烈疼痛，有时可探及穿髓孔、或有脓血溢出；温度测试时冷热刺激疼痛加剧，刺激去除疼痛持续一段时间；早期可无叩诊不适，随炎症发展可出现垂直方向的轻度叩痛。

（二）慢性牙髓炎

慢性牙髓炎（chronic pulpitis）是临床最常见的一类牙髓病变，可由急性牙髓炎转变而来或深龋继发牙髓病变。临床上经过牙髓治疗的患牙，由于残留了少量炎症根髓或多根牙遗漏了有炎症牙髓的根管，又出现温度刺激痛或自发钝痛，经再次完善的牙髓治疗后症状消失，称为残髓炎（residual pulpitis）。

1．临床症状　常因临床症状不明显而延误治疗。

（1）一般没有剧烈的自发痛；疼痛性质为间歇性钝痛，发作不频繁。

（2）长期的冷热刺激痛史，刺激去除后疼痛仍持续一段时间。

（3）患牙常有咬合不适。

（4）食物嵌入龋洞内时疼痛加剧，牙髓外露者会引起剧痛。在乳牙和年轻恒牙，牙髓在穿髓孔处可形成溃疡或增生形成息肉，进食时易出血。

2．检查　可探及深龋洞，或已穿髓，探及穿髓孔时疼痛剧烈或暗色血液溢出；或可发现牙髓息肉，探之无痛但易出血；可查到引起牙髓炎的牙体硬组织疾患或其他原因；温度测验异常；常有叩诊不适或咬诊不适。

（三）逆行性牙髓炎

逆行性牙髓炎是牙髓牙周联合病变的一型。患者有长期的牙周病史，近期出现自发痛、冷热刺激痛症状。检查时一般没有牙体硬组织疾病，可探及深牙周袋、袋内溢脓甚至牙齿松动，温度测试可出现剧烈疼痛且持续，X线片显示牙槽骨吸收或根分叉出现低密度透射影像。

【诊断及鉴别诊断】

（一）诊断

依据患者的主诉、临床症状以及检查所见进行分析，结合疼痛的性质、程度、发作方式诊断牙髓炎并不困难，但对于疼痛不能定位的情况，明确患牙才是牙髓炎诊断的关键所在。牙髓炎诊断的“三部曲”：首先是问诊，得到初步印象；然后检查，寻找可能引起牙髓炎的病因；最后对可疑患牙进行温度测试或牙髓电活力测试，进一步验证。必要时需辅以 X 线片进行确诊。

（二）鉴别诊断

1．急性牙髓炎在临床上需要与三叉神经痛、龈乳头炎、急性上颌窦炎等相鉴别（表 3-3-1）。

2．慢性牙髓炎在临床上需要与深龋、可复性牙髓炎等进行鉴别（表 3-3-2）。

表 3-3-1　急性牙髓炎的鉴别诊断

鉴别点	急性牙髓炎	三叉神经痛	龈乳头炎	急性上颌窦炎
病史	多有龋病史	可有或无牙体病史	食物嵌塞史	感冒史
疼痛性质	自发性阵发性疼痛、夜间痛、放射性痛	扳机点，疼痛时间短	自发性持续性胀痛	持续性胀痛且累及多颗牙
定位	难以定位	不可定位	可定位	上颌后牙区
病灶牙	有病灶牙	可有或无病灶牙	一般无病灶牙	一般无病灶牙
温度测试	疼痛加剧	不引发疼痛	敏感但无激发痛	无激发痛

表 3-3-2　慢性牙髓炎的鉴别诊断

鉴别点	深龋	可复性牙髓炎	慢性牙髓炎
冷热痛	有	有	有
自发痛史	无	无	可有
温度测验	正常，冷水进洞可引起疼痛	一过性敏感	疼痛程度重，可持续
叩痛	无	无	可有轻度叩痛
安抚治疗	观察期无自发痛	观察期无自发痛	观察期常有自发痛

【治疗】

牙髓病的治疗原则是保存活髓或保存患牙。

（一）保存活髓

保存活髓是牙髓病治疗的最理想方法。但牙髓解剖生理特点决定了牙髓一旦发炎，很难恢复正常。因此，在成人牙髓病中，保存活髓适应证范围很局限。保存活髓多适用于可复性牙髓炎或根尖孔未发育完全的年轻恒牙的早期牙髓炎。

（二）保存患牙

对于牙髓炎，当不能消除炎症时，应采取措施控制感染并防止感染进一步扩散至根尖周组织，使患牙能够保存下来。

1．缓解急症 开髓减压，摘除牙髓是控制急性牙髓炎疼痛的最佳方法。

2．控制感染，杜绝再感染 根管治疗术（root canal therapy，RCT）是治疗牙髓炎的首选方法，通过机械预备和化学冲洗去除感染，通过严密的三维充填封闭根管杜绝再感染。

3．修复牙体缺损，恢复患牙的解剖形态和功能 根管治疗后牙体修复的意义在于防止微渗漏，维持咬合与功能的稳定性，因此良好的冠方封闭是必需的，也是保存患牙成功的关键步骤。

知识链接

根管治疗术（Root canal therapy，RCT）

根管治疗术是目前治疗牙髓病和根尖周病的最有效、最常用的方法。它采用专用的器械和方法对根管进行清理、成形（根管预备），根管内封药进行消毒灭菌（根管消毒），最后对根管进行严密的三维充填（根管充填）及良好的冠方封闭，达到控制感染、修复缺损、杜绝再感染、预防根尖周病变的发生或促进根尖周病变的愈合的目的。

第三节 根尖周病

根尖周病（periapical lesion）是指发生于牙齿根尖部及其周围组织的疾病，根尖周病中绝大多数为炎症性病变即根尖周炎（apical periodontitis），多为牙髓病的继发病。当牙髓病变没有得到有效控制时，牙髓组织中的感染物质通过根尖孔或侧、副根管侵害根尖周组织，引起根尖周病。

案例 3-3-3

患者，男，48岁。主诉：右上后牙颊侧牙龈反复起脓包一月余。检查：16^{MO}树脂充填体，颊侧牙龈窦道，压之溢脓，探诊疼痛，叩痛（+），咬诊不适，松动Ⅰ度。X线检查显示16根尖周低密度透射影像，根尖周膜间隙增宽。

问题：

1．该患者可能的诊断是什么？诊断依据有哪些？

2．该患者最佳的治疗计划是什么？

【病因】

1．细菌感染 是根尖周病的最常见原因。感染牙髓中的细菌和细菌产物直接侵及根尖周组织，造成根尖周感染，是最主要的感染途径。

2．非生物性刺激因素 根管治疗时机械预备、化学药物、根充材料超出根尖孔或根管侧壁穿孔都会对根尖周组织造成刺激；无水超声操作和不恰当的热牙胶充填会对根尖周组织造成热损伤。

3．创伤 当急剧外力（如碰撞、跌倒、打击等）施加于牙体，长期的咬合创伤以及正畸施力不当都可以导致根尖部的血运不足，造成根尖周组织缺血坏死，最终导致根尖周炎。

4．免疫因素 牙髓治疗中根管内封药甲醛甲酚（formocresol，FC）可作为半抗原，刺激病理性免疫应答。现在临床已禁止使用该药物作为根管内封药。

【临床表现】

(一) 急性根尖周炎

其临床症状主要是患牙及其周围组织不同程度的疼痛和肿胀。急性根尖周炎（acute apical periodontitis，AAP）由浆液期逐步进展到化脓期的急性根尖周脓肿、骨膜下脓肿、黏膜下脓肿，其临床表现各有特点（图 3-3-4，表 3-3-3）。

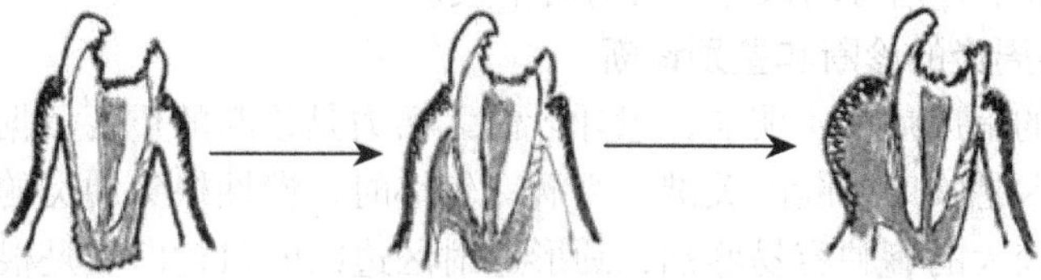

图 3-3-4 急性化脓性根尖周炎的三个发展阶段

表 3-3-3 急性根尖周炎各阶段临床症状及检查表现

症状和体征	浆液期	根尖周脓肿	骨膜下脓肿	黏膜下脓肿
疼痛性质	咬合痛	持续跳痛	极剧烈胀跳痛	咬合痛缓解
叩痛	(+) ~ (++)	(++) ~ (+++)	(+++)	(++) ~ (+)
扪诊	不适	疼痛	剧烈疼痛，深波动感	轻度疼痛，浅波动感
根尖区牙龈	无变化或潮红	小范围红肿	红肿明显，广泛	肿胀明显，局限，半球形
全身症状	无	无或轻	可有发热、乏力、血象升高	消退

(二) 慢性根尖周炎

慢性根尖周炎（chronic apical periodontitis，CAP）是指因根管内长期存在感染及病原刺激物而导致的根尖周围组织呈现慢性炎症反应，病变类型主要有根尖周肉芽肿、慢性根尖周脓肿和慢性根尖周囊肿，另外还有根尖周致密性骨炎和根尖周瘢痕。

1．临床症状

一般无明显自觉症状，有时患牙在咀嚼时稍感不适或乏力，也有以牙龈反复脓包为主诉来就诊者。

慢性根尖周炎常由牙髓炎发展而来，既往可有疼痛史，或者牙髓病史、反复肿痛史及牙髓治疗史等。

2．检查

可查及深龋洞或充填体，牙冠变色；探诊无反应；牙髓诊断性试验无反应；叩诊轻度不适；有窦型可查及窦道口。X 线检查显示根尖区骨质变化影像：慢性根尖周肉芽肿表现为根尖部圆形或椭圆形的透射区，边界清楚，直径一般在 1cm 以下；慢性根尖周脓肿表现为患牙根尖部有近似圆形或椭圆形的透射区，边界模糊云雾状且不规则；慢性根尖周囊肿可见根尖部有边界清楚、骨白线包绕的圆形透射区，一般范围较大。根尖周致密性骨炎表现为根尖部骨质呈局限性的致密阻射影像，无透射区，多发生在下颌后牙。

【诊断和鉴别诊断】

（一）急性根尖周炎的诊断和鉴别诊断

根据临床症状和体征，以及现阶段的疼痛性质和肿胀程度，参考发病时间，准确判断急性根尖周炎的临床阶段是诊断治疗的关键。

在临床上，急性根尖周炎需要与急性牙周脓肿相鉴别：牙周脓肿时，常有牙周病史，患牙松动明显，可探及深牙周袋，其肿胀部位接近牙龈边缘，肿胀范围较根尖周脓肿局限，有牙髓活力，X 线片显示牙槽骨嵴破坏，可有骨下袋。

（二）慢性根尖周炎的诊断和鉴别诊断

慢性根尖周炎的临床症状不明显，患牙牙髓无活力是诊断的重要依据，X 线片可见围绕患牙根尖部的透射区是临床诊断的关键。当病变较小时，慢性根尖周炎的三种常见类型在 X 线片上不易区别；较大的囊肿容易鉴别，圆形透射区边缘的阻射白线是根尖周囊肿的重要诊断依据；此外，在治疗时，如有褐色或棕黄色液体流出，液体涂片镜检发现有长方形缺一角的胆固醇结晶，即可确诊囊肿。如果有窦道，诊断示踪拍摄 X 线片确定窦道来源有助于确定患牙。

临床上，慢性根尖周炎的鉴别主要集中在 X 线片的判读上，需要与正常解剖结构及颌骨的骨破坏性疾病进行鉴别，必要时可行锥形束 CT 扫描辅助诊断。

知识链接

牙科锥形束 CT

多数患牙可通过根尖 X 线片辅助或明确诊断，但根尖片只能提供牙及其根尖周组织的二维图像，提供的信息较有限。对于一些复杂疑难病例，临床上可采用牙科锥形束 CT 进行辅助检查，可以三维观察牙根、根管及其周围组织的影像，有助于明确病因、辅助治疗、预测再治疗的预后。

【治疗】

根尖周病的治疗原则是清除病灶，保存患牙。

治疗根尖周病，首先要彻底清除根管内和根管壁的感染及一切病源刺激物；然后严密封闭根管系统，以防止根尖周组织的细菌入侵而造成根管再次感染；最后用封闭性良好的永久性充填材料或精密的冠类修复体修复牙体缺损，以防止来自口腔的细菌再次感染根管。

（一）应急处理

急性根尖周炎首先应打开髓腔，清除根管内容物，疏通根管，引流根尖炎症渗出物，从而缓解根尖部的压力，解除疼痛。如已形成骨膜下或黏膜下脓肿，应及时行脓肿切开引流，待急性期症状缓解再行根管治疗，如不能保留则予以拔除。急性根尖周炎晚期的患者往往伴有全身症状，必要时配合全身用药。

（二）慢性根尖周炎的治疗

首选根管治疗；根管治疗不能控制炎症时，可行根尖手术；无法完成根管治疗、难治性根尖周炎迁延不愈或牙体组织破坏严重无法修复的患牙，可予以拔除。

知识链接

牙科手术显微镜（Dental operating microscope，DOM）

过去20年里，牙科手术显微镜在牙体牙髓治疗中的应用日益广泛，其优势在于：放大、照明、人体工程学设计和临床影像资料的采集。在牙髓治疗中，手术显微镜主要应用于：临床诊断（如牙隐裂、边缘密合度）、常规根管治疗、根管再治疗、遗漏根管的发现和处理、钙化弯曲根管的发现和处理、上颌磨牙MB_2根管的发现和治疗、下颌磨牙“C”形根管的发现和治疗、根尖发育不全患牙的治疗、牙根内吸收的处理、根管内分离器械的取出、显微根尖手术等方面。

思考题

1．龋病的概念是什么？龋病的病因有哪些？
2．龋病的手术治疗有哪些方法？
3．急性牙髓炎疼痛有哪些特点？其应急处理原则是什么？
4．急性根尖周炎各阶段临床症状和检查有哪些特点？

（梁素霞）

第四章

牙周疾病

学习目标

1. 掌握牙周疾病的基本概念、危害和牙周健康的重要性，牙周疾病病因中的始动因素、慢性龈炎，牙周炎的主要症状，慢性牙周炎，及牙周炎伴发病变——牙周脓肿。
2. 熟悉牙周疾病病因中的局部因素，妊娠期龈炎，坏死性龈炎，侵袭性牙周炎及牙周炎的其他伴发病变，牙周疾病治疗的程序。
3. 了解牙周疾病病因中的全身促进因素和牙周疾病治疗各阶段的基本内容。

牙周组织疾病是指发生于牙齿周围支持组织（包括牙龈、牙周膜、牙槽骨和牙骨质）的疾病总称，包括牙龈病和牙周炎两大类。牙龈病是仅发生于牙龈组织的疾病；而牙周炎是累及四种牙周支持组织的炎症性、破坏性疾病，牙周炎不仅侵犯牙龈，还侵犯牙周膜、牙槽骨和牙骨质。

知识链接

牙周组织

牙周组织指牙齿周围的支持组织，由牙龈、牙周膜、牙槽骨和牙骨质组成。牙龈覆盖在牙槽突表面和牙颈部周围，包括游离龈、附着龈和龈乳头；游离龈与牙面之间有龈沟。牙周膜是位于牙根与牙槽骨之间的致密结缔组织，最主要成分是主纤维，一端埋入牙骨质内，另一端埋入牙槽骨，将牙悬吊固定在牙槽窝内，并调节牙齿承受的咀嚼压力。牙槽骨也称牙槽突，是颌骨包围和支持牙根的部分，容纳牙根的窝称牙槽窝，在冠方的游离端称牙槽嵴，两牙之间的部分称牙槽间隔。牙骨质覆盖牙根表面，有牙周膜纤维埋入。

牙周疾病是人类口腔疾病中患病率最高的两大疾病之一，是人类的一个古老的疾病。在世界范围内都是多发病和常见病，无论任何地域和民族，患病率都较高，且随着年龄增加而增高。在我国，其患病率高于龋病。2005—2007 年我国的第三次全国口腔健康流行病学调查资料显示，中年组和老年组的牙周健康率小于15%，换句话说，牙周疾病患病率在85%以上。牙龈炎早在3～5岁即可患病，随着年龄的增长患病率逐渐增加，至青春期达到高峰，此后随着年龄的增加有所下降；而牙周炎的患病率在35岁以后明显增高，40～50岁时达到高峰，此后有所降低，可能是由于牙周炎导致的患牙被拔除、无牙颌的人增多所致。

牙周疾病的危害不容忽视，它会导致咀嚼功能下降和牙丧失，还会危害全身健康。牙周疾病在早期无明显自觉症状，易被患者忽视，到晚期时才出现牙松动、牙龈肿痛、咀嚼无力等症状，而此时多已难以治疗，牙周炎侵犯的牙数多或侵犯所有牙，因此会导致多牙丧失或全部丧失。牙周炎是我国成人失牙的首位原因。由于牙缺失，咀嚼功能进一步降低，给胃肠增加负担。此外，牙周炎是感染性炎症性疾病，长期的感染和炎症会影响到全身的健康，与糖尿病等多种全身疾病有关联。

牙周组织的健康与口腔医学各个学科都有关联，治疗牙周疾病恢复牙周组织的健康，是口腔医学许多学科治疗的基础。控制牙周疾病是促进口腔健康的重要手段，在口腔医学中处于重要地位，也有助于促进全身的健康。作为医务工作者，应掌握有关牙周疾病的基本理论知识，并进行宣传、推广和教育，从而提高群众的口腔健康水平。

第一节　牙周疾病的病因

牙周疾病是多因素疾病，牙菌斑生物膜是牙周疾病的始动因素，菌斑微生物的感染导致宿主的免疫反应和炎症反应，通过白细胞、抗体等抵抗微生物的感染，同时也会产生细胞因子、前列腺素和基质金属蛋白酶等，导致结缔组织和牙槽骨的破坏，形成牙周组织的炎症性、破坏性疾病，遗传因素、环境因素和吸烟等后天因素会影响这一过程。因此，在牙周疾病的病因中，除菌斑生物膜外，还有诸多的局部促进因素和全身促进因素。

一、牙菌斑生物膜

1．概念　口腔内适宜的温度、湿度和营养构成了细菌生长、繁殖的环境，在人类口腔中有数百种微生物。微生物会黏附在牙面上形成细菌的斑块，具有一定的结构，形成牙菌斑生物膜。牙菌斑生物膜是口腔中不能被水冲掉或漱掉的细菌性斑块，是由基质包裹的相互黏附或黏附于牙面、牙间或修复体表面的软而未矿化的细菌性群体，构成相互有序生长的建筑式样的生态群体。这种独特的结构使细菌黏附在一起生长，相互紧密附着，不易被清除，并抵抗抗生素、表面活性剂或宿主防御功能对细菌的杀灭作用，各种细菌相互依存，发挥不同的致病作用。

在菌斑形成的早期、菌斑尚无致病性时将其清除，可预防牙周疾病的发生或复发。

2．菌斑的分类及致病性

（1）龈上菌斑生物膜：简称龈上菌斑，是指位于龈缘以上的牙菌斑。用菌斑染色剂染色后可观察到，在菌斑较多时形成软垢，此时肉眼可直接观察到。其组成以革兰阳性需氧菌和兼性菌为主，可导致牙龈病的发生。

（2）龈下菌斑生物膜：简称龈下菌斑，是指位于龈缘以下的牙菌斑，即位于龈沟和牙周袋内。包括附着性龈下菌斑和非附着性龈下菌斑。其中非附着性龈下菌斑的毒力强，以革兰阴性厌氧菌和能动菌为主，可导致牙周炎的发生和发展，与牙槽骨的快速破坏有关。（图3-4-1）。

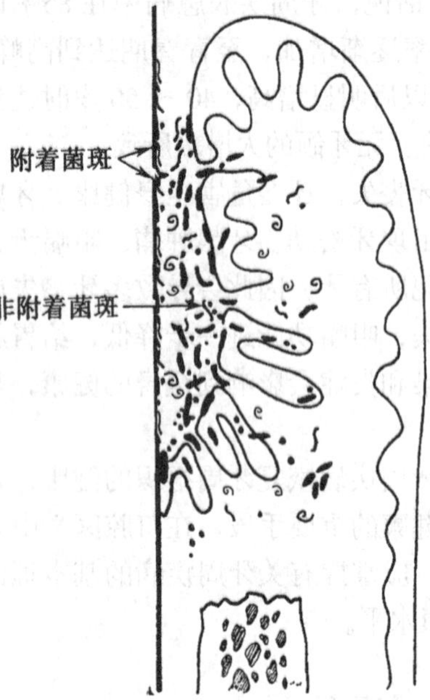

图 3-4-1 龈下菌斑

3. 牙周致病菌　牙菌斑中多数是口腔的常驻正常菌群，只有少数与牙周疾病有关。牙龈炎时细菌数量增加，革兰阴性菌比例增加；牙周炎时龈下菌斑的细菌数量显著增加，以革兰阴性厌氧菌为主。牙龈卟啉单胞菌、伴放线聚集杆菌、福赛坦氏菌、奋森密螺旋体和齿垢密螺旋体等是与牙周病有关的主要致病微生物。

二、局部促进因素

以下局部因素会促进牙菌斑在牙面的滞留和堆积，从而引起或加重牙周组织的破坏，使原有的牙周炎加重。

（一）牙石

牙石指在牙面或修复体表面附着的已钙化或正在钙化的菌斑和沉积物。由唾液及龈沟液中的钙盐在菌斑上逐渐沉积而形成。在其表面总覆盖着菌斑。刷牙不能去除牙石。

1. 龈上牙石　位于龈缘以上，可直视看到（彩图 3-4-2）。常为淡黄白色，烟、浓茶、药物和食物等会使其着色。牙石在唾液腺导管开口附近的牙面上较多，如下前牙舌侧。

2. 龈下牙石　位于龈缘以下的牙石。附着在龈沟或牙周袋内的根面上，不能直接看见，用探针探查时可发现。为黑褐色，体积小、质地硬，附着紧，不易被刮除（彩图 3-4-3）。

由于粗糙的牙石表面永远存在菌斑微生物，这些菌斑微生物起到致病作用，牙石妨碍口腔卫生措施的实施，牙石的多孔结构也会吸附大量的细菌毒素，从而起到致病作用。

（二）食物嵌塞

食物嵌塞是导致局部牙周组织炎症和破坏的常见原因之一。由于嵌塞的食物会导致菌斑滞留及细菌繁殖，从而引起牙周组织的炎症。

（三）𬌗创伤

咬合关系不正常或过大的咬合力造成咀嚼系统各部位主要是牙周组织的病理性损害，称为𬌗创伤。包括：①咬合力异常导致的牙周组织损伤；②因牙周组织病变使牙周支持组织高度降低，牙周支持力不足，从而形成的𬌗创伤。

𬌗创伤的致病作用：在有感染和炎症存在的情况下，𬌗创伤会起到协同破坏作用，使牙周袋加深，牙槽骨吸收加速，使牙周炎的病情加重。是一个重要的局部促进因素。

（四）牙齿拥挤、位置异常、错𬌗畸形及解剖因素

因会妨碍口腔卫生措施的实施，导致菌斑滞留；还可能会因接触关系不良，导致食物嵌塞。牙的根分叉区、根面凹陷、畸形舌侧沟在暴露后易形成菌斑滞留，这些部位的牙石也不宜被清洁，会使病变加重，且不易控制和治疗。牙根过短、过细锥形根、磨牙融合根等牙根异常，对𬌗力的承受力降低，易继发𬌗创伤，加速疾病的进展。

（五）其他因素

口呼吸、吐舌习惯、不良的刷牙习惯、咬粗硬物品如咬瓶盖、单侧咀嚼、磨牙症、紧咬

牙等不良习惯，可能会给牙周组织带来损伤。

充填体悬突、牙修复体边缘过深或不密合、修复体设计不佳、牙周炎症未控制时行正畸治疗等，可能导致菌斑滞留或𬌗创伤，从而促进牙周疾病的形成和发展。

三、全身促进因素

除始动因素 - 菌斑生物膜外，宿主的易感性在牙周疾病的发生、发展中也起重要作用。全身促进因素会增加宿主对细菌及其产物等致病因子的敏感性，降低牙周组织的抵抗力。

（一）遗传因素

遗传因素会影响宿主的易感性。侵袭性牙周炎常有家族聚集性；某些特定基因的基因多态性与牙周炎的易感性增加有关。

（二）性激素

内分泌功能紊乱影响牙周疾病的发生和发展。性激素可调节牙周组织对菌斑等局部刺激物的反应。例如，在妊娠或服用激素类避孕药时，牙龈炎症加重。

（三）吸烟

吸烟是牙周炎发生、发展的一个重要危险因素。会增加牙周炎的发生率，加重牙周疾病的严重程度，并影响牙周治疗效果。吸烟者的牙周炎患病率、失牙率和无牙率均高于非吸烟者，牙周疾病的严重程度也重于非吸烟者。

（四）有关的系统病

1．糖尿病　是牙周疾病的危险因素。有学者认为牙周炎是糖尿病的第六并发症。糖尿病患者发生牙周炎的风险高于非糖尿病患者，疾病程度也重，并易发生牙周脓肿。

2．其他系统疾病　粒细胞缺乏症等吞噬细胞数目减少和功能异常、艾滋病、白血病等血液疾病、骨质疏松症、慢性肾病、结缔组织病等，均可使牙周组织抵抗力降低。

（五）精神压力

精神压力会增加激素和细胞因子等免疫介质的释放，影响宿主的防御系统，还可能导致个体忽略口腔卫生，菌斑堆积过多，从而与牙周疾病有关。

（六）药物因素

主要由于长期服用抗癫痫药物（如苯妥英钠）、免疫抑制剂（如环孢素）和钙拮抗剂（如硝苯地平）等，可引起药物性牙龈增生。

第二节　牙龈病

牙龈病是一组发生于牙龈组织的疾病，仅侵犯牙龈组织。实际上包含牙龈炎症和全身病变在牙龈的表现。全身病在牙龈的表现见本书的第十二章，在此介绍牙龈炎症疾病。

一、慢性龈炎

慢性龈炎是最常见的牙龈病，又称菌斑性龈炎、边缘性龈炎、龈缘炎，曾称单纯性龈炎，病变主要位于游离龈和龈乳头。最常见于儿童和青少年，但在各个年龄、各个种族、世界各地的人群都可发生，几乎每个人在其一生中的某个阶段都会发生，因此，慢性龈炎的患病率非常高。该病可以治愈，但也易复发，一部分慢性龈炎患者可以发展为牙周炎，因此，对慢性龈炎的治疗和预防非常重要。

【病因】

龈缘附近的菌斑微生物是始动因子，牙石、食物嵌塞、不良修复体、牙拥挤错位、口呼吸等是慢性龈炎的局部促进因素。

【临床表现】

1. 自觉症状　在刷牙、吸吮、咬苹果等食物时牙龈出血，即在受到刺激时牙龈出血。偶有牙龈发痒、口臭等症状。也有些患者因牙龈肿胀而就诊。

2. 临床检查

(1) 局部可见刺激物：患牙牙颈部可见有菌斑和龈上牙石堆积。

(2) 牙龈色泽：游离龈和龈乳头由正常的粉红色变为深红或暗红色（彩图 3-4-4）。

(3) 牙龈外形：龈缘变厚、与牙面不再紧贴；龈乳头变得圆钝肥大，有时球形增大；附着龈水肿，点彩消失，表面光滑发亮。

(4) 牙龈质地：由致密坚韧变得松软、失去弹性。触之易出血。如为增生性为主时实质性肥大的牙龈质地也会坚韧。

(5) 探诊后牙龈出血：探查龈沟时牙龈易出血，这是由于龈炎时牙龈内的血管充血、龈沟上皮有糜烂，在探诊刺激下出血。探诊后出血是诊断牙龈有无炎症的客观指标。

(6) 龈沟加深：探诊检查时可见，龈沟深度由正常的 2 ~ 3mm 变为 3mm 以上，龈沟加深，形成龈袋或称假性牙周袋，由龈缘水肿所致。与真性牙周袋的区别是不能探到釉牙骨质界，即无附着丧失，这是龈炎与牙周炎的重要区别。

【诊断】

具有上述主要临床表现，龈缘附近牙面有明显的菌斑、牙石堆积，可能还有其他菌斑滞留因素等，但无附着丧失和牙槽骨吸收，即可诊断。

【鉴别诊断】

(1) 早期牙周炎：有附着丧失和牙槽骨的吸收，通过探诊检查有无附着丧失，必要时拍摄 X 线片确定有无骨吸收。

(2) 血液病引起的牙龈出血：白血病、血小板减少性紫癜、血友病、再生障碍性贫血等血液系统疾病也会有牙龈出血症状，主要区别是血液病有牙龈自发性出血，而慢性龈炎是刺激后出现；有关的血液学检查有助于鉴别。

(3) 坏死性龈炎：有牙龈自发性出血、疼痛和特殊性口臭，并有特征性的损害——龈乳头和边缘龈的坏死，而慢性龈炎为刺激后出血、无自发痛和牙龈坏死。

(4) HIV 相关性龈炎：表现出牙龈线形红斑，即：游离龈缘表现出明显的火红色线状充血带，去除局部刺激物后充血仍不消退，与白念珠菌感染有关。血清学检查可明确鉴别。

【治疗】

1. 去除病因　通过口腔卫生指导和洁治术，彻底去除菌斑和牙石刺激物；并消除菌斑滞留因素；严重者可配合使用局部药物治疗。治疗后牙龈可完全恢复至正常。

2. 牙龈增生者手术治疗　对于牙龈增生为主的患者，在炎症消退后牙龈形态未恢复，可采用牙龈切除术或成形术，恢复牙龈外形。

3. 防止复发　做好口腔卫生指导，让患者掌握控制菌斑的方法并加以实施，保持口腔卫生，每半年或一年复查和维护，防止复发。

二、妊娠期龈炎

妊娠期龈炎是指在妊娠期间因女性激素水平升高，原有的牙龈炎症加重，牙龈肿胀或形成龈瘤样改变。妊娠期龈炎在分娩后病损可自行减轻或消退。所报告的发生率在30% ~ 100%。

【病因】

1．局部因素　直接病因仍是菌斑微生物，牙石、食物嵌塞和不良修复体等都是局部促进因素。在妊娠期的妇女如口腔卫生不佳，牙菌斑、牙石在龈缘附近堆积，更易引发牙龈炎症。

2．全身因素　妊娠时性激素水平改变，加重了牙龈对局部刺激的炎症反应，牙龈毛细血管扩张充血，血管通透性增加，炎症细胞和液体渗出增加，原有的牙龈炎症加重。激素水平的改变，使患者牙菌斑中的中间普氏菌明显增多，成为优势菌，该菌的数量、比例随妊娠月份及血中孕酮水平的升高而增多，临床症状也相应加重。

【临床表现】

1．症状　常见的主诉症状是吮吸或进食时易出血。一般无疼痛，严重者有轻度疼痛。也有的患者是因牙龈瘤样增生而就诊。

2．检查　龈缘和龈乳头呈鲜红或暗红色，松软而光亮；肿胀、肥大明显，有龈袋形成；触之易出血。病变可发生于少数牙或全口牙龈，以前牙区为重。有轻度疼痛的严重者，可见龈缘溃疡和假膜形成。妊娠期龈炎往往在妊娠 2 ~ 3 个月后开始，原有的牙龈炎症加重，在妊娠 8 个月时炎症达到高峰，与血中孕酮水平相一致，分娩后约 2 个月，龈炎可减轻至妊娠前水平。

妊娠期龈瘤（也称孕瘤）是单个龈乳头增大呈瘤样，色鲜红光亮或呈暗紫色，表面光滑，质地松软，极易出血，有蒂或无蒂，一般直径不超过 2cm。瘤体较大可妨碍进食或被咬破而出血感染。孕瘤发生的部位多为前牙，下前牙唇侧龈乳头最多见。通常于妊娠第 3 个月开始，迅速增大，在分娩后妊娠期龈瘤能逐渐自行缩小，但必须去除局部刺激物才能完全消失，有的患者还需手术切除。

【诊断】

牙龈鲜红色，高度水肿、肥大，有明显出血倾向，或有龈瘤样表征，如为育龄妇女，应询问、确定其是否妊娠，若已怀孕，便可诊断。

【鉴别诊断】

应与化脓性肉芽肿鉴别：该病临床表现与妊娠期龈瘤十分相似，但妇女未妊娠，多有局部刺激因素，病理变化为血管瘤样的肉芽性病变，治疗为消除局部刺激因子并切除病损。

【治疗】

1．口腔卫生教育和指导　让患者重视口腔卫生和做好菌斑控制，这是最重要的措施。

2．去除局部刺激因素　去除菌斑、牙石等局部刺激因素。治疗时要动作轻柔。

3．尽量避免全身药物治疗，以免影响胎儿发育。

4．严重者可局部用药，但应使用不影响胎儿发育的含漱剂，如生理盐水等。

5．对于妨碍进食的妊娠期龈瘤，在清除局部刺激物后可考虑手术切除，手术时机在妊娠期的 4 ~ 6 个月，以免引起流产或早产。

三、坏死性龈炎

坏死性龈炎是发生在龈缘和龈乳头的以坏死为主的急性炎症。主要是急性表现，因此常称为急性坏死性溃疡性龈炎。Vincent 在 1898 年首次报告此病，故又称为 Vincent 龈炎（奋森龈炎）。在第一次世界大战期间前线的战士中此病流行，故又称“战壕口”。

【病因】

1．微生物　在病变部位的菌斑中有大量的梭形杆菌和螺旋体，中间普氏菌也是优势菌。这些微生物在健康人口腔中也有，但不致病，在机体的抵抗力降低时大量繁殖，其毒力造成牙龈的坏死。因此，坏死性龈炎被认为是一种机会性感染。

2．曾经存在的慢性龈炎和牙周炎　是发生坏死性龈炎的重要条件。

3．身心因素　精神紧张、睡眠不足、过度疲劳、工作繁忙等，使局部抵抗力降低而引发本病。

4．吸烟　大多数患者有吸烟史。吸烟会使牙龈小血管收缩，影响牙龈局部的血流，并会降低白细胞的功能，减低局部抵抗力。

5．机体免疫力降低　艾滋病，维生素 C 缺乏等营养不良，恶性肿瘤、急性传染病、血液病、严重的消化功能紊乱等全身性消耗性疾病，这些疾病导致机体免疫力降低。

【临床表现】

1．好发人群　常见于青壮年，男性吸烟者多见。

2．病程　起病急，病程较短，数天至 1 ~ 2 周。

3．症状

（1）牙龈极易出血：可有自发性出血，晨起时枕头上有血迹，口中有血腥味；

（2）牙龈疼痛：常诉有明显疼痛感或胀痛感。

（3）全身症状：一般无全身症状，但重症者可有低热、疲乏等症状。

4．检查

（1）有典型的腐败性口臭：由于组织的坏死，常有特殊的腐败性恶臭。

（2）牙龈特征性损害：龈乳头和边缘龈的坏死。初起时，在个别牙的牙龈乳头的顶端发生坏死性溃疡，为刀切状，上覆有灰白色污秽的坏死物，去除坏死物后可见乳头的颊、舌侧尚存，中央凹下如火山口状。以下前牙多见，病变扩展可发生于全口多数牙。发展至龈缘时，龈缘呈虫蚀状坏死，表面有灰褐色假膜，易于擦去，露出出血创面。病损一般不波及附着龈。

（3）重症患者颌下淋巴结可肿大，有压痛。

5．病情发展

（1）若疾病未控制，坏死可波及牙龈病损相对应的唇、颊侧黏膜。在机体抵抗力极度低下时，可合并产气荚膜杆菌，使面颊部组织迅速坏死、穿孔，称为“走马疳”，此时患者有可能有全身中毒症状，甚至死亡。

（2）如急性期治疗不彻底或反复发作，会转为慢性坏死性龈炎，龈乳头破坏消失，乳头处牙龈低于龈缘，牙龈呈“反波浪形”。

【诊断】

具有上述临床表现，包括起病急、牙龈疼痛、自发性出血、腐败性口臭、龈乳头和龈缘的坏死等特征。病变区的细菌学涂片为辅助性检查，涂片可见大量梭形杆菌和螺旋体。

【鉴别诊断】

1．慢性龈炎　病程长，为慢性过程，龈乳头和边缘龈红肿，探之易出血和轻度口臭等，但无自发痛，无自发性出血，无牙龈坏死，无特殊的腐败性口臭。

2．慢性牙周炎　有附着丧失和深牙周袋，可有牙龈退缩、牙齿松动，口臭轻。但疼痛不明显，无自发性出血，无牙龈坏死。

3．疱疹性龈（口）炎　起病急，好发于6岁以下儿童。病因是单纯疱疹病毒感染，牙龈充血水肿波及全部牙龈和口腔黏膜，而不局限于边缘龈和龈乳头。表现为成簇或散在小疱，破溃后形成溃疡，但无组织坏死和缺损。

4．急性白血病　有自发性出血和口臭，牙龈较大范围的明显肿胀、疼痛，可伴有坏死。是由牙龈组织中大量不成熟的白细胞浸润所致。全身有贫血和衰竭表现，查血可见外周血白细胞计数明显升高，并有幼稚白细胞。

5．艾滋病　可有坏死性龈炎的表现，继续发展会有牙槽骨坏死，发展为坏死性牙周炎。对可疑病例进行化验检查，可确诊。

【治疗】

1．去除局部坏死组织，初步去除大块牙石。

2．局部使用氧化剂　用3% 过氧化氢局部擦拭，去除局部坏死组织。

3．局部药物治疗　局部应用含有甲硝唑的含漱剂，如复方氯己定含漱液。坏死性龈炎的主要致病菌都是厌氧菌，甲硝唑可杀灭厌氧菌。

4．全身药物治疗　病情严重者可口服抗厌氧菌药物，如甲硝唑或替硝唑，补充维生素C等支持治疗。

5．口腔卫生教育和指导　更换牙刷，学会控制菌斑的方法，保持口腔卫生。

6．矫正全身因素。

7．急性期过后的治疗　彻底治疗原有的牙龈炎或牙周炎。

案例 3-4-1

患者，女，22岁。咬苹果等硬食物时牙龈出血1年余。无自发出血，否认全身疾病。检查：下前牙舌侧牙石++，其他部位+，全口牙的牙颈部及邻面可见到软垢、菌斑；牙龈缘及龈乳头轻度红肿，质地松软，探诊后出血，以下颌牙为重，探诊深度普遍为2～4mm，未探及釉牙骨质界。

问题：

1．对该患者最可能的诊断及诊断依据是什么？

2．应与哪些疾病鉴别？

3．应进行哪些治疗？

第三节　牙周炎

牙周炎是侵犯牙龈、牙周膜、牙槽骨和牙骨质四种牙周支持组织的炎症性、破坏性疾病，也是一种由菌斑微生物引起的感染性疾病。与牙龈病相同的是都有牙龈的炎症，而与牙龈病的主要区别是有附着丧失和真性牙周袋的形成、有牙槽骨吸收，治疗后炎症可消退，病情得到控制，恢复至健康状态，但已经破坏的支持组织难以恢复正常。

牙周炎的主要症状包括：

（1）牙龈的炎症和出血。

（2）附着丧失和牙周袋形成：袋底从正常的釉牙骨质界处移向釉牙骨质界的根方，称为发生了附着丧失，探诊深度也超过 3mm，形成了真性牙周袋（彩图 3-4-5）。可通过牙周探诊来检查，附着丧失指袋底至釉牙骨质界的距离，探诊深度指袋底至龈缘的距离。

（3）牙槽骨吸收：导致牙槽骨高度降低，需拍摄 X 线片来观察。有水平型吸收、垂直型吸收、凹坑状吸收，和其他形式的骨变化。X 线片上可观察到水平型吸收和垂直型吸收（彩图 3-4-6），其中水平型吸收是最常见的吸收方式。凹坑状吸收是两个牙齿之间牙槽间隔的骨嵴顶吸收，X 线片上观察不到。

（4）牙松动和移位：在牙周炎发展到较严重程度时才发生牙松动。牙槽骨吸收、𬌗创伤、牙周膜的急性炎症等可造成牙松动和移位。

牙周炎也是一组疾病，其临床特点、转归、对治疗的反应及全身背景不同。牙周炎分为慢性牙周炎、侵袭性牙周炎、反映全身疾病的牙周炎等。还有一些牙周炎的伴发病变。

一、慢性牙周炎

慢性牙周炎是临床上最常见类型的牙周炎，约占整个牙周炎患者的 95%。曾被称为成人牙周炎。

【病因】

菌斑生物膜是始动因素，主要为龈下菌斑和龈下牙石，牙周疾病病因一节中提到的其他各种局部促进因素和全身促进因素也都是慢性牙周炎的病因，如食物嵌塞、咬合创伤、不良口腔卫生习惯等。与慢性牙周炎关系最密切的细菌是牙龈卟啉单胞菌、中间普氏菌、具核梭杆菌、福赛坦氏菌等。

【临床表现】

1．年龄和性别　可发生于任何年龄，但多为成年人，35 岁以后患病率明显增高，男女性别无差异。

2．牙龈的炎症和附着丧失　刷牙或咬食物时牙龈出血，牙龈红、肿，质地松软，探诊后出血，牙龈炎症的程度和范围与局部刺激物一致，有龈下牙石；探诊检查时可发现有附着丧失，探诊深度 4mm 以上，有牙周袋形成（彩图 3-4-7）。

3．牙槽骨吸收和牙松动　可有不同程度的牙槽骨吸收，严重者会因重度牙槽骨吸收和附着丧失而出现牙松动，并可能有病理性移位。

4．分度　根据牙周袋深度、附着丧失和牙槽骨吸收分为轻、中、重度。

（1）轻度：牙周袋 ≤ 4mm，附着丧失 ≤ 2mm，X 线片显示牙槽骨吸收不超过根长的 1/3。

（2）中度：牙周袋 ≤ 6mm，附着丧失 3 ~ 4mm，X 线片显示牙槽骨的水平型或垂直型吸收超过根长的 1/3，但不超过根长的 1/2。根分叉可有轻度病变。

（3）重度：牙周袋 > 6mm，附着丧失，5mm，X 线片显示牙槽骨的水平型或垂直型吸收超过根长的 1/2。有根分叉病变，牙多有松动。

可发生于个别牙、一组牙或全口多数牙，常同时侵犯全口多数牙，但病变程度可有不同。

5．病程进展　进展慢，病程长。可能延续十多年或数十年，病情加重，牙槽骨吸收逐渐严重、牙周袋加深，使牙松动、咀嚼无力或疼痛，还可发生急性牙周脓肿，直至牙齿丧失。

【诊断】

多见于成人，根据牙龈的炎症、附着丧失和牙周袋形成、牙槽骨吸收及牙松动和移位情况可诊断。

【鉴别诊断】

早期牙周炎与牙龈炎的鉴别见表3-4-1。最重要的是有无附着丧失和有无牙槽骨吸收。

表3-4-1　牙龈炎和早期牙周炎的鉴别

	牙龈炎	早期牙周炎
牙龈炎症	有	有
附着丧失	无	有
牙周袋	假性牙周袋	真性牙周袋
牙槽骨吸收	无	有，牙槽嵴顶吸收或骨硬板消失
治疗结果	病变可逆，恢复正常	炎症消退，病变静止，恢复健康状态，但已破坏降低的支持组织难以恢复至正常

【治疗】

1．清除菌斑生物膜，控制感染　通过牙周基础治疗，清除菌斑生物膜，清除各种菌斑滞留因素和局部促进因素，从而控制感染。

2．手术治疗　基础治疗后若还存在未能解决的问题，则进行手术治疗，可手术下彻底清创，矫正软硬组织的外形、牙周组织再生治疗等。

3．建立平衡的𬌗关系　调𬌗、固定松动牙等，消除𬌗创伤。

4．全身治疗　只有少数重度患者需配合使用全身药物治疗。劝吸烟患者戒烟。

5．拔除患牙　尽早拔除无保留价值的患牙，如重度附着丧失和骨吸收并松动的患牙。

6．维护治疗　定期检查和清除菌斑，并对发现的问题进行及时治疗。

二、侵袭性牙周炎

侵袭性牙周炎是一类临床和实验室检查均明显不同于慢性牙周炎的疾病，以前曾称为青少年牙周炎、早发性牙周炎、快速进展性牙周炎或牙周变性。侵袭性牙周炎分为局限型和广泛性型。

【病因】

1．微生物　菌斑生物膜同样是始动因素，其中，某些高毒力的特定微生物感染可能是一个重要因素，伴放线聚集杆菌是目前认为的侵袭性牙周炎的重要致病菌，另外，牙龈卟啉单胞菌、福赛坦氏菌、齿垢密螺旋体等也是侵袭性牙周炎的龈下菌斑的优势菌。

2．全身背景　这类患者可能存在机体防御能力的缺陷。有文献报道，这类患者外周血的中性多形核白细胞趋化功能异常，这种缺陷有家族遗传性。此类患者存在家族聚集性，可能与遗传基因有关。

【临床表现】

1. 年龄与性别　主要发生于青春期至35岁的年轻人，女性多于男性。

2. 牙周组织破坏程度与局部刺激物的量不一致（彩图3-4-8）是这类患者的突出表现，患者的牙颈部菌斑、牙石量很少，口腔卫生状况较好，牙龈炎症明显或轻微，但有深牙周袋和重度牙槽骨吸收，牙周袋内有菌斑和龈下石。广泛型的患者口腔卫生也可不佳。

3. 好发部位　局限型侵袭性牙周炎好发于第一恒磨牙和切牙，其他患牙不超过2个，多两侧对称。广泛型侵袭性牙周炎也可第一恒磨牙和上下切牙好发，但其他患牙3颗以上。

4. 骨吸收的典型表现　局限型侵袭性牙周炎在X线片上可见典型的表现，骨吸收局限于第一恒磨牙和切牙。切牙表现为水平吸收，第一恒磨牙的近中或远中垂直骨吸收，或形成弧形吸收（即近、远中都有垂直骨吸收）。广泛型除这些牙外，还有3颗以上的其他牙有不同类型不同程度的骨吸收。

5. 病变进展快　此型患者的发展速度快，牙周破坏速度快于慢性牙周炎数倍，20岁左右的患者就有可能需拔牙或已失牙。

6. 早期出现牙松动和移位　许多患者在疾病早期即可出现牙松动，前牙移位，呈扇形散开排列。

7. 家族聚集性　此型患者的家族中常有上下代多名成员患病。可能与遗传背景有关，也可能与牙周致病菌在家族成员间的传播有关。

【诊断】

主要依据临床表现及X线片表现特点诊断。局限型特点明显，易于诊断。广泛型的最主要特点是发病早、进展快，在年轻时有重度牙周组织的破坏，即深牙周袋和重度骨吸收，破坏程度与局部刺激因素往往不一致。

【鉴别诊断】

广泛型波及多数牙，需与慢性牙周炎相鉴别。慢性牙周炎的发病年龄较大，进展慢，破坏程度与局部刺激因素一致。

【治疗】

1. 消除感染　这是首要的措施，清除龈上和龈下菌斑、牙石和各种菌斑滞留因素。

2. 抗菌药物的应用　一般需辅助使用抗菌药物，在清除菌斑或至少破坏菌斑生物膜后使用抗菌药物。常用的是甲硝唑和阿莫西林联合应用。

3. 调整机体防御功能　因为宿主因素在此类牙周炎的病因中起到重要作用，因此应重视这方面的治疗。如劝患者戒烟，使用补肾固齿丸等。

4. 正畸治疗　因常有牙齿移位，故需在控制炎症后进行正畸治疗。

5. 定期维护　非常重要。应进行更为密切的定期检测和维护治疗。

三、牙周炎的伴发病变

牙周炎发展到一定程度后，会发生一些伴发病变，各种类型的牙周炎都可发生，这些病变有其特点和处理原则。

（一）牙周脓肿

牙周炎发展到晚期，深牙周袋袋壁或深部牙周组织中的局限性化脓性炎症称为牙周脓肿，以急性过程为主。并非独立的疾病。若同时发生在多个牙，称为多发性牙周脓肿。

【临床表现】

1．多为急性过程，突然发病。

2．患牙的唇（颊）侧或舌（腭）侧的牙龈形成椭圆形或半球状的肿胀突起。早期可有牙浮起感、搏动性的疼痛或跳痛，有明显的叩痛、牙松动；晚期脓液局限，表面较软，疼痛减轻，扪诊有波动感。

3．多发性牙周脓肿时会有明显的全身不适感。

4．脓肿可从牙龈表面自行破溃、消退；若急性牙周脓肿治疗不及时，可成为慢性牙周脓肿，表现为牙龈表面有窦道开口，压时有少量的脓性分泌液流出，叩痛不明显，有时可出现咬合不适感。可反复急性发作。

【治疗】

脓液引流、止痛、防止感染扩散是急性牙周脓肿的治疗原则；可辅助局部药物治疗；重度时或多发性脓肿时可辅助全身药物治疗。

（二）牙周-牙髓联合病变

牙周组织和牙髓组织在解剖上是相互沟通的，因此二者的感染和病变可以互相影响和扩散，导致联合病变的发生。

【临床表现】

1．牙髓根尖周病引起牙周病　患牙有龋病、楔状缺损等牙体病损，感染来自于牙髓途径，导致牙周感染。牙髓无活力或活力异常，牙周袋局限，窄而深，X线片显示牙周骨质破坏与根尖病变相连，呈烧瓶形。

2．牙周病引起牙髓病　感染源自深牙周袋，细菌、毒素通过根尖孔或侧支根管进入牙髓，引起逆行性感染。患牙牙体组织基本完整，牙髓活力测试异常，有深达根尖的牙周袋、牙龈退缩、牙松动等。

3．牙周病和牙髓病共存　牙周炎和牙髓病同时存在，无法准确区分感染来自牙周还是牙髓。

【治疗】

1．牙髓根尖周病引起牙周病变的患牙，应尽早行根管治疗；对病程久的患者，也需行牙周治疗。

2．牙周炎引起牙髓病变的患牙，如患牙能保留，牙髓治疗和牙周治疗都需进行，如牙周病已十分严重，患牙无保留价值，应拔牙。逆行性牙髓炎的存留取决于牙周病变的程度和疗效。

3．牙周病和牙髓病共存者，应同时进行彻底的牙髓治疗和牙周治疗。

（三）根分叉病变

牙周炎的病变累及到多根牙的根分叉区，形成根分叉病变（彩图3-4-9）。其中下颌第一磨牙的发病率最高。

【治疗】

清除根分叉病变区内牙根面的牙石、菌斑；通过手术治疗，形成有利于患者自我控制菌斑并长期保持疗效的局部解剖外形；对Ⅱ度根分叉病变可行牙周组织再生治疗。

（四）牙龈退缩

牙龈缘从釉牙骨质界退向根方，使牙根暴露，称为牙龈退缩。牙龈退缩部位都伴有附着丧失和牙槽骨吸收。

【治疗】

寻找牙龈退缩原因，针对原因进行治疗，如改变刷牙习惯、改正不良修复体等。对局限性牙龈退缩，可采用手术方法治疗。

案例 3-4-2

男，58岁。下前牙松动2年。2年来下前牙松动、脱落，20多年来刷牙时有出血，无牙龈肿痛史，未做过牙周治疗。否认全身疾病。检查：下前牙牙石+++，牙龈暗红色，牙龈退缩3～4mm，$\underline{1|1}$ 缺失，$\overline{2|2}$ 松动Ⅰ度，探诊深度7mm，全口其他牙牙石++，牙龈缘及龈乳头暗红色，探诊后出血，探诊深度4～6mm不等，有附着丧失，牙未见松动。X线片显示 $\overline{2|2}$ 骨吸收达根长1/2，其他牙骨吸收在根长的1/3左右。

问题：

1．该患者的诊断及诊断依据？

2．应鉴别的疾病？

3．对该患者进行治疗的原则及程序？

第四节　牙周疾病的治疗

牙周疾病治疗的目标是控制菌斑，消除炎症，恢复牙周组织的功能，恢复牙周组织的生理形态，并维持长期疗效、防止复发。牙周治疗是多手段的长期过程，分为四个阶段：基础治疗阶段、手术治疗阶段、修复及正畸治疗阶段、维护治疗阶段。

一、基础治疗

每一位牙周疾病的患者都需要基础治疗阶段，是最基本的治疗，目的是消除致病因素，使炎症减轻到最低程度，并为下一步的治疗做好准备。

（一）菌斑控制

教育和指导患者自我控制菌斑。控制菌斑的方法是正确刷牙，邻面则使用牙线、牙签、或牙间隙刷等清除菌斑，方法见第十三章；也可配合使用0.12%氯己定含漱剂等化学方法阻止菌斑的形成。

（二）龈上洁治术

用手工洁治方法或超声洁治方法去除龈上菌斑、龈上牙石和色素，并抛光牙面，防止和延迟龈上菌斑和龈上牙石的再沉积，是牙周治疗的最基本措施。

适应证是：①牙龈炎、牙周炎；②预防性治疗；③口腔内各种疾病治疗前的准备，如口腔内的各种手术前、义齿的修复前和正畸治疗前等。

须特别注意的是，带有无屏蔽功能的心脏起搏器的患者禁用超声洁治。

（三）龈下刮治和根面平整术

用比较精细的龈下刮治器或龈下超声洁牙机的龈下工作头，清除位于牙周袋内根面上的牙石、菌斑（龈下刮治术），同时清除根面上感染的病变牙骨质和牙周袋内壁上的炎性肉芽组织，使根面清洁、平整（根面平整术），达到根面清创的目的。

适应证：牙周袋内有龈下牙石和菌斑者。

经过牙周基础治疗，1 ~ 3 个月后复查，大多数病例牙龈的炎症会消退，探诊出血减少或消失，探诊深度不同程度地变浅。

（四）𬌗的治疗

主要是调整咬合、纠正食物嵌塞、松牙固定，从而有利于牙周组织的修复和健康。

（五）药物治疗

在牙周治疗中，药物治疗只是一种辅助治疗方法，必须在龈上洁治、龈下刮治和根面平整的基础上使用，杀灭或抑制病原微生物，调节宿主防御功能。包括局部用药和全身用药。

1．局部用药　因局部用药的剂量小，局部药物浓度高，效果更可靠，毒副作用也相应减少。是牙周药物治疗的首选。

0.12% ~ 0.2% 氯己定溶液（洗必泰）是最常用的局部药物，为双胍类高效广谱抗菌药。可用于冲洗，也可用于含漱，含漱时每日 2 次，每次含漱 1 分钟。

3% 过氧化氢液（又称双氧水）可用于牙周袋冲洗，能灭菌、止血及除臭，使用时产生的大量气泡有清创作用，可消除局部牙石碎片及坏死组织。

盐酸米诺环素凝胶（派丽奥）、甲硝唑凝胶和甲硝唑棒等，可在牙周袋内上药，维持药物有效浓度时间较长，效果较好。

2．全身用药　全身药物治疗一般只用于急性牙周脓肿和侵袭性牙周炎的治疗。常使用的药物包括：甲硝唑或替硝唑和阿莫西林，二者常合用；非甾体抗炎药物如布洛芬，中药如补肾固齿丸等，可调节宿主的防御功能。

二、手术治疗

手术治疗是牙周治疗的第二阶段，应在基础治疗之后进行。主要目的是彻底清创、使牙周袋变浅、重建牙周软硬组织的生理外形以利于菌斑控制，并促进牙周组织的再生和恢复牙周组织的美观。术前应选择好手术适应证，患者全身状况欠佳应暂缓，待全身情况改善后再考虑治疗。牙周手术有很多种，最常用的是牙龈切除术、翻瓣术和引导性组织再生术。

三、修复及正畸治疗阶段

修复及正畸治疗阶段是牙周炎治疗程序中的重要组成部分。牙列不齐或牙齿移位患者，在此阶段可进行正畸治疗。有缺失牙患者，在此阶段可进行修复治疗。

四、维护治疗阶段

维护治疗也称牙周支持治疗。这是牙周治疗中的重要内容，在牙周基础治疗后就应开始。只有做好维护治疗，才能获得牙周治疗的长期疗效。

这一阶段包括定期复查和必要的维护治疗。定期复查间隔的时间根据患者的病情和口腔卫生控制情况而定，一般 3 ~ 6 个月复查一次。对患者要进行全面的牙周检查，必要时拍摄 X 线片。进行定期的口腔卫生指导和龈上洁治术，并进行必要的针对性治疗。

思考题

1. 对主诉刷牙时牙龈出血的患者，应考虑哪些疾病？如何鉴别诊断？
2. 慢性牙周炎与侵袭性牙周炎在病因、临床表现和治疗原则上有何相同点和不同点？
3. 牙周健康在口腔健康中的地位？牙周疾病的治疗与口腔其他学科的关系？

（欧阳翔英）

第五章

口腔黏膜疾病

学习目标

1. 掌握复发性口腔溃疡、口腔扁平苔藓、天疱疮的临床表现。
2. 熟悉单纯疱疹的临床表现、白斑的预防。
3. 了解口腔黏膜的结构和功能、口腔黏膜的临床病损特点、唇舌疾病的表现及治疗。

口腔黏膜病是指发生在口腔黏膜与软组织上的类型各异、种类众多的疾病总称。

口腔黏膜病的病因多较复杂，除少数病种单纯由局部因素引起外，大多数与全身因素有关，有些口腔病损即是全身疾病在口腔的表现。口腔黏膜病可按发病原因、发病部位和临床表现等特点人为地分为四类：

1．口腔黏膜固有疾患，指病损主要发生在口腔黏膜的疾病，如创伤性溃疡、复发性阿弗他溃疡等。

2．同时发生于皮肤或单独发生于口腔黏膜上的皮肤病，如扁平苔藓。

3．合并起源于外胚层和中胚层的某些疾病，如白塞病等是常合并外阴、肛门、眼结膜、虹膜的病损。

4．全身性或系统性疾病在口腔黏膜的表征，如结核、梅毒、艾滋病等在口腔的表现。

第一节 概 论

一、口腔黏膜的结构和功能

（一）口腔黏膜的分类

口腔是消化道的起始部分，口腔黏膜覆盖在口腔表面，因其结构和功能的差异，通常将口腔黏膜分为以下三类：

1．咀嚼黏膜 指牙龈和硬腭黏膜。这部分黏膜在咀嚼时受到的摩擦力较大，所以角化程度高。

2．被覆黏膜 指被覆于口腔表面起一般性保护作用的口腔黏膜。口腔内除咀嚼黏膜和特殊黏膜外，都是被覆黏膜，如唇、颊、软腭、口底等处的黏膜。

3．特殊黏膜 也叫舌背黏膜。因其具有含有味蕾的舌乳头，称为特殊黏膜。

（二）口腔黏膜的结构

口腔黏膜由上皮层和固有层构成，上皮借基底膜与固有层相连，部分黏膜下方还有黏膜下层。

1．上皮层　上皮细胞按是否参与角化被分为角质形成细胞和非角质形成细胞。

（1）角质形成细胞：构成复层鳞状上皮。复层鳞状上皮又可分为角化和非角化鳞状上皮两种。

角化鳞状上皮从表面到深层可分为：①角化层：细胞扁平，均质红染，无细胞核的称为正角化，可以看到细胞核的称不全角化；②颗粒层：位于角化层的深面，一般由 2 ～ 3 层细胞组成，细胞内含有嗜碱性透明角质颗粒，染色深，核浓缩，角化程度越高，颗粒层越明显；③棘细胞层：位于颗粒层的深部，细胞大，成多边形，细胞之间通过细胞间桥相连，角化程度越高，细胞间桥越明显；④基底细胞层：位于棘细胞层深面，是上皮的最底层，细胞成立方状或柱状，与基底膜相连，排列成栅栏状，细胞核圆，染色深。其中基底层和邻近的棘层细胞有增殖能力，称为生发层。

非角化上皮由浅到深分为表层、中间层、基底层。

（2）非角质形成细胞：不参与上皮细胞的增生和分化。包括：① 黑色素细胞：位于黏膜上皮的基底层，由神经嵴细胞迁移而来，细胞胞质透明，胞核圆或卵圆，内含黑色素颗粒，因此临床上牙龈、硬腭、颊舌等处常可看见色素沉着斑；② 朗格汉斯细胞：主要位于棘层，也可见于基底层，细胞质透明，有树枝状突起，细胞核染色深；③ 迈克尔细胞：位于上皮基底层，常成群分布，可能来自于神经嵴或上皮细胞，现认为此细胞是一种压力或触觉感受器。

2．固有层　由致密的结缔组织构成，固有层内的纤维主要是 I 型胶原纤维，此外还有弹性纤维。细胞成分主要是成纤维细胞，固有层组织对上皮层起到支持、营养的功能，并对上皮细胞的分化起调控作用。

3．基底膜　上皮与固有层紧密结合，它们的相接处有一层膜状结构称基底膜。

4．黏膜下层　由疏松结缔组织构成，内含小涎腺、血管、淋巴管、神经及脂肪组织，为固有层提供营养和支持。黏膜下层主要分布在被覆黏膜，而在牙龈、硬腭等处则无黏膜下层。

（三）口腔黏膜的功能

1．屏障功能

（1）上皮屏障：完整的口腔黏膜上皮是阻止异物和微生物进入深层组织的天然生理屏障，并在口腔咀嚼运动中承受压力、牵拉力和摩擦力。

（2）唾液屏障：唾液对口腔黏膜的机械冲洗不仅去除了有毒物质，而且使细菌和微生物不能够黏附于口腔黏膜表面。此外，唾液中的黏蛋白在黏膜表面形成一层保护膜，起到滋润、抗干燥以及阻止外源性酸和降解酶进入黏膜的作用；唾液中的溶菌酶对细菌也有抑制作用。

（3）免疫屏障：上皮内的淋巴细胞、朗格汉斯细胞以及免疫球蛋白都发挥着免疫功能。

2．感觉功能

（1）口腔黏膜对触觉、痛觉和温度觉非常敏感。

（2）口腔黏膜有味觉感受功能，这是口腔黏膜所特有的。

（3）口腔黏膜内的感受器对吞咽、呕吐、恶心反射、唾液分泌等有启动作用。

3. 吸收功能　通过口腔途径给药时，药物可渗透到黏膜下而被机体吸收，从而降低全身副作用。

二、口腔黏膜的临床病损特点

口腔黏膜病虽然病种很多，但其基本病损不外乎以下几种，掌握这几种基本病损的临床表现和病理变化，做出一个正确的诊断就比较容易。

1. 斑　是局限性黏膜颜色异常，不高出于黏膜表面，形状、面积大小不等，颜色通常比周围黏膜深。

2. 丘斑　是一种界限清楚，大小不等，稍隆起而坚实的病损，为白色或灰白色，表面比较平滑或粗糙。

3. 丘疹　是黏膜上一种小的实体性突起，直径从针头大小到 5mm 不等。表面可以是圆形、尖形、扁平形或多角形。

4. 疱　黏膜内储存液体而成疱，直径为 2 ~ 5mm，突出于黏膜表面，可以是单发的，也可堆集成簇，破溃后形成糜烂或溃疡。

5. 大疱　是较大的水疱样病变，直径在 5mm 以上。疱的上皮可以是薄的或厚的，紧张的或松弛的；按照疱型病变的病理表现分为上皮内疱和上皮下疱。

6. 脓疱　也是一种疱型病损，疱壁内为脓液。除脓性口炎外，口腔黏膜的脓疱很少见。

7. 糜烂　为黏膜的浅表性缺损，一般由机械刺激或药物烧伤引起，也可因上皮内疱破溃而引起，上皮表层剥脱后，下方结缔组织血管更易暴露，因此临床表现为鲜红色病损。

8. 萎缩　可呈现红色的病变，表面所覆盖的上皮变薄，结缔组织内丰富的血管分布清楚可见。病变部位略呈凹陷，其特有的一些上皮结构消失，被一薄层上皮所取代，如舌乳头萎缩可使舌面光滑而发红。

9. 假膜　也称伪膜，为灰白色或黄白色膜，由炎性渗出的纤维素、坏死脱落的上皮细胞和炎性细胞组成，它不是组织本身，故可以擦掉或撕脱。溃疡表面常有假膜形成。

10. 皲裂　表现为黏膜或皮肤的线状裂口，是某些疾病或炎症浸润，使局部组织失去弹性变脆而成。浅层皲裂仅限于上皮内，愈合后不留瘢痕，深达黏膜下层的皲裂愈合后可留瘢痕。

11. 溃疡　口腔黏膜表面坏死或缺损形成凹陷为溃疡。溃疡表面有渗出物形成的假膜，多为淡黄色，基底是结缔组织，有炎症细胞浸润。临床上根据溃疡破坏的深浅，分为浅层溃疡和深层溃疡。浅层溃疡只破坏上皮层，愈合后不留瘢痕，深层溃疡病损抵达结缔组织深层，故愈合后留有瘢痕。

12. 结节　是一种突起于口腔表面的实体病损。其实质是结缔组织团块迫使其表面上皮向外突起，形成浅表损害。结节大小不等，直径一般 0.5 ~ 2cm。

13. 肿瘤　口腔黏膜的肿瘤可分为真性肿瘤和瘤样病变，针对不同性质的肿瘤，治疗方法也有很大差异，因此明确肿瘤的诊断非常重要，不能仅靠临床标准进行诊断，必要时需取活体组织做组织学检查。

14. 坏死和坏疽

（1）体内局部细胞的病理性死亡，称为坏死。

（2）较大范围的坏死组织继发腐败菌感染，称为坏疽。

15. 痂　通常发生于皮肤，也可出现于唇红部，多为黄白色痂皮，如有出血结痂则为深褐色。

三、口腔黏膜病的检查与诊断

（一）病史的收集

1．主诉 患者所描述的一个或一组症状的发生部位、性质和时间。由医师从患者所述的病情中提取出来，要简明扼要。

2．现病史 主要指这次发病的情况，包括发病时间、病因或诱因，症状的性质、程度及变化，疾病发展的情况及其他伴随的症状，以往治疗经过、曾经所用药物和疗效等。在患者叙述现病史时，医师要对疾病的症状做选择性询问，还应包括一些有助于诊断的阴性症状。

3．既往史 曾经患过的疾病（偏重于内科、皮肤科和五官科）。医师可从中寻找与口腔黏膜疾病有关的全身疾患。

4．个人史 烟酒使用史和饮食爱好及生活习惯等。

5．家族史 着重询问家庭成员中有无同样疾病的患者，或有无遗传性疾病，例如遗传性出血性毛细血管扩张症、血友病、梅毒等。

（二）一般检查

1．全身情况 口腔黏膜病的临床检查以视诊及触诊为主。除局部检查外，对罹患全身疾病有口腔表征的患者要注意是否有皮肤症状及体征，通过这些检查往往有助于做出正确的诊断。

2．口腔情况 口腔黏膜病损的部位、大小、颜色、表面及基底的情况。

（1）视诊：检查时应利用自然光线，但要避免日光直接照射，有时可用放大镜对损害进行细致观察。检查时要注意病损的形态、色泽、范围，伪膜的颜色和厚薄，还要注意检查皮肤有无典型皮疹。

（2）触诊：用橡皮指套或手套对损害区做触、扪、摸诊，尤其对慢性损害，应注意损害基底是否有浸润、粘连、坚硬度和淋巴结肿大等情况。

（3）探诊：在大疱性疾病中可以用探针探查疱壁的边缘有无扩展。

（4）嗅诊：在口腔黏膜病检查时很重要，一般的口腔黏膜细菌性感染为炎性口臭；坏死性龈口炎除了有坏死臭味外还有血腥味；恶性肿瘤为组织腐败坏死气味。

（三）辅助检查

1．活体组织检查 即从病损区取下病变组织，做成切片，用显微镜观察组织的变化，然后做病理学诊断。

2．口腔真菌检查 主要用于白色念珠菌病的检查，常用涂片检查或培养。

3．血液学检查 血常规、凝血功能、血沉等。

4．免疫学检查 免疫成分的测定，抗核抗体、抗上皮基底膜抗体及免疫功能的检查。

5．脱落细胞检查 了解上皮细胞的种类和性质，也可作为病毒性疾病及天疱疮的辅助检查。

第二节 口腔黏膜溃疡类疾病

一、复发性口腔溃疡

复发性口腔溃疡又称复发性阿弗他溃疡、复发性阿弗他口炎、复发性口疮等。患病率为10% ~ 30%，是最常见的口腔黏膜病。

【病因】

病因不清，现认为与下列因素有关：

1．免疫因素　复发性口腔溃疡可能和免疫功能低下或免疫缺陷有关。

2．遗传因素　对复发性口腔溃疡的单基因遗传、多基因遗传、遗传标记物等的研究表明，复发性口腔溃疡的发病有遗传倾向。

3．系统性疾病　胃溃疡、十二指肠溃疡、肝炎、肝硬化、胆道疾病及内分泌紊乱的患者，患复发性口腔溃疡的概率显著增加。

4．其他因素　细菌和病毒感染、微量元素缺乏、局部创伤、黏膜角化程度等因素都与复发性口腔溃疡的发生有关。

【临床表现】

临床根据溃疡的大小和数目分为轻型阿弗他溃疡、重型阿弗他溃疡和疱疹样溃疡。

1．轻型阿弗他溃疡　溃疡周期性反复发作，有自限性，好发于黏膜上皮角化较差的区域。溃疡直径多为 2 ~ 5mm，边缘整齐，病变有“红、黄、凹、痛”的特点，即溃疡中心稍凹陷，基底不硬，周围有 1mm 的充血红晕，表面有黄白色伪膜覆盖，灼痛明显。一般溃疡 7 ~ 10 天可自愈，愈合后不留瘢痕。间歇期长短不一，一般初发时间歇期长，以后间歇期越来越短。

2．重型阿弗他溃疡　又称复发性坏死性黏膜腺周围炎、腺周口疮。溃疡数目少，多为单发，2 个以上少见，周围可有轻型口疮。溃疡直径大于 5mm，可达 1cm 以上，周围黏膜水肿，边缘隆起，溃疡底部坏死，中央凹陷，呈弹坑状，疼痛剧烈，有时伴有相应部位淋巴结肿大。病损持续时间长，可达 3 个月到半年，也有自限性。溃疡波及黏膜下层及腺体，愈合后留有瘢痕，甚至造成舌尖、腭垂的缺损。

3．疱疹样阿弗他溃疡　又称阿弗他口炎。溃疡直径小于 2mm，但数目多，可达 10 ~ 30 个或更多。溃疡散在分布于口腔内，可发生于口腔黏膜任何部位，病变不成簇，有满天星的感觉，溃疡周围黏膜充血。唾液增多，疼痛明显，相应局部淋巴结肿大，有时伴有头痛、发热等症状。愈后不留瘢痕。

【诊断】

根据临床表现和自限性、复发性的规律即可诊断。

【鉴别诊断】

1．白塞病　是一种全身多个系统受损的疾病。反复发作的口腔溃疡是其基本症状之一，发生率为 90% ~ 100%。其溃疡的临床表现与复发性口腔溃疡相似，三型均可发生。此外还有：① 外阴部反复发作溃疡；② 皮肤病变可出现结节性红斑、针刺反应阳性等；③ 眼睛病变可出现角、结膜炎，虹膜睫状体炎和前房积脓等三个基本症状。特殊症状有关节疼痛及消化系统、心血管系统、神经系统、呼吸系统、泌尿系统等全身损害。

2．创伤性溃疡 主要有如下特点：① 有创伤因素，最常见为口腔内持久的机械刺激（如残根、残冠等）和不良习惯；② 溃疡外形与刺激物形状相吻合，溃疡边缘轻微隆起，周围发白水肿，可有炎性浸润；③ 疼痛多不明显；④ 去除刺激因素后溃疡 1 ~ 2 周多可愈合，愈合后一般不留瘢痕。

3．癌性溃疡 口腔恶性肿瘤中的 95% 为鳞状细胞癌，鳞癌多表现为溃疡形式。癌性溃疡有如下特点：① 中年以后多发；② 口腔内无创伤刺激因素；③ 溃疡深大，边缘高起，表面不平，有颗粒样增生，周围及基底浸润发硬，溃疡持久不愈；④ 早期无明显症状，一般疼痛不明显；⑤ 病变进展迅速，无自限性；⑥ 早期淋巴结无明显改变，很快相应部位淋巴结肿大、发硬，甚至与周围组织粘连；⑦ 病理组织检查有癌症表现。

4．结核性溃疡 溃疡周边有轻度炎症浸润，呈鼠噬状，有时在溃疡边缘可看到黄褐色粟粒状小结，溃疡底部有肉芽组织。无自发性，无自限性。X 线片可见肺部结核灶。

【治疗】

1．局部治疗 主要是消炎、止痛、促进溃疡愈合。

（1）消炎治疗：0.1% 依沙吖啶（雷夫奴尔）、0.05% 氯己定（洗必泰）含漱剂含漱，每日 3 ~ 4 次。

（2）止痛：1% 丁卡因、0.5% 达可罗林表面涂布麻醉；0.5% ~ 1% 普鲁卡因含漱。

（3）促溃疡愈合：溃疡膜、溃疡散、养阴生肌散、西瓜霜喷剂等局部涂抹，一天数次。

（4）皮质激素局部封闭：深大的腺周口疮经久不愈，可用 2.5% 醋酸泼尼松混悬液 0.5 ~ 1ml，加入 2% 普鲁卡因 0.3 ~ 0.5ml 在溃疡基底部注射，每周一次。

2．全身治疗 去除可能的致病因素，减少复发，促进溃疡愈合为原则。

（1）治疗相关疾病，如积极治疗胃、十二指肠溃疡、活动性肝炎等。

（2）适当补充维生素和微量元素。

（3）免疫增强剂治疗：转移因子口服液 10ml，口服，每日 1 ~ 2 次，10 次为一疗程。

二、创伤性溃疡

创伤性溃疡是由于长期慢性机械性、化学性或物理性刺激而产生的口腔软组织损害。特点是慢性、深大的溃疡，周围有炎症增生反应，黏膜水肿明显。

【病因】

1．机械性刺激 经常下意识地咬唇、咬颊，残冠残根对黏膜的刺激等。

2．化学性刺激 常见于口腔治疗操作不当，导致刺激性药物（硝酸银、失活剂等）损伤黏膜，造成溃疡。

【临床表现】

溃疡发生在邻近或接触刺激因子的部位，其形态常常能与刺激因子相契合。多为慢性溃疡。深大，周围有炎症性增生反应，黏膜发白。多数无溃疡复发史。若除去刺激因素能很快愈合。

【诊断】

根据溃疡发生在邻近或接触刺激因子的部位，病损的形态与刺激物相契合即可诊断。

【鉴别诊断】

1．腺周口疮 溃疡深大，常伴发小溃疡，有反复发作史，无创伤史，无引起溃疡的刺激物。

2．癌性溃疡 溃疡深大，底部有菜花状细小颗粒突起，边缘隆起、翻卷，基底硬结，疼痛反而不明显。

【治疗】

1．尽快去除刺激因素，如拔除残根、残冠、磨改过陡的牙尖、拆除不良修复体。

2．局部用消炎止痛药，如溃疡软膏、溃疡散、溃疡膜等。

3．若除去病因仍不愈合，则应做病理检查，排除癌变及结核性溃疡。

第三节 口腔黏膜感染性疾病

一、单纯疱疹

【病因】

由单纯疱疹病毒感染引起。人单纯疱疹病毒可分为Ⅰ型和Ⅱ型，Ⅰ型主要引起生殖器以外的皮肤、黏膜和器官的感染，Ⅱ型主要引起生殖器的皮肤及新生儿的感染。二者间存在交叉免疫。口腔单纯疱疹是由Ⅰ型单纯疱疹病毒引起。由于单纯疱疹病毒在人体中不产生永久免疫力，故每当机体抗病力减弱时，如发热、胃肠功能紊乱、月经、妊娠、病灶感染、过度疲劳和情绪改变时，体内潜伏的病毒即活跃而引起发病。

【临床表现】

1．疱疹性龈口炎

（1）多见于 2 ～ 4 岁的儿童，也可见于青少年。

（2）发病前可有接触史，潜伏期约一周，发病前 2 ～ 3 天全身不适，发热 38 ～ 39℃，淋巴结肿大。随后在口唇、颊黏膜、上腭等处出现小水疱。

（3）水疱直径约 2mm 左右圆形，可发生在口腔黏膜任何部位，易破溃形成单个溃疡或融合成大小不等的溃疡面。

（4）患儿流涎、拒食，可伴发热、倦怠、食欲不振等全身症状。

（5）一般 7 ～ 10 天体温可恢复正常，病损逐渐愈合。如有继发感染，病程可延长。

2．复发性唇疱疹

（1）临床最为常见，患者多为成人。

（2）损害常发生在口唇及口周。

（3）开始患部有烧灼痒感，随即出现红斑及簇集性红色小丘疹，在儿童有时可见较大水疱，疱液澄清，水疱破裂后呈现糜烂面，数日后干燥结痂。

（4）7 ～ 14 天痊愈，愈合后无瘢痕，但可留有暂时性色素沉着。

（5）发热性疾病、疲劳、精神紧张、免疫力低下时可再复发，复发时常常在原先发作的位置或邻近原先发作的位置。

【诊断】

依照临床表现即可诊断。如无法确诊，取皮肤黏膜疱疹刮取物做涂片，检查多核巨细胞和核内嗜酸性包涵体，辅助诊断。

【治疗】

1．局部治疗 0.1% 依沙吖啶、0.05% 氯己定含漱剂含漱；唇部可涂布 5% 阿昔洛韦软膏。

2．全身治疗 一般不必全身治疗，重症患者可全身使用抗病毒药物治疗，如阿昔洛韦、利巴韦林。

二、口腔念珠菌病

【病因】

主要是白色念珠菌感染引起。念珠菌为条件致病菌。可存在于正常人的口腔、咽、肠道、阴道和皮肤等处。正常人口腔带菌者为 30% ～ 50%，但不致病。当全身或局部抵抗力下降时，白色念珠菌才大量繁殖、致病。

【临床表现】

念珠菌口炎根据其发病情况可分为急性伪膜型念珠菌病、急性萎缩型念珠菌病、慢性萎缩型念珠菌病和慢性增殖型念珠菌病。

1．急性伪膜型念珠菌病

（1）又叫鹅口疮、雪口病，可发生于任何年龄的人，但多见于新生儿、小婴儿。

（2）本病可发生于口腔的任何部位，以舌、颊、软腭、口底等处多见。

（3）口内有灼热、干燥、刺激等症状。经过 1 ～ 2 天，黏膜上出现散在白色斑点，状如凝乳，略微高起，小点逐渐融合形成斑片。经过数日，转为微黄，日久则可变成黄褐。白色斑片与黏膜粘连，不易剥离，若强行撕脱，则暴露出血创面。

（4）患者有口干、烧灼感及轻微疼痛。患儿烦躁拒食，啼哭不安，部分患者可有体温升高。

2．急性萎缩型念珠菌病　又称急性红斑型念珠菌病，抗生素性口炎。患者多有服用大量抗生素和激素史。口腔黏膜充血，形成广泛的红色斑块，边缘不整齐，好发于舌、颊及腭黏膜。

3．慢性萎缩型念珠菌病　又叫慢性红斑型念珠菌病，义齿性口炎。病损好发于戴上颌义齿和正畸矫正器的患者。常伴有口角炎。慢性病程，持续数月至数年，可复发。可有轻度口干和烧灼感。

4．慢性增殖型念珠菌病　又叫慢性肥厚型念珠菌病。常发生于吸烟或口腔卫生差的患者。

好发于口角联合区。红色与白色斑块病损处出现小的钝圆形结节或颗粒。这种情况下，镜下可见上皮异常增生，易恶变。

【实验室检查】

1．涂片　刮取病损区表面伪膜或分泌物，加滴 10% 氢氧化钾或氢氧化钠溶液，用酒精灯轻微加热溶解角质。直接用显微镜检查，显微镜下可见无色的白色念珠菌的孢子和菌丝。

2．培养　收集患者非刺激性混合唾液 2ml，在 TTC 琼脂培养基上培养。1 ～ 2 日后观察菌落生长情况，形成酵母样菌落，可做涂片和进一步鉴定，第七天仍无菌落生长视为阴性。

3．鉴定　厚膜孢子形成实验是目前鉴定白色念珠菌的最重要特征之一。方法是在玉米吐温培养基中，穿刺接种待检菌，22 ～ 25℃培养 1 ～ 2 日，可出现点状灰白色菌落，显微镜下菌丝顶端有厚膜孢子生长。

【诊断】

根据各型临床表现，配合念珠菌涂片、培养和鉴定，一般比较容易诊断。

【治疗】

1．去除不良因素　小儿喂养用具要清洁与消毒。工作人员注意防止因喂养而引起的交叉感染。成人患者要尽量去除病因，停止使用抗生素等诱发药物。戴义齿的患者应注意义齿的清洁，睡觉前将义齿取下，浸泡在 2% ～ 4% 碳酸氢钠液或 0.12% 氯己定液中。

2．局部治疗　小婴儿病症较轻者可用 2% ～ 4% 碳酸氢钠液擦洗口腔，成人可用碱性漱口液含漱每日 3 ～ 4 次。严重者可口服抗真菌药物。

3．全身支持治疗　补充 B 族维生素；调整全身情况，如缺铁者应补充铁；内科配合治疗全身疾病。

三、手足口病

手足口病是一种儿童传染病，又名发疹性水疱性口腔炎。该病以手、足、口腔黏膜出现疱疹或破溃后形成溃疡为主要临床特征。其病原为多种肠道病毒。

【病因】

最常见的病原微生物是柯萨奇病毒 A16 型和肠道病毒 71 型。传染源为患者和健康携带病毒者。患者口咽部分分泌物及唾液中的病毒，可通过空气飞沫传播，或唾液、粪便传染手和用具。

【临床表现】

好发于 3 岁以下幼儿。夏秋季最易流行。该病潜伏期 3 ～ 5 天，多数无前驱症状而突然发病。常有 1 ～ 3 天的持续低热，口腔和咽部疼痛，患儿常有流涎、拒食、烦躁等症状。皮疹多在第 2 天出现，多见于手指，足趾背部及指甲周围，也可见于手掌、足底、会阴及臀部。开始时为玫红色斑丘疹，1 天后形成半透明的小水疱，如不破溃感染，常在 2 ～ 4 天吸收干燥，呈深褐色薄痂，脱落后无瘢痕。

本病的整个病程为 5 ～ 7 日，个别达 10 日。一般可自愈，预后良好，但少数患者可复发，应警惕并发症（心肌炎、脑膜炎）的出现。

【诊断】

夏秋季节多见于托幼单位群体发病；患者多为 3 岁以下幼儿；手、足、口部位突然发起疱疹，全身症状轻。

【治疗】

1．对症治疗　用淡盐水或 0.1% 氯己定液清洗口腔，补充维生素，进食稀粥、米汤、豆奶及适量冷饮。

2．抗病毒治疗　口服利巴韦林 10mg/kg，每天 4 次；或肌内注射 5 ～ 10 mg/kg，每天 2 次。

【预防】

及时发现疫情和隔离患者是控制本病的主要措施。托幼园所应注意观察体温、双手和口腔，发现病儿应隔离 1 周，同时注意日用品、食具、玩具和便器的消毒。

第四节　口腔黏膜斑纹类疾病

一、口腔白斑病

口腔白斑是发生在口腔黏膜的临床上和病理上不能诊断为其他疾病的明显的白色斑块。一些口腔白斑可以转化为癌。局部病因可以明确的黏膜白色损害，如口腔中的机械刺激、温度刺激、电流刺激或不良修复体等引起的白色斑块，不属于白斑的范畴。

【病因】

口腔白斑的发病原因还不清楚，但已知与下列因素有关：

1．吸烟　白斑的发生率与吸烟时间的长短和吸烟的量呈正比。此外，饮酒、烫食、酸辣以及嚼槟榔等习惯也与白斑的发生有关。

2．白色念珠菌感染　我国口腔白斑患者中，白色念珠菌的检出率为 34%。

3．其他因素　微量元素，尤其是锶、锰、钙的缺乏，微循环的改变，遗传易感因素等都会影响白斑的发生。

【分类及临床表现】

口腔白斑好发于 45 ~ 60 岁男性患者。可发生于口腔任何部位，好发于颊、舌、唇、腭、口底、牙龈黏膜。根据临床表现，分为斑块型、皱纹纸型、疣状型、颗粒型和糜烂型。

1．斑块型　白色或灰白色均质较硬的斑块，平伏或高于黏膜表面，不粗糙或略粗糙，柔软，无症状或稍有不适。有些表面隆起成结节状、颗粒状或乳头状，粗糙或有龟裂，扪之较硬，有不适感。

2．皱纹纸型　多发于口底和舌腹。表面粗糙，如皱纹纸，边界清楚。

3．疣状型　乳白色，厚而高起，表面有刺状或绒毛状突起的白色斑块，粗糙，质稍硬，可有不适感。

4．颗粒型　表现为红白相间，白色颗粒散布在发红的黏膜上。多见于口角联合区。多可检出白色念珠菌的感染。

5．糜烂型　白斑是在增厚的白色斑块上出现糜烂或溃疡，有刺激痛感。

【诊断和鉴别诊断】

根据临床表现可初步诊断，确诊依靠组织病理。组织病理检查可为上皮单纯增生和异常增生。常需与以下疾病鉴别诊断：

1．白色水肿　病因不明。一般无自觉症状，发生于前磨牙和磨牙咬合线附近。呈半透明或乳白色薄膜，牵拉时变浅，扪之柔软。

2．迷脂症　常见于颊部及唇部，偶尔也可出现在腭、龈、舌黏膜。是皮脂腺在黏膜上的异位，属于正常现象。表现为针头至粟粒大小的淡黄色小斑点及小的丘疹，可融合成片状或不规则的黄色斑块。触之有粗糙感。

3．白色角化症　由于长期受明显的机械或化学刺激而引起的白色角化斑块（如残冠、残根、不良修复体等的刺激）。斑块呈白色、乳白色或浅白色，边界不清，平坦或稍高于黏膜表面，平滑，柔软，无自觉症状。去除刺激，病变可完全恢复。

4．扁平苔藓　常合并皮肤的病变，白斑变化不大，不充血，一般无溃疡，如有糜烂，应警惕是否有癌变，且白斑无皮肤的损害。

【与白斑癌变有关的因素】

白斑属于癌前病变，但并不是白斑就一定癌变。有以下情况者有癌变倾向，应该定期随访。

1．白斑的类型，疣状型、颗粒型和糜烂型更易恶变。

2．白斑的发病部位，常见的危险区有舌腹、口底、舌侧缘、软腭复合体及口角联合区。

3．年龄越大，得病时间越长，越易恶变。

4．女性恶变率高于男性。

5．吸烟者和伴有念珠菌感染的白斑更易恶变。

【治疗】

1．首先应去除可能的致病因素，如戒烟和去除不良修复体，改正不良习惯。

2．保守治疗白斑目前在临床普遍采用，可用0.1% ~ 0.3% 维生素A酸软膏局部涂布，但充血、糜烂患者禁用。也可用含维生素A、E的药膜敷贴。

3．中药治疗　中医主要是用活血化瘀法，药物有增生平、消斑片等。

4．对伴白色念珠菌感染的病损可配合抗真菌治疗。

5．加强口腔卫生宣教，对白斑做到早预防、早发现、早治疗。对有癌变倾向的白斑应定期复查。

二、口腔扁平苔藓

扁平苔藓是一种原因不明的非感染性的慢性炎性疾病。病损可同时或分别发生在皮肤和黏膜。口腔扁平苔藓的患病率为0.51%，是口腔黏膜较常见的一种疾病。女性多于男性，好发于中年人。因长期糜烂病损有恶变现象，WHO将其列入癌前状态。

【病因】

病因不明。一般认为与精神紧张，过度劳累、内分泌因素、以及某些全身疾病如糖尿病、高血压、免疫功能紊乱有关。也可能与淋巴细胞功能异常有关。

【临床分类及表现】

1．口腔黏膜病损　以颊部最为多见，其次为舌、龈、前庭、唇、腭、口底等部位。病损常呈对称性。多无自觉症状，也可有粗糙、烧灼感。病损表现为小丘疹连成的线状白色、灰白色花纹，花纹可交织成网状、树枝状、环状或半环状，也可表现为白色斑块状。临床根据病损形态分为以下几种类型：

（1）斑纹型：白色条纹组成网状、环状、条索状、丘疹状以及舌部和颊部的斑片状损害。

（2）充血型：在白色斑纹病损外，还有黏膜充血表现。

（3）糜烂型：无论哪种损害，只要在充血基础上发生糜烂，均为糜烂型。极易合并继发感染，患者可有疼痛感。

2．皮损病损　呈紫红色、多角形扁平小丘疹。粟粒至黄豆大小，边缘境界清楚，表面干燥光滑，被覆有白色角质薄膜，有蜡样光泽。将石蜡涂于丘疹表面以放大镜观察，可见损害表面有白色小斑点或网状白色条纹，即为Wickham纹。一般有阵发性痒感，亦有无自觉症状者。皮疹可发于全身各处，但以四肢屈侧前臂和腕部多见。

【诊断】

根据临床表现可以确诊。如病损发生在危险区以及斑块型、充血型和反复糜烂的病损建议做病理检查。

【治疗】

1．无症状者，定期观察，去除不良刺激因素，如残根，牙石。

2．昆明山海棠0.25克/片，每次0.5g，一天三次。氯己定、复方氯己定、复方硼砂含漱剂含漱。

3．糜烂性病变首先控制真菌和细菌感染，可在糜烂基底处注射激素（泼尼松0.5ml加利多卡因0.3 ~ 0.5ml），每周1次。病情控制后逐渐减量。治疗前后化验肝功能，如肝功能有异常者不用。治疗前和用药期间每 3 ~ 6 个月检查眼底。

4．长期未愈的溃疡或组织病理表现为非典型上皮增生的病变可做手术切除。

三、慢性盘状红斑狼疮

【病因】

病因不清，目前认为与下列因素有关：

1．遗传因素　在系统性红斑狼疮患者的一级亲属中发病率远较正常人群高。

2．免疫因素　在某些患者身上，可形成自身免疫抗体和循环免疫复合物。

3．内分泌因素　对女性患者影响明显。动物实验证实雌性激素可促使形成红斑狼疮样疾病。

4．日晒　日光照射可引起皮损及加重病情。

5．药物　肝的乙酰化功能异常的患者，容易发生普鲁卡因胺、肼屈嗪等药物所致的药物性红斑狼疮综合征。

6．其他因素　如寒冷、外伤、精神创伤等可影响病情的发展。

【临床表现】

1．好发于 40 岁以上中年女性，女性患者约为男性患者的两倍。

2．下唇唇红是盘状红斑狼疮在口腔黏膜中的多发部位，初起为暗红色丘疹，逐渐融合成片状红斑，糜烂，中央凹陷呈盘状，在糜烂周围靠口内黏膜侧有白色短条纹，呈放射状排列。病变区可向唇红缘延伸至皮肤，唇红与皮肤的界限消失。

3．头面部皮肤　皮损多见于颧部、鼻背和鼻侧，连接成蝶形，称蝶形红斑。稍突起于表面，境界清楚，附有黏着性鳞屑。剥去鳞屑可见其下面有刺状毛囊角质栓。日久后皮损中部萎缩呈盘状，可发生明显继发性色素脱失。

【诊断】

根据典型的临床表现容易诊断，不典型的病损需要结合组织病理和直接免疫荧光检查。

【鉴别诊断】

1．扁平苔藓　皮损为对称性，多发于四肢和躯干，成扁平丘疹，浅紫色多角形，痒感，无皮屑及角质栓。

2．良性淋巴组织增生性唇炎　不同程度的瘙痒或奇痒是良性淋巴组织增生性唇炎的突出症状。患者常用牙咬唇直至咬出黄水后瘙痒才逐渐缓解。

【治疗】

1．避光，外出时可涂抹避光剂。停用可疑敏感药物。

2．唇部的糜烂可用 0.1% 依沙吖啶湿敷后去痂皮，用金霉素或红霉素眼药膏涂抹。

3．病损严重的可内服药物治疗。常用磷酸氯喹，每次 0.25g，每日一次。病情控制后逐渐减量。泼尼松每天 15 ~ 20mg，控制症状后要逐渐停药。

【预后】

1．一般良好，不危害生命。

2．下唇长期糜烂的慢性盘状红斑狼疮病损易发生癌变，应定期复查。

第五节 口腔黏膜大疱类疾病

一、天疱疮

天疱疮是一种严重的慢性皮肤黏膜自身免疫病。

【病因】

病因不清楚。目前认为天疱疮抗体是天疱疮发病的关键因素，但天疱疮抗体是如何形成的尚不清楚。

【临床分类及表现】

天疱疮可分为四型：寻常型、增殖型、落叶型和红斑型天疱疮。

1．寻常型天疱疮　口腔、皮肤、鼻腔、眼、外生殖器、肛门等处均可发生。口腔病损较早出现，先有口干、咽干、吞咽时刺痛，然后出现水疱，水疱易破，呈不规则糜烂面，皮损多发生于易受摩擦处，在正常皮肤上往往突然出现大小不等的水疱，易破，露出糜烂面，感染后可化脓形成脓血痂，有臭味，之后愈合并留下较深的色素。可同时伴有局部瘙痒不适及全身症状，甚至发生生命危险。用手指轻推外表正常的皮肤或黏膜，即可迅速形成水疱，或使原有的水疱在皮肤上移动，在口腔内，用舌舔及黏膜，可使外观正常的黏膜表层脱落或撕去，这些现象称 Nikolsky 征，即尼氏征，具有诊断价值。

知识链接

尼氏征

尼氏征：Nikolsky 征的中文简称，又称棘层细胞松解现象检查法，是皮肤科常用的体格检查方法之一，用于检查水疱和大疱的位置在表皮内还是在表皮下。

尼氏征包括以下几方面含义：

1. 牵扯患者破损的水疱壁，尼氏征阳性者可将角质层剥离相当长的一段距离，甚至包括看来是正常的皮肤。

2. 推压两个水疱中间的外观正常的皮肤时，尼氏征阳性者角质层很容易被擦掉，而露出糜烂面。

3. 推压患者从未发生过皮疹的完全健康的皮肤时，尼氏征阳性者很多部位的角质层也可被剥离。

4. 以手指加压在水疱上，尼氏征阳性者可见到水疱内容物随表皮隆起而向周围扩散。

临床上尼氏征阳性的皮肤病有：大疱性表皮松解萎缩型药疹，金葡菌性烫伤样皮肤综合征、天疱疮、大疱性表皮松解症、家族性慢性良性天疱疮等。尼氏征阴性的皮肤病有：类天疱疮、疱疹样皮炎、大疱性多形红斑等。

2．增殖型天疱疮　口腔损害同寻常型天疱疮，只是在唇红线常有显著增殖，皮肤损害常见于腋窝、脐部和肛门周围等皱褶部位，尼氏征阳性，疱破后基部乳头状增殖，上覆黄色厚痂以及渗出物，腥臭，疼痛，周围有红晕。继发感染则有高热，患者身体逐渐衰弱，常死于继发感染。身体其他部位黏膜均可发生同样损害。

3．落叶型天疱疮 口腔黏膜完全正常或微有红肿，可能有表浅糜烂。皮肤表现为松弛的大疱，破后有黄褐色鳞屑痂，边缘翘起呈叶状，眼结膜及外阴黏膜也受累。

4．红斑型天疱疮 口腔黏膜损害较少见，皮肤损害表现为面部对称的红斑及鳞屑痂，患者一般全身状况较好。

【诊断】

根据临床表现结合脱落细胞涂片和病理检查即可确诊。

1．细胞检查 疱底脱落细胞涂片在显微镜下可见 Tzanck 细胞。涂片的荧光免疫检查可见荧光染色细胞。

2．病理特点是棘层松解，形成上皮内疱。疱内可见天疱疮细胞，圆形，胞质少，核周围有一圈窄晕，称为 Tzanck 细胞。细胞下方结缔组织有淋巴细胞浸润。

【治疗】

1．支持治疗 补充蛋白质食物、维生素，适当补充血浆或全血。

2．肾上腺糖皮质激素治疗 糖皮质激素为本病的首选药物，根据用药的过程，可分为“起始、控制、减量、维持”四个阶段。首选药物是泼尼松，轻、中、重患者首剂量每天应分别为 40、60、80mg。直至病情得到控制。病损消退 2 周后开始缓慢有规律地减量，起初 2 ~ 4 周减一次，每次减量 10% ~ 15%。在使用激素前必须详细询问病史，在服用激素时，要注意定期补充钙和钾。

3．免疫抑制剂 免疫抑制剂包括硫唑嘌呤、环磷酰胺、环孢素 A 等。

4．局部治疗 消炎止痛、防止继发感染，特别要注意防止真菌感染。

第六节 唇舌疾病

一、慢性唇炎

慢性唇炎是唇部慢性、非特异性、炎症性病变，因此又称慢性非特异性唇炎。

【病因】

病因不明，多与各种慢性长期持续性刺激有关，如干燥、寒冷、不良舔唇及咬唇习惯等。烟酒、烫食及理化刺激也与该病的发生有关。

【临床表现】

1．上下唇均可发病，更好发于下唇。

2．主要以唇红部干燥脱屑、发痒、灼痛、渗出结痂为主。严重的表现为唇肿胀、糜烂，有炎性渗出物，形成血痂或脓痂，疼痛明显。

3．反复发作，时轻时重，持续不愈。

【诊断】

根据病程反复和临床表现可以做出诊断。

【治疗】

1．避免一切外界刺激，纠正不良习惯。戒除烟酒，不食辛辣食物。

2．干燥脱屑者，可用抗生素软膏或激素类软膏，如金霉素眼膏、氟氢松软膏。

3．结痂时用0.1%依沙吖啶或3%硼砂溶液先行湿敷，待痂皮脱落，渗出消失，皲裂愈合后上溃疡软膏。

二、游走性舌炎

游走性舌炎又叫地图舌，是一种浅表性非感染性舌部炎症。

【病因】

病因不清。有人认为与乳牙萌出、肠道的寄生虫、消化不良、贫血、精神情绪变化、失眠、疲劳、口腔病灶、遗传等因素有关。

【临床表现】

男女老少均可发病，但以儿童和青少年多见。损害多发生于舌尖、舌背前部与舌侧缘。病损特征为丝状乳头萎缩，留下圆形或椭圆形红色光滑的剥脱区，病损外围黄白色稍微隆起的弧形边缘，形似地图状故称“地图舌”。

损害可突然出现，持续多日或几周，也可在一昼夜间改变其原来的形态和位置，而原病损区又完全恢复正常，因而常常呈现恢复、消失和新生、萎缩的交替状态，因此被称为游走性舌炎。

一般无明显自觉症状。有时有轻度的麻刺感和烧灼感。

【诊断】

根据病损的地图状形态特征和游走的特点即可确诊。

【治疗】

1．一般不需特殊治疗，进行定期观察。

2．消除不良刺激因素及口腔病灶，保持口腔卫生，防止继发感染。

3．如有麻刺感和烧灼感，可用0.1%依沙吖啶、氯己定等含漱剂，还可用溃疡膏、溃疡散、西瓜霜等局部治疗。

4．如伴发白色念珠菌感染，可以用一些弱碱性含漱剂，如2%的碳酸氢钠含漱。

【预后】

地图舌有明显的自愈倾向，有间隔缓解期，有时也会痊愈，不再复发。损害愈合后不留任何痕迹。

案例3-5-1

患者，女，35岁。主诉：口腔反复溃疡8年，近4天溃疡复发，疼痛。现病史：8年前口腔开始发生溃疡，以后反复发作，间隔几周至数月不等，发作1～2周。近2年发作频繁，此起彼伏。曾用“维生素C”“牛黄解毒片”等，效果不明显，本次发作4天，舌尖小溃疡，灼痛明显，影响说话、进食，口内唾液黏稠，有轻度口臭。检查：体温37.2℃，舌尖黏膜粟粒大小的溃疡，椭圆形，略凹陷，周围黏膜充血明显，溃疡表面有黄色假膜覆盖。

问题与思考：

1．目前可能的诊断是什么？

2．如何治疗？

案例 3-5-2

患儿，男，3个月。主诉：因母亲喂奶时发现口腔内有乳白色斑块而就诊。口腔检查：患儿颊、腭黏膜上可见多处散在白色凝乳状斑块，略突起，不易擦去，用力擦去后，可见潮红创面。实验室检查：发现白色念珠菌菌丝。初步诊断为：口腔白色念珠菌病。

问题与思考：

1．该病的病因有哪些？

2．如何为患儿制订治疗计划？

案例 3-5-3

患者，男，59岁。主诉：左颊部白色斑块1个月。现病史：于1个月前发现左颊部有白色斑块，无任何自觉症状。检查：左颊部黏膜咬合线处有一1.0cm×0.5cm的长方形病损，呈灰白色，略高于黏膜面，触诊病损黏膜较硬。组织病理检查：上皮单纯增生。

问题与思考：

1．目前可能的诊断是什么？

2．如何治疗？

思考题

1．复发性阿弗他溃疡分几型？简单描述各自的临床表现。

2．简述手足口病的临床表现及预防。

3．简述口腔扁平苔藓和盘状红斑狼疮的临床表现。

4．简述尼氏征的典型表现。

（李昭萍）

第六章

口腔颌面部感染

学习目标

1．掌握颌面部感染的特点及感染途径。
2．熟悉智齿冠周炎和颌面部间隙感染的临床表现。
3．了解智齿冠周炎、颌骨骨髓炎和颌面间隙感染的治疗原则。

第一节 概 述

感染是入侵的致病微生物作用于机体，引起机体产生以防御为主的一系列全身和局部组织反应的疾患。口腔颌面部感染是常见病和多发病，对口腔功能和生活质量有很大影响。

一、口腔颌面部感染的特点

1．口腔颌面部为呼吸道与消化道的起始端，口腔、鼻腔、鼻窦的腔隙与外界相通，各种细菌经常潜伏在这些部位，其环境有利于细菌的滋生与繁殖。

2．口腔内的牙齿、牙周组织等会患龋病、牙髓病和牙周病，且发病率高，若病情加重，感染会向颌骨和周围软组织扩散，引起颌面部的牙源性感染。这是口腔颌面部特有的感染。

3．口腔颌面部具有复杂的筋膜间隙，这些潜在的筋膜间隙相互通连，内含疏松的结缔组织，抗感染能力弱，感染可经此途径迅速蔓延和扩散。

4．口腔颌面部的淋巴管和淋巴结丰富，感染容易沿淋巴管向周围扩散。特别是婴幼儿的淋巴网状内皮系统发育尚未完善，容易导致腺源性感染。

5．颜面部的静脉通常瓣膜少而薄弱，尤其两侧口角至鼻根连线所呈的三角区内常无瓣膜，被称为“危险三角”。深部静脉与颅内海绵窦相通，如发生感染，易向颅内扩散，引起严重的颅内并发症，如海绵窦血栓性静脉炎等。

6．口腔颌面部暴露在外，容易受到损伤。破损的皮肤、黏膜或骨折处易于发生局部感染。但口腔颌面部的器官位置表浅，一旦有感染和炎症，也容易被发现，易于得到及时治疗。

二、口腔颌面部感染的诊断

口腔颌面部感染的诊断一般根据病史、典型体征及特殊检查方法，如穿刺、超声和X线检查，即可诊断。有时需要明确感染性质，可进行细菌涂片、培养和活体组织检查等。

三、口腔颌面部感染的治疗原则

综合治疗是治疗感染的基本原则，口腔颌面部感染的治疗方法包括局部治疗、手术治疗和全身治疗。对于轻度感染，仅用局部治疗即能治愈。

（一）局部治疗

基本原则是增加局部抵抗力。促使感染吸收，消散或局限，减轻局部症状，防止感染扩散和引起并发症。保持局部清洁，减少活动，避免不良刺激，特别对面部的疖痈应严禁挤压，以防止感染扩散。当感染进入化脓阶段并形成脓肿后，及时切开引流是一项最重要而有效的措施。

（二）全身治疗

当口腔颌面部感染并发全身中毒症状如发热、寒战、白细胞计数明显升高或出现中毒颗粒时，都应在局部处理的同时，全身给予支持治疗，增强机体的抗病能力。维持水、电解质以及代谢平衡，减轻中毒症状，防止中毒性休克的发生。全身使用抗菌药物时，首先应熟悉各种抗菌药物的抗菌谱，根据感染表现和脓液性状，初期选用相关类别抗生素，并及时对细菌进行培养及药物敏感性试验，根据药敏结果选择更加准确有效的抗生素。应避免滥用抗生素。

第二节　智齿冠周炎

智齿（第三磨牙）阻生或萌出不全时，牙冠周围软组织发生的炎症称为智齿冠周炎（pericoronitis of the wisdom tooth）。常见于 18 岁之后的青年人，是口腔科的常见病和多发病。

【病因】

由于发育原因，导致下颌骨的长度与下颌牙列的牙量不相适应，使第三磨牙萌生受阻。而牙龈瓣未能及时退缩与覆盖的牙冠间形成盲袋，有利于食物残渣的潜藏和细菌滋生，加上来自咀嚼的机械性损伤，使龈瓣及附近组织受感染。当机体抵抗力下降时，常诱发冠周炎急性发作。

【临床表现】

1．症状初期全身无明显反应，仅感磨牙后区不适。偶有轻微疼痛。炎症加重时局部跳痛并反射至颞区，炎症波及咀嚼肌则张口受限，口腔清洁差而出现口臭。炎症继续发展可出现发热、畏寒、头痛等全身症状。

2．口腔检查常见下颌智齿萌出不全，冠周软组织红肿、糜烂、触痛。用探针可探及阻生牙并可见龈瓣下溢出脓性分泌物。重者可形成脓肿或感染向邻近组织扩散形成间隙感染。患侧下颌下淋巴结有肿大、触痛。

【诊断与鉴别诊断】

根据病史、临床表现、口腔检查及 X 线检查等不难做出正确诊断。慢性智齿冠周炎多无明显自觉症状，仅局部有轻度压痛，反复急性发作者智齿冠周的龈瓣常成为苍白色的瘢痕组织。应注意与第二磨牙感染、磨牙后区肿物和扁桃体周围炎引起的肿痛相鉴别。

【治疗】

治疗原则是在急性期以消炎、镇痛、建立引流、增强机体抵抗力、防止感染扩散的治疗为主；急性期过后应尽快处理病灶牙或覆盖的牙龈组织。

常用的局部治疗措施有：

1．注意保持口腔清洁。用抑菌含漱剂漱口，龈袋内用 3% 过氧化氢溶液和生理盐水反复冲洗，并涂敷 2% 碘甘油等。本法有良好的清洁、消炎、镇痛的效果，是治疗冠周炎的最基本措施。

2．冠周脓肿形成后应及时切开引流，冲洗脓腔后，如脓腔较大可置入橡皮条或碘仿细纱条以建立引流。

3．冠周炎反复发作或智齿位置不正而不能正常萌出者，在急性炎症过后应及时拔除阻生牙。如智齿位置有正常萌出的可能，可做龈瓣切除术以助其尽快萌出。并发有面颊瘘者，在拔除阻生牙后，一般瘘管很快自行愈合；如不自愈，可做瘘管搔刮或切除术。

全身治疗应注意休息，流质饮食，应用有效抗生素。

第三节　口腔颌面部间隙感染

口腔颌面部间隙感染（facial space infection of maxillofacial regions）亦称颌周蜂窝织炎，是颜面、口腔颌周组织及颈部软组织化脓性炎症的总称。在颌面部组织层次之间存在着潜在的筋膜间隙，其间充满疏松结缔组织，并且相互联通，当受到炎症侵袭时，化脓性炎症可在某个间隙内扩散，也可波及邻近的其他间隙形成弥散的蜂窝织炎。在机体抵抗力低下时，感染也可沿血管神经束向颅内、纵隔发展，引起海绵窦血栓性静脉炎、脑脓肿、败血症等严重并发症。

一、眶下间隙感染

眶下间隙（infraorbital space）位于面前部，眼眶下方，上颌骨前壁与面部表情肌之间，四边的周界分别为眶下缘、上颌骨牙槽突、鼻侧缘与颧骨，底是尖牙窝为中心的上颌骨前壁，表面为皮肤、皮下组织、浅筋膜与表情肌。

【病因】

眶下间隙蜂窝织炎的感染来源为上颌前磨牙、前磨牙的牙根尖感染，极少来自上唇、鼻侧的化脓性感染。

【临床表现】

临床表现为眶下区的弥漫性水肿，常波及眼睑、鼻侧、鼻唇沟、上唇与颧部，眶下神经受压而有剧烈疼痛，口腔内患侧上颌前部龈唇沟明显肿胀变浅，触痛，可触到波动。眶下间隙感染可向眶内、眶周扩散，也可沿内眦静脉等向颅内扩散，引起海绵窦栓塞性静脉炎。

【治疗】

眶下蜂窝织炎脓肿形成后应及时切开引流，在上颌前牙或前磨牙区前庭沟肿胀最明显处做横向切口，直达骨膜下，用止血钳分离到脓腔。除非脓肿已达皮下非常表浅，一般不在颜面切开；眶下区皮肤上的切口一般均沿眼轮匝肌纤维的方向或皮肤纹理做弧形切口。

二、咬肌间隙感染

咬肌间隙（masseteric space）位于咬肌与下颌升支外侧壁之间，前界为咬肌前缘，后界为下颌支后缘，在咬肌上部通过下颌切迹与颞下间隙和翼下颌间隙相连通，后方为腮腺深叶包绕。间隙四周被致密筋膜包围，中间为疏松结缔组织。

【病因】

咬肌间隙感染主要来源于下颌智齿冠周炎，下颌磨牙的根尖周炎及下颌骨骨髓炎。

【临床表现】

临床表现为以下颌角为中心的腮腺咬肌区弥漫性肿胀与压痛，有严重的开口困难，由于咬肌十分坚实，咬肌下形成的脓肿很难自行破溃，也不易触及波动，但有凹陷性水肿，如脓肿得不到引流，久之容易并发下颌骨升支边缘性骨髓炎。

【鉴别诊断】

咬肌间隙感染应与化脓性腮腺炎相鉴别，证实有无脓肿形成常需先行穿刺。

【治疗】

咬肌间隙感染常用口外切口，从下颌支后缘绕下颌角，距下颌骨下缘下 1.5 ～ 2.0cm 处切开 1.0 ～ 2.0cm 长的切口，切开皮肤、皮下组织、颈阔肌，沿下颌骨外侧面分离咬肌下端的附着与骨膜，进入咬肌间隙，引出脓液，切开与分离中应注意勿损伤面动脉与面神经下颌缘支，切开脓肿以后还需探查下颌升支骨面有无粗糙不平，以除外边缘性骨髓炎，如疑有骨髓炎情况存在，应刮除粗糙的骨壁。

三、下颌下间隙感染

下颌下间隙（submandibular space）位于下颌体与二腹肌前后腹之间的下颌下三角内，此间隙内有下颌下淋巴结与下颌下腺，并有面动脉、面静脉、舌神经与舌下神经通过，深面借下颌舌骨肌与舌下间隙相隔，感染可向舌下、颏下、翼下颌及咽旁等间隙扩散。

【病因】

成人间隙感染多来自下颌磨牙根尖感染和第三磨牙冠周炎，婴幼儿常继发于化脓性下颌下淋巴结炎。

【临床表现】

牙源性感染病程发展快，全身高热，下颌下区肿胀明显，皮肤充血、发红，有时发亮，可见凹陷性水肿和压痛，早期即有脓肿形成，可触到波动感。腺源性感染病程发展较慢，初期为炎性浸润的硬结，穿破淋巴结被膜后，呈弥散性蜂窝织炎，症状同牙源性感染，但晚期才形成脓肿。

【治疗】

下颌下间隙感染应及时切开引流，通常取下颌骨下缘下 1.5 ～ 2.0cm 处做与下颌骨下缘相平行的皮肤切口，切开皮肤、皮下组织，钝性分离达到脓腔。

四、翼下颌间隙感染

翼下颌间隙（pterygomandibular space）位于翼内肌与下颌支内侧骨板之间，内有下牙槽神经、舌神经与下牙槽动、静脉通过。

【病因】

感染来源常见于下颌第三磨牙冠周炎或下颌后牙的根尖感染，少数为医源性感染（下牙槽神经麻醉的并发症）。

【临床表现】

若由牙源性感染所致，则发病急，全身反应重，首先表现为张口受限，吞咽不适，疼痛逐渐加剧，面部无肿胀，张口时下颌偏向患侧，口内检查见翼下颌皱襞肿胀，压痛，口外见下颌支后缘及下颌角内侧丰满有压痛。医源性所致感染，发病缓慢，进行性张口受限，伴微痛，病情发展则与牙源性感染相同。合并多间隙感染者，全身和局部症状更为严重。

【治疗】

翼下颌间隙感染切开引流多选择口外切口，切口与咬肌间隙感染相同，切开皮肤、皮下组织，向上分离到下颌骨下缘，用血管钳紧贴下颌支内侧面分离翼内肌与颌骨骨膜进入翼下颌间隙，引出脓液。也可用口内切口，取翼下颌皱襞稍外侧处做 2.0 ～ 2.5cm 纵切口，触及下颌升支前缘，钝分离进入翼下颌间隙，翼下颌间隙位置较深应置入橡胶管或橡皮条，保持引流通畅。

五、口底蜂窝织炎

口底蜂窝织炎（cellulitis of the floor of the mouth）是口底弥漫性多间隙感染，包括双侧下颌下、双侧舌下、颏下在内的五个间隙感染。感染性质可以是金黄色葡萄球菌为主要的化脓性口底蜂窝织炎，也可能是厌氧菌或腐败坏死性细菌为主引起的腐败坏死性口底蜂窝织炎，是颌面部最严重的感染之一。亦称为腐败坏死性口底蜂窝织炎（Ludwig’s angina）。

【病因】

下颌牙的化脓性或坏疽性根尖周炎或第三磨牙冠周炎扩散；口咽部软组织损伤后继发口底多间隙感染扩散；扁桃体炎、口炎、颏下或下颌下淋巴结扩散。

【临床表现】

化脓性口底蜂窝织炎初期多在一侧下颌下或舌下间隙，迅速扩散到其他间隙，呈现整个口底的弥漫性肿胀。腐败坏死性口底蜂窝织炎常常是产气荚膜杆菌、厌氧链球菌及各种芽孢杆菌的混合感染，在口底肌肉深层发生广泛坏死、溶解、产生棕褐色坏死液体。腐败坏死性口底蜂窝织炎病情发展快，肿胀范围广泛，上至面颊部，下至颈部甚至前胸上部，颌周口底红肿坚硬如木板，剧痛，有时可扪及捻发音，口底黏膜高度水肿，舌体被抬高，使舌体运动受限，患者语言不清、吞咽困难，甚至出现呼吸困难。全身症状剧烈，常有高热、寒战等严重全身中毒症状，呼吸短促，脉搏细弱，并迅速恶化，如不及时治疗，则因窒息、败血症或感染性休克而死亡。

【治疗】

腐败坏死性口底蜂窝织炎应从防治窒息与中毒性休克入手，进行积极全面的治疗，主要是控制感染，局部早期切开引流等。

第四节 颌骨骨髓炎

颌骨骨髓炎（osteomyelitis of jaws）是指各种致病因子入侵颌骨，引起整个骨组织包括骨膜、骨皮质、骨髓以及其中的血管、神经在内的骨组织炎症的总称。根据致病因素的不同及临床病理特征，可将颌骨骨髓炎分为化脓性骨髓炎、特异性骨髓炎及放射性骨髓炎等。临床上以牙源性感染引起的化脓性骨髓炎最为常见。

一、化脓性颌骨骨髓炎

化脓性颌骨骨髓炎（pyogenic osteomyelitis of jaws）多见于青壮年，以 16 ～ 30 岁最为多见，男性多于女性。化脓性颌骨骨髓炎约占各种颌骨骨髓炎的 90% 以上。感染多由下颌智齿冠周炎、牙槽脓肿、牙周炎等牙源性病变引起。口腔颌面部皮肤及黏膜损伤、开放性骨折、火器伤等也可发生损伤性颌骨骨髓炎。而由败血症或脓毒血症经血液循环感染引起的颌骨骨髓炎，则多见于婴幼儿的上颌骨。下颌骨骨髓炎比上颌骨骨髓炎多见，其发病率为上颌骨的5～10倍，且病情一般也比上颌骨严重，这与下颌骨的解剖特点有关。下颌骨的骨质致密、血运相对较差，当发生血管局部血栓时难以建立有效的侧支循环；下颌骨周围的筋膜较为致密，当牙源性感染波及骨质时，不易引流，而易于在骨内顺下颌管蔓延。这些解剖上的特点使得下颌骨在发生骨髓炎时，出现大块骨坏死的机会明显增加。

【临床表现】

依据颌骨骨髓炎发病过程及病理特点，临床将化脓性颌骨骨髓炎分为中央性与边缘性骨髓炎两类。中央性颌骨骨髓炎可分为急、慢性两个阶段。

1．中央性颌骨骨髓炎

（1）急性期：起病急骤，全身中毒症状明显，如畏寒、体温升高、疲劳、头痛、食欲下降、白细胞升高等。炎症早期，患牙剧痛，疼痛往往沿三叉神经分布区域放射。患牙周围多个牙齿松动、叩痛明显、有伸长感，牙周溢脓，病变区口腔黏膜充血、肿胀。炎症继续发展，出现颌周弥漫肿胀、张口受限。下牙槽神经受到炎症侵犯时，出现下唇麻木。由于炎症在颌骨内形成血管栓塞，局部营养障碍致骨坏死，形成死骨而转入慢性期，脓液从口腔黏膜或皮肤破溃处引流。

（2）慢性期：多为急性颌骨骨髓炎的延续，急性炎症持续2周左右，颌骨内脓液可因局部组织破溃而得以引流，急性症状逐渐消退，体温恢复正常，疼痛肿胀明显减轻，转入慢性期。此时相应部位仍有炎症浸润块，口腔内或颊部可出现多数瘘管溢脓，并有大量炎症性肉芽组织增生，死骨形成并逐渐分离，通过瘘管可以探及粗糙骨面或活动性死骨，有时有小骨块排出。如不及时有效治疗，病情可经久不愈，延续数月至数年。全身消瘦、贫血、低热，机体呈慢性中毒消耗状态。

在炎症的急性期，X线片看不到骨质破坏，2～4周后X线片上可显示骨质密度减低，骨髓腔扩大，骨小梁点状或斑片状破坏区，2～3个月后可见病灶局限，死骨形成并与健康骨分离。

2．边缘性骨髓炎　指继发于骨膜炎或骨膜下脓肿的骨密质外板的炎性病变，常在颌周间隙感染基础上发生。下颌支多见，多由智齿冠周炎引起咬肌间隙感染，而继发边缘性颌骨骨髓炎。根据患者抵抗力强弱及细菌毒力大小不同，临床上可分为以皮质骨增生为主的增生型和以颌骨表层皮质溶解为主的溶解破坏型两类。主要表现为以下颌角为中心的反复肿胀，伴张口受限。X线片早期变化不明显，晚期可见骨膜反应，小片死骨形成。

【治疗】

1．急性期以控制炎症、缓解症状、建立引流、增强机体抵抗力为主，牙源性感染引起的骨髓炎应在大量抗生素的控制下及时切开引流，亦可拔除病灶牙，从牙槽窝引流脓液，防止脓液向骨内扩散。

2．慢性期保持瘘管引流通畅，加强营养。待病灶局限或死骨形成后，搔刮病灶，清除肉芽组织，摘除死骨。颌骨缺损过多，造成畸形，影响功能则应进行必要的修复。

二、放射性颌骨骨髓炎

放射性颌骨骨髓炎（osteoradionecrosis of jaws）大多是由于放射治疗致颌骨坏死继发感

染形成的，病程发展缓慢，多在放射治疗结束以后数月至数年内发病，常因拔牙手术或其他创伤的激惹而出现创口不愈、持续性剧痛、流脓、口臭、瘘管形成、死骨暴露等临床表现。

【治疗】

放射性颌骨骨髓炎到目前尚无很好的治疗方法，严格掌握放射治疗的适应证，完善的防护是预防本病的关键。一旦发生放射性骨髓炎，除应用抗生素等全身支持疗法外，应配合高压氧等治疗。在死骨未分离前以低浓度过氧化氢或抗生素液冲洗，对已露出的死骨可用骨钳分次逐步咬除，以减轻对局部软组织的刺激，也可以在健康骨质范围内施行死骨切除术。

知识链接

口腔颌面部特异性感染

颌面骨结核：多由血源播散所致，常见于儿童和青少年，因骨发育旺盛时期骨内血管丰富，感染机会较多。好发部位在上颌颧骨结合部和下颌支。

颌面部放线菌病：由放线菌引起的感染性肉芽肿性疾病。放线菌是人口腔正常菌群中的腐物寄生菌，常在菌斑，牙龈周围及扁桃体等部位发现该菌。当人体抵抗力降低或被其他细菌分泌的酶所激活时就侵入组织。临床上由于免疫抑制剂的大量应用，导致机体免疫力降低，也是本病的诱发因素。故本病绝大多数是内源性感染。脓液中常含有浅黄线菌丝，称为放线菌颗粒或称硫磺颗粒。

第五节　面颈部淋巴结炎

面颈部淋巴循环丰富，淋巴结是面颈部的重要防御系统，能过滤与吞噬进入淋巴中的细菌和异物，防止感染扩散。成人的面颈部淋巴结炎以继发于牙源性及口腔感染最为多见，也可来源于颜面部皮肤疖肿或受到损伤感染。小儿多由上呼吸道感染、扁桃体炎引起。由结核分枝杆菌感染引起的称为结核性淋巴结炎。

【临床表现】

1. 急性淋巴结炎多见于婴幼儿。临床上大多起病急，进展快。主要表现为由浆液性逐渐向化脓性转化。浆液性炎症的特征是局部淋巴结肿大变硬、自觉疼痛或压痛；病变的淋巴结出现充血、水肿。此时淋巴结尚可移动，边界清楚与周围组织无粘连。全身反应轻微或只有低热。此期如未得到及时治疗，感染可进一步发展，局部疼痛加重，淋巴结包膜化脓溶解破溃，向周围扩散则形成淋巴结周围炎，亦可在周围软组织中形成腺源性蜂窝织炎或脓肿，因此出现皮肤发红、肿、硬，与周围组织发生粘连，皮肤局部有明显压痛点及凹陷性水肿；脓肿可扪及波动感。此时全身反应加重，高热、寒战、乏力、食欲减退、白细胞总数急剧上升，如不及时治疗，可并发毒血症、败血症，甚至出现感染中毒性休克。由于小儿淋巴结的屏障功能差，因此病情比成人尤为明显和危重，应提高警惕。

2. 慢性淋巴结炎多发生在患者抵抗力强，细菌毒力较弱的情况下。常继发于龋齿、根尖周炎、牙周病变等慢性牙源性炎症，也可由急性炎症治疗不彻底而转变成慢性。病变特征表现为慢性增殖性炎症过程。轻度压痛，淋巴结活动，与周围组织不粘连，周界清楚。但无全身症状。如此可持续较长时间，当机体抵抗力下降时，可反复急性发作。

3．结核性淋巴结炎多见于儿童与青年。轻者仅有多个大小不等的肿大淋巴结，呈无痛性缓慢增大，圆形或椭圆形，活动无压痛，质地较韧，表面光滑而无全身症状；重者可伴有体质虚弱、营养不良或贫血、低热、盗汗、疲倦等症状。并可同时有肺、肾、骨等器官的结核病变或病史。炎症浸润波及周围组织，淋巴结彼此融合，形成不能被移动的肿块，病变继续发展，淋巴组织干酪样变性、液化，触有波动，称寒性脓肿，或破溃流出豆渣或米汤样脓液，形成经久不愈的瘘管。

淋巴结炎根据病史、临床表现可以确诊。化脓性淋巴结炎与结核性淋巴结炎形成脓肿后，可经穿刺抽取脓液来进一步明确脓肿是否形成以及细菌感染的种类。化脓性淋巴结炎的脓液多呈黄白色黏稠状，而结核性淋巴结炎的抽吸物稀薄污浊，灰暗色似米汤，夹杂有干酪样坏死物。若疑为结核性感染时，应注意机体是否还有其他结核病灶，可通过相应的检查来确定。

【治疗】

急性化脓性淋巴结炎的治疗应以抗感染为主。全身应用抗生素，应高效、足量、静脉给药。局部可予以理疗。如有脓肿形成应及时切开引流。特别强调要找出引起感染的原因，积极治疗原发病变。对小儿患者，因其抵抗力低、病情变化快，更应注意全身支持，防止出现败血症等严重并发症。

对慢性淋巴结炎，如病变发展缓慢可不做处理。但对于反复急性发作或临床上不能与肿瘤相鉴别时，可考虑手术摘除，以排除恶性淋巴瘤或淋巴结转移瘤。

结核性淋巴结炎应注意全身治疗、加强营养、提高机体抵抗力，并由专科医师进行抗结核治疗。

第六节 涎腺炎症

涎腺炎症（salivary glands）根据感染性质分为病毒性、化脓性和特异性感染三类。主要发生在腮腺与下颌下腺，舌下腺与小涎腺较少。临床上以慢性炎症较多，亦可急性发作。

一、流行性腮腺炎

流行性腮腺炎（epidemic parotitis，mumps）是由腮腺炎病毒引起的急性传染病，其特征为腮腺的非化脓性肿胀、疼痛。

【临床表现】

以 5 ～ 15 岁儿童多见，亦可见于成人，常有流行性腮腺炎接触史，潜伏期 2 ～ 3 周。起病一般较急，有发热、畏寒、头痛、咽痛、乏力、厌食等全身不适，成人患者症状一般较重。血常规化验白细胞总数正常或稍高，分类淋巴细胞增高。腮腺弥散肿大，边界不清，表面皮肤发紧、发亮，但不红，副性水肿明显，轻度触痛。挤压腮腺无脓性分泌，可同时累及双侧腮腺、下颌下腺，也可以仅累及下颌下腺。

【治疗】

治疗一般需隔离患者 2 ～ 3 周，让其卧床休息，多饮水，注意口腔清洁，给予对症治疗，高热者可给予镇痛退热药。流行性腮腺炎多预后良好，因腮腺炎病毒可侵犯脑膜、胰腺和性腺，个别患者可伴有严重并发症，如重型脑膜炎及心肌炎和睾丸炎等，必须慎重处理，积极抢救。流行性腮腺炎一次患病常可获得终生免疫，偶有患者二次发病，如反复发作则应做进一步检查明确是否为儿童复发性腮腺炎。

二、化脓性腮腺炎

引起化脓性腮腺炎（parotitis phlegmonosa；pyogenic parotitis）的主要病原菌是金黄色葡萄球菌，亦有链球菌与肺炎球菌感染。这些细菌是口腔内常驻菌，当罹患严重的全身疾病，如脓毒血症、各种传染病，慢性消耗性疾病致机体抵抗力下降；手术、失血、腹泻、高热等各种原因引起的失水，腮腺分泌物减少；腮腺导管的狭窄、阻塞、涎石、异物等阻碍唾液排出等原因，口腔内致病菌经导管口逆行侵入腮腺。腮腺损伤或邻近组织炎症的扩散亦可引起急性腮腺炎。

【临床表现】

化脓性腮腺炎以慢性过程为多，也可急性发作。慢性复发性腮腺炎主要表现为腮腺区不适，或轻微胀痛，尤其是进食或酸性刺激时，唾液分泌增多，但排出不畅，腮腺区肿大，胀痛较明显，食后逐渐缓解，多数患者感到口干、口臭，晨起感到有带咸味的液体从导管口流出。检查可见腮腺稍肿大，轻度触压痛，导管口处发红，稍肿胀，挤压腮腺可见有黏稠脓性或浑浊的分泌物从导管口溢出，颊部黏膜下可扪到增粗、变硬的腮腺导管呈索条状。X 线造影片可显示腮腺导管粗细不匀呈腊肠样，腺泡破坏或形成脓腔，可见大团块或葡萄状阴影。

急性化脓性腮腺炎多为慢性炎症的急性发作，少数为首次急性起病，表现为腮腺区肿胀、疼痛、导管口红肿，病情发展则疼痛加剧，腺组织坏死化脓后出现持续性跳痛，腮腺区以耳垂为中心肿胀明显，耳垂被上抬，或发展成腮腺区的蜂窝织炎。纤维结缔组织将腮腺分隔为很多小叶，所以腮腺脓肿多为散在的多发性脓肿，且不易扪到波动，随着炎症过程的进展与机体抵抗力的变化，患者可出现畏寒、发热、白细胞数升高等明显的全身中毒症状。

【诊断与鉴别诊断】

急性化脓性腮腺炎根据病史与腮腺肿大、导管口红肿、有黏稠脓性分泌物等典型的体征诊断较易，但慢性复发性腮腺炎应与腮腺良性肥大、腮腺区肿瘤相鉴别。急性化脓性腮腺炎应与腮腺区淋巴结炎、咬肌间隙蜂窝织炎、流行性腮腺炎相鉴别。

【治疗】

1．慢性复发性腮腺炎　针对病因可用探针扩张导管，也可通过唾液腺镜冲洗导管，用 40% 碘化油、抗生素等药物进行腮腺灌注。深部 X 线照射可使腺泡萎缩，亦可配合使用抗感染的中西药物。保守治疗无效者，可根据情况进行腮腺导管结扎或腮腺切除术。

2．急性化脓性腮腺炎　除遵循炎症治疗的一般原则外，可用热敷、理疗、用酸性食物或饮料促进唾液腺分泌。脓肿形成后及时切开引流，取从耳屏到下颌角的切口；并应注意向各个不同方向贯通所有腺小叶的脓腔以彻底引流。

三、下颌下腺炎和涎石病

【病因】

下颌下腺炎的主要发病原因是导管的堵塞和狭窄，如手术或损伤造成下颌下腺导管或邻近组织形成瘢痕挛缩，使导管阻塞导致逆行性感染。异物如骨片、鱼刺、牙刷毛、竹签及牙垢等均可进入导管造成导管损伤引起炎症。

下颌下腺涎石发病率较高，它是一种在腺体或导管内发生钙化性团块沉积而引起的一种疾病。下颌下腺炎常与涎石并发，伴随涎石的阻塞发生下颌下腺炎是最常见的原因。

【临床表现】

下颌下腺炎多为慢性过程，急性下颌下腺炎比较少见，一般多见于成年人。临床表现为口底、舌根部肿胀、疼痛，下颌下三角区肿胀压痛，下颌下腺导管口红肿，有脓性分泌物溢出，病史可为数月至数年。有的患者可伴有涎石病，导管阻塞时，进食时会出现腺体部位明显肿痛，有时疼痛较为剧烈，不能吞咽，称为“涎绞痛”，进食结束后症状逐渐缓解。反复发作者，腺体可发生纤维化，腺体功能降低直至完全丧失，此时阻塞症状明显减轻甚至消失，颌舌沟可扪及稍粗的硬性索条状导管，或有较硬结节状结石，下颌下腺较硬并有压痛。急性下颌下腺炎症状与下颌下区急性炎症类似，应注意鉴别。

【治疗】

急性期治疗与一般炎症相同。慢性下颌下腺炎应早期消除病因，如口腔内可以探查到导管结石，应尽早手术摘除。对反复发作、结石深在无法取出、下颌下腺已纤维化者应做下颌下腺摘除术。

案例 3-6-1

患者，男性，20岁，左下磨牙区肿痛3天。3天前自觉左下侧磨牙后区肿痛，进食咀嚼、吞咽时疼痛加重。1天前，左下侧磨牙后区出现自发痛，伴张口受限，并出现畏寒、头痛等症状。查体：体温38℃，脉搏90次/分，张口度约2cm，左下第三磨牙阻生，冠周软组织红肿、糜烂，龈瓣内溢脓，左下颌下淋巴结肿大、压痛。

问题：

1．目前可能的诊断及处理原则是什么？

2．试为该患者制订一份治疗计划。

思考题

1．试述口腔颌面部蜂窝织炎的治疗措施。

2．试述咬肌间隙感染和下颌下间隙感染的鉴别诊断。

（李 波 张 蕊）

第七章

口腔颌面部肿瘤

学习目标

1. 掌握颌面部良性肿瘤和恶性肿瘤的鉴别和预防。
2. 熟悉颌面部肿瘤临床特点。
3. 了解颌面部肿瘤的治疗措施。

肿瘤是人体组织细胞在内在和外界致病因素的长期作用下导致组织异常增生、功能失调的一种疾病。口腔颌面部肿瘤与全身其他部位肿瘤一样，是严重威胁着人类健康甚至生命的常见病、多发病，被世界卫生组织确定为当今常见四大疾病之一。

口腔颌面部肿瘤的组织发生来自多层胚叶，因此，肿瘤具有类型繁多、生物学特性各异的特点。牙源性和涎腺源性肿瘤为口腔颌面部特有肿瘤。

口腔颌面部良性肿瘤多发于牙龈、口腔黏膜、颌骨及颜面部。恶性肿瘤以唇癌、舌癌、颊黏膜癌、牙龈癌、腭癌、上颌窦癌较为常见；颜面皮肤癌较为少见。肿瘤多居表浅部位，易于早期发现、早期诊断。

口腔颌面部良性肿瘤以外科手术切除为主。临界瘤应切除肿瘤周围部分正常组织，将切除组织做冰冻切片病理检查，保证切除边缘为阴性结果；如有恶变，则应扩大切除范围。恶性肿瘤则应根据肿瘤组织来源、生长部位、分化程度、发展速度、临床分期等因素综合设计治疗方案，包括手术治疗、放射治疗、化学药物治疗、激光治疗、冷冻治疗、高温治疗、栓塞治疗、生物治疗、营养治疗等手段。为了提高恶性肿瘤的治疗效果，目前常采用多手段综合治疗。必须贯彻“预防为主”的方针。消除或减少致癌因素（吸烟、酗酒、嚼食槟榔等）；及时处理癌前病损（红斑、白斑、扁平苔藓等）；加强防癌宣传教育；开展健康普查及易感人群的检测。

第一节　口腔颌面部囊肿

囊肿是一种发生在口腔颌面部软、硬组织内的病理性囊腔，其中充满液体或半流体物质。囊壁由结缔组织构成，多数有上皮衬里。临床上按照发生部位和组织来源不同分为口腔颌面部软组织囊肿和颌骨囊肿两大类。

一、软组织囊肿

（一）黏液囊肿

黏液囊肿（mucocele）系由外伤或炎症导致位于口腔黏膜下的黏液腺导管阻塞或破裂，使分泌物潴留，其周围被纤维被膜包裹，逐渐膨胀而形成囊肿。

【临床表现】

好发于下唇及舌尖腹侧，以青少年居多。囊肿位于黏膜下，呈半透明、浅蓝色的小疱，界清，质柔软，稍具弹性。囊肿易受伤破裂，溢出蛋清样透明黏稠液体而自行消失，破裂处愈合后，可再次形成囊肿。

【治疗】

常用的治疗方法是局部麻醉下手术切除。采用纵形或梭形切口，钝性或锐性分离，连同囊肿的腺体也一并切除，以防复发。

（二）舌下腺囊肿

舌下腺囊肿（ranula）系由舌下腺导管阻塞或腺体损伤、导致舌下腺分泌潴留所致。

【临床表现】

多见于青少年。临床上可分为三种类型：

1．舌下型　又称单纯型。常发生在一侧口底，位于舌下区。囊肿呈浅紫蓝色，柔软伴波动感；较大的囊肿可将舌抬起。创伤破裂后囊肿可流出黏稠略带黄色或蛋清样可拉丝液体，创口愈合后囊肿可再次复发。

2．口外型　又称潜突型。常表现为下颌下区肿物。囊肿与皮肤无粘连，呈下垂状，质地柔软，不可压缩，低头时稍有增大。口内外双合诊时，经口外上推肿物，口内舌下区可有隆起感。

3．哑铃型　为上述两种类型的混合，即在口内舌下区及口外下颌下区均可见囊性肿物。

【诊断】

根据病史及临床表现即可做出诊断。无论舌下型还是口外型，穿刺抽出液均为可拉丝黏液。

【治疗】

根治方法是手术完整摘除舌下腺。口外下颌下型舌下腺囊肿，全部切除患侧舌下腺后，将囊腔内囊液吸净，在下颌下区加压包扎，而不必在下颌下区切口摘除囊肿。

（三）甲状舌管囊肿

甲状舌管囊肿（thyroglossal tract cyst）为胚胎时甲状舌管退化不全所致。通常人胚胎发育至第 6 周时甲状舌管自行消失，仅在起始点处舌根部留一残凹即舌盲孔。如果甲状舌管不消失时，则残留上皮分泌物聚积而形成先天性甲状舌管囊肿。

【临床表现】

甲状舌管囊肿多见于 1 ～ 10 岁的儿童，亦可见于成年人，与性别无关。囊肿可发生于颈正中线，自舌盲孔至胸骨切迹间的任何部位，但以舌骨上下部最常见。患者多无自觉症状。囊肿生长缓慢，呈圆形，胡桃大，质软，界清，与皮肤及周围组织无粘连。位于舌骨以下的囊肿，舌骨体与囊肿之间可扪及坚韧的条索并与舌骨粘连，故可随吞咽及伸舌等动作而移动。囊肿位于舌根附近时可将舌根抬高，致吞咽、语言及呼吸功能障碍。囊肿可因舌盲孔与口腔相通而继发感染；囊肿感染自行破溃或切开引流，可形成甲状舌管瘘，瘘口经久不愈，长期溢少量黏液或脓性黏液，如果瘘口阻塞可使感染急性发作。

【诊断】

根据病史及囊肿所在部位，随吞咽移动可做出诊断。穿刺检查可抽出透明、微浑浊的黄色稀薄或黏稠性液体。

【治疗】

手术彻底切除囊肿及瘘管，关键是须将瘘管经过的舌骨中份一并切除，否则容易复发。

（四）鳃裂囊肿及鳃裂瘘

鳃裂囊肿（branchial cleft cyst）系胚胎发育中鳃裂残余上皮组织形成的囊肿，属于鳃裂畸形。

【临床表现】

囊肿位于面颈部侧方，可发生于任何年龄，但多见于 20 ～ 50 岁。发生于下颌角水平以上及腮腺区者常来源于第一鳃裂；位于舌骨水平以上者多来源于第二鳃裂；发生于颈根区者多来源于第三、第四鳃裂。临床上第二鳃裂来源的囊肿最多见，其他较少见。第二鳃裂囊肿位于颈上部，大多在舌骨水平、胸锁乳突肌上 1/3 前缘附近。囊肿大小不定，多呈圆形，发生缓慢。患者无自觉症状，如发生上呼吸道感染，囊肿骤然增大，感觉不适。若继发感染，可伴疼痛，并放射至腮腺区。触诊时肿物质地软，有波动感，但无搏动。囊肿破溃后，形成长期不愈的鳃裂瘘。穿刺抽出白色水样液或乳白色液，少数呈黄色清液或浑浊液，个别黏稠如蛋清。

【诊断】

根据病史、临床表现及穿刺检查可做出诊断。

【治疗】

根治的方法是外科手术彻底切除，若残留囊壁，可导致复发。

二、颌骨囊肿

根据组织来源不同，颌骨囊肿可分为牙源性颌骨囊肿（odontogenic cyst）与非牙源性颌骨囊肿两大类，前者多见。

（一）牙源性颌骨囊肿

1．根端囊肿　根端囊肿是因牙根尖部的肉芽肿在慢性炎症刺激下，引起牙周膜的残余上皮增生，增生的上皮团中央发生变性和液化，上皮沿肉芽肿内的液化腔壁增生，覆盖整个囊腔形成根端囊肿。若仅拔除患牙，未适当治疗残留在颌骨内的囊肿，则称为残余囊肿。

2．始基囊肿　始基囊肿发生于成釉器发育的早期阶段——牙釉质和牙本质形成之前。在炎症和损伤刺激下，成釉器的星网状层发生变性、液化，液体渗出并蓄积而成囊肿。

3．含牙囊肿　含牙囊肿又称滤泡囊肿。发生在牙冠或牙根形成之后，在缩余釉上皮与牙冠之间出现液体渗出而形成囊肿。可含一个或多个牙齿（来自一个或多个牙胚）。

4．角化囊肿　角化囊肿系源于原始的牙胚或牙板残余。囊内容角化物质多为清亮液体。囊壁上皮具有角化结构。

【临床表现】

多发生在青壮年。可发生于颌骨任何部位。根端囊肿好发于前牙；始基囊肿、角化囊肿好发于下颌支及下颌第三磨牙区；含牙囊肿好发于第三磨牙区和上颌尖牙区。囊肿可为单发、亦可为多发，以单发多见。牙源性囊肿生长缓慢，囊肿继续生长，骨质逐渐向周围膨胀，导致面部畸形。囊肿持续长大，可压迫颌骨骨板变薄，扪诊时有乒乓球样感觉；上颌骨囊肿可侵及鼻腔及上颌窦，将眶下缘上推，压迫眼球，产生复视。囊肿继发感染，出现胀痛、发热、全身不适，可形成瘘管。角化囊肿具有复发性和癌变能力。

【诊断与鉴别诊断】

肿物部位触诊时有乒乓球感或波动感。穿刺抽出草黄色囊液，镜下见胆固醇结晶体。角化囊肿可见黄、白色皮脂样物质，角蛋白染色阳性。X线检查根端囊肿显示，根尖区圆形或卵圆形透光阴影，边缘整齐；始基囊肿、角化囊肿显示一个或多个清晰圆形或卵圆形的透明阴影，边缘整齐；含牙囊肿可见牙冠包含在囊内。囊肿可推挤颌骨内未萌出的完整牙，波及已萌出的牙齿移位或根吸收。阴影边缘不整齐多考虑为角化囊肿。

【治疗】

采用外科手术摘除。较大囊肿可先期采用开窗术减压，囊肿一般会逐渐缩小，后期手术切除，避免较大损伤。如有急性感染，需控制炎症后再行手术治疗。

（二）非牙源性颌骨囊肿

非牙源性颌骨囊肿是指发生在颌骨中与成牙组织无关的囊肿。是源于胚胎发育过程中残留于各面突融合处上皮剩余形成的面裂囊肿和不带上皮衬里的血液外渗性骨囊肿、颌骨动脉瘤性囊肿，后两者少见。

【临床表现】

面裂囊肿可发生于不同的面突融合部位，有固定的解剖部位，与牙齿发育或牙的病变无直接关系。多见于青少年。其临床表现与牙源性颌骨囊肿相似，主要表现为颌骨骨质膨胀。

知识链接

口腔颌面部生长发育在人体胚胎发育过程中，口腔在受精卵第14天开始发育，颌面部的发育在胚胎期（第4～8周末）基本完成。口腔颌面部是由2个下颌突、2个上颌突、1个额鼻突、2个侧鼻突、1个中鼻突和2个球状突，共10个突起生长、衍化、融合而成的。在颌面部形成过程中，多种环境或遗传因素都会影响突起的生长与正常融合，如导致生长和（或）融合异常，就会出现唇裂、腭裂、面裂及颌裂等畸形。

临床常见以下四种类型：

1．正中囊肿　位于切牙孔之后，两侧上颌腭突融合处的任何部位。表现为硬腭中线部圆形隆起，X线片可见硬腭正中有囊性阴影。亦可发生于下颌正中线处。

2．鼻腭囊肿　源于切牙管残余上皮，囊肿位于切牙管内或附近。X线片上可见到切牙管扩大的囊肿阴影。

3．球上颌囊肿　源于球状突与上颌突残余上皮，发生在上颌侧切牙与尖牙之间，牙齿常被推挤而移位。X线片上显示在上颌侧切牙与尖牙牙根之间可见囊肿阴影，而不在根尖部位。

4．鼻唇囊肿　源于球状突、侧鼻突及上颌突联合处残余上皮。囊肿位于上唇底和鼻前庭内，不在颌骨内，在唇侧骨板表面。在口腔前庭外侧可触及囊肿的存在。

【诊断与治疗】

诊断的主要依据是病史和特定部位，而且与牙齿无关。一旦确诊，应及时早期行外科手术治疗，以免引起邻近牙齿的继发移位和造成咬合紊乱。手术方法与牙源性颌骨囊肿处理相同。

第二节 口腔颌面部良性肿瘤

口腔颌面部常见的良性肿瘤及瘤样病变包括牙龈瘤、成釉细胞瘤、腮腺混合瘤等。

一、牙龈瘤

牙龈瘤（epulis）并非真性肿瘤，系来源于牙周膜及牙槽骨骨膜的类肿瘤样炎性增生物，其发生与慢性炎症、机械刺激以及内分泌有关。临床上通常分为以下三种类型：

1．肉芽肿型牙龈瘤　由肉芽组织所构成，含较多炎性浸润的细胞和许多新生的毛细血管，纤维组织较少。

2．纤维型牙龈瘤　含较多胶原纤维，伴少量慢性炎症细胞浸润，但毛细血管和细胞成分较少。

3．血管型牙龈瘤　血管丰富，似血管瘤，血管间纤维性间质多有水肿及黏液性变，并有炎性细胞浸润。

【临床表现】

肉芽肿型牙龈瘤常见的于青壮年，多发生于唇颊侧及牙龈乳头，肿块呈粉红色或红色，质软，有蒂或基底较宽，易出血。纤维型牙龈瘤可同时发生在唇颊侧和舌侧形成鞍状；一般有蒂，蒂位于附着龈处；肿块颜色与正常牙龈相似，表面光滑，不易出血。肿块长大可使牙齿松动或移位。血管型牙龈瘤质地软，有蒂或无蒂，紫红色，触之易出血。多见于妊娠期妇女，此时称妊娠期龈瘤或孕瘤，分娩后可缩小或停止生长。

【治疗】

应手术切除，但易复发。因此，在切除牙龈瘤时，原则上应将病变波及的牙周膜、骨膜甚至邻近骨组织去除，以减少复发。可在创面上用牙周塞治剂或牙周辅料覆盖。是否早期拔牙可根据临床表现及是否复发酌情考虑。

二、成釉细胞瘤

成釉细胞瘤（ameloblastoma）为颌骨中心性上皮瘤，在牙源性肿瘤中较为常见，属临界肿瘤。其生物学行为是局部有浸润性，肿瘤本身为实质性或囊性，通常为既有实质成分又有大小不等的囊腔，囊腔中含有黄色液体。

【临床表现】

可发生于任何年龄，多见于 20 ～ 50 岁青壮年。男女性别无明显差异。下颌骨多于上颌骨，下颌体及下颌角为好发部位。肿瘤生长缓慢，初期常无症状；渐进发展可使颌骨膨隆，造成两侧面部不对称畸形；骨质受压变薄，触之可有乒乓球样感；穿刺可抽出黄色或黄褐色液体，其内含胆固醇结晶。肿瘤可使下颌运动异常，吞咽、咀嚼及呼吸障碍；肿瘤表面黏膜受到对牙的咬伤，可出现牙痕或溃烂；如发生溃疡，可继发感染出现化脓、溃烂、疼痛；肿瘤向牙槽突发展可导致牙齿松动、移位或脱落；肿瘤压迫神经可出现麻木等感觉异常；骨质破坏较多，可引起病理性骨折。上颌骨成釉细胞瘤可波及鼻腔导致鼻阻塞，侵入上颌窦波及眼眶、鼻泪管时可使眼球移位、突出或流泪；向口内生长可引起咬合错乱。X 线检查表现为单囊或多囊的密度减低区，少数呈蜂窝状，囊间切迹大小悬殊，间隔清晰锐利；瘤区牙根常见锯齿状吸收。

【治疗】

主要为外科手术治疗。手术应在肿瘤外 0.5cm 的正常骨质处切除，以免复发。较小的下颌骨成釉细胞瘤行方块切除，可保留下颌骨下缘的完整性。下颌骨部分切除后，可行即刻植骨术修复。该瘤属于临界瘤，具有浸润生长的特点，多次复发后易恶变，故不主张施行刮除术。术中行冰冻切片检查，如发现恶变，应按恶性肿瘤手术原则处理。

三、涎腺混合瘤

涎腺混合瘤为多形性腺瘤（pleomorphic adenoma），又称混合瘤，是源于唾液腺上皮组织的肿瘤。除具有腺上皮成分外，还有黏液样组织和软骨样组织，具有多形性或混合性，故名多形性腺瘤或混合瘤。瘤细胞呈浸润性生长，常侵犯被膜和被膜以外的组织，带有恶性倾向，属于临界性肿瘤。

【临床表现】

可发生于任何年龄，但以 30 ～ 50 岁多见，男女患者无明显差别。多形性腺瘤是唾液腺肿瘤中最常见的肿瘤，好发于腮腺及下颌下腺；舌下腺少见；小涎腺中以腭部最多，颌骨内也偶有发现。肿瘤生长缓慢，为无痛性肿块，病史较长。肿瘤位于腮腺浅叶、下颌下腺、口腔内小涎腺者，位置表浅易被发现。肿瘤界限清楚，呈分叶状或球状，体积不等。质地中等，表面呈结节状；隆起处常较软，囊性变时可触及波动；低凹处较硬，为实质性肿块。一般可活动，无粘连。肿瘤长大，下颌骨受压可发生压迹。当肿瘤在缓慢生长一定时期后，突然出现生长加速，伴有疼痛、面神经麻痹等症状时，应考虑恶变。发生在腭部的多形性腺瘤，多位于一侧软硬腭交界处；肿瘤位于硬腭者，常与骨膜粘连，基底固定，表面光滑，少有结节状，腭部骨质受压可出现压迹。

【诊断】

根据病史、临床表现及涎腺造影（腺体内占位性病变）即可做出初步诊断。肿瘤是否恶变、诊断困难时，细针穿刺抽吸细胞学定性检查可明确诊断；术中冰冻切片可帮助诊断，且有助于决定术式。还可行 B 超及 CT 检查，分辨其确切的位置，对手术有重要指导意义。

【治疗】

外科手术切除。第一次手术的术式对于治疗的成功至关重要。该瘤为临界瘤，具有被膜不完整、瘤细胞浸润的特点，切忌手术单纯剜出肿瘤。多形性腺瘤位于腮腺浅叶时，行腮腺肿瘤及浅叶切除；肿瘤位于腮腺深叶，需做肿瘤及全腮腺切除；肿瘤位于腮腺后下极，可采用肿瘤及周围正常组织区域性切除；以上手术均应保留面神经。下颌下腺多形性腺瘤应连同下颌下腺完整切除。肿瘤发生在小涎腺，应在周围正常组织 0.5cm 处切除肿瘤，并包括黏膜与骨膜；骨膜受侵者还应切除骨膜下相邻一层的骨组织。

第三节 口腔颌面部恶性肿瘤

口腔颌面部恶性肿瘤以鳞状细胞癌最为多见。因鳞癌发生部位不同，其组织结构、恶性程度、转移部位及治疗方法等均有所不同。通常临床上按鳞癌的病理分化程度分为Ⅲ级：Ⅰ级恶性程度最低，Ⅲ级分化差、恶性程度较高，Ⅱ级介于前二者之间，未分化癌的恶性程度最高。本节重点介绍几种较常见的恶性肿瘤。

一、舌癌

舌癌是最常见的口腔恶性肿瘤。鳞状细胞癌多发生于舌前2/3；腺癌多位于舌根（后1/3），舌根部有时也发生未分化癌和淋巴上皮癌。舌癌发生原因可能与长期慢性机械性刺激有关。男性多见，40～60岁多发。好发部位为舌缘，其次为舌尖、舌背及舌根处。

【临床表现】

局部肿物、溃烂、灼痛，浸润性较强，常波及舌肌，舌运动受限，导致语言、进食及吞咽困难等。肿瘤表现为四种类型：①肿物溃烂，周缘隆起，底部凹凸不平；②在红斑或白斑上发生糜烂裂隙；③以增生为主向外突出，呈菜花状；④黏膜表面无明显溃烂，但基底有明显浸润块。晚期舌癌可蔓延至口底及下颌骨，导致全舌固定；舌根部癌肿或继发感染常伴剧痛，反射至耳颞部及整个同侧头面部。舌癌常发生早期区域淋巴结转移，转移率较高。舌癌还可经血行转移至肺、肝组织。

【诊断要点】

舌癌可依据临床特征做出诊断。对舌体结节和长期不愈的溃疡，应提高警惕，必要时做病理学检查。

【治疗】

综合治疗。为保存舌的功能，对早期患者选用间质内放射治疗，控制病变后再做原发灶切除及颈淋巴结清扫术。对颈部没有淋巴结肿大的患者，不必急于行颈淋巴结清扫术。如放射治疗不敏感时，可行原发灶切除及颈淋巴结清扫术。晚期舌癌应首选手术治疗，波及口底及下颌骨的病例行同侧舌、颌、颈联合根治术，若对侧有转移淋巴结时，须行双侧颈淋巴结清扫术。

二、牙龈癌

牙龈癌是口腔癌中的常见肿瘤，在口腔鳞癌构成比中居第二位或第三位。下牙龈较上牙龈为多，男性多于女性。发病年龄多为40～60岁。

【临床表现】

生长缓慢，以溃疡型最多见。癌瘤早期向牙槽突及颌骨浸润，导致骨质破坏，主要症状为牙龈肿大或溃烂、出血、压痛、牙松动。下牙龈癌侵及下牙槽神经，患者可发生下唇感觉不适或麻木；侵犯磨牙后区可有张口受限。上牙龈癌侵犯上颌窦或鼻腔，可有鼻血、鼻塞；波及上唇底部或鼻翼时，局部皮肤浸润、皮肤发红；癌瘤可呈外生性溃疡或大小不等的肉芽状溃疡。溃疡表面污秽，易出血，常侵及牙槽突、牙齿及颌骨。X线片上常见两种类型：①浸润破坏型：周缘不整齐，如虫蚀状，深浅不一；②压迫吸收型：周缘光滑，受压颌骨呈浅盘状吸收。牙龈癌还可表现为龈瘤型，在增生外突的牙龈肿物表面呈现溃烂，个别呈疣状或桑葚样增生。多发生区域淋巴结转移。下牙龈癌多转移至患侧下颌下和颏下淋巴结及颈深淋巴结；上牙龈癌可转移到患侧下颌下和颈深淋巴结。

【诊断要点】

典型的溃疡型病变为渐进扩大的肉芽状溃疡，经久不愈。病变较小的龈瘤型牙龈癌，需经病理证实。上牙龈癌应与来源于上颌窦的癌相鉴别，可借助X线片协助诊断。

【治疗】

以外科手术切除为主要手段。切除的软硬组织缺损可采用血管化皮瓣修复。多数牙龈癌为高分化鳞状细胞癌，对放射治疗不敏感；如行大剂量放射治疗，容易导致放射性骨坏死。

三、颊黏膜癌

颊黏膜癌是指发生在颊黏膜的癌肿，多为中等分化程度的鳞状细胞癌，少数为腺癌及恶性多形性腺瘤。

【临床表现】

颊黏膜癌多发于40～60岁，男性多见。表现为肿块、溃烂和疼痛。可见大小不等的颗粒状肉芽，基底常有浸润性肿块，易侵犯肌层，甚至皮下及皮肤。癌瘤向上或向下可侵犯龈颊沟和牙槽突，向后浸润可累及翼下颌韧带和软腭，导致张口受限。累及颏孔区可引起下唇麻木。颊黏膜癌多转移至同侧下颌下及颈深淋巴结，有时也可转移至腮腺淋巴结，远处转移少见。

【诊断要点】

典型的颊黏膜癌，溃疡型、外生型、疣状型颊黏膜癌均不难诊断。但要确定癌前病变和慢性溃疡，特别是结核性溃疡是否恶变，需行活组织病理检查。

【治疗】

早期颊黏膜癌应采取手术治疗。中晚期患者应采用综合治疗。小范围早期颊黏膜癌也可采用放射治疗或激光、冷冻治疗。对放射不敏感或范围较大的癌瘤，术前可先化疗，待肿瘤缩小后再行手术切除。晚期颊黏膜癌侵犯颌骨，并有颈淋巴结转移者，可行颊、颌、颈联合根治术。

四、唇癌

唇癌是指发生于红唇黏膜的癌肿，以鳞状细胞癌多见，腺癌与基底细胞癌很少见。唇癌的病因尚未明确，可能与吸烟、日光中紫外线照射有关。唇癌多发生于50岁以上中老年人。男性明显多于女性，多发于从事户外工作的人，如农民、船员等。下唇癌明显多于上唇癌，且多以唇红缘中外1/3处为好发部位，唇内侧黏膜少见。

【临床表现】

绝大多数病例为分化良好的鳞状细胞癌。患者病史一般较长，大多数在1年以上，最长可达10余年之久。临床常见三种类型：

1．外生型　此型最多见，特征为黏膜表面糜烂，呈菜花状向外突出。癌肿质硬，表面污秽，可见皲裂，可有血性分泌物渗出。多向黏膜或皮肤扩展增大，也可累及肌层。

2．溃疡型　仅次于外生型，病变处黏膜表面凹陷为溃疡型，边缘不整，周围稍有隆起，呈火山口状，可有大小不等颗粒或肉芽肿。如触及溃疡基底部及周围有硬结时，表明癌肿向深层或外浸润扩展。

3．疣状型　少见，癌肿黏膜表面可见隆起的白色刺状或细颗粒状、边缘清楚的疣状突起，表面可伴有皲裂、溃疡或出血，肿物质地较硬，基底可有轻度浸润硬块。

唇癌的淋巴转移较其他口腔癌少见且时间较迟。通常上唇癌多向耳前、下颌下及颈淋巴结转移，上唇癌的淋巴转移较下唇癌多见，且时间较早。下唇癌常向颏下及颌下淋巴结转移，然后再向颈深淋巴结转移。

【诊断】

唇癌位居表浅，容易被发现，诊断亦不困难。对经久不愈的唇黏膜表面凹陷性溃疡的可疑病变，应及早活检。要及时判断癌前病变是否恶变，也须经活检证实，以明确诊断。

【治疗】

早期病变较小的唇癌可选择采用激光治疗、低温冷冻治疗、放射治疗或手术治疗。其中手术为最常用最有效的方法。对中晚期患者及有淋巴结转移者则应采用外科手术治疗为主的综合治疗。晚期患者虽无证实淋巴结转移，也应行选择性颈淋巴结清扫术；一旦临床证实转移，则需行一侧治疗性颈淋巴结清扫术。

五、口底癌

口底癌指发生于口底黏膜的鳞癌。

【临床表现】

口底癌发生在舌系带两侧的前口底为常见，局部可出现溃疡或肿块。由于口底区域不大，极易侵犯舌系带而至对侧，并很快向前侵及牙龈和下颌骨舌侧骨板；进一步侵入骨松质后，可使下前牙发生松动，甚至脱落。向后侵犯，除波及后口底外，还可深入舌腹肌层。晚期向深层侵犯口底诸肌群。

口底癌，特别是前口底癌极易发生双侧颈淋巴结转移。最易侵及的是颏下及下颌下淋巴结，后期则多转移至颈深上群淋巴结。

【诊断】

与舌癌一样，口底癌的触诊，特别是双手合诊十分重要，可通过触诊了解肿瘤的性质和实际浸润部位。若需明确有无骨质破坏，可摄X线片以协助诊断（早期以拍咬合片为宜，晚期则可选用曲面断层片）。

【治疗】

1．原发灶的处理　鉴于口底癌易早期侵及下颌舌侧牙龈及骨板，故在切除口底原发灶时，常需一起行下颌骨牙槽突或方块切除术。

2．转移灶的处理　口底癌的颈淋巴转移率与舌癌相似。一般应考虑选择性颈淋巴结清扫术。

六、涎腺腺样囊性癌

腺样囊性癌又称圆柱瘤或圆柱瘤型腺癌，是涎腺最常见的恶性肿瘤之一。多数人认为肿瘤来自涎腺导管，也可能来自口腔黏膜的基底细胞，腺样囊性癌根据其组织学形态可以分为腺样、管状型及实性型，前者分化较好，后者分化较差。腺样囊性癌占涎腺肿瘤的5% ~ 10%，在涎腺恶性肿瘤中占24%，好发于涎腺，以发生在腭腺常见。大涎腺虽然较少，但为颌下腺好发的肿瘤。在腮腺肿瘤中仅占2% ~ 3%。

【临床表现】

肿瘤早期以无痛性肿块为多，少数病例在发现时即有疼痛，疼痛性质为间断性或持续性。有的疼痛较轻微，有的可剧烈。病程较长，数月或数年。肿瘤一般不大，多在1 ~ 3cm，但有的体积也较大。肿瘤常沿神经扩散，发生在腮腺的腺样囊性癌出现面神经麻痹的机会较多，并可沿面神经扩展而累及乳突和颞骨；下颌下腺或舌下腺的腺样囊性癌，可沿舌神经或舌下神经扩展至距原发肿瘤较远的部位，并造成患侧舌知觉和运动障碍；发生在腭部的腺样囊性癌，可沿上颌神经向颅内扩展，破坏颅底骨质和引起剧烈疼痛。

肿瘤也常侵犯邻近骨组织，如发生于下颌下腺和舌下腺者常累及下颌骨；发生在腭部者常累及腭骨等。发生于小涎腺的腺样囊性癌累及黏膜时，除触及质地硬、表面呈小结节状的肿块外，常可见明显的、呈网状扩张的毛细血管。患者除晚期出现并发症使病情恶化外，一般无明显全身症状。腺样囊性癌转移率高达40%，最常见的是肺转移。复发病例往往在检出前即已有明显不明病因的疼痛症状。即使是肺转移者，生存期仍可较长，甚至可长达数年之久。腺样囊性癌颈淋巴转移率很低，但舌根部腺样囊腺癌转移率较高，可以考虑做选择性颈淋巴结清扫术。腺样囊性癌对放疗不敏感，但配合术后放疗可明显降低术后复发率，提高患者生存率。

【诊断与鉴别诊断】

腺样囊性癌和其他类型的涎腺恶性肿瘤一样，术前诊断困难。涎腺肿块早期出现疼痛及神经麻痹者，应首先考虑腺样囊性癌的诊断。为进一步确诊，可做细针穿刺细胞学检查，镜下可见瘤细胞呈圆形或卵圆形，似基底细胞，并呈球团形聚集；黏液呈球团形，在其周围有一层或多层肿瘤细胞。这种独特表现是其他涎腺上皮肿瘤所没有的，具此特点可诊断为腺样囊性癌。正确判断腺样囊性癌的累及范围也较困难，现有的检查方法，如涎腺造影X线片、B超、CT及核素扫描等，效果都不理想。

【治疗】

外科手术切除仍然是目前治疗腺样囊性癌的主要手段。局部大块切除是根治腺样囊性癌的主要原则。术中应配合冰冻切片检查周界是否正常。原则上腮腺的腺样囊性癌应做腮腺全切，考虑到腺样囊性癌具有较高的神经侵犯性，对面神经的保留不宜过分考虑；下颌下腺者至少应行下颌下三角清扫术；发生在腭部者应考虑做上颌骨次全或全切除术。

由于腺样囊性癌局部侵袭较广，术后放疗有预防肿瘤复发的作用，可明显提高患者的生存率。术后全身应用化学药物治疗可以起到预防转移的作用，腺样囊性癌患者一般不做选择性淋巴结清扫术。

案例 3-7-1

患者，女性，45岁。发现右耳前下方肿物半年。半年前无意中发现右耳前下方肿物，蚕豆大小，肿物生长缓慢，不伴疼痛、麻木等不适，无面部表情障碍。检查：右耳前下方可触及直径约1.5cm圆形肿物，界限清楚，质地中等，扪诊呈结节状，活动度良好。B超示：右腮腺区直径1.2cm实性占位。

问题：

1. 目前可能的诊断是什么？
2. 如何治疗该患者？

思考题

1．甲状舌骨囊肿的好发部位有哪些？临床表现如何？
2．试述舌癌的临床表现。

（李 波 张 蕊）

第八章

口腔颌面部损伤

学习目标

1. 掌握口腔颌面部损伤的特点、急救措施及口腔颌面部出血的处理方法。
2. 熟悉口腔颌面部软硬组织损伤的分类及临床表现、窒息的临床表现与处理方法。
3. 了解口腔颌面部上、下颌骨、颧骨、颧弓骨折的临床表现和治疗原则。

口腔颌面部外伤多因交通事故、工伤及意外跌打伤害所致，在战时则多为火器伤。颌面部外伤多伴有身体其他器官的损伤，在诊治时应做全面系统的检查，分清轻重缓急，妥善处理。

第一节　口腔颌面部损伤特点

一、颌面部血运丰富

口腔颌面部血液循环丰富，一方面，损伤后出血较多，容易形成血肿、组织水肿，且反应快而重；另一方面，损伤后组织抗感染和修复再生能力较强，有利于伤口愈合。因此，口腔颌面部损伤后应及早清创，减少组织缺损，争取初期缝合。

二、易发生感染

口腔颌面部存在口腔、鼻腔、鼻窦等众多窦腔，其中存在大量的细菌，伤口易与这些窦腔相通而发生感染。因此在清创缝合时，应尽早关闭与上述窦腔相通的伤口，以减少感染发生的机会。

三、毗邻重要器官易损伤

口腔颌面部上接颅脑，损伤时易合并颅脑损伤，包括脑震荡、脑挫伤、颅底骨折等，下接颈部，为大血管和颈椎所在。腮腺、面神经、三叉神经等重要组织损伤后可引起涎漏、面瘫及相关区域麻木等症状，应及时处理。

四、易发生窒息

口腔颌面部为呼吸道上端，损伤后可因组织移位、舌后坠、血肿、血凝块和分泌物的堵塞或误吸而发生窒息。

五、易伴发牙损伤和颌骨骨折

牙齿在打击力量大时可引起二次伤，且牙齿间的咬合关系是诊断及治疗颌骨骨折的重要标准。

六、易发生面部畸形

口腔颌面部是人容貌的主要组成部分，鼻唇部、颊部、眼眶等部位的开放性损伤，出现组织缺损和移位时会严重影响患者的容貌。

第二节　口腔颌面部损伤的急救处理

一、防治窒息

【病因】

1．阻塞性窒息

（1）异物阻塞：口腔内如有血凝块、呕吐物及其他异物均可堵塞呼吸道上端造成窒息。

（2）组织移位：下颌骨颏部粉碎性骨折或下颌骨体部双侧骨折时可因骨折段移位及舌后坠而阻塞呼吸道造成窒息。

（3）肿胀压迫：口底、舌根部损伤后形成血肿及组织水肿可压迫呼吸道，引起窒息。

2．吸入性窒息　昏迷的伤员可将血液、唾液、呕吐物等异物吸入呼吸道内而引发窒息。

【临床表现】

烦躁不安，出汗，鼻翼扇动，吸气时间大于呼气时间是窒息的前期症状，继而出现口唇发绀，严重时出现三凹体征（锁骨上窝、胸骨上窝及肋间隙明显凹陷），呼吸急促而表浅。如未及时抢救，可出现血压下降、脉搏细弱、瞳孔散大，呼吸心跳停止而死亡。

知识链接

环甲膜切开术

环甲膜切开术是在环状软骨和甲状软骨之间横行切开其膜状连接而进入声门下区的手术，这种手术方法只适合作为紧急抢救患者的临时措施，不能长期替代气管切开术，应该在48小时内行常规气管切开术，以免导致环状软骨软化，继发喉狭窄。手术方法：患者取头后仰位，紧急时可不麻醉，首先定位环状软骨和甲状软骨间的凹陷，用手指夹持并固定该部位气管，然后于甲状软骨上缘做一长2～4cm的横行皮肤切口，于接近环状软骨处切开环甲膜，以弯血管钳扩大切口，吸出呼吸道内的分泌物或血液，解除窒息，插入气管套管或橡胶管或塑料管，并妥善固定。

【急救措施】

窒息是严重危及患者生命的一种并发症，急救关键在于早发现、早处理。异物阻塞引起的窒息应立即用吸引器或手指将异物清除，对于舌后坠患者应用舌钳将舌牵向口外，然后用粗丝线在舌尖后约 2cm 处穿过全层舌组织，将舌牵出，解除窒息；因口底及舌根部肿胀压迫呼吸道引起的窒息，应及早经口鼻插入通气导管。对吸入性窒息，应立即行气管切开术，迅速吸出气管内分泌物及异物，恢复呼吸道通畅。

二、止血

口腔颌面部外伤出血应根据损伤部位、出血的来源和程度以及现场条件而采取相应的急救措施。

（一）压迫止血

1．指压止血法　适用于面部出血较多的紧急情况，用手指压迫出血部位供应动脉的近心端，达到暂时止血的目的，以便进一步处理。常见的颌面部动脉有面动脉、颞浅动脉，严重出血时，可压迫单侧颈总动脉，但持续时间一般不超过 5 分钟，禁止同时压迫双侧颈总动脉（图 3-8-1）。

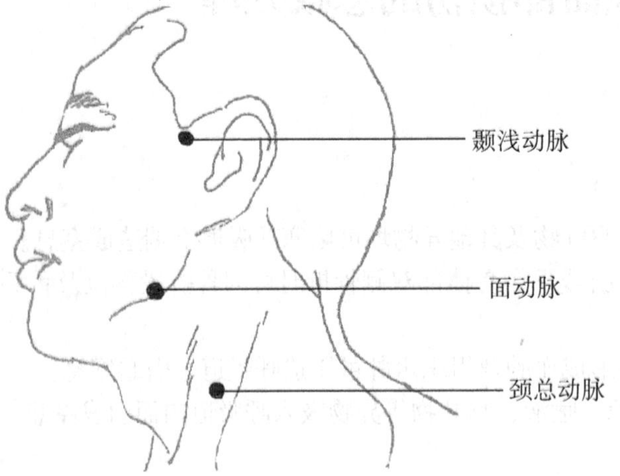

图 3-8-1　指压止血

2．包扎止血法　适用于口腔颌面部小动脉、小静脉及毛细血管的出血或创面渗血。将受损及移位软组织复位后，用无菌辅料覆盖伤口表面，以绷带加压包扎。

3．填塞止血法　适用于有组织缺损或洞穿性的伤口，也可用于窦腔出血。将无菌辅料填塞于出血部位，外面用绷带加压包扎。

（二）结扎止血

该方法是常用可靠的止血方法，在条件许可时，可结扎创口内出血的血管或在远处结扎出血动脉的近心端。

（三）药物止血

适用于创面渗血、小静脉或小动脉出血。将止血药、止血纱布等置于创面后加压包扎，全身可辅助使用酚磺乙胺、卡巴克洛等止血药物。

三、伤员包扎和后送

颌面部包扎的作用有压迫止血、暂时性固定骨折、保护并缩小创面、减少污染等。常见的包扎方法有十字绷带包扎、单眼包扎、四尾带包扎等。

运送伤员时应注意保持呼吸道通畅，一般伤员可采用侧卧位或头偏向一侧，昏迷的伤员应采用俯卧位，额部垫高，以利口腔内分泌物及血凝块流出，防止其阻塞呼吸道。

第三节 颌面部软组织损伤

口腔颌面部软组织损伤根据病因及伤情的不同可分为擦伤、挫伤、裂伤、撕裂或撕脱伤、咬伤等，不同类型损伤的临床表现及处理方法各有其特点。

一、软组织损伤分类

（一）擦伤

擦伤为皮肤表层破损，有点状或少量出血，痛感明显。治疗方法为清洗创面，去除异物，防止感染。

（二）挫伤

挫伤为皮下及深部组织受力挤压而形成，无开放性创口，表现为局部皮肤变色、肿胀及疼痛。组织内可因渗血形成瘀斑，甚至发生血肿。治疗原则是止血、止痛、促进血肿吸收、预防感染。

（三）裂伤

裂伤按致病原因可分为切割伤、刺伤、搓裂伤等。切割伤创缘整齐，伤及大血管时可大量出血；刺伤创口一般小而伤道深，多为非贯通伤，有时为贯通伤。搓裂伤创缘多不整齐，裂开较深较大。治疗时应早期行清创缝合术。

（四）撕脱伤

较大的机械力造成组织撕裂或撕脱。创口边缘不整齐，出血多，有时可见骨面暴露，疼痛剧烈。治疗时应及时清创，将组织复位缝合，如组织已缺损，应尽早行皮肤移植，消灭创面。

（五）咬伤

常见于犬咬伤，偶见其他动物咬伤。大动物咬伤可造成面颊部、唇部组织撕裂、缺损，外形和功能毁损严重，污染较重。处理时应根据伤情，早期清创，将撕裂、移位的组织复位缝合。

（六）枪伤或爆炸伤

常有大范围软组织缺损或坏死，且常伴有面部骨性结构的破坏。

二、口腔颌面部损伤清创术

（一）冲洗创口

在受伤 6 ～ 12 小时内，细菌尚位于损伤组织表浅部位，此时应尽早彻底清洗创口，去除创口内的细菌、泥沙等异物。

（二）清理创口

清创的原则是尽可能保留受伤组织，除确定已坏死的组织外，一般将创缘稍加修整后复位缝合。

（三）关闭创口

由于颌面部血运丰富，抗感染能力强，因此在伤口 24 ～ 48 小时以内的创口均可行 I 期缝合。对于那些没有明显化脓感染或组织坏死的创口，即使超过 48 小时，在充分清创后仍可做严密缝合。

第四节　牙槽突骨折

【病因】

牙槽突骨折多为外力直接作用于牙槽突所致，上颌骨前部多见，可单独发生，也可与牙损伤及颌骨骨折同时发生。多见于跌打损伤和意外损伤。

【临床表现】

牙槽突骨折常伴有牙龈组织的撕裂、牙松动、牙折或牙脱落，典型特征为摇动骨折段内的某一颗牙时，可见邻近数牙及骨折片随之移动，当骨折片移位时可引起咬合错乱。

【治疗原则】

治疗牙槽突骨折首先应在局麻下将移位的牙槽突复位至正常解剖位置，然后利用骨折相邻的正常牙列为基础固定骨折片。目前常用的方法有牙弓夹板固定法（图 3-8-2）、金属结扎丝固定法（图 3-8-3）等。

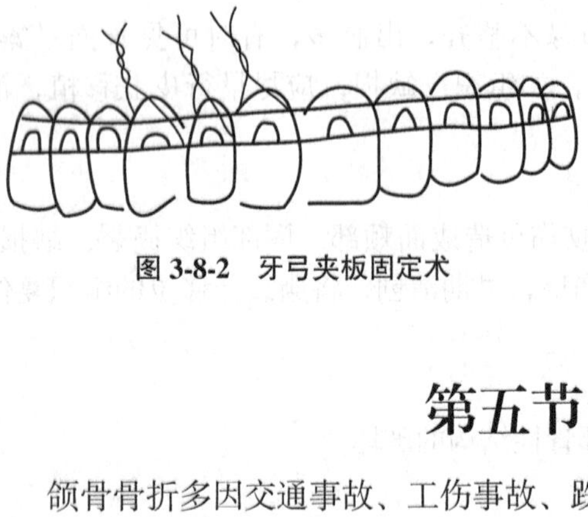

图 3-8-2　牙弓夹板固定术

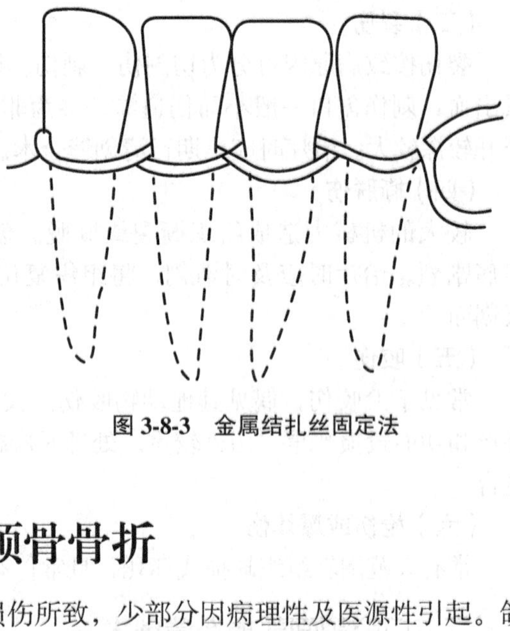

图 3-8-3　金属结扎丝固定法

第五节　颌骨骨折

颌骨骨折多因交通事故、工伤事故、跌打损伤所致，少部分因病理性及医源性引起。颌骨骨折有一般骨折的共性，如出血、肿胀、疼痛、骨折移位等，但由于颌骨具有独特的解剖结构和生理特点，使其骨折后的临床表现及诊治方法与其他部位骨折大不相同。

【临床表现】

（一）上颌骨骨折

1．骨折线　上颌骨占据面中 1/3，左右各一，与鼻骨、颧骨和颅骨相连，骨折线易发生在骨缝和薄弱的骨壁处。Le Fort 按骨折线的高低位置，将其分为三型（图 3-8-4）。

Le Fort Ⅰ型骨折：又称上颌骨低位骨折或水平骨折。骨折线由梨状孔水平、牙槽突上方两侧向后，绕上颌结节上方延伸至翼突。

Le Fort Ⅱ型骨折：又称上颌骨中位骨折或锥形骨折。骨折线自鼻根部向两侧横过鼻梁，经泪骨、眶下缘和颧上颌缝，绕上颌骨外侧壁向后至翼突。有时可波及筛窦达颅前窝而出现脑脊液鼻漏。

Le Fort Ⅲ型骨折：又称上颌骨高位骨折或颅面分离骨折。骨折线自鼻额缝向两侧横过鼻梁、眶部，经颧额缝达翼突，形成颅面分离。该型骨折多伴颅底骨折或颅脑损伤，出现耳鼻出血或脑脊液漏。

2．骨折段移位和咬合关系错乱　上颌骨骨折段的移位主要受外力的大小和方向以及上颌骨自身重量的影响，因此常向下后内方移位。

3．眶及眶周变化　上颌骨高位骨折时易引起眶周组织水肿，皮下出血，形成瘀斑，有时可见球结膜下出血，或出现眼球移位而发生复视。

4．颅脑损伤　上颌骨中位及高位骨折时常伴有颅底骨折或颅脑损伤，出现脑脊液漏。

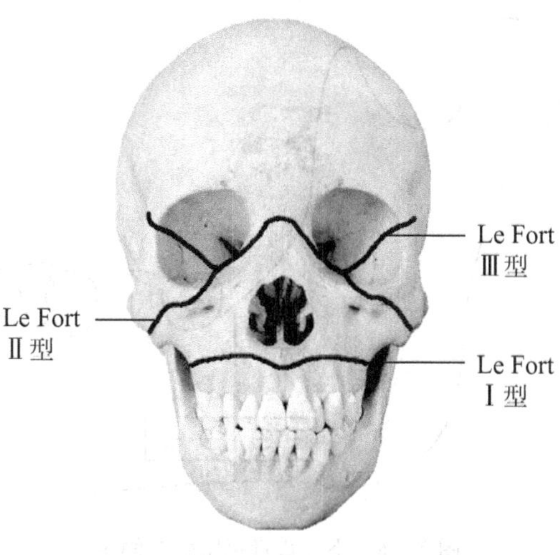

图 3-8-4　上颌骨骨折 Le Fort 分型

案例 3-8-1

患者，男，26岁。数小时前从高处坠落致面部外伤。查：神志清楚，耳鼻出血，伴脑脊液鼻漏，右侧面颊部肿胀明显，右侧上颌骨下垂，后牙早接触。

问题：

1．该患者明确诊断前还应做何种检查？

2．试对该患者做出诊断并简述治疗方案。

（二）下颌骨骨折

1．骨折好发部位　下颌骨骨折好发于下颌骨解剖结构薄弱区，最常见于下列四个部位（图 3-8-5）：正中联合部、颏孔区、下颌角及髁突颈部。

2．骨折段移位　下颌骨骨折片移位主要受咀嚼肌群牵拉的影响，其次与骨折的位置、骨折线的方向和倾斜度、外力的大小和方向有关。

3．咬合错乱　咬合错乱是下颌骨骨折最常见的体征，即使轻度移位，也可出现咬合错乱，如早接触、开颌、反颌等多种情况。

4．张口受限　疼痛和升颌肌群痉挛使多数下颌骨骨折伤员存在张口受限。

5．软组织及神经损伤　颌骨骨折时多伴有软组织损伤，如挫裂伤、水肿、血肿等。骨折时突然的撕裂和牵拉会损伤下牙槽神经而出现下唇麻木。

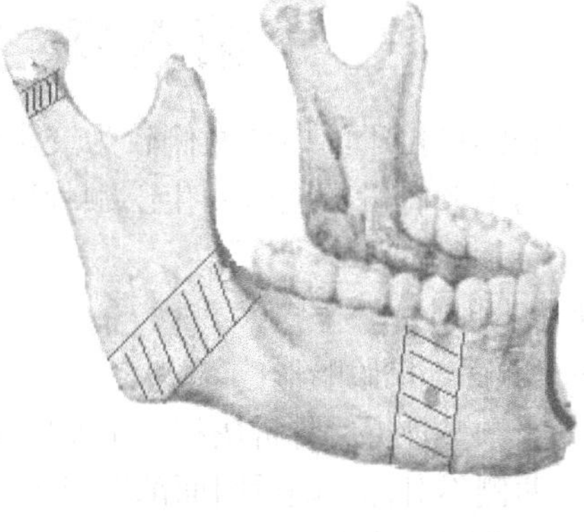

图 3-8-5　下颌骨骨折好发部位

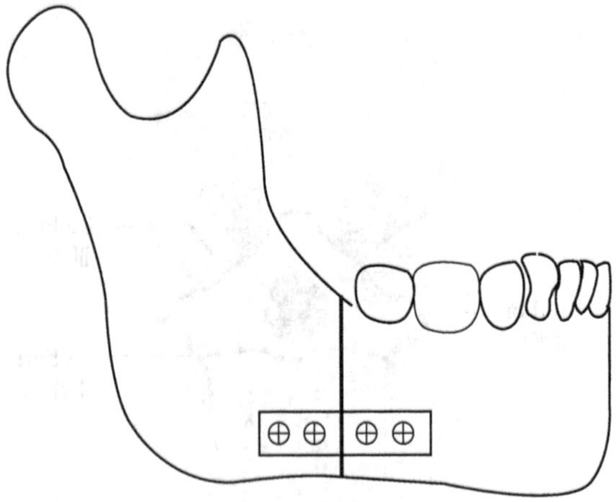

图 3-8-6 下颌骨骨折坚强内固定术

【治疗】

（一）治疗时机

颌骨骨折患者应尽早治疗，但如合并有颅脑损伤、大出血、休克或严重肢体损伤等情况时，应首先处理急症，待全身情况稳定后，再治疗颌骨骨折。合并软组织伤的应先清创缝合创口，再做骨折固定，骨折线上的牙应尽可能保留。

（二）颌骨骨折的复位与固定

1．复位方法 颌骨骨折的正确复位是固定前提，复位的标准是尽可能恢复患者原有的咬合关系和面型。常用的方法有：手法复位、牵引复位和手术切开复位。

2．固定方法 为保证骨折对位愈合，防止骨折片复位后发生移位，必须采取稳定可靠的固定方法。常见的固位方法有单颌牙弓夹板固定法、颌间固定法及坚强内固定法（图 3-8-6）。

知识链接

坚强内固定

坚强内固定是近 20 年来随着新生物材料技术和新理论发展起来的颌骨骨折内固定新技术。骨折在愈合过程中需要稳定的环境，固定物应能抵消影响愈合的各种不良应力，并能维持骨折在正确的位置上直到愈合，因此被称为坚强内固定或坚固内固定，实验研究表明其比以往的多种固定方法效果好，且能大大缩短颌间固定的时间，甚至不用颌间固定，是目前治疗骨折的首选方法。坚强内固定所用的材料主要有纯钛、钛合金和各种高分子可降解材料。

第六节 颧骨颧弓骨折

颧骨和颧弓位于面中部两侧较为突出的部位，易受撞击而发生骨折。颧骨因与上颌骨相连，常与上颌骨骨折同时发生。颧骨颞突和颞骨颧突连接构成颧弓，较窄细，更易发生骨折。

【临床表现】

（一）颧面部塌陷畸形

颧骨、颧弓骨折后骨折块移位主要取决于外力的方向，多向内后方移位而造成颧面部塌陷畸形，两侧不对称，随后因面部软组织肿胀，可能暂时掩盖颧面部塌陷，当面部肿胀消退后，再次出现塌陷畸形。

（二）张口受限

由于骨折片向内后方移位，压迫咬肌和颞肌，妨碍喙突运动，造成张口疼痛及张口受限。

（三）复视

颧骨构成眶腔的外侧壁和眶下缘的大部分，当颧骨骨折片发生移位时，会造成眼球移位、外展肌充血和局部水肿，从而使眼球移动受限而发生复视。

（四）神经症状

颧骨骨折常与上颌骨骨折伴发，形成颧上颌骨复合体骨折，会引发眶下神经损伤，造成支配区域的感觉麻木，也可能损伤面神经的颧支，造成患侧眼睑闭合不全。

（五）瘀斑

颧骨眶外侧壁骨折时，眶周皮下、眼睑和结膜下出现出血性瘀斑。

案例 3-8-2

患者，男，28岁。因车祸致颌面部外伤8小时入院。查：神情合作，生命体征平稳，右侧颧面部塌陷，右眼复视，张口度一横指，咬合关系正常。

问题：

1．试做出诊断并说明诊断依据。

2．试述该患者的治疗方案。

【治疗】

颧骨、颧弓骨折后如仅有轻度移位、畸形不明显、张口度正常、无复视等症状时，可保守治疗。凡有张口受限、复视者均应做手术复位，虽无功能障碍但面部畸形明显者也可考虑手术复位内固定。

（一）口内上颌前庭沟切开复位法

口内上颌前庭沟切开复位法适用于颧弓骨折不伴有旋转移位者。自上颌磨牙区前庭沟做切口，直达骨面，沿下颌骨喙突外侧向上分离，经颞肌肌腱、颞肌达颧骨和颧弓深面，用骨膜分离器将骨折片向外上前方向提翘，将骨折片复位。

（二）面部小切口切开复位法

面部小切口切开复位法适用于颧弓骨折不伴有旋转移位者。在颧骨颧弓骨折处下方皮肤做切口，直达颧弓表面，探明骨折片位置后，将单齿钩探入骨折片深部，向上方提拉颧骨颧弓骨折片使其复位。

（三）头皮冠状瓣切开复位法

头皮冠状瓣切开复位法适用于复杂的颧骨骨折。手术充分显露骨折断端，手术应在颧弓、颧额缝和眶下缘达到 3 点固定，一般使用小钛板或微型钛板进行固定。

思考题

1．试述口腔和面部损伤的特点。

2．试述口腔和面部软组织损伤的种类及处理措施。
3．试述上、下颌骨的骨折好发部位，颌骨骨折的临床表现和治疗原则。

（齐鸿亮）

第九章

颞下颌关节疾病

学习目标

1. 掌握颞下颌关节的基本结构，常见颞下颌关节疾病的分类及临床表现。
2. 熟悉颞下颌关节脱位的治疗方法。
3. 了解颞下颌关节强直的病因及治疗原则。

颞下颌关节是人体最复杂、生理功能最多的关节之一，主要由下颌骨髁突、颞骨关节面和居于二者之间的关节盘、关节周围的关节囊和关节韧带所组成，其主要功能是参与开闭口、咀嚼、吞咽、言语及表情等。

第一节　颞下颌关节紊乱病

颞下颌关节紊乱病是一类病因尚未明确而又有相同或相似临床症状的一组疾病的总称。发病率在颞下颌关节疾病中最高，多见于 20 ~ 30 岁的青壮年，女性多于男性。

【病因】

（一）精神因素

颞下颌关节紊乱病患者常有情绪焦急、易怒、精神紧张、好激动以及失眠等症状。

（二）㕧因素

患者做临床检查时常发现有明显的㕧因素，如㕧干扰、早接触，后牙早失、深覆㕧等。

（三）关节负荷过重

经常咬硬食物、嚼口香糖、夜磨牙、紧张时咬牙习惯，以及创伤㕧引起关节内持续微小的损伤，都会使颞颌关节负荷增加，超出生理限度时可引起该病的发生。

（四）关节解剖因素

颞下颌关节随着人类的进化其解剖结构变得越来越灵巧，而相应的关节、韧带明显变弱，关节承重能力降低，过度的活动容易引起颞下颌关节紊乱的发生。

（五）其他因素

目前研究表明颞下颌关节紊乱病也存在着免疫因素，此外，经常打哈欠、张口过度、突然的寒冷刺激以及长期单侧咀嚼等也可引起颞颌关节、周围肌群和韧带的损伤，从而导致疾病发生。

【临床表现】

颞下颌关节紊乱病临床表现的症状复杂，归纳起来有三个主要症状：下颌运动异常、疼痛、弹响和杂音，此外还有头痛、耳闷、耳鸣等症状。

（一）下颌运动异常

下颌运动异常通常包括开口度异常、开口型异常以及开闭口时出现关节绞锁三种情况。①开口度异常：翼外肌功能亢进时开口过大，而慢性滑膜炎出现开口过小；②开口型异常：开口时下颌呈“↘”型或其他歪曲口型；③关节绞锁：常见于关节盘脱出及破裂已成为运动的障碍物。

（二）关节区疼痛

疼痛是患者就诊时最主要的主诉，主要表现为开口和咀嚼运动时关节区及关节周围肌群的疼痛，有时可有耳内痛。

（三）弹响和杂音

1．弹响音　开口运动时出现“咔、咔”的声音，多为单音，可复性盘前移位时多见。

2．破碎音　开口运动时出现“咔吧、咔吧”的声音，多为双声或多声，常见于关节盘穿孔、破裂及移位时。

3．摩擦音　开口运动时有连续的似揉玻璃纸样的摩擦音，这类杂音多提示关节软骨面粗糙。

【临床分类】

颞下颌关节紊乱是一组疾病的总称。国内目前常用分类是由马绪臣、张震康等人提出的，主要根据其临床特点、病变的部位和病理改变将其分为咀嚼肌紊乱疾病类、关节结构紊乱疾病类、炎性疾病类、骨关节病类4大类，而其中每一类又包括若干型。

【防治原则】

颞下颌关节紊乱病的治疗方法很多，如可逆性保守治疗（药物治疗、物理治疗、封闭治疗等），不可逆性保守治疗（调殆、正畸治疗等），不可逆性治疗（各种关节镜外科和手术治疗）。不论何种治疗方案均因遵循一个合理的、合乎逻辑的治疗程序。

案例 3-9-1

患者，女，25岁。开闭口时双侧颞颌关节弹响半年。半年前张口时双侧关节区有“咔、咔”响声，无外伤史，无疼痛及张口受限。查：颌面部左右对称，无肿胀，张口度三指，开口初、闭口末时有“咔、咔”声音。

问题：

1．试对该患者做出诊断。

2．简述该病的治疗方法。

第二节　颞下颌关节脱位

颞下颌关节脱位是指下颌骨髁突运动时超越正常限度，脱出关节窝而不能自行复回原位。临床上常以急性前脱位和复发性脱位为多见。

一、急性前脱位

【病因】

1．内源性因素　常因突然张口过大，如大笑、打哈欠，或因大张口持续过久，如拔除阻生齿时使髁突脱离了关节窝、移位于关节结节之前而发生脱位。

2．外源性因素　在开口状态下，下颌颏部受到外力的打击、全麻手术时经口腔气管插管、进行喉镜和食管内镜检查时用力不当使下颌关节脱位。

【临床表现】

患者表现为下颌运动异常：不能闭口，前牙开𬌗，咀嚼和吞咽困难。单侧脱位时下颌前牙中线偏向健侧，健侧后牙反𬌗。双侧脱位时患者语言不清，唾液外流，两颊变平，面下1/3变长。检查可见耳屏前方触诊有凹陷，双侧髁突突出于关节结节前下方。

【治疗】

颞下颌关节急性脱位后应及时复位，否则长时间脱位的髁突周围和关节窝内会出现纤维组织增生而导致复位困难或不能复位。复位后应限制下颌运动。

1．复位　方法有口内法和口外法两种，临床以口内法多见。口内法（图3-9-1）：患者端坐，头部紧靠墙壁，下颌牙𬌗面的位置应低于术者两臂下垂时肘关节水平。术者站于患者前方，双手拇指缠以纱布，以免咬伤。然后伸入患者口内，放在下颌磨牙咬合面上，其余四指托住下颌骨下缘。复位时双拇指用力压下颌骨向下，同时其余四指将下颌颏部向上托，使位于关节结节前方的髁突移到关节结节水平以下时，再向后上方推送，将髁突送入关节窝内。

2．限制下颌运动　下颌复位后，必须再固定下颌2～3周，限制下颌开口运动，且开口度不宜超过1cm。

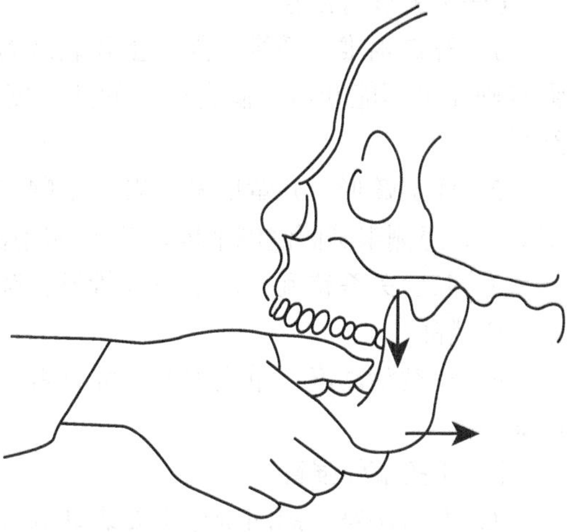
图3-9-1　颞下颌关节脱位口内复位法

二、复发性脱位

【病因】

复发性脱位多由于急性前脱位治疗不当，出现反复性或习惯性脱位。其病理特征是关节囊、关节韧带以及关节盘附着明显松弛，因髁突反复撞击关节结节，使髁突与关节结节变平，关节窝变浅，咀嚼肌功能失调。

【临床表现】

临床表现与急性前脱位相同，患者常在大笑、打哈欠、进食大张口时突觉下颌不能自如运动，发作频率不等，轻者几个月一次，重则一个月发作几次，顽固者一天数次。

【治疗】

复发性关节脱位患者采用单纯的限制下颌运动多不能达到防止再脱位的目的，一般应联合采用关节囊内注射硬化剂，使关节囊产生纤维化，若以上治疗效果无效时可采用手术治疗，如关节结节增高术、关节囊缩短术等。

第三节 颞下颌关节强直

颞下颌关节强直是指因各种原因导致颞下颌关节和关节周围组织出现器质性病变，致使下颌骨运动障碍或下颌骨不能运动。临床上可分为：关节内强直、关节外强直和混合性关节强直。

【病因】

颞下颌关节内强直多见于15岁以前的儿童，最常见的原因是感染和外伤。感染多由邻近组织或器官的化脓性炎症扩散而来，如化脓性中耳炎、下颌骨骨髓炎，关节原发性感染如脓毒血症、败血症，目前较少见。外伤是目前最多见的原因，颏部对冲性损伤、生产时产钳使用不当均可引起关节强直。

颞下颌关节外强直过去常因感染如坏疽性口炎所致，目前常见病因为外伤，包括面颊部大范围软组织烫伤、烧伤、上下颌骨开放性骨折、各种火器伤，均可造成颌间软组织瘢痕挛缩。

【临床表现】

（一）关节内强直

1．开口困难　纤维性强直主要表现为进行性开口受限，一般有一定的开口度，而骨性强直则完全不能开口，偶有微小的开口度是由于下颌骨的弹性和颅颌连接处不完全骨化的结果。

2．面部畸形　儿童期发病者由于髁突被破坏而致下颌骨的生长发育停止，表现为面部不对称，患侧丰满而健侧平坦，颏部偏向患侧。双侧关节强直时形成小颌畸形面容。

3．咬合关系错乱　由于下颌骨发育障碍，造成颌间距离变短，牙弓变小而狭窄，殆关系发生错乱。

4．髁突活动度　单侧关节内强直者，患侧髁突没有活动度或动度很小，而健侧则活动明显。

（二）关节外强直

1．开口困难　颌间挛缩主要表现为开口困难或完全不能开口，其严重程度视颌间挛缩的范围与程度而各不相同。询问病史时多有面部外伤及放射治疗等病史。

2．颌面部瘢痕挛缩或缺损畸形　颌间挛缩患者查体时多可见明显的颌间瘢痕、缺损畸形以及因瘢痕收缩引起的面部畸形。

3．髁突活动度　与关节内强直相比，颌间挛缩因关节结构本身未受累，故髁突有一定的活动度，在侧向运动时更明显。

【治疗原则】

关节内强直和关节外强直一般都需手术治疗。关节内强直一般需采用手术治疗如髁突切除术和颞下颌关节成形术。儿童患者目前多主张早期手术，尤其是伴有睡眠呼吸暂停低通气综合征者更应及时进行手术。双侧关节内强直最好一次手术，以便早期进行开口练习，如必须分两次手术，间隔时间不应超过2周。

关节外强直需手术切除上、下颌间，喙突与上颌结节、颧骨之间以及关节囊以外的纤维条索和骨性粘连。对伴有面部缺损畸形者，可行植皮或皮瓣修复。

知识链接

颞下颌关节成形术

颞下颌关节成形术分为高位成形术和低位成形术，主要适用于因感染、外伤等原因造成的骨性颞下颌关节强直。手术常在全麻下或强化麻醉加局麻，患者采用平卧位，头偏向非手术侧，一般在耳屏前做手杖形或角形切口，手术的基本原则是将发生强直的关节截开断离，形成一个接近生理功能的假关节。手术能在一定程度上恢复病员的张口、咀嚼和语言等功能；但约有20%的患者术后出现关节强直复发。关节强直患者的口咽腔狭小，手术后，由于下颌后退，咽腔将更为缩小，容易因舌后坠或喉头水肿等而引起呼吸道阻塞，应注意采取相应的防治措施；行关节成形术后，下颌骨升支变短，支点前移，下颌骨向后上旋转，行单侧关节成形术者，会出现下颌向患侧偏斜，可戴用斜面导板矫正，双侧者会出现开合，可通过颌间牵引来改善。

思考题

1. 简述颞下颌关节的组成及其运动方式。
2. 简述颞下颌关节紊乱病的临床表现。
3. 简述颞下颌关节内强直和关节外强直的鉴别诊断。

（齐鸿亮）

第十章

口腔修复学

学习目标

1．掌握牙体缺损、牙列缺损或缺失的概念；固定义齿、可摘局部义齿、全口义齿的概念及组成。
2．熟悉固定义齿、可摘局部义齿、全口义齿的修复步骤。
3．了解牙体缺损、牙列缺损或缺失的病因及影响。

口腔修复学（prosthodontics）是研究用符合生理和生物力学的方法来修复口腔及颌面部各种缺损的一门科学，其内容是研究牙体缺损、牙列缺损、牙列缺失及口腔颌面缺损的病因、临床表现、诊断和治疗方法，并设计制作各种修复体，使之恢复和改善患者的口腔功能和形态，以保障患者口腔器官及全身的健康。

牙体缺损、牙列缺损和牙列缺失是人类的常见病、多发病，主要表现是牙体、牙列存在各种不同性质、不同程度的破坏和缺损。这些破坏和缺损使患者牙列的完整和美观遭到破坏，并使功能受到障碍，严重者还会对患者的胃肠道功能乃至全身健康状态及心理状态产生不良影响。

随着人们对生活质量期望的提高及人口结构老龄化的进展，口腔修复治疗的社会需求将迅速增加。

第一节　牙体缺损、牙列缺损或缺失的概念、病因及影响

一、牙体缺损、牙列缺损或缺失的概念

1．牙体缺损　牙体硬组织不同程度的外形和结构的破坏及异常。
2．牙列缺损　上颌或下颌牙列中部分牙齿的缺失。
3．牙列缺失　上颌和（或）下颌牙列中牙齿全部缺失。

二、牙体缺损、牙列缺损或缺失的病因

1．牙体缺损　最常见的病因是龋病，其次是外伤、磨损、楔状缺损、酸蚀和发育畸形等。
2．牙列缺损
（1）牙周病是导致成年人牙齿丧失的首位原因。

（2）牙体缺损发生后如处理不当，均可能导致牙齿最终因无法治疗而被拔除。

（3）颌骨疾患如颌骨骨髓炎、颌骨肿瘤等也是造成牙列缺损的原因之一。

（4）遗传疾病：先天性牙胚缺失常为全身性发育异常的局部表现，最常见的是以先天性外胚层结构缺失为特征的遗传性少汗型外胚层发育不良，患者口内仅有几颗牙存在。

3．牙列缺失　凡能导致牙列缺损的病因均可能导致牙列缺失。

三、牙体缺损、牙列缺损或缺失的影响

1．咀嚼功能减退　影响程度与牙体缺损及缺失的部位、大小或数量、时间有关。严重者还会对患者的胃肠道功能产生影响。

2．发音功能障碍　前牙大面积缺损或缺失时，对齿音、唇齿音及舌齿音的发音影响较大。

3．美观影响　前牙缺失对美观的影响较大，而多数后牙的缺失会导致面下 1/3 高度变短，口角下垂，皱纹加深，呈现“衰老”面容。

4．对牙周组织的影响　邻面牙体组织的缺损会导致邻接触破坏，牙列缺损长时间不修复引起的对殆牙伸长、邻牙倾斜等也会导致部分牙邻接触关系的破坏，造成食物嵌塞而导致牙龈炎或牙周炎；并会导致咬合关系紊乱；若缺牙多，还会导致余留牙负担过重，形成咬合创伤。

5．对颞下颌关节的影响　牙齿缺失数量多、时间较久时引发的咬合关系紊乱会阻碍下颌的生理运动；全牙列缺失后咀嚼肌失去正常张力，下颌的正常生理位置发生改变，久不修复可出现颞下颌关节紊乱综合征的症状。

6．心理影响　上述 5 种不利影响长时间得不到解决时，还会出现对患者心理的不利影响。

第二节　口腔修复学的基本概念

一、常用修复体种类

一般情况下，根据患者能否自行取下将口腔修复体分为固定修复体和可摘修复体两大类。

【固定修复体】

用粘接材料固定于患者口腔内，患者不能自行摘戴。临床上常用的固定修复体有：

1．嵌体（inlay）　嵌入牙体内部，主要用于恢复缺损的牙冠外形。

2．贴面（laminate veneer）　覆盖牙冠的唇颊面，起到改善牙齿外观的效果。

3．部分冠（partial veneer crown）　覆盖部分牙冠表面，根据覆盖牙冠的多少又可分为 3/4 冠、7/8 冠等。

4．全冠（complete crown）　覆盖全部牙冠表面，可以用树脂、金属、陶瓷及两种以上的复合材料制作。

5．桩核冠（post-core crown）　利用桩插入根管内以获得固位的冠修复体称为桩冠，将桩核和全冠分开制作则称为桩核冠。

6．固定桥（fixed bridge）　在缺牙两侧或单侧的天然牙上以全冠等作为固位装置，连接桥体恢复缺牙的形态和功能。

【可摘修复体】

通过卡环等固位装置获得固位力，患者能够自行摘戴。临床上常用的可摘修复体有：

1．可摘局部义齿（removable partial denture）　用于修复患者牙列缺损的可摘修复体。一个典型的可摘局部义齿包括人工牙、基托、连接体、固位体等组成部分。

2．全口义齿（complete denture）　用于修复牙列缺失的可摘修复体，又称总义齿。全口义齿完全依靠大气压力和吸附力取得固位。

3．覆盖义齿（over denture）　基托覆盖在已完成治疗的牙根或牙冠上，由此取得支持和（或）固位的可摘局部义齿或全口义齿。

二、口腔修复的临床工作步骤

1．检查和诊断　听取患者的主诉和对修复治疗的期望，搜集患者的病史，详细检查患者的口腔颌面及口腔内情况，对患者的病损情况做出诊断。

2．医患沟通及治疗计划的确定　根据患者的需求和口腔缺损情况，向患者列举可能适用的修复手段及其优缺点，与患者共同确定一种适当的修复方案。

3．临床治疗操作

（1）牙体预备：对牙体缺损和牙列缺损实施修复治疗时，需对相关牙齿硬组织做必要的磨除，以形成修复体所需的空间及就位道等。

（2）制取印模和模型：用印模材料制取患者口腔形态的印模，灌注模型材料，翻制成与患者口腔形态相同的石膏工作模型。

（3）殆与颌位的记录：如有必要，记录患者上下牙列（或颌骨）之间的对位关系及它们之间相对运动的情况，并将记录转移到殆架上。

（4）制作修复体：将工作模型送到技工室，由技师按照医师的设计要求制作修复体。

（5）戴牙：将制作完成的修复体戴入患者口腔中，调改合适，并告知患者正确戴用修复体的知识。

（6）戴牙后的口腔宣教及复查：告知戴牙后的注意事项，在患者戴用修复体行使功能一段时间后，再做进一步的检查调改，以便长期保持口腔组织的健康。

知识链接

殆架：模拟人体上下颌和颞下颌关节结构的机械装置，能在一定程度上模拟下颌的功能运动。通常由固定上下颌模型的上、下颌体以及连接上下颌体的关节结构所构成。根据殆架的关节结构特点可以将其分为4种类型：铰链式殆架、平均值殆架、半可调殆架、全可调殆架。

第三节 牙体缺损、牙列缺损或缺失的修复方法

一、牙体缺损的修复治疗

【适应证】

一般情况下，牙体缺损可以采用充填的方式进行治疗（详见第三章），但以下情况应采用修复方法进行治疗：

1．牙体缺损过大，充填材料无法获得足够固位或不能为患牙提供足够保护者。

2．需要加高或恢复咬合者。

3．各种原因导致的牙冠重度磨耗者。

4．氟斑牙、四环素牙等需改善牙齿外观且美学要求高者。

【修复体种类】

用于治疗牙体缺损的修复体主要是固定修复体。按牙体缺损范围的由小到大，可采用的固定修复体依次为嵌体、部分冠（贴面）、全冠、桩核冠。

【修复原则】

1．生物学原则：修复体应满足对所修复牙及周围口腔组织的生理保健要求，即尽量保存患牙牙体硬组织、牙髓组织及牙周组织。

2．生物力学原则：修复体和所修复的患牙要建立良好的固位和抗力。

3．美学原则。

【临床步骤】

以较复杂的金属 - 烤瓷冠为例说明。

1．口腔检查：患牙位置、牙体缺损的病因、缺损大小、牙周情况；邻牙接触关系、咬合关系等。

2．医患沟通：充分考虑患者的要求和主观愿望，让患者全面了解并配合治疗过程。

3．制订方案：依据患牙具体情况及口腔整体情况做出治疗方案。

4．患牙牙体预备：按照牙体预备的原则和要求进行，注意预备量合适、无倒凹，形成固位形及抗力形，同时注意龈边缘形态。

5．取印模灌模型、比色、制作并粘固临时修复体：患牙预备完毕，比色，排龈后用精密印模材料制取印模，超硬石膏灌注模型。必要时记录𬌗关系。制作暂时修复体，试戴合适后暂时粘固。

6．技工室制作：技术员制作可卸代型，按临床取得的咬合记录上𬌗架，制作修复体蜡型，经包埋、铸造形成金属内冠，在模型上试合、表面打磨、喷砂后，按临床选色进行瓷粉的塑型烧结、形态修整、上釉等技工制作步骤。

7．试戴及粘接　修复体在口内试戴，进行形态及咬合的调改，直至适合。必要时可再着色修饰，使其与邻牙色调协调一致，上釉后永久粘固。

8．戴牙后必要的口腔宣教及复查。

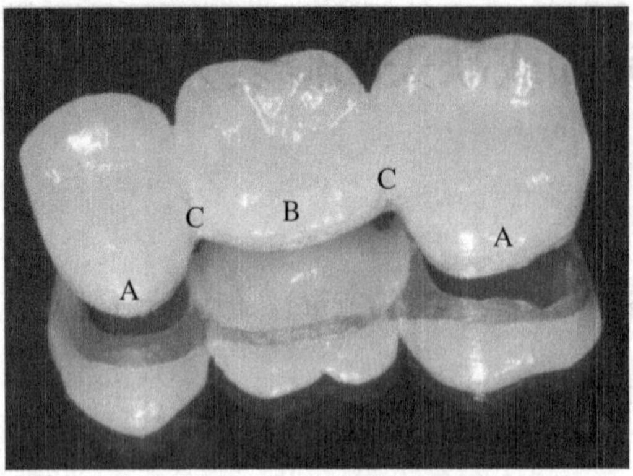

图 3-10-1　固定义齿的组成
A. 固位体；B. 桥体；C. 连接体

二、牙列缺损的修复治疗

牙列缺损可采用固定义齿（亦称固定桥）修复或可摘局部义齿修复。

（一）固定义齿修复牙列缺损

【组成及作用】

固定义齿主要由固位体、桥体及连接体组成（图 3-10-1）。

1．固位体　粘固于基牙上，起固位作用的部分。

2．桥体　恢复缺失牙形态与功能的部分。

3．连接体　桥体与固位体间的连接部分。

【义齿的类型】

固定桥种类甚多，依据不同的分类方法可有不同的形式。

1．根据结构分为双端固定桥、半固定桥、单端固定桥三种基本型。仅采用一种基本类型的固定桥称为简单固定桥；采用以上两种或三种基本类型联合制成的固定桥称为复合固定桥。

2．特殊结构的固定桥如种植体固定桥、固定可摘联合桥、粘接固定桥等。

3．根据所用材料分类　金属烤瓷桥、全瓷桥、金属桥、金属树脂桥等。

【适应证和优缺点】

1．适应证

（1）缺牙数目：缺失牙数目和缺牙区两端基牙的承受力是选择固定桥修复时必须考虑的因素。固定义齿最适合利用缺牙隙两端的 2 颗基牙修复 1 ～ 2 颗缺失牙；缺牙数在 2 颗以上者若是间隔缺失，有中间基牙增加支持，也可考虑。

（2）缺牙部位：末端游离缺失者，应慎重考虑。

（3）基牙条件：牙冠形态正常，牙冠龈𬌗高度适宜；牙根粗长，多根牙最好；最好是健康活髓牙，有病变者须经完善的根管治疗；牙周组织健康，牙槽骨无吸收或吸收不超过根长的 1/3；基牙的位置应基本正常，无过度的倾斜或错位，不影响牙体预备取得共同就位道。

（4）咬合关系：缺牙区的咬合关系基本正常，缺牙间隙有适当的龈𬌗高度。

（5）缺牙区牙槽嵴：一般在拔牙后 3 个月，牙槽嵴吸收趋于稳定后再行固定修复。

（6）年龄：主要用于成年人，高龄不是禁忌证，但年龄过小者牙齿发育尚未完成，应慎重。

（7）其他方面：应综合考虑患者口腔卫生情况及口内余留牙的情况。随种植的发展，要充分考虑患者的要求，患者应知晓固定桥优缺点并能接受牙体预备的全过程。

2．优缺点

和可摘局部义齿比，固定义齿的优点是体积小，无异物感，舒适，患者易于适应，不妨碍发音；行使功能时，稳定、固位和支持作用好，效率高；形态美观；无需摘戴，使用方便。缺点是：基牙的牙体组织切割量大，可能会伤及活髓基牙的牙髓；制作复杂，损坏后不易修理，往往需要重新制作；对基牙要求高，适应证范围小。

【临床步骤】

以临床上普遍采用的金属烤瓷桥的制作方法为例：

1．口腔检查　特别注意拔牙创愈合情况；缺牙间隙的部位和大小；咬合关系；基牙条件；并注意口内余留牙情况。

2．医患沟通　向患者充分讲解固定桥的优缺点，尤其是其可能带来的不良后果。

3．制订方案　依据缺失牙数目、部位、基牙条件、𬌗关系、支持组织的健康情况以及患者年龄等因素综合分析，制订方案。比色，必要时拍照记录。复杂病例需要先进行模型分析。

4．基牙牙体预备　注意各基牙预备体间要有共同就位道，连接体的空间要足够。

5．取模灌模、记录𬌗关系、制作及粘固临时修复体　基本同牙体缺损的步骤。

6．技工室制作　基本同金属烤瓷冠，需要对桥体及连接体进行良好的设计和制作。

7．试戴及粘接　基本同金属烤瓷冠。

8．戴牙后必要的口腔宣教及复查。

案例 3-10-1

患者，男性，43岁。一年前固定义齿修复，一直有不适感。1周前修复体不能咬合，疼痛明显，影响咀嚼。口腔检查：43|缺失，5-2|烤瓷桥修复，2|松动Ⅱ度，叩痛（+），X线片示2|牙槽骨吸收达根中部，牙周膜间隙增宽。

诊断：

1．上颌牙列缺损

2．2|慢性牙周炎

问题：

请分析固定桥修复失败的原因并设计治疗方案。

（二）可摘局部义齿修复牙列缺损

可摘局部义齿利用天然牙、基托下黏膜和骨组织作支持，借助义齿的固位体及基托固位，用人工牙恢复缺失牙的形态和功能，用基托恢复缺损的牙槽嵴、颌骨及周围的软组织形态，患者可自行摘戴，是牙列缺损中最常用的修复方法。

【组成及作用】

通常由𬌗支托、固位体、连接体、人工牙、基托等部件组成（彩图 3-10-2）。

（1）𬌗支托：放置于天然牙上，支持义齿，防止义齿龈向移位，传递力的部分。

（2）固位体：抵抗脱位力作用，获得固位、支持、稳定的重要部件。

（3）连接体：将义齿的各个部分连接为一整体。

（4）基托：覆盖在黏膜上，将义齿各部分连接成一体的部分。

（5）人工牙：替代缺失的天然牙，恢复牙冠形态和咀嚼功能的部分。

【适应证和优缺点】

1．适应证

（1）口腔任何部位的牙列缺损，尤其是游离端缺失者。

（2）可作为拔牙创未愈合者的过渡性修复，或需维持缺牙间隙者。

（3）缺失牙伴有牙槽骨、颌骨或软组织缺损者。

（4）需升高颌间距，以恢复面部垂直距离者。

（5）需活动夹板固定松动牙者。

（6）需以基托封闭腭部裂隙者。

（7）不能耐受固定义齿修复的牙体预备，或主动要求进行可摘局部义齿修复者。

（8）特殊需要者，如化妆义齿。

2. 优缺点　与固定义齿比，可摘局部义齿的优点有适用范围广、磨除牙体组织少、义齿能自行摘戴易于清洁及制作方法简便、费用较低、损坏后易于修补等优点。缺点是体积大，影响发音，舒适度、稳定性和咀嚼效能均低于固定义齿；若义齿设计欠合理，还可能带来基牙损伤、龋病、牙周炎、牙槽嵴加速吸收等不良后果。

【义齿的类型】

1．按义齿的支持组织不同，大致可分为以下三种类型：

（1）牙支持式义齿：缺隙两端基牙上均设置有𬌗支托，义齿所承受的力主要由天然牙承担。适用于少数牙缺失、基牙稳固的病例，修复效果较好。

（2）黏膜支持式义齿：天然牙上无法设置支托，义齿所承受的力主要由黏膜及其下的牙槽骨承担。适用于多数牙缺失，余留牙松动或咬合关系差的病例。此类支持形式的义齿，咀嚼效能差，且容易导致基托下组织压痛等症状。

（3）混合支持式义齿：义齿承受的力由天然牙、黏膜和牙槽骨共同承担，其修复效果介于前两者之间。

2．按义齿的材料和制作方法不同，可分为以下两种类型：

（1）胶连式可摘局部义齿：义齿大部分或全部为塑料制作，以弯制钢丝卡环固位，多用于暂时性、过渡性义齿。

（2）铸造支架式可摘局部义齿：一般由金属整体铸造支架和少量塑料构成，坚固耐用，体积小。

【临床步骤】

以较复杂的铸造支架式可摘局部义齿为例：

（1）口腔检查及修复前准备：以口内检查为主，了解患者全身情况，根据检查结果做出诊断及治疗计划，进行修复前必要的口腔处理，为义齿修复创造良好的条件。

（2）医患沟通：充分了解患者的要求及主观愿望，让患者充分知晓可摘局部义齿的优缺点及患者自身的口腔条件，对可能的修复方案进行适当评估，让患者全面了解并配合治疗。

（3）牙体预备：按确定固位体的种类和就位道调磨基牙和余留牙，预备𬌗支托窝和隙卡沟。

（4）制取印模、灌注模型：选择合适的成品托盘，必要时制作个别托盘制取印模，灌注模型。

（5）确定颌位关系和上𬌗架。

（6）模型设计和模型预备：观测模型以确立就位道，确定义齿最终设计并对模型进行处理，如填倒凹、缓冲硬区、模型鞍基区的处理等。

（7）技工室制作：铸造支架的制作，排牙，完成可摘局部义齿。

（8）初戴义齿：医师将义齿调改合适。要求义齿能在口内顺利戴入和取下，且固位良好，基托伸展适度，咬合正常，患者能很快适应并恢复功能。

（9）戴牙后必要的口腔宣教，说明戴牙后可能出现的问题。

三、全口义齿修复

为牙列缺失患者制作的义齿称为全口义齿，俗称总义齿。由天然牙根支持的全口义齿称覆盖全口义齿，由种植体支持的全口义齿称种植全口义齿。

【组成和作用】

全口义齿由基托和人工牙两部分组成（彩图 3-10-3）。

义齿基托和黏膜紧密贴合及良好的边缘封闭产生的吸附力和大气压力将总义齿吸附在上下颌牙槽嵴上起到固位作用；基托和人工牙恢复患者的生理功能与面部外形，维护口腔组织的健康。传统全口义齿是黏膜支持式义齿，覆盖全口义齿或种植全口义齿可为混合支持式甚至是牙支持式义齿。

【全口义齿的固位和稳定】

1．固位　义齿抵抗从口内垂直脱位的能力。影响总义齿固位的因素有患者的口腔解剖形态、唾液的质和量、基托的贴合度、面积大小、边缘伸展等。

2．稳定　义齿对抗水平力和转动的力量，防止义齿侧向和前后向脱位。义齿的稳定有赖于良好的咬合关系、排牙位置及基托磨光面外形。

3．固位和稳定的关系　全口义齿的固位和稳定相互影响，缺一不可。

【临床步骤】

1．口腔检查和修复前准备　对颌面部、牙槽嵴、颌弓形状和大小，上下颌弓的位置关系，肌肉、系带附着和位置，舌的位置及大小等情况进行详细检查。若牙槽嵴有不规则的骨尖、骨突，唇颊系带附着过于接近牙槽嵴顶等情况时，可先行外科手术解决。

2．医患沟通　将义齿修复后可能发生的问题向患者说明，以正确引导患者，提高全口义齿的满意度。

3．制取印模，灌注模型　全口义齿的印模制取要求较高，须制取功能性印模以精确反映无牙颌组织解剖形态以及周围组织生理功能活动状态。

4．记录颌位关系　颌位关系是指下颌对上颌的位置关系，包括上下颌垂直颌位关系（即垂直距离）和水平颌位关系（即正中关系）。医师借助暂基托、𬌗堤组成的上、下𬌗托，使用垂直测量尺测得或观察患者面部外形等方法来实现上下颌垂直颌位关系的确定；垂直颌位关系确定后，医师嘱患者做卷舌、吞咽及后牙咬合等动作来确定水平颌位关系；在𬌗堤唇面画标志线，包括中线、口角线、唇高线和唇低线等以指导技师选、排人工牙。

5．上𬌗架　借助面弓即可将患者上颌对颞下颌关节的位置关系转移至𬌗架上，同时保持上下颌模型间的高度和颌位关系。

6．排牙　根据患者的面部形态、牙弓大小、肤色等选择合适人工牙，技师按照排牙原则将人工牙排列在上、下𬌗托上，以恢复患者的自然外观，并达到咀嚼和发音的功能要求。

7．试排牙　全口义齿排牙完成后，应在患者口内试戴。主要检查颌位关系、基托边缘伸展、固位与稳定等，期间要与患者充分沟通。

8．全口义齿的完成　试排牙完成后，由技师完成义齿的制作。

9．全口义齿的初戴与选磨　戴牙前对完成的全口义齿进行检查，修整边缘锐利处和影响就位的倒凹以及基托组织面的树脂小瘤。义齿就位后，检查咬合关系、基托的伸展及磨光面的形态等，并进行相应的调整；通过选磨使义齿达到平衡𬌗的要求。

10．口腔宣教及复查 给予患者戴牙指导。

四、种植义齿修复

随着安全性、可靠性的逐渐提高以及操作方法的不断简化，种植义齿已成为牙列缺损或缺失修复的常规治疗方式之一。全身条件良好，缺牙区无软硬组织病变，有足够骨量，骨密度理想，无不良咬合习惯、经济上能承受且能按时复诊者，均可考虑采用种植义齿修复。

种植义齿由种植体、基台、上部结构三部分组成，替代天然牙根的种植体植入颌骨后通过基台及上部结构获取类似于牙固位支持的修复体，根据固位方式可分为固定式种植义齿、可摘式种植义齿。

知识链接

种植体的骨结合（osseointegration）理论：由 Branemark 教授于 1977 年报告种植义齿 10 年疗效观察分析时提出，即在光学显微镜下观察，种植体表面和周围骨组织直接紧密接触，没有任何纤维组织等非骨组织介入种植体和骨组织之间。到目前为止，骨结合仍被作为种植成功的标志，是确保种植体周围骨组织能长期保持稳定并承担功能负荷的基础。

案例 3-10-2

患者，女性，54岁。4个月前行76|松动牙拔除术，要求修复缺失牙。口腔检查：76|缺失，拔牙创愈合良好，缺牙区牙槽嵴丰满，口内余留牙条件可，松动（–）。

诊断：上颌牙列缺损

问题：

1．本病例可采用哪几种方法修复？

2．如果采用固定义齿修复，需采用何种方法？

第四节 戴用义齿后的口腔保健及义齿的维护

义齿戴好后，应帮助患者对义齿有正确的认识和了解，指导患者正确地使用和保护义齿。

一、固定义齿

1．如果前期处置得当，患者配合，固定义齿一般能较长时间地恢复缺失牙的形态和功能，保持口腔的健康状态，复诊率低。

2．嘱患者保持良好的口腔卫生习惯。如果戴牙后出现了咬合疼痛、食物嵌塞、松动脱落、破损等要及时复诊，查找原因。

二、可摘局部义齿

1．初戴义齿常有异物感、发音不清、咀嚼不便、恶心或呕吐等现象，戴用 1 ~ 2 周后上述症状即可得到改善或消除。

2．正确使用义齿，不强力摘戴，以免卡环变形；避免用牙咬合就位，防止卡环变形或义齿断裂；初戴义齿时应从软的食物开始练习，以便逐步适应。

3．饭后应取下义齿刷洗干净，并认真刷牙；睡前应将义齿取下，清洁后浸泡保存，切忌放在热水和酒精溶液中。

4．如有不适应及时复诊，不能自行修改义齿。

5．维护口腔卫生，定期复诊，最好每半年到一年复诊一次。

三、全口义齿

1．预先告知戴牙后可能出现明显的异物感、恶心、发音不清、唾液增多、义齿脱落等情况，使患者有足够的思想准备度过适应期。

2．纠正不正确的咬合习惯，引导患者用新义齿做到正中咬合。

3．嘱咐患者先不用前牙咬切食物，从后牙咀嚼软的小块食物慢慢过渡到一般食物。

4．饭后应取下义齿刷洗干净并漱口，睡前应将义齿取下，清洁后浸泡保存。如义齿戴用后出现黏膜压痛与破损，应取下义齿，使组织休息，并及时到医院就诊，切忌自行修改。就诊前 1 天将义齿戴在口中，以便医师通过黏膜压痕帮助诊断。

5．定期复诊以便及时发现问题。

四、种植义齿

1．建立患者口腔卫生档案。

2．教会患者掌握专用清洁器具的使用方法，指导患者养成良好的卫生习惯以维护口腔卫生：包括经常性漱口，选择适宜的牙刷正确刷牙，使用牙间清洁器、纱布条、牙线清洁基台及上部结构龈面的菌斑。

3．定期检查包括种植体颈部、基台、连接杆及上部结构组织面菌斑和结石的检查和清除。

思考题

1．固定义齿的优缺点有哪些，适应证是什么？

2．可摘局部义齿的优缺点有哪些？

3．全口义齿试戴时应重点检查的内容是什么？

（江 泳）

第十一章

儿童口腔疾病

学习目标

1. 掌握儿童龋病的临床表现、危害和治疗原则。乳牙和年轻恒牙牙髓炎和根尖周炎的临床表现和治疗原则。
2. 熟悉牙外伤的分类，年轻恒牙和乳牙外伤的临床表现及处理原则。常见的牙齿发育异常的类型。口腔不良习惯和牙齿萌出异常的类型。发育期错𬌗畸形的矫治目标。
3. 了解儿童龋病的病因。错𬌗畸形的治疗方法。

第一节　概　述

儿童口腔医学作为口腔医学中的一门独立学科，是以处于生长发育过程中的儿童为对象，研究其口腔范围内的牙、𬌗以及颌面部组织的形态和功能，诊断、治疗和预防其口腔疾病及颌面部畸形。儿童随着年龄的增长，其机体各个器官也会不断发育变化，牙、牙列、咬合、颌面部都会发生明显的变化，在儿童口腔治疗中，不仅要关注修复受损的牙体、牙列的形态和功能，更应该结合儿童生长发育过程中的变化，针对不同的年龄和发育阶段制订不同的治疗方案。

儿童口腔疾病种类繁多，常见病包括龋病、牙髓病和根尖周病、牙外伤、牙齿发育异常和牙列发育中的咬合紊乱，在以下章节中将做详细介绍。

第二节　儿童龋病

【病因】

儿童龋病病因与成人龋病类似，但儿童龋病有其自身的特点。

1．解剖形态　乳磨牙和年轻恒牙的𬌗面窝沟点隙多、窝沟深度较成人深，乳牙之间存在间隙，易造成食物滞留，菌斑堆积。

2．牙体组织结构　刚萌出的乳牙和年轻恒牙表面釉质未成熟，釉质、牙本质矿化程度低，抗酸蚀能力弱。

3．儿童饮食特点　儿童喜欢含糖、软质食物，且进食次数多，多数幼儿还在睡前和夜间进食，不利于牙齿清洁。

4．儿童口腔的自洁和清洁作用差　因儿童年龄小，动作协调能力差，不能很好地清洁牙齿。另外，儿童睡眠时间长，睡眠时口腔唾液分泌减少，不利于口腔自洁。

5． 早期发现困难　因乳牙牙髓神经系统结构不完善，对各种不良刺激反应不敏感，而且儿童自我感知能力和表达能力较差，多数龋齿不能被早期发现。

【临床表现】

1．儿童患龋率高、发病早。

2．龋损广泛，进展速度快　乳牙和年轻恒牙矿化程度差，龋齿进展速度快。龋损可以同时出现在多个牙齿和多个牙面。另外，乳牙多发龋齿会使口腔处于致龋的高危环境，使刚萌出的年轻恒牙更易患龋。

3．自觉症状不明显　儿童患龋后的自觉症状不如成人明显，同时儿童自我感知能力和表达能力较差，乳牙龋和年轻恒牙龋常被家长忽视。

【儿童龋病的危害】

（一）对口腔局部的影响

1. 影响咀嚼功能。

2. 影响继承恒牙的发育　乳牙龋病引起的根尖周炎，会影响其下方恒牙胚的发育，造成恒牙釉质发育不全、早萌或迟萌。

3. 影响牙列及咬合关系　乳牙邻面龋坏可导致牙弓长度减小，使恒牙萌出间隙不足或错位拥挤，导致错𬌗畸形。

4. 损伤口腔黏膜及软组织　龋损所致的残冠、残根会刺激局部舌、唇、颊的黏膜，有时可形成创伤性溃疡。

5. 影响面部发育　咀嚼运动的生理刺激直接影响着颌骨的发育，如果一侧的咀嚼功能降低或失用，会导致颜面发育不对称，失用侧发育比健侧差。

（二）对全身的影响

1．急性感染性疾病　儿童龋病引起急性根尖炎易扩散形成颌骨骨髓炎和急性化脓性蜂窝组织炎，严重感染可导致急性败血症。

2．慢性感染　龋病引起的慢性根尖周围组织炎症，可通过血运传播细菌，引起机体其他组织发生感染。

3．营养不良　咀嚼功能的降低必然会影响儿童的营养摄入。

4．影响儿童发音　幼儿期是儿童学习语言的最佳时期，乳牙（特别是乳前牙）的大面积崩解和早失会影响正确的发音。

5．影响儿童心理发育　前牙龋齿影响美观，会给儿童心理的发育产生一定的负面作用。

【治疗】

对儿童龋病的治疗，必须根据不同年龄阶段龋病发生发展的特点，有针对性地制订治疗方案。在儿童口腔中多数牙有龋齿的情况下，治疗必须有计划性，要分清轻重缓急；并且要让家长明白龋齿预防和定期检查的重要性，协助改变不良饮食习惯，控制甜食量和摄入频率。

乳牙列：乳磨牙和乳尖牙在口腔中保留时间长，是治疗的重点；乳前牙龋如果不能较好地控制到替换期，也需积极治疗。

混合牙列：乳牙接近替换时，如 5 岁后的乳切牙和 11 岁左右的乳磨牙，可以不治疗。年轻恒牙龋病的预防和治疗是这一时期的重点，要及时检查新萌出的恒牙，采用窝沟封闭等保护措施预防龋齿；对年轻恒牙龋要积极治疗，防止龋损扩大。

第三节　乳牙牙髓病和根尖周病

【病因】

儿童乳牙牙髓病和根尖周病的病因主要是乳牙龋齿引起的牙髓感染，其次是乳牙外伤。

【临床表现】

1．疼痛史　有自发痛史表明乳牙牙髓有广泛炎症，甚至牙髓坏死；但无痛并不代表牙髓健康。

2．露髓和出血　在腐质未去净之前，如果探察到露髓孔，说明牙髓已经感染；如露髓处有较多暗红色出血，且不易止血，说明牙髓感染较重，反之，牙髓感染则轻。

3．乳牙牙髓活力测验　因儿童自我感知和语言表达能力有限，成人常用的牙髓温度测试，在儿童不能得到可靠的结果；牙髓电活力测量仪也不适用于乳牙。

4．叩诊和牙齿松动度　叩痛和过大松动度说明牙根周围组织处于充血炎症状态，在没有其他因素存在时，说明牙髓存在感染，并已通过根分叉或根尖孔扩散到根周组织。

5．牙龈肿胀和瘘管　这是牙根周围组织存在炎症的可靠指标，脓肿和瘘管的位置与牙根形态和走向有关。

6．X 线检查　在乳牙牙髓炎和根尖周炎的诊断中起较为重要的作用，可以提供下列信息：①龋坏的深度，龋坏与髓腔的关系，髓腔内有无钙化，有无牙体内吸收；②有无根尖周病变及根尖周病变的程度；③鉴别乳牙的生理性和病理性根吸收；④观察恒牙胚的发育情况，及乳牙根尖周感染是否累及下方恒牙胚。

【治疗】

乳牙牙髓病和根尖周病必须及时治疗，目的是去除感染和疼痛，延长患牙的保存时间，防止对继承恒牙的发育和萌出产生影响。

1．乳牙牙髓切断术　乳牙深龋露髓和部分冠髓牙髓炎时，感染局限于冠髓，尚未累及根髓，可只去除感染的冠髓，保留未感染的根髓，达到治疗目的。若乳牙牙髓感染已侵犯根髓，形成弥漫性炎症，甚至侵犯牙根周围组织，则禁用该技术。

2．乳牙根管治疗术　乳牙根管治疗术是治疗乳牙牙髓病和根尖周病的常用方法，也是保留牙齿的最后治疗手段。通过根管预备和药物消毒去除感染物质对根尖周组织的不良刺激，并用可吸收的材料充填根管，达到治疗目的。

知识链接

乳牙根管治疗术与恒牙根管治疗术的差别

1. 乳牙根管预备时不需根测仪测量牙根长度，只能通过 X 线片和手感来确定牙根长度。

2. 乳牙根管充填时通常使用氢氧化钙类制剂，因为氢氧化钙类制剂可随乳牙牙根的生理性吸收而被吸收，不会阻碍乳恒牙的正常替换。

第四节　年轻恒牙牙髓炎和根尖周炎

年轻恒牙指已经萌出，但未到达殆平面，在形态和结构上尚未完全形成和成熟的恒牙。年轻恒牙髓腔宽大，髓角高，牙根尚未发育完成、根尖孔未闭合，一般在萌出后3～5年牙根才能发育完成。在此之前，保存活髓、尤其是保存活的根尖牙乳头是牙根继续发育的关键。

【病因】

除龋坏外，牙外伤和畸形中央尖折断是导致牙髓感染的常见病因。

【临床表现】

1．疼痛史　单纯的刺激性痛说明牙髓处于充血状态，一旦出现自发痛说明牙髓有广泛炎症，但无自发疼痛史不能说明牙髓无炎症存在，应结合临床检查综合分析。

2．露髓和出血　如露髓处有较多暗红色出血，且不易止血时，常说明牙髓感染较重，反之，牙髓感染较轻且局限。

3．牙髓活力测验　临床上常用牙髓温度测量法（特别是热牙胶法）对年轻恒牙的牙髓状态进行判断，牙髓电活力测量仪对年轻恒牙不适用。

4．叩诊和牙齿松动度　叩痛和过大松动度说明牙根周围组织处于充血炎症状态，在没有其他非龋因素存在时，说明牙髓存在感染，而且感染已经通过根尖孔扩散到牙根周围组织。

5．牙龈肿胀和瘘管　这是年轻恒牙牙根周围组织存在炎症的可靠指标。

6．X线检查　可提供下列信息：①龋坏的深度，龋坏与髓腔的关系；②年轻恒牙牙根发育情况；③有无根尖病变及根尖病变的程度；④有无根管钙化或牙根吸收。

【治疗】

年轻恒牙牙髓治疗时要根据牙根的发育状态和牙髓的感染程度选择治疗方法，尽量多地保存活髓，尤其是保存活的根尖牙乳头使牙根继续发育完成。

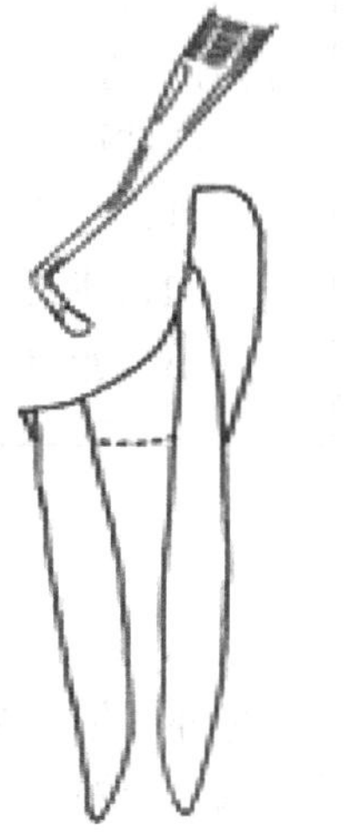

图3-11-1　冠髓切断术

1．牙髓切断术（图3-11-1）　牙髓切断术是较常用的保存活髓的方法，在牙髓感染仅局限于冠髓而根髓尚未受到侵犯的冠髓炎状态时，可用牙髓切断术的方法，去除感染的冠髓，保留未感染的根髓，使年轻恒牙的牙根能够继续发育。术后应对患者进行追踪观察，直到牙根完全形成。

2．根尖诱导成形术（图3-11-2）　当年轻恒牙出现牙髓感染、坏死分解或根尖周病变时，由于其牙根发育不完全，根尖孔未形成，不能进行常规的根管治疗和完成根尖区完善的封闭。通常，在控制感染的基础上，用药物和手术的方法诱导牙根继续发育或使根尖孔缩小或封闭。术后需要定期复查，等根尖封闭形成后改行根管治疗。

3．根尖屏障术　年轻恒牙牙髓炎或根尖周炎行牙髓摘除术，控制急性炎症后，用非手术方法将生物相容性材料填到根管根尖部，封闭开敞的根尖孔，在上方进行常规根管充填。

4．牙髓血管再生治疗　近年来，学者们发现在没有发育完全的牙根的根尖周组织中存

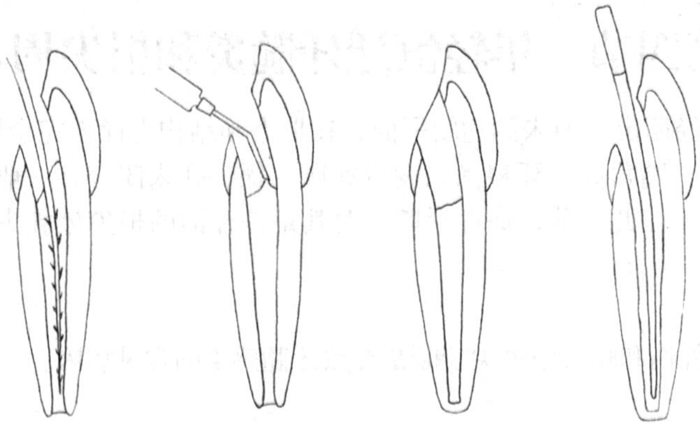

图 3-11-2　根尖诱导成形术

A. 年轻恒牙牙髓弥漫感染应去除全部牙髓　B. 充填氢氧化钙类制剂；
C. 形成根尖封闭　D. 永久根管充填

在一些干细胞，可在根管内形成含血管的纤维结缔组织，并在根管壁上形成类牙骨质或骨样组织。在此基础上，通过牙髓血管再生治疗可以使年轻恒牙牙根继续发育，伴有根管壁的增厚和牙根的延长，最终形成类似生理性的根尖封闭。但该治疗方法是近年来新兴的一种治疗方法，还需要长期的随访观察。

案例 3-11-1

患者男性，13岁。右下后牙肿痛1周，伴面部肿胀，右下后牙冷热敏感1月余。检查：44颌面见畸形中央尖折断牙本质轴，未探及露髓孔，叩痛（+++），Ⅰ度松，龈颊沟膨隆，无波动感。X线片示：44牙根未发育完成，根尖孔开敞，根周膜增宽。

问题：

1．患牙最可能的诊断是什么？

2．患牙的病因是什么？

3．患牙可选择的治疗的方法有哪些？

第五节　儿童牙外伤

牙外伤是指在突然的机械外力作用下，牙体硬组织、牙髓或牙周组织发生急性损伤的一种疾病，牙外伤可单独破坏一种组织，也可多种组织同时受累。儿童活动性较强，自我保护意识欠缺，容易造成牙齿外伤。儿童牙齿外伤会对儿童的牙齿发育、颌面部生长发育和咬合关系等产生影响，应当积极地治疗和预防。

乳牙外伤多发生在 1 ~ 2 岁儿童。恒牙外伤发生率高于乳牙，多发生于 6 ~ 13 岁儿童，以 8 岁最为多见，常累及牙根未完全形成的年轻恒牙。切牙处于面部较为突出的部位，更容易受伤。

为了便于临床诊断和治疗，目前常用国际通用分类法对牙外伤进行分类：

（一）牙体硬组织和牙髓组织的急性损伤

1．冠折

（1）简单冠折：包括釉质裂纹、釉质折断、釉质 - 牙本质折断。

（2）复杂冠折：又称冠折露髓。

2．冠根折　分为简单冠根折和复杂冠根折。

3．根折

（二）牙周组织的急性损伤

1．牙齿震荡

2．亚脱位

3．部分脱出

4．侧方移位

5．挫入

6．全脱出

需要注意同一外伤牙如果出现多种组织同时受损，在临床诊治中应分别对外伤牙的牙髓、牙体和牙周组织损伤进行诊断和治疗。

一、釉质裂纹

釉质裂纹是指牙外伤后牙体釉质内部结构出现裂纹，裂纹局限在牙釉质，停止于釉牙本质界，不伴有牙体硬组织的丧失，属于简单冠折的一种。

【临床表现】

患者常诉冷热刺激疼痛。外伤牙牙冠表面出现水平、垂直或不规则的隐裂纹，用垂直于裂纹的强光透射可见细微裂纹的走向。

【治疗】

年轻恒牙釉质裂纹不明显或无症状可不处理，裂纹明显或有冷热刺激症状时应进行护髓治疗。乳牙的釉质裂纹无需治疗。

二、釉质折断

牙釉质折断是指牙外伤后牙体硬组织实质性缺损，深度局限在牙釉质层，没有牙本质的暴露，属于简单冠折的一种。

【临床表现】

一般无自觉症状，或感觉牙体表面粗糙。

【治疗】

年轻恒牙釉质折断如缺损较小，可调磨锋利边缘并抛光；缺损较大时，根据缺损的大小和位置用复合树脂修复外形，建议定期复查牙髓情况并拍摄 X 线片。乳牙釉质折断仅需要调磨锐利边缘或观察，通常无症状不需要复查。

三、釉质 - 牙本质折断

牙釉质 - 牙本质折断是指牙外伤后牙体硬组织实质性缺损，深度达到牙本质层，但牙髓没有暴露，属于简单冠折的一种。

【临床表现】

外伤后牙体组织缺损，牙本质暴露，有时可见近髓处透红，折断部位对冷热或机械刺激敏感。

【治疗】

年轻恒牙釉质-牙本质折断应在近髓处间接盖髓，用玻璃离子水门汀或复合树脂暂时覆盖暴露断面或直接用复合树脂修复牙齿外形。患牙无临床症状后，可去除暂封，用光固化复合树脂粘接修复。乳牙釉质-牙本质折断用玻璃离子或复合树脂覆盖暴露断面。建议定期复查牙髓情况并拍摄X线片。

四、冠折露髓

冠折露髓是指牙外伤后牙体硬组织实质性缺损，累及牙釉质和牙本质层，伴有牙髓暴露，又称为复杂冠折。

【临床表现】

折断部位（特别是露髓处）对冷热或机械刺激极敏感。

【治疗】

年轻恒牙冠折露髓应尽量保存活髓，促进牙根发育，通常采用直接盖髓或活髓切断术。乳牙冠折露髓尽量保存活髓，利于牙根的生理性吸收；如保存活髓有困难，也可以进行根管治疗。建议定期复查牙髓情况并拍摄X线片。

案例 3-11-2

患者男性，9岁。3小时前骑自行车时不慎摔倒，面部及颏部擦伤，右上前牙折断，现吸气敏感。检查：11牙冠横折，可见露髓孔，断面少许泥沙，叩痛（+），不松动，牙龈未见异常。X线片示：根未发育完成，未见明显根折线，根周膜清晰连续。

问题：

1. 患牙最可能的诊断是什么？
2. 患牙牙髓治疗的方法和依据是什么？

五、冠根折

牙齿受到外伤后，牙冠、牙根折断，同时损伤牙釉质、牙本质和牙骨质，如果不造成牙髓暴露，称为简单冠根折；如果造成牙髓暴露，称为复杂冠根折。

【临床表现】

外伤后牙齿折断或者松动，常伴有冷热刺激痛及无法咬合等症状。折断部分或脱离牙根，导致断面暴露；或与牙龈组织粘连，形成异常松动的牙冠，此类折断线常位于龈缘下方。

【治疗】

年轻恒牙冠根折尽可能保留剩余牙体组织并保护根方牙髓，使牙根可以继续发育。简单冠根折的患牙可在局麻下将断片拔除，清洁断面后用复合树脂封闭龈上断面。复杂冠根折的患牙可在局麻下拔除断片后，行直接盖髓术或活髓切断术，如果条件不允许，也可以行牙髓摘除术。

乳牙冠根折的治疗原则是在不影响恒牙胚发育的情况下，尽可能恢复牙齿的美观和功能。如果牙根折断部分很小，而且冠方剩余部分足够支撑修复材料，可以在局麻下拔除残片，简单冠根折的患牙用树脂充填龈上断面；复杂冠根折的患牙，剩余牙根进行根管治疗后树脂充填龈上断面；非上述情况者应拔除患牙。

六、根折

根折是指牙外伤后牙根折断，包括根部的牙本质、牙骨质折断，根折平面的牙髓和牙周膜受损。

【临床表现】

外伤后患牙变长、松动、移位或咬合疼痛。患牙折断线冠方牙体组织有时可能移位或松动，牙冠可呈一过性红色或灰色，可见龈沟渗血。通过拍摄 X 线片检查确诊，必要时可以采用 CBCT 检查。

【治疗】

年轻恒牙根折应尽可能保存患牙。如果折断线冠方牙体组织移位，需要尽快复位，检查咬合关系恢复正常后，弹性固定 4 周；如果根折线位于颈 1/3，延长固定至 4 个月。建议定期复查牙髓情况并拍摄 X 线片。

乳牙根折冠方断片无移位者不需要治疗；冠方断片移位者应复位固定，也可以拔除冠方断片，保留根方断片待其吸收。

七、牙齿震荡

牙齿震荡指牙齿受到外伤后只发生单纯的牙周膜轻度损伤，只有叩痛，未出现异常松动和移位。

【临床表现】

外伤后患牙咬合不适或疼痛，牙髓活力测试与对照牙相同或略敏感。

【治疗】

年轻恒牙牙齿震荡一般无需治疗，如咬合疼痛明显，可少许调磨患牙或对颌牙齿。乳牙牙齿震荡无需治疗。

八、亚脱位

亚脱位指牙齿受到外伤后出现异常松动，但没有移位。

【临床表现】

外伤后牙齿松动，不敢咬合。牙髓活力测试可能迟钝或无反应，无反应者提示发生牙髓坏死的概率增加。X 线片检查：患牙在牙槽窝内的位置正常，牙周膜间隙一般正常或轻微增宽。

【治疗】

年轻恒牙亚脱位应检查患牙咬合情况，如咬合疼痛明显，可少许调磨患牙或对颌牙齿；若患牙明显松动，可弹性固定 2 周。乳牙亚脱位一般无需治疗。

九、部分脱出

部分脱出指牙齿受到外伤后，沿牙长轴向切端方向部分脱出牙槽窝，明显伸长，但没有完全脱离牙槽窝。

【临床表现】

主诉症状为外伤导致牙齿松动、伸长，不能咬合。X 线片检查：患牙移位，牙槽窝根尖部空虚，牙周膜间隙增宽。

【治疗】

年轻恒牙部分脱出应手法复位（可用或不用局麻），将患牙完全复位并恢复正常的咬合关系，弹性固定 2 周。

乳牙部分脱出应根据乳牙的移位程度、松动度、牙根发育情况以及患儿配合程度进行综合判断。

十、侧方移位

牙齿侧方移位指牙齿外伤后，偏离长轴向侧方移位，并伴有牙槽骨的骨折和咬合关系错乱。

【临床表现】

外伤牙齿偏离长轴，向唇侧或舌腭侧明显移位，通常不松动，叩诊患牙呈金属高调音。X 线片检查：患牙根尖区或根侧方区域牙槽窝空虚，一侧牙周膜间隙增宽，受挤压侧牙周膜间隙缩窄，有时可见牙槽骨骨折线。

【治疗】

年轻恒牙侧方移位应在局部麻醉下轻柔复位，检查咬合关系是否恢复正常，在牙颈部严密缝合撕裂的牙龈，弹性固定 4 周。

乳牙侧方移位以不影响恒牙胚为其治疗原则。

知识链接

乳牙侧方移位的治疗

1. 若无咬合干扰则需观察待其自动调整。
2. 若轻度咬合干扰则需调殆。
3. 若有明显咬合干扰则需局麻下复位并尽可能固定。
4. 牙冠向唇侧严重移位可能已经损伤恒牙胚者，应考虑拔除。

十一、挫入

牙齿挫入指牙齿受外力后，沿牙长轴嵌入牙槽骨，伴有牙槽窝骨壁骨折。

【临床表现】

患牙沿其长轴被挫入牙槽骨，临床牙冠变短，甚至全部嵌入骨内，常伴有牙龈出血、淤血及牙槽窝骨折。患牙被锁结在牙槽骨中，不松动，叩诊呈现金属高调音。X 线片检查：牙根与牙槽骨的正常牙周间隙及硬骨板的影像部分或全部消失。注意：乳牙挫入需要通过 X 线片观察恒牙胚是否受累。

【治疗】

年轻恒牙牙根未发育完成，牙齿挫入深度在7mm之内，可以观察待其自然萌出，如挫入深度大于7mm，建议正畸牵引或外科手术复位。

乳牙牙齿挫入未累及恒牙胚者，观察其自行萌出；累及恒牙胚者，建议拔除以减少对继承恒牙的影响。

十二、全脱出

全脱出指牙齿外伤后完全脱出牙槽窝。

乳牙全脱出不建议再植，但需定期复查直至继承恒牙萌出。

年轻恒牙全脱出患者应优先就诊，争取第一时间在急性期进行再植和固定。应根据脱位牙离体时间和保存情况选择治疗方案。

1．就诊前已经将牙齿复位　检查牙齿复位情况后弹性固定2周。如果在复查中有确凿的证据证明牙髓已经坏死，需行牙髓治疗。

2．全脱出牙在体外干燥时间小于1小时或保存在生理性的介质中（例如牛奶、生理盐水、唾液）用生理盐水冲洗牙根表面去除污染物及坏死的牙周膜细胞。局部麻醉后用生理盐水冲洗牙槽窝，将脱位牙齿缓慢轻力复位于牙槽窝中，弹性固定2周。如果在复查中有确凿的证据证明牙髓已经坏死，应及时进行牙髓治疗。

3．全脱出牙在体外干燥时间大于1小时或保存在非生理性的介质里（例如酒精、自来水等），用湿润纱布轻轻擦除牙根表面全部坏死软组织。在体外行牙髓摘除术。局部麻醉后用生理盐水冲洗牙槽窝，将脱位牙齿缓慢轻力复位于牙槽窝中，弹性固定4周。也可在牙齿固定后7～10日再进行牙髓治疗。

十三、牙外伤术后医嘱和注意事项

保留牙髓的患牙2周内应避免冷热刺激。牙外伤固定术后需进软食2周；每餐后用软毛牙刷刷牙；建议使用漱口水含漱或擦拭受伤区域1周。

不论乳恒牙外伤均需定期复查，出现并发症应及时对症处理。

第六节　牙齿发育异常

儿童牙齿发育异常包括牙齿数目异常、形态异常、结构异常和萌出异常等。以下主要介绍几种临床常见的牙齿发育异常。

一、牙齿形态异常

（一）畸形舌侧窝或畸形舌侧尖

【临床表现】

多见于上颌侧切牙，表现形式为畸形舌侧窝、畸形舌侧沟、畸形舌侧尖，或牙中牙。

危害：畸形的沟、窝易造成菌斑、食物堆积，发展为龋齿，菌斑堆积还可在患牙的舌侧形成深牙周袋。畸形舌侧尖可能会妨碍咬合，造成咬合创伤，引起牙齿松动、移位或根尖周病变；另外，细小的畸形舌侧尖折断后会使牙髓暴露，造成牙髓感染。

【治疗】

①预防性治疗：对畸形舌侧沟、窝进行窝沟封闭，预防性树脂充填；对尖细的畸形舌侧尖可局麻下一次磨除畸形舌侧尖，直接或间接盖髓，充填修复；②对已经龋坏的牙齿要及时治疗，避免累及牙髓；③对牙髓炎和根尖周炎的患牙，应进行根管治疗。

（二）畸形中央尖

【临床表现】

多发生于前磨牙𬌗面中央窝处或接近于中央窝的颊尖三角嵴上，为一突起的圆锥型牙尖，下颌前磨牙比上颌前磨牙多见。

危害：畸形中央尖在牙齿萌出建立咬合的过程中容易造成咬合早接触甚至折断。畸形中央尖内可能有髓角突入或牙本质突入，折断后可能造成髓腔或深层牙本质暴露引起牙髓感染。临床上经常可以见到青少年没有龋坏的前磨牙出现牙髓炎或根尖周炎，仔细检查可以发现有畸形中央尖折断的痕迹。

【治疗】

①预防性治疗：如果牙齿尚未建𬌗，最好在中央尖周围堆积树脂，加固牙尖使树脂和畸形中央尖同步磨耗；如果牙齿已经接近建𬌗，可以在局麻下磨除中央尖，直接或间接盖髓，充填修复；②对畸形中央尖已折断并引起牙髓感染者，要根据牙根发育情况选择牙髓治疗方法。

二、牙齿数目异常

（一）先天缺牙

【临床表现】

先天缺牙可以是个别牙齿缺失，也可以是多数牙齿缺失，甚至全口无牙。恒牙先天缺失的发生率高于乳牙，可以发生在 32 颗恒牙中的任何一颗。关于先天缺牙的病因目前尚不清楚。

【治疗】

乳牙列个别牙缺失不需要治疗；但对于缺牙数目较多影响咬合关系、甚至全口无牙的患儿，可以在 3 ～ 4 岁时做活动修复体恢复咀嚼功能，改善面形；对恒牙缺失的患儿，要根据缺牙的部位、数目，牙列是否拥挤和美观等问题制订不同的治疗方案；局部或全口义齿修复体必须随儿童颌骨的发育而适时更换。

（二）多生牙（或额外牙）

【临床表现】

多生牙指牙齿数目多于正常牙数，常见多 1 个或几个，又称额外牙。

多生牙常见于上颌前牙区，一般为锥形牙或过小牙，也可能与正常牙相似。有的多生牙可以萌出，也有的多生牙埋伏在颌骨内，只能通过 X 线检查发现和定位。多生牙常会引起正常恒牙的迟萌或阻生，出现牙间隙、牙齿扭转、移位、邻牙牙根吸收等。埋伏多生牙本身可形成含牙囊肿等。

【治疗】

对已经萌出的多生牙，应及时拔除。对于未萌的多生牙，如果没有妨碍相邻牙齿的发育和萌出，没有形成囊肿，可以观察，暂不拔除；如果需要拔除，也应该注意选择拔除的时机，避免对正常恒牙牙根发育造成影响。

三、牙齿萌出异常

【临床表现】

乳牙滞留是较常见的牙齿萌出异常，指在混合牙列期，继承恒牙已经萌出，而乳牙未脱落；或在恒牙列期，继承恒牙先天缺失或阻生在颌骨内，乳牙保留在恒牙列中。

【治疗】

治疗原则：①如果恒牙胚发育正常，应拔除滞留乳牙；②如果继承恒牙先天缺失，可以保留乳牙，保持间隙，等乳牙自行脱落后再修复缺失牙；或者拔除乳牙，用正畸方法关闭间隙。

其余牙齿萌出异常的治疗详见本章第七节。

四、牙齿结构异常

釉质发育不全是较常见的牙齿结构异常，详见第十二章第二节。

第七节　发育期错𬌗畸形的矫治

在儿童时期，颌面、骨骼和牙齿正处于发育阶段，这一时期由于遗传因素、乳恒牙替换障碍、功能紊乱、不良习惯等一系列因素，均可能影响正常的生长发育，导致牙、颌、面畸形。

一、口腔不良习惯的矫治

（一）吮指习惯

吮指习惯会造成前牙开𬌗。

乳牙期的前牙开𬌗，到随后的混合牙列期，随着继承恒牙的陆续萌出，开𬌗现象会逐步消失，但如果吮指习惯持续到恒牙期，开𬌗就很难自动消失。

前牙开𬌗的矫治往往比较困难，矫治后的治疗效果也很难保持，容易复发。应早期破除不良习惯，可以对儿童进行心理辅导以及激励，或者用一些辅助手段来提醒，比如带指套、手套或在口腔内粘接提醒器。

（二）吐舌和异常吞咽习惯

异常吞咽习惯又称婴儿型吞咽，指在吞咽过程中的舌前移现象。吐舌和异常吞咽习惯引起的舌前移，会造成前牙开𬌗，切牙前突（特别是上切牙），以及口齿不清。

治疗吐舌和异常吞咽习惯可以使用一些矫治器来治疗舌习惯，但首选方法是让儿童自己有意识地改变吐舌习惯和训练吞咽方式。学龄前儿童并不需要治疗或干预其吞咽方式。

（三）口呼吸习惯

引起口呼吸的病因有鼻咽腔的各种疾病，如频发的上呼吸道感染、腺样体肥大、咽扁桃体肿大、上唇过短等。口呼吸会造成上颌缩窄，后牙反𬌗，上前牙开唇露齿，前牙深覆盖或者开𬌗等。

治疗时，应积极治疗可能存在的呼吸道疾病，同时指导患者进行唇肌功能训练，必要时可以配合使用前庭盾。对于上颌牙弓狭窄的患者，最好使用固定矫治器扩大牙弓。

（四）夜磨牙习惯

夜磨牙习惯会导致非功能性的牙齿磨耗。如果症状持续时间过久，会导致乳牙和恒牙磨损，持续到成年，还会导致牙周疾病或颞下颌关节异常。

磨牙症患者如果存在殆干扰，首先应调殆，还可在晚上使用全牙列殆垫防止牙齿进一步磨损。

（五）偏侧咀嚼习惯

偏侧咀嚼习惯的病因有很多，比较常见的有：①患侧牙齿龋坏，甚至有牙髓炎及根尖周炎，患者不敢用该侧咀嚼；②乳牙早失，患侧牙列不完整，患者只能长期用健侧咀嚼；③习惯性偏侧咀嚼等。

治疗首先应去除引起偏侧咀嚼的各种病因，如治疗龋齿、牙髓炎、根尖周炎等。对早失的乳磨牙及时制作功能性保持器，恒牙早失应尽早修复。鼓励患儿主动使用废侧咀嚼，逐渐形成双侧咀嚼。

二、牙齿萌出异常的治疗

（一）第一恒磨牙的异位萌出

异位萌出指牙齿在萌出过程中未在牙列中的正常位置萌出。第一恒磨牙异位萌出指第一恒磨牙萌出时近中阻生，伴随第二乳磨牙的牙根吸收和间隙丧失。这是混合牙列阶段最早出现的发育障碍。

【临床表现】

第一恒磨牙异位萌出多发于上颌，常为对称发生。临床表现为第一恒磨牙的近中边缘嵴位于第二乳磨牙远中颈部以下，导致第二乳磨牙远中颊根吸收，在X片上表现为第二乳磨牙远中颊根远中面弧形根吸收（彩图3-11-3）。

【治疗】

大约有2/3的第一恒磨牙异位萌出后可自行矫正到正常位置，仅造成第二乳磨牙轻度的破坏；但约1/3的第一恒磨牙异位后无法自行萌出。

第一恒磨牙轻度异位萌出，可以采用铜丝结扎法或分牙簧，让第一恒磨牙受到向远中方向的力，能够回到正常的萌出位置。对中度异位萌出，可以采用截冠法，通过减少第二乳磨牙的近远中径，消除第一恒磨牙的萌出阻力。对重度的异位萌出，第二乳磨牙牙根破坏严重无法治疗，可拔除第二乳磨牙进行间隙保持。后两种情况只能保证让第一恒磨牙萌出，但第二乳磨牙占据的牙弓长度会有减小，可能会导致其下方的恒牙萌出的间隙不足。

（二）恒侧切牙异位萌出

恒侧切牙异位萌出指恒侧切牙牙冠压迫乳尖牙的根部，形成乳尖牙牙根吸收，甚至早失，侧切牙占据乳尖牙的位置，造成错殆畸形。通常是由于切牙的牙冠过大，占据前牙间隙而造成的。如不及时治疗，还会引起尖牙萌出位置异常。

如果单侧乳尖牙缺失，尚未发生中线偏移，可以制作间隙保持器，阻挡侧切牙向远中移动。如果单侧乳尖牙缺失，切牙拥挤严重，中线有偏移时，为了排齐前牙，可以拔除另一侧的乳尖牙，放置保持器防止中线偏移，有利于将来全面的正畸治疗。

（三）恒尖牙阻生和延迟萌出

恒尖牙阻生常见于上颌。在临床上应特别关注双侧尖牙是否对称萌出，一侧乳尖牙滞留往往表示恒尖牙阻生。一般在患儿8～9岁就可以通过X线片判断上颌尖牙是否对称萌出，并判断尖牙的萌出途径。

如果恒尖牙只是延迟萌出，经判断可以萌出到正常位置的，可以制作活动保持器保持间隙。如果恒尖牙萌出途径异常，则必须进行外科手术暴露后，采用正畸手段牵引助萌。

（四）前牙迟萌

前牙迟萌也是儿童口腔科的常见病。由于乳牙外伤等原因，导致恒前牙埋伏阻生。这种情况必须及时采用外科手术暴露阻生牙，并采用正畸手段牵引，拉出患牙。有些治疗延迟的病例会导致患牙牙根发育异常，形成弯曲根。

三、发育期错䝹畸形的治疗

世界卫生组织将错䝹畸形定为牙颌面异常的一种。牙颌面异常是指儿童在生长发育过程中，由于先天或后天的因素，遗传或环境的改变等，导致的颅面、颌面、牙齿、咬合的畸形，如颌骨的大小、形态、位置异常，牙齿错位、排列不齐，上下颌牙弓间䝹关系异常。

（一）临床表现

1．个别牙齿错位　个别牙偏离牙弓的正常位置。如唇颊向或舌腭向错位、近远中向错位、高位、低位、转位、异位等。

2．牙量、骨量不协调　表现为牙列拥挤、多生牙，牙列稀疏、先天缺牙。

3．上、下牙弓不协调

（1）牙弓长度不调：表现为上颌前突、上颌后缩，下颌前突、下颌后缩，双颌前突，前牙反䝹和深覆盖等。

（2）牙弓宽度不调：表现为后牙反䝹，后牙锁䝹，牙弓塌陷，牙弓狭窄，偏䝹等。

（3）牙弓高度不调：表现为前牙开䝹，前牙深覆䝹等。

4．颌骨发育异常　表现为下颌角过锐或过钝，上下颌前突、后缩，腭裂，齿槽嵴裂等。

5．颜面发育异常　表现为颜面左右不对称，开唇露齿，面裂唇裂，下颌正中裂。

（二）错䝹畸形的危害性

1．对颌骨生长发育的影响　对处于生长发育期的患者，错䝹畸形会造成颌骨发育异常，例如前牙反䝹会抑制上颌骨的生长发育，此类错䝹畸形应早期矫治。

2．对口腔健康的影响

（1）对牙体组织的影响：由于牙齿排列不齐导致口腔清洁和自洁作用差，造成食物嵌塞和菌斑堆积，进而发生龋坏。

（2）对牙周组织的影响：由于口腔不易清洁，造成菌斑堆积形成牙石，进一步引起牙龈炎甚至牙周炎。此外，由于咬合干扰和早接触，易造成咬合创伤并加重牙周组织炎症。

（3）对颞下颌关节的影响：长期的咬合早接触和䝹干扰易造成下颌运动异常，从而造成颞下颌关节运动异常，导致关节病，表现为关节弹响、张开受限及疼痛等。

3．对口腔功能的影响

（1）对咀嚼功能的影响：错䝹畸形会导致咬合关系异常及咀嚼异常，从而导致咀嚼效率低下。

（2）对发音功能的影响：上下牙齿咬合关系不协调和口周肌肉的异常运动会造成发音不清。

4．对容貌和心理的影响　各类错䝹畸形均会影响容貌，如开唇露齿、小颌畸形、面部不对称等，这些畸形可能会使患者在生活中背上思想包袱，严重者会影响心理健康。

5．对修复治疗的影响　倾斜牙、扭转牙很难取得共同的就位道，从而增加牙齿切削量；此外有些牙齿稀疏患者，仅靠修复很难达到理想效果，需要配合正畸治疗。

（三）发育期错𬌗畸形的治疗

1．发育期错𬌗畸形的矫治目标 错𬌗畸形的矫治目标是平衡、稳定、美观，三者是一个有机结合的整体，缺一不可。儿童处于生长发育期，这一时期的正畸治疗主要侧重于去除影响牙、颌、面发育的不良习惯，干预或矫正一些引起错𬌗畸形的不利因素，采用咬合诱导的方法，使牙列以及颌面部能够向正常的功能和形态发育。

2．正畸治疗的矫治时机 正确掌握正畸治疗的矫治时机是非常重要的。过早开展正畸治疗有时很难达到理想的效果，而且操作起来也比较困难；开展太晚，则可能会错过最佳的矫治时机。

（1）在乳牙期应注意矫治引起牙齿错位的口腔不良习惯；也应该在早期积极治疗严重的反𬌗，一般 3 岁左右的儿童如果能配合治疗就可开始治疗，但如果拖延到 5 ~ 6 岁，乳前牙牙根开始吸收，则无法开展早期反𬌗矫治。

（2）在替牙期，对影响恒牙建𬌗的牙齿错𬌗及骨性错𬌗都应该积极治疗，下颌前突、上颌后缩最佳矫治时机为 8 ~ 10 岁，对下颌后缩患者，最佳治疗时间为 11 岁左右。

（3）对恒牙期的矫治最好在青春发育期进行，一般男性 12 ~ 16 岁，女性 10 ~ 14 岁，上下限有 3 ~ 6 年变异。

3．正畸治疗的方法

（1）预防性矫治：错𬌗畸形的预防性矫治主要指错𬌗畸形发生以前采取一些预防措施，去除各种可能引起错𬌗畸形的因素，避免畸形的发生。如妊娠期注意营养，防止传染病等全身疾病，注意药物的使用，尽量避免放射线照射，以防止胚胎发育不良。牙齿萌出期要定期进行口腔检查，预防龋齿和不良习惯。哺乳期最好母乳喂养，人工喂养应注意婴幼儿的吸奶姿势。

（2）阻断性矫治：在乳牙期、替牙期及时采取一些措施消除病因，以阻断正在发生的畸形，避免错𬌗畸形严重化，使牙、颌、面正常发育，这种方法称为阻断性矫治。例如口腔不良习惯的矫治、乳牙或恒牙早失的处理、乳牙滞留的处理、乳恒牙反𬌗的矫治等。

4．矫治器的选择 恒牙期发现错𬌗畸形者，应及时给予临床矫治。临床矫治的基本原则是首先去除病因，再根据口腔不同畸形情况全面考虑矫治方案后选用合适的矫治器，目前矫治器分为固定矫治器和活动矫治器。

（1）固定矫治器：是正畸矫治器中的一个主要类型，其种类很多，有直丝弓矫治器、方丝弓矫治器、Begg 细丝弓矫治技术等。

（2）活动矫治器：使用活动矫治器必须严格选择适应证，同时也要求患者积极配合，按医嘱戴用矫治器，这类矫治器有机械性活动矫治器、功能性矫治器等。

思考题

1．简述儿童龋病的临床表现、危害和治疗原则。

2．简述乳牙牙髓炎和根尖周炎的临床表现和治疗原则。

3．简述年轻恒牙牙髓炎和根尖周炎的临床表现和治疗原则。

4．简述年轻恒牙牙髓治疗的原则。
5．简述年轻恒牙冠折露髓的临床表现及处理原则。
6．简述年轻恒牙全脱出的治疗方法。
7．口腔不良习惯有哪些？
8．简述发育期错𬌗畸形的矫治目标。

（白　洁）

第十二章

全身疾病与口腔疾病的关系

学习目标

1. 掌握牙周炎对全身健康的影响。
2. 熟悉全身疾病在口腔的特殊表征。
3. 了解某些全身性疾病造成口腔损害的预防和处理原则。

口腔是全身器官的一部分，某些口腔疾病可以影响全身健康，导致生命质量下降；而全身系统性疾病也可累及口腔，口腔局部的表征有时就是全身系统性疾病的早期或唯一症状，其表现可多种多样。因此，口腔也被称为人体的无声报警系统。所以，树立全身观念，掌握全身疾病在口腔的表征，重视对全身疾病病史的询问及检查，对疾病的早期发现、正确诊断和及时治疗具有重要意义。

第一节　口腔疾病对全身健康的影响

一、口腔病灶与牙周医学

1. 口腔病灶　是指口腔颌面部范围内一个局限的有致病微生物感染的组织，病灶内的微生物及其毒性产物通过血液和淋巴循环，传播到远隔器官或组织而引起的症状或疾病，称为病灶感染。

口腔病灶感染学说是由 Hunter 于 1900 年首次提出的，并在医学领域内大约影响了 20 余年。遗憾的是，也发生了大量本可治愈的牙齿被拔除的病例，致使很多人的咀嚼器官遭到了不必要的破坏。20 世纪中叶以后，“病灶学说”逐渐被冷落和否定。口腔医师界开始主张以保存性治疗来取代破坏性治疗，通过良好的牙体牙周治疗来消灭口腔内感染。

2. 牙周医学　20 世纪 80 年代以来，口腔疾病与全身疾病的关系又重新受到医学界的重视，研究发现了牙周病和某些全身疾病之间确有一定的关系，提出一个新的分支学科，即牙周医学，研究牙周病与全身健康或疾病相互影响的双向关系。

牙周医学概念的建立也将拓宽医师的视野和知识领域，改变临床诊断和治疗理念，牙周治疗的目标应从阻断疾病发展并防止拔牙、重建功能及外形、促进牙周组织再生等，扩展到研究牙周感染对全身疾病的作用和影响，进而长期有效地控制牙周感染，加强对患者全身健康的关注和保护，积极预防和治疗口腔内的感染灶，消除与全身健康有关的危险因素。

二、口腔常见疾病与全身疾病和健康的关系

口腔疾病不仅影响口腔器官功能的发挥，而且常常影响全身健康，导致生活质量下降。

（一）龋病

龋病是口腔的常见病和多发病，给人类造成的危害甚大。

1．龋病是导致牙齿缺失的主要原因，而牙的缺失必然会导致咀嚼功能低下，影响食物的消化和吸收。

2．龋病如果治疗不及时，病变向牙体深部发展，可引起牙髓炎、根尖周病、颌骨骨髓炎、颌周蜂窝织炎等一系列并发症。

3．龋损所致残根、残冠，刺激口腔黏膜，可形成创伤性溃疡，长期慢性刺激，容易转化为口腔癌。

4．龋病及其并发症还可以作为病灶，引起远隔器官和组织的疾病，如低热、关节炎、蛛网膜炎、心内膜炎、肾炎等。

（二）牙周炎

牙周炎对全身健康和疾病有明显的影响。近十余年来的大量研究表明，牙周炎可能是以下几种全身性疾病的危险因素。

1．心脑血管疾病　①口腔感染引起急性或亚急性细菌性心内膜炎是牙周病与全身健康有关的最为确定的例子，据报告细菌性心内膜炎有 10% ~ 30% 与牙源性感染或牙科治疗有关。②牙周炎与急性心肌梗死和慢性冠心病的关系近年来也得到了证实。③研究证实，牙周炎还是冠心病及脑卒中的一个独立的危险因素。

2．糖尿病　临床证实，牙周炎与糖尿病密切相关。据报道，非胰岛素依赖型糖尿病患者患牙周炎的风险比正常人大 3 倍，而且牙周感染更严重，年轻时即可发生。牙周破坏的严重程度和糖尿病类型、控制程度、病程长短以及有无并发症等关系密切。有慢性牙周炎病史者明显影响对糖尿病的控制，其原因可能是牙周炎增加了对感染的易感性，损害宿主的反应能力，对糖尿病的控制产生不利影响。

3．胃肠疾患　近年来，牙菌斑与引起胃炎、胃溃疡以及胃癌的幽门螺杆菌的关系已经引起学者们的关注。一些研究结果显示，慢性胃炎、胃十二指肠溃疡以及胃癌常是由幽门螺旋杆菌引起的。口腔是幽门螺旋杆菌的储存库，唾液和牙菌斑中的幽门螺旋杆菌检出率很高，甚至高于胃内幽门螺旋杆菌。牙周炎时有大量牙菌斑，这可能是牙周炎患者常常伴有胃溃疡的重要原因。

4．早产和低体重儿　有研究报道，重症牙周炎的孕妇发生早产和低体重儿的危险是牙周正常孕妇的 7.5 倍，牙周炎病变部位存在着大量革兰阴性厌氧菌，内毒素和炎症介质，细菌和毒性产物可以威胁胎儿胎盘并引发早产。

5．关节炎　主要是类风湿关节炎，有研究报道，牙周疾病的范围和严重程度与类风湿关节炎密切相关，牙周病患者较无牙周病患者类风湿关节炎发病率高。而类风湿关节炎患者患重度牙周炎的发病率较无类风湿关节炎者的牙周炎患者高。

6．与其他系统疾病的相关关系　有研究显示，慢性牙周炎还与肾病、某些皮肤病、虹膜睫状体炎以及老年阿尔茨海默病密切相关。

第二节 全身疾病或药物导致的口腔疾病

在牙齿生长发育期间，由于全身疾病、营养障碍或不恰当用药，可影响牙齿的正常发育，导致萌出后的牙齿发生结构、形态等异常。不恰当用药还可对牙龈等软组织造成损害。只有了解这些知识，才能在使用某些药物之前就考虑到这些药物的副作用。在某些全身疾病的诊疗过程中，应注意观察并发的口腔疾病，做到及时处理。

一、釉质发育不全

釉质发育不全是牙齿在发育期间，由于全身或局部因素导致釉质结构异常而出现的永久性缺陷。常见的全身因素有营养障碍、感染性疾病及内分泌疾病等；局部因素有乳牙根尖部感染、外伤等，均可直接影响相应恒牙胚的发育。轻者，釉质仅有色泽和透明度的改变，牙面出现白垩色或黄褐色横纹；重者，牙面有实质性缺损，呈棕褐色的沟状或窝状凹陷，甚至无釉质被覆，使牙齿失去正常形态（彩图 3-12-1）。

轻者可不需治疗，但应注意防龋，有实质性缺损者可用复合树脂修复，严重者宜做树脂或瓷贴面，亦可烤瓷或全瓷冠修复。

二、四环素牙

在牙齿发育的矿化期，因服用四环素类药物（包括四环素、去甲基金霉素、土霉素等），而导致牙齿的颜色和结构发生改变，称为四环素牙。四环素可以在母体通过胎盘引起乳牙着色。在胚胎 4 个月至 7 岁期间，凡服用治疗量的四环素类药物，皆可导致四环素牙，表现为全口牙齿均出现一定的颜色改变，初呈黄色，可逐渐变为棕黄、棕色或棕灰色。轻度，颜色呈均匀的深浅程度不同的黄色；中度，为深浅程度不同的灰褐色（彩图 3-12-2）；重度，除牙面有较深的染色外，伴釉质发育不全。

轻度、不伴有釉质缺损者可用脱色法治疗，中、重度者可用光固化复合树脂贴面、瓷贴面修复或冠修复。为预防四环素牙的发生，凡妊娠 4 个月后和哺乳期的母亲及 8 岁以下儿童均不宜使用四环素类药物。

三、氟牙症

又称氟斑牙或斑釉，是由于机体在牙齿发育期间摄取氟量过高而引起的一种特殊类型的釉质发育不全。实质上，氟牙症是慢性氟中毒在口腔的突出表现，具有一定的地域性，这些地区往往饮水或者食物中氟的含量高于正常范围。

氟牙症一般只发生于恒牙，最常见的是在同一时期萌出牙齿的釉质上出现白垩色到褐色等颜色不一的斑块，严重者还会出现牙釉质的实质缺损（彩图 3-12-3）。也会发生于全口牙。氟牙症患牙耐磨性差，易于磨损，但对酸蚀的抵抗力较强。

轻症者无需处理，着色较深而无明显缺损的患牙可用漂白脱色法脱色；重度有缺损的患牙可用光固化复合树脂贴面、瓷贴面或烤瓷冠修复。预防措施主要是改良水源含氟量，降低氟摄入量。

知识链接

牙齿漂白技术

牙齿漂白技术是通过使用化学物质氧化牙齿中的有机着色物而使牙色变浅的方法。漂白剂一般为氧化剂，各种浓度的过氧化氢、过硼酸钠和过氧化脲是常用的漂白剂。

根据治疗对象不同，牙齿漂白可分为活髓牙漂白和无髓牙漂白，每种都包括诊室漂白和家庭漂白两种方式。

四、药物性牙龈肥大

长期服用苯妥英钠（大仑丁）、硝苯地平（心痛定）和环胞素等药物可引起牙龈增生肥大，多始于服药后一年内，常波及全口牙龈，但以前牙唇侧为重。

对此类疾病的治疗，首先是去除局部刺激因素，控制炎症，在允许的情况下，可停药或更换其他药物。如在控制炎症后肥大增生的牙龈仍存在，可采取手术治疗，切除增生的牙龈。

第三节　全身疾病在口腔的表现

全身疾病常累及口腔，还有些疾病则首先在口腔出现症状，因此，有些全身疾病的患者往往首诊于口腔科，这对口腔科医师无疑是一个考验，全身观念便显得至关重要，掌握口腔表现与全身疾病的关系，将有助于对原发病的早期诊断，同时也避免只顾口腔局部治疗而忽略全身所带来的严重后果。

一、血液及出血性疾病

（一）白血病

所有类型的白血病，特别是急性白血病均出现口腔病损，常见的口腔表现如下：

1．严重的牙龈出血

2．牙龈增生肿大

3．口腔溃疡

4．口腔黏膜肿块

5．牙痛、牙齿松动

6．淋巴结肿大

（二）贫血

1．缺铁性贫血表现为口腔黏膜苍白，舌背丝状乳头和菌状乳头萎缩甚至消失，舌面光滑发亮，有时出现小溃疡、口腔黏膜和舌有灼痛感，口角炎症或皲裂。

2．巨幼细胞贫血　口腔早期为舌炎，烧灼样疼痛感，继之舌背丝状乳头和菌状乳头萎缩，舌面光滑、舌质红，俗称“牛肉舌”，可伴有味觉迟钝或消失，严重者舌面光滑，呈蜡片状，舌部肌张力丧失。

3．再生障碍性贫血　口腔黏膜苍白，牙龈有少量持续性出血，黏膜有紫色瘀点、瘀斑，轻微创伤即可引起溃疡和坏死。常见于牙龈缘、颊黏膜和硬腭，重症者口腔表现类似急性白血病。

（三）出血性疾病

出血性疾病包括血小板减少性紫癜、血友病等，主要口腔表现为明显的出血倾向，可由刷牙、吮吸、洁牙刮治、拔牙或轻微外伤引起，牙周病患者可因结石及慢性炎症引起牙龈自发性出血，乳牙脱落和恒牙萌出等都可引起严重出血。口腔黏膜及皮肤可出现瘀点、瘀斑或黏膜下血肿。临床上可见拔牙、洁牙刮治术后出血不止、创口愈合迟缓等，值得临床医师注意。

二、内分泌系统疾病

（一）糖尿病

内分泌系统疾病中，糖尿病与口腔关系最为密切。在临床上糖尿病主要影响牙周炎的发病和进程，糖尿病患者牙周感染较普遍和严重，在年轻时即可发生。除此之外在口腔黏膜和腮腺组织也均出现病损。

口腔表现：①牙龈颜色深红、肿胀、易出血，龈缘呈肉芽肿状增生，易发生牙周脓肿，牙槽骨吸收破坏迅速，在短期内即可引起深牙周袋和牙齿松动；牙周炎的发病进程和糖尿病密切相关，血糖控制不良者，其牙周组织的炎症较重，血糖控制后牙周炎的情况好转；②舌色深红，肿大，刺痛，有牙痕，并可发生裂沟，口腔常有甜味或烂苹果味；③口腔黏膜干燥，充血发红，唇红干裂；④腮腺肿大，呈双侧无痛性、弥漫性肿大。

糖尿病患者在口腔治疗时应注意：①需行手术者，应全面检查患者的健康情况，观察血糖动态变化，待血糖得到有效控制后，再行手术治疗；②有多年糖尿病病史的患者，往往并发有心脏微血管病变和心肌代谢紊乱的心肌病，易诱发心力衰竭、心律失常、心源性休克和猝死，因此这类患者在门诊进行拔牙和其他有创操作前，除常规查血糖外，还要做心功能检查，以免发生意外；③患者对细菌感染的抵抗力低下，在进行拔牙、牙周深部刮治或其他手术时，术前及术后应给抗生素预防感染；④手术过程中严格无菌操作，尽量减少创伤。

案例 3-12-1

患者，女性，30岁，糖尿病病史2年。全口牙龈易出血、反复肿胀、溢脓半年余，血糖控制不好时症状加重，血糖控制趋于正常时牙周炎症减轻。检查：全口牙龈颜色红，龈缘肿胀，轻探出血，下颌前牙松动Ⅲ°，牙周袋深4～5mm，内有脓液。X线片示下颌前牙牙槽骨水平吸收达根尖1/3，其余全口牙槽骨水平吸收达根长1/2左右。

问题：

1．请说出诊断和诊断依据。

2．请拟订治疗计划及治疗中的注意事项。

（二）甲状旁腺功能亢进

由甲状旁腺激素分泌过多而引起，溶骨性病变和疼痛是该病的典型症状。口腔表现：①颌骨发生多囊性瘤样病变，患病初期即有骨痛；②发生颌骨中枢性巨细胞瘤，又名棕色瘤，X线检查：见骨小梁减少，影像模糊不清，骨皮质变薄，严重者可发生病理性骨折，骨吸收区内牙齿的牙髓均有活力；③复发性龈瘤或多发性龈瘤，牙龈炎症，牙周袋形成；④颌骨广泛吸收，牙槽骨硬骨板消失，牙松动、移位，甚至脱落，拔牙后创口不易愈合；如为无牙颌，戴用义齿时有明显的不适感。

三、特异性感染

（一）梅毒

由梅毒螺旋体引起的一种慢性性传播疾病。各期梅毒均可出现口腔病损，主要表征为：

1．树胶肿　三期梅毒最常见的表现，好发于硬腭，其次为舌、唇、软腭，初起为肉芽组织增生，呈半圆形突起，坚硬如橡胶，很快发生中心坏死，硬腭病变可累及骨质，形成腭穿孔。

2．梅毒性舌炎　舌乳头萎缩，表面光滑，表现为萎缩性舌炎。有时舌部呈分叶状，伴有沟纹，表现为间质性舌炎。

3．舌白斑　三期梅毒间质性舌炎可发生白斑，易引起恶变。

4．牙发育异常　见于先天性梅毒。上、下切牙切端变窄，切角圆钝，中央部有切迹如"新月状"，因牙齿形态变化致牙间隙增大，第一恒磨牙牙尖向中央聚拢并萎缩，釉质发育不良呈颗粒状，形似桑葚，故又称"桑葚牙"（图 3-12-4）。

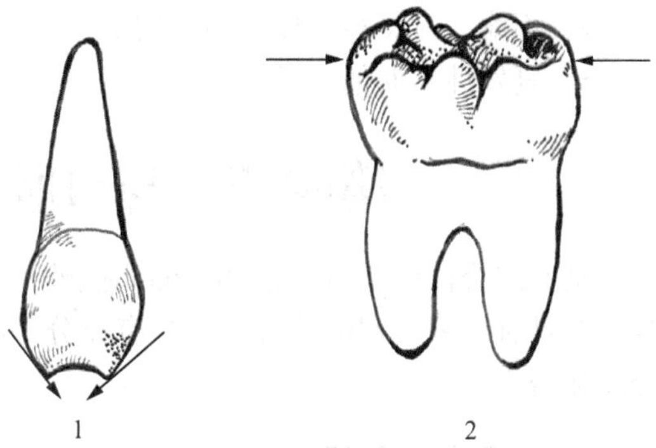

图 3-12-4　先天性梅毒牙

1．新月形切牙　2．桑葚状磨牙

（二）结核

由结核分枝杆菌感染引起的全身性疾病。口腔结核多继发于肺结核或肠结核，主要表现为结核性溃疡和结核性肉芽肿。

四、艾滋病

艾滋病是获得性免疫缺陷综合征的简称，口腔表现可分为三类。

（一）与人类免疫缺陷病毒感染密切相关的口腔病变

1．口腔黏膜白色念珠菌感染　常为艾滋病的先兆症状，与普通念珠菌感染的临床表现相同，但病变顽固且范围广泛。可见腭部、悬雍垂、舌及口底黏膜白色病损，表现为片状红斑或白斑，表面有干酪样渗出物，伴有疼痛及烧灼感。涂片镜检可见白色念珠菌，青年人多见伪膜型，若伴有口角炎，更应高度怀疑艾滋病。

2．口腔黏膜毛状白斑　好发于双侧舌缘，呈现毛发或毛毯状突起的白色斑块，可蔓延至舌背和舌腹，多无自觉症状。

3．牙周病变　游离龈呈现火红色线状充血，在龈缘形成特殊的"新月形"红线，附着龈出现点状红斑，龈乳头溃疡、坏死时，伴有出血及恶臭。牙周附着及牙槽骨迅速破坏，并累及全口牙使之松动。牙周软组织溃疡坏死，疼痛明显。

4．卡波西肉瘤　艾滋病患者最常见的肿瘤，是艾滋病的临床诊断指征之一。好发于腭部和牙龈，呈单个或多个褐色或紫色大小不一的斑块或扁平高起的包快，可出现分叶和溃疡或出血。

5．非霍奇金淋巴瘤　在口腔好发于软腭、牙龈、舌根等部位，表现为高出黏膜面的软组织肿块，呈红色或紫色，有弹性，需经病理检查确诊。

（二）与人类免疫缺陷病毒感染有关的口腔病变

1．非特异性溃疡，好发于咽、腭等部位。

2．唾液腺肿大，唾液分泌减少，多累及腮腺，其次为颌下腺。

3．口腔疱疹，可为单纯性疱疹病毒或A组柯萨奇病毒感染引起。

（三）人类免疫缺陷病毒感染可能引起的口腔病变

1．细菌感染　感染菌类有伊氏放线菌、大肠埃希菌、肺炎克雷伯菌等。

2．除白色念珠菌外的其他真菌感染，如隐球菌、毛霉菌、黄曲霉菌等。

3．巨细胞病毒、上皮软疣等病毒感染。

4．面瘫、三叉神经痛等神经病变。

5．复发性阿弗他口炎。

第四节　与口腔疾病相关的综合征

某些综合征除全身其他部位的病损外，口腔颌面部也伴有病损，因此，在诊治口腔疾病时，对具有口腔表现的综合征，要有充分了解，必要时做相应的全身检查，以便做出正确的诊断和治疗。

一、干燥综合征

干燥综合征是一种自身免疫病，其特征为外分泌腺的进行性破坏，临床表现为口干、眼干，并伴有各种自身免疫病。

口腔表现：

1．口干，唾液分泌减少，唇及口腔黏膜发红、干燥，严重者咀嚼及吞咽困难，需辅助汤水才能咀嚼食物及咽下。

2．猖獗性龋齿，表现为多个牙齿逐渐变色，继而小片脱落，最终只留有残根。

3．唾液腺肿大，以腮腺肿大及慢性炎症最为常见，也可伴有颌下腺、舌下腺肿大。

4．舌痛、舌面干裂、舌乳头萎缩。

二、色素沉着肠息肉综合征

色素沉着肠息肉综合征系显性遗传病，有明显家族史，以黏膜、皮肤色素斑，胃肠道多发性息肉和家族遗传性为主要特征。

口腔表现：色素沉着于口周皮肤、唇红缘及口腔黏膜，色素为多发性，呈黑色，颇似黑色素斑，口唇、皮肤色素斑可在青春期后消退，但口腔黏膜色素斑持久不退（彩图3-12-5）。

三、遗传性外胚叶发育不全症

遗传性外胚叶发育不全症是与X染色体相关的隐性遗传病，其特征是少汗、毛发稀疏、牙齿发育不全。

口腔表现：牙齿数目缺少，大部分乳牙、恒牙缺失，甚至全口无牙，上中切牙及尖牙呈锥形冠。面部垂直距离降低，额部突出，鼻梁塌陷（鞍鼻）。

思考题

1．牙周炎对全身健康都有哪些影响?

2．艾滋病在口腔黏膜有哪些典型的损害？

（苏哲君）

第十三章

口腔预防保健

学习目标

1. 掌握龋病和牙周病的预防方法。
2. 熟悉口腔癌及错𬌗畸形的预防方法和口腔自我保健的几种方法。
3. 了解口腔预防保健的意义和三级预防的内容，初步认识社区口腔保健发展的意义。

第一节　绪　论

口腔预防医学是口腔医学体系的重要组成部分，是预防医学的一个重要分支，在以预防为主的思想指导下，运用现代医学知识和方法研究口腔疾病的发生、发展规律，制订预防口腔疾病发生的措施，实现促进口腔健康为目的的一门科学。

一、口腔预防医学的发展简史

口腔预防医学（preventive dentistry）的发展大致可以分成原始启蒙时期、理性科学发展时期、口腔预防医学的诞生与发展时期和未来发展规划时期。

1．原始启蒙时期　我国古书中记录了关于漱口、叩齿和洁齿等牙齿保健方法，如公元1100年，西周《礼记》中就提到“鸡初鸣，咸盥漱”，唐代孙思邈所著《备急千金要方》中记录“揩齿及叩齿百遍，为之不绝，不过五日，口齿即牢密”。也有一些文献记录了食用过多的糖对牙齿的危害，比如唐初的孟冼在《食疗本草》中记录“多食沙糖有损牙齿”，北宋的寇宋奭在《本草衍义》中写道“沙糖小儿多食则损齿”。同样国外的大量历史文献中也记载了许多有关口腔疾病治疗和预防方面的知识。

2．理性科学发展时期　这一时期对口腔相关疾病和知识的研究上升到科学研究的层次，最为重要的是发现了口腔细菌，并创立了龋病的化学细菌学说，氟化物防龋的发现及有计划地开展应用，这些都为口腔预防医学的诞生提供了坚实的基础。

3．口腔预防医学的诞生与发展时期　在20世纪国家干预的卫生保健观念开始确立，使得口腔预防医学作为一门独立的学科诞生了。1948年成立了世界卫生组织（world health organization，WHO），其宗旨是尽可能使全人类达到最高的健康水平，成立之初的工作领域就包括口腔卫生项目，并且在1960年代就开始建立了全球口腔资料库，到了1970年代，又通过了饮水氟化预防龋齿的决议和提出2000年全球口腔卫生保健目标，把口腔健康作为全身健康的十大标准之一。

在此时期世界各地的口腔预防管理及科研机构纷纷成立，比如我国在1996年成立了中华预防医学会口腔卫生保健专业委员会，1997年成立中华口腔医学会口腔预防医学专业委员会。随着科研水平的进一步发展，口腔预防医学许多方面的研究工作取得了快速的发展，比如开始采用流行病学调查与研究技术、病毒学和细胞学研究技术以及社会行为科学与口腔健康关系的跨学科研究等。

4．未来展望　21世纪必将是口腔预防医学快速发展的一个世纪，要重视加快发展社区口腔卫生保健工作，建立合理有序的口腔预防保健体系，做好口腔常见病和多发病的一级预防工作。进一步健全口腔健康教育工作，让不同地区的人们都享受到基本的口腔预防保健服务。积极采用新技术、新方法及多学科广泛联合的形式进行口腔预防医学研究，力争取得预防方法的突破。

二、口腔预防保健与口腔预防医学

1．口腔预防保健（preventive oral health）　是研究各种可能的致病因素对口腔健康的影响、口腔疾病的分布规律，以及制定防治口腔疾病、提高口腔健康质量的一系列方法和措施，它是口腔预防医学中的一个基本概念。

2．口腔预防医学　口腔预防医学是通过有组织的社会努力，预防口腔疾病，维护口腔健康和提高生命质量的科学和艺术，涉及口腔医学的各个方面，通过预防或减少口腔疾病的发生和发展达到促进口腔健康的目的，其中由于龋病和牙周病等一些口腔常见病具备发病缓慢的特点，而常常被引入三级预防的观念。

3．口腔疾病的三级预防

（1）一级预防（primary prevention）：也称为病因预防，是在疾病尚未发生时针对致病因素（或危险因素）采取措施，也是预防疾病和消灭疾病的根本措施，比如氟化物的应用、糖类饮食的控制、窝沟封闭、牙菌斑控制等措施。

（2）二级预防（secondary prevention）：也称“三早”预防，即早发现、早诊断和早治疗，是防止或减缓疾病发展而采取的措施，比如口腔定期检查所发现的早期牙病的处理、较小龋洞充填及牙周早期治疗等措施。

（3）三级预防（tertiary prevention）：也称临床预防，主要是对已经发生的口腔疾病的临床治疗，防止病情恶化，预防并发症和后遗症，比如中龋的充填治疗、牙周病的牙周治疗及牙列缺损的修复等措施。

三、口腔健康教育与促进

1．口腔健康（oral health）　是人体健康的组成部分，是具有良好的口腔卫生、健全的口腔功能以及没有口腔疾病的状态。WHO制定的口腔健康标准是“牙齿清洁，无龋洞，无疼痛感，牙龈颜色正常，无出血现象”，要想达到真正意义的口腔健康，就需要具备正确的口腔健康教育。

2．口腔健康教育（oral health education）　是健康教育的一个分支，是以教育的手段促使人们主动采取有利于口腔健康的行为，如通过有效的口腔健康教育计划，进行相关教育活动，通过行为矫正、口腔健康咨询和信息传播等，以达到帮助人们建立口腔健康行为的目的。

3．口腔健康促进（oral health promotion）是健康促进的组成部分，包括保证和维护口腔健康所必需的条例、制度与法律，专业人员建议与协助有关职能部门将有限的资源合理分配，支持把口腔预防保健措施纳入发展计划、财政预算和组织培训等促进工作。

四、结语

随着我国经济水平的快速提高，口腔预防医学在口腔医学体系的地位也会越来越重要。口腔一级预防工作的广泛开展，大大降低了牙齿因病缺失的情况，并且减轻了口腔执业医师治疗牙病的工作量。口腔健康教育和促进的快速发展，使人们的口腔保健意识大大提高，减少了患牙病的概率，为身体整体健康水平的提高发挥了重要的作用。

第二节　龋病的预防

龋病（dental caries）已被WHO列为心血管病和癌症之后的第三大重点防治疾病。目前公认的龋病病因学说是四联因素学说（four factors theory），是由宿主因素、饮食因素、细菌因素和时间因素相互作用所决定的。因此针对这些病因，提出了一些有效的预防办法。

一、增强牙齿的抗龋能力

1．窝沟封闭技术　窝沟封闭技术又称点隙裂沟封闭技术，是指不去除牙体组织，在𬌗面、颊面或舌面的点隙裂沟涂布一层黏结性树脂，保护牙釉质不受细菌及代谢产物侵蚀，达到预防龋病发生的一种有效防龋方法，窝沟封闭使用的高分子材料称窝沟封闭剂。

2．氟化物的应用

（1）氟化物的防龋机制：氟化物可以减少牙釉质及牙本质对酸的溶解度、抑制脱矿和增强早期釉质病损的再矿化、阻止致龋菌代谢产酸和杀灭致龋细菌等。由于氟化物在牙发育期间可以影响牙齿形态，因此在此时期摄入过多的氟化物，便会形成一种叫做氟斑牙的疾病。

知识链接

氟斑牙（dental fluorosis）又称氟牙症或斑釉牙，是在牙齿发育矿化期间摄入了过量的氟而引起的釉质发育不全。最常见的是在同一时期萌出牙齿的釉质上出现白垩色到褐色等颜色不一的斑块，严重者还会出现牙釉质的实质缺损。氟牙症具有一定的地域性，这些地区往往饮水或者食物中氟的含量高于正常范围，在牙齿发育矿化期间若生活在此区域，会因摄入过量的氟而患氟牙症。

牙齿的主要成分是羟基磷灰石，容易被菌斑中细菌产生的酸所溶解，生成磷酸氢根离子和钙离子而被唾液冲走。而氟离子介入后，通过吸附或离子交换的过程，在组织和牙齿中取代羟基磷灰石的羟基，使之转化为氟磷灰石，在牙齿的表面形成坚硬的保护层。使硬度增高，抗酸腐蚀性增强，从而抑制了龋病的发生。

（2）氟化物防龋的应用方法：全身应用包括在低氟地区进行饮水氟化、食盐氟化、牛奶氟化和氟片等。局部应用包括龋病易感人群使用含氟牙膏、含氟漱口液、含氟凝胶和含氟泡沫等，当然这些应用都应该在相关政府部门的严格监控及口腔执业医师的指导下进行。

3．预防性树脂充填　预防性树脂充填针对的是有早期龋发生的点隙窝沟，治疗时仅去除窝沟处的病变牙釉质或牙本质，根据龋损大小，采用酸蚀技术和树脂充填材料充填早期窝沟龋，并在\u8dbe面上涂一层封闭剂，这是一种窝沟封闭与窝沟龋充填相结合的预防性措施。

4．非创伤性修复治疗　非创伤性修复治疗是指使用手用器械清除龋坏组织，然后用有黏结、耐压和耐磨性能较好的新型玻璃离子材料将龋洞充填。ART 技术符合现代预防基本观点，只要求最少的洞形预备，最少的牙体损伤以保存完好的牙体组织，而且操作简单易学，由于不需要复杂的口腔治疗设备，医生可以主动和方便地到患者生活的环境中提供口腔治疗，因此在医疗条件有限的地区具有广阔的发展前景。

二、糖代用品

日常生活中食用的糖类有蔗糖、淀粉和乳糖等，而蔗糖是公认的致龋食物。但许多食物因为口感的原因必须加入糖类，这时为了预防龋病的发生或者糖尿病患者的需要，糖代用品（sugar substitutes）便应运而生了。糖代用品有两类：一类为高甜度代用品，如天冬苯西二肽脂、苯甲酰亚胺和甜叶菊糖等，这些糖比蔗糖甜 20 ～ 400 倍，有抑菌作用；另一类为低甜度代用品，如木糖醇、山梨醇、甘露醇和麦芽糖等，目前在市场防龋产品中多采用木糖醇。

三、控制菌斑

牙菌斑（dental plaque）是一种细菌型生物膜，为基质包裹的互相黏附或黏附于牙面、牙间或修复体表面的软而未矿化的细菌性群体，它由大量细菌、细胞间物质、少量白细胞、脱落上皮细胞和食物残屑等组成，不能用漱口或水冲洗的方法将其去除，与龋病和牙周病的发生密切相关。

【常用方法】

1．机械方法　坚持正确刷牙的习惯和方法，选择正确的牙刷，以减少菌斑在牙面上的堆积。

2．生物方法　选用有效的抗生素或酶制剂，来抑制菌斑的黏附和细菌的生长，有效减少菌斑。

四、其他防龋技术的研究

1．免疫防龋　就是利用免疫学的原理，通过口服、局部应用或者注射疫苗的方法，让人体产生对抗致龋细菌的抗体，进而有效地预防龋病的发生。

2．激光防龋　激光可以融化一些牙齿容易患龋的部位，融化的牙釉质形成具有抗酸性的玻璃状物质，增加了牙齿防龋的能力。

3．替代防龋　是用微生物拮抗的方法将非致龋微生物移植于菌斑内以代替致龋性微生物的抗龋方法。

五、龋病的三级预防

一级预防是进行口腔健康教育、控制及消除危险因素和实行预防措施；二级预防是早期诊断和早期处理，包括定期检查发现并确定早期病变，及时做早期充填等治疗；三级预防是防止龋病的并发症，阻止炎症向牙槽骨、颌骨深部扩展，防止牙槽脓肿及颌面化脓感染及全身感染和恢复牙齿功能。

由于龋病是多因素联合作用的结果，因此预防龋病应该采取以上综合性防龋措施，既要控制菌斑、增强宿主抗龋能力，又要建立起合理的饮食习惯和良好的口腔卫生习惯，只有这样做才是降低人群龋病发生率的有效途径。

第三节 牙周病的预防

牙周病（periodontal disease）是指发生在牙齿支持组织（牙周组织）的疾病，牙周病的病因包括局部因素和全身因素，一般来说全身因素在牙周病的发展中属于促进因子，全身因素可以降低或改变牙周组织对外来刺激的抵抗力，使之易于患病，绝大部分的患者局部因素更为重要，最常见的局部因素有牙菌斑、牙石和创伤性咬合等。当牙菌斑靠近牙龈时，细菌产生的毒素和其他有害物质会刺激牙龈，产生炎症，即牙龈炎。如果不加控制，任其发展，牙龈炎有可能会发展为不可逆的牙周炎，所以说牙周病的始动因素是牙菌斑。因此有效预防牙周病也要从这些因素着手。

一、控制菌斑

牙周炎患者除了在治疗中彻底去除牙面的菌斑和牙石外，还需要进行自我菌斑控制。保健方法与龋病控制菌斑方法类似，坚持每天正确的刷牙习惯和方法，选择正确的牙刷和牙间刷，以减少菌斑在牙面上的堆积。使用牙线和其他工具如家用冲洗器，用于日常的口腔冲洗，有利于清除牙刷等措施不易到达的部位。如果有较深牙周袋的形成，由于菌斑潜藏较深，因此预防起来就需要借助特殊的牙周袋清洁工具和局部用药来进行处理了。

二、清除牙石

牙石是一种沉积于牙面的矿化或正在矿化的菌斑及软垢，是由唾液或龈沟液中的钙盐等无机盐逐渐沉积而成，形成后不易除去。根据其沉积的部位，以龈缘为界，可分为龈上牙石和龈下牙石，牙石对牙龈具有较强的破坏作用，是牙周炎和口臭的主要原因之一，去除牙石的方法是针对龈上牙石采用的洁治术和针对龈下牙石采用的刮治术，这些方法需要口腔执业医师操作进行。

知识链接

龈上洁治术俗称“洗牙”，是指用洁治器械去除龈上牙石、菌斑和牙面上沉积的色素，并抛光牙面，以延迟菌斑和牙石的再沉积，临床上最常采用的是超声龈上洁治，即利用超声洁牙机进行的洁牙治疗。

三、控制相关局部因素

1．改善食物嵌塞　食物嵌塞有两种：垂直型和水平型。垂直食物嵌塞一般是由牙齿形态或者位置不当导致，可以通过选磨法重建食物溢出沟，恢复牙的生理外形来缓解，水平食物嵌塞可以通过用牙线、牙签剔除嵌塞的食物来解决。

2．纠正不良习惯　纠正吸烟、酗酒和从不漱口刷牙的习惯，对刷牙力量过大及剔牙力量过大也要注意避免。

3．矫治错𬌗畸形　对于有错𬌗畸形的儿童和年轻人，应主动宣传指导其进行正畸治疗，对于中老年人因错𬌗畸形导致的牙周炎，应联合正畸科制订最有益于患者的治疗方案。

4．积极治疗相关疾病　重视龋病防治和处理乳恒牙替换障碍，防止因为这些情况导致的牙周损害。

5．制作良好的修复体　在修复牙体或者牙列缺损时，应该遵循恢复生理外形，避免引起牙周损害的原则。

6．消除创伤性咬合和调𬌗　咬合时若咬合力过大或方向异常，超越了牙周组织所能承受的𬌗力，致使牙周组织发生损伤，称为创伤性咬合，通过认真调𬌗后，消除了咬合创伤，使局部牙周炎症状迅速康复，对于夜磨牙情况应该指导患者进行积极治疗。

四、牙周病的三级预防

一级预防是在牙周组织受到损害前防止致病因素的侵袭，或致病因素已侵袭到牙周，但尚未引起牙周病损前立即将其去除，包括对大众进行口腔健康教育和指导，清除菌斑和其他有害刺激因子；二级预防是早期诊断和早期处理，包括治疗龈炎和早期牙周病，采用清除牙石和洁治等；三级预防是指到了牙周病中晚期，进行刮治、松牙固定术、牙周手术和修复正畸等。

第四节　其他口腔疾病的预防

一、口腔癌的预防

口腔癌（oral carcinoma）是指发生于唇、舌、牙龈、口底、颊和腭部黏膜的癌症，是世界上第6种最常见的癌症之一，而在发展中国家，男性占癌症的第3位，女性为第4位。口腔癌的危险因素包括不良生活习惯，如长期大量吸烟和饮酒，长期咀嚼槟榔等粗糙食物，光辐射及放射辐射，长期口腔感染与局部刺激等。由于口腔癌比其他部位的癌易转移、治疗花费大、预后差和直接威胁生命等原因，近年来受到普遍的重视。

【预防措施】

1．减少致病因素　在致癌因素中，烟草是重要的癌症诱发物，因此应积极宣传戒烟，鼓励公众不要染上吸烟习惯。还要开展戒酒和减少咀嚼槟榔的不良习惯，同时注意对光辐射的防护，防止唇部长时间的直接日照，还要避免口腔内的不良刺激，拔除残根，及时处理残冠和调磨锐利的牙尖，注意消除义齿锐利的边缘等，防止这些因素对软组织的损伤。

2．提高公众对口腔癌警告标志的认识　口腔癌的警告标志有口腔内的2周以上尚未愈合溃疡，口腔黏膜有白色、红色和发暗的斑，口腔与颈部有不正常的肿胀和淋巴结肿大等。

3．定期口腔检查 为了早期发现，并提高早期治疗率，定期口腔检查至关重要，检查对象主要包括40岁以上的长期吸烟者，吸烟量在每日20支以上者，既吸烟又有饮酒习惯者。因烟酒刺激口腔已有白斑者以及长期有咀嚼槟榔习惯者，应至少半年检查一次，同时也可以指导高危人群学习自我检查，如果发现头颈部的异常情况，应及时就医明确诊断。

4．政府相关政策的制定 卫生行政部门协同其他政府部门，制定控烟、控酒和防止环境污染的政策措施，增进公众健康水平。

二、错𬌗畸形的预防

错𬌗畸形（malocclusion）是指在儿童生长发育过程中，由先天的遗传因素或后天的环境因素，如疾病、口腔不良习惯、替牙障碍等，也可在生长发育后因外伤、牙周病等原因造成的牙齿排列不齐、上下牙弓𬌗关系异常、颌骨大小形态位置的异常或面部畸形等称为错𬌗畸形。

【预防措施】

1．消除致畸因素 妊娠期母体的营养不良或患病会造成胎儿牙颌面发育不良或发育异常。儿童时期的一些急、慢性疾病能影响牙、颌、面及全身的生长发育。如：维生素D缺乏引起钙磷代谢障碍，而致颌骨、牙弓发育畸形等。

2．破除不良习惯 如吮拇指习惯，可造成前牙开𬌗、牙弓狭窄；儿童有吐舌或萌牙时以舌舔牙的不良习惯，均可造成前牙开𬌗；咬下唇不良习惯可使上前牙唇，形成前牙深覆盖及下颌后缩；咬上唇不良习惯可使下颌前突、前牙反𬌗；偏侧咀嚼习惯可使咀嚼侧后牙呈反𬌗，上下牙弓中线向咀嚼侧偏歪，颜面出现双侧不对称畸形，平时做好宣传教育工作，破除这些口腔不良习惯。

3．重点关注儿童替牙期 如乳牙早失和乳牙滞留，会造成恒牙延迟萌出或错位萌出，又如额外牙和先天缺失牙等，也均会造成错𬌗畸形，因此积极做好定期口腔检查工作，消除因替牙期问题带来的错𬌗畸形的发生。

知识链接

正畸矫治器是一种治疗错𬌗畸形的人造装置，它通过产生机械力或协同口周肌肉、骨骼产生矫治力作用于错位的牙齿及颌骨，达到矫正错𬌗畸形、促进颌骨正常生长发育的作用。临床上一般分为患者可自行摘戴的活动矫治器和不能自行摘戴的固定矫治器。

第五节 自我口腔保健方法

一、漱口

漱口（mouth rinsing）是常用清洁口腔的方法。通过漱口可清除食物残渣和保持口腔清洁。当口腔内有感染时，可以根据口腔执业医师的指导，应用相应的药物漱口液漱口，帮助减少口腔内致病微生物的生长繁殖，起到一定的辅助治疗作用。需要特别指出的是，漱口并不能替代刷牙，因为漱口不能有效地清除已经形成的牙菌斑。

二、刷牙

刷牙是自我口腔卫生保健的重要方法，如果刷牙方法不正确，不仅达不到清洁牙齿的目的，还可损伤牙齿及牙周组织，导致牙齿的楔状缺损、牙龈退缩和牙槽骨的吸收，因此养成良好的刷牙习惯，掌握正确的刷牙方法非常重要。

【牙刷的选择】

选择时注意牙刷的刷头不宜过大，刷毛应柔软，儿童应该选择专用的儿童牙刷，老人和牙周病患者可以选用专用的牙刷，口腔内有义齿或带有矫正器者应在口腔执业医师的指导下选择特制的牙刷。

【刷牙方法】

刷牙方法有很多种，但是没有一种方法可适合所有人，应根据每个人的具体情况选择刷牙方法。有效刷牙要做到牙齿的各个部位都刷到，每次三分钟左右，每天至少刷牙两次，特别是晚上睡觉前刷牙更为重要。

巴斯刷牙法（Bass 法）也称水平颤动法，是一种有效的清除龈缘附近及龈沟内菌斑的方法，此部位的清洁对控制牙龈与牙周感染最为重要。选用此种方法刷牙，必须使用软毛牙刷。最主要的是毛束与牙面成 45° 角，毛端向着根尖方向，轻轻加压，在原位做近、远中方向水平颤动多次，保证刷到每个牙面。

三、牙齿邻面的清洁

一般的刷牙方法只能清除菌斑的 70% 左右，在牙的邻面常余留菌斑，需要用以下方法来辅助清除。

1．牙线　是清除牙邻面菌斑最有效的方法，适用于牙间乳头无明显退缩的牙间隙。方法是将牙线紧贴牙邻面，与牙面较大面积接触，由龈沟向切（𬌗）方移动，“刮除”牙面上的菌斑。重复 3 次～ 4 次。依次逐个将全口牙齿的邻面菌斑彻底清除。

2．牙签　可用牙签来清洁邻面菌斑和根分叉区，适用于牙间龈乳头退缩或牙间隙增大时。不适于无牙龈乳头退缩者。应选用硬质木制或塑料的光滑无毛刺的牙签，用牙签的侧面将邻间隙两侧的牙（根）面上的菌斑“刮”净。注意不要损伤牙龈，不能用于牙间乳头完好处。

3．牙间隙刷　类似于微型洗瓶刷，适用于牙龈退缩患者，专刷牙间隙牙（根）面的菌斑。尤其是牙邻面外形不规则或有凹面时，牙间隙刷较牙签更利于去除菌斑；还适用于根分叉贯通病变的患牙。注意选用合适大小的牙间刷。

4．其他工具　如锥形橡皮尖及牙线夹等均为清洁邻面和按摩牙间乳头的良好工具，还有家用冲洗器等均可帮助清除菌斑，可指导患者选择应用。

四、无糖口香糖

现在许多无糖口香糖中的甜味一般都应用木糖醇，这些口香糖不仅可以清除口腔中的异味，还能减轻口腔中酸的浓度，甚至在一定程度上降低龋齿的发生率。木糖醇虽然有和蔗糖相仿的甜度，但木糖醇不像蔗糖那样，吃多了会使牙齿长龋齿，但也有研究指出，嚼无糖口香糖可以作为一种预防措施，但不能被推荐代替刷牙和看牙病等基本的牙齿保健方式。

第六节 社区口腔卫生保健

口腔卫生保健（oral health care）是卫生事业的一部分，是综合保健包括初级保健的一部分，口腔卫生保健工作的重点应该在基层、社区，因此应努力加强基层口腔卫生保健，逐步增加基层口腔保健网点，依托社区搞好基层口腔卫生保健，口腔疾病群防群治应纳入各地经济和社会发展规划，努力减少贫富差距所引起的口腔健康状况的差别。

1989 年，在我国由原卫生部、国家教委等部委联合签署，确定每年的 9 月 20 日为全国爱牙日，宗旨是通过爱牙日活动，广泛动员社会力量，在群众中进行牙病防治知识的普及教育，增强口腔健康观念和自我口腔保健的意识，建立口腔保健行为，从而提高全民族的口腔健康水平。由于建立爱牙日是我国政府加强口腔预防保健工作和落实预防为主方针的一项重要举措，因此注重社区口腔卫生保健工作意义重大。

知识链接

WHO 于 1974 年集合社区卫生护理界的专家，共同界定适用于社区卫生作用的社区定义：“社区是指一固定的地理区域范围内的社会团体，其成员有着共同的兴趣，彼此认识且互相来往，行使社会功能，创造社会规范，形成特有的价值体系和社会福利事业。每个成员均经由家庭、近邻、社区而融入更大的社区。”

一、社区口腔卫生保健的定义

社区口腔卫生保健（community oral health care）是以一定社区人群的口腔健康状况改善与提高为目标，以生物、心理、社区三维结构的医学模式概念为基础，以社区的社会经济与文化为背景，从社区的实际需要出发，以三级医疗保健网为依托，以初级卫生保健为基本途径，以社区群体预防为主要策略，建立并逐步发展县、乡、村或区、街道、委员会，或与之相应的三级口腔卫生保健网，并通过社区试点研究，建立、发展和完善一个社区的口腔卫生保健服务提供系统，实现社区人人享有最基本的口腔卫生保健目标。

二、社区口腔医生的形成

为解决我国广大人民群众方便就医问题，2012 年 7 月 7 日《国务院关于建立全科医生制度的指导意见》公布，意见指出，到 2020 年，我国将初步建立起全科医生制度，基本实现城乡每万名居民有 2 ～ 3 名合格的全科医生，基本适应人民群众基本医疗卫生服务需求。建立全科医生制度，逐步形成以全科医生为主体的基层医疗卫生队伍，是医药卫生体制改革的重要内容，对于提高基层医疗卫生服务水平，缓解人民群众“看病难、看病贵”，具有重要意义。

在这种理念的指导下，北京市在 2007 年开展了社区口腔医生资格考试，逐步开始规范化和系统化考核管理基层医院和社区医院的口腔医生，旨在建立口腔预防保健的基层专业医疗卫生队伍，缓解人民群众“看牙难”的问题，对逐步有计划地建立起以社区为主导的牙病初级预防保健体系具有重要的意义。

三、社区口腔卫生保健的意义

由于我国人口众多，需要治疗和进行预防保健的牙病患者众多，所以未来要以社区口腔医师为骨干，合理使用社区资源和适宜技术，以人的健康为中心、家庭为单位、社区为范围、需求为导向，以妇女、儿童、老年人、慢性病患者和残疾人等为重点，以解决社区主要口腔卫生问题，满足基本口腔卫生服务需求为目标，融预防、医疗、保健、康复和健康教育等为一体，提供有效、经济、方便、综合和连续的基层口腔卫生服务。

思考题

1. 什么是口腔疾病的三级预防?
2. 说出两种增强牙齿的抗龋能力的预防方法。
3. 简述牙周病的预防方法。
4. 简述口腔癌的预防方法。
5. 简述错𬌗畸形的预防方法。

（岳 炜）

中英文专业词汇索引

G

H

J

Y

Z

主要参考文献

1. 王宁利，张铁民．眼科学．北京：北京大学医学出版社，2008.
2. 崔浩，王宁利，徐国兴．眼科学．3 版．北京：北京大学医学出版社，2013.
3. 赵家良，马建民，译．眼和眼眶的超声检查．北京：华夏出版社，2008.
4. 赵堪兴，杨培增，主编．眼科学．北京：人民卫生出版社，2008.
5. 赵家良，主译．神经眼科学图谱．北京：北京科学技术出版社，2007.
6. 陈孝平．外科学．2 版．北京：人民卫生出版社，2010.
7. 黄选兆．实用耳鼻咽喉头颈外科学．2 版．北京：人民卫生出版社，2011.
8. 郑泽霖．甲状腺甲状旁腺外科手术学．合肥：安徽科学技术出版社，2006.
9. 甲状腺结节和分化型甲状腺癌诊治指南．中国肿瘤临床，2012，39（17）：1249-1272.
10. 于世凤，高岩．口腔组织学与病理学．北京：北京大学医学出版社，2005.
11. 谢秋菲．牙体解剖与口腔生理学．北京：北京大学医学出版社，2005.
12. 邓辉．儿童口腔医学．北京：北京大学医学出版社，2005.
13. 樊明文，周学东．牙体牙髓病学．4 版．北京：人民卫生出版社，2012.
14. 赵士杰，皮昕．口腔颌面部解剖学．2 版．北京：北京大学医学出版社，2013.
15. 孟焕新．牙周病学．4 版．北京：人民卫生出版社，2012.
16. 曹采方．临床牙周病学．北京：北京大学医学出版社，2006.
17. 张志愿，俞光岩．口腔颌面外科学．7 版．北京：人民卫生出版社，2012.
18. 冯海兰，徐军．口腔修复学．北京：北京大学医学出版社，2005：128-133.
19. 赵依民．口腔修复学．7 版．北京：人民卫生出版社，2013：192-193，238-264，304-311，341-345.
20. 葛立宏．儿童口腔医学．4 版．北京：人民卫生出版社，2012.
21. 姬爱平．口腔急诊常见疾病诊疗手册．北京：北京大学医学出版社，2013.
22. 张志愿，俞光岩．口腔科学．8 版．北京：人民卫生出版社，2013：227-233.
23. 邓峰．口腔医学．南京：江苏科学技术出版社，2013：179-185.
24. 胡德渝．口腔预防医学．6 版．北京：人民卫生出版社，2012.

彩 图

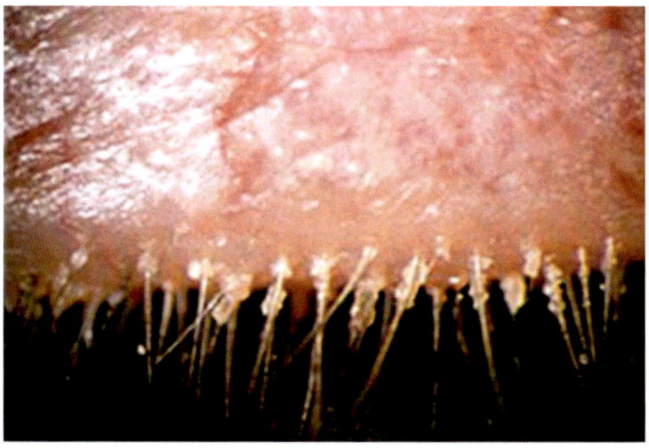

彩图 1-4-1　鳞屑性睑缘炎

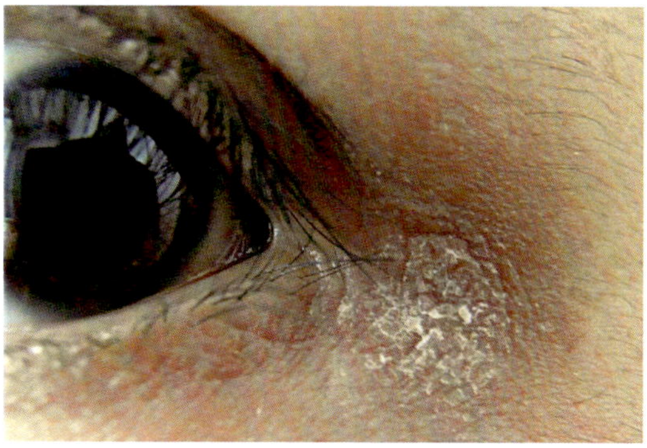

彩图 1-4-2　眦部睑缘炎

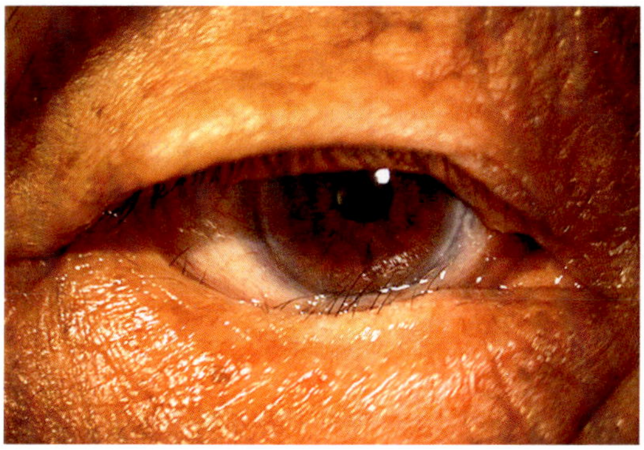

彩图 1-4-3　右眼下眼睑内翻伴倒睫

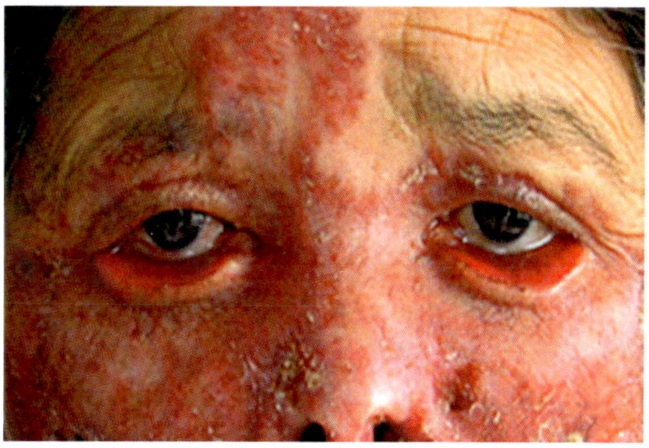

彩图 1-4-4　双眼瘢痕性下眼睑外翻

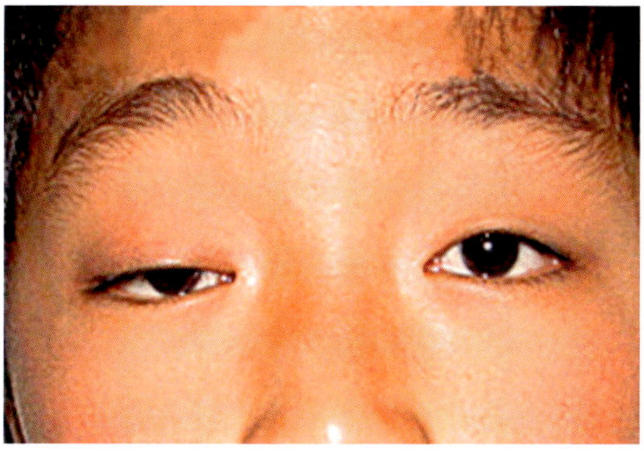

彩图 1-4-5　右眼上睑下垂

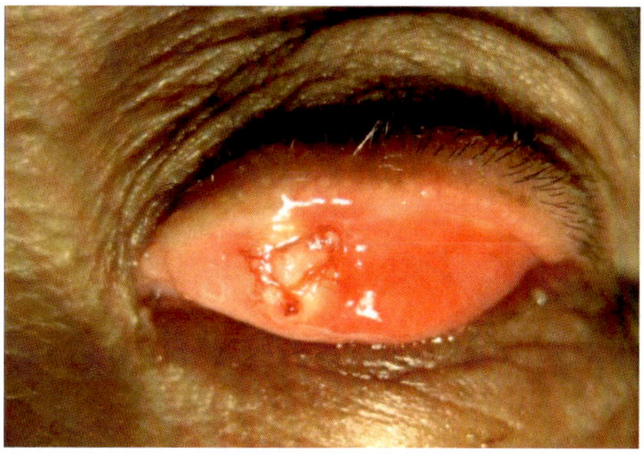

彩图 1-4-6　睑板腺癌

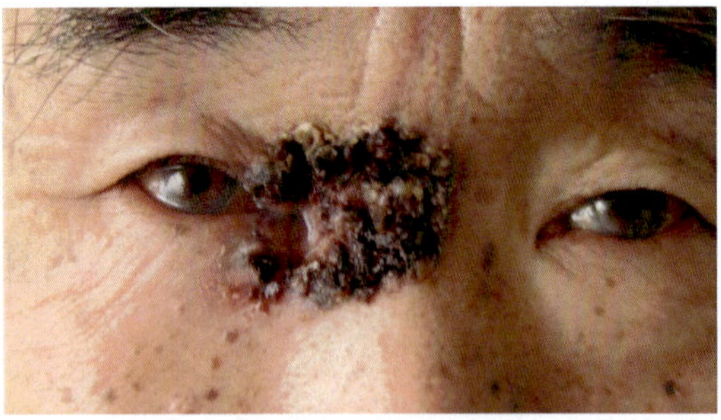

彩图 **1-4-7**　基底细胞癌

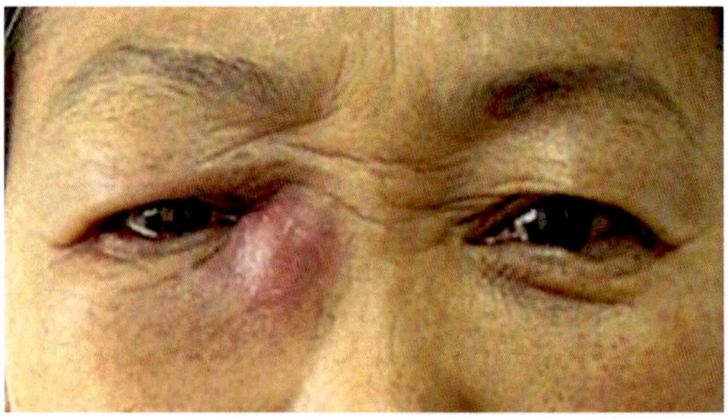

彩图 **1-5-1**　右眼急性泪囊炎

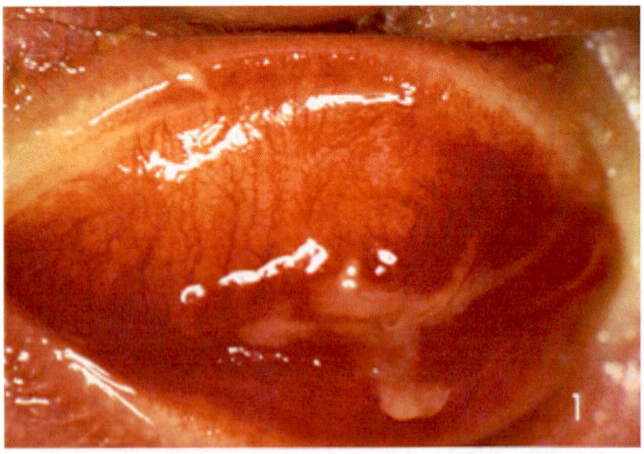

彩图 **1-6-1**　新生儿淋菌性结膜炎

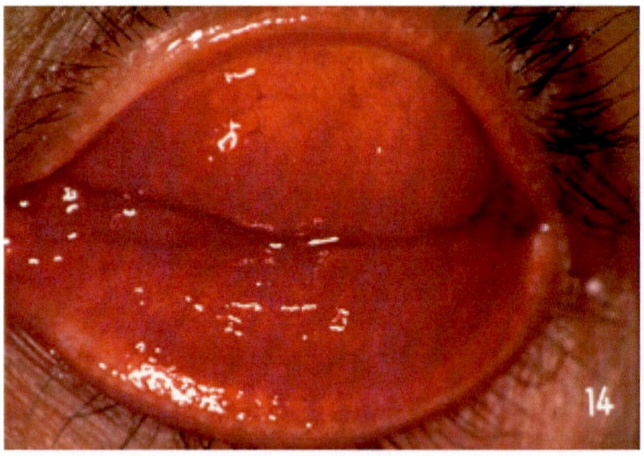

彩图 **1-6-2**　流行性角结膜炎

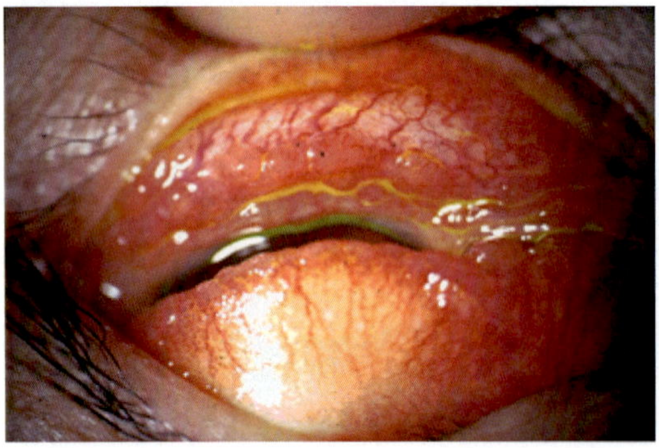

彩图 **1-6-3**　沙眼急性期

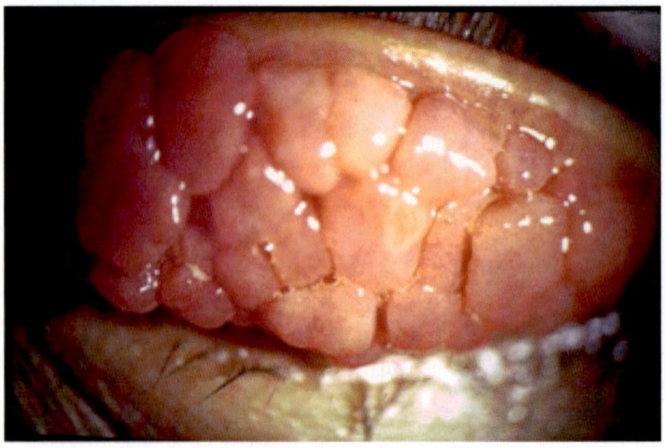

彩图 **1-6-4**　春季过敏性结膜炎

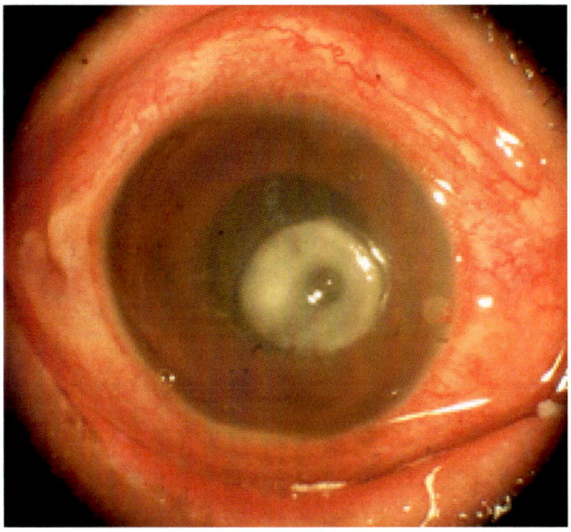

彩图 **1-7-1**　细菌性角膜溃疡

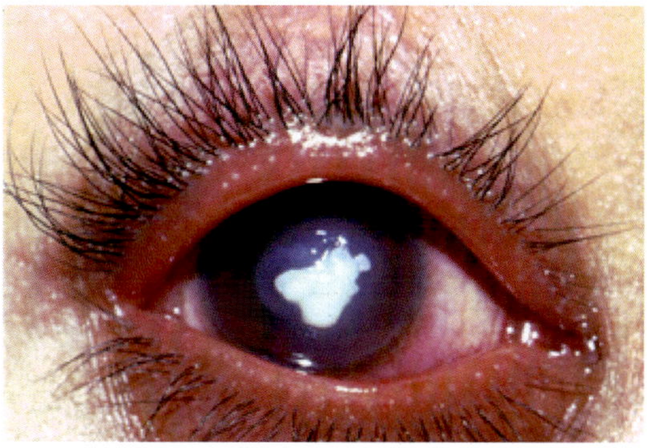

彩图 **1-7-2**　真菌性角膜溃疡

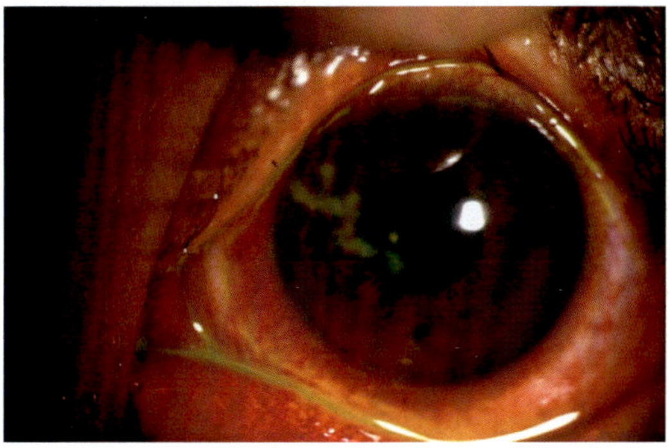

彩图 **1-7-3**　单纯疱疹病毒性角膜炎树枝状角膜损害

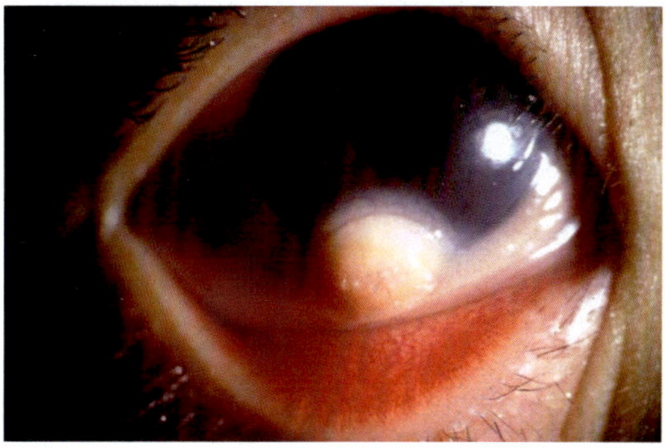

彩图 **1-7-4**　角膜皮样瘤

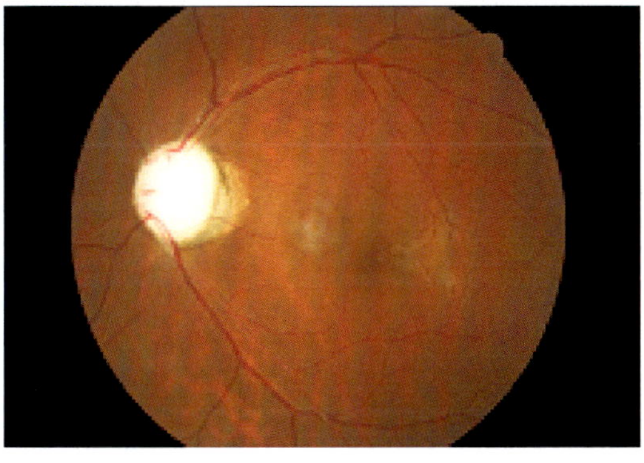

彩图 **1-10-2**　青光眼性视盘凹陷

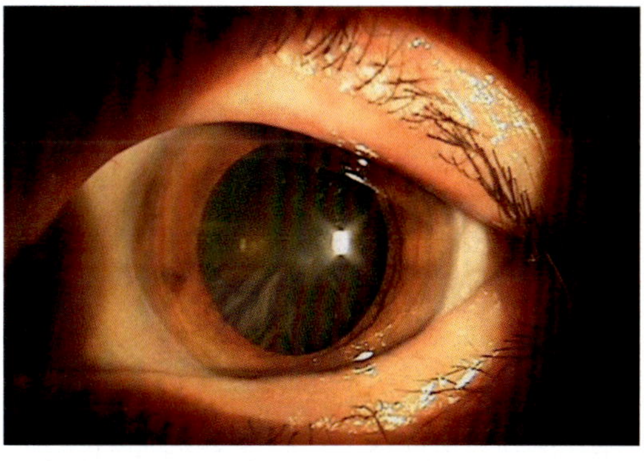

彩图 **1-11-1**　初发期皮质性白内障

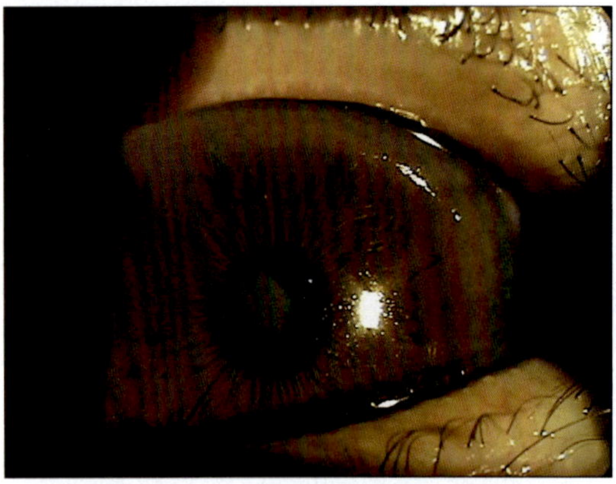

彩图 **1-11-2**　膨胀期皮质性白内障

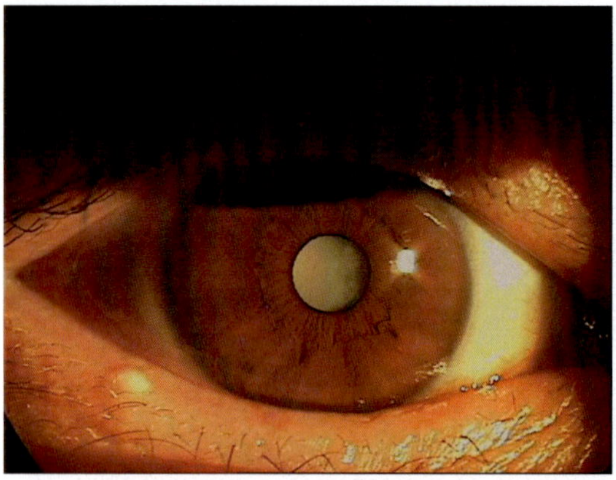

彩图 **1-11-3**　成熟期皮质性白内障

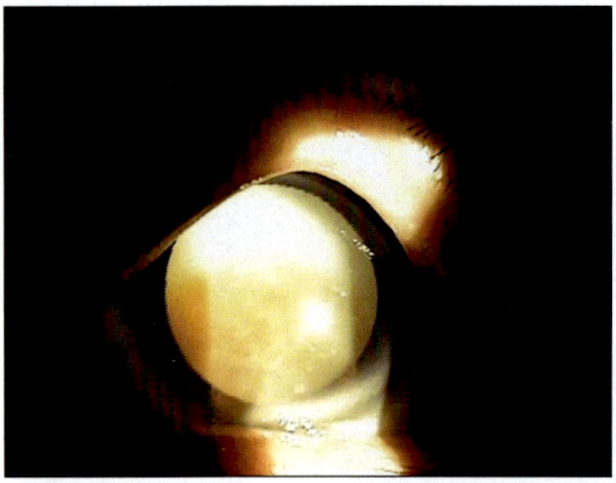

彩图 **1-11-4**　过熟期皮质性白内障

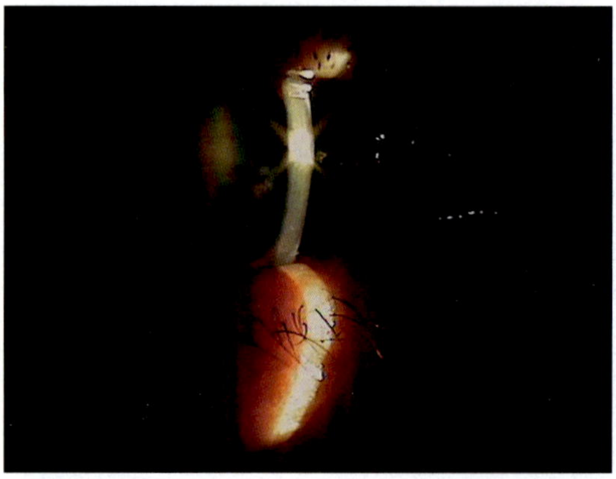

彩图 **1-11-5**　核性白内障

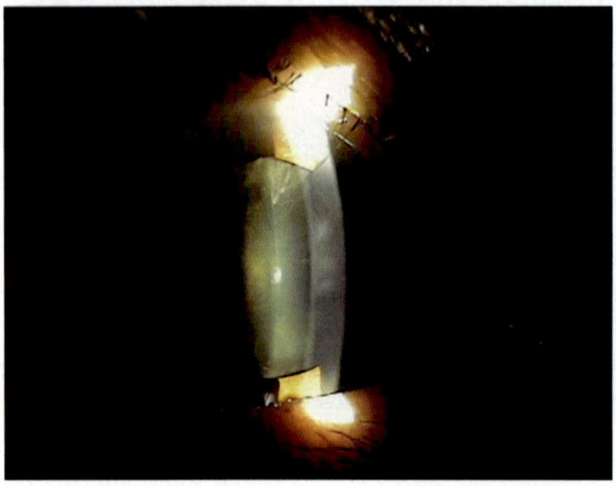

彩图 **1-11-6**　后囊下性白内障

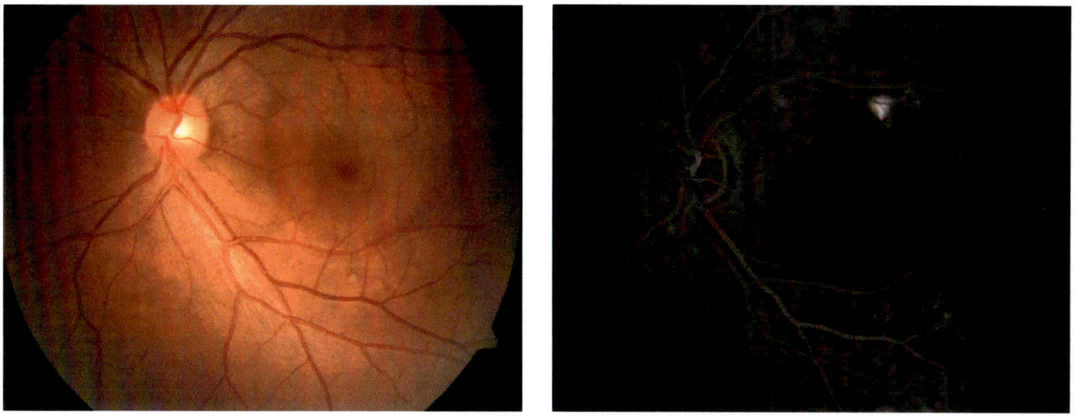

彩图 **1-12-1**　中心性浆液性脉络膜视网膜病变眼底及 **FFA** 造影结果

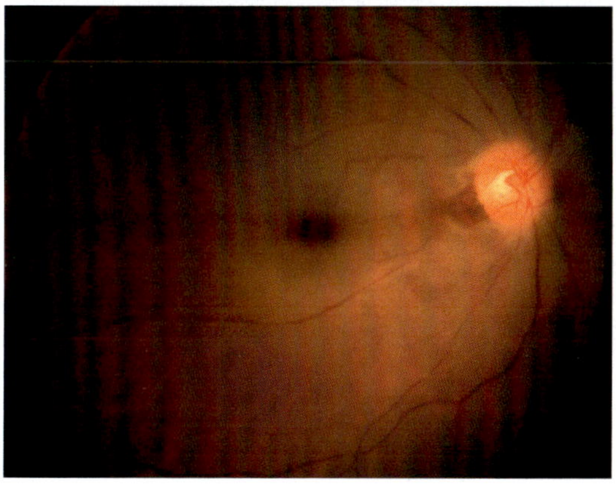

彩图 **1-12-2**　视网膜中央动脉阻塞

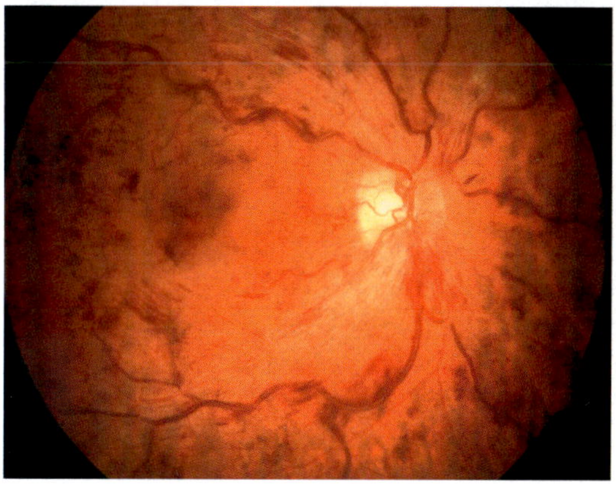

彩图 **1-12-3**　视网膜中央静脉阻塞

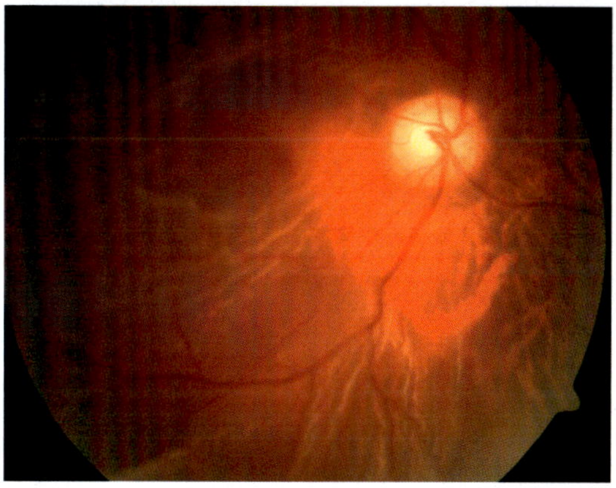

彩图 **1-12-4**　视网膜脱离

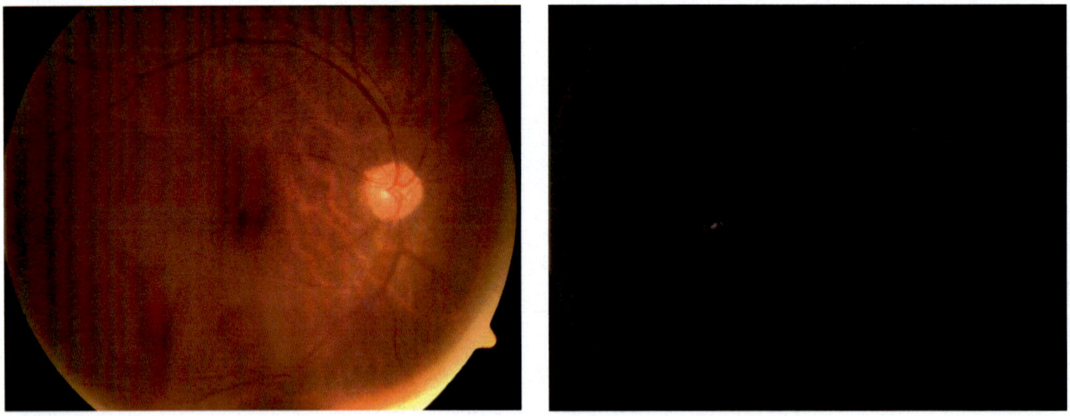

彩图 **1-12-5**　视网膜静脉周围炎眼底及 **FFA** 造影结果

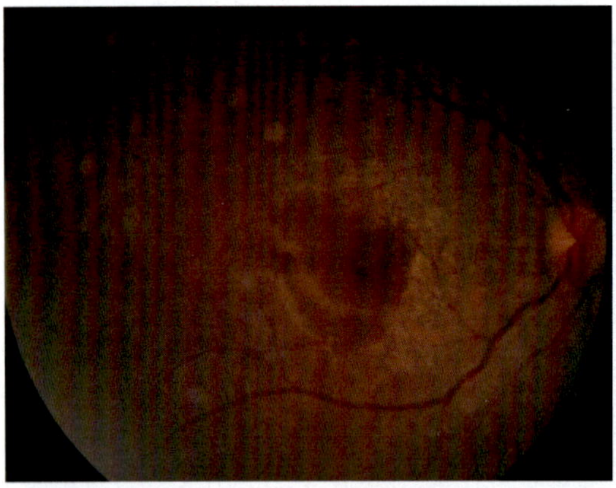

彩图 **1-12-6**　视网膜色素变性

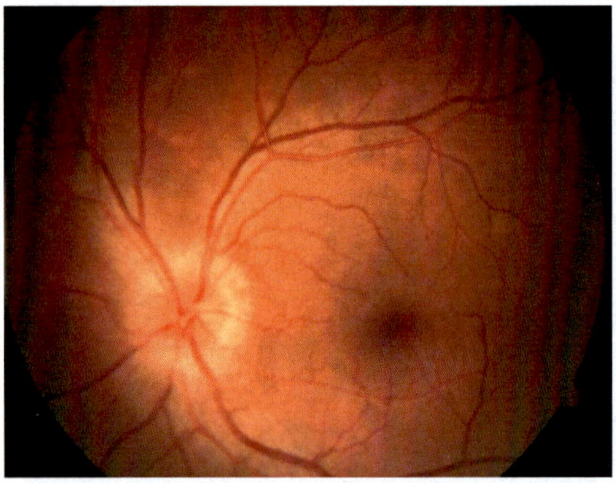

彩图 **1-12-7**　视盘水肿

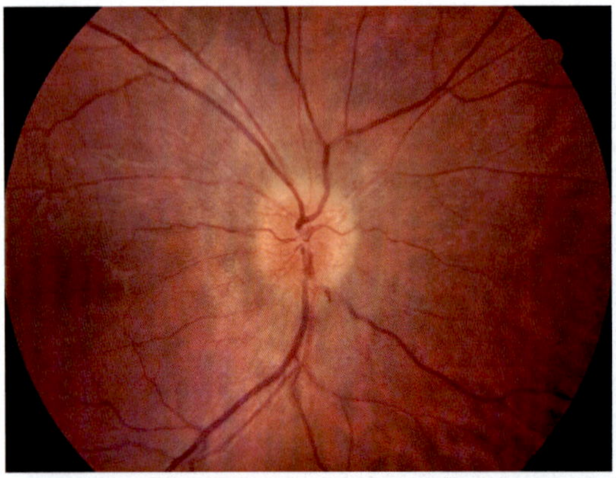

彩图 **1-12-8**　视神经视盘炎

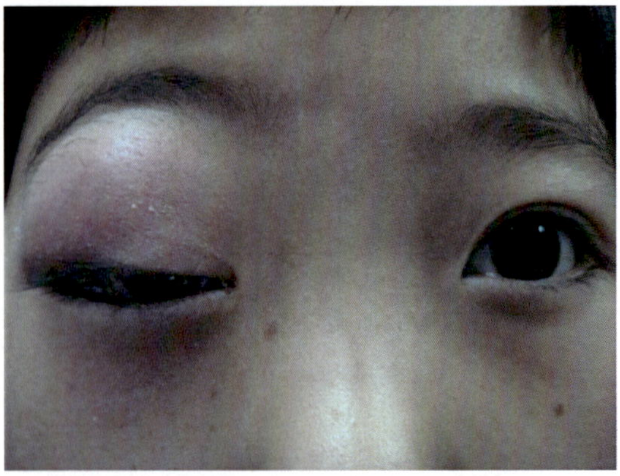

彩图 **1-13-1**　右眼眶蜂窝组织炎

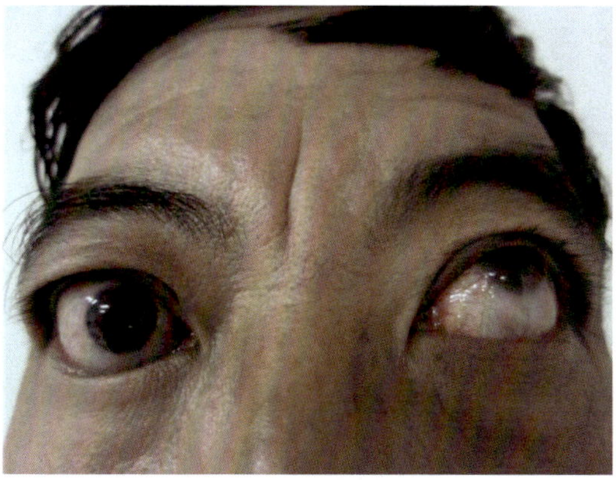

彩图 **1-13-2** 甲状腺相关眼病

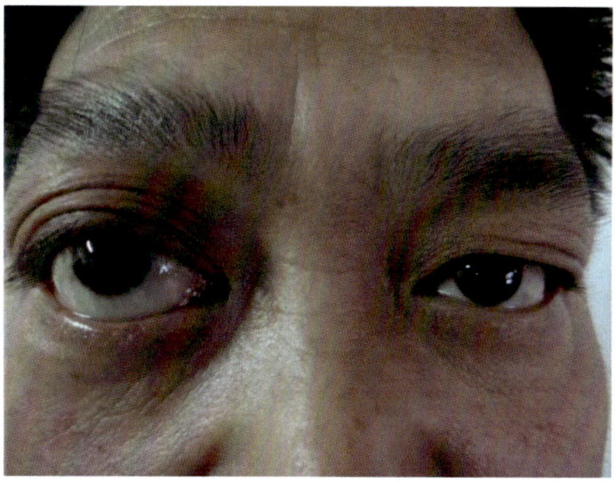

彩图 **1-13-3** 右眼眶内海绵状血管瘤，眼球突出上移位

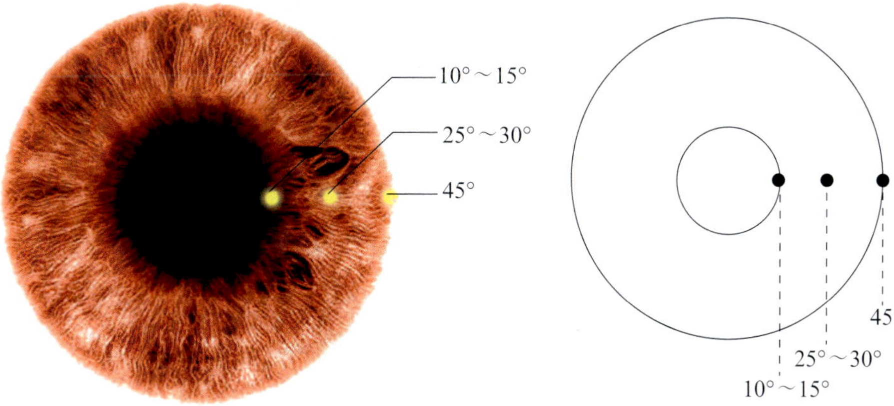

彩图 **1-14-5** 角膜映光法检查示意图

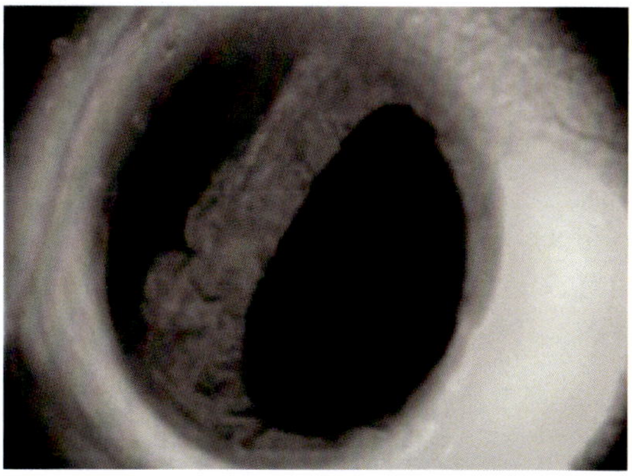

彩图 **1-15-1** 虹膜根部局限性离断

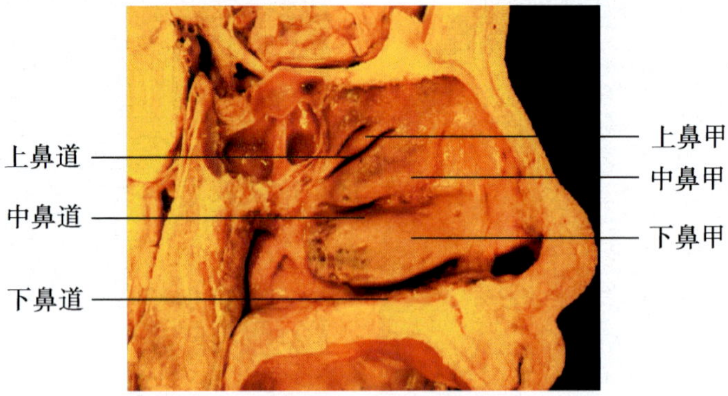

彩图 **2-1-28**　鼻腔外侧壁

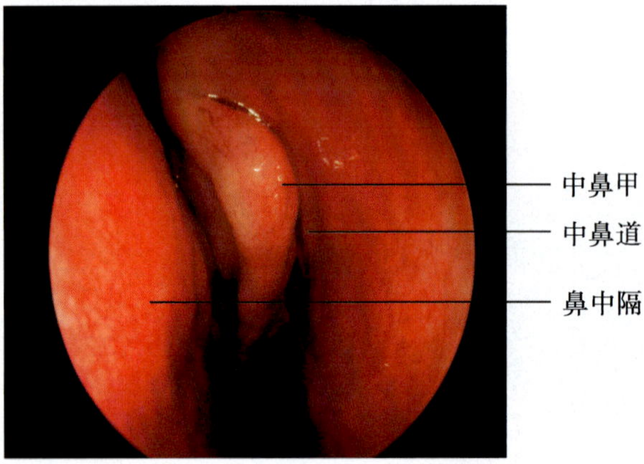

彩图 **2-1-29**　鼻内镜下观察中鼻甲与中鼻道

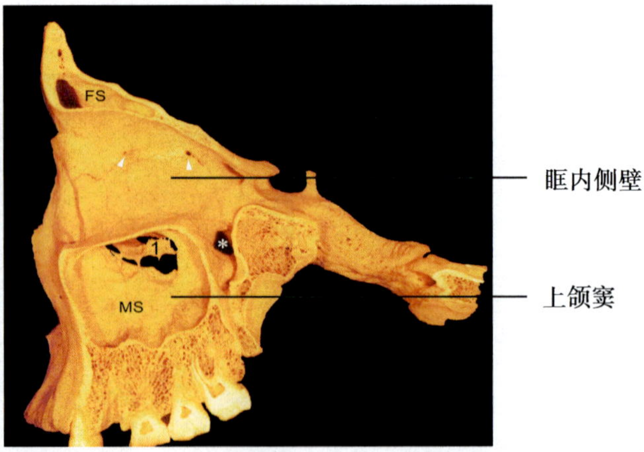

彩图 **2-1-30**　上颌窦

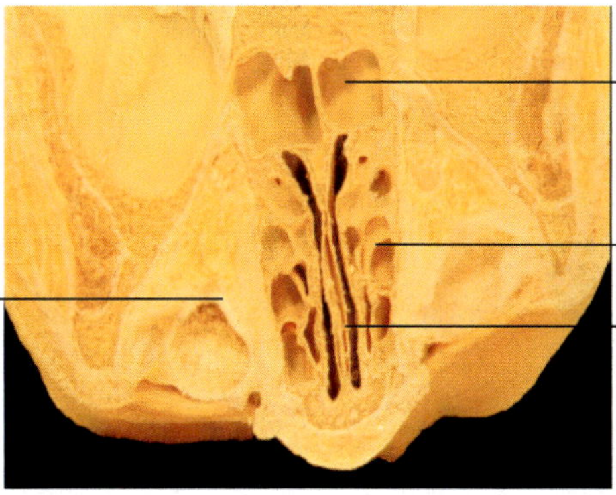

彩图 **2-1-31**　筛窦及其毗邻

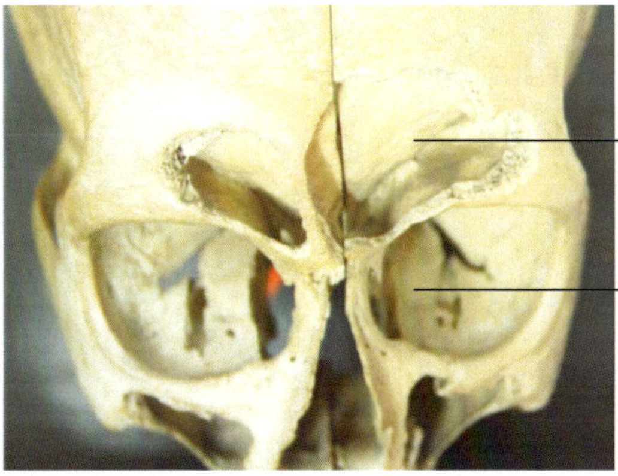

彩图 **2-1-32**　额窦及其毗邻

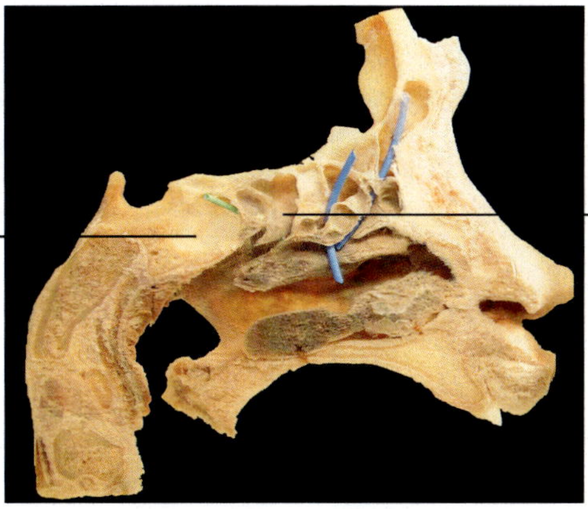

彩图 **2-1-33**　蝶窦及其毗邻

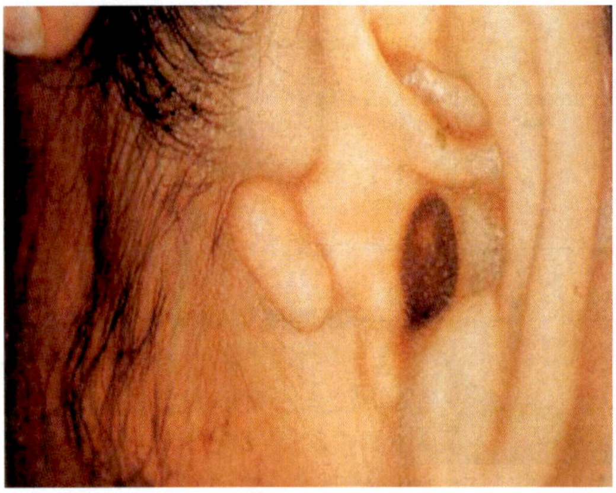

彩图 2-3-1　副耳

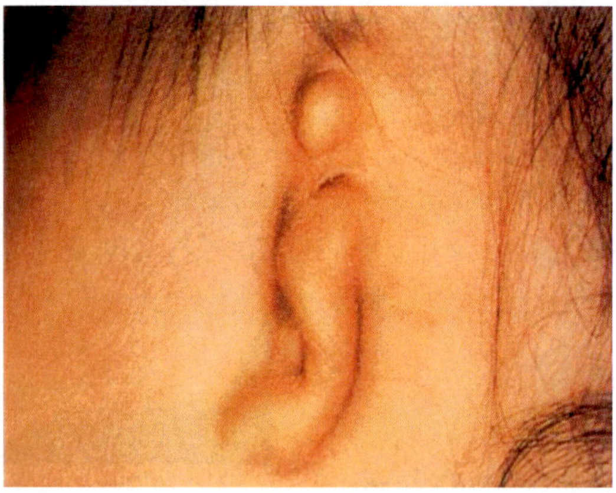

彩图 2-3-1　小耳

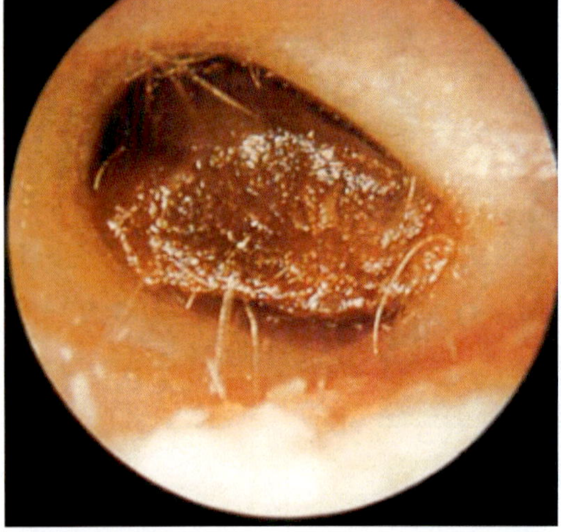

彩图 2-3-3　耵聍栓塞

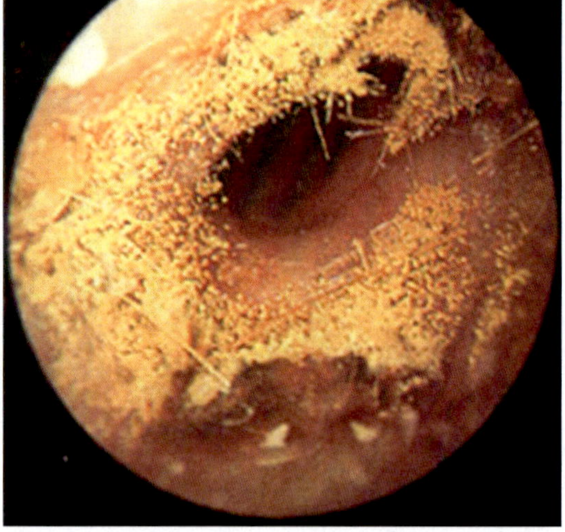

彩图 2-3-5　外耳道真菌病

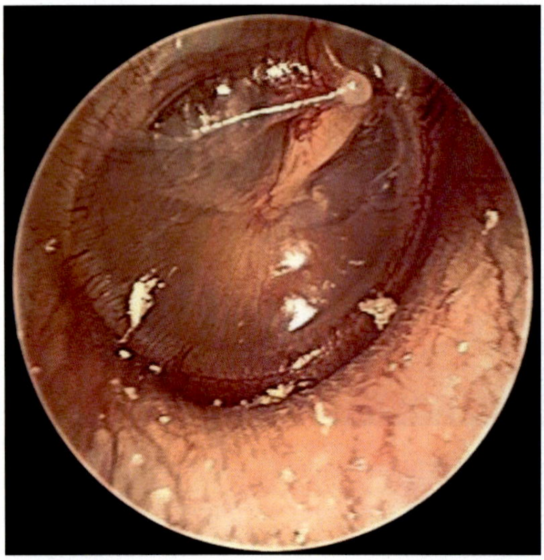

彩图 2-3-6　分泌性中耳炎，中耳腔积液

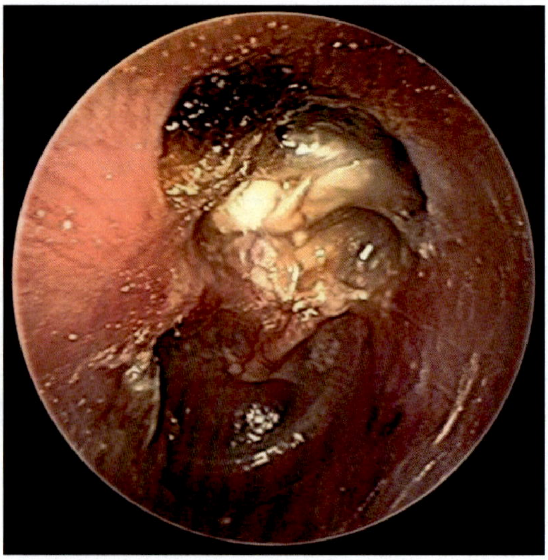

彩图 2-3-9　急性乳突炎

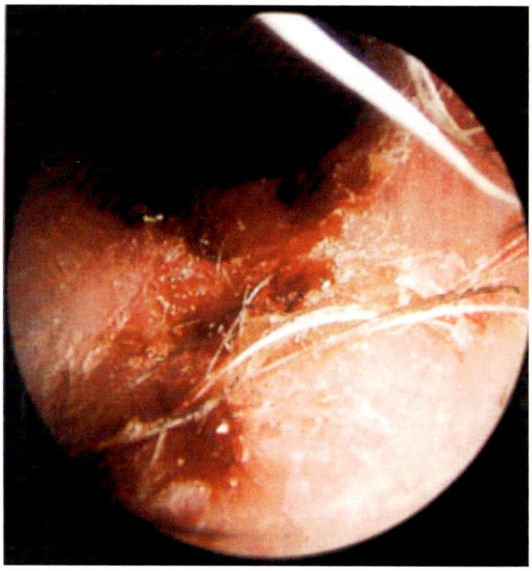

彩图 2-4-3　急性鼻前庭炎

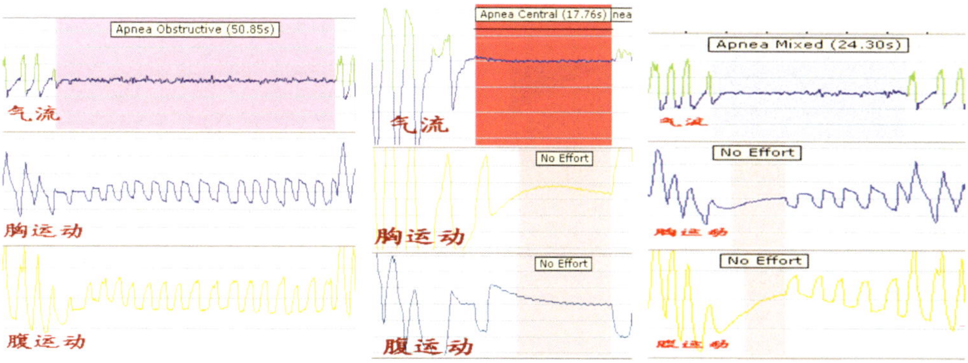

彩图 2-5-5　中枢性呼吸暂停

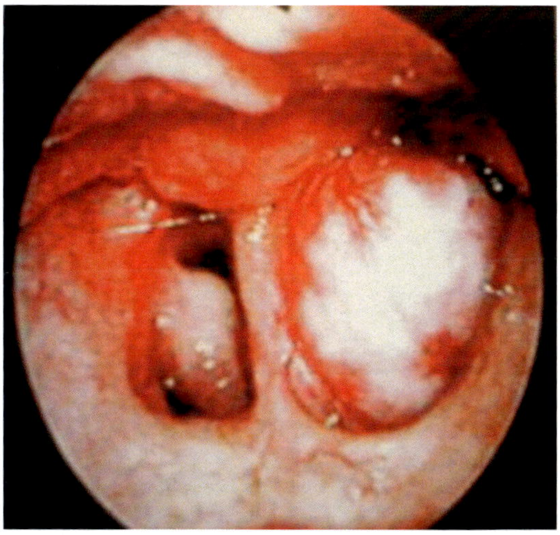

彩图 2-5-8　鼻咽纤维血管瘤

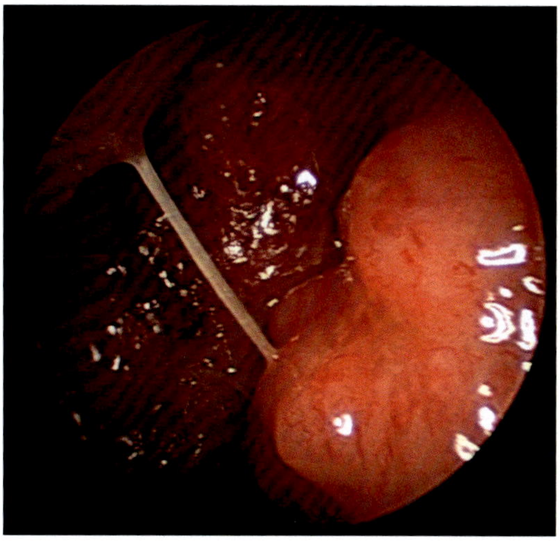

彩图 2-5-9　鼻咽癌

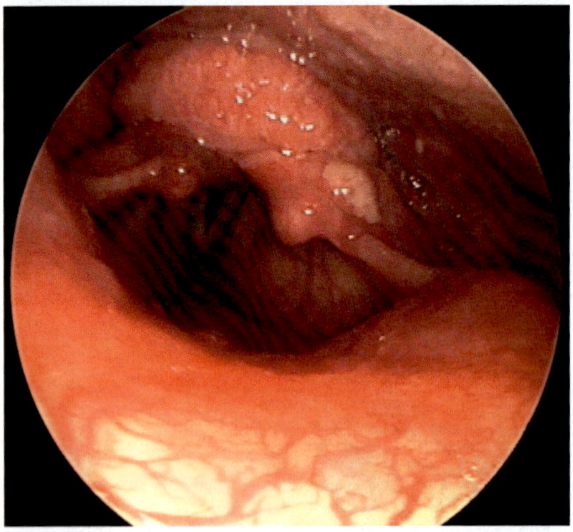

彩图 2-5-10　喉咽癌

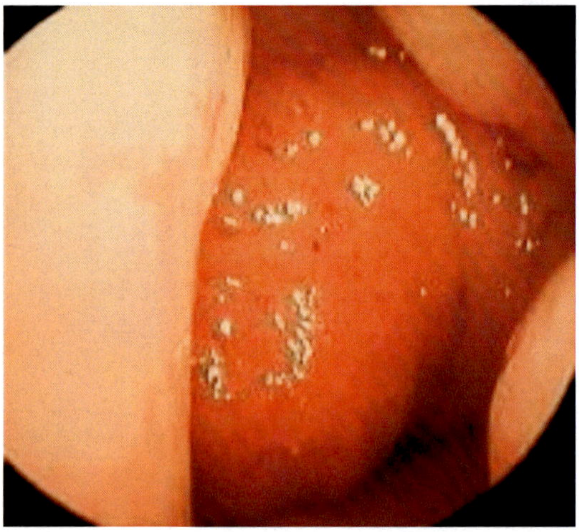

彩图 2-5-11　鼻内镜下示肥大腺样体突入鼻腔

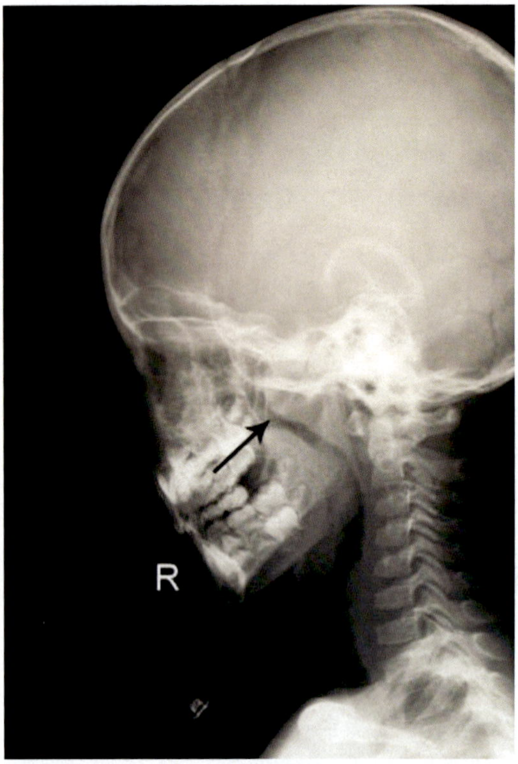

彩图 2-5-12　鼻咽侧位片显示鼻咽部软组织增厚（腺样体肥大）

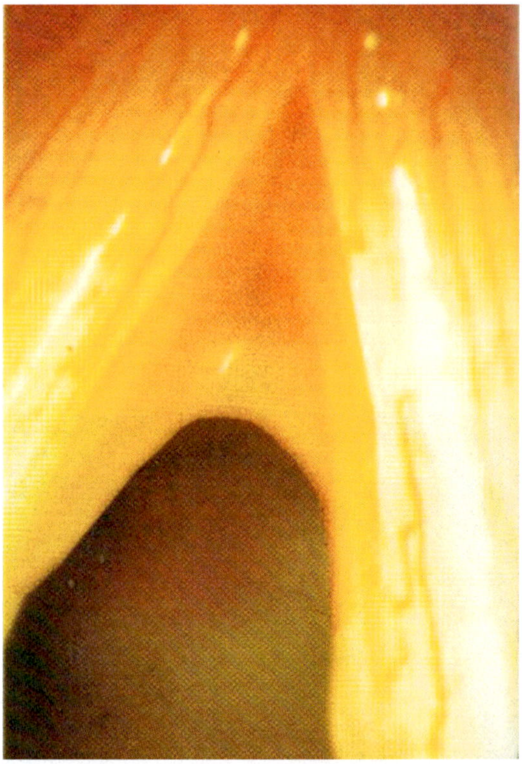

彩图 2-6-1　先天性喉蹼

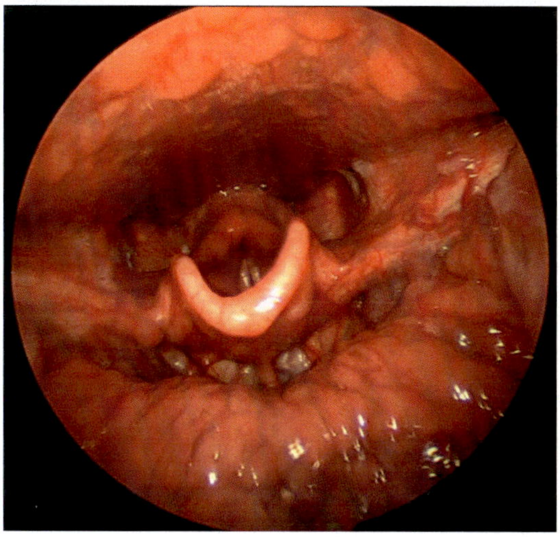

彩图 **2-6-2** 急性喉炎

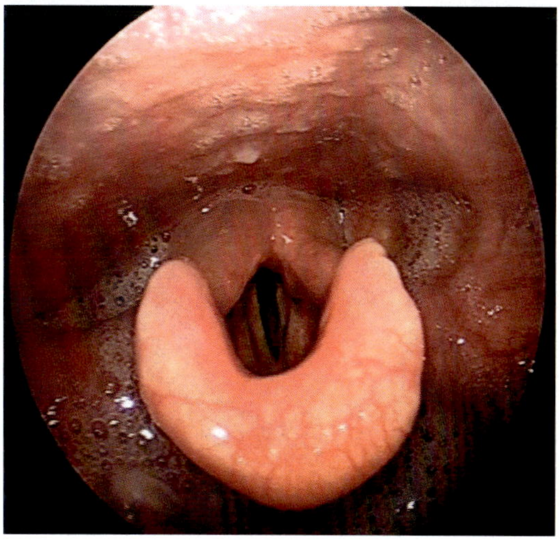

彩图 **2-6-3** 急性会厌炎双侧披裂黏膜水肿

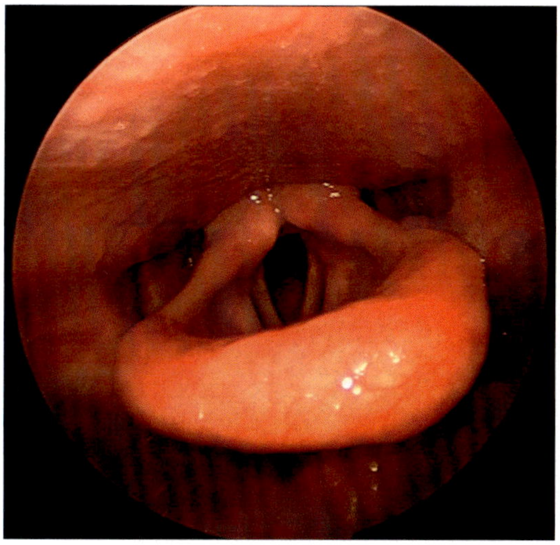

彩图 **2-6-4** 慢性单纯性喉炎

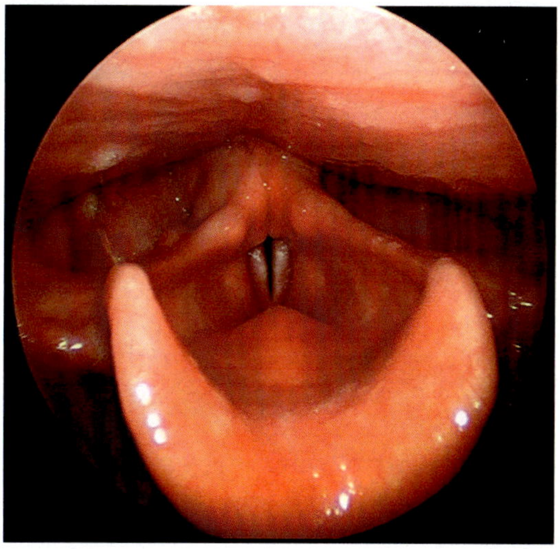

彩图 **2-6-5** 喉白斑病

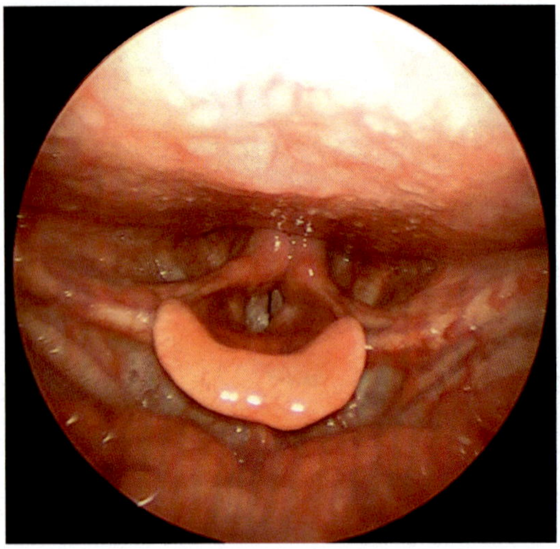

彩图 **2-6-6**　声门癌

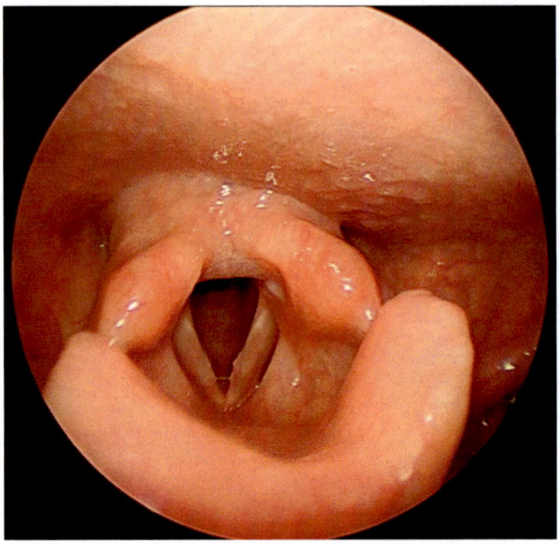

彩图 **2-6-22**　声带小结

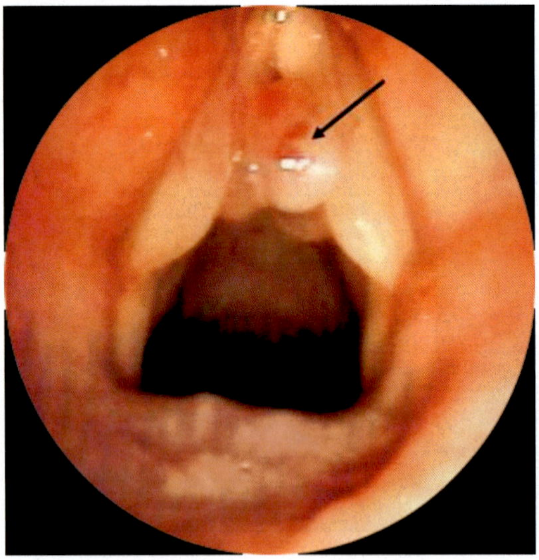

彩图 **2-6-23**　声带息肉

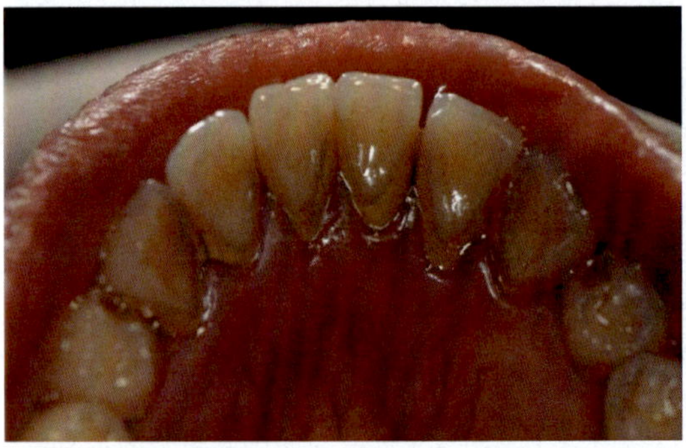

彩图 **3-4-2**　龈上牙石

牙面和牙颈部上的浅黄色附着物为龈上牙石

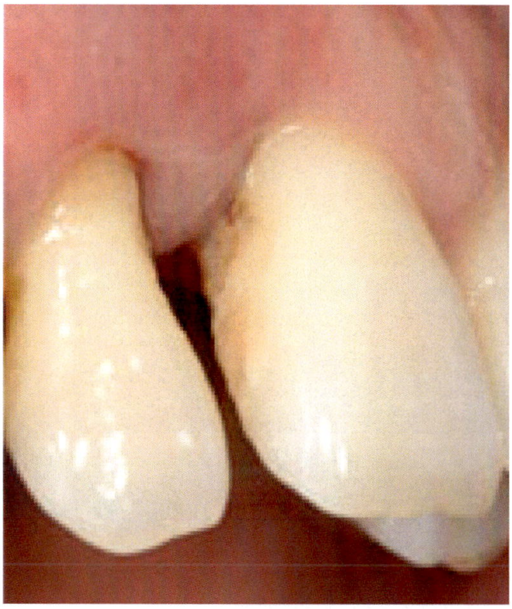

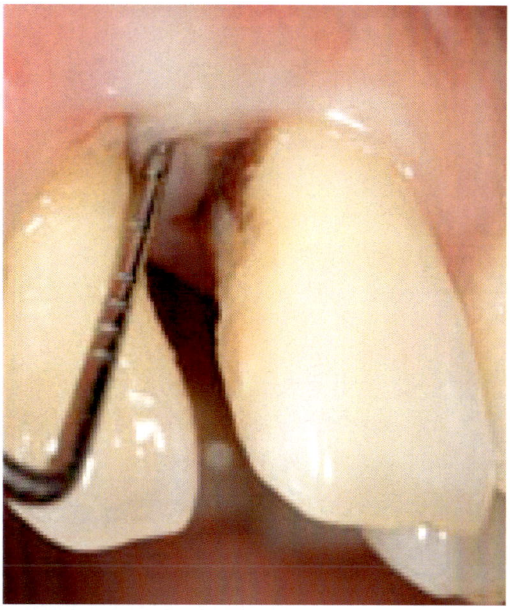

彩图 3-4-3　龈下牙石

用探针将龈缘从牙面分开，可见根面上的龈下牙石

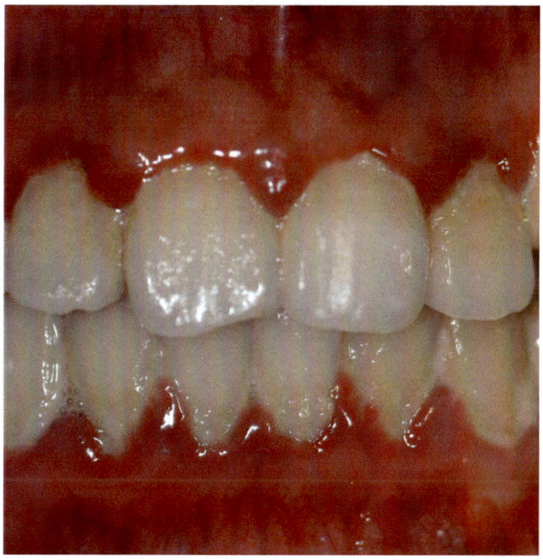

彩图 3-4-4　慢性龈炎

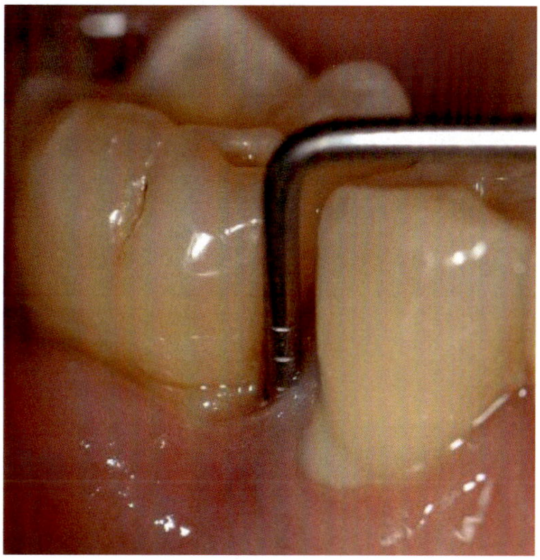

彩图 3-4-5　牙周袋和附着丧失

牙周探针探入牙周袋，袋底位于釉牙骨质界的根方 8mm，附着丧失 8mm

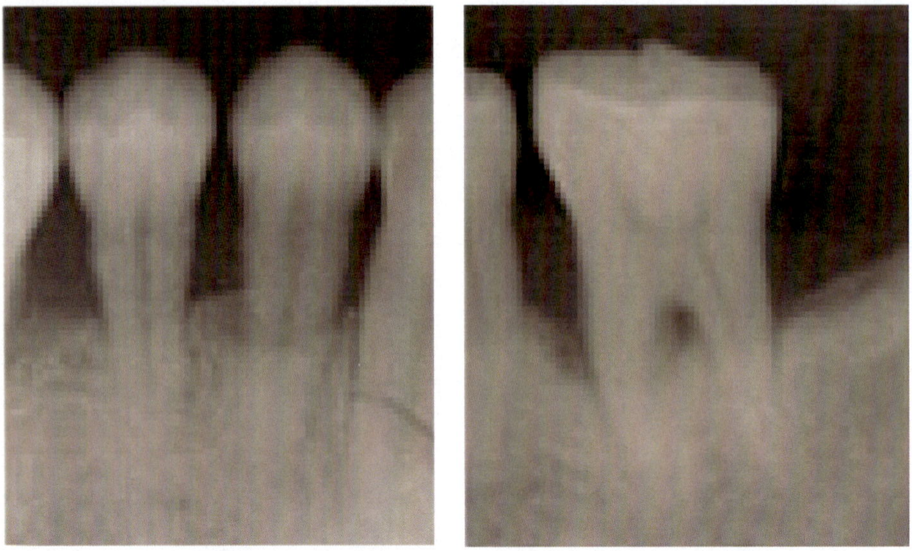

水平型骨吸收　　　　垂直型骨吸收

彩图 **3-4-6**　牙槽骨吸收

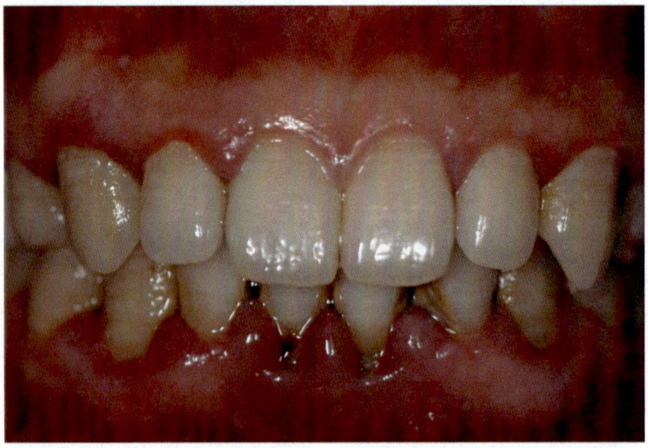

彩图 **3-4-7**　慢性牙周炎

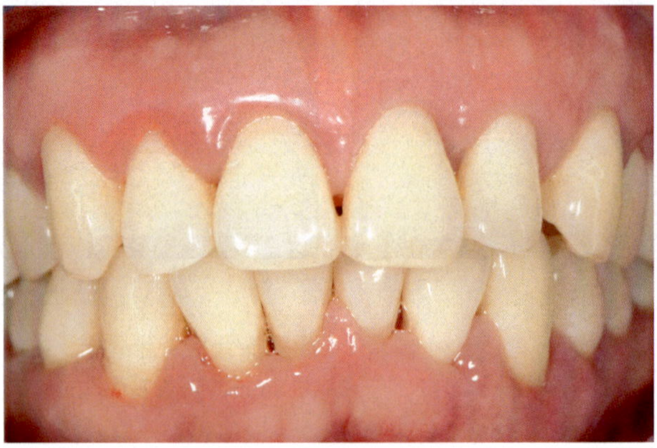

彩图 **3-4-8**　侵袭性牙周炎

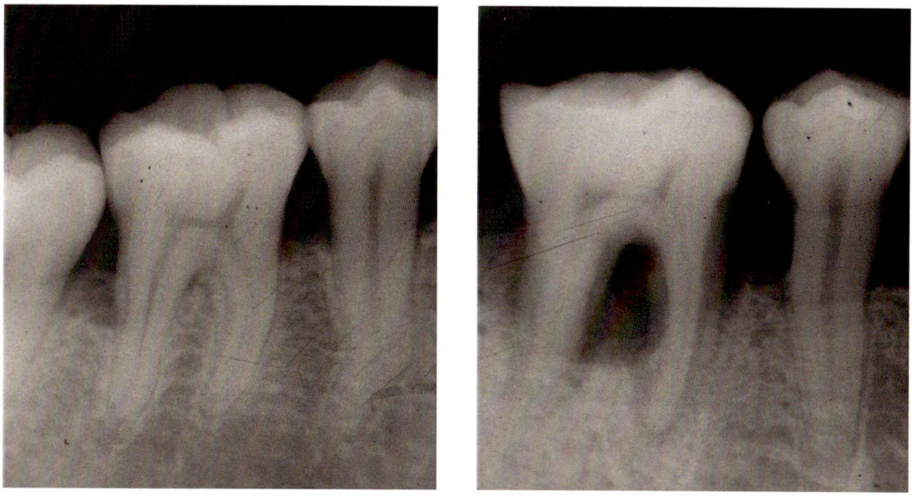

彩图 3-4-9　根分叉病变的 X 线表现

左：Ⅱ度根分叉病变——分叉区牙周膜增宽；右：Ⅲ或Ⅳ根分叉病变——根分叉区为透影区

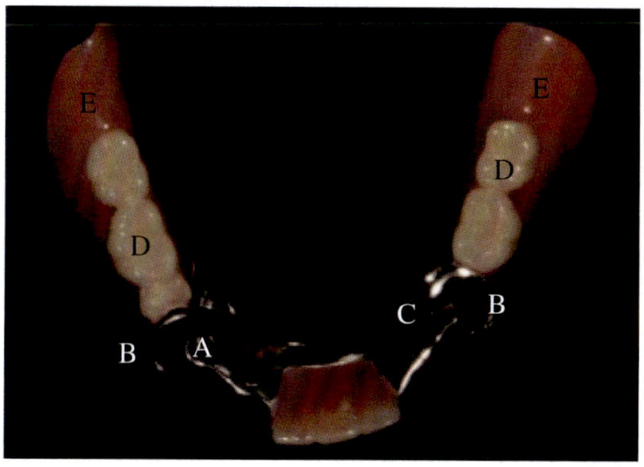

彩图 3-10-2　可摘局部义齿的组成

A. 𬌗支托；B. 固位体；C. 连接体；D. 人工牙；E. 基托

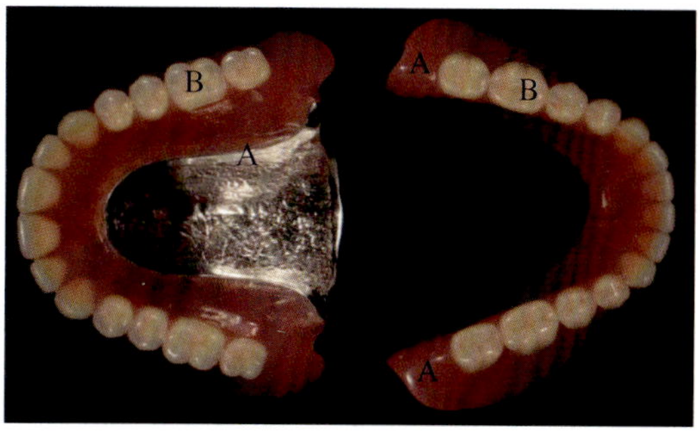

彩图 3-10-3　全口义齿的组成

A. 基托；B. 人工牙

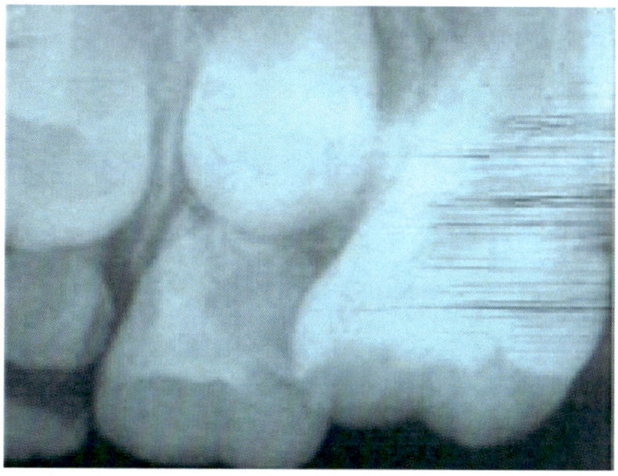

彩图 3-11-3　异位萌出

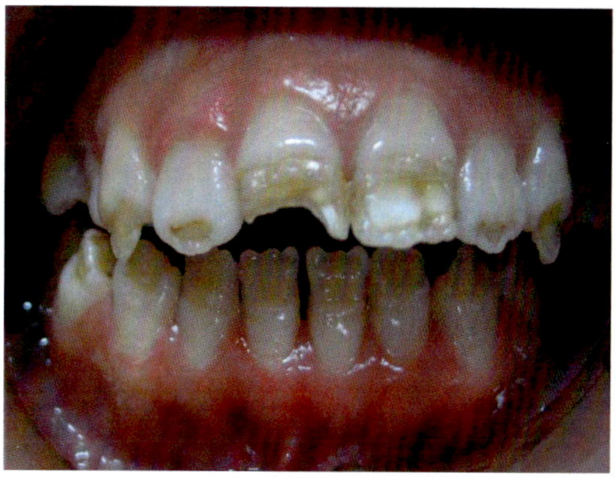

彩图 3-12-1　釉质发育不全

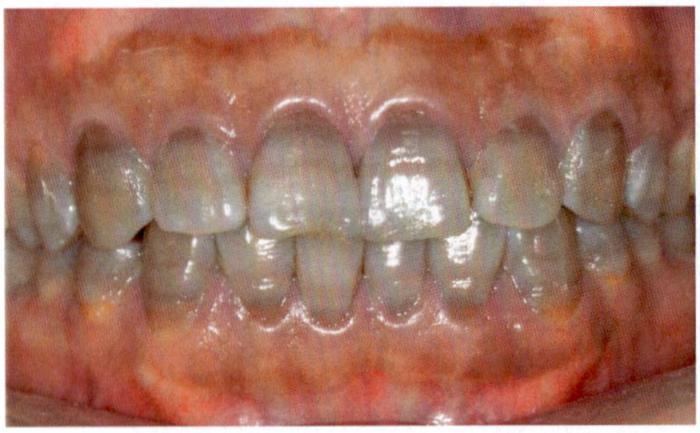

彩图 **3-12-2** 中度四环素牙

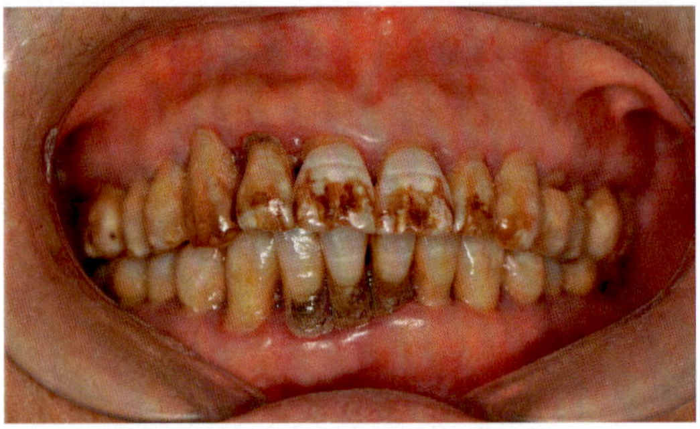

彩图 **3-12-3** 氟牙症

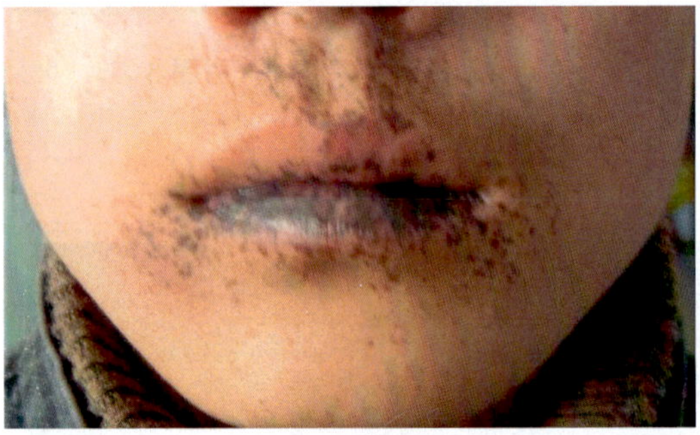

彩图 **3-12-5** 色素沉着肠息肉综合征，口周皮肤、黏膜色素沉着